现代
妇产科疾病手术学

主 编 秦丽丽 成 娟 王玉青 王晓雯 申作娟

XIANDAI
FUCHANKE JIBING
SHOUSHUXUE

科学技术文献出版社
SCIENTIFIC AND TECHNICAL DOCUMENTATION PRESS
·北京·

图书在版编目（CIP）数据

现代妇产科疾病手术学 / 秦丽丽等主编. — 北京：科学技术文献出版社，2017.9
ISBN 978-7-5189-3261-0

Ⅰ. ①现… Ⅱ. ①秦… Ⅲ. ①妇科外科手术②产科外科手术 Ⅳ. ①R71

中国版本图书馆CIP数据核字(2017)第219232号

现代妇产科疾病手术学

| 策划编辑：曹沧晔 | 责任编辑：曹沧晔 | 责任校对：赵 瑗 | 责任出版：张志平 |

出 版 者　科学技术文献出版社
地　　址　北京市复兴路15号　邮编 100038
编 务 部　(010) 58882938，58882087（传真）
发 行 部　(010) 58882868，58882874（传真）
邮 购 部　(010) 58882873
官方网址　www.stdp.com.cn
发 行 者　科学技术文献出版社发行
印 刷 者　大地图文快印有限公司
版　　次　2017年9月第1版　2017年9月第1次印刷
开　　本　880×1230　1/16
字　　数　849千
印　　张　27
书　　号　ISBN 978-7-5189-3261-0
定　　价　148.00元

版权所有　违法必究

购买本社图书，凡字迹不清、缺页、倒页、脱页者，本社发行部负责调换

前言

妇女健康与分娩安全一直受到全社会广泛关注，重视妇产科的理论研究、提高临床诊治水平，是保护妇女儿童健康、降低孕产妇发病率和死亡率的重要保障。

本书主要阐述了妇产科常见疾病的病理生理、诊疗和手术治疗方法，包括生殖系统的解剖和生理、助产技术、产科手术治疗、异常分娩、妊娠并发疾病、妇科炎症及内分泌疾病等内容；该书内容全面、系统、新颖、实用。

本书参考国内外新进展、专家共识与诊疗指南，结合编者们丰富的临床经验编写而成，但由于参编人数较多，文笔不尽一致，加上篇幅和编者时间有限，书中难免会存在缺点和错误，殷切希望读者予以批评指正，也欢迎读者在使用本书的过程中提出宝贵的意见和建议，以供今后修订时参考。

编 者

2017 年 9 月

目　录

第一章　女性生殖系统解剖 ... 1
　第一节　骨盆 ... 1
　第二节　会阴部及外生殖器 ... 4
　第三节　内生殖器 ... 6
　第四节　盆部的血管、淋巴与神经 ... 12
　第五节　邻近器官 ... 17
　第六节　女性盆部断层解剖 ... 21

第二章　女性生殖系统生理 ... 23
　第一节　女性一生各阶段生理特点 ... 23
　第二节　月经及月经期的临床表现 ... 24
　第三节　卵巢周期及卵巢激素 ... 24
　第四节　子宫内膜及其他生殖器的周期性变化 ... 29
　第五节　月经周期的调节 ... 30

第三章　助产技术 ... 32
　第一节　待产辅助姿势与导乐陪伴分娩 ... 32
　第二节　缩宫素应用 ... 38
　第三节　阴道、肛门检查与窥阴器使用 ... 41
　第四节　人工破膜 ... 45
　第五节　胎头旋转术 ... 46
　第六节　正常分娩助产 ... 48
　第七节　阴道助产技术 ... 51
　第八节　产后胎盘检查及相关处理 ... 54
　第九节　产道损伤修补术 ... 58

第四章　产科手术 ... 64
　第一节　剖宫产术 ... 64
　第二节　产钳术 ... 68
　第三节　吸引产术 ... 71

第五章　妇科肿瘤的手术治疗 ... 74
　第一节　妇科肿瘤患者的手术选择 ... 74
　第二节　妇科良性肿瘤的手术原则 ... 77
　第三节　妇科恶性肿瘤的手术原则 ... 78
　第四节　微创手术与妇科肿瘤 ... 85
　第五节　妇科肿瘤手术并发症 ... 114

第六章　妇科腔镜手术治疗 ... 120
　第一节　宫外孕的腹腔镜手术治疗 ... 120
　第二节　输卵管疾病的腹腔镜手术治疗 ... 123

第三节	卵巢囊肿的腹腔镜手术治疗	126
第四节	子宫内膜异位症的腹腔镜手术治疗	127
第五节	子宫肌瘤的腹腔镜手术治疗	129
第六节	子宫恶性肿瘤的腹腔镜手术治疗	133
第七节	宫腔镜治疗	138
第八节	宫腔镜手术并发症诊断与治疗	139

第七章 胎儿疾病 144

第一节	胎儿生长受限	144
第二节	羊水量的异常	156
第三节	胎儿红细胞同种免疫性溶血	166
第四节	非免疫性胎儿水肿	173
第五节	多胎妊娠	181
第六节	死胎	194
第七节	胎儿心律失常	196
第八节	妊娠期用药	202

第八章 异常分娩 212

第一节	骨产道异常性难产	212
第二节	软产道异常性难产	228
第三节	产力异常性难产	234
第四节	胎儿及其附属物异常性难产	242

第九章 妊娠并发心脏病 248

第一节	概况	248
第二节	妊娠并发风湿性心脏病	249
第三节	妊娠并发先天性心脏病	252
第四节	围产期心肌病	265
第五节	心脏手术后妊娠	266
第六节	心律失常	267

第十章 妊娠并发肝病 272

第一节	妊娠期和产后肝脏生理改变	272
第二节	妊娠并发病毒性肝炎	272
第三节	妊娠并发肝硬化	279
第四节	妊娠期急性脂肪肝	282

第十一章 妊娠并发糖尿病 286

第一节	概述	286
第二节	妊娠期糖代谢的变化	287
第三节	妊娠期糖尿病的病因及高危因素	288
第四节	妊娠对糖尿病的影响	290
第五节	妊娠并发糖尿病对母儿的影响	291
第六节	妊娠并发糖尿病的诊断	295
第七节	妊娠期糖尿病的处理	296
第八节	妊娠期糖尿病的产后随访	303

第十二章 分娩期并发症 305

| 第一节 | 脐带异常与脐带脱垂 | 305 |
| 第二节 | 子宫破裂 | 308 |

第三节 产后出血	313
第四节 羊水栓塞	323
第五节 弥散性血管内凝血	330
第六节 产科休克	339

第十三章 妇科炎症 ... 346
第一节 外阴炎症	346
第二节 阴道炎症	349
第三节 宫颈炎症	369
第四节 盆腔炎症性疾病	371
第五节 盆腔结核	380

第十四章 女性生殖内分泌疾病 ... 389
第一节 女性性分化和性发育异常	389
第二节 经前期综合征	397
第三节 功能失调性子宫出血	401
第四节 痛经	405
第五节 闭经	407
第六节 多囊卵巢综合征	412
第七节 卵巢功能不全	417
第八节 绝经期激素治疗	421
第九节 女性青春期发育延迟	424
第十节 女性性早熟	426

参考文献 ... 429

第一章

女性生殖系统解剖

女性生殖系统解剖（anatomy of the female reproductive system）包括内、外生殖器官及相关组织。生殖器官居骨盆腔之中。骨盆具有保护内脏、承受并传导重力等作用，在女性还构成骨产道，故与生殖系统关系密切，在此章一并阐述。正确地熟知女性生殖器官的解剖位置和毗邻、盆腔组织间隙与层次、盆腔血管及淋巴的走行与分布，对每一位妇产科医生都是至关重要的。

第一节 骨盆

一、骨盆的骨性结构和韧带

（一）骨盆的组成

骨盆（pelvis）是由骶骨、尾骨和左右髋骨及所属韧带构成。骨骼间有坚固的关节，由韧带或软骨连结。每块髋骨又由髂骨、坐骨和耻骨融合而成。两侧髋骨的后部借髂骨及骶骨的耳状面构成骶髂关节，关节前后面有坚强的韧带加固。骶骨由5~6块骶椎骨合成，尾骨由4~5块尾椎骨合成。骶骨上缘向前方突出，形成骶岬。骶尾关节有一定活动度。在骶尾骨与坐骨结节之间有骶结节韧带（sactuberal ligament），其厚而坚韧；而起于坐骨棘止于骶骨外侧缘的骶棘韧带（sacrospinale ligament）较细。此两韧带与坐骨大、小切迹围成坐骨大孔（greater ischiadic foramen）及坐骨小孔（lesserise ischiadic foramen），有血管、神经和肌肉通过此二孔出骨盆。

（二）骨盆的分界

以耻骨联合上缘、耻骨嵴、耻骨结节、耻骨梳、髋骨的弓状线、骶翼缘及骶岬的连线为界线（terminal line），将骨盆分为大骨盆及小骨盆。大骨盆位于骨盆分界线之上，为腹腔的一部分；其前为腹壁下部，两侧为髂骨翼，后为第5腰椎。小骨盆位于分界线的后下方，是胎儿娩出的通道，故又称骨产道。其可分为入口（pelvic inlet）、骨盆腔（pelvic cavity）、出口（pelvic outlet）三部分。入口由髂耻线围成，骨盆腔的后壁是骶、尾骨，两侧为坐骨、坐骨棘、坐骨切迹及其韧带；前壁为耻骨联合。骨盆出口从后向前由尾骨、骶结节韧带、骶棘韧带、坐骨结节、坐骨支、耻骨下支和耻骨联合下缘围成。在耻骨联合下方由左、右耻骨下支夹成耻骨角，在女性其耻骨下角约90°~100°。

（三）骨盆的骨性标志

1. 髂嵴 系髂骨上缘，沿腹外侧壁向下，可触得髂嵴。两侧髂嵴最高点连线平第4腰椎棘突，是进行腰穿的重要标志。第5腰椎棘突则在此连线中点下1.5cm。
2. 耻骨联合 可在腹前壁腹中线下方触及，其外侧的骨突是耻骨结节，后者为腹股沟韧带附着点。
3. 坐骨结节 下肢屈曲，在臀沟内侧向上即可扪及。
4. 腰骶菱形区 上角相当于第5腰椎棘突，两侧角相当于髂后上棘，下角为尾骨尖。骨盆畸形时，此腰骶部菱形区可能显示不对称。
5. 骶角和骶管裂孔 第5骶椎下关节突即骶角。左右骶角之间是骶管裂孔，为硬膜外腔的终止平面。经此孔穿刺可行骶尾神经阻滞麻醉，是会阴部手术常选用的麻醉方法。

6. 骶岬　位于第一骶椎上部与第5腰椎接触处，前缘明显突出向前，是女性骨盆测量的重要标志。

（四）骨盆的薄弱区

骨盆是一完整骨环，环的后部是站立或坐位时重力经过的部位即股骶弓及坐骶弓。此部骨质增厚粗壮，不易骨折。骨盆前部是耻骨上、下支形成的弓形部，是后部负重弓的支撑部分。其骨质脆弱，易骨折，是骨盆薄弱区。

（五）骨盆的性别特点

女性骨盆短而宽，盆腔呈盆状，盆壁较为薄弱光滑，髂骨翼宽而深；骨盆倾斜度（pelvic inclination）较大，约为50°～60°；入口多为横向卵圆形；坐骨结节外翻，坐骨棘短小，出口横径和前后径较大；耻骨弓（pubic arch）角度呈90°～100°的钝角。

（六）骨盆入口的毗邻

盆腔是腹腔向后下方的延伸部分。跨过盆缘的诸结构主要为泌尿生殖和消化管道及血管神经。无肌肉跨过盆缘是其特点之一。在骨盆入口的后缘，两侧的髂总动脉在骶岬与第5腰椎交界处的外侧抵达盆缘，并分为髂内、外动脉。髂内动、静脉的后方有腰骶干，外侧有闭孔神经跨过盆缘入盆。介于两侧髂内动脉之间，在后正中线偏左入盆的是上腹下丛即骶8前神经，该丛与脊柱之间为骶正中血管。上腹下丛左侧为自上而下入盆的乙状结肠系膜和乙状结肠。在乙状结肠系膜前外侧，左输尿管跨过左髂总动脉入盆；在盆腔右侧，右输尿管跨越右髂外动脉入盆。位于前正中线的脐正中韧带及其两侧的脐内侧韧带则在骨盆入口前缘跨越入骨盆。

二、盆壁与盆底软组织

（一）盆壁肌

盆壁肌包括闭孔内肌（obturator internus）、梨状肌（piriformis）、肛提肌（levator ani）和尾骨肌（coccygeus）4对。前2对参与盆侧壁构成，并分别穿经坐骨大、小孔出盆组成髋关节外旋肌组的一部分。后2对肌肉构成盆底，封闭骨盆下口。两侧的肛提肌上面形成固有盆腔的底，下面构成两侧坐骨直肠窝的内侧壁。

（二）盆筋膜

盆筋膜（pelvic fascia）是腹内筋膜的直接延续，可分为盆筋膜壁层、盆膈筋膜和盆筋膜脏层（图1-1）。

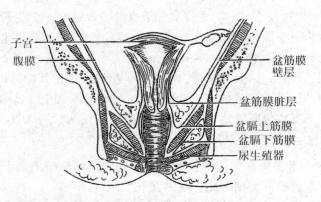

图1-1　盆筋膜（女盆腔额状切面）

1. 盆筋膜壁层（parietal pelvic fascia）　覆盖于盆腔前后及两侧壁的内面，按不同部位分为闭孔筋膜、梨状筋膜及骶前筋膜。其中骶前筋膜较厚，与骶骨之间夹有骶前静脉丛。在骶前筋膜及直肠筋膜间为疏松结缔组织。行直肠切除术，可在直肠筋膜与骶前筋膜之间分离，不应将骶前筋膜自骶骨前面剥离，否则易损伤骶前静脉丛引起难以控制的出血。在直肠肛管的经腹会阴联合切除术中，会阴手术在切断肛提肌后，应再在骶前横行切开骶前筋膜下部进入盆腔，与腹部手术部分汇合。以免将此筋膜自骶骨前分离过高，损伤骶部副交感神经的分支致长期尿潴留。

2. 盆膈筋膜（fascia of pelvic diaphragm） 分盆膈上筋膜（superior fascia of pelvic diaphragm）、盆膈下筋膜（inferior fascia of pelvic diaphragm），分别包被于肛提肌的上、下两面。

3. 盆筋膜脏层（visceral pelvic fascia） 是位于腹膜与盆壁和盆膈筋膜之间的结缔组织，在骨盆内围绕在盆腔各脏器及血管、神经周围，形成这些结构的外鞘。部分结缔组织增厚形成韧带。关于盆筋膜所形成韧带仍有争议，但迄今仍沿用旧习惯。在女性有耻骨膀胱韧带、子宫主韧带和子宫骶韧带，是维持子宫正常位置的重要结构。在阴道后面与直肠间还有一额状位的结缔组织隔称直肠阴道隔（rectovaginal septum），又名 Denonvillier 筋膜。关于此隔的起源、发育及厚薄各有不同认识。

（三）盆筋膜间隙及盆腔腹膜陷凹

盆内腹膜外组织在盆底腹膜与盆膈之间形成一些蜂窝组织间隙，较主要的有：

1. 耻骨后间隙（retropubic space） 亦称膀胱前间隙（Retzius 间隙），位于耻骨联合及膀胱下外侧面之间，两侧为脐内侧韧带在盆壁的附着处。富含脂肪、疏松结缔组织和静脉丛。耻骨骨折可在此间隙形成血肿。

2. 骨盆直肠间隙 位于腹膜下及盆膈上面之间，后为直肠与直肠侧韧带，前为直肠阴道隔。此间隙脓肿，如不及时引流，可穿入直肠、膀胱或阴道，此区脓肿全身感染症状明显，局部症状轻。肛诊可确诊。

3. 直肠后间隙 位于骶骨与直肠之间。前界为直肠外侧韧带，后为骶尾骨，下为盆膈；上界在骶岬处直接与腹腔后间隙相通。直肠后间隙内含有骶神经丛、交感神经支、直肠下血管及骶中血管。此间隙感染，可向腹膜后间隙扩散。如有脓肿，患者肛门区坠胀感，骶尾区钝痛并放射至下肢。肛诊直肠后壁有压痛、隆起及波动感。腹膜后充气造影，可经此间隙注入气体，以弥散至腹膜后间隙。

盆腹膜覆盖子宫体，向前在近子宫峡部处向前转以覆盖膀胱，形成膀胱子宫陷凹（vesicouterine excavation）。覆盖此处的腹膜称膀胱子宫返折腹膜。其与前腹壁腹膜相延续。在子宫后面，腹膜沿子宫壁向下，至宫颈后方及阴道后穹隆，再折向直肠，形成直肠子宫陷凹，称道格拉斯陷凹（cul-de-sac of Douglas），是腹膜腔最低部位。当腹腔感染及内出血时，炎性渗液与血液可聚集于此（图1-2）。

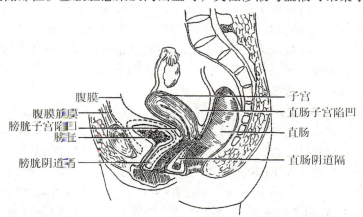

图1-2 女性盆部矢状面示腹膜陷凹及盆筋膜脏层（虚线）

（四）盆底（pelvic floor）

由多层肌肉和筋膜所组成，封闭骨盆出口。尿道、阴道和直肠经此贯穿而出。盆底承载盆腔脏器并保持其正常位置。骨盆底的前面为耻骨联合；后为尾骨尖，两侧为耻骨降支、坐骨升支及坐骨结节。骨盆底有三层组织：

1. 外层 即由会阴浅筋膜和其深面的浅肌肉层组成。后者包括球海绵体肌、坐骨海绵体肌、会阴浅横肌三对肌肉和肛门外括约肌；上述肌肉的肌腱汇合于阴道口与肛门之间，形成中心腱。

2. 中层　即泌尿生殖膈（urogenital diaphragm），由上、下两层坚韧的筋膜及位于筋膜间的一对会阴深横肌和尿道括约肌组成。

3. 内层　即盆膈（pelvic diaphragm），为盆底最里面最坚韧的一层，由盆膈上、下筋膜及其间的肛提肌与尾骨肌组成。肛提肌由一对三角形肌肉板组成，两侧肌肉互相对称，左右联合呈向下的漏斗状，其肌纤维有不同的排布，可分为耻尾肌、髂尾肌和坐尾肌。另外，肛提肌尚有一部分纤维在阴道及直肠周围密切交织，有加强肛门与阴道括约肌的作用。尾骨肌位于肛提肌后方呈三角形，紧贴骶棘韧带上面，起自坐骨棘盆面，止于尾骨和骶骨下部的侧缘，构成盆膈后方的一小部分。

泌尿生殖膈主要覆盖在由耻骨弓及两坐骨结节形成的骨盆出口前部的三角形平面上，有尿道、阴道穿过。盆膈则有尿道、阴道及直肠三个孔道贯穿。

（秦丽丽）

第二节　会阴部及外生殖器

会阴（perineum）在应用上有两种不同的含义。狭义的会阴在女性指阴道前庭后端（阴唇后联合）至肛门间的区域。女性会阴体（perineal body）深约3~4cm，在肛管与阴道之间，由外向内呈楔形的矢状位隔，表面为皮肤及皮下脂肪，内层为会阴中心腱（central tendon of perineum）。广义的会阴，指盆膈以下封闭骨盆出口的全部软组织结构。会阴部由会阴肌、筋膜和血管神经等构成，并有消化、泌尿及生殖管道的末段穿行其中。

一、会阴部境界及分区

会阴部位于两侧股部上端之间。截石位时呈一菱形区。前端为耻骨联合，后端为尾骨尖；两侧为坐骨结节；前外侧界是耻骨下支和坐骨下支；后外侧界是骶结节韧带。若于两坐骨结节间作一横线，可将会阴部分为两个三角区：即前方的尿生殖三角，在女性有尿道及阴道穿过及外生殖器；后方的肛门三角区，为肛管贯穿。

1. 尿生殖三角　女性尿生殖三角的筋膜构成会阴浅间隙和会阴深间隙。会阴浅筋膜的深层薄弱，在临床上无男性尿道破裂引起尿外渗那样重要的意义。在会阴浅间隙内，有阴蒂脚、前庭球、前庭大腺及球海绵体肌。后者又称阴道括约肌，为成对肌肉。起于会阴中心腱，抵至阴蒂海绵体白膜及其周围组织。收缩时缩小阴道口，前部纤维压迫阴蒂背神经，使阴蒂勃起。在会阴浅间隙后部还有会阴浅横肌。会阴深间隙内则有会阴深横肌、尿道阴道括约肌，有括约尿道及阴道的作用。根据女性尿生殖三角的结构特点，在行会阴侧切术时，应按层次缝合。

2. 肛门三角　肛门三角区肛周皮肤形成放射状皱襞，与皮下脂肪紧密结合。肛门外括约肌由皮下部、浅部、深部三部分组成。其中肛门外括约肌深浅两部，围绕直肠纵肌及肛门内括约肌，并联合肛提肌的耻骨直肠肌，在肛管直肠结合处形成肌性的肛管直肠环。如会阴裂伤或手术切断此环可造成大便失禁。盆膈下筋膜在肛门三角处覆盖于闭孔筋膜的内面及肛提肌、尾骨肌的下面。其中在闭孔筋膜内面的覆盖部分二者相互愈合，而在坐骨结节下缘上方的2~4cm处，二者分离成管状即阴部管（pudendal canal），或称Alcockl管，内有阴部内血管及阴部神经。坐骨直肠窝（ischiorectal fossa）位于肛管两侧，为成对的楔形腔隙。在肛管后方可左右相通。窝内充填大量脂肪，称坐骨直肠窝脂体（corpus adiposum fossae ischiorectalis）。此窝内有来自阴部内动、静脉及阴部神经的肛门动、静脉和肛门神经，来自骶丛的会阴支和小穿支分布于此窝后部。窝内还有淋巴管和淋巴结。

二、外生殖器

女性外生殖器指生殖器官的外露部分，又称外阴（图1-3）。

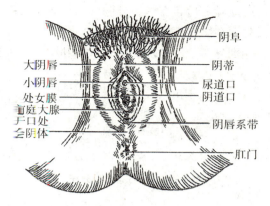

图1-3 女性外生殖器

1. 阴阜（mons pubis） 为耻骨联合前隆起的脂肪垫。青春期后该部皮肤开始生长阴毛，分布呈尖端向下的三角形。阴毛为第二性征之一，其疏密、粗细、色泽可因人或种族而异。

2. 大阴唇（labium major） 为起自阴阜、止于会阴的一对隆起的皮肤皱襞。两侧大阴唇前端为子宫圆韧带的终点，后端在会阴体前相融合，各形成阴唇前后联合。大阴唇外侧面与皮肤相同，皮层内有皮脂腺和汗腺，青春期长出阴毛，内侧面皮肤湿润似黏膜。大阴唇有很厚的皮下脂肪层，其内含有丰富的血管、淋巴管和神经。未婚妇女的两侧大阴唇自然合拢，遮盖阴道口及尿道口。经产妇的大阴唇由于分娩的影响而向两侧分开。绝经后大阴唇呈萎缩状，阴毛也稀少。

3. 小阴唇（labium minor） 位于大阴唇内侧的一对薄皱襞。表面色褐，湿润，无毛，富于神经末梢，故极敏感。两侧小阴唇的前端相互融合，再分为两叶，包绕阴蒂。前叶形成阴蒂包皮，后叶形成阴蒂系带。小阴唇的后端与大阴唇的后端相汇合，在正中线形成一条横行皱襞，称为阴唇系带。但在经产妇此系带不明显。

4. 阴蒂（clitoris） 位于两侧小阴唇的顶端，是与男性阴茎海绵体相似的组织，有勃起性。由两个阴蒂海绵体组成，分阴蒂头、阴蒂体、阴蒂脚三部分。后者附着于两侧的耻骨支上，仅阴蒂头显露。其富于神经末梢，极为敏感。

5. 阴道前庭（vaginal vestibule） 为两小阴唇之间的菱形区。其前为阴蒂、后为阴唇系带。阴道前庭中央有阴道口（vaginal orifice），阴道口周围有处女膜或处女膜痕。阴道口的后外侧，在小阴唇内侧与处女膜间，左右各有一前庭大腺开口。阴道口与阴唇系带之间有一浅窝称舟状窝（fossa navicularis），也即阴道前庭窝（fossa of vestibule of vaginal）。经产妇此窝消失。阴道口前方有较小的尿道外口（urethral orifice），为略呈圆形的矢状裂隙。其后壁上有一对并列的腺体，称尿道旁腺或斯基恩腺（paraurethral，skene gland），其分泌物可润滑尿道口。

6. 前庭球（vestibular bulb） 位于阴道口两侧，由许多弯曲的静脉组成，有勃起性。其前部与阴蒂相接，后部与前庭大腺相邻，表面为球海绵体肌覆盖。

7. 前庭大腺（major vestibular glands） 又称巴托林腺（Bartholin glands），约黄豆大小，左右各一，位于阴道口两侧，前庭球后端，阴道括约肌深面。其有一很细的腺管，长约1.5~2cm，向前方斜行，开口于阴道前庭、小阴唇中下1/3交界处与处女膜之间的沟内。其分泌物有润滑作用。如因感染，腺管口闭塞可形成脓肿或囊肿，可能看到或触及。

8. 处女膜（hymen） 位于阴道口与阴道前庭分界处。膜的两面覆有鳞状上皮，其间含有结缔组织、血管与神经末梢。处女膜中间有孔，孔的形状、大小和膜的厚薄因人而异。处女膜多在初次性交时破裂，产后受分娩影响残留数个小隆起状的处女膜痕。

三、会阴部血管、淋巴及神经

（一）血管

1. 动脉 来自阴部内动脉，该动脉在近尿生殖膈处发出会阴动脉穿入会阴浅隙；主干入会阴深隙。

会阴动脉分出会阴横动脉及阴唇后动脉。后者有内、外两支，分布于大阴唇及小阴唇。会阴横动脉至会阴中心腱，与对侧会阴动脉、会阴深动脉和直肠下动脉吻合。阴部内动脉本干在会阴深隙内分出前庭动脉、阴蒂背动脉和阴蒂深动脉，分别分布于前庭球、阴蒂背面和阴蒂海绵体（图1-4）。

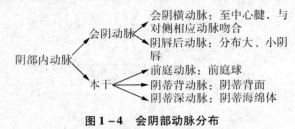

图1-4　会阴部动脉分布

2. 静脉　与同名动脉伴行，汇入阴部内静脉。但阴蒂背静脉穿经骨盆横韧带与耻骨弓状韧带入盆内阴部静脉丛。

（二）淋巴

会阴浅淋巴管沿阴部外浅血管汇入腹股沟浅淋巴结；会阴深淋巴管大部分入腹股沟深淋巴结，小部分入腹股沟浅淋巴结。少数淋巴管则沿阴蒂背静脉入盆部，注入髂内淋巴结。阴唇和阴道下部的淋巴管部分入腹股沟淋巴结，部分入盆至骶淋巴结及髂总淋巴结。

（三）神经

来自阴部神经，在阴部管前部分出会阴神经，穿入会阴浅间隙后分出阴唇后神经，分布于大阴唇。肌支分布于球海绵体肌、坐骨海绵体肌、会阴浅横肌、会阴深横肌及尿道阴道括约肌。阴蒂背神经在阴部管前端自阴部神经分出，穿入会阴深间隙，沿坐骨下支和耻骨下支前行，经耻骨弓状韧带下侧至阴蒂背部。

分布至大、小阴唇的动脉和神经，均由外向内分布。外阴手术时应注意血管神经走行（图1-5）。

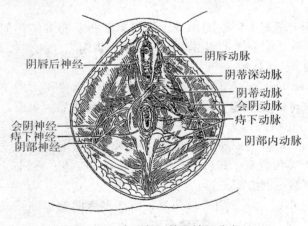

图1-5　会阴部血管和神经分布

（秦丽丽）

第三节　内生殖器

女性内生殖器指生殖器的内藏部分，包括阴道、子宫、输卵管及卵巢，后二者常被称为子宫附件（uterine adnexa）。

一、阴道

位于真骨盆下部的中央，为性交器官及月经排出与胎儿娩出的通道。其壁由黏膜、肌层和纤维层构成。

（一）阴道的形态

阴道（vagina）分前、后壁，上下两端。前壁短约 6~7cm，后壁较长 7.5~9.0cm。上端包围子宫颈，下端开口于阴道前庭后部。环绕子宫颈周围的腔隙称阴道穹隆（vaginal fornix），分前、后、左、右四部分。后穹隆较深，其顶端与子宫直肠陷凹紧密相邻，二者仅隔以阴道后壁和一层腹膜。子宫直肠陷凹为腹腔最低部分，在临床上具重要意义，是某些疾病诊断和手术的途径。平常阴道前后壁相贴，致阴道下部横断面呈 H 形。阴道壁有很多横纹皱襞称阴道皱襞。其在阴道下部密而高，此皱襞在前后壁中线处较高呈一纵行隆起，分别称前、后皱褶柱。前者较为明显，亦称阴道尿道隆凸。阴道前壁近宫颈处有一横沟称膀胱沟，膀胱附着于宫颈的地方，即阴道段宫颈与膀胱交界处，是经阴道手术切开阴道前壁的主要标志。阴道前壁下半，膀胱筋膜与阴道筋膜相融合形成尿道后韧带，沿融合处的线性凹陷称阴道横沟。在尿道口上约 0.6cm 处有一横沟，称尿道下沟，相当于泌尿生殖膈的部位。阴道口的环形皱襞为处女膜，处女膜的形状、厚度因人而异；产后因分娩破裂成为残留的膜痕。阴道壁因有皱襞并富有弹力纤维，有很大伸展性。且阴道壁富有静脉丛，局部损伤易出血或形成血肿。阴道黏膜色淡红，表面为复层鳞状上皮覆盖，无腺体。阴道黏膜受性激素影响，有周期性变化。但在幼女及绝经后妇女，阴道黏膜菲薄，皱襞少，伸展性小，易受创伤而感染。

（二）阴道的毗邻

阴道位于骨盆中央，子宫的下方，大部在尿生殖膈以上，小部分在会阴部。阴部前壁与膀胱之间有膀胱阴道隔，内有静脉丛及结缔组织；与尿道之间有结缔组织形成的尿道阴道隔。阴道后壁的上 1/4 段，仅以一层腹膜与直肠子宫凹陷相隔；中 2/4 段借含有静脉丛的疏松结缔组织与直肠壶腹部邻接，即额状位的直肠阴道隔（rectovaginal septum），又名 Denonvillier 筋膜隔。下 1/4 与肛管之间隔有会阴中心腱。阴道上部两侧有丰富的静脉丛、神经丛、子宫动脉的阴道支和输尿管，以及阴道旁结缔组织；阴道下部穿过盆底，与肛提肌、盆膈筋膜、尿生殖膈、前庭球及前庭大腺邻接。

（三）阴道的血管、淋巴和神经

1. 血管　阴道上部由子宫动脉的阴道支分布，中部由膀胱下动脉的分支，下部由肛门动脉及直肠下支的分支分布。各支相互吻合。阴道两侧的静脉丛，参加子宫阴道静脉丛，经子宫静脉注入髂内静脉。

2. 淋巴　阴道上部的淋巴管及宫颈淋巴管与子宫动脉阴道支伴行。大部分沿子宫动脉干注入髂外及髂内淋巴结，一部分注入闭孔淋巴结；中部前壁多与阴道动脉伴行，注入髂内淋巴结，一部分经膀胱旁淋巴结，注入髂内淋巴结；阴道后壁中部的淋巴管，向后外方注入臀下或臀上淋巴结，然后再注入髂内淋巴结。阴道下部的淋巴管与外阴部的淋巴管汇合注入腹股沟浅淋巴结（图 1-6）。

3. 神经　来自子宫阴道丛。其副交感神经来自盆内脏神经，后者起自脊髓的 2~4 骶节。交感神经来自上腹下丛和交感干骶部。

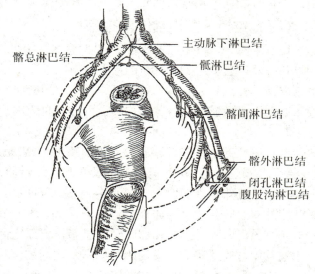

图 1-6　阴道的淋巴流向

二、子宫

子宫（uterus）为一壁厚腔小的肌性中空器官，为胚胎着床、发育、生长之处，其形状、大小、位置与结构随年龄的不同而异，并由于月经周期和妊娠的影响而发生改变。

（一）子宫的形态和结构

成人正常的子宫呈倒置的梨形，前面稍凸出。重约 40~50g，长约 7~8cm，宽 4~5cm，厚 2~3cm；子宫腔容量约 5mL。子宫上端，位于两输卵管子宫口之间钝圆、隆突的部分为子宫底（fundus of uterus），子宫底两侧为子宫角，与输卵管相通。子宫底与峡部之间的部分上宽下窄，为子宫体（uterine body）。子宫下部较窄呈圆柱状为子宫颈（cervix uteri），其下 1/3 部插入阴道称宫颈阴道部；阴道以上未被阴道所包绕的部分称宫颈阴道上部。子宫体与子宫颈的比例因年龄而异，婴儿期为 1：2；青春期为 1：1；生育期为 2：1；老年期又为 1：1。颈部与宫体相接的部分稍狭细，称子宫峡部（isthmus of uterus），非孕期长约 1cm，妊娠中期以后，峡部逐渐扩展变长、变薄，临产时可达 7~11cm，形成子宫下段。子宫腔（uterine cavity）为一上宽下窄的三角形裂隙，底的两侧角各有一口为输卵管子宫口，与输卵管相通；子宫腔向下移行于子宫峡管，其为漏斗形短管。峡管的上口，在解剖学上较狭窄，又称解剖学内口（anatomical internal os）；峡管外口因黏膜组织在此处由子宫内膜转变为宫颈内膜，故又称组织学内口（histological internal os），也即子宫颈管内口。峡管外口向下通子宫颈管，后者为中间略膨大，两端较细小的梭形管腔。颈管的外口即子宫颈口，开口于阴道，简称宫口。宫口前壁短而厚，后壁长而圆的隆起部分分别称为宫颈前、后唇（anterior and posterior lips of the cervix）。

子宫壁由三层组成：①子宫浆膜层（serosal layer），即覆盖子宫体底部及前后面的腹膜脏层，与肌层紧贴。近子宫峡部处，腹膜与子宫前壁疏松结合并向前返折覆盖膀胱，并与前腹膜相延续；在子宫后面，腹膜沿宫壁向下至宫颈后方及阴道后穹隆的上部，再折向后上覆盖直肠；故被覆于膀胱与子宫、子宫与直肠之间的腹膜，各形成一腹膜陷凹，前者较浅称膀胱子宫陷凹（vesicouterine pouch），后者颇深称直肠子宫陷凹（rectouterine pouch）。②子宫肌层（myometrium），为子宫壁最厚的一层，非孕时约厚 0.8cm，肌层由平滑肌束及弹性纤维组成，肌束排列交错，大致分外纵、内环、中层交错三层。肌层含有大血管。肌层这种排列有利于分娩时的子宫收缩及月经、流产与产后的子宫缩复止血。③子宫内膜（endometrium），自青春期开始，子宫内膜受卵巢激素的影响，表面的 2/3 发生周期性变化为功能层；余 1/3 直接与肌层相贴，无周期变化为基底层。分布在子宫内膜中的小血管来自肌层，称螺旋动脉。子宫内膜在月经期中及妊娠期间的改变将在相应各章论述。

（二）维持子宫正常位置的韧带

1. 圆韧带（round ligament） 呈圆索状，由平滑肌和结缔组织构成，长约 12~14cm。起于子宫两侧外角、输卵管近端附着部位的前下方，在子宫阔韧带前叶的覆盖下向前下方伸展达两侧骨盆壁，继沿侧壁向前，经深环入腹股沟管浅环，止于大阴唇前端皮下。此韧带在盆部越过膀胱血管、闭孔血管和神经、脐动脉索及髂外血管等结构的上方进入腹股沟管。是维持子宫前倾的主要结构。

2. 阔韧带（broad ligament） 为冠状位的双层腹膜皱襞，从子宫两侧向外移行于盆侧壁，将盆腔分为前、后两部；前部有膀胱，后部有直肠。阔韧带分为前后两叶，上缘游离，内 2/3 部包围输卵管（伞端无腹膜遮盖），外 1/3 部由伞端下方向外延伸达骨盆壁，形成骨盆漏斗韧带（infundibu-lopelvic ligament），也即卵巢悬韧带（suspensory ligament of ovary），内有卵巢动静脉通过。在卵巢前缘与阔韧带后叶间的双层腹膜皱襞为卵巢系膜（mesovarium），由阔韧带后叶包裹卵巢而形成。系膜内有进出卵巢的血管、淋巴管和神经。输卵管和卵巢系膜根部之间的阔韧带为输卵管系膜（mesosalpinx），其中有结缔组织及中肾管遗迹。卵巢内侧与子宫角之间的阔韧带稍有增厚，称卵巢固有韧带（proper ligament of ovary）。在子宫体两侧的阔韧带中有丰富的血管、神经、淋巴管及大量疏松结缔组织，称为子宫旁组织（parametrium）。子宫动静脉和输尿管均从阔韧带基底部穿过。阔韧带可限制子宫向两侧移动。

3. 主韧带（cardinal ligament） 在阔韧带下部由纤维结缔组织束和平滑肌纤维构成，由子宫颈两侧和阴道两侧向外扇形扩展至盆腔侧壁，又称宫颈横韧带（transverse cervical ligament），向下愈着于盆膈上筋膜。此韧带固定子宫颈，维持子宫于坐骨棘平面以上。

4. 子宫骶骨韧带（uterosacral ligament） 由结缔组织和平滑肌纤维构成。起自宫颈后面上端，向后绕直肠外侧附着于第 2、3 骶椎前面的筋膜。韧带表面有腹膜覆盖可形成弧形皱襞，短厚有力，其后牵宫颈，间接保持子宫于前倾的位置。

5. 耻骨宫颈韧带　起自宫颈前面，向前呈弓形绕过膀胱外侧，附着于耻骨盆面，韧带表面的腹膜为膀胱子宫襞，可限制子宫后倾后屈。

（三）子宫的位置和毗邻

子宫居小骨盆的中央，膀胱与直肠之间。宫底位于小骨盆入口平面以下，宫口在坐骨棘平面稍上方，正常子宫略呈前倾前屈，宫体略俯屈于膀胱上方。子宫位置可受周围脏器的影响，如因膀胱充盈及直肠胀满而有变异；体位变动也可影响子宫的位置。妊娠子宫的大小、位置随妊娠时间而不同。子宫前方借膀胱子宫陷凹与膀胱相邻，后有直肠，小肠袢和乙状结肠常下降入子宫后方的子宫直肠陷凹。子宫颈阴道部两侧有子宫动静脉及输尿管末端。

（四）子宫的血管、淋巴和神经

1. 血管　主要由子宫动脉供应。子宫动脉（uterine artery）起自髂内动脉前干，在腹膜后沿盆侧壁下行，然后向内穿经阔韧带基底部、子宫旁组织，在距子宫颈约2cm处，从前上方横越输尿管到达子宫外侧缘，于阴道上宫颈部分为上、下两支：上支较粗，沿子宫侧缘迂曲上行，称子宫体支，其至子宫角处又分为子宫底支、输卵管支及卵巢支，后者与卵巢动脉分支吻合。下支较细，分布子宫颈及阴道上部，称宫颈-阴道支。子宫动脉的第2级分支进入宫壁后再分支行于肌层的血管层，后者再发出分支垂直进入子宫内膜并弯曲呈螺旋状称螺旋动脉。子宫静脉起始于子宫壁中海绵状静脉间隙，大部分在子宫颈处离开子宫侧壁，与阴道静脉吻合而成子宫阴道静脉丛，然后汇合成子宫静脉，注入髂内静脉。子宫静脉丛与膀胱静脉丛、直肠静脉丛和阴道静脉丛相续。

2. 淋巴　子宫内膜间质内的毛细淋巴管网，在性成熟期后分为浅、深两层毛细淋巴管网，其与肌层内的毛细淋巴管网相通。肌层内的毛细淋巴管位于平滑肌纤维束间的结缔组织内。各肌层内的毛细淋巴管网之管径与网眼大小不同，但相互吻合并汇合成集合淋巴管。浆膜毛细淋巴管在浆膜间皮下的纤维组织内，注入其深面的淋巴管丛，由此丛发出的集合淋巴管，伴行于动、静脉的分支注入局部淋巴结。肌层与浆膜层的集合淋巴管相互吻合交通。

子宫底和子宫体上2/3部发出集合淋巴管经阔韧带上部，与输卵管及卵巢的淋巴管汇合，沿卵巢血管上行，在肾下端平面转向内注入腰淋巴结。如结扎骨盆漏斗韧带，阻断上述之淋巴管，则子宫底部分集合淋巴管，沿子宫圆韧带经腹股沟管注入腹股沟淋巴结。子宫体下1/3部淋巴管向外穿经阔韧带基底部至盆侧壁注入髂血管淋巴结，部分穿过主韧带注入闭孔淋巴结。子宫颈淋巴管可向三个方向走行：向外沿子宫动脉注入髂外淋巴结；向后外侧的淋巴管注入髂内、闭孔、髂总淋巴结；向后走行的淋巴管经宫骶韧带注入骶淋巴结。注入两侧髂内和髂外淋巴结的淋巴输出管大部分注入髂总及腰淋巴结，部分向后注入骶淋巴结或主动脉下淋巴结。子宫的淋巴管与膀胱、直肠的淋巴管间互有交通（图1-7）。

3. 神经　分布于子宫的神经来自盆丛发出的子宫阴道丛。其含有下腹下丛发出的交感神经节前纤维和盆丛的副交感神经节前纤维及腰骶交感干的纤维。

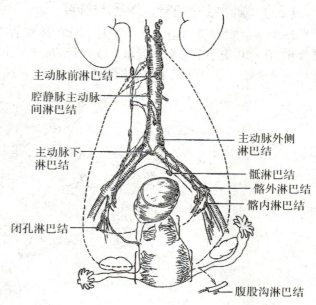

图1-7　子宫的淋巴流向

三、输卵管

输卵管（fallopian tube）为卵子与精子相遇受精的场所，受精后的孕卵由输卵管向子宫腔运行。

（一）输卵管的形态与结构

输卵管呈细长而弯曲的管道，左右各一。内侧与子宫角相通连，开口于子宫腔，称输卵管子宫口。外端游离，接近卵巢上端，开口于腹膜腔，称为输卵管腹腔口。全长约 8~14cm（左侧 6.3~12.5cm，右侧 7.1~16.3cm）。整个输卵管由内向外分为四部分：间质部或称壁内部（interstitial or intramural portion），位于子宫壁内的一段，在子宫角处穿入子宫壁，平均长度 1~1.2cm，管腔狭小，管径平均 0.4~0.5cm；峡部（isthmic porion），间质部外侧的一段，细直而短，长约 2~3cm，管壁厚，管腔小，管径约 0.1~0.3cm。壶腹部（alpull），在峡部外侧，长约 5~8cm，管腔较宽大，管壁薄，管径约 0.6~0.7cm，卵细胞在此受精，再经输卵管入子宫着床；漏斗部（infundibulum）或伞部（fimbria），为输卵管末端，长约 1.5cm。开口于腹腔，游离端呈漏斗状，漏斗周缘有许多指状突起称输卵管伞，有"拾卵"作用。

输卵管壁由三层构成：外为浆膜层，为腹膜一部分即阔韧带上缘，如前述；中层为平滑肌纤维，平滑肌收缩，输卵管从外端向近端蠕动，协助孕卵向子宫腔运行；内层为黏膜层，由单层柱状上皮组成，上皮细胞分纤毛细胞、无纤毛细胞、楔状细胞及未分化细胞四种。纤毛细胞的纤毛向子宫方向蠕动，协助运送卵子；无纤毛细胞有分泌作用；楔形细胞可能为无纤毛细胞的前身，二者随月经周期变化；未分化细胞为上皮的储备细胞。黏膜层有许多皱襞，以壶腹部最多。输卵管的黏膜层受激素影响，有周期性的组织学变化，但不如子宫内膜明显。

（二）输卵管的位置和毗邻

输卵管行于阔韧带上缘，前后叶两层之间。在输卵管与卵巢系膜之间有输卵管系膜，系膜内含有输卵管的血管、淋巴管和神经。输卵管为腹膜内位器官，移动度大，其位置随子宫位置和大小而变化。左侧输卵管与直肠和乙状结肠毗邻；右侧输卵管与小肠、阑尾和右输尿管盆段相邻。

（三）输卵管的血管、淋巴与神经

1. 血管　输卵管的动脉来自子宫动脉的输卵管支和峡支、卵巢动脉的伞支。各分支间相互吻合，并发出 20~30 支小支分布于管壁。输卵管的静脉与同名动脉伴行，一部分入卵巢静脉丛，一部分入子宫阴道丛。动-静脉间毛细血管网分布于输卵管黏膜、肌层和浆膜层（图 1-8）。

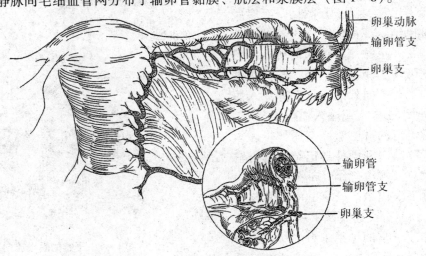

图 1-8　卵巢、输卵管的血管分布

2. 淋巴　如下所述。

（1）输卵管的器官内淋巴管：在输卵管的黏膜层、肌层及浆膜层均有毛细淋巴管网。黏膜层毛细淋巴管网位于上皮下结缔组织内。在黏膜皱襞处，毛细淋巴管较密集；输卵管各部黏膜层毛细淋巴管的分布亦有不同，输卵管间质部和峡部毛细淋巴管密集；壶腹部淋巴管分布稀疏。肌层的毛细淋巴管网位于肌纤维束间的结缔组织内；浆膜层纤维组织内也存有毛细淋巴管网，其在网的深侧吻合成淋巴丛；并发出集合淋巴管，与来自肌层的集合淋巴管汇合，注入局部淋巴结。输卵管各层间毛细淋巴管网互有交通；并存在年龄上的差异，以黏膜层毛细淋巴管网最为明显。

(2) 输卵管的淋巴流向：集合淋巴管注入腰淋巴结是最恒定的淋巴流向。由输卵管浆膜层淋巴管丛发出3~5条集合淋巴管，走向输卵管系膜内，与卵巢的集合淋巴管汇合后沿卵巢动脉走行，经卵巢悬韧带上行至肾下极高度，转向同侧注入腰淋巴结。其中左侧输卵管的集合淋巴管注入主动脉外侧及主动脉前淋巴结；右侧输卵管的集合淋巴管注入主动脉腔静脉间淋巴结、腔静脉前及外侧淋巴结。

有学者认为输卵管的一部分集合淋巴管可经阔韧带向后外方至盆侧壁，越过脐静脉索，注入髂间淋巴结。还有起自壶腹部的一条集合淋巴管，则注入髂内淋巴结主群。上述输卵管的淋巴下行入盆部淋巴结的流路出现率较低，很可能属潜在性通路，如上行至腰淋巴结的主要流路受阻，其可能起到代偿作用。

3. 神经　输卵管由来自卵巢神经丛及子宫阴道丛的交感神经和副交感神经支配。

四、卵巢

卵巢为女性生殖腺，产生卵子和激素，是重要的内分泌器官。

(一) 卵巢的形态与结构

卵巢 (ovary) 左右各一，呈扁椭圆形。青春期前，表面光滑；青春期排卵后，表面逐凹凸不平。卵巢的形态和大小随年龄变化。成年女子的卵巢约4cm×3cm×1cm大，重约5~6g，呈灰白色。绝经期后，可缩小到原体积的1/2并变硬。卵巢前缘有卵巢系膜附着，称卵巢系膜缘。该缘对向前外方，中部有一凹陷称卵巢门 (hilum of ovary)。卵巢的血管、淋巴管和神经由此出入。卵巢后缘游离，称独立缘。卵巢外侧以骨盆漏斗韧带连于骨盆壁，内侧以卵巢固有韧带与子宫连接。

卵巢表面无腹膜，由单层立方上皮覆盖称生发上皮 (germinal epithelium)，其内有一层纤维组织，称为卵巢白膜 (tunica albuginea)。再往内的卵巢组织可分为皮质和髓质。皮质在外层，其中有数以万计的始基卵泡及致密的结缔组织；髓质是卵巢的中心部分，含有疏松的结缔组织及丰富的血管、神经、淋巴管及少量与卵巢韧带相连续的平滑肌纤维；后者对卵巢的运动具有作用。髓质内无卵泡。

(二) 卵巢的位置和毗邻

卵巢位于子宫两侧，输卵管后下方。卵巢的移动性较大，一般位于卵巢窝内；此窝在髂内、外动脉分叉的起始部之间，前界为脐动脉索，后界为输尿管和髂内动脉，窝底腹膜外有闭孔血管和神经，闭孔肌及其筋膜。卵巢以很短的系膜固定于阔韧带，还借骨盆漏斗韧带及卵巢固有韧带与盆腔侧壁和子宫相连。正常情况下卵巢不易扭转，但在卵巢肿瘤时，有时将卵巢系膜拉长，致使10%卵巢肿瘤发生蒂扭转。

(三) 卵巢血管、淋巴与神经

1. 血管　卵巢有卵巢动脉 (ovarian artery) 及子宫动脉的卵巢支分布。卵巢动脉在肾动脉起点的稍下方起自腹主动脉。在腹膜后沿腰大肌前下行至骨盆腔，跨过输尿管与髂内动脉下段，经骨盆漏斗韧带入卵巢系膜，然后过卵巢门。卵巢动脉还在输卵管系膜内分出若干支供应输尿管，其末梢在子宫角附近与子宫动脉的卵巢支吻合。卵巢髓质内的静脉出卵巢门前形成卵巢静脉丛，然后汇集成卵巢静脉，与同名动脉伴行。右卵巢静脉注入下腔静脉，左侧注入左肾静脉。

2. 淋巴　如下所述。

(1) 卵巢的器官内淋巴：卵巢的被膜及皮质内是否有毛细淋巴管网仍无最后定论。但多数人认为在黄体中有毛细淋巴管，它随着黄体的发育和退化而变化。在黄体萎缩退化形成的白体内，不存在毛细淋巴管。卵巢皮质的毛细淋巴管网与髓质的毛细淋巴管网相通。髓质的淋巴管伴随血管走向卵巢门。

（2）卵巢的淋巴流向：自卵巢门穿出4~10条集合淋巴管，进入卵巢系膜，与子宫及输卵管外的集合淋巴管汇合，经骨盆漏斗韧带，伴卵巢血管上行，横跨输尿管及髂外动脉起始部的前面，至肾下极高度，再次横过输尿管前面注入腰淋巴结。右卵巢的集合淋巴管，主要注入主动脉腔静脉间淋巴结，一部分入腔静脉前淋巴结。左卵巢的集合淋巴管，注入主动脉外侧及主动脉前淋巴结。

如卵巢上行的淋巴流路受阻，卵巢可发出1~2条集合淋巴管，沿阔韧带走向盆壁，注入髂内、髂外、髂间及髂总淋巴结。有学者认为在正常情况下即存在这一下行通路，并非只在上行受阻后才起作用。另外在比较少见的情况下，卵巢的淋巴可沿圆韧带引流至髂外及腹股沟淋巴结（图1-9）。

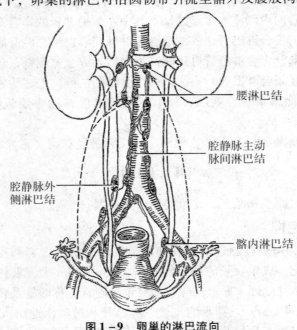

图1-9 卵巢的淋巴流向

3. 神经　来自卵巢神经丛。该丛大部分纤维来自腹主动脉丛，少数纤维来自肾丛。在阔韧带内与卵巢血管伴行支配卵巢，并有分支至输卵管。

（秦丽丽）

第四节　盆部的血管、淋巴与神经

一、盆部的血管

（一）盆部的动脉

1. 髂总动脉（common iliac arter）　腹主动脉在第4腰椎体或第4~5腰椎体之间的稍左侧分为左右髂总动脉。左髂总动脉较右侧稍长稍细。其在成人女性平均长度为4.30cm±0.19cm，其前方有腹下丛、左输尿管、乙状结肠及其系膜根和直肠上血管等经过。外侧与腰大肌相邻，内后方与同名静脉伴行。右髂总动脉其长度成人女性平均值为4.5±0.22cm。其前方有腹下丛通过，右输尿管则越过髂总动脉末端或髂外动脉起端；其外与下腔静脉起始端和右髂总静脉末端邻接，内上与左髂总静脉末端相毗邻，下部有同名静脉伴行。

2. 髂内动脉（internal iliac artery）　左右髂总动脉各在骶髂关节上端分为髂内及髂外动脉。髂内动脉是盆腔内脏及盆壁的主要血供来源，其位于腰大肌内侧，为一短干，长约4.5cm。下降至小骨盆、平坐骨大孔上缘时分前干和后干。前干发出脏支即脐动脉、膀胱上动脉、直肠下动脉、阴部内动脉、子宫动脉营养盆内脏器；还发出闭孔动脉及臀下动脉分布于盆壁及臀部；后干发出髂腰动脉、骶外侧动脉分布于盆壁，后干的末端延为臀上动脉分布于臀部。

3. 髂外动脉（external iliac artery） 在骶髂关节前面，起自髂总动脉分叉处，沿腰大肌内缘向下外至腹股沟中点处，经腹股沟韧带后方的血管腔隙入股部，移行于股动脉。左髂外血管腹侧有乙状结肠，右髂外动脉起始部的前方有右输尿管和回肠末端经过；卵巢血管、子宫圆韧带、生殖股神经的生殖支，均经过髂外血管的前方；旋髂深静脉过髂外动脉的末端注入髂外静脉。髂外动脉发出腹壁下动脉和旋髂深动脉。

4. 骶中动脉（median sacral artery） 胚胎期为腹主动脉干的直接延续，后退化；出生后末端已萎缩形成细小的骶中动脉。约在腹主动脉后壁、距两髂总动脉分叉处的上方1~1.5mm处发出，行于腹下丛，在第4~5腰椎体的前面、直肠后面进入骨盆经于尾骨球，其发出最下腰动脉供应髂肌和腰方肌。并发出分支与骶外侧动脉、髂腰动脉支、臀上动脉及直肠上、下动脉相吻合。

5. 直肠上动脉 起自肠系膜下动脉主干向下的延续支，其离开乙状结肠系膜后，在直肠后方、髂总血管的前方盆筋膜内下行。发出1~4支乙状结肠直肠动脉，分布于直肠上段与乙状结肠末端。直肠上动脉下降至第3骶椎平面，分左右两终支分布至直肠壶腹部。

6. 卵巢动脉 已如前述。

（二）盆腔血管的侧支循环

髂内动脉的分支主要供应营养盆内脏器，同时也营养盆壁、盆底和臀部肌肉等。两侧髂内动脉分支除在脏器上相互对称、吻合，还与髂外动脉及腹主动脉之间有侧支吻合。当术中遇严重子宫出血或盆腔出血，可结扎髂内动脉，减少盆腔血流量，降低盆腔内动脉的压力。盆腔脏器则可借侧支循环的建立供应血运。主要的吻合支（图1-10）。

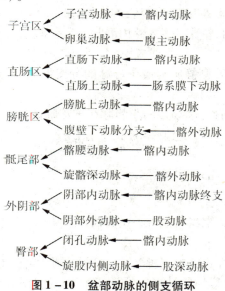

图1-10 盆部动脉的侧支循环

（三）盆部静脉

左右髂总静脉是收纳盆部和下肢静脉血的总干。髂总静脉（common iliac vein）由髂外静脉和髂内静脉在骶髂关节前方组成。右髂总静脉较短，初在同名动脉后方，垂直上行，至第5腰椎的右前方，在右髂总动脉的外侧与左髂总静脉汇合构成下腔静脉。左髂总静脉较长，在其同名动脉内侧向正中线上升至右髂总动脉的后方，与右髂总静脉结合。

1. 髂内静脉（internal iliac vein） 是髂总静脉最大的属支之一，起始于坐骨大孔的上部，经同名动脉后内侧上行，至骶髂关节前方与髂外静脉汇合成髂总静脉。髂内静脉的属支可分脏支和壁支两类。壁支中除髂腰静脉可汇入髂总静脉末段或髂内静脉外，其余属支均入髂内静脉。脏支起于盆腔脏器，先于各脏器周围形成静脉丛，再集合成静脉干。

2. 髂外静脉（external iliac vein） 平腹股沟韧带下缘后方，续接股静脉起始，沿小骨盆上口外缘与同名动脉伴行向上。左髂外静脉全程行经同名动脉的内侧;右髂外静脉初经同名动脉内侧,向上逐转向其后方。髂外静脉的属支有腹壁下静脉、旋髂深静脉和耻骨静脉。

3. 骶正中静脉（median sacral vein） 由骶骨前面两支静脉汇合而成,与同名动脉伴行,多汇入左髂总静脉。

（四）盆部静脉丛

盆部静脉丛多位于盈虚变化较大的脏器周围的疏松结缔组织中,静脉丛的壁很薄,面积为动脉的10~15倍,彼此吻合的静脉丛似网篮样围绕在各脏器周围。在静脉之间有动脉穿过,呈海绵状间隙。由于上述特点,静脉丛损伤后压迫、缝扎止血时应特别注意。

1. 膀胱静脉丛（veresical venous plexus） 在膀胱两侧及底部,并可延伸到尿道起始部,收集膀胱、阴道下部和尿道的静脉血,并与阴道静脉丛相交通,汇合后注入髂内静脉。

2. 子宫静脉丛（uterine venous plexus） 位于子宫两侧,子宫阔韧带两层之间。阴道静脉丛（vaginal venous plexus）环绕阴道周围,同子宫静脉丛相延续,并与膀胱丛和直肠丛相通。子宫和阴道静脉丛收集子宫、阴道以及输卵管的静脉血,汇合成子宫静脉,最后注入髂内静脉。该丛中有一部分血液经子宫静脉的卵巢支与卵巢静脉的卵巢支相交通,经卵巢静脉注入下腔静脉。子宫阴道静脉丛的静脉瓣膜不发达,该静脉丛的管腔变化与数量的增减同卵巢、子宫等器官的周期性变化有关。

3. 阴部静脉丛 位于耻骨联合后方,收集阴蒂背静脉、膀胱前壁、膀胱间隙及阴道壁的小静脉,与膀胱静脉丛吻合,经膀胱静脉注入髂内静脉。

4. 直肠静脉丛 位于直肠周围及直肠壁内外,位于齿状线以上区域的直肠黏膜下层的静脉丛为直肠内丛,位于直肠肌层以外的静脉丛为直肠外丛;二丛相通。直肠内丛形成直肠上静脉,注入肠系膜下静脉。直肠外丛一部分合成直肠下静脉,注入髂内静脉,另一部分汇成肛门静脉和阴部内静脉注入髂内静脉。

5. 骶前静脉丛 在骶前由骶外侧静脉与骶中静脉的分支形成,与椎静脉丛有交通吻合;从而形成上、下腔静脉的沟通路径。

6. 蔓状丛 由卵巢门、输卵管、圆韧带的小静脉在子宫阔韧带内组成静脉丛,然后合成卵巢静脉。

二、盆部神经

盆部神经主要有骶神经丛和盆部自主神经。另外,通过盆腔的重要神经还有闭孔神经。

（一）骶丛

位于骨盆后壁、盆筋膜后面,梨状肌前方,由腰骶干、第1~3骶神经的前支及第4骶神经前支的一部分组成。

骶丛有如下分支:①臀上神经;②臀下神经;③闭孔内肌神经;④肌神经;⑤梨状肌神经;⑥肛提肌神经;⑦尾骨肌神经;⑧肛门括约肌神经;⑨阴部神经（又分出会阴神经、阴蒂背神经、肛门神经）;⑩股后皮神经;⑪坐骨神经;⑫盆内脏神经。其中坐骨神经始于腰$_4$至骶$_3$的神经根,经坐骨大孔在臀大肌深面的梨状肌下孔出骨盆腔,经股骨大转子和坐骨结节之间降至大腿后面,在腘窝上方分成胫神经和腓总神经。

（二）盆部的自主神经

交感神经在腹主动脉前形成腹主动脉丛,后者的部分纤维形成卵巢丛和骶前丛即上腹下丛（superior hypogastric plexus）。卵巢丛分布于卵巢及输尿管,上腹下丛发出部分纤维分布于子宫、直肠和膀胱。上腹下丛的主干和来自腰交感神经节的纤维在第5腰椎前方向下延伸至盆腔后接受骶交感干的节后纤维,以及骶2~4神经的副交感神经即盆内脏神经（pelvic splanchnic nerve）纤维,在宫颈两旁形成下腹下丛（inferior hypogastric plexus）,也称盆丛（pelvic plexus）。盆丛形成膀胱丛、子宫阴道丛、直肠丛,支配子宫体、宫颈、膀胱上部、阴道上段及直肠等。盆内脏神经主要由副交感神经的节前纤维组成,其起自骶2~4髓段,参加盆丛形成,并通过盆丛到达盆腔各脏器。直肠、膀胱的充盈等引起的感觉经副交感神经干内的内脏感觉神经的传入纤维来传递，排尿排便主要受副交感神经控制，故脊髓骶段以下受损可引起大小便失禁。病理状态下，盆腔内脏过度膨胀引起的牵张痛或平滑肌痉挛产生的内脏痛觉，则经与盆腔交感神经伴行的部分内脏感觉传入神经传递。

（三）闭孔神经（obturator nerve）

从腰丛分出，多始于腰2~4神经根部，在髂总动、静脉的后方，经骶髂关节进入盆腔，沿髂内动、静脉外侧缘，在闭孔血管的上方至闭孔内肌的内侧，穿闭膜管至股内侧部，支配股内收肌群和闭孔外肌。如术中损伤该神经，则患侧大腿不能内收、内旋，并出现股内侧皮肤感觉障碍。

三、女性内、外生殖器的淋巴回流

女性内外生殖器官具有丰富的淋巴管及淋巴结，淋巴管多注入盆部淋巴结、腰淋巴结及腹股沟淋巴结。还有学者将内生殖器淋巴分髂淋巴组、腰淋巴组及髂前淋巴组三组；外生殖器淋巴分深、浅二部分即腹股沟浅、深淋巴结。

（一）盆部淋巴结

依据其所在部位分为盆壁（壁侧）淋巴结及盆部内脏（脏侧）淋巴结。

1. 盆壁淋巴结（pelvis-parietal lymph nodes） 位于盆壁内面，多沿盆部的动、静脉主干及其分支排列，可分为髂总淋巴结、髂外淋巴结、髂间淋巴结及髂内淋巴结四群，各群由多个淋巴结组成（表1-1）。

表1-1 盆壁淋巴结

淋巴结	分群	位置	收纳淋巴	注入淋巴
髂总	髂总外侧淋巴结	髂总动脉外侧	髂外、髂间、髂内及骶淋巴结的输出淋巴管	腰淋巴结群
	髂总内侧淋巴结	髂总动脉前内侧		
	髂总中间淋巴结	髂总动、静脉后		
	主动脉下淋巴结	腹主动脉分叉处下方		
髂外	髂外外侧淋巴结	髂外动脉外侧	腹股沟淋巴结的输出淋巴管	髂总淋巴结腰淋巴结
	髂外内侧淋巴结	髂外动脉内侧		
	髂外中间淋巴结	髂外动、静脉后		
髂内	主群	髂内动脉起始干内侧	内生殖器淋巴	髂间、髂外、髂总淋巴结
	臀上淋巴结	臀上动脉起始部	阴道中上部淋巴	
	臀下淋巴结	臀下及阴部内动脉始部	会阴部、直肠、盆后壁淋巴	主动脉下淋巴结
	闭孔淋巴结	闭膜管内口处		
	骶淋巴结	骶骨前、骶中动脉周围		
髂间		髂外动脉与髂内动脉起始部之间	髂外、髂内及盆腔脏侧淋巴结的输出管	髂总淋巴结

髂总淋巴结（common iliac lymph nodes）可分为髂总内侧、髂总中间、髂总外侧淋巴结和主动脉下淋巴结。收纳来自下肢、盆内脏器的淋巴，接受髂外、髂间、髂内和骶淋巴结的输出淋巴管。右侧髂总淋巴结的输出淋巴管多注入主动脉腔静脉间淋巴结，部分入腔静脉前、腔静脉外侧淋巴结；左髂总淋巴结的输出淋巴管多注入主动脉外侧淋巴结，部分入主动脉前淋巴结和主动脉腔静脉间淋巴结。

髂外淋巴结（external iliac lymph nodes）沿髂外动、静脉排列。可分为髂外外侧、髂外中间、髂外内侧淋巴结3群。接受腹股沟淋巴结的输出淋巴管，收纳来自下肢、会阴部、肛门和外生殖器的淋巴，还收纳宫颈和宫体下部、阴道上部、膀胱等处的淋巴。髂外淋巴结输出淋巴管注入髂总和髂间淋巴结。

髂内淋巴结（internal iliac lymph nodes）除沿该动脉主干排列的主群外，沿其壁支排列的有闭孔、臀上、下及骶淋巴结。收纳宫颈、宫体下部、阴道上部、中部、臀部、会阴部、股后部、骨盆后壁、直肠等处的淋巴；集合淋巴管注入髂间、髂外、髂总淋巴结，部分注入主动脉下淋巴结。主动脉下淋巴结收纳下肢、会阴、盆腔脏器的淋巴，接受骶淋巴结、臀上淋巴结、髂总淋巴结的输出淋巴管。主动脉下淋巴结的输出淋巴管注入主动脉前或主动脉旁淋巴结。该组淋巴结因位于腹主动脉分叉处的下方，故有的作者将其归于髂总淋巴结群。

髂间淋巴结位于髂总发出髂外与髂内动脉的分叉部位，有1～2个淋巴结。接受髂外、髂内淋巴结及盆腔器官旁淋巴结的输出淋巴管；收纳来自下肢、会阴、外生殖器、肛门及腹壁下半部、腰背部淋巴。髂间淋巴结的集合淋巴管注入髂总淋巴结。

2. 器官旁淋巴结（脏侧淋巴结） 多位于盆内脏器周围，沿髂内动脉的脏支分布，淋巴结的数目、大小不恒定。可分为膀胱旁淋巴结（paravesical lymph nodes）、子宫旁淋巴结（parautenine lymph nodes）、阴道旁淋巴结（paravaginal lymph nodes）及直肠旁淋巴结（pararectal lymph nodes）。膀胱旁淋巴结分为膀胱前淋巴结（prevesical lymph nodes）和膀胱外侧淋巴结（lateral vesical lymph nodes）。位于膀胱前方和闭锁的脐动脉周围，接受膀胱和阴道的集合淋巴管，其输出淋巴管注入髂内和髂间淋巴结。

子宫旁淋巴结接受子宫颈和宫体下部的集合淋巴管，其输出淋巴管注入髂间或髂内淋巴结。阴道旁淋巴结接受阴道上部和宫颈的集合淋巴管，其输出淋巴管注入髂内淋巴结。直肠旁淋巴结分为上、下两群，主要接受直肠壶腹部淋巴，直肠上群的输出淋巴管注入肠系膜下淋巴结，下群的输出淋巴管注入髂内淋巴管。

（二）腰淋巴结群（即主动脉旁淋巴结群）

腰淋巴结（lumbar lymph nodes）位于腹膜后间隙内，沿腹主动脉和下腔静脉周围分布，约30～50个，按其位置分为3群：左腰淋巴结群（left lumbar lymph nodes）、中间淋巴结群（intermediate lumbar lymph nodes）及右腰淋巴结群（right lumbar lymph nodes），各淋巴结群借淋巴管相交通（表1-2）。

表1-2 腰淋巴结群

淋巴结	亚群	位置	收纳淋巴输出管
左腰	主动脉外侧淋巴结	腹主动脉左侧	左髂总淋巴结、主动脉下淋巴结的输出淋巴管，左侧卵巢、输卵管、肾、肾上腺及子宫底左侧半、左输尿管集合淋巴管
	主动脉前淋巴结	腹主动脉前方	
	主动脉后淋巴结	腹主动脉后方	左髂总及主动脉外侧淋巴结
中间	主动脉腔静脉间淋巴结	腹主动脉与下腔静脉之间	髂总、腔静脉前、主动脉前淋巴结及卵巢、子宫、输卵管肾的集合管
右腰	腔静脉外侧淋巴结	下腔静脉右侧	右髂总淋巴结的输出淋巴管
	腔静脉前淋巴结	下腔静脉前面	右卵巢、输卵管、肾、肾上腺及子宫底右侧半的集合淋巴管
	腔静脉后淋巴结	下腔静脉后面	右髂总及腔静脉外侧淋巴结的输出淋巴管

主动脉外侧淋巴结（lateral aortic lymph nodes）及主动脉前淋巴结（preaortic lymph nodes）收纳左卵巢、左输卵管、子宫底左侧半、左肾、左肾上腺及左侧输尿管的集合淋巴管；接受左髂总淋巴结及主动脉下淋巴结的输出淋巴管。有时腹腔淋巴结、肠系膜上、下淋巴结的输出淋巴管也注入主动脉前淋巴结。主动脉外侧淋巴结的输出淋巴管形成左腰淋巴干。主动脉前淋巴结的输出淋巴管注入主动脉外侧淋巴结及主动脉腔静脉间淋巴结。

主动脉后淋巴结（postaortic lymph nodes）主要接受左髂总淋巴结及主动脉外侧淋巴结的输出淋巴管。主动脉后淋巴结的输出淋巴管形成左腰淋巴干或入乳糜池。

中间腰淋巴结亦即主动脉腔静脉间淋巴结（interaorticocaval lymph nodes）收纳右卵巢、右输卵管、子宫右半、右肾上腺及肾的集合淋巴管，接受髂总淋巴结、腔静脉前淋巴结和主动脉前淋巴结的输出淋巴管。

腔静脉前淋巴结（precaval lymph nodes）及腔静脉外侧淋巴结（lateral caval lymph nodes）收纳右侧卵巢、输卵管、子宫底右侧半、右肾及肾上腺的集合淋巴管，接受右髂总淋巴结的输出淋巴管；腔静脉前淋巴结的输出淋巴管注入主动脉腔静脉间淋巴结及腔静脉外侧淋巴结。后者的输出淋巴管注入腔静脉后淋巴结或直接注入右腰淋巴干。

腔静脉后淋巴结（postcaval lymph nodes）接受右髂总及腔静脉外侧淋巴结的输出淋巴管，然后其输出淋巴管形成右腰淋巴干（图1-11）。

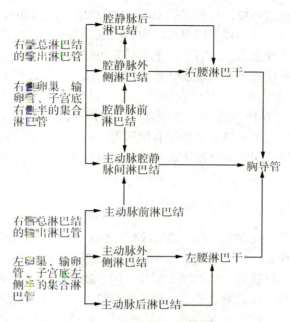

图1-11　腰淋巴结群间的联系

（三）腹股沟淋巴结

女性外生殖器的淋巴多注入腹股沟淋巴结群（inguinal lymph nodes），其位于腹股沟韧带、大腿根部的前面，以阔筋膜为界，分浅、深两群，即腹股沟浅淋巴结（super ficial inguinal lymph nodes）及腹股沟深淋巴结（deep inguinal lymph nodes）。

1. 腹股沟浅淋巴结　沿腹股沟韧带下方和大隐静脉末段排列，位于阔筋膜上面，数目不恒定，约10~20个，大小相差亦很大。可分上、下两组；上组沿腹股沟韧带下方平行排列，收容外生殖器、会阴、阴道下段及肛门部的淋巴；下组沿大隐静脉上端排列，收纳会阴及下肢的淋巴。也可将腹股沟浅淋巴结分为4群：即沿腹股沟韧带平行排列的上群，以大隐静脉注入股静脉处向上的垂直线为界分为腹股沟上内侧浅淋巴结及腹股沟上外侧浅淋巴结；沿大隐静脉末段纵行排列的下群以大隐静脉为界分为腹股沟下内侧浅淋巴结和腹股沟下外侧浅淋巴结。腹股沟浅淋巴结的输出淋巴管大部分经卵圆窝入腹股沟深淋巴结。另有一部分经股管注入髂外淋巴结，两侧腹股沟浅淋巴结之间，通过外阴部丰富的淋巴吻合可有交通。

2. 腹股沟深淋巴结　位于大腿阔筋膜的深侧，在股管内沿股动、静脉内侧及前面分布，上部常为腹股沟韧带覆盖。在腹股沟韧带与旋髂深静脉交叉的三角区内侧的股环内有股管淋巴结（Cloquet's node），外阴部的淋巴在注入髂外淋巴结之前多先经此淋巴结。腹股沟深淋巴结收纳阴蒂、股静脉区淋巴及腹股沟浅淋巴。其输出管分别注入髂外、闭孔及髂内淋巴结，再转至髂总淋巴结。

（秦丽丽）

第五节　邻近器官

女性内生殖器与盆腔其他器官如尿道、膀胱、输尿管、直肠、阑尾等相邻近，解剖关系密切；而盆腔脏器的炎症粘连、肿瘤浸润均可累及周围器官，故了解邻近器官的解剖层次、毗邻、变异对正确的鉴别诊断和手术操作非常重要。

一、尿道

女性尿道（urethra）为一肌性管道，始于膀胱的尿道开口，在阴道前面、耻骨联合后方，穿过泌尿生殖膈，终于阴道前庭部的尿道外口，长约3~5cm。尿道肌壁内层为环行纤维，外层为纵行纤维；环形肌为膀胱颈部环行肌的延续，其在颈部增厚形成内括约肌，为不随意肌；纵行纤维与会阴深横肌密切融合，形成尿道外括约肌，为随意肌。尿道中、下部黏膜为复层鳞状上皮，上部为移行上皮，尿道口为鳞状上皮。尿道黏膜及黏膜下层形成尿道黏膜皱襞，黏膜下层与肌层之间有疏松结缔组织，其中还有许多小腺体，导管开口于尿道黏膜表面，其中较大的腺体开口于尿道两侧，称为尿道旁腺（paraurethral gland）即Skenis腺。女性尿道在尿生殖膈以上的部分，前面有阴部静脉丛；在尿生殖膈以下的部分，前面与阴蒂脚汇合处相接触，后为阴道，两者间有结缔组织隔，即尿道阴道隔（urethrovaginal septum）。尿道的血管主要有膀胱下动脉、子宫动脉及阴部内动脉的分支供应，静脉血流入膀胱静脉丛和阴部静脉丛，最后注入髂内静脉。

二、膀胱

膀胱（bladder）为一肌性空腔器官，位于耻骨联合之后子宫之前，其大小、形状、位置及壁厚均随其盈虚及邻近器官的情况而异。成人平均容量为400mL（50~500mL）。其上部为膀胱尖，下部为膀胱底，尖与底之间的大部分为膀胱体。各部间无明显界限。膀胱底呈三角形，其两侧后上角部有输尿管开口，前方最低点为尿道内口。膀胱壁有浆膜、肌层和黏膜三层组成。浆膜即腹膜的一部分，前壁腹膜覆盖膀胱顶在膀胱子宫之间形成膀胱子宫陷凹，已如前述。膀胱底部位于左右输尿管及尿道口之间的三角区黏膜与下层肌肉紧密愈着，无黏膜下组织，平滑、无皱襞，称膀胱三角（trigone of bladder）；是膀胱壁病变的好发部位。膀胱尖及颈部各有脐正中韧带、耻骨膀胱韧带、耻骨膀胱侧韧带与脐部、尿道上部及耻骨相连。膀胱底有膀胱后韧带，其间有膀胱静脉丛及汇成的膀胱静脉、膀胱下动脉、膀胱神经丛等。

1. 膀胱的血管　膀胱的血供丰富，直接或间接来自髂内动脉的分支。膀胱上动脉由脐动脉未闭合的部分发出，供给膀胱上中部。膀胱下动脉由髂内动脉发出，分布于膀胱下部和底部。另有子宫动脉和阴道动脉的膀胱支及闭孔动脉和臀下动脉的膀胱支滋养膀胱。膀胱静脉有瓣膜，不与动脉伴行，在膀胱壁内或其表面形成丰富的静脉网和静脉丛，向下汇集于膀胱下外侧面，在膀胱底部外面形成膀胱静脉丛，向下与阴道前壁的静脉丛交通，合成膀胱阴道静脉丛，并与子宫阴道丛相吻合。膀胱静脉丛最后合成1~2条膀胱静脉，注入髂内静脉。在注入髂内静脉前，膀胱静脉的小分支可与闭孔静脉相连；借闭孔静脉耻骨支与腹壁下静脉交通。如髂内静脉阻塞，盆腔静脉可经此循环途径，绕经股静脉和髂外静脉至下腔静脉。

2. 膀胱的淋巴　膀胱淋巴管多注入髂外淋巴结；有少数淋巴管注入髂内淋巴结、骶淋巴结和髂总淋巴结。膀胱三角区的淋巴注入髂外和髂内淋巴结。

3. 膀胱的神经　膀胱的神经支配来自膀胱神经丛，其位于膀胱两侧，由下腹下丛的交感神经纤维和来自骶髓2~4段的副交感神经纤维组成。从膀胱神经丛发出纤维组成膀胱上神经和膀胱下神经，分布于膀胱上部和下部。副交感神经可兴奋膀胱逼尿肌、抑制膀胱括约肌，使膀胱颈松弛，膀胱排空。交感神经兴奋使膀胱逼尿肌松弛、膀胱括约肌收缩，使膀胱颈收缩而储尿。膀胱充盈感的感觉纤维由副交感神经的传入纤维传导，经骶2~4节进入脊髓，终于脊髓丘脑侧束。膀胱过度膨胀或收缩引起的痛觉冲动亦经副交感神经传递，途径同上。但膀胱三角区、膀胱底和膀胱壁的痛觉传入纤维则沿交感神经传导，经盆丛最后终于脊髓丘脑束。膀胱本体感觉纤维经脊髓后索（薄束）走行。

三、输尿管

输尿管（ureter）为左右成对的肌性管道，起自肾盂，开口于膀胱，各长约25~30cm；右侧输尿管较左侧的约短1cm。输尿管自肾盂起始后在腹膜后。沿腰大肌前面偏中线侧下行（腰段）；在骶髂关节处跨越髂外动脉起点的前方进入骨盆（盆段）；并继续在腹膜后沿髂内动脉下行，达阔韧带基底部，向前内方行，在子宫峡部外侧约2cm处；子宫动脉下方与之交叉。再行阴道侧穹隆顶端绕向前内方，穿越主韧带上方的输尿管隧道，进入膀胱底，在膀胱肌壁内斜行约1.5~2.0cm（壁内段）开口于膀胱三角底的外侧角。在输尿管与肾盂交行处，跨越髂外动脉及在膀胱壁内部，各有三个生理性狭窄，是结石最常见的嵌塞部位。

输尿管的异常较常见为数目异常，如一侧或双侧的双输尿管，可为全长重复或部分重复。少见的异常还有输尿管异位开口，在女性多开口于阴道前庭、尿道下段或阴道。异位的输尿管口无括约肌控制，可造成持续性尿漏。如为下腔静脉后输尿管，则此异位输尿管易发生梗阻，需手术治疗。

1. 输尿管的血管　输尿管的血液供应有不同来源，综合管径粗细及发出率高者主要来源为肾动脉-腹主动脉、髂总动脉、髂内动脉、卵巢动脉、膀胱下动脉、子宫动脉等分支供应。在女性以子宫动脉发出率最高约95%。供应输尿管的动脉一般分升、降两支，其余相邻的分支彼此吻合形成输尿管动脉网。输尿管的静脉与动脉伴行，汇入同名静脉。

2. 输尿管的神经　支配来自主动脉丛、肾丛及腹下丛。

3. 输尿管的淋巴管　始于黏膜下、肌层及外膜的淋巴丛，其互有交通。腰段输尿管的淋巴管注入主动脉旁淋巴结及髂总淋巴结；盆段的淋巴管注入髂总、髂内或髂外淋巴结。

四、直肠

直肠（rectum）上于第3骶椎平面接乙状结肠，下穿盆膈延续为肛管（anal canal）。成人直肠与肛管的平均长度为16cm（13.0~19.1cm）；直肠上1/3段用腹膜间位器官，腹膜覆盖直肠前面及两侧面，中1/3段为腹膜外位器官，仅前面被腹膜覆盖；直肠下1/3段全部位于腹膜之外。直肠中段腹膜折向前上方，覆于阴道后穹隆及宫体上形成子宫直肠陷凹，已如前述。在盆腔腹膜外，直肠后壁与骶尾骨之间有骶中动、静脉，直肠上动、静脉；直肠上神经丛、骶淋巴结等；直肠外侧有梨状肌、第4~5骶神经的前支和尾神经、骶交感干、骶外侧动静脉、尾骨肌和肛提肌。在女性直肠下段的前方还有阴道。

1. 直肠的血管　直肠血供丰富，血供来源不恒定，变异较多。血供多源性及在肠壁内外有丰富的吻合是其供血特点。一般由直肠上、下动脉，肛门动脉及骶中动脉供给血液；但在直肠中、下段还接受髂内动脉的二级分支或三级分支供血；其分支来源、数目及分支的粗细个体差异很大。直肠上动脉为肠系膜下动脉主干向下的延续支，是直肠动脉中最大的主要支，供给直肠上2/3段血液，其走行恒定，极少变异。直肠下动脉是髂内动脉的二级分支，来自髂内动脉前干，或自阴部内动脉、膀胱上下动脉、闭孔动脉分出，供应直肠壶腹部前下方及两侧部的肠壁，与直肠上动脉和肛门动脉有吻合，女性有小分支至阴道上部。肛门动脉是阴部内动脉的分支。分2~3支至肛提肌、肛门内外括约肌、肛管末端及肛门皮肤；骶中动脉为单支动脉，在腹主动脉分叉处的稍上方后面发出，分布于直肠下，1/3段的后壁，与直肠上下动脉吻合，此分支有无不恒定。直肠静脉在直肠内外壁形成直肠内静脉丛（痔内静脉丛）与直肠外静脉丛（痔外静脉丛）。前者在直肠外面合成直肠上静脉，经肠系膜下静脉入门静脉系。而直肠外静脉丛以肛提肌为界分为上、下两部，上部静脉丛收纳直肠下段和中段黏膜下丛及肠壁的静脉血；一部分汇成直肠上静脉注入门静脉系；另一部分汇成直肠下静脉，注入髂内静脉。直肠外静脉丛的下部，收纳肛提肌、肛门内外括约肌及肛门周围组织静脉血，汇成肛门静脉，注入阴部内静脉，再入髂内静脉。各部静脉丛有丰富的吻合相交通。

2. 直肠的淋巴　经肠壁外的淋巴网汇集成输出淋巴管流向4个途径：

（1）直肠旁淋巴结的输出淋巴管注入直肠上淋巴结，后者同时接受直肠上段淋巴集合管，其输出淋巴管沿直肠上血管及肠系膜下血管，注入肠系膜根部淋巴结。

（2）向两旁沿直肠下血管。在肛提肌上面注入髂内淋巴结。

（3）直肠外淋巴丛的一部分淋巴集合管注入骶淋巴结，其输出管注入主动脉下淋巴结及髂总淋巴结。

(4) 向下可至肛提肌上的淋巴结或穿过肛提肌注入肛门淋巴结或臀下淋巴结，输出淋巴管伴肛门血管及阴部内血管注入髂内淋巴结。齿状线以下的淋巴也可经会阴部汇入腹股沟淋巴结。

3. 直肠的神经支配　直肠的神经支配在齿状线以上为交感和副交感神经；在齿状线以下为阴部神经的分支。交感神经来自肠系膜下丛及盆丛。交感神经兴奋可抑制直肠蠕动并使肛门内括约肌收缩。副交感神经起自骶2~4神经前根，其分支组成盆内脏神经；并与来自上腹下丛的交感神经纤维相互交织组成盆丛（下腹下丛）。副交感神经兴奋可增加直肠蠕动，促进腺体分泌，肛门内括约肌舒张。直肠的痛觉经副交感盆内脏神经传入，其中还含有一种对排便反射和意识控制排便作用的感觉神经纤维。阴部神经发出肛门神经分布于肛提肌、肛门外括约肌、肛管及肛门皮肤。

五、阑尾

阑尾（appendix vermiformis）上端连接盲肠游离端的后内侧壁。为一细长盲管。阑尾的长度国内外报道不一。国内资料统计正常阑尾长度一般为6~7cm，直径0.5~0.6cm。国外教科书记载9~10cm。但其长短与粗细个体差异很大。成人阑尾腔很细，其上端开口于盲肠后内侧壁回盲瓣下方2~3cm处即阑尾口（orifice of vermiform appendix）。开口处可有一半月形黏膜皱襞，称Cerlach瓣或阑尾瓣（valvula processus vermiformis）。据国内教科书记载，此瓣出现率在成年人仅为13%，但此瓣有阻挡异物、粪便坠入阑尾腔的作用。阑尾的浆膜包于整个阑尾表面，于阑尾系膜缘形成阑尾系膜（mesenteriolum processus vermiformis）。系膜基底部附着于回肠末段的左侧，因阑尾的位置、长短与方向不定，阑尾系膜的长短、宽窄、形态随之而异。盲肠后位阑尾无系膜。阑尾的血管、淋巴管及神经走行于阑尾系膜内。

1. 阑尾的位置　阑尾基底部在盲肠上的位置较恒定，通常位于右髂窝内。阑尾末端所指的方向颇不一致。因盲肠位置活动性较大，故阑尾根部的体表投影可在：①McBurney点：即右髂前上棘至脐连线上的中、外1/3交点，此为最常见的位置；②Lanz点：在左右髂前上棘连线的右、中1/3交点处；③Sonnenioerg点：右髂前上棘至脐的连线与右侧腹直肌外缘交点处。

2. 阑尾方向的变异　阑尾尖端所指方向变化很大，据其所指方向可将阑尾分为：

（1）盆位（回肠下位）：约占41.3%，阑尾自盲肠下端的后内侧壁起始后斜向内下方，尖端垂向小骨盆边缘或骶岬附近。

（2）盲肠（结肠）后位：约占29.4%，阑尾位于盲肠后壁与后腹壁腹膜之间，尖端向上。阑尾位置较深，炎症时症状不典型。

（3）盲肠下位（髂窝位）：约占17.4%，起自盲肠后内侧壁，经盲肠下端的后面，尖端伸向外下方，全部位于右髂窝内。

（4）回肠后位：约4.4%，起自盲肠下端的后内侧壁、在回肠的后方，尖端指向内后上方。

（5）回肠前位：约7.5%，起自盲肠下端的后内侧壁，横过回肠末端前面，其尖端指向内前上方。其前面可直接与腹壁相贴，或有大网膜间隔。

（6）其他：除上述阑尾位置，少数患者由于胚胎发育过程中的旋转异常，阑尾出现特殊位置：①腹膜外位，少见，阑尾部分或全部位于盲肠后、腹后壁腹膜外，直接与髂腰肌、髂腹股沟神经、生殖股神经相邻。急性阑尾炎时，炎性渗出物刺激上述邻近结构，引起右侧髋关节伸直时疼痛加重或表现为股前部、会阴部疼痛等；②高位阑尾，约占1.29%，多位于肝脏下方。与胚胎发育过程中肠旋转异常，盲肠处于异常部位有关；③盲肠壁浆膜下位阑尾（壁内型阑尾）。

3. 阑尾的血管　阑尾动脉起自回结肠动脉之回肠支。主干沿阑尾系膜的游离缘走行至阑尾尖端，其分支在系膜内分布于阑尾。阑尾动脉与周围动脉无吻合支。阑尾静脉与动脉伴行，经回结肠静脉注入肠系膜上静脉。阑尾壁内有丰富的淋巴网，淋巴管沿血管注入回结肠淋巴结，而后注入肠系膜淋巴结。阑尾受肠系膜上神经丛支配，其由腹腔神经节和肠系膜神经节的交感神经节后纤维及迷走神经的副交感神经纤维共同组成。

（秦丽丽）

第六节 女性盆部断层解剖

人体断层解剖学是以人体各一部位的不同断面为单位，研究每一断面上的各种器官、结构的形态、位置及其相关关系毗邻的一门科学。研究女性盆部断层解剖，即可从盆部横断断层、矢断断层、斜断断层及冠断断层等不同断面上研究女性盆腔器官的结构和毗邻，为临床影像学诊断提供形态学依据。

（一）人体断层解剖学与医学影像学（medical Imageology）

随着现代医学科学技术的发展，超声、X线计算机断层摄影（CT）及磁共振成像（MRI）三大影像学诊断技术以其无创、精确、清晰显示人体器官断面解剖与毗邻的优势，成为临床疾病诊断重要的辅助手段。特别是对肿瘤病灶的早期定位，并在一定程度上进行定性，大大提高了肿瘤早期诊断的正确率。影像学诊断进一步向形态学和功能学诊断的一体化发展，为临床应用开辟了更广阔的前景，并逐渐形成新的学科——医学影像学。尤其是CT与MRI有较高的软组织分辨力，其通过计算机系统处理重建的多方位、多切面的器官断层图像是以不同深浅的灰阶黑白影，精确反映器官的解剖、病变部位、性质及其毗邻的关系，故要想正确识读CT与MRI片，辨认各脏器的结构，必须熟知人体正常三维断面解剖与变异。掌握女性盆部断层解剖学，是得以通过CT及MRI诊断妇科肿瘤的基础和前提。

（二）CT及MRI在妇科领域的应用

虽然超声诊断在妇科应用广泛，但CT与MRI仍有其特点，如判断宫体癌的肌层内浸润和颈管浸润；区分肿瘤与正常组织；判断邻近器官有否受累；盆腹腔淋巴结转移；宫颈癌与宫体癌手术及放疗后的随访，对复发病灶的显示；了解卵巢恶性肿瘤的盆底、盆腔播散与浸润，腹膜及腹膜后淋巴结转移及监测治疗后复发情况。在上述诸方面CT及MRI有较超声更高的准确性，故妇科医生掌握人体断层解剖学，可将盆部CT及MRI的断层图像连续识读以获得器官结构的整体印象，触类旁通，协助影像学医师对妇科疾病作出正确无误的诊断。值得注意的是，断层解剖的图示与CT、MRI图像并非同一个体，其中对应性可稍有差异。

（三）盆部断层辨别

一般的教科书将女性盆部自上向下分为23个断层，每一断层厚度为1.0cm。下述列举横断断层为第5腰椎平面（图1-12）、子宫底平面（图1-13）、第5骶椎平面（子宫体平面）（图1-14）和子宫颈平面（图1-15）的解剖轮廓简图。

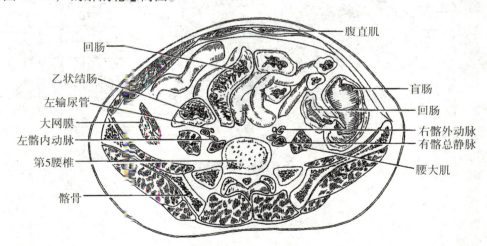

图1-12 平第5腰椎骨盆入口平面断层解剖示意图

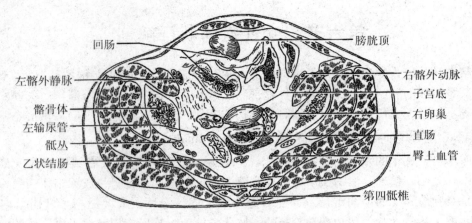

图 1-13 子宫底平面断层解剖示意图

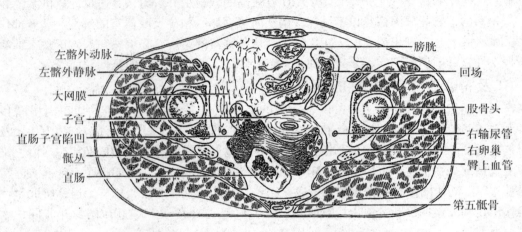

图 1-14 平第五骶椎子宫体层面断层解剖示意图

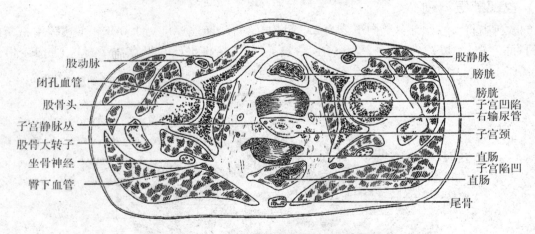

图 1-15 子宫颈平面断层解剖示意图

(秦丽丽)

第二章

女性生殖系统生理

女性一生各个系统、各个阶段具有不同的生理特征，其中以生殖系统的变化最为显著、最为突出，掌握女性生殖系统正常的生理变化，是诊治女性生殖内分泌相关疾病的基础。

第一节 女性一生各阶段生理特点

妇女的一生按照年龄，可以划分为新生儿期、儿童期、青春期、性成熟期、围绝经期和老年期几个阶段。每个时期都有其各自不同的特点。

一、新生儿期

出生后4周内称为新生儿期（neonatal period）。由于在母体内受到胎盘及母体性腺所产生的女性激素影响，其外阴较丰满，乳房略隆起，可有少许泌乳。由于出生后新生儿血中女性激素水平迅速下降，可出现少量阴道流血。

二、儿童期

从出生4周到10岁左右称为儿童期（childhood），是儿童体格快速增长和发育的时期，但生殖器发育缓慢。卵巢的卵泡大量生长，且仅低度发育即萎缩、退化。子宫小，宫颈较长，约占子宫全长的2/3，子宫肌层较薄。输卵管弯曲细长。阴道狭长，上皮薄，细胞内缺乏糖原，阴道酸度低，抵抗力弱，容易发生炎症。约10岁起，卵巢内的卵泡受垂体促性腺激素的影响有一定发育并分泌性激素，子宫、输卵管及卵巢逐渐向骨盆腔内下降，卵巢形态逐步变为扁卵圆形，女性第二性征开始呈现，乳房开始发育，皮下脂肪增多。

三、青春期

人类青春期（adolescence or puberty）是开始具有生育能力的时期，生殖器官成熟、第二性征发育、生长加速、情感发生变化、女性出现月经初潮为标志。人类进入青春期由两个生理性过程驱动：性腺功能初现（gonadarche）和肾上腺功能初现（adrenarche）。性腺功能初现包括性腺的发育和成熟，并伴有性甾体激素分泌增加，女性开始有卵泡发育和排卵，以及乳房开始发育和月经初潮。

青春期启动的年龄和青春期发育的速度取决于许多因素。在女孩，卵巢和肾上腺性甾体激素分泌的增加导致青春期的体征表现，乳房和阴毛开始发育。通常这些变化发生在8~13岁。月经初潮是一次无排卵周期的月经，通常发生在乳房开始发育后2~3年内。初潮后第一年内月经周期常不规律，而且无排卵，周期为21~45天。初潮后5年内，多数月经周期变得规律，周期为21~35天。

四、性成熟期

性成熟期（sexual maturity）又称生育期。其卵巢功能成熟并分泌性激素，一般自18岁左右开始，约30年。此期生殖器各部和乳房也均有不同程度的周期性改变，出现周期性的排卵、月经，并且具有生育能力。受孕以后，身体各器官发生很大变化，生殖器官的改变尤为突出。

五、围绝经期

围绝经期（perimenopause）指卵巢功能开始衰退至停止，从生育期过渡到老年期的一个特殊生理阶段，指40岁后任何时期开始出现与绝经有关的内分泌、生物及临床表现至停经后12个月，是妇女由成熟期进入老年期的一个过渡时期。此期间卵巢功能逐渐衰退，排卵变得不规律，直到不再排卵。月经渐趋不规律，最后完全停止。

六、老年期

老年期（senility）指妇女60岁以后，机体所有内分泌功能普遍低落，卵巢功能已衰竭，主要表现为雌激素水平低落，不足以维持女性第二性征。除整个机体发生衰老改变外，生殖器官进一步萎缩老化。易感染发生老年性阴道炎和尿道炎及骨质疏松，容易发生骨折。

（成　娟）

第二节　月经及月经期的临床表现

月经（menstruation）是女性生殖功能成熟的重要标志，是指在卵巢激素的周期性调节下，子宫内膜周期性的脱落及出血。

一、月经血的特征

正常月经血呈不凝状暗红色，内含血液、子宫内膜碎片、宫颈黏液、脱落的阴道上皮细胞及炎性细胞。因含大量纤溶酶的子宫内膜坏死脱落时，出血中的纤维蛋白原被纤溶酶溶解，故月经血呈高纤溶状态。当出血量过多过快时，纤溶酶来不及全部溶解血液中的纤维蛋白原，会使月经血中出现血块。

二、正常月经的临床表现

自月经来潮的第一天算起，两次月经第一天之间的间隔成为一个月经周期（menstrual cycle）。月经周期长度的中位数为28天，正常范围为21~35天。虽然在36~40岁月经周期的间隔会缩短，但在生育年龄的绝大多数时间内，月经周期的长度很少有变化。初潮后的短期和近绝经期，不同个体间及个体内，月经周期的间隔长度变化大。不同妇女之间及同一妇女随着年龄的增长将出现月经周期长度的不确定改变，周期长度主要取决于卵泡期长度的变化。周期的黄体期长度相对固定，95%在10~16天。在卵泡期，B超监测最大卵泡的直径，平均每天增长大约2mm直至排卵。同时，雌二醇水平逐渐升高，随之子宫内膜的厚度逐渐增厚。

月经的持续时间因人而异，一般在3~6天，可从1~2天到7~8天不等。经血量通常以用多少纸垫及浸透程度来做粗略的估计，如果失血总量超过80mL者为异常。

经期一般无特殊不适。因经期盆腔充血，有些妇女感下腹部或腰骶部不适，也有少数妇女出现胃肠道功能紊乱，头痛及轻度神经系统不稳定的表现。

（成　娟）

第三节　卵巢周期及卵巢激素

卵巢是一个充满活力的器官，卵泡是其中最主要的内分泌和生殖单位，是不可再生的组织结构，其数量决定生殖潜能和生育期限。卵泡单位分泌性甾体激素，为妊娠做好准备，垂体做出程序化的反应以促进卵泡成熟，当卵泡完全成熟时产生排卵LH峰，并维持黄体。尽管许多卵泡启动发育，但是只有很少（<1%）完成了到排卵的全部过程。

一、卵泡的发育

卵泡（follicle）是卵巢基本功能单位。卵泡的各个级别主要是由卵泡的大小和颗粒细胞的数量所决定，它们代表着卵泡向成熟发育过程中连续的阶段。从始基卵泡到优势卵泡的成熟过程可能需要大概1年的时间。一般认为卵泡在这段最长时期的大部分时间内（大约300天）是以促性腺激素非依赖的方式生长；促性腺激素影响成熟过程中的最后50天。卵泡的生长过程见图2-1。

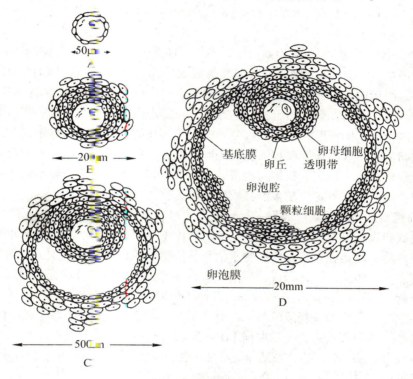

图2-1 卵泡的生长过程
A. 始基卵泡；B. 窦前卵泡；C. 窦腔卵泡；D. 排卵前卵泡

1. **始基卵泡的形成** 始基卵泡（primitive follicle）是由初级卵母细胞与其周围单层的梭形颗粒前体细胞所组成。卵巢皮质内形成的始基卵泡不断地移向卵巢的髓质，为下个周期的卵泡发育提供来源。

2. **窦前卵泡生长** 当初级卵母细胞周围的颗粒细胞前体分化成单层立方状的颗粒细胞时，初级卵泡（primary follicle）就形成了。初级卵泡的细胞数不断增加，发展为复层，由此卵泡进一步增大，形成了次级卵泡（secondary follicle）。与此同时颗粒细胞进一步增殖和分化、卵泡膜细胞变得肥大及卵母细胞的生长共同导致了正在成熟中的卵泡进一步增大。这些次级卵泡构成了窦前卵泡池（preantral），为依赖于FSH的卵泡征集提供卵泡来源。

此阶段出现卵泡生长发育所必备的三种特异性受体：促卵泡激素（follicle-stimulating hormone，FSH）、雌二醇（estradiol，E_2）及睾酮（testosterone，T）受体形成。卵泡基底膜附近的梭形细胞形成两层卵泡膜，即卵泡内膜与卵泡外膜，这时的卵泡称生长卵泡（developing follicle）。

3. **窦状（腔）卵泡** "募集"一词用于描述卵泡从静止池分离出来开始生长的这种过程。选择指这样一个过程，即成熟卵泡群被减少至合乎种属特异性排卵定额的数目。该过程需要对次要卵泡进行消极选择，以及对将要确立优势地位的卵泡进行积极的选择。超声研究提示有多个卵泡发育波发生。

在早卵泡期，已选择的卵泡与卵泡群的其他健康成员没有显著的形态学差别。不过，领先卵泡可以通过其大小和其颗粒细胞的高有丝分裂指数同其他成员区分开来。只有在领先卵泡的卵泡液中可检测到FSH。领先卵泡的雌二醇水平比其他卵泡高很多，这是被选择卵泡的特点。选择并不保证一定会排卵，但是由于确定选择与排卵时间临近，因此排卵通常会发生。

优势化表示指定排卵卵泡的地位,其作用是调节排卵的数额。在上一个周期的黄体退化5~7天之后,指定排卵的卵泡完成优势化。卵泡期卵泡的发育主要依赖于促性腺激素的刺激。在早卵泡期,FSH刺激颗粒细胞芳香化酶活性,使卵泡产生雌激素明显增加,雌激素增加同时,又增强了卵泡对FSH的摄取,由此增加卵泡对FSH的敏感性。到中卵泡期,几个卵泡中的某个可能产生更多的雌激素,便成为了优势卵泡。于卵泡期的后半期,伴随雌激素分泌的进一步增加,负反馈作用结果使血中FSH水平下落,这使其他非优势卵泡产生雌激素减少,对FSH反应的敏感性也下降,停止了进一步发育。黄体生成素(luteinizing hormone,LH)、前列腺素(prostaglandin,PG)及催乳激素(prolactin,PRL)受体的产生。

4. 成熟卵泡 在卵泡发育的最后阶段,大多数窦状卵泡发生退化,成熟卵泡的卵泡液急骤增加,卵泡腔增大,直径可达14~20mm,卵泡移行向卵巢表面突出。其结构从外向内依次为:①卵泡外膜:由致密的卵巢间质组织形成,与卵巢间质无明显界限。②卵泡内膜:由卵巢皮质层间质细胞衍化而来的多边形细胞形成,血管丰富。③颗粒细胞:呈立方形,与卵泡内膜层间有一基底膜,无血管存在,其营养来自外围的卵泡内膜。④卵泡腔:颗粒细胞分泌的大量清亮的卵泡液将卵母细胞和周围的颗粒细胞挤到卵泡一侧,形成卵泡腔。⑤卵丘:颗粒细胞包绕卵细胞,突出于卵泡腔,形成卵丘。⑥放射冠:直接围绕卵细胞的卵丘颗粒细胞,呈放射状排列而得名。⑦透明带:在放射冠与卵细胞之间还有一层很薄的透明膜,是由颗粒细胞产生并分泌的黏多糖物质形成的,称为透明带。

5. 排卵 卵细胞及其周围的颗粒细胞一起被排出的过程称排卵(ovulation)。排卵前增大的卵泡接近卵巢皮质,卵泡壁和腹腔仅有一层上皮细胞。此时卵泡壁变薄、水肿、血液循环增加,但卵泡内压力并未增加,蛋白溶解酶、活化胶原酶及前列腺素消化卵泡壁的蛋白质并使周围的平滑肌收缩,上皮细胞坏死,释放水解酶、蛋白酶,排卵孔形成,卵泡破裂,卵母细胞、小部分卵丘内的颗粒细胞与放射冠一起称为卵冠丘复合物(oocyte corona cumulus complex,OCCC),同时排出。

当接近周期中期时,优势卵泡释放雌激素的升高激发LH峰,以及一个较小幅度的FSH峰。这触发了减数分裂的再启动、排卵和黄素化。排卵前LH峰大约出现在卵泡破裂之前36h。LH诱导卵丘细胞和颗粒细胞内透明质酸合成酶-2表达,血清inter-α-胰蛋白酶抑制物重链与葡萄糖胺聚糖共价耦联,以及前列腺素E_2诱导透明质酸结合蛋白TSG-6的表达。

6. 黄体形成及退化 排卵后,破裂的卵泡重新组织成黄体。这个重新组织体的一个显著特征为建立了一个富含血管的网状结构。卵泡破裂后出血,血液进入卵泡腔,伴随有来自于周围基质的毛细血管和成纤维细胞的增生和渗透。黄体发育中血管的生成使由血液运送的大分子,例如LDL(提供合成黄体酮需要的胆固醇物质),到达颗粒和膜黄体细胞,而且分泌产物会被有效地转运到血液循环中去。黄体血供的发育与黄体酮的产生相平行。人类黄体的甾体激素生成细胞在大小和功能方面具有异质性。黄体化的颗粒细胞和膜细胞是两种代表。颗粒-黄体细胞较为主要的功能是产生黄体酮,并且由于其表达芳香化酶,因此是黄体雌激素合成的可能位点。

在非受孕周期,黄体的功能性寿命通常是14天加减2天。除非发生妊娠,否则它将转化成为无血管的瘢痕,称为白体。黄体的退化,即黄体溶解,包括功能改变(例如内分泌改变,最显著的是黄体酮生成降低)以及结构改变(例如凋亡和组织退化)。

二、卵巢产生的性激素

卵巢主要合成及分泌两种性激素,即雌激素和孕激素,同时亦会分泌少量雄激素。除卵巢外,肾上腺皮质亦能分泌少量雌激素和孕激素。

卵巢能利用经血运而来的胆固醇合成孕烯醇酮,再经两种途径合成雄烯二酮(androstenedione),雄烯二酮经17β羟甾脱氢酶的催化,生成T,雄烯二酮和T在P450芳香化酶的作用下,转化为E_1及E_2。

雌激素的生物合成需要颗粒细胞和它们邻近的膜细胞协同作用。这两种类型细胞以及它们各自主要的促性腺激素(FSH和LH),被归纳为卵巢雌激素生物合成的两细胞/两促性腺激素模型。LH刺激膜细胞合成的雄激素为颗粒细胞 FSH 依赖性的芳香化酶提供底物。

颗粒细胞，如同膜-基质细胞，在 LH 峰之后就做好了孕激素生物合成的准备，LH 峰触发了编码 StAR、P450scc、2 型 3β-羟甾脱氢酶的基因表达，这三种蛋白质的组合是有效合成孕激素所需要的。

对分离的人膜细胞的研究说明，膜层是卵泡雄激素的主要来源。膜层表达的 StAR、P450scc、P450c17、2 型 3β-羟甾脱氢酶，均受 LH 调节。相反地，不管添加促性腺激素与否，由培养分离的人颗粒细胞所产生的雄激素可以忽略不计。

（一）雌、孕激素的代谢

1. 雌激素　卵巢主要合成 E_2 和 E_1 两种激素。在血液循环内尚有雌三醇，它是雌二醇和雌酮的降解产物。雌二醇生物活性最强，雌三醇活性最弱。

2. 孕激素　黄体酮是卵巢分泌具有生物活性的主要孕激素。它在血液中亦主要以和蛋白质相结合的状态存在。

甾体激素主要都在肝代谢，黄体酮在肝内降解为孕二醇，从尿中排出。

（二）雌、孕激素的周期性变化

育龄妇女性周期激素的分泌随着卵巢周期而变化。

1. 雌激素　在卵泡开始发育时，雌激素分泌量很少，随着卵泡渐趋成熟，雌激素分泌也逐渐增加，于排卵前形成一高峰，排卵后分泌稍减少，在排卵后 7~8 日黄体成熟时，形成又一高峰，但第二高峰较平坦，峰的均值低于第一高峰。排卵后 9~10 天黄体开始萎缩时，雌激素水平急剧下降，在月经前降至最低水平。

2. 孕激素　在排卵前黄体酮的产生较少，主要来自肾上腺；于排卵后孕激素的分泌量开始增加，在排卵后 7~8 日黄体成熟时，分泌量达最高峰，以后逐渐下降，到月经来潮时恢复到排卵前水平。

（三）雌、孕激素的生理作用

1. 雌激素的生理作用　如下所述。

（1）子宫肌层：促使子宫发育，肌层变厚，增加子宫血液循环，使子宫收缩力增强，提高平滑肌对催产素的敏感性。

（2）子宫内膜：使子宫内膜增生或（增生期）变化。

（3）子宫颈：使宫颈口松弛，宫颈黏液分泌增加，内含的水分、盐类及糖蛋白增加，有利于精子的存活和穿透。

（4）输卵管：促进输卵管肌层的发育，加强输卵管节律性收缩的振幅，使管腔上皮细胞分泌增加及纤毛增长。

（5）阴道：使阴道黏膜增厚及成熟，上皮细胞增生和角化，细胞内糖原储存；阴唇发育、丰满。

（6）乳腺：使乳腺管增生，乳头、乳晕着色。促进其他第二性征的发育。

（7）卵巢：雌激素对卵巢的卵泡发育是必需的，从原始卵泡发育到成熟卵泡，均起一定的作用；有助于卵巢积储胆固醇。

（8）下丘脑、垂体：雌激素通过对下丘脑的正负反馈调节，控制脑垂体促性腺激素的分泌。

（9）代谢：促进水钠潴留；降低总胆固醇，降低胆固醇与磷脂的比例，扩张血管，维持血管张力，保持血流稳定，有利于防止冠状动脉硬化症。

（10）骨骼：促进骨中钙的沉积，儿童期雌激素能促进长骨生长，加速骨成熟，可使骨骺闭合。能直接促进成骨细胞功能，抑制破骨细胞分化，抑制骨吸收及骨转换。

2. 孕激素的生理作用　如下所述。

（1）子宫肌层：孕激素能抑制子宫肌层的收缩，使子宫肌松弛，活动能力降低，对外界刺激的反应能力低落；降低妊娠子宫对催产素的敏感性，有利于受精卵在子宫腔内生长发育。

（2）子宫内膜使增生期子宫内膜转化为分泌期内膜，为受精卵着床做好准备。

（3）子宫颈：使宫颈口闭合，抑制宫颈黏液分泌，使黏液减少、变稠，拉丝度减少，不利于精子穿透。

(4) 输卵管：抑制输卵管肌节律性收缩的振幅，抑制上皮纤毛生长，调节孕卵运行。

(5) 阴道：使阴道上皮细胞脱落加快，角化细胞减少，中层细胞增多。

(6) 乳腺：在已有雌激素影响的基础上，促进乳腺腺泡发育。大量孕激素抑制乳汁分泌。

(7) 下丘脑、垂体：孕激素通过对下丘脑的负反馈作用，影响脑垂体促性腺激素的分泌。

(8) 体温中枢：通过中枢神经系统起升温作用，正常妇女在排卵后基础体温可升高 $0.3 \sim 0.5$ ℃，这种基础体温的改变，可作为排卵的重要指标，亦即排卵前基础体温低，排卵后由于孕激素作用基础体温升高。

(9) 代谢：孕激素能促进水与钠的排泄。

（四）雌激素与孕激素的协同和拮抗作用

1. 协同作用　雌激素的作用主要在于促使女性生殖器和乳房的发育，而孕激素则在雌激素作用的基础上，进一步促使它们的发育，为妊娠准备条件。

2. 拮抗作用　子宫的收缩、输卵管的蠕动、宫颈黏液的变化、阴道上皮细胞角化和脱落以及钠和水的潴留与排泄等。

（五）雄激素

雄激素是维持女性正常生殖功能的重要激素。肾上腺皮质是女性雄激素的主要来源。长期使用外源性雄激素可出现男性化的表现。

雌激素虽能使生殖器官发育完善，与孕激素协同作用可使月经周期的各种特征完整地表现出来，但这并不意味雌激素和孕激素能代表全部卵巢功能，少量雄激素为正常妇女的阴毛、腋毛、肌肉及全身发育所必需。

雄激素可减缓子宫及其内膜的生长及增生，抑制阴道上皮的增生和角化，促使阴蒂、阴唇的发育。

雄激素对机体的代谢功能有重要的影响。其在外周血中不易测出，但作用很强，能促进蛋白质合成，使基础代谢率增加，并刺激骨髓中红细胞增生。在性成熟期前，促使长骨骨基质生长和钙的保留，性成熟后可导致骨骺的关闭。它可促进肾远曲小管对 Na^+、Cl^- 的重吸收而引起水肿。

三、卵巢产生的蛋白质激素

1. 抑制素　是 TGF-β 蛋白超家族的一个成员，相对分子质量为 32 000，是由两个亚基组成的异二聚体糖蛋白，亚基分别为 α（18 000）和 β（12 000），由二硫键连接。α 亚基是相同的，而 β 亚基不同，分别为 βA 和 βB。αβA 和 αβB 异二聚体分别称为抑制素 A 和抑制素 B。尽管不少组织产生抑制素，但是主要产生的部位是生殖腺。在卵巢内，抑制素的主要来源是颗粒细胞。抑制素的主要内分泌作用是抑制垂体 FSH 的产生，它由此被发现和命名。在体外，它增强 LH 和 IGF 刺激膜细胞产生雄激素。

尽管抑制素两种亚型的生物学性质看起来相似，但是在卵泡期和黄体期对它们合成的调节不同。抑制素 B 主要在早卵泡期分泌，在中卵泡期其水平下降，LH 峰之后则不能检测到。抑制素 A 在卵泡期的前半期浓度低，但是在卵泡期中期增加，于黄体期达到峰值。

抑制素 A 的分泌由促性腺激素调节，但是抑制素 B 的产生显然与之不同。对抑制素 A 和抑制素 B 生成的调节不同，一个例证是：在对不同大小卵泡进行的测定显示，抑制素 A 存在于小于<6mm 的卵泡内，其水平随着卵泡的增大而升高；相反地，抑制素 B 的水平与卵泡大小或成熟状态无关。

2. 松弛素　是一种可能有促进内膜蜕膜化和抑制子宫肌层收缩活性作用的激素，由黄体中的大黄体细胞产生。免疫组化研究揭示，从黄体早期到晚期，它有一个渐进性累积的过程，黄体晚期的黄体含有染色密度最大的细胞。松弛素循环水平在妊娠 3 个月时达到峰值，随后下降大约 20%，并在整个孕期保持这个水平。

四、卵巢衰退

伴随着年龄增长，卵泡池和卵母细胞的质量和数量都呈下降趋势。采用直线外推法（linear extrapolation）预测有规律月经妇女的卵泡消耗，到50岁，每个卵巢将会存有2 500～4 000个始基卵泡。因为绝经后的卵巢多半缺乏卵泡，卵泡消耗在生育期最后10年内明显加速。在平均年龄45～46岁时，达到低于几千个卵泡的临界数量，月经不规律发生。在一些研究中，切除单侧卵巢和未产与早绝经有关，产次增加与晚绝经有关。

（成　娟）

第四节　子宫内膜及其他生殖器的周期性变化

子宫内膜及其他女性生殖器随卵巢的周期性变化而发生改变，其中，子宫内膜的周期性变化最为显著。

一、子宫内膜的周期性变化

子宫内膜分为基底层和功能层，基底层与子宫肌层相连，不受卵巢激素周期性变化的影响，月经期不发生脱落。功能层靠近子宫腔，受卵巢周期性变化的调节，在月经期脱落坏死。子宫内膜的周期性变化一般分为三期，即增生期、分泌期、月经期。

1. 增生早期　在增生早期，子宫内膜的厚度通常不超过2mm。基底层细胞和上皮的增生在子宫下部及子宫角处持续进行，使腔上皮在月经周期第5天时修复。此时，子宫腺上皮和基质细胞的有丝分裂活动非常活跃。显然，这种反复的"伤口愈合"过程在正常情况下不会产生疤痕。

子宫内膜增生早期的腺体窄、直、呈管状，由低柱状细胞排列而成，这种细胞的细胞核呈圆形、位于细胞的基底部。

2. 增生晚期　在增生晚期，由于腺体的增生和基质细胞外基质的增加，子宫内膜增厚。接近子宫内膜表面的腺体被宽松地隔开，而在较深层的子宫内膜腺体变得更拥挤、更弯曲。随着排卵时间的临近，子宫腺上皮细胞变高，并形成假复层。

3. 分泌早期　尽管在增生期子宫内膜腔上皮和腺上皮细胞也有分泌活性，但是仍然以排卵作为子宫内膜周期性分泌期开始的标志。上皮细胞和基质细胞的有丝分裂活动仅限于排卵后前3天内，之后很少能再观察到。在分泌早期，腺上皮细胞和基质细胞核出现异染色质。腺上皮细胞开始在细胞的基底部聚集富含糖原的空泡，将细胞核推移到柱状细胞的中央。基质水肿使子宫内膜变得越来越厚。

4. 分泌中期　周期中此期的特征性表现为螺旋动脉的发育。由于这些血管的增长速度比子宫内膜增厚快，所以变得越来越卷曲。子宫腺体在分泌中晚期变得弯曲。它们的分泌活性在排卵后6天达到最大，表现为细胞质中的空泡散失。

5. 月经前期　月经前期的主要组织学特征包括：由基质金属蛋白酶催化的基质网的降解、基质内多形核白细胞和单核白细胞的浸润、子宫内膜腺体"分泌耗竭"，此时上皮细胞的核位于基底部。颗粒淋巴细胞核的形态学变化被认为是月经期来临的前兆之一，这种形态学变化包括提示细胞凋亡的核溶解和核碎裂。这些变化发生在细胞外基质降解和白细胞浸润之前。在腺上皮细胞中，分泌早期和中期形成的核仁管道系统和巨大线粒体也消失。月经形成之前，内膜萎缩，部分是由于分泌活性消失和细胞外基质降解。

6. 月经期　雌激素和孕激素的撤退导致月经到来，标志着为获得妊娠的一次失败，需要脱落掉子宫腔面被覆的自发蜕膜化的子宫内膜。

二、子宫颈的周期性变化

子宫颈作为一个生物瓣膜，控制着精子和微生物进入子宫腔。在妊娠期，它还有助于保留胎儿、胎儿附属物以及宫腔内的液体直至分娩。宫颈内被覆高柱状纤毛细胞和无纤毛的分泌细胞。颈管内上皮下是丰富的细胞外基质，由胶原纤维、弹性纤维、成纤维细胞和部分平滑肌细胞（约占10%）组成。在颈管内没有真正的腺体，但有一些隐窝或小沟组成的复杂系统。这些宫颈管细胞与宫颈阴道部有一条非常明显的分界线，宫颈的阴道部被覆复层扁平上皮。

育龄期妇女的宫颈管内分泌细胞平均一天能产生 20~60mg 黏液。在月经期中期，这个产量会增加 10~20 倍。宫颈黏液是水、电解质和黏蛋白的混合物，卵巢排卵时水的含量会增加到 98%。无机盐约占黏液重量的 1%。在围排卵期黏蛋白形成水化胶——一种有大筛孔的网状结构，它有利于运动的精子穿过。排卵前期，宫颈黏液量多、稀薄、透明无细胞，pH 大于 7.0。通过评价宫颈黏液的量，包括拉丝能力和蕨样变能力的流变学特点的半定量评分表和宫颈、宫颈口的外观表现，来判断女性雌激素水平的状态。

三、输卵管的周期性变化

输卵管的形态和功能在雌孕激素的周期性调节下发生变化。排卵时输卵管伞部变得充血和肿胀，出现脉冲性波浪式运动。雌激素主要促进纤毛产生，而孕激素主要促进上皮细胞的萎缩和去纤毛化。在雌、孕激素的协同作用下，受精卵在输卵管内的正常运行达子宫腔。

（成　娟）

第五节　月经周期的调节

正常妇女生殖功能包括周期性卵泡发育、排卵和内膜变化，后者为可能发生在本周期的妊娠着床做准备。这种规律的排卵周期是通过对下丘脑、垂体和卵巢发出的刺激和抑制信号进行功能精确和即时的整合而达到的（图 2-2）。

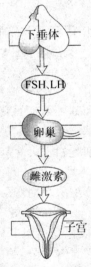

图 2-2　下丘脑-垂体-卵巢轴

月经周期的调控是一个非常复杂的过程，受下丘脑-垂体-卵巢轴的支配。卵巢功能受垂体控制，而垂体的功能又受下丘脑的调节，下丘脑又接受大脑皮质的支配。但卵巢所产生的激素还可以反过来影响下丘脑与垂体的功能，即反馈作用。在中枢神经系统的影响及这些器官之间的相互协调作用下，才能发挥正常的生理功能。内、外因素的刺激均能影响这些相互协调的作用。子宫内膜之所以有周期性变化，是受卵巢激素的影响而产生周期性变化。生殖系统通过下面这种经典的内分泌模式发挥功能，由下丘脑向垂体门脉系统脉冲式地分泌促性腺激素释放激素（GnRH）所启动。GnRH 调节 FSH 和 LH 在垂体前叶的合成和随后释放进入血液循环。FSH 和 LH 刺激卵巢卵泡的发育、排卵和黄体形成。

生殖系统的神经、内分泌控制需要促性腺激素的脉冲式分泌并释放入垂体门脉系统，刺激促性腺细胞合成与分泌 LH 和 FSH。接下来，促性腺激素刺激卵泡发育和性腺甾体激素或肽类的分泌；后者负反馈作用于下丘脑和垂体，抑制促性腺激素的分泌。在月经中期，雌二醇水平升高的正反馈作用产生排卵前促性腺激素峰值。

这个系统的一个关键部分是卵巢甾体激素和抑制素对促性腺激素分泌的调节作用，这种调节作用或是直接作用于垂体水平，或是通过改变GnRH分泌的幅度和频率来实现。FSH分泌的负反馈约束对于人类生殖周期独特的单个成熟卵细胞的发育是至关重要的。除了负反馈控制，月经周期在内分泌系统中的独特之处还在于依赖雌激素－正反馈产生排卵前的LH峰，后者对排卵是基本要素。

月经周期的卵泡期始于月经第一天，包括多个卵泡的募集、优势卵泡的出现和内膜的增生，在排卵前LH高峰出现日结束。黄体期，始于LH高峰出现后，以黄体形成、分泌黄体酮为特征，并协调内膜的一系列改变为着床做准备，若未发生妊娠，内膜将随着黄体的萎缩失去血供，发生脱落。

E_2对下丘脑产生两种不同的反馈作用，即负反馈和正反馈作用。随卵泡的发育，其产生的E_2反馈作用于下丘脑抑制GnRH的释放从而实现对促性腺激素脉冲分泌的抑制作用即负反馈作用。

随卵泡发育成熟，当E_2的分泌达到阈值（250～450pg/mL），并维持达2天时，E_2就可发挥正反馈作用，刺激LH和FSH分泌出现高峰。一旦达到域值，促性腺激素分泌的高峰就不受E_2浓度是否进一步增高所影响。

在黄体期，高浓度的P对促性腺激素的脉冲分泌产生抑制作用。黄体失去促性腺激素的支持而萎缩，由其产生的两种卵巢激素也随之减少。子宫内膜因失去卵巢性激素的支持而萎缩、坏死、出血、剥脱，促成月经来潮。在卵巢性激素减少的同时，解除了对下丘脑的抑制，下丘脑得以再度分泌有关释放激素，于是又开始另一个新的周期。如此反复循环，使月经能按期来潮（图2-3）。

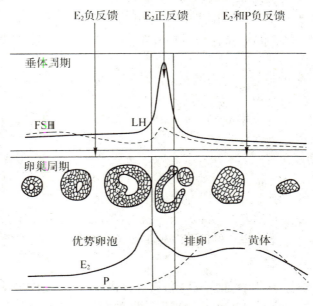

图2-3 雌、孕激素的反馈

（成 娟）

第三章

助产技术

第一节 待产辅助姿势与导乐陪伴分娩

一、待产辅助姿势

(一) 仰卧位

1. 方式 产妇平躺在床上,两腿张开或弯曲,双脚平放床上,第1产程和第2产程可采取。可依产妇需求调整床头的倾斜高度。世界卫生组织不推荐仰卧位作为主要待产及分娩体位。这种姿势不利于枕后位或枕横位转为枕前位,且不能够充分利用重力作用,分娩时使用该体位使得产妇外阴损伤风险增大。

2. 优点 对产科处理(如阴道检查、阴道手术助产)及新生儿处理方便,适合医务人员的需要。

3. 缺点 如下所述。

(1) 仰卧时子宫压迫静脉,使流回心脏血液减少,造成仰卧位低血压,减少胎儿血氧供应,可能引起胎儿窘迫、产后出血增多。

(2) 该体位使骨盆可塑性受限制,缩小骨盆径线,易造成头盆不称的假象,增加难产机会。

(3) 该体位有对抗重力作用,因此胎儿娩出时需要产妇更加用力,容易使产妇更加乏力。

(4) 使宫缩更加频繁,增加产妇不安和产痛。

基于上述原因,仰卧位分娩时继发性宫缩乏力和胎儿窘迫较坐位高,异常分娩也较多。所以仰卧位不是理想的分娩体位,从某种意义上说,仰卧位分娩主要是便于医护人员的操作需要,而不是产妇。

(二) 侧躺位

1. 方式 产妇侧卧于床上,蜷缩背部,双臀和膝盖放松,陪伴者或丈夫可以帮助产妇把一只脚抬起,两腿间垫一软垫,第1产程和第2产程均可采取。这种姿势所受重力作用虽然不大,但对于疲劳的产妇来说容易得到休息。

2. 优点 如下所述。

(1) 该体位使用镇痛药物时比较安全。

(2) 对抗重力(在第1产程或第2产程,产程进展速度较快时采取)。

(3) 能使会阴放松,减少静脉受压,以及防止仰卧位可能引发的胎儿窘迫和产后出血增多。

(4) 对高血压产妇有辅助作用,特别是左侧卧位。

(5) 在第2产程,避免对孕妇骶骨产生压力,当胎儿下降时有利于骶骨向骨盆后方移位。

(6) 有利于枕后位胎儿旋转。

3. 缺点 若采用此体位分娩,对医护人员(接生者)而言,不便于接生操作及会阴保护。

(三) 支撑式前倾跪位

1. 方式 在床上或地板上放几个松软的垫子,产妇跪在垫子或床上,两腿分开,前倾趴在床被、椅座、分娩球或其他支撑物上，陪护者或丈夫用双手不断地抚摸产妇的后背，可以减轻产痛引起的腰酸背痛，使产妇感到舒适一些，特别是胎儿的面部朝向产妇的腹部时，在第1产程和第2产程时采用（图3-1）。

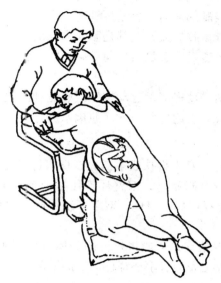

图3-1 支撑式前倾跪位待产

2. 优点 如下所述。
（1）有助于重力优势，校正胎轴，使胎轴与骨盆入口一致。
（2）与侧卧、仰卧、坐位相比，更能增大骨盆入口。
（3）产妇易于运动，摇摆或摇晃臀部，缓解脐带受压。
（4）在臀位分娩时，与仰卧位分娩相比较，该体位有利于胎儿顺利分娩。
3. 缺点 如下所述。
（1）产妇可能会比较累，膝盖所承受的重力较大，时间过长造成膝盖疼痛。
（2）该体位不适于硬膜外镇痛和镇静药后的使用。

（四）蹲坐位

1. 方式 产妇由站位变蹲坐位，双脚平放在地板或床上，同时有同伴或栏杆的协助，或有其他方法来维持身体平衡。主要在第2产程和产妇感觉该体位舒适的时候采取。蹲坐位是最好的一种临产姿势，可增加坐骨结节间径，从而增大骨盆出口径线，并且利用地心引力帮助胎儿娩出。在从第1产程向第2产程进入时，产妇采用该体位，丈夫及其他陪护者分别站在床的两旁，产妇把自己的双臂搭靠在丈夫及其他陪护者的颈肩上，这种由别人支撑的蹲坐姿势，可以使产妇感到舒服一些（图3-2）。

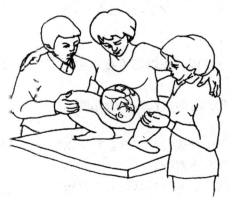

图3-2 蹲坐位待产

2. 优点　如下所述。

(1) 有效利用重力,增大骨盆出口径线。

(2) 增加产妇用力欲望,促进胎儿下降,比水平位更加省力。

(3) 产妇自由降低重心,减轻骶部疼痛,感觉更舒适。

(4) 对于在第2产程中希望骨盆腔扩大,尤其是胎儿为枕前位,胎儿下降速度较缓慢者更为实用。

(5) 产妇若采蹲坐位分娩,产道宽度会最大,与仰卧位相比较,产道横断面的面积可增加30%。

3. 缺点　如下所述。

(1) 踝关节有受伤者、分娩镇痛使得腿部运动神经或感觉神经阻滞不宜采用该体位。

(2) 使用该体位用力时间较长易引起外阴及盆底肌肉水肿。

(五) 站立位

1. 方式　产妇直立站着可行走,有人搀扶或手抓握栏杆、行走椅等,第1产程和第2产程可采用。

(1) 在子宫收缩间歇时产妇分开脚站立,双臂环抱住陪护者或丈夫的颈部,头部靠在其肩头,身体斜靠在其身上;陪护者或丈夫支撑产妇的身体,双手环绕住产妇的腰部,给产妇的背部下方进行轻柔地按摩。

(2) 在子宫收缩时产妇分开脚站立,产妇将自己的身体背靠在丈夫或陪护者的怀里,头部靠在其肩上,双手托住下腹部;陪护者或丈夫的双手环绕住产妇的腹部,在鼓励产妇的同时,不断地与其身体一起晃动或一起走动(图3-3)。

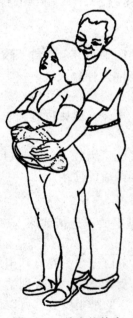

图3-3　站立位待产

2. 优点　如下所述。

(1) 直立姿势可充分利用重力作用,先露部直接压迫子宫下段的宫颈部,可反射地使子宫收缩强而有力,有效地缩短第2产程。

(2) 胎儿重力与产道方向一致,有助于枕后位胎儿旋转。

3. 缺点　如下所述。

(1) 该姿势产妇较累,容易产生腰部疲劳,但累时可以改变为其他姿势。

(2) 产妇久站后,会阴部容易发生水肿。

(3) 有急产倾向及进程较快的产妇不应采取站立位分娩。

(六) 手膝位

1. 方式 产妇双膝着地,身体向前倾屈,双手掌着地支撑自己,膝下垫一软垫。双腿分开一些,左右晃动臀部,有利于减轻产妇的腰骶部疼痛(图3-4)。

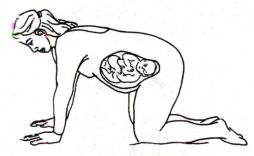

图 3-4 手膝位待产

2. 优点 如下所述。
(1) 第1产程晚期有助于宫颈前唇的消退,同时减轻骶部疼痛。
(2) 可摇摆、爬行、摇晃,有助于枕后位胎儿旋转,增进产妇舒适感,缓解痔疮。
(3) 解决胎心问题,尤其是脐带受压时,方便阴道检查。
(4) 易于进行骶部按压和双臀挤压。
(5) 此种姿势可促进骨盆腔内血液循环。

3. 缺点 如下所述。
(1) 上臂可能很累。
(2) 运用硬膜外镇痛或镇静药削弱产妇运动神经控制能力时不宜使用此体位。

(七) 直立坐位

1. 方式 产妇上身垂直坐于床上、椅子或凳子上。直立的坐式是一种常见的分娩姿势,第1产程和第2产程可采取。在子宫收缩间歇产妇可以采取直坐的姿势坐在床上,后背贴在有靠垫或者枕头的床背上,双腿屈起,双手放松地放在膝头上。保持颌部下垂,当向下用力时,两手抓在大腿背部放松并靠在后面的枕垫上。这样,可以使产妇的腹部及腰部得到一些放松,还可以将胎儿的头向子宫颈推进,让宫缩更有效(图3-5)。

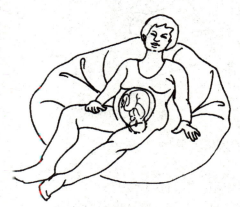

图 3-5 直立坐位待产

2. 优点 如下所述。
(1) 有利于借助重力,若有人提供支持帮助,会使疲劳的产妇得到休息。
(2) 便于在肩部、骶部、下腹部冷热敷。
(3) 能使产妇在摇椅或分娩球上晃动或摇摆身体。

3. 缺点　如果有隐形脐带脱垂，此体位可能会导致胎心率恶化。

（八）跨椅坐位

产妇面向椅背将两脚张开跨坐在椅子上，胸腹部靠在有柔软靠垫的椅背上，头部放松地搭在其上（图3-6）。注意不要用有轮子的椅子，也不要过度使力前倾，以免摔倒。陪护者或丈夫在妻子身后，一条腿跪蹲下去，并不断地用手按压产妇的腰部，这样可以使产妇缓解腰部的疼痛。

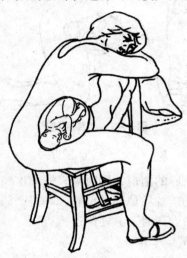

图3-6　跨椅坐位待产

（九）拉绳

1. 方法　产妇平躺，双膝屈曲，双脚平放在床尾。绳子可环绕横栏或环绕床尾的栏杆（图3-7）。宫缩开始时，产妇紧紧抓住绳子向上拉，同时仰头并向下用力，但产妇不能将自己拉起变为坐位，应该继续保持平躺，以最大限度地利用腹直肌力量。宫缩结束时，孕妇躺下休息。

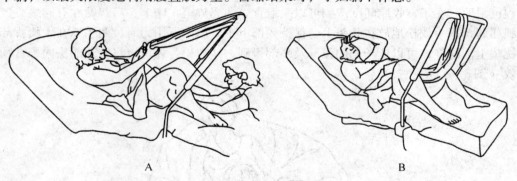

图3-7　拉绳待产

2. 优点　能帮助产妇更有效地用力。
3. 缺点　如下所述。
(1) 产妇用力时需克服重力作用，产妇容易疲劳。
(2) 可导致产妇仰卧位低血压而减少胎儿血氧供应。
(3) 缩小骨盆径线，易产生头盆不称的错觉，阻碍枕后位或横位胎位旋转。

二、导乐陪伴分娩

导乐（Doula）是一希腊词，意为女性看护者（women caregiver），是指一位有生育经验的或接生经验的妇女，在产时和产后给予孕、产妇持续生理上的支持、帮助及精神上的安慰、鼓励，使其顺利完成分娩过程，是由20世纪30年代主张自然分娩的美国克劳斯医生（Dr. M. Klaus）倡导的，参照德国都柏林医院一对一护理的经验，改由受过训的非医务人员妇女 Doula 来陪伴和支持母亲分娩，1993 年总结经验，出版了《Mothering the mothers》一书，介绍了导乐如何帮助产妇拥有一个更短、更容易、更健康的分娩过程。这就是导乐分娩的由来。

分娩本是自然的生理过程，但随着住院分娩的普及，医疗干预随之增加，形成了以医生或护士为主体的服务模式，忽视了对产妇心理、精神全面的支持和帮助，造成产妇过度紧张、恐惧，自信心下降，手术产率增高，产后出血率增高，母婴不良结局率增加等。据国内外文献报道和临床观察，导乐是产妇分娩时有力的支持系统，能给予产妇精神和心理上最大的支持帮助，是以产妇为中心的新型服务模式。

（一）适用对象

（1）自然分娩的孕、产妇。
（2）情绪紧张、恐惧及对自然分娩无信心的孕、产妇。

（二）方法

据国外专家介绍，在美国和英国的一些医院，凡是有生育经验、富有爱心、乐于助人的妇女均可担当导乐。导乐主要是采取产妇自愿选择的原则，产妇可选择亲密的家人，如母亲、丈夫，也可以选择熟悉的朋友、邻居等作为导乐人员。她们互相都非常熟悉和了解，有安全感，往往第 1 产程早期都在家待产，环境熟悉，自由体位，有利于产程进展。当宫口开大 2~3cm 后才到医院住院。导乐人员一直陪在产妇身边给予精神上和心理上的鼓励支持，帮助产妇顺利度过分娩过程。

而国内导乐陪伴分娩在很多省市均开展，并且经过多年的实践，不断的变化和改进，目前国内开展的导乐陪伴分娩与国外仍有一定的差异，且各家医院实施情况也不一致。主要模式有"一对一"导乐分娩、"二对一"导乐分娩和"多对一"导乐分娩。"一对一"导乐分娩是产妇由 1 位有经验的助产士全程一对一陪伴，如重庆市妇幼保健院主要采用此模式；"二对一"导乐分娩是产妇由 1 位有经验的助产士及 1 名家属全程陪伴，如北京妇产医院、江西省妇幼保健院主要采用此模式；"多对一"导乐分娩由 1 名有经验的助产士、1 名有经验的妇产科医师、产妇丈夫及 1 位有自然分娩经验的亲友组成，如浙江省东阳市人民医院主要采用此模式。国内的导乐分娩目前多数只在临产开始或宫口开大 3cm 至产后 2h 提供服务。但也有医院在妊娠后期孕妇就自愿选择 1 名导乐人员，从产前检查开始彼此就接触、熟悉、了解，当孕妇临床住院后，就由该导乐人员一直陪伴在孕妇身边直到分娩结束回到母婴同室。

（三）实施过程

（1）病房及分娩室的环境宜温馨、舒适、宁静、使用合理和安全，并对产房和病房进行日常的清洁与定时的消毒。走廊墙壁一侧应有扶手栏和足够的空间供孕妇自由走动，提供选择不同体位时需要的椅子、靠垫、分娩球等。分娩室宜单独房间，利于陪产和保护孕妇隐私。备有抢救的设施设备，保证临床使用。

（2）开展导乐陪伴分娩前应对导乐人员进行培训，了解导乐陪伴分娩的意义。培训包括理论和实践两部分，理论培训时重点加强分娩相关知识及妇女孕期、产时、分娩及产后期的生理心理和感情变化特征等。实践训练重点包括人际交流技巧、移情技巧、支持技巧、非药物镇痛技术等训练；同时根据产妇的经历不同、性格不同、需要不同，导乐人员要学会观察产妇的心理，了解产妇的需要，提供全方位支持，并在孕妇学校向孕妇及家属讲课，介绍分娩过程，让他们了解自然分娩的好处及剖宫产的近远期并发症，有导乐的陪伴，分娩经历并不可怕。在孕期就做好分娩时的心理及生理的准备，有条件最好让孕妇在住院前先熟悉产科医务人员和产房环境。

（3）导乐人员要具备健康身体和良好的心理素质，要有爱心、同情心和责任心，热爱导乐工作，能吃苦耐劳，具有支持和帮助孕妇度过难以忍受痛苦的能力，具有良好的人际交流和沟通技巧，给人以信赖感和安全感。针对产妇在产程中出现的焦虑、紧张、恐惧、怀疑等情绪进行全面评估，以及时了解产妇的身心情况和需要，并针对产妇的不同情况施行心理护理措施，做好解释、安抚、疏导工作，尊重产妇的个性，尽量满足产妇的需求，关怀和照顾产妇，让产妇以积极、健康的心态迎接分娩过程，降低风险，保证母婴健康。

（4）向孕妇提供健康知识教育是导乐人员的工作范畴，包括在孕妇学校向孕妇及家属讲课，宣传分娩陪伴分娩知识，告知产妇分娩时应该注意的事项，使她们在孕期就做好分娩时的心理及生理的准备，并接受导乐陪伴分娩方式。

（5）良好的人际交流和沟通是构建和谐医患关系的关键，导乐人员如何取得产妇的信任，必须从第一印象开始，一个人着装和修饰要大方合体，衣着整洁，给患者以安全和信任感；面部表情是情绪的主要线索，所以微笑是导乐的基本功；眼睛是心灵的窗户，目光的柔和、专注，给人以真诚和信赖；和蔼的态度、亲切的语言能拉近与产妇的距离，赢得信任和配合；关注产妇对事物的反应，尽快做出评判，针对不同性格的产妇，适时调整心态，做好解释、安抚、疏导工作；领悟和理解产妇的感受，学会复述产妇的问题，表示你在听、你在想办法；沟通语言尽量通俗易懂，多用大众化语言，少用产妇听不懂的医学术语；导乐人员可以通过姿态、动作拉近产妇距离，根据不同产程选择适当位置和距离。在第1产程，随着产程的进展和宫缩的加强产妇情绪会变得紧张恐惧，导乐要持续给予精神和心理上的支持和帮助，鼓励产妇进食、进水，直到产妇采取自由体位、深呼吸，给予腰骶部、穴位的按摩，分散注意力，以降低产妇的痛阈；导乐是产妇与家属之间沟通的桥梁，应及时将产妇信息传递给家属，将家属的关心和鼓励反馈给产妇。在第2产程导乐可以与产妇亲密接触，宫缩间歇时头贴在产妇耳边鼓励支持，给予擦汗、喂水，发现产妇做得对时，给予表扬和鼓励，对产妇树立信心很有帮助，使产妇在后来更容易接受你的建议，告诉产妇怎么配合接生，使分娩尽快结束。结束分娩后要祝贺母亲顺利地完成分娩过程，让母亲早接触、早吸吮，在产房观察2h送回母婴同室，与产妇进行友好告别。

总之，根据文献报道及临床实践，导乐陪伴分娩给予产妇的心理安慰及情感支持，有助于减轻产妇心理压力，消除焦虑、恐惧情绪，增强分娩信心，缩短产程，降低剖宫产率，降低胎儿窘迫及新生儿窒息率，减少产后出血，增强产妇及家属满意度，提高母乳喂养成功率，是产时服务的一项适宜技术，有利于提高产科质量，保证母婴安全。

（成　娟）

第二节　缩宫素应用

缩宫素是由下丘脑分泌，储存于神经垂体中的一种激素，其重要作用是选择性兴奋子宫平滑肌，可促进宫颈成熟、增强子宫收缩力及收缩频率，故临床上广泛应用于妊娠晚期引产及产程中加强宫缩，以及在产后促进子宫收缩，减少产后出血发生率。

（一）适应证

1. 母体方面　如下所述。

（1）妊娠高血压疾病：轻度、重度子痫前期胎儿已成熟，或重度子痫前期经非手术治疗效果不明显或病情恶化，子痫控制后24h无产兆，并具备阴道分娩条件者。

（2）妊娠期母亲并发症：妊娠并发慢性高血压，慢性肾小球肾炎、肾盂肾炎反复发作，糖尿病等，需提前终止妊娠。

（3）胎膜早破：孕周≥36周，胎儿已成熟，24h未自然临产者。

（4）绒毛羊膜炎：继续妊娠可能造成胎儿宫内感染。

（5）延期或过期妊娠：妊娠达41周以上，生化或生物物理监测指标提示胎儿胎盘功能不良者或妊娠达42周。

（6）有潜伏期延长趋势，潜伏期超过8h，经过休息后排除不协调宫缩和头盆不称者。

（7）活跃期继发宫缩乏力者（排除头盆不称）。

（8）新生儿娩出后促进子宫收缩，减少产后出血。

2. 胎儿方面　如下所述。

（1）胎儿宫内环境不良：继续妊娠对胎儿造成危害，甚至随时有胎死宫内之可能，相对宫外环境比宫内环境更有利于新生儿的存活。这种情况包括：严重的胎儿生长受限，母儿血型不合，胎儿水肿，羊水过少，可疑胎儿宫内窘迫。

（2）胎死宫内及胎儿畸形。

（二）禁忌证

1. 绝对禁忌证　如下所述。

（1）子宫手术史：包括古典式剖宫产、子宫整形术、子宫穿孔修补术等，此外还有因肌瘤较大、数目较多，子宫肌瘤剜除术透过内膜进入宫腔的情况。

（2）前置胎盘（尤其是中央性前置胎盘）或前置血管。

（3）绝对或相对头盆不称及胎位异常，不能经阴道分娩者。

（4）胎儿不能耐受阴道分娩负荷者（严重胎儿胎盘功能不良）。

（5）孕妇不能耐受阴道分娩负荷，如心力衰竭、重型肝肾疾病、重度先兆子痫并发脏器损伤。

（6）脐带隐性脱垂。

（7）软产道异常，包括宫颈浸润癌、宫颈水肿、产道梗阻等。

（8）某些生殖感染性疾病（如疱疹感染急性期、HPV 感染等）。

（9）骨盆结构畸形。

（10）对引产药物过敏者。

2. 相对禁忌证　如下所述。

（1）子宫下段横切口剖宫产史。

（2）臀位。

（3）羊水过多。

（4）双胎及多胎妊娠。

（5）经产妇分娩次数≥5 次者。

（6）孕妇心脏病或重度高血压。

（三）应用前准备

（1）严格把握使用指征。

（2）仔细核对预产期，防止人为的早产和不必要的引产。

（3）判断胎儿成熟度：如果胎肺尚未成熟，如情况许可，尽可能先促胎肺成熟后，再引产。

（4）详细检查骨盆大小及形态、胎儿大小、胎位、胎头是否入盆、头盆是否相称，排除阴道分娩禁忌证。

（5）对高危妊娠孕妇在引产前应常规胎心监测、B 超检查胎儿状态和羊水情况，必要时生物物理评分，以了解胎儿胎盘储备功能、胎儿能否耐受阴道分娩。

（6）妊娠并发内科疾病，在引产前，需请内科医师会诊，充分估计孕妇原发病严重程度及阴道分娩风险，并进行相应检查，制订详细防治预案。

（7）向孕妇解释引产的指征和方式，获得其知情同意。

（8）引产医师应熟练掌握各种引产方法及其并发症的早期诊断和处理，要严密观察产程，做好详细记录，引产期间需配备阴道助产及剖宫产手术所需的人员和设备。

（9）宫颈成熟度的评价：目前公认的评估宫颈成熟度常用的方法是 BISHOP 评分法。评分≤4 分提示宫颈不成熟，需促宫颈成熟。评分≥7 分提示宫颈成熟。评分越高，宫颈越成熟，引产成功率越高。0～3 分引产不易成功，4～6 分成功率仅 50%，7～8 分成功率 80%，评分≥8 分者，引产成功率与阴道分娩自然临产结果相似。

（四）应用方法

（1）持续性小剂量静脉滴注缩宫素为安全常用的引产方法，但在宫颈不成熟时，引产效果不好。其特点是：可随时调整用药剂量，保持生理水平的有效宫缩，一旦发生异常可随时停药，缩宫素作用时间短，半衰期为 1～6min（平均 3min）。

(2) 静脉滴注药的配制方法：应先用0.9%氯化钠溶液500mL，用7号针头行静脉滴注，根据用药目的调整好输液滴速（引产或催产），然后再向0.9%氯化钠溶液中加入2.5U缩宫素，将药液摇匀后继续滴入。切忌先将2.5U缩宫素溶于0.9%氯化钠溶液中直接穿刺行静脉滴注，因此法可能在短时间内使过多的缩宫素进入体内，对母儿不安全。

(3) 缩宫素引产方法：因缩宫素个体敏感度差异极大，静脉滴注缩宫素应从小剂量开始循序增量，起始剂量为2.5U缩宫素溶于0.9%氯化钠，溶液500mL中即0.5%缩宫素浓度，以20滴/mL计算相当每滴生理盐水液中含缩宫素0.25mU。从10滴/分，即2.5mU开始，根据宫缩、胎心情况调整滴速，一般每隔30min调整1次。静脉滴注缩宫素推荐使用低剂量，最好使用输液泵。起始剂量为2.5mU/min开始，根据宫缩调整滴速，一般每隔30min调整一次。①等差方法：即从2.5mU/min→5.0mU/min→7.5mU/min直到出现有效宫缩。②等比方法：即从2.5mU/min→5.0mU/min→10mU/min，直到出现有效宫缩。有效宫缩的判定标准为10min内出现3次宫缩，每次宫缩持续30~60s，子宫收缩压力达6.67~8.0kPa（50~60mmHg），伴有宫口扩张。最大滴速一般不得超过10mU/min（即40滴/分），如达到最大滴速，仍不出现有效宫缩可增加缩宫素浓度。增加浓度的方法是以0.9%氯化钠，溶液中尚余毫升数计算，一般100mL生理盐水中再加0.5U缩宫素便成1%缩宫素浓度（或以0.9%氯化钠溶液500mL中加5U缩宫素即1%的缩宫素浓度），相当于液体含10mU/mL缩宫素，先将滴速减半，再根据宫缩情况进行调整，增加浓度后，最大增至20mU/min，原则上不再增加滴数和浓度，因为高浓度或高滴速缩宫素滴注，有可能引起子宫过强收缩而诱发胎儿窘迫、羊水栓塞甚至子宫破裂。

(4) 缩宫素催产的方法：适用于协调性宫缩乏力、宫口扩张≥3cm、胎心良好、胎位正常、头盆相称者。原则是以最小浓度获得最佳宫缩，一般将缩宫素2.5U加于0.9%氯化钠溶液500mL中，使每滴液含缩宫素0.33mU（每毫升15滴计算），从4~5滴/分即1~2mU/min开始，根据宫缩强弱进行调整，调整间隔为15~30min，每次增加1~2mU/min为宜。最大给药剂量通常不超过20mU/min（60滴/分），维持宫缩时宫腔内压力达50~60mmHg，宫缩间隔2~3min，持续40~60s。对于不敏感者，可酌情增加缩宫素剂量。

（五）使用中管理与注意事项

(1) "美国妇产科学院"建议，应用缩宫素时对胎心率和宫缩的监测应该同高危妊娠一样受重视。在缩宫素使用中应有医师或助产士床旁守护，监测宫缩、胎心、血压、羊水性状（如已破膜）及产程进展等情况。评估宫缩强度的方法有3种：①触诊子宫；②电子胎儿监护；③宫腔内导管测量子宫收缩力，计算Montevideo单位（MU），MU的计算是将10min内每次宫缩产生的压力（mmHg）相加而得，假如10min内有4次宫缩，每次宫缩的压力分别为52、57、48和60mmHg，则宫缩强度为217MU。一般临产时宫缩强度为80~120MU，活跃期宫缩强度为200~250MU，应用缩宫素促进宫缩时必须达到200~300MU时，才能引起有效宫缩。若10min内宫缩≥5次或15min内有超过7次宫缩，或宫缩持续1min以上或胎心率异常，应立即停止滴注缩宫素。外源性的缩宫素在母体血中的半衰期为1~6min，故停药后能迅速好转，必要时加用镇静药和抑制宫缩的药物。若发现血压升高，应减慢滴注速度。如已破膜应观察羊水性状。

(2) 警惕过敏反应。

(3) 缩宫素避免肌内、皮下穴位注射及鼻黏膜用药。

(4) 缩宫素引产与缩宫目的不同，切不可混为一谈，连在一起使用缩宫素可导致胎儿宫内窒息，甚至死产的恶果。

(5) 引产时缩宫素使用剂量小，可延长使用时间，但也以用完1 000mL溶液为限。待诱发有效宫缩成功后，宫颈开始扩张，即应减量或停用。

(6) 如产妇正式临产后，引产目的已达到，就应逐渐停止使用，切不可在产程中继续使用，除非出现继发性子宫收缩乏力时再考虑使用。

(7) 用于产程早期时，待产程进展正常后也应减量或停用。在产程中使用时最好不要超过2~3h。因缩宫素所导致的子宫收缩与生理性子宫收缩不完全一样，收缩过后子宫不能完全放松，久而久之影响胎儿循环导致胎儿宫内窒息。

（8）宫口开大2~3cm，发现潜伏期延长，需用缩宫素时，首先行人工破膜，同时了解羊水情况，根据情况观察1~2h，再决定是否静脉滴注缩宫素。

（9）活跃期继发宫缩乏力者（排除头盆不称）。使用缩宫素的目的就是催产。方法为缩宫素2.5U+0.9%氯化钠溶液500mL，4~5滴/分开始，每15~30min增加1~2滴/分，根据宫缩调整滴速，待产程进展正常后方可停药。

（10）宫口扩张速度不但与宫缩强度和频率有关，也取决于宫颈本身条件，当宫颈质硬、宫颈厚或水肿时，增加缩宫素用量是无效的。应配合应用降低宫颈肌张力及解除痉挛的药物，才能使产程进展。在调整缩宫素用量的同时，静脉推注地西泮10mg可使宫颈平滑肌松弛，提高宫颈顺应性，同时与缩宫素产生协同作用更有利于产程进展。

（11）若出现宫缩过强、过频，过度刺激综合征，胎儿窘迫及梗阻性分娩，子宫先兆破裂，羊水栓塞等证候，应：①立即停止药物使用；②立即左侧卧位、吸氧、静脉输液（不含缩宫素）；③静脉给予子宫松弛药，如25%硫酸镁20mL加入5%葡萄糖液100mL静脉快滴30min滴完，然后硫酸镁15g加入5%葡萄糖液500mL静脉滴注，1~2g/h即维持25滴/分滴速；④立即行阴道检查，了解产程进展，未破膜者给予人工破膜，观察羊水有无胎粪污染及其程度；⑤经上述综合处理，尚不能消除其不良，因素，短期内又无阴道分娩可能的，或病情危重，为保母子平安应迅速选用剖宫产终止妊娠。

（12）引产失败：缩宫素引产成功率与宫颈成熟度、孕周、胎先露高低有关，如连续使用2~3d仍无效，应改用其他方法引产。

（13）在胎儿肩娩出1min内触摸检查腹部以除外多胎，肌内注射缩宫素10U。

（14）预防性应用缩宫素可有效减少产后出血的发生率。用法：10U肌层或宫颈注射，以后10~20U加入500~1000mL晶体液静脉滴注，给药速度根据患者反应调整，常规速度250mL/h，约80mU/min。但由于缩宫素的半衰期较短，需要持续静脉滴注以维持药效。近来，卡贝缩宫素也越来越多地被用于防止产后出血，其优点在于半衰期是缩宫素的4~10倍，并可以单剂量静脉注射，与缩宫素相比更加安全和耐受。

（15）由于缩宫素有抗利尿作用，当用量≥20mU/min时，肾脏对水的重吸收增加，大量液体的输入可引起水中毒，导致抽搐、昏迷，甚至死亡。

（杨　斌）

第三节　阴道、肛门检查与窥阴器使用

一、阴道检查

每位临产产妇都应该进行个体化评估和护理，根据她的需求评估产程进展，意味着不能预先制订产程中的检查次数和间隔时间，或依据相关规章进行检查，当有必要并得，到产妇理解和同意后，才能进行阴道检查。在进行阴道检查前应先采用Leopold四步触诊技术，开始稳固和温和的腹部触诊，操作前与孕妇进行沟通并获得口头允许。检查前让孕妇排空膀胱，以免膨胀的膀胱使胎头移位，同时孕妇也会感到不舒适。通过内外部的检查，有经验的助产士可以具体了解到产程的进展情况。

（一）适应证

阴道检查不是了解孕妇信息的唯一手段，对孕妇产程仔细持续的观察可以避免不必要的阴道检查，尽量减少阴道检查次数。如果有不明原因的阴道出血时禁忌阴道检查，除非明确胎盘位于子宫上部。

（1）明确胎先露。

（2）判断胎头是否衔接。

（3）查明前羊水囊是否已破，或者进行人工破膜。

（4）排除前羊水囊破后引起的脐带脱垂，特别是胎先露不合或是胎心率有变化的情况。

(5) 了解宫颈位置、软硬度、宫颈管消退情况及宫口扩张情况，胎先露下降位置，评估产程的进展或延迟。

(6) 评估胎头俯屈程度、胎先露塑形、产瘤大小、胎头对宫颈的作用。

(7) 了解阴道情况及骨盆情况。

(8) 在多胎妊娠时，证实胎儿的轴线和双胎的胎先露，明确是否需要破膜。

（二）时机

(1) 在护理产妇之初，需要获取产妇条件的基本信息，这样对此后的产程进展或产程进展不佳者能做出更好的评估。

(2) 活跃期已持续 3h 以上，产程各指标仍没有进展（宫缩时间没有更长、更频繁、更强烈），或产程进展没有更多的外在表现（母亲的表现、自发的向下用力等）。

(3) 采取措施进行干预后，经过一段时间的观察，需要评估干预措施是否达到了干预目的（包括支持性的护理干预和医疗干预）。

(4) 产妇希望评估其产程进展，或表现出沮丧及渴望药物镇痛时。

(5) 产妇的自发性用力已经持续很长时间，但缺乏胎头下降的其他迹象。

(6) 令人不安的胎心率变化或其他迹象，如阴道血性分泌物过多。

(7) 需要内监护（胎儿头皮血或内置压力导管）。

（三）方法

分娩过程中进行阴道检查是一项无菌操作。助产士首先应该向孕妇仔细解释操作流程并且允许孕妇提问。为了方便检查最好让孕妇平躺取膀胱截石位，也可以调整为孕妇舒适的体位。操作过程中要尊重孕妇和保护其隐私，避免不必要的暴露，操作之前请孕妇配合。助产士常规进行会阴冲洗消毒后，使用正确的手消毒技术和戴无菌手套，着无菌衣，打开无菌阴道包铺巾后再进行操作。

（四）结果

(1) 助产士应该观察：①阴唇是否静脉曲张、水肿、疣或者溃疡，注意会阴部是否有曾经撕伤或者行会阴侧切术后留下的瘢痕。②注意从阴道口流出的液体或血液，如果胎膜已破应注意羊水的性状和气味。有刺激性气味说明有感染存在，羊水颜色为绿色表明混有胎粪，有胎儿受到危害或过度成熟的可能。

(2) 宫颈位置：当检查者手指伸到阴道的底端，指腹朝上触摸宫颈。环绕穹隆部位触摸，感受胎儿先露部分。用检查手指左右触摸以确定宫颈口的位置，宫颈口居中、居前还是居后。极少数的囊状后倾妊娠子宫，宫颈有可能非常靠前。当宫颈口居后时，有时仅能刚刚触及，不能评估其扩张与否，这时检查者可以温和而稳固地用力触到宫颈口，用手将其推向前方。另一种方法是让产妇在臀下放一个拳头而使骨盆向前倾斜，这样能使宫颈更容易触及。

(3) 评估宫颈消退：临产前宫颈管长度从 1~4cm 不等，宫颈管完全消退时，宫颈像"纸"一样薄。对于初产妇可能出现宫颈管完全消失但完全闭合，这种情况是由于宫颈与先露部非常接近很容易误认为宫口开全。直到摸到宫颈正中的小凹陷才能区分开来。

(4) 评估宫颈口扩张：检查者不用手扩张宫颈，以厘米（cm）为单位测量宫颈张开的程度。6~7cm 以下各值对宫颈扩张程度的评估，手指的宽度和手指间不同程度的张开距离需要从实践中获得认知。最后 3cm（从 7cm 到宫颈完全扩张）较容易评估，因为此时能够估测一侧宫颈边的宽度、张开的宫颈边间的距离和子宫下段形成是否良好。常用"10cm"表示宫颈完全扩张，但是实际测量的完全扩张程度可能与此有所不同，可能在 9~12cm，其大小取决于胎头直径。

(5) 胎膜是否破裂：检查者应该学会辨别胎头顶部胎膜光滑的感觉，它与破膜后胎儿头皮的触觉不同。宫缩间歇期胎膜的触感很松弛，当宫缩时膜的触感很紧，这时胎膜更容易被触摸到。胎膜的连贯性就像紧贴的胶片，前羊水少时很难触摸到胎膜。当胎先露没有衔接时，后羊水会流到前羊水，使得胎膜突出宫颈口。难产时更加明显。膨胀的胎膜更易破裂，在这种情况下更难触摸到。一旦破膜助产士必须在宫缩期听胎心以确定脐带是否脱垂。

（6）胎先露：重要的是要先考虑到先露部可能不是头，否则有可能遗漏臀位的诊断。单臀的检查结果酷似一个胎位不正的头，但是它没有骨缝和囟门的感觉，其主要部分感觉软而有弹性，就像产瘤。鉴别方法有超声和阴道窥器检查，发现有露出的毛发就可以断定是头先露。

（7）胎头下降：使用母体的坐骨棘评估胎先露下降程度。胎先露与母体的坐骨棘之间的距离用厘米表示，坐骨棘水平标记为"0"，棘上1cm标记为"-1"，棘下1cm标记为"+1"。中骨盆正常产妇的坐骨棘是钝的，有时不易触及。因此要找到它需要反复实践，检查者要比较胎头最低点与坐骨棘水平的关系，评估胎头高低。胎头位置下降的评估，就像产时许多其他侵入性检查一样，一个检查者与另一个检查者的检查结果都是不精确且相互间有所不同的。当第2产程较慢时，产程进展可能是渐进的，胎头是以毫米（mm）而非厘米（cm）的速度下降。当产程进展出现问题时，由同一检查者进行连续性检查是很重要的。

（8）胎方位判断：触诊胎头矢状缝和囟门，判断胎头与骨盆的关系。96%的枕先露可以通过触摸颅骨的穹隆、囟门、骨缝与母体骨盆的关系识别。①触摸胎儿先露部的特征之后，助产士可以推测出先露部的方位。尽管头部的诊断性特征最少，因为最常见，所以助产士应该最熟悉。②通常最先触摸到的部位就是矢状缝，应注意它的倾斜方向。通常矢状缝方向与母体骨盆的左右斜径一致，也有可能与横径方向一致，在第2产程，当内旋转正常发生时，胎头旋转45°~90°，接着矢状缝就会位于母体骨盆前后径线上。如果在耻骨弓下触及矢状缝，即表明胎头倾势不均。③胎头俯屈时，胎头以后囟（后囟较小呈三角形，由三条骨缝围绕而成）通过产道。前囟是菱形的，有膜覆盖，由四条骨缝围绕而成。即使无法查找囟门，胎头位置异常也常被发现，重要的是要注意胎头与骨盆的适应程度。当胎头位置异常时，它与骨盆的适应较差，检查时会感觉胎头占满了骨盆前部，就像坐在耻骨联合上，同时感觉骨盆后部空虚。

（9）胎头塑形：塑形是指胎头颅骨发生重叠，是产时胎头对压力的一种正常反应。塑形会使胎头顺应骨盆形状，紧密贴合骨盆内壁而通过。塑形常常是胎头下降时所必需的。然而，如果胎头塑形发生过度或塑形发生较早，那么塑形就可能是一个难产的迹象。胎头塑形会使囟门不易扪清，而骨缝扪起来感觉是凸的。胎头塑形分度临床判断标准：①正常，颅缝无重叠，之间有间隙，无产瘤；②1+，颅缝不重叠，可以相互靠近；③2+，颅缝有重叠，但检查时用手指很容易分开；④3+，颅缝重叠严重，检查时用手指不能分开，产瘤进行性增大。

（10）产瘤评估：产瘤是胎儿头皮组织内液体积聚，是压力作用于胎头的结果。常发生于第2产程胎头快速下降时，也可以发生于胎膜破裂后的第1产程活跃期。产瘤较大时，难以准确评估胎方位和胎头下降程度，有严重的产瘤常表现为胎头很低，但事实上胎头根本没有下降。

（11）骨盆评估：尽管孕前已进行过骨盆的容量评估，助产士仍应该在进行阴道检查时确定骨盆的容量是否合适、是否存在明显的骨盆异常，如骶骨平直、对角径短小、耻骨弓狭窄、尾骨上翘等。

（12）在分娩过程中，助产士应向产妇提供相关信息以满足产妇的需求。

二、肛门指诊

肛门指诊是了解产程进展的一种检查方法，操作简便易行，检查次数和时间应根据胎产次、宫缩的情况和产程的各阶段而决定。因其有效、准确性不及阴道检查，多次检查会增加感染机会，且操作让产妇很不舒适，目前大多数医院已逐渐被阴道检查所代替。

（一）适应证

（1）骨盆内测量，特别是中骨盆以下骨盆后半部情况。

（2）了解产程进展，判断宫颈口扩张程度、胎先露位置及下降程度、胎膜是否破裂及宫口周围有无脐带等情况。

（3）初产妇在潜伏期每4小时查1次，活跃期后每2小时查1次，一般整个产程中检查次数不应超过10次。

（二）方法

肛门指诊会增加产妇的不适和痛苦，故检查目的一定要明确，动作要轻柔，检查前应向产妇解释目的，取得同意和配合。嘱产妇放松臀部的肌肉，取仰卧位，两腿放在床上，两下肢尽量屈曲分开，检查者站在产妇右侧，右手戴手套或指套，蘸肥皂水或润滑剂，先将检查的示指置于肛门外口轻轻按摩使之放松，然后将示指轻轻伸入直肠内，并以消毒的卫生纸或纱布遮盖阴道入口避免粪便污染，然后依次进行检查，与此同时检查者左手在腹部轻压子宫底以辅助肛门指诊检查，嘱产妇轻轻哈气，以减轻不适感。肛门指诊最好在宫缩间歇时进行，以便了解到真实的宫口开大情况。

（三）结果

（1）了解骨盆情况：示指伸入直肠后先向后触及尾骨，并与在体外的拇指共同捏住尾骨摇动，了解尾骨的活动情况，可活动为正常，固定不动可呈钩形；示指再沿骶尾关节向上触及骶骨内面，了解骶骨的弧度（分为直型、浅弧型、中弧型、深弧型），如为深弧型可触及骶岬，是骶骨严重弯曲的表现；然后示指向两侧摸清坐骨棘，测量骶坐切迹宽度，正常 >3 横指，若 ≤2 横指即有中骨盆后矢状径缩短。肛门指诊较阴道检查更能了解骨盆后半部情况。

（2）检查宫口扩张情况：示指先触到胎儿的先露部，再向外滑动摸清一侧的宫颈口边缘，然后从宫颈缘一侧滑到对侧，测量宫颈口扩张直径，以厘米（cm）表示。宫口扩张 10cm（已摸不清边缘）即表明宫口已开全。

（3）检查胎方位及先露部位置：示指触及先露部时应分清是顶先露、面先露或是臀先露，如是顶先露，沿胎头矢状缝两端查明大小囟门位置，以明确胎方位。当胎儿先露部骨质的最低点在坐骨棘水平时为"0"位，以厘米（cm）为单位，坐骨棘水平上 1cm 为"-1"，下 1cm 为"+1"，依次类推。

（4）了解胎膜情况：胎膜未破时，在先露部的前方可触及一个有弹性的囊即前羊水囊，在宫缩时张力会增大，与宫颈边缘的界限清楚，如果胎膜已破可直接触及先露部。

（5）检查宫口周围情况：如胎头未衔接，更应注意宫口周围有无条索状物，特别注意有无血管搏动，警惕脐带先露或脐带脱垂。

三、阴道窥器使用

（一）意义

阴道窥器检查可直视观察阴道及宫颈的情况，可辅助阴道的各种手术治疗，同时可辅助阴道和宫颈分泌物作病原学及细胞学检查。

（二）适应证

（1）阴道、宫颈分泌物异常需要采集标本。
（2）观察羊水性状、颜色。
（3）经阴道的各种手术、治疗。

（三）方法

临床常用的阴道窥器为鸭嘴形，可以固定，便于阴道内治疗操作，阴道窥器有大小之分，可根据阴道宽窄选用。

放置阴道窥器时，先将前后两叶并合，表面涂润滑剂，操作者用一手示指、拇指分开两侧小阴唇暴露阴道口，另一手持阴道窥器以 45° 沿阴道后壁缓缓插入阴道内，边推边旋转正两叶，逐渐扩开两叶，直至暴露宫颈及穹隆，然后旋转窥器，充分暴露阴道各壁。需要辅助手术、治疗时，固定阴道窥器两叶。检查治疗结束后，松开固定的两叶，使两叶前端并合，逐渐缓慢取出阴道窥器。

（四）结果

（1）检查者应该观察外阴发育，是否经产式，有无皮炎、溃疡、赘生物等情况，分开小阴唇，暴露阴道前庭观察尿道口及阴道口，查看尿道口周围色泽及有无赘生物。如为经产妇的处女膜仅余残痕或可见会阴后一侧切瘢痕。检查时还应让患者用力向下屏气，观察有无阴道前后壁脱垂、子宫脱垂或尿失禁，观察阴道口流出分泌物色泽、性状、气味，注意有无感染存在。

（2）观察阴道前后壁和侧壁及穹隆黏膜颜色、有无充血水肿、出血、注意阴道内分泌物的量、色泽、性状、有无臭味。阴道分泌物异常者应做滴虫、假丝酵母菌、淋菌及线索细胞等检查。

（3）观察宫颈大小、厚薄、有无水肿、外口形状、有无出血、撕裂、外翻、腺囊肿、息肉、赘生物等。如产程中宫颈水肿，可行宫颈封闭治疗。

（4）如疑有胎膜破裂，可用阴道窥器小心插入至后穹隆寻找羊水，观察羊水是否被胎粪污染，如阴道流水不明确，可做阴拭子进一步检查。

（5）要做宫颈细胞学检查或取阴道分泌物做涂片检查时，阴道窥器不应用润滑剂，以免影响涂片质量。

（杨　斌）

第四节　人工破膜

正常情况下，胎膜破裂一般是在宫口近开全或开全时。根据国内外文献报道和临床观察，羊膜张力大时行人工破膜（artificial rupture of membranes），有利于胎头下降，直接降至子宫下段压迫宫颈，引起子宫反射性收缩，从而加速产程进展。助产士应该知道，自然分娩是正常生理现象，无指征的破膜往往弊大于利。

（一）适应证

（1）过期妊娠者，于宫口开大 2cm 时行破膜术，宫缩加强宫颈扩张。

（2）疑胎儿窘迫时为了解胎儿宫内情况，可人工破膜，根据羊水量、颜色及性状，有无胎粪，及时判断和处理。

（3）产程进展延缓或阻滞，但无明显头盆不称等异常胎位时（臀位与横位）可行人工破膜。

（4）宫口已开全仍未破膜者可人工破膜。

（二）术前准备

（1）询问了解病史，体格检查，无阴道分娩禁忌证。

（2）排除生殖道炎症。

（3）B 超检查排除前置胎盘。

（三）操作要点

（1）产妇排空膀胱后，取膀胱截石位。外阴常规消毒，铺巾，产妇不能自解小便，膀胱充盈者导尿，术者洗手消毒穿消毒衣，戴消毒手套。

（2）在窥阴器下查看阴道黏膜、宫颈（有无水肿、糜烂、新生物）情况，消毒阴道。

（3）用右手示指、中指伸入阴道，了解软产道及骨产道有无异常，然后将两指伸入子宫颈内，了解有无脐带，同时稍扩张子宫颈。左手执鼠齿钳或长弯钳，在右手指指导下，触到前羊膜囊，钳破胎膜。如羊水量不多可上推胎头或用手指扩张破口，以利羊水流出。

（4）前羊膜囊充盈者，在两次宫缩之间，用手指引导注射针头（9#、12#）刺破前羊膜囊，让羊水缓慢流出，以防脐带脱垂。

（5）无明显羊膜囊时，为避免伤及胎儿头皮，可在窥阴器直视下，用长钳行人工破膜。

（四）注意事项

（1）破膜后见羊水流出，呈青白色液体。

（2）羊水呈黄色或黄绿色或稠厚糊状深绿色均示有胎粪污染，疑胎儿窘迫，羊水过少者须及时处理。

（3）破膜后应立即听胎心，观察胎心变化。

（4）人工破膜引产时应避免在胎头尚未入盆时操作。

（5）臀位者禁止人工破膜。

（6）破膜后应及时观察胎心变化。

（7）发生脐带脱垂，应立刻抬高臀部，在严格消毒条件下，徒手上推胎头，用手保护脐带，避免脐带受压，立即行剖宫产术挽救胎儿生命。回纳脐带往往脐带仍滑出，延误抢救时间。

（8）为防止羊水栓塞，破膜操作应在两次宫缩间隙时进行。

（9）破膜12h没有分娩者，应作外阴无菌护理，减少阴道检查次数，常规应用抗生素，缩短产程，尽可能在24h内结束分娩。

（10）人工破膜属于无菌操作技术，助产士应严格执行无菌操作规程。

（五）并发症

（1）脐带脱垂：破膜可能增加脐带脱垂的发生。

（2）胎儿窘迫：破膜后宫缩加强，胎头直接受压，胎儿负荷有所增加，迷走神经兴奋，出现一过性胎心减慢。

（3）羊水栓塞：破膜后，出现较强宫缩，羊水及其内容物可进入血液循环，有可能发生羊水栓塞。

（4）破膜后的宫内感染：有学者报道，破膜24h以后分娩者中，菌血症的发生率为17%，由于抗生素的运用，临床症状可以不明显。

（王玉青）

第五节　胎头旋转术

枕后位和枕横位的胎头旋转术需要临床医生的临床判断。在很多情形下，胎头旋转不当可能导致仰伸而使胎头以较大径线通过骨盆。如果旋转和胎头俯屈能够顺利完成使得胎头通过骨盆的径线缩小，也可达到成功分娩。旋转操作还可能带来罕见致命性的颈部脊髓损伤并导致四肢瘫痪的严重后果。

一、体立旋转法

助产士应该充分理解分娩机制，内旋转是胎头围绕骨盆纵轴旋转，最后使矢状缝与骨盆出口前后径相合的动作。枕前、枕横、枕后位时胎头需分别向前旋转45°、90°、135°，使小囟转到耻骨弓下，矢状缝与骨盆出口前后径吻合。内旋转从中骨盆开始至出口面完成，以适应中骨盆及出口面前后径大于横径的特点，有利于胎头娩出。在第1产程时期，胎头位置异常的产妇，期待及观察是最好的策略，只要时间充裕，待产妇精力充沛，大多数的枕后位会旋转为枕前位。变换体位胎头旋转法对产妇无医疗干预痛苦，助产人员宜积极地提供指导，以利产程进展。

（一）适应证

（1）胎头位置异常导致活跃期有延长趋势者。

（2）胎头位置异常导致继发性宫缩乏力者。

（3）胎头位置异常导致胎头下降停滞者。

（4）活跃早期，胎头头位较高但产妇有肛门坠胀感。

（5）胎心音在腹侧听得更清楚者。

（6）阴道检查可摸出后（小）囟门在母亲骨盆的后位上。

（7）B超提示胎儿脊柱位于后方者。

（二）方法

（1）按胎儿重心与重力的原理，在产程中指导产妇取侧俯卧位，如枕左后，取左侧俯卧位；如枕右后位，取右侧俯卧位，使胎儿重心前移，有助于胎头位置旋转。

（2）膝胸卧式可使入盆胎头退出骨盆入口，再采取侧俯卧位，使胎头以枕前位入盆。

（3）在产程过程中采取手膝卧式并摇摆骨盆，利用重力作用使胎背转向产妇腹部前方，利于异常胎头位置旋转。

二、徒手旋转法

根据临床观察、研究，徒手旋转胎头的最佳时间是第1产程末或第2产程初，这时胎头应完成内旋转，胎头矢状缝应与出口前后径一致。如这时胎头位置仍然异常，可导致产程延长，使产妇过度疲劳，盆底肌水肿；胎儿胎头变形产瘤形成，阻碍手术者实施胎头旋转。

（一）适应证

（1）持续性枕后位或持续性枕横位初产妇宫口开大第1产程8~10cm或初产妇进入第2产程时可进行徒手胎头旋转（manual rotation method）。

（2）经产妇第2产程时可进行徒手胎头旋转。

（3）产钳助产时需要纠正胎头位置时。

（二）方法

分娩过程中徒手旋转胎方位是一项无菌操作。助产士首先应该向产妇仔细解释操作流程，旋转成功与否应向产妇解释清楚并且允许产妇提问。为了便于实施操作，最好让产妇排空膀胱，平躺在产床上，膀胱截石位，会阴部消毒。术者戴无菌消毒手套，详细做阴道检查，排除头盆不称者。徒手旋转胎位的三种方法。

1. 枕左后位时　宫缩间隙期，右手掌侧朝上伸入阴道，四指放置于胎儿枕部，拇指在对侧。用手握紧胎头沿逆时针方向旋转枕骨90°或135°于骨盆前方（图3-8A）。或右手旋转胎头时，左手在下腹部相当于胎肩的部位，助手自腹部按住胎背及臀部，术者及助手同时自阴道内及腹部向枕左前位方向旋转（图3-8B）。

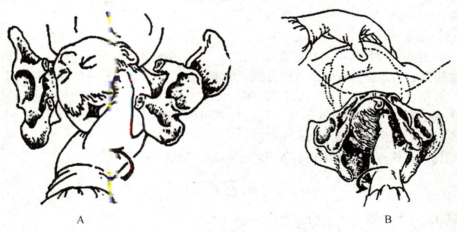

图3-8　枕左后位徒手旋转胎位
A. 右手旋转胎头；B. 左手在腹部协助旋转

2. 枕右后位时　宫缩间隙期，左手掌侧朝上伸入阴道，四指放置于胎儿枕部，拇指在对侧。用手握紧胎头沿顺时针方向旋转枕骨90°或135°于骨盆前方。或左手旋转胎头时，右手在下腹部相当于胎肩的部位，助手自腹部按住胎背及臀部，术者及助手同时自阴道内及腹部向枕左前位方向旋转。

3. 枕右横位时　宫缩间隙期，右手示指和中指分别置于耻骨联合下方的胎耳郭两侧，以胎耳作为支撑点，中指稍下压并顺时针旋转胎头至枕右前。枕左横位时反之。

（三）注意事项

（1）由于异常胎位经徒手旋转为正常胎位后，产程进展加速，有可能自然分娩。

（2）异常胎位旋转至枕前位　手取出后胎头由复位至异常胎位，这时胎头位于+2~+3以下，旋转胎头后应用产钳助产完成分娩。

（3）如 2~3 次旋转胎头仍不能成功，胎头位于 +2 以上，应考虑中骨盆和出口狭窄，应改剖宫产结束分娩。助产士应该知道，旋转胎头前，沿产道轻轻上推胎头会有帮助，但不要将胎头推至不衔接（易引起脐带脱垂）。旋转枕骨到达前位后，可以保持新胎位 1~2 次宫缩，手方可取出，以免胎头退回枕后位。

（4）值得注意的是由于手对胎头刺激，这时胎心可能有减速。如果胎心减速不能恢复正常应停止操作，待胎心恢复。

（5）持续性枕横位时，应排除前不均倾。

（王玉青）

第六节　正常分娩助产

妊娠 37 周后，经产前检查各项指标正常，符合自然分娩条件，有规律宫缩、宫颈管消失，也可根据具体情况（如住家离医院较近、交通便利）可迅速到达医院等，选择宫口开大 3cm 进入产房待产分娩。

一、接诊注意事项

助产士接待产妇首要注意排除紧急情况、异常情况后，才接收产妇入院待产。查看孕妇保健手册、询问孕期情况时应注意三个方面。

1. 一般情况　姓名、年龄、孕产次、职业、住址等基本情况，复核预产期，询问现病史、月经史、孕产史、既往史、家族史、伴侣健康状况、有无烟酒嗜好等。

2. 全身检查　注意步态，测量身高、体重、体温、脉搏、呼吸、血压，查看心肺及各器官体格检查结果是否正常。

3. 产科检查　如下所述。

（1）视诊：注意腹部外形、大小、妊娠纹、有无手术瘢痕、水肿、悬垂腹等；四部触诊确认胎位、是否入盆，注意腹壁肌紧张度、有无腹直肌分离、羊水多少、子宫肌敏感度等。听诊：听胎心，头位左右下腹听诊、臀围左右上腹听诊、横位脐部周围听诊。

（2）骨盆测量：外测量——髂前上棘间径、髂嵴间径、骶耻外径、坐骨结节间径、耻骨弓角度、后矢状径，必要时可行骨盆内测量（如对角径等）。

（3）妊娠初期阴道检查，了解阴道有无炎症、瘢痕、肿瘤、畸形等。

二、正常产助产

通过阴道检查，了解产程进展，确定产程分期。

（一）第 1 产程

有规律宫缩、宫口开大至宫口开全。入院后了解孕期情况，并记录床号、姓名、住院号、ID 号、家庭住址、孕产次、体温、脉搏、呼吸、血压、预产期、骨盆外测量各径线值，头盆评分，听胎心，观察宫缩，阴道检查宫口开大情况和先露下降情况，产程中注意产妇大小便观察。其中血压每 4 小时测量 1 次，潜伏期每 2~3h 阴道检查，活跃期每小时阴道检查 1 次，以了解产程进展情况和先露下降情况，潜伏期每小时听 1 次胎心，活跃期每 30min 听 1 次胎心，每 4~6h 督促产妇自解小便一次，保持每日大便通畅。目前英国皇家护理助产协会根据保险条款要求规定每 4 小时应有胎心监护 1 次，每 4 小时或助产士认为更长时间阴道检查 1 次，普遍认为的证据显示过多过频的阴道检查增加产妇不适感、宫颈水肿的可能性加大，增加产妇、陪产人员、助产士的紧张感，并不是产妇所需要的，不利于顺利分娩。待产期间采取自由舒适的体位，较多行走、坐立、下蹲等有利于自然分娩，有证据证实，产妇采取平卧位时腔静脉的压力增加，导致血压降低，胎盘的血供减少，胎儿的氧供随之减少。同时会减少有效宫缩。

（二）第2产程

宫口开全至胎儿娩出。

1. 一般指导与协助 如下所述。

（1）每5~10min听1次胎心，或使用胎心监护，过多使用胎心监护可能妨碍产妇采取自由体位。通常情况，胎头尚未拨露，产妇已开始屏气用力。传统的，为了阻止产妇用力好让阴道组织充分扩张，这时应该指导产妇不要用力。为了达到这个目的，通常需要指导产妇选择舒适的体位，最好是左侧卧位，控制呼吸，吸入氧化亚氮，甚至使用镇静药物或是硬膜外麻醉镇痛。尽管如此，以上的方法仍在观察中。

（2）普遍认为，主动屏气用力有相反的结果：当产妇觉得可以用力的时候鼓励她用力。产妇几乎不需要指导她们怎么用力，除非是她们接受了镇痛分娩的情况下。这时需要根据宫缩，鼓励她们规律地进行用力，大多数产妇经过几次用力后就能形成有节奏的用力。产妇最清楚什么时候该用力。有些产妇在用力的时候往往会大叫。通过这种方式会使她们缓解宫缩的疼痛，让她们释放压力。助产士的鼓舞可以增强产妇的自信，助产士的赞美可以使产妇感到她们可以掌控自己的情况。这时需要保持平静、从容不迫的氛围。

（3）产妇需要助产士的帮助才能有效用力：半卧位和坐位双腿展开是西方国家最常用的分娩体位。虽然平卧位可以充分暴露会阴部，对于助产士比较方便，但产妇的重量集中在骶骨，这使得尾骨朝前，降低了骨盆出口。除此之外，产妇采取这种体位助产士需要弯着腰接生，容易造成疲劳，不利于助产士的身体健康。目前我国各医院妇女分娩均采用膀胱截石位分娩，欧洲国家除采用膀胱截石位分娩外，部分产妇采用蹲位、跪位、趴着和站立位分娩。

（4）当胎头拨露使会阴后联合紧张时，按常规会阴冲洗，消毒铺巾，助产者位于产妇右侧，右手大鱼际肌部分轻按胎头上部，让胎头俯屈，右手四指（除拇指外）伸入阴道后壁会阴联合处用指腹用力向外向下扩张，宫缩间歇时停止，如此反复数次，让其充分扩张，这时胎头逐渐下降，右手放于会阴后联合处边牵拉边观察会阴扩张情况，要防止会阴撕裂，待胎头着冠后，右手停止扩张。

2. 会阴切开术 目的是避免产妇会阴不规则撕裂。对胎儿是否可减少发生新生儿缺氧性脑病及损伤性颅内出血尚不明确。

（1）指征：①初产妇在产钳助产、胎头吸引及足月臀位产者。经产妇可根据阴道、会阴松紧情况从严掌握；②如有第2产程延长、严重妊娠高血压疾病、胎儿宫内窘迫者，尽快缩短第2产程；③早产儿预防颅内出血；④胎儿较大，估计在分娩过程中可能引起会阴严重撕裂者。

（2）掌握适宜切口及时机：①若行产钳术，切口应从5点起；正常分娩切口应从6点起；切口长度为3~4cm；会阴正中切开术，切口长度应短，以防切口延长时损伤直肠壁。②在会阴体变薄、皮肤发白时切开，切开后2~3次子宫收缩，胎儿头即可娩出。

（3）阴部神经阻滞及局部浸润麻醉。

3. 手法助产 当胎头枕部在耻骨弓下露出时，助产者右手的大鱼际肌及手掌按于产妇会阴体的中心处，但要露出距会阴后联合边缘约0.5cm处，便于观察产妇用力的大小，助产者根据产妇的用力情况，适时掌握按压力的大小，同时助产者以左手拇指轻剥胎头双侧，随着胎头的娩出，左手的拇指和示指将产妇的小阴唇轻剥向下推，右手保护会阴托肛贯穿于整个分娩过程中，当胎头拨露产妇肛门松弛会阴隆起时，助产者的右手随着宫缩的起伏自然托起，宫缩间歇时稍放松，以免压迫过久，引起组织水肿，但要原位保护不要放松，以免宫缩时产妇突然用力，助产者来不及保护会阴造成会阴撕伤。接生技术方面的措施采用会阴扩张与托肛法相结合的会阴保护法，在胎头拨露期不急于托肛，多次徒手扩张会阴胎头着冠时才托肛，帮助胎头仰伸，并指导产妇与助产人员密切配合，宫缩时张口呼气，宫缩结束时助产士右手托肛，左手帮助胎头仰伸缓慢娩出，胎儿双肩娩出停止托肛，胎头娩出后（尤其是巨大胎儿），娩胎肩时还应继续保护会阴。不要急于娩出胎肩，先挤出口鼻内的黏液和羊水，然后协助胎头复位和外旋转，使胎儿双肩径与盆骨出口前后相一致，双肩娩出后，右手方可放松选择适宜的会阴侧切时机，会阴切开后出血较多，不应过早切开，过早切开，会阴未得到充分的扩张与伸展，切开太迟会有裂伤的危险，手术助产时，侧切口要足够大，术者与助手应密切配合，严格按分娩机制进行操作，控制胎头娩出的速度，以胎先露最小的径线通过产道。

（三）第3产程

宫收缩越强，第3产程就越短，胎盘剥离娩出就越快，子宫出血量也就越少。众所周知，子宫收缩乏力和胎盘因素是引起产后出血的两大原因且相辅相成。子宫收缩乏力导致胎盘剥离不全、延缓或滞留，阴道出血量增多；而胎盘不能及时剥离、排出又影响子宫的收缩，导致第3产程延长，产后出血增多。可以采用手法按摩，胎儿娩出后手法持续宫底按摩5min，适度牵拉脐带；其具体方法是：一只手的拇指、示指呈"人"字分开，其余三指弯曲后，按压子宫底部，适度用力按压，按揉宫底，刺激促进子宫收缩。另一方面，有控性牵拉脐带可加速胎盘剥离，并将胎盘剥离后子宫内膜未关闭的血窦直接压迫止血。同时，经过一定加压力度仍不能排出胎盘时应考虑胎盘粘连或植入的可能，可及时采取相应措施，避免盲目等待。预防产后出血的有效处理措施包括：在待产过程中防止产程延长、产妇疲劳，及时采用有控性牵拉脐带方法加缩宫素静脉输注，协助胎盘尽早娩出，挤尽宫腔内积血。助产人员认真检查宫颈及阴道有无裂伤，侧切伤口有无延伸，及早发现及时处理。此法是一种简单、安全、高效的预防产后出血的方法，值得推广应用。

缩短第3产程是预防产后出血的关键措施。因此，通过不同方法缩短第3产程是研究的热点。静脉滴注、肌内注射、宫体注射缩宫素、按摩子宫底方法是传统的处理第3产程的常规措施，对缩短第3产程有一定的作用，但给药的时间和按摩的时机很难准确把握，因此难以达到理想的效果。近年来，许多学者采用脐静脉推注缩宫素等方法缩短第3产程，预防产后出血，但药物通过脐带作用于子宫的效果有待于进一步的研究。

三、陪伴

20年的研究一致认为，产程过程中采取一对一的陪伴分娩，提供给产妇安全感和满足感，而且对妊娠结局有积极的影响。2001年Hodnett的统计荟萃分析证实了一对一陪伴的益处。这些益处包括：缓解疼痛，减少阴道手术分娩，减少剖宫产，缩短产程。在此分析中没有指出一对一的陪伴分娩有害处。

陪伴人选由产妇决定。陪伴可以是性伴侣、朋友或是家庭成员。陪伴应该参与产前准备，决策制定，参与编辑分娩计划，在产程过程有异常情况时参与突发事故计划制定。住院往往被看作是一段痛苦的经历，有陪伴的伴随能够减轻焦虑感。在产程早期，陪伴可以陪着产妇四处走动，帮助她缓解疼痛，给予鼓励。

在助产护理实践中，人们往往发现理论和实践的矛盾、临床经验与现实的矛盾，使用指南和临床风险评估之间也存在问题，产妇的选择、制度要求和助产学专业知识之间不相适应等。

四、鼓励和安慰产妇及陪伴

让夫妇俩人意识到孩子即将诞生，他们感到兴奋和高兴的同时，又会因巨大的改变而感到焦虑和惶恐。助产士保持镇定，适时告诉产妇产程进展情况可以使她相信自己能够掌控自己，顺利分娩。产妇如果感到不能控制自己，可能会产生恐慌感。这时，产妇可能要求止痛，特别是当陪伴不在她身边时。这种情况下，如果在产程早期助产士和产妇已经建立了相互信任的关系，有助于帮助产妇树立自信心，并且信任助产士。助产士可以通过提供助产护理帮助她度过这一时期而不必用药物镇痛。选择怎样的方式缓解疼痛应遵从产妇的意愿，因此最好是由同一位助产士全程陪伴分娩。对于夫妇或是个人而言，同一位助产士的连续护理是保证顺利分娩的关键之一。

在过渡期和第2产程，应该时刻告知产妇及其陪伴产程进展情况。助产士应该赞美产妇的努力，并意识到产妇此时承受的可能已经超越了身体的极限。分娩是很隐私的，却又经常发生在公共场合，因此助产士必须尽力保护产妇的隐私和尊严。助产士可以给产妇按摩和合适的饮食，建议临产妇改变体位，更改环境和服饰，或提供辅助治疗。无论采取何种姿势，产妇都有可能腿抽筋，因此按摩腓肠肌，伸展大腿，绷紧脚踝，都可以减轻症状或减少发生腿抽筋的次数。

助产士同时应该关心产妇的伴侣和其他陪伴，应该意识到目击分娩过程对他们可能会造成情感负担。助产士对待分娩的态度将会给产妇及其伴侣和其他陪伴留下深刻的印象或深远影响，也很有可能影响到产后的家庭关系。因此，助产士应该尊重他们，明白孩子对于他们的意义，不管现在还是将来。

（王玉青）

第七节 阴道助产技术

一、进行阴道助产的条件

1. 指征和评估　阴道助产指征应清楚地确立并记录下来。应该充分了解胎头－骨盆关系的重要因素，包括宫口开全、胎膜已破、头先露、胎方位和姿势应该确定，胎头在腹部可扪及≤1/5，骨盆大小足够。

2. 知情同意　在第2产程紧张关头通常要做到诚恳知情告知。告知分娩方式的选择应包括等待、辅助阴道分娩或剖宫产。这需要孕妇和其家属商量决定。

3. 镇痛药的运用　低位式骨盆出口平面的阴道助产需要会阴局部浸润或阻滞麻醉，特别是产钳助产更需要良好的麻醉效果。若胎头在中骨盆平面，特别是要进行胎头旋转时，硬膜外麻醉或椎管麻醉是首选。

二、产钳术

产钳的历史可以追溯到16世纪末期或17世纪初始。常用的产钳有适用于枕前位牵引娩出的Simpson产钳，适用于枕横位、枕后位的牵引和旋转的Kjelland产钳，适用于臀位后出头助产的Piper产钳。

（一）常用器械

1. 骨盆出口产钳　①在阴道口不用分开阴唇就可以看到胎儿头皮；②胎儿骨质部已到达盆底；③矢状缝位于骨盆前后径上，或为左枕前、右枕前或左枕后、右枕后；④胎头位于或在会阴体上；⑤胎头旋转不超过45°。

2. 低位产钳　胎头骨质部最低点位于或超过坐骨棘水平下2cm，但未达盆底，应：①旋转45°或少于45°（左枕前或右枕前转至枕前位，或左枕后或右枕后转至枕后位）；②旋转超过45°。

3. 中位产钳　胎头衔接但先露在坐骨棘水平下2cm以上。

4. 高位产钳　在上述分类中未包括的。

（二）适应证

（1）产妇患有各种并发症，需缩短第2产程，如心脏病，心功能Ⅰ~Ⅱ级，哮喘，妊娠期高血压疾病等。

（2）宫缩乏力，第2产程延长。

（3）胎儿窘迫。

（4）剖宫产胎头娩出困难者、臀位后出头困难者。

（5）胎头吸引术失败者，经检查可行产钳者用产钳助娩，否则改行剖宫产。

（6）早产。

（三）禁忌证

（1）不具备产钳助产条件者。

（2）异常胎方位，如颏后位、额先露、高直位或其他异常胎位。

（3）胎儿窘迫，估计短时间不能结束分娩者。

（四）手术操作

下面介绍最常用的Simpson产钳使用方法。

(1) 取膀胱截石位。

(2) 常规消毒外阴，铺无菌巾，导尿。

(3) 阴道检查：再次阴道检查，确定宫口已开全，触摸囟门位置和产瘤大小、胎方位及先露下降平面，再次排除头盆不称。

(4) 行会阴侧切。

(5) 放置左产钳：左手以握毛笔方式握左叶钳柄，钳叶垂直向下，右手伸入胎头与阴道壁之间做引导，使左叶产钳沿右手掌慢慢进入胎头与阴道壁之间，直至到达胎头左侧顶颞部，钳叶与钳柄在同一水平位，钳柄内面正向产妇左侧，将左钳柄交助手握住并保持原位不变。

(6) 放置右产钳：右手垂直握右钳柄如前述，以左手中、示指伸入阴道后壁与胎头之间诱导右钳叶（在左产钳上面）缓慢滑向胎头右侧方到达与左侧对称的位置。

(7) 合拢钳柄，两个产钳放置在正确位置后，左右产钳锁扣恰好吻合，左右钳柄内面自然对合。

(8) 检查钳叶位置：再次检查产钳位置，钳叶与胎头之间有无夹持宫颈组织。

(9) 扣合锁扣，阵缩来临时叫产妇屏气，并用右手保护会阴，左手向外向下牵引胎头，当先露部拨露时，应逐渐将钳柄向上旋转使胎头逐渐仰伸而娩出。

(10) 取出产钳：当胎头双顶径露出会阴口时应取出产钳。按照放置产钳的相反方向先取出右叶产钳，再取出左叶产钳，随后娩出胎体。

（五）并发症

1. 母体并发症　如下所述。

(1) 产道损伤：主要是软产道的撕裂伤，如会阴裂伤、阴道壁的裂伤、宫颈的裂伤。

(2) 阴道壁血肿：由裂伤出血所致，向上可达阔韧带及腹膜后，向下可达会阴深部。

(3) 感染：由于阴道检查，会阴切开，产钳放置，牵引时损伤产道等，均可增加感染机会。

(4) 产后出血：产道的损伤增加了产后的出血量。

(5) 伤口裂开：多与术前多次阴道检查及切口裂伤较深、缝合时间过长等有关。

(6) 远期后遗症：术时盆底软组织损伤，可后遗膀胱、直肠膨出或子宫脱垂等。严重的损伤还可以有生殖道瘘及骨产道的损伤。但现在已废弃高中位产钳，这种损伤已少见。

2. 新生儿并发症　如下所述。

(1) 头皮血肿。

(2) 头、面部皮肤擦伤：多为眼球擦伤和面部擦伤等。

(3) 新生儿窒息：低位产钳和出口产钳的新生儿窒息率与正常分娩比较差异无显著性，而中位产钳的新生儿窒息率与正常分娩比较差异有显著性。

(4) 其他：面瘫、臂丛神经损伤，颅骨骨折、锁骨骨折，颅内出血，新生儿死亡等。

三、胎头吸引术

胎头吸引术，是用一种特制的喇叭样的或扁圆形僧帽状的空心装置吸引器置于胎头顶枕部，借助橡皮导管及抽气器形成负压后吸附于胎头上，通过牵引借以协助娩出胎头的助产手术。于20世纪50年代始应用于产科的临床操作中。

（一）常用器械

常用的胎头吸引器有金属锥形、金属牛角形、金属扁圆形及硅胶喇叭形四种，其基本构造均是由胎头端、牵引柄及吸引管三部分组成。

（二）适应证

(1) 宫缩乏力，第2产程延长者，包括持续性枕横位和枕后位。

(2) 母体患有某些疾病，如心脏病、高血压、肺结核、严重贫血或哮喘等，需要缩短第2产程者。

(3) 有剖宫产史或子宫手术史，不宜在分娩时增加腹压用力屏气者。

（4）轻度头盆不称，胎头内旋转受阻者。
（5）胎儿宫内窘迫需要尽快结束分娩者。

（三）禁忌证

（1）胎儿不宜从产道分娩者：如严重的头盆不称、产道阻塞、畸形、子宫颈癌、子宫脱垂手术后、尿瘘修补术后等。
（2）异常胎位：颜面位、额位、横位。
（3）臀位后出头。
（4）胎头未衔接。
（5）胎膜未破。

（四）助产指征

（1）无明显头盆不称。
（2）胎先露已达坐骨棘水平以下。
（3）胎头位置异常应矫正后，将胎头吸引器置于胎头顶先露部位。
（4）宫口必须开全或接近开全。
（5）胎膜已破。
（6）征得产妇及家属对使用胎头吸引器可能产生的并发症等的知情同意。

（五）麻醉

行双侧阴部神经阻滞麻醉。

（六）术前准备

（1）取膀胱截石位。
（2）常规消毒外阴，铺无菌巾，导尿。
（3）检查吸引器有否损坏、漏气，橡皮套有否松动，接橡皮接管至吸引器空心管柄上。
（4）阴道检查：再次阴道检查，确定宫口开大情况，确定胎头为顶先露，胎头骨质部已达坐骨棘水平及以下，排除禁忌证。胎膜未破者予以破膜。
（5）会阴紧者行会阴侧切。
（6）做好抢救新生儿准备。

（七）手术步骤

1. 放置吸引器　吸引器大端一面涂以润滑油，用左手分开两侧小阴唇，暴露阴道口，以中、示指掌侧向下，撑开阴道后壁，右手持吸引器将大端下缘向下压入阴道后壁前方。随后左手中、示指掌侧向上，撑开阴道右侧壁，使吸引器大端右侧缘滑入阴道内，继而右手指转向上，提拉阴道前壁，将大端上缘滑入阴道内。最后以右手示指撑开阴道左侧壁，使大端完全滑入阴道内并与胎头顶部紧贴。

2. 检查吸引器　手扶持吸引器并稍向内推压，另一手示、中指伸入阴道沿吸引器大端口与胎头衔接处摸1周，以排除有阴道组织或宫颈组织嵌入。同时调整吸引器小端的两柄方向与矢状缝相一致，以作旋转胎头的标记。

3. 建立负压　在2～3min内逐渐形成所需负压。如用电动吸引器抽气法，将吸引器牵引柄气管上的橡皮接管与吸引器的橡皮接管相接，然后开动吸引器抽气，所需负压为40～66.7kPa（300～500mmHg）。若用注射器抽气法，则用50或100mL注射器逐渐缓慢抽吸，金属吸引器抽吸150～180mL，硅胶吸引器抽吸60～80mL即可达所需负压。负压形成后以血管钳夹紧橡皮接管。

4. 牵引与旋转吸引器　牵引宜轻轻缓慢适当用力试牵，了解牵引器与胎头是否衔接或漏气。后以握式或拉式根据先露所在平面，循产道轴方向在宫缩时进行。宫缩间歇期停止牵引。以枕左横位胎头位于坐骨棘水平为例，先向下向外和向逆时针方向旋转牵引，先露部到达会阴部时则向外牵引，双顶着冠时则逐渐向上牵引。用力不能太大，牵力不超过3～4kg。持续性枕后位最好用手旋转至枕前位后施行吸引术。

5. 取下胎头吸引器　胎头娩出后，放开夹橡皮管的血管钳，取下吸引器。

（八）注意事项

整个实施过程中负压形成不宜过快过大，吸引时间以不超过10min为佳，如滑脱要仔细检查是否不适于经阴道分娩，经检查无明显禁忌证，可第2次重新放置吸引器，一般不超过2次，否则改用产钳或剖宫产结束妊娠。

（九）并发症

1. 母体并发症　如下所述。

（1）宫颈裂伤：宫口未开全牵引所致。

（2）外阴阴道裂伤。

（3）阴道血肿：由于阴道壁置入吸引器所致。

2. 新生儿并发症　如下所述。

（1）头皮下血肿：负压过大或牵引力过大，牵引时间过长所致。

（2）头皮擦伤：牵引时间过长可发生头皮水疱，吸引器粗糙致使头皮擦伤。

（3）颅内出血：发生于吸引术多次滑脱失败或再改用产钳术者。

（4）头皮坏死：吸引时间过长，或多次牵引，或旋转过急过大所致。

（5）颅骨损伤：吸引负压过大或牵引力过大所致。

（王玉青）

第八节　产后胎盘检查及相关处理

第3产程结束后，进行胎盘胎膜的检查。如果胎盘胎膜残留宫腔，或未及时发现胎盘胎膜的异常情况，则可能会引起产后出血或产褥期感染等严重的不良后果，故应对产后的胎盘胎膜进行认真的检查。

一、胎盘检查

将胎盘平铺，先检查胎盘母体面的胎盘小叶有无缺陷，然后将胎盘提起，检查胎盘是否完整，再检查胎盘胎儿面边缘有无血管破裂，以便及时发现副胎盘。副胎盘为一小胎盘，与正常胎盘分离，但两者间血管相连。若有副胎盘、部分胎盘残留或大部分胎盘残留时，应在无菌操作下深入宫腔取出残留组织。

（一）胎盘形状

1. 正常胎盘　为盘状，多呈卵圆形或圆形。有些形状异常的胎盘娩出时，要特别注意胎盘边缘部有无断裂血管，胎膜上有无圆形的绒毛膜缺损区。

2. 异常胎盘　如下所述。

（1）带状胎盘：胎盘围绕孕卵形成一个环状，宫底及宫颈两极均为胎膜者称为带状胎盘或环状胎盘。若是不完全的环，则胎盘在平面上展开呈肾形。

（2）膜状胎盘或弥漫性胎盘：系异常伸展的胎盘，直径可达35cm，而厚度却仅0.5cm。膜状胎盘常有部分滞留而需徒手剥离。

（3）有缘胎盘及轮廓胎盘：胎盘的胎儿面有一黄白色环，宽约1cm，环的内缘与胎盘的边缘距离不等，将胎儿面分成略凹陷中央部分和周围部分。在胎膜皱褶外的周围部分绒毛组织缺乏绒毛膜板，故称绒毛膜外胎盘。轮廓胎盘的环为一环形皱褶，皱褶的内缘下有一环形壁，轮廓胎盘也可分为完全性及部分性。有缘胎盘和轮廓胎盘尚可混合存在。有缘胎盘和轮廓胎盘常有产前出血者，其产后出血量也显著增加，需徒手剥离胎盘者也增加。

（4）多部胎盘：系一个胎盘分成两叶、三叶或更多，但有一共同的部分互相连在一起。

（5）多叶胎盘：由大小几乎相等的两叶、三叶或多叶胎盘组成，这些叶的血管汇合入一个的血管后进入脐带。

（6）多个胎盘：由完全分开的二三个或多个叶构成，每个叶的血管很清晰，这些血管仅在进入脐带时才汇合。

（7）副胎盘和假叶胎盘：副胎盘为一小胎盘，与正常胎盘分离，但两者间有血管相连。副胎盘和主胎盘之间无血管相连，则称为假叶胎盘。主胎盘娩出后，副胎盘可遗留在宫腔内造成胎盘残留，导致母体产后出血及感染。副胎盘由于无血管与主胎盘相连，更易造成胎盘残留而不被发觉。故在胎盘娩出后应详细检查，注意胎盘上有无大块残缺，并仔细查看邻近胎膜上有无断裂的血管，以便及早发现副胎盘残留，即使无出血，也应将其取出。有时连接主、副胎盘的血管可能脱垂于先露部之前，形成前置血管，在妊娠期或分娩期发生破裂或断裂，引起产前或产时出血。易导致胎儿窘迫，甚至死亡。

（二）胎盘大小及重量异常

正常胎盘重量约为胎儿体重的1/6，为500~600g。胎盘重量超过800g或以上者，称为巨大胎盘；胎盘重量与胎儿体重不成比例，一般均伴有某种疾病，应引起注意。

1. 大胎盘 在某些疾病如先天性梅毒，胎盘重量可能是胎儿重量的1/4或1/3，甚至达1/2，最大的胎盘通常发生于患母红细胞症的胎儿。其他如先天性结核、弓形体病、巨细胞病毒感染等也可引起大胎盘。妊娠高血压综合征的患者也可出现大胎盘，有时胎盘重量约为胎儿体重的1/4。另外，某些免疫性疾病如Rh或ABO血型不合引起新生儿溶血时，常有大胎盘，胎盘重量可与胎儿重量相等，甚至超过胎儿体重，此种情况胎盘绒毛常呈增生肥大性病变。

内分泌疾病（如糖尿病）也可出现大胎盘。偶尔在胎儿患有某种严重疾病，如先天性充血性心力衰竭，或母亲有红细胞增多症时，胎盘也可有绒毛增生肥大的改变，且与疾病的严重程度成正比，胎儿常有水肿，胎盘也水肿，胎盘显著增大，胎盘与胎儿重量之比可达1:2左右。

2. 小胎盘 胎盘重量小于400g，常见于早产或未成熟产，由于妊娠月份及胎盘本身的变化，如母体面钙化、胎盘退行性变等，常引发胎盘功能不全，因而易引起胎儿宫内发育迟缓及新生儿营养不良。

（三）胎盘种植异常

1. 前置胎盘 胎盘边缘或部分胎盘有黑紫色陈旧血凝块附着，胎膜自破，破口距胎盘边缘<7cm。
2. 粘连性胎盘、植入性胎盘及穿透性胎盘 此类病变的胎盘均系胎盘与子宫的异常附着。

（四）胎盘循环障碍

1. 绒毛周围大量纤维蛋白沉积 纤维蛋白沉淀较广泛者可形成一肉眼可见的斑块，多位于胎盘的边缘带，也可发生于胎盘的中央带。其发生率在正常足月胎盘中约22%，在未成熟胎盘中约6%，在重度妊娠高血压疾病、慢性高血压或过期妊娠胎盘中为12%~13%。

2. 绒毛膜下纤维蛋白沉积 于胎儿面绒毛膜下呈白色斑块，质硬，散在或融合，与正常组织间界限清晰。正常足月胎盘中约20%可见此种病变。对胎儿的生长发育无不良影响。

3. 绒毛膜间血栓 大部分血栓位于胎盘的中央部，少数病变也可发生于胎盘底部，与底板相连。病灶呈圆形或卵圆形，单个或多个，多个者较多，最多者一个胎盘可有20余个大小不等、形成时间不等的血栓。血栓直径自数毫米到数厘米不等，一般为1~2cm。

4. 胎盘梗死 梗死灶往往为多发性，直径从数毫米到数厘米不等。罕见整个胎盘或大部分呈急性梗死者，此种情况仅见于产妇分娩时突然死亡、暴发性子痫、子宫胎盘卒中等。

5. 干绒毛动脉血栓 在胎盘上产生一个界限清晰的无血管绒毛区。正常足月胎盘中有单个干绒毛动脉血栓形成者约为5%，糖尿病胎盘干绒毛动脉血栓发生率高达10%，而死胎胎盘约14%有多发性干绒毛动脉血栓。

（五）胎盘其他异常

1. 绒毛膜囊肿 位于胎盘的胎儿面，在羊膜和绒毛膜血管下。有的囊肿位于脐带附着处附近，像残留的卵黄囊。囊肿往往系单个，直径数毫米到数厘米不等。

2. 胎盘隔囊肿 位于母体叶间隔中,是胎盘组织中常见的小囊肿,11%~20%的胎盘均有此种囊肿。多见于水肿的胎盘、糖尿病或母胎 Rh 血型不合的胎盘。囊肿呈圆形或卵圆形,直径数毫米至1cm大小。

3. 钙化灶 肉眼可见的足月胎盘钙化灶发生率为14%~37%。

4. 绒毛膜羊膜炎 肉眼观察典型的绒毛膜羊膜炎,病程长者,羊膜粗糙呈黄色或失去正常光泽,且常有恶臭,羊膜脆。

5. 脐带炎 有些感染如白色念珠菌,脐带表面可见典型的颗粒状。陈旧性渗出在脐带中可聚集成血管周围的同心环状,易发生钙化,脐带脆而不易钳夹。

6. 羊膜带综合征 羊膜带综合征的胎盘其胎膜上有一个或数个洞孔,胎儿面羊膜呈不规则条索状,胎盘或羊膜与胎儿畸形部位,如面部、头部、腹部或肢体有粘连,借粘连带相连。脐带往往较短。

7. 无脐带 极罕见。此种发育异常导致胎盘直接与胎儿腹部相连,并发内脏外翻(无脐带综合征),是一种致死性畸形。

8. 脐带附着异常 脐带附着于胎盘边缘者称球拍状胎盘,发生率为0.1%~15%。脐带附着于胎膜上的胎盘称帆状胎盘,发生率为0.1%~13.6%,在足月分娩单胎中的发生率平均为1%。

二、胎盘人工剥离术

胎盘人工剥离术是用人工的方法使胎盘与子宫内壁分离。助产者不应干预过早,如果在胎盘尚未剥离时用力按揉、下压宫底、牵拉脐带会引起胎盘剥离不全或子宫内翻,因此正确识别胎盘剥离征象以及掌握好胎盘人工剥离术的指征及实施方法非常重要。

正确处理第3产程是预防产后出血的关键,而正确处理胎盘娩出,能够减少产后出血的发生。第3产程中发现胎盘滞留、胎盘粘连时如果能准确及时地行胎盘人工剥离术能有效预防和减少产后出血。

(一)适应证

(1) 胎儿娩出后,胎盘部分剥离而引起子宫大量出血时(活动性出血>150mL)。

(2) 第3产程超过30min,虽出血不多,但经排空膀胱、使用宫缩药、轻轻按压宫底仍不能娩出胎盘者。

(3) 检查娩出的胎盘或胎膜不完整,胎盘边缘有断裂的血管,可疑有副胎盘残留者。

(二)术前准备

(1) 交叉配血,建立静脉双通道,备好各种子宫收缩药(缩宫素、米索前列醇、卡前列甲酯栓、卡贝缩宫素等)及止血药物从而最大限度保证产妇的安全。当出血较多时,应立即启动产后出血抢救预案,无胎盘植入者应尽快将胎盘剥离出来,同时密切观察产妇的情况,如失血过多,一般情况较差,应及时输血。

(2) 更换手术衣及手套,外阴再次消毒。

(3) 排空膀胱。

(4) 若检查发现宫颈内口较紧者,应肌内注射阿托品0.5mg及哌替啶100mg。也可全身麻醉,应用异丙酚。

(三)手术步骤与注意事项

见图3-9。

1. 术中注意要点 如下所述。

(1) 术者将一手手指并拢呈圆锥状直接伸入宫腔,手掌面向着胎盘母体面,手指并拢以手掌尺侧缘缓慢将胎盘从边缘开始逐渐自子宫壁分离,另一手在腹部协助按压宫底,待确认胎盘已全部剥离后,用手牵拉脐带协助胎盘娩出。

(2) 胎盘娩出后,并立即应用子宫收缩药,加强宫缩,减少继续出血。

(3) 术者注意操作轻柔,避免暴力强行剥离或用手指抠挖子宫壁导致穿破子宫。

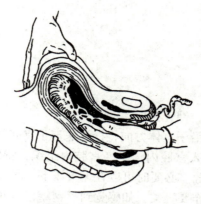

图 3-9 手取胎盘术

（4）若找不到疏松的剥离面，无法剥离者，应想到胎盘植入的可能，不应强行剥离，否则容易造成子宫壁损伤甚至子宫破裂，而应行床旁 B 超检查，确诊胎盘植入者，可行子宫动脉栓塞术，或行子宫切除术。

（5）胎盘植入或胎盘子宫附着粘连，不可强行牵拉脐带，以免造成子宫内翻。

（6）取出的胎盘应立即仔细检查胎盘、胎膜是否完整，有无副胎盘，若有缺损应行清宫术或再次徒手伸入宫腔，清除残留胎盘和胎膜，但应尽量减少进入宫腔的次数。

2. 术后注意要点 如下所述。

（1）实施人工胎盘剥离术后应常规应用抗生素预防感染。

（2）加强产后观察，产后 2h 是产后出血发生的高危时段，应严密观察产妇生命体征、子宫收缩及阴道出血情况，发现异常及时处理。

（3）鼓励产妇多饮水，督促其产后 4~6h 内将膀胱排空，以免影响子宫收缩，定时按压宫底、测量宫高。

（4）鼓励母婴皮肤早接触早吸吮，能反射性引起子宫收缩，减少出血量。

三、产后清宫术

正常产后及引产后子宫大且软，剖宫产术后子宫有瘢痕，复旧差，无 B 超引导行清宫术时因不能直视宫腔内情况，术中吸刮部位无针对性，稍有不慎即可能引起严重的损伤，如子宫穿孔、清宫不全以及在先天性子宫畸形时易漏吸。而 B 超能清晰地显示子宫内情况，指示吸刮器的行径，并能动态观察宫内情况的变化，手术针对性强，创伤面小，手术时间缩短，出血量减少，从而可减少并发症的发生。

（一）适应证

（1）阴道分娩时因胎盘粘连、胎盘嵌顿等而行手取胎盘后发现胎盘、胎膜组织娩出不完整。

（2）产时胎盘、胎膜组织娩出基本完整，但产后 B 超发现宫腔内有组织残留，行药物非手术治疗无效。

（3）产后晚期出血系因胎盘胎膜残留引起，如生命体征平稳出血不多，先抗炎缩宫治疗，3~5d 后行清宫术，如患者危重出血较多，甚至休克均应在抗感染、纠正休克的同时行清宫术，术后予抗感染及缩宫治疗。

（4）排除胎盘植入，无特殊禁忌（包括心、肺等内脏疾病，血液病，感染等）。

（二）禁忌证

并发严重内、外科并发症无法耐受手术者。

（三）麻醉方法

一般不需要麻醉，特殊情况下可行全身短效麻醉或注射镇痛药。

(四) 体位

膀胱截石位。

(五) 手术步骤

(1) 建立静脉通路。

(2) 常规冲洗消毒外阴、阴道，铺无菌巾。

(3) 用宫颈钳固定宫颈上唇，沿子宫体方向将探针送至子宫底部，了解子宫大小。

(4) 将卵圆钳顺子宫体方向送入宫腔内，钳夹宫腔内组织，特别是胎盘附着面，将较多量组织钳夹后，以大号刮匙顺序搔刮整个宫腔。必要时可以在无负压下，将大号宫腔吸引器送入宫腔，然后维持负压，进行刮吸。整个操作过程动作要轻柔。如感觉到子宫壁已变粗糙或观察到吸瓶内出现血性泡沫，检查宫腔深度显著缩小，意味着子宫内已清空，可结束手术。对瘢痕子宫的病员，在清宫过程中避免接触手术瘢痕处。

(5) 手术过程中出血多时，可予缩宫素静脉滴注促进子宫收缩。

(6) 清宫手术必要时可在B超引导下进行。

(六) 术后处理

1. 组织送检 必要时将刮取物送病理检查。

2. 预防感染 口服抗生素 3～5 天。

3. 促进子宫复旧 适当应用药物促进子宫收缩。

(七) 并发症

1. 子宫穿孔 妊娠使子宫壁变得脆弱，清宫术时易造成子宫穿孔。对出血较少的子宫穿孔，可行抗炎、止血等非手术治疗；若穿孔较大，并发大出血，则需剖腹探查止血，行穿孔创面的修补，或行子宫切除。

2. 感染 术前准备充分，严格无菌操作，术后预防性抗生素治疗，可减少感染的发生。

3. 子宫腔粘连 如清宫时搔刮过度，会出现宫腔粘连，其后果为不孕、流产、闭经、痛经等。

4. 出血 产后子宫尚未恢复正常，清宫过程中可能因子宫收缩不良而出血，可予缩宫素静脉滴注以促进子宫收缩减少出血量。

(王玉青)

第九节 产道损伤修补术

一、会阴切开及其缝合术

会阴切开（episiotomy），是在分娩第 2 产程中为避免会阴及盆底组织严重裂伤，减轻盆底组织对胎头的压迫，缩短第 2 产程，加速分娩的手术；也是初产妇臀位助产或施行产钳、胎头吸引术的辅助手术。会阴切开分侧切开和正中切开两种，由于正中切开多并发Ⅲ度会阴裂伤，故临床上多以会阴侧切为主。

(一) 体位

取膀胱截石位。

(二) 麻醉

1. 会阴及外阴局部浸润 一般采用 5mL 0.5% 的利多卡因加 0.9% 氯化钠溶液 5mL。需要 3～4min 麻醉才能起效。两个指头沿着将要进行的切口插入阴道以保护胎头。针插入皮下沿着同样的切口线进入 4～5cm。在注射前回抽注射器以检查是否穿刺入血管。如果抽出血液应该重新置针直到没有回抽出血液。在针头缓慢退出同时连续注入利多卡因。向预定切开部位扇形区域的皮内及皮下和阴道前庭黏膜下注射麻醉药。

2. 会阴阻滞麻醉　一般采用0.5%的利多卡因5mL加0.9%氯化钠溶液5mL。阴部神经主要支配阴道、会阴部和外阴，阻滞时的主要解剖标志为坐骨棘和骶棘韧带。用腰椎穿刺针在坐骨结节内侧2cm处先注一皮丘，阻滞左侧时以手术者左手作向导，阻滞右侧时以手术者右手作向导，先将示指和中指伸入阴道，向外向后摸到坐骨棘。向坐骨棘方向前行，当针尖触及坐骨棘时，后退少许，转向坐骨棘尖端的内侧约1cm，再进1.5~2cm，当阻滞针穿过坐骨棘时有一突破感，是穿刺成功的标志，阴部神经就在其前方。回抽如无回血，可注入麻醉药。

（三）术式选择

会阴切开分侧切开和正中切开两种。会阴切开可充分扩大阴道口，适于胎儿较大及辅助难产手术，其缺点为出血多，愈合后瘢痕较大。正中切开出血少，易缝合，愈合后瘢痕小为其优点，但容易并发Ⅲ度会阴裂伤为其缺点，故仅适于会阴体较高、胎儿不大的产妇，不适于难产手术的辅助切开。会阴侧切时切开球海绵体肌、会阴深、浅横肌及部分肛提肌，出血较多。正中切开时切开球海绵体肌及中心腱，出血较少。

（四）手术步骤

1. 切开手术　一般行会阴左侧切口，宫缩间歇期，手术时以左手示、中指伸入阴道与胎头之间，撑起阴道左侧壁，用会阴切开剪以阴唇后联合为起点开始向外旁开45°，向坐骨结节方向，在宫缩开始时剪开会阴4~5cm，若会阴高度膨隆则需向外旁开60°~70°。若会阴体短则以阴唇后联合上0.5cm处为切口起点。当胎儿大或需行臀位或产钳助产时，会阴切开宜大，切开后即用纱布压迫止血。

2. 会阴侧切切口缝合　胎儿或胎盘娩出后，用甲硝唑溶液250mL冲洗阴道，在阴道内填入大纱布一块，阻止血流，以免影响手术视野。

（1）阴道黏膜缝合：用2-0快薇乔自阴道黏膜顶端上方1cm处开始，连续缝合阴道黏膜及黏膜下组织，左手示指探及黏膜下组织，引导缝合，防止遗留无效腔，形成血肿。缝合至处女膜环处，缝线经处女膜下穿到处女膜外，将处女膜创缘对齐，缝合1针，再继续至阴道口。黏膜下组织内有丰富的静脉丛，缝合时应注意缝好缝紧，以免术后发生血肿。

（2）缝合皮下脂肪层：用2-0快薇乔对深部脂肪层先行8字缝合，防止遗留无效腔，再间断缝合脂肪层，对齐上下切口端，使切口宽约1cm，便于行皮内缝合。

（3）缝合皮肤：用1-0丝线间断缝合皮肤，现多用3-0快薇乔行皮内连续缝合，术后不需拆线，瘢痕小。

（五）注意事项

缝合完毕后，应该仔细检查缝合区域，以确保止血。应进行阴道检查以确保阴道入口没有狭窄。在完成操作时还应该检查直肠，确认缝合没有穿入直肠。任何有穿入直肠的缝合必须拆掉以防止瘘管的形成。确认无误后取出阴道填塞纱布。向产妇说明损伤的性质和缝合状况，并告知是否需要拆线。

二、宫颈裂伤修补术

宫颈裂伤为分娩期并发症，是阴道分娩中最常见的软产道损伤之一，几乎每例病例都有发生轻度宫颈撕裂（cervical laceration）的可能性，特别是初产妇。较深的宫颈裂伤可延及阴道穹隆部，阴道上1/3段甚至子宫下段，损伤严重者发生盆腔血肿，甚至危及生命。当宫颈撕裂超过1cm、伴有出血，需要缝合时才称为宫颈撕裂。宫颈撕裂的发生率初产妇约为10%，经产妇约为5%。

子宫颈侧壁的肌肉组织成分少，易发生撕裂。根据撕裂的程度可以分为完全性撕裂，隐形黏膜下撕裂和肌肉及纤维撕裂并黏膜外翻三种。撕裂一般多发生在3点钟、9点钟处，深度常不超过1cm，常无明显出血，无须特殊处理。产后可自然愈合而遗留横行的裂口痕迹，临床上常常以此作为辨认妇女是经产妇还是初产妇。但在某些情况下发生的子宫颈撕裂较深，且会引起不同程度的出血。这些较重的撕裂常常发生在子宫颈的两侧3、9点钟方向处，以全程的纵行撕裂居多，可以是单侧、双侧或多处撕裂。

撕裂的程度不等，轻者长度可为 2~3cm，较重的撕裂可以延至阴道穹隆部，甚至子宫下段，可以引起子宫血管或其大的分支血管的破裂而造成产妇大出血。还有一类型的宫颈撕裂发生在宫颈前唇，甚至整个子宫颈阴道部的环形撕脱，由于此种横行的撕裂罕有大血管的伤及，且有胎先露的长期压迫、血管栓塞，故出血量不多。

宫颈撕裂可伴有不同程度的出血。出血多表现为持续性少量的活动性出血，血色鲜红。临床上易被忽略或误诊为子宫收缩乏力而未作处理，致使患者失血过多而发生休克。有时不表现为外出血而是隐性出血，可以形成阔韧带血肿或腹膜后血肿，同样，因出血过多，患者出现休克，甚至危及患者的生命。

（一）损伤类型

1. **自发性撕裂**　常见于急产，或宫缩过强宫颈未充分扩张时胎儿过快娩出；宫口未开全，产妇过早使用腹压向下用力；产程长，特别是第 2 产程延长，子宫颈长时间受压发生宫颈水肿，局部缺血，严重时可因坏死而造成子宫颈前唇或宫颈阴道部部分环状脱落。宫颈瘢痕过硬、先天性发育过长，可发生自发性不完全破裂或撕脱。

2. **损伤性撕裂**　宫颈未开全即强行施行助产手术。如臀位或足先露分娩时，因后出头困难时而强行牵拉；产钳助产上产钳位置不当夹住宫颈，造成部分宫颈的撕裂。第 1 产程阴道检查上托扩张宫颈；缩宫素促产速度过快或浓度过高使宫缩过强，造成急产，产生宫颈撕裂。

（二）临床表现

第 3 产程发现持续阴道流鲜血，但查子宫收缩良好即应考虑产道损伤，特别是宫颈损伤的可能。行阴道检查及宫颈检查时可以发现宫颈撕裂。产程进展不顺利的分娩以及阴道助产后应常规检查宫颈。检查宫颈时应在良好的照明下进行。直视下宫颈检查：用阴道拉钩牵拉开阴道，充分暴露宫颈，再用两把卵圆钳按顺时针方向依次交替钳夹子宫颈，循序检查宫颈 1 周。检查中如果发现子宫颈有撕裂，应将两把卵圆钳分别夹住撕裂的宫颈，向下牵拉，以暴露撕裂的全貌，直视撕裂的顶端。

（三）修补原则

（1）以往认为宫颈撕裂深度不超过 1cm，无明显出血，无须特殊处理，目前建议均行缝合术。
（2）较深的宫颈撕裂、伴有活动性出血的宫颈撕裂应立即修复。
（3）宫颈撕裂深达穹隆、子宫下段，甚至子宫破裂者，应进行缝合。必要时开腹修补。
（4）腹膜后的撕裂，伤及子宫动静脉或分支，引起严重的出血或阔韧带血肿时，应剖腹探查。
（5）宫颈的环形撕裂或撕脱，即使出血不多，也应进行缝合。
（6）术后填塞阴道纱条压迫止血，应用抗生素防止感染。
（7）发生休克的患者应及时输血补液治疗。

（四）手术操作

阴道拉钩扩开阴道，用两把无齿卵圆钳钳夹裂伤两侧、向下牵拉宫颈暴露撕裂的顶端，用 2-0 可吸收线间断全层缝合撕裂的宫颈。注意第 1 针应超出顶端以上 0.5~1cm，以有效缝扎撕裂处已经回缩的断裂血管，达到止血的目的，这是缝合子宫颈撕裂的关键。最末 1 针应距宫颈外口 0.5cm，不能缝至子宫颈的边缘，以免以后形成宫颈狭窄。延至子宫下段、阔韧带的撕裂，应行剖腹探查术，按子宫破裂处理。

（五）预防

（1）产前及产时向孕妇作产前宣教，宫口未开全时嘱产妇不要过早使用腹压、屏气用力，医务人员不要人为推压子宫底加大腹压。
（2）正确处理第 2 产程，避免发生滞产。
（3）严格掌握阴道助产指征，强调按操作常规进行阴道助产手术。宫口未开全时不应行阴道助产操作，如产钳、胎吸、臀牵引等。对于宫颈有病变的应适当放宽剖宫产指征。在进行产钳助产时，应由经验丰富的医师谨慎操作。术中为防止损伤，要注意手术技巧。放置产钳时应将引导手放在胎头与子宫颈之间，防止产钳夹住尚未开全的宫颈而造成宫颈的撕脱。牵引产钳时应按分娩机制缓慢牵引，牵引的力量要均匀，产钳不能左右摇晃。阴道助产后应常规检查子宫颈有无裂伤，发现裂伤立即缝合。

（4）正确使用缩宫素，防止宫缩过强，避免发生急产或胎头过快通过子宫颈。

三、会阴、阴道损伤修补术

除最浅表的会阴撕裂外，大部分会阴撕裂伴有阴道下段的撕裂，这种裂伤称为会阴阴道撕裂（colpoperineal laceration）。在分娩的过程中，由于胎先露对盆底的压迫，肛提肌向下、向外扩展，肌纤维伸长并与肌束分离，使会阴体的厚度由原来的5cm变为数毫米，同时阴道皱襞伸展、变薄、变长，因此会阴与阴道是分娩时最易损伤的部位。该病的提出可以追溯到希波克拉底年代。在过去的100年，随着医学的进步，在医院分娩常规做会阴侧切术，会阴撕裂的发生率也开始增加。在行会阴正中侧切，胎头吸引或产钳助产时常发生会阴撕裂。

（一）损伤原因

1. 胎儿原因　胎儿过大；胎先露异常；胎头以较大的径线通过产道，如持续性枕后位或面先露的胎位娩出；过期妊娠时胎头不易变形等均易导致会阴阴道的撕裂。胎头娩出过速时由于会阴与阴道没有充分地扩张，常导致会阴阴道的撕裂。

2. 产妇原因　如下所述。

（1）会阴体过长，或会阴体过于坚硬，缺乏弹性；或阴道狭窄，或会阴阴道有瘢痕等，会阴阴道均可因为在分娩时不能有效地扩长而在分娩的过程中产生撕裂。产妇年龄过小，尤其年龄<20岁的初产妇，阴道较紧，阴道撕裂的可能性较大。

（2）耻骨弓狭窄，伴骨盆的出口横径小，胎头在利用后三角时会阴体受压而过度伸展，也可造成会阴体的严重撕裂。

（3）产道轴方向不正常，如悬垂腹孕妇的子宫过度前倾；或曾经做过子宫固定术，子宫颈常向后、向上移，这些均可以造成阴道后穹隆过度伸展而撕裂。

3. 接产时处理不当　初产、第2产程长、会阴水肿易引起会阴阴道的撕裂；接产时未能很好地保护会阴或保护不当；不恰当的会阴切开，研究发现正中切开造成会阴阴道的撕裂概率大于会阴侧切；阴道助产操作不当，产钳助产撕裂会阴阴道的概率高于胎头吸引术；产时处理医师的经验很重要，如果为了节省人员不能准确确定接产时机，未能在产妇运用腹压时保护会阴，或帮助胎头俯屈不充分，或保护会阴不当，过分用力和连续压迫会阴，或在胎肩娩出前未能继续保护会阴，均能造成会阴阴道的撕裂。宫口未开全使用缩宫素导致宫缩过强，胎儿娩出过快，产道未能充分扩张，可以造成会阴阴道的撕裂。

（二）损伤类型

单纯阴道裂伤，不伴有会阴裂伤者很少见。会阴、阴道裂伤常成纵形，且多发生在会阴阴道口的正中。为了有助于评估和讨论损伤的程度，进行适当的修复处理以及研究工作的需要，构建了分类系统。在美国采用四级分类，欧洲则采用三级分类（欧洲的Ⅲ度撕裂与美国的Ⅳ度撕裂相当）。我国教科书根据会阴、阴道壁撕裂程度，采用Ⅳ度分类法。

Ⅰ度　会阴部皮肤和（或）阴道黏膜撕裂，出血不多。

Ⅱ度　会阴部皮肤及其皮下组织和（或）阴道黏膜撕裂，出血较多。

Ⅲ度

不完全撕裂　在Ⅱ度撕裂基础上，肛门括约肌筋膜及部分（不是全部）肛门括约肌撕裂。

完全撕裂　在Ⅱ度撕裂基础上，肛门括约肌完全撕裂。

Ⅳ度　累及直肠黏膜撕裂在内的完全性Ⅲ度撕裂。

（三）临床表现

胎儿娩出后，阴道有持续不断的鲜红色的血液流出，而子宫收缩良好者，应考虑软产道损伤的可能。可以通过阴道检查进行准确的诊断，并排除有无宫颈的撕裂。

(四)诊断

分娩后应常规行阴道检查,检查会阴切口上端有无延长、会阴阴道下段有无撕裂,如果有撕裂,应评估损伤程度,并警惕会阴阴道撕裂的同时伴有宫颈撕裂,甚或累及膀胱直肠的撕裂,以便尽早、及时修补。

(五)麻醉

会阴侧切或会阴阴道撕裂修复前应行麻醉,满意的麻醉效果和患者的配合对良好的暴露和正确的修复非常重要。将局部麻醉药注射入阴道黏膜、会阴、直肠括约肌内,可以提供良好的麻醉效果。会阴阻滞麻醉适合大多数的修复手术,是修复Ⅲ、Ⅳ度会阴阴道撕裂理想的局部麻醉,通过对阴蒂背部神经、阴唇神经和直肠下部神经的阻滞,对会阴正中和阴道下部产生良好的镇痛效果。研究发现利多卡因可迅速向胎儿传输,应在分娩前限量使用。对不能忍受在会阴阻滞麻醉下行撕裂修复手术者,可以选择静脉或硬膜外麻醉。采用硬膜外麻醉的产妇可以连续给药,可提供良好的麻醉效果。

(六)治疗原则

会阴阴道撕裂,常使盆底组织受损松弛,出血多、容易发生感染,应及时按解剖层次结构缝合修补。

(七)手术方法

1. Ⅰ度会阴阴道撕裂修复缝合术　Ⅰ度会阴阴道撕裂可能伴有阴蒂、尿道口周围、大小阴唇皮肤黏膜的损伤,处女膜环的断裂。Ⅰ度会阴阴道撕裂一般位置表浅,出血不多。修复时以处女膜缘作为恢复原来解剖关系的标志。处女膜环及阴道内黏膜用2-0可吸收线间断缝合,或酌情连续缝合。会阴皮肤用1-0丝线间断缝合或2-0可吸收线皮内缝合。

2. Ⅱ度会阴阴道撕裂的修复缝合术　Ⅱ度会阴阴道撕裂常致会阴浅横肌、深横肌,甚至达肛提肌及其筋膜受损。Ⅱ度会阴阴道撕裂常沿两侧阴道沟向上延长,导致蹄形裂伤,重则可达阴道穹隆。

(1) 暴露撕裂的部位:用阴道纱条上推子宫,填塞阴道上部,达到暴露和止血的目的,探明裂伤部位、深度并进行分度,弄清解剖关系。

(2) 缝合阴道黏膜:用2-0可吸收线间断缝合撕裂的阴道壁黏膜,或酌情连续扣锁缝合,缝合部位应超过顶端1cm。

(3) 缝合裂伤的肌层及皮肤黏膜下层:用2-0可吸收线间断缝合撕裂的肌层及皮肤黏膜下层。

(4) 缝合会阴皮肤:用1-0丝线间断缝合皮肤或2-0可吸收线皮内缝合。

3. Ⅲ、Ⅳ度会阴阴道撕裂的修复缝合术　Ⅲ、Ⅳ度会阴阴道撕裂致肛门括约肌断裂及直肠前壁撕裂,故应仔细检查撕裂的情况,弄清解剖关系。

(1) 缝合直肠前壁裂伤:用小圆针、2-0可吸收线作间断缝合,注意不穿透黏膜层。

(2) 缝合断裂的肛门外括约肌:用鼠齿钳将两侧肛门括约肌之断端提出,并向中线牵拉,见肛门周围皮肤呈轮状收缩,即用7-0丝线或12-0可吸收线"8"字缝合。

(3) 2-0可吸收线间断缝合直肠壁筋膜。

(4) 7-0丝线或2-0可吸收线间断缝合会阴体肌层(主要为肛提肌)。应注意不能使阴道口过度狭窄或缝合过紧,否则会导致性交困难。

(5) 2-0可吸收线缝合阴道黏膜。

(6) 2-0可吸收线缝合会阴皮下组织。

(7) 缝合皮肤(皮内连续缝合)。

(8) 术毕肛诊有无缝穿直肠黏膜,如有应予以拆除,以免发生肠瘘。

(9) 保留尿管,阴道压迫碘伏纱条24h后取出。

(八)注意事项

(1) 损伤缝合完后应取出阴道纱条,常规行直肠指检,检查直肠黏膜的完整性;测试肛门应力,肛周外观应为皮肤皱襞紧缩呈轮状。对探及的缺损应即刻进行撕裂的重新探查及二次修复。修补术后应进行完整的手术记录。其内容应包括对撕裂的详细描述，修复的简单步骤，修复术检查后的结论。例如"术后检查表明阴道撕裂修复完好，无活动性出血或血肿。直肠检查表明括约肌对合正常，无缺损及无可触及的缝线和直肠缺损"。术后保持会阴部的清洁，便后局部冲洗。Ⅳ度撕裂者给予肠蠕动抑制药，3~5d内进半流食，5d后服用润肠药以利排便通畅，保障伤口的愈合。术后3~5d拆线，Ⅳ度撕裂者便后拆线。

（2）会阴阴道的撕裂伤是各种类型阴道分娩的常见并发症，适当地止血、良好的组织对合以及防治感染，伤口可以良好愈合。修补术后最常见的并发症是血肿、感染、会阴脓肿、伤口裂开，以及直肠阴道瘘、肛门功能不全、性交困难等。清楚暴露、彻底冲洗消毒、按解剖层次快速对合尽量恢复解剖关系、消除无效腔和止血、注意判断肛门括约肌是否断裂并正确缝合断端、避免缝合穿透直肠，以及术后填塞阴道纱条压迫、加强防治感染，是预防各种术后并发症大的关键措施。

（九）预防

（1）产前发现软产道异常，如会阴阴道瘢痕、阴道纵隔、静脉曲张等，并评价阴道分娩风险。

（2）做好产前宣教工作，教会产妇运用腹压和进行深呼吸运动，配合接产者保护会阴。

（3）熟悉分娩机制，重视第二产程对会阴的保护。会阴坚硬缺乏弹性、会阴体长或胎头过大、先露异常者应做会阴切开。宫颈前唇长时间被压迫水肿者，高张性宫缩压力致产程进展缓慢者，静脉注射地西泮可加速宫颈扩张速度并消除宫颈水肿。会阴垫保护会阴，用纱布做成的垫盖住会阴，保护会阴时可增加手掌和会阴之间的弹性，不会影响阴体血液循环。当胎头拨露使阴唇后联合紧张时应开始保护会阴，宫缩时手掌大鱼际肌肉应向前上方托压，宫缩间歇手应放松，胎肩娩出后可不保护会阴，让胎体缓慢娩出。手术助产时如胎心无改变，可用1min的时间缓慢牵引，使会阴充分扩张，但时间不可过长，以免引起胎儿颅脑损伤。

（4）严格掌握缩宫素引产指征，禁止滥用缩宫素，静脉滴注时应严密观察子宫收缩情况，避免宫缩过强。产程中不用手法扩张宫颈。

（王玉青）

第四章

产科手术

第一节 剖宫产术

一、概念

剖宫产术是指妊娠28周后,切开腹壁与子宫壁,取出体重1 000g以上的胎儿及胎盘。

二、适应证

1. 产道异常 如下所述。
(1) 头盆不称:骨盆显著狭小或畸形;相对性头盆不称者,经过充分试产即有效的子宫收缩8~10h,破膜后4~6h胎头仍未入盆者。
(2) 软产道异常,瘢痕组织或盆腔肿瘤阻碍先露下降者;宫颈水肿不易扩张者;先天性发育异常。
2. 产力异常 原发或继发性宫缩乏力经处理无效者。
3. 胎儿异常 如下所述。
(1) 胎位异常:横位、颏后位、高直后位;枕后位或枕横位并发头盆不称或产程延长阴道分娩困难者。
(2) 臀位并发以下情况放宽剖宫产指征:足先露、骨盆狭窄、胎膜早破、胎头过度仰伸、宫缩乏力、完全臀位并有不良分娩史者、估计胎儿体重在3 500g以上。
(3) 胎儿窘迫:经吸氧等处理无效,短期内不能阴道分娩。
(4) 脐带脱垂:胎儿存活。
(5) 胎儿过大:估计胎儿体重>4 500g,可疑头盆不称。
4. 妊娠并发症和并发症 如下所述。
(1) 产前出血:如前置胎盘、胎盘早剥。
(2) 瘢痕子宫:有剖宫产史,前次的手术指征在此次妊娠依然存在或估计原子宫切口愈合欠佳者,以及前次剖宫产切口位于子宫体部;如曾做过子宫肌瘤剔除术且进入宫腔者,此次分娩方式亦应考虑剖宫产术。
(3) 妊娠并发症或并发症病情严重者:不能耐受分娩过程,应行选择性剖宫产,如妊娠并发严重的内科疾病(心脏病、糖尿病、肾病等)、重度子痫前期、肝内胆汁淤积症等。
(4) 做过生殖道瘘修补或陈旧性会阴四度撕裂修补术者。
(5) 先兆子宫破裂:不论胎儿存活与否均应做剖宫产术。
(6) 胎儿珍贵:如以往有难产史又无胎儿存活者,反复自然流产史、迫切希望得到活婴者,均应适当放宽剖宫产指征。
(7) 胎儿畸形:如双胎连胎。

三、术前准备

1. 选择性剖宫产术前 应做好以下准备：
(1) 符合剖宫产适应证，产妇于妊娠 39 周左右入院。
(2) 复查血尿常规、血小板计数及出凝血时间。
(3) 主管医师再次核对剖宫产适应证，核对预产期及胎儿大小，避免早产。
(4) 有妊娠并发症者，请有关科室医师会诊，提出术前、术中、术后注意事项，并做好充分准备。
(5) 注意保护性医疗，帮助产妇做好术前精神准备，向家属详细解说病情处理方针，手术并发症，并行手术签字。
(6) 一般采用连续硬膜外麻醉，特殊病例请麻醉科会诊，与麻醉医师商讨麻醉方式。
(7) 手术前一日配血：开医嘱常规准备剖宫产术，术前 6h 禁饮食。
(8) 去手术室前 15min 放置保留尿管。
(9) 在手术室腹部皮肤消毒前听胎心音，检查尿管是否通畅、新生儿保暖及抢救措施是否完善及灯光照明设施，麻醉时应给产妇吸氧，血压下降时应注意改变产妇体位，将子宫推向左侧，避免胎儿宫内缺氧。

2. 急症剖宫产术 有以下几点注意事项：
(1) 手术适应证由主管医师、住院总医师与病房主治医师共同确定。
(2) 决定手术后立即向家属交代病情、处理方案及手术中可能发生的并发症，并行手术签字。
(3) 决定剖宫产术后，产妇即禁饮食及口服药。
(4) 急查血常规、尿常规、血小板、出凝血时间、血型并配血。有感染倾向者，做阴道拭子细菌培养和使用抗生素预防感染。
(5) 送手术室前及手术前处理与选择性剖宫产术相同。

四、操作方法及程序

(1) 消毒步骤同一般腹部手术。
(2) 腹壁切口可采用下腹纵切口或下腹横切口。进入腹腔后，洗手探查子宫旋转、下段形成及胎先露高低。
(3) 在子宫下段膀胱反折腹膜交界处下 2~3cm 弧形剪开腹膜反折，剪至 11~12cm。用弯止血钳提起下缘，用手指钝性分离膀胱与子宫壁之间疏松组织，暴露子宫肌壁 6~8cm。
(4) 横行切开子宫下段肌壁约 3cm，用手指向两侧撕开子宫下段肌层宽约 10cm 后破膜，羊水吸出后，术者右手从胎头下方进入宫腔，将胎头慢慢托出子宫切口，助手同时压宫底协助娩出胎头。胎头高浮娩出困难时可产钳协助娩出胎头。胎头过低出头有困难时，台下助手戴消毒无菌手套，由阴道向上推胎头助娩。胎头娩出后立即挤出新生儿口鼻黏液。若为臀位，则牵一足或双足，按臀牵引方式娩出胎儿。单臀则不必牵双足，同头位娩出法娩出胎臀或牵引胎儿腹股沟，以臀助产方式娩出胎儿。
(5) 胎儿娩出后，助手立即宫底注射催产药 20IU。
(6) 胎儿娩出后，术者再次清理新生儿呼吸道，断脐后交台下。用卵圆钳夹住子宫切口的血窦。
(7) 胎盘可自娩，亦可徒手剥离，查胎盘、胎膜是否完整。
(8) 干纱布擦宫腔，用 0 号可吸收线连续全层缝合子宫肌层，注意两边对称。注意子宫收缩情况。
(9) 检查子宫切口无延裂，缝合处无出血后，不缝合膀胱腹膜反折。
(10) 洗手探查双附件有无异常。
(11) 缝合腹壁切口。

五、注意事项

(1) 应严格掌握剖宫产适应证。

(2) 切口位置、大小要适宜。

(3) 注意避免损伤膀胱：分层切开腹壁、腹膜、膀胱子宫反折腹膜、推膀胱时层次应分辨清楚。二次剖宫产膀胱粘连紧密，层次不清时，要注意仔细分离。

(4) 勿损伤胎儿：在切开子宫壁时应逐渐深入，勿一次切透。

(5) 注意出血：子宫下段横切口剖宫产时，由于该处肌壁薄，容易向两侧角撕裂，血管裂伤易出血。手术时应注意子宫右旋转的特点，防止切口偏于左侧。如有裂伤，一边吸血，一边用卵圆钳夹住裂口边缘，弄清解剖后迅速将出血点结扎或缝扎止血。

(6) 胎儿娩出后，子宫肌壁注射催产药20IU，台下静脉注入催产药10IU，若子宫收缩欠佳，可子宫肌壁注射欣母沛。

(7) 胎盘娩出后，交台下检查胎盘大小、完整性，胎膜完整性、脐带长度和脐血管数目。台上清刮宫腔，用热盐水纱垫擦净宫腔内容物，有感染趋向者做宫腔拭子细菌培养及抗生素敏感试验。

(8) 手术前宫颈口开张＜2cm者，卵圆钳通宫颈。

(9) 探查子宫及双附件，除外子宫肌瘤及附件囊肿。

六、术后处理

(1) 术后挤压子宫，观察阴道出血量、尿量。

(2) 回病房后监测生命体征，观察阴道出血量及尿道是否通畅。

(3) 去枕平卧6h，头偏向一侧，避免分泌物吸入。

(4) 腹部手术后常规护理及常规饮食。

(5) 保留尿管长期开放，次晨或24h后拔出。

(6) 鼓励产妇早期活动。

(7) 术后次日伤口换药，每日检查伤口。

(8) 48h后无大便者，用开塞露通大便（心脏病患者除外）。

(9) 术后第3日复查血尿常规。

七、术前谈话要点

1. 术中、术后孕产妇可能出现的常见情况　如下所述。

(1) 术中、术后有可能发生羊水栓塞，一旦发生可危及孕产妇生命。

(2) 术中遇胎头高或过低可导致出头困难，有时需产钳或吸引器助产，均易发生新生儿窒息、产伤等。

(3) 如有腹部手术史或腹腔炎、盆腔炎史等，腹腔内可能有脏器粘连，术中易损伤邻近脏器。

(4) 双胎、巨大胎、羊水过多、前置胎盘、胎盘植入等，术中及术后极易发生大出血，必要时切除子宫。

(5) 如有胎膜早破、感染，术后可发生伤口、宫内或其他部位感染。

2. 新生儿可能发生的情况　如下所述。

(1) 因受目前医学发展水平限制，部分胎儿畸形在产前不一定能发现，如果孕妇为高龄（＞35岁）、有病毒感染史、梅毒、糖尿病、羊水过少、羊水过多、胎儿宫内发育迟缓等，胎儿发生先天畸形概率高。

(2) 产妇并发胎膜早破，新生儿可能发生宫内感染、肺炎、败血症、硬肿等。

(3) 剖宫产儿综合征。

(4) 其他：①羊水三度浑浊，新生儿可能发生窒息及吸性肺炎，新生儿常规需转入新生儿科观察治疗。②产前发热，新生儿可能发生窒息及宫内感染；新生儿常规需转入新生儿科观察治疗。③早产儿自主生存能力低下，常规转新生儿科观察、治疗。

八、常见并发症及处理

1. 膀胱损伤 分为膀胱黏膜挫伤及膀胱肌层损伤两种。前者通常不需要特殊处理,可给予止血药1~2d。后侧应用3-0肠线间断缝肌层,避免穿透黏膜,术后持续导尿。
2. 出血 最常见而重要的并发症。分为术中出血(子宫切口出血、子宫收缩乏力或胎盘因素出血)、术后近期出血(子宫乏力、宫腔积血、胎膜残留或感染所致)及术后晚期出血(多与子宫切口位置不当、感染、坏死、缝线脱落等致切口愈合不佳有关)。寻找出血原因并积极对症处理。
3. 损伤子宫动静脉 子宫下段切口过大或未用手指延长切口而采用剪刀剪开。应仔细操作延长切口至合适的长度。
4. 输尿管损伤 多在缝扎子宫切口出血时损伤。缝扎部分输尿管者,拆除缝线即可,一旦发生输尿管瘘,应给予与抗生素控制感染,不能自愈者则在日后行手术处理。
5. 感染 在所有剖宫产术中,都应给予预防性广谱抗生素。
6. 羊水栓塞 重在预防。
7. 剖宫产儿综合征 主要是指剖宫产儿呼吸系统并发症。胎儿娩出后及时清理口鼻内液体。
8. 血栓-栓塞形成 术后要尽早活动,有高危因素的产妇更应在围术期采取合适的预防措施。

九、出院标准

(1)一般情况好,饮食及小便正常。
(2)术后恶露少,子宫收缩好,伤口Ⅱ/甲级愈合,血常规基本正常,体温正常。
(3)无其他需要住院处理的并发症。

十、随访指导

(1)紧急医疗指导:出现以下紧急情况需及时返院或到当地医院治疗。
1)切口渗液、红肿、裂开等。
2)血性恶露持续时间长并有异味。
3)发热、乳汁淤积、乳腺炎。
(2)腹部切口护理:保持切口清洁、干燥。
(3)饮食指导,指导乳腺炎的防治及如何观察护理新生儿。
(4)产后42d返院复诊。

十一、手术流程

剖宫产的手术流程,见图4-2。

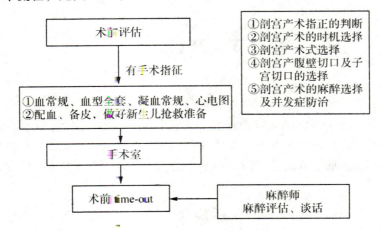

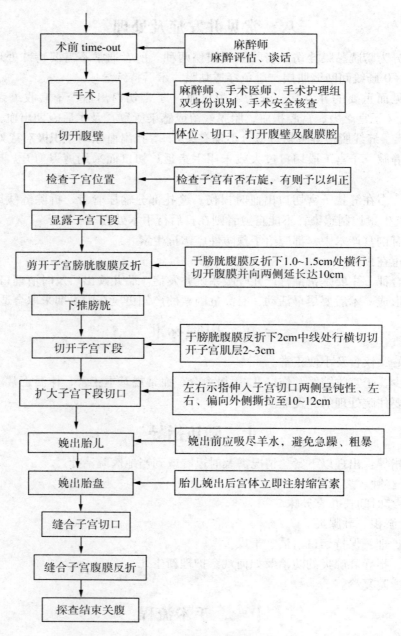

图4-1 剖宫产的手术流程

(王玉青)

第二节 产钳术

一、定义

产钳术是指使用产钳牵引胎头帮助胎儿娩出的手术。根据放置产钳时胎头在盆腔内位置的高低分为：①低位产钳，指胎头骨质部分已达骨盆底，矢状缝在骨盆出口前后径上。②中位产钳，指胎头双顶径已过骨盆入口，但未达到骨盆底。③高位产钳，指胎头尚未衔接，即双顶径未过骨盆入口。目前低位产钳较常用。

二、适应证

（1）第二产程延长：初产妇宫口开全已达2h，经产妇宫口开全已达1h，无明显头盆不称，胎头已较低,双顶径平面已达坐骨棘平面以下。

(2) 胎头位置不正:只能用于枕先露和臀位后出头困难者,如持续性枕横位及枕后位时手法回转有困难者或臀位徒手分娩后出头困难者。

(3) 产妇全身情况不宜在分娩时施用腹压者:如心脏疾病者,急性或慢性肺部疾病或其他疾病导致肺功能减退,重度子痫前期,重度肝、肾疾病、癫痫、精神分裂等精神、神经系统疾病,产妇高热,器官衰竭等及原发性高血压、动脉粥样硬化、妊娠高血压疾病等在产程中血压升高者,子痫或先兆子痫。

(4) 有剖宫产史或子宫有瘢痕者。

(5) 胎儿窘迫。

三、禁忌证

(1) 胎膜未破,宫口未开全。

(2) 胎头未衔接,明显的头盆不称。胎头双顶径未达到坐骨棘水平,胎先露在 +2 以上。

(3) 胎位异常,如颏先露、额先露、高直前位、高直后位及明显的不均倾位。

(4) 胎儿畸形,如脑积水、无脑儿、巨结肠、连体胎儿、胎儿巨大、畸胎瘤等严重畸形。

(5) 如胎儿已死亡应以保护产妇为主,可行毁胎术。

四、术前准备

(1) 术前评估,病情告知,签钳产手术同意书。

(2) 操作物品准备:无菌产包、产钳、术者及助手用品、新生儿复苏台。物品准备时应注意操作物品的包装完整性及使用的有效日期。

(3) 医务人员准备:"六步洗手法"洗手、戴口罩、帽子、穿隔离衣等。

(4) 通知新生儿科医师到场。

五、操作步骤

1. 体位及术前准备　膀胱截石位,外阴常规消毒铺无菌巾,导空膀胱。

2. 阴道检查　了解是否具备产钳的条件。产道是否异常,宫口是否开全,胎膜是否破裂,明确胎方位和胎先露。

3. 麻醉　一般情况下可采用阴部神经阻滞麻醉,特殊情况下可采用全身麻醉或硬膜外阻滞麻醉。

4. 阴道检查　麻醉、切开会阴后再做一次详细阴道检查,在颅骨受压重叠、头皮水肿的情况下容易误诊,因此,上产钳前需摸胎儿耳郭,耳郭边缘所指方向即为枕骨所在部位。

5. 放置左叶产钳　左手持左钳柄使钳叶垂直向下,凹面朝前。右手在阴道检查后不退出,置于阴道后壁和胎头间,将左叶产钳沿右手掌面于胎头与掌心之间,右手慢慢将产钳推送入阴道,右手大拇指托钳匙颈部协助,左手顺势向下,推送产钳,最后使左钳叶达胎头左侧耳前额部,并使钳叶与钳柄在同一水平位,在此过程中,右手逐渐退出阴道口,并有助手固定左叶产钳。

6. 放置右叶产钳　右手持右叶产钳如前,左手中、示指伸入胎头与阴道后壁之间,引导右叶产钳进入到左叶产钳相对应的位置,左手退出。

7. 扣锁产钳　如两钳叶放置适当,则扣锁吻合,钳柄自然对合,如果扣锁稍有错位时,可移动右叶产钳,以凑合左叶产钳。

8. 检查钳叶位置　伸手入阴道内检查钳叶与胎头之间有无产道软组织或脐带夹着,胎头矢状缝是否位于两钳叶的中间,胎儿的小囟门在产钳叶上缘一指处。

9. 牵拉　牵拉宫缩时合拢钳柄,向外、向下缓慢牵拉。当先露部着冠时,右手保护会阴,见胎儿额部露出阴道口时,可将产钳渐渐提起,使胎头仰伸。当双顶径娩出时,可先松开产钳并把右叶产钳取出,以减少产钳对母体软组织的损伤,随后左叶产钳随着胎头慢慢滑出。

10. 牵出胎体　按自然分娩机制娩出胎儿。

11. 娩出胎盘　娩出胎盘后，仔细检查宫颈及阴道有无撕裂，缝合会阴。

六、注意事项

（1）排空膀胱，听取胎心音。
（2）查清胎位。
（3）宫缩间歇期不宜扣锁产钳，减少胎头压力。
（4）牵引应顺产轴方向进行，不宜摇晃或暴力。
（5）助手注意保护会阴。
（6）如有枕横位或枕后位，应先转胎头再置产钳。
（7）放置应准确，避免夹伤胎儿。

七、常见并发症及处理

1. 新生儿严重头皮水肿　产钳术及胎头吸引术后，新生儿可产生轻度头皮水肿，48h内自然吸收。产钳操作时间长，旋转及牵引力较大或多次滑脱，均可造成严重头皮水肿。处理：①此类新生儿出生后要少搬动，给予维生素K_1 2mg肌内注射，1/d共3d。②擦伤及水疱部位涂以抗生素软膏预防感染。

2. 新生儿头部血肿　与新生儿头皮水肿原因相同，可分为帽状腱膜下血肿及骨膜下血肿。处理：①有头部血肿的新生儿出生后应少搬动，维生素K_1 2mg肌内注射，1/d共3d。②如血肿直径超过5cm，可酌情在出生24~48h后抽出积血，如抽出积血量达小儿体重1%时，应给予补充新鲜全血。③帽状腱膜下出血量较多，经止血、抽出、包扎无效时，应切开清除血肿。头皮穿刺点压迫0.5h左右，敷以纱布加压包扎6h。

3. 新生儿颅内出血　如胎头位置高、胎方位不正，牵引产钳或胎头吸引器使用时间较长或吸引器反复滑脱，均可引起颅内出血。处理：主要为止血、脱水、镇静、止痉及预防感染等。

4. 新生儿其他损伤　如产钳位置不正，钳匙尖压在耳根部，可引起面神经麻醉。轻者1周左右自然恢复，重者需要理疗；枕横位时若钳匙尖压在眶骨部，可发生眶骨骨折，甚至眼球脱出。钳匙尖如直接压在眼球上，可发生角膜后弹力层破坏，亦可发生眼球后出血，使眼球凸出，应立即以手指压迫眼球止血10min左右，并注射止血药，如眼球不再继续突出，表示出血停止。

5. 母体并发症　①软产道损伤：多见于宫颈和阴道撕裂伤及会阴Ⅲ度裂伤。产后应由外向内认真地检查，如有异常和裂伤，则应由内向外仔细修补、缝合。②血肿：软产道裂伤可发生出血，造成血肿。应及时发现，及早行血肿清除。③感染：由于阴道内操作多，会阴切口大或有裂伤，加之失血，抵抗力下降，感染机会增多，故术后应给予抗生素防治感染。

八、操作流程

产钳术的操作流程，见图4-2。

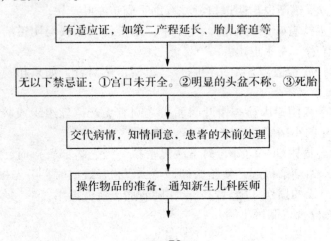

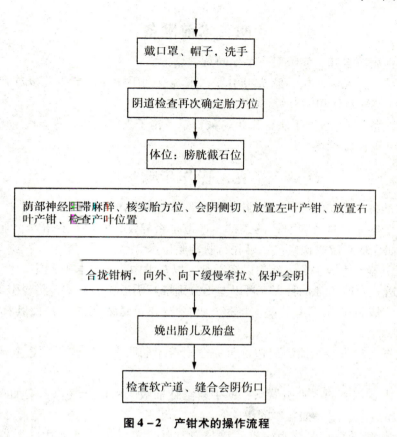

图 4-2 产钳术的操作流程

（王玉青）

第三节 吸引产术

一、定义

胎头吸引术是将吸引器外口置于露出的胎头上，再用注射器将吸引器内空气吸出，形成负压区，利用负压吸引原理，吸住胎头，配合宫缩，娩出胎头。

二、适应证

1. 缩短第二产程　因妊娠并发心脏病、妊娠高血压疾病、剖宫产史或子宫有瘢痕，不宜在分娩时屏气及有轻度胎儿窘迫者。
2. 第二产程延长　因持续性枕横位或枕后位、宫缩乏力等原因，可能或已经发生第二产程延长者。

三、禁忌证

（1）骨盆狭窄或头盆不称。
（2）颜面位、额位、高直位或其他异常胎位。
（3）严重胎儿窘迫。
（4）胎儿凝血功能异常。
（5）较早的早产。
（6）巨大儿。
（7）最近头皮采血者。

四、术前准备

（1）术前评估：病情告知，签吸引产手术同意书。
（2）操作物品准备：无菌产包、胎头吸引器、术者及助手用品、新生儿复苏台。物品准备时应注意操作物品的包装完整性及使用的有效日期。
（3）医务人员准备："六步洗手法"洗手、戴口罩、帽子、穿隔离衣等。
（4）通知新生儿科医师到场。

五、操作步骤

1. 体位及术前准备　膀胱截石位，外阴常规消毒铺无菌巾，导空膀胱。
2. 阴道检查　了解是否具备吸引产的条件。产道是否异常，宫口是否开全，胎膜是否破裂，明确胎方位和胎先露，如为枕后位或枕横位，可先行收转胎位术。
3. 放置胎头吸引器　将吸引器大端涂以润滑剂，以左手中、示指扩开阴道后壁，右手持吸引器柄，将吸引器杯口下缘送入阴道，触及胎头。再以左手分别推开阴道左、右壁，将吸引器杯口送入阴道，使其杯口缘触及胎头。最后推开阴道前壁，将整个吸引器杯口送入阴道，并使其杯口缘紧密接触胎头皮肤。
4. 检查放置位置　检查吸引器的周边是否完全附着于胎头上，确定无阴道壁或宫颈组织夹在吸引器与胎头之间。
5. 吸附胎头　术者双手固定吸引器头，助手以空针抽吸吸引器抽气口，增加吸引器头内负压，使吸引器牢固吸附在胎头上，钳夹抽气口的橡皮管。
6. 抽吸负压　术者用左手保持吸引器正确位置，开启电动吸引器或用注射器抽气，使负压约达40kPa（300mmHg），然后钳夹胶皮管，以保持胎头吸引器内负压。
7. 牵引及胎头娩出　宫缩时，单手握持胎头吸引器，按分娩机转，沿产轴先向外稍下方牵引，使胎头着冠后，逐渐向外上方牵引，使胎头仰伸，以最小径线娩出。胎头矢状缝如未与骨盆前后径一致时，在牵引过程中可助内旋转使胎头矢状缝转向中线。牵引时鼓励产妇向下屏气配合，无宫缩时暂停牵引，下次阵缩时再牵。
8. 卸除吸引器　胎头娩出后，迅速放开维持负压的止血钳，使负压消失，吸引器自然脱下。
9. 检查缝合　检查产道有无撕裂伤，常规缝合会阴。
10. 胎儿娩出后处理　胎儿娩出后处理基本同正常阴道分娩，但需仔细检查胎儿头皮有无肿块及其大小、部位，并做好记录与产妇家属沟通。

六、术后处理

（1）新生儿出生后要少搬动，并给予维生素 K_1 2mg 肌内注射，预防颅内出血。
（2）有较大产瘤、头皮损伤、头部血肿或颅内出血者应及时处理。
（3）如操作时间长，新生儿及产妇均应用抗生素预防感染。

七、注意事项

（1）胎头位置的高低是胎头吸引术成败的关键。在使用吸引器前，必须仔细查明胎儿高位，骨盆情况及宫口是否开全。
（2）胎头牵引时总的牵引时间通常<15min，如吸引器有2次滑脱即应改用产钳助产术。
（3）吸引器牵引是阴道试产的一种方法，在助产时如果没有明确的胎头下降的证据，应考虑其他方法助产，因为这种情况高度提示严重的头盆不称或倾势不均存在，需要加大牵引力或不能经阴道分娩。

八、操作流程

吸引产术的操作流程,见图4-3。

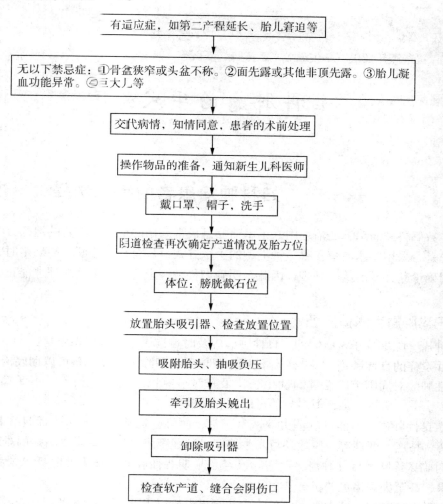

图4-3 吸引产术的操作流程

(王玉青)

第五章

妇科肿瘤的手术治疗

第一节 妇科肿瘤患者的手术选择

在绝大多数妇科肿瘤患者的治疗中，手术治疗是最常采用的也是最重要的治疗方法，当诊断确定之后，就应考虑是否采用手术治疗和哪一种类型的手术方式，甚至有时诊断不能确定时，也有必要及时探查性手术以明确诊断并及时给予处理，因此，明确妇科肿瘤患者的手术适应证才能正确地制订手术治疗方案。

（一）妇科肿瘤手术适应证

1. 良性肿瘤　除部分子宫肌瘤外，良性肿瘤应及时首选手术治疗，理由是：

（1）无并发症的良性肿瘤，一般身体健康，只要手术切除了肿瘤，是可以彻底治愈的。

（2）良性肿瘤对周围组织无浸润性生长，虽有时可有巨大包块、粘连、不活动，也可充塞盆腔，剥离而出血多，手术比较困难，但多数的可以顺利完成。

（3）多数良性肿瘤不可能自然消失或恢复正常，而且会逐渐增生长大，而且容易发生并发症，如破裂、蒂扭转、粘连、变性等，少数还可发生恶变。这些都将增加以后手术治疗的难度。

（4）有时临床诊断为良性肿瘤，而实际已经是早期恶性肿瘤，如未及时手术治疗和纠正诊断，可造成严重后果，甚至失去治愈的机会。

因此，妇科良性肿瘤，原则上一经确诊应及时手术，可以获得良好效果，患者能很快康复。

2. 恶性肿瘤　如下所述。

（1）临床期别：恶性肿瘤首先应明确临床期别，根据不同的临床期别或手术病理分期选择确定不同的手术治疗方案，而且根据不同性质的肿瘤，选择手术治疗有很大的差异性。

子宫颈鳞癌：多年来公认，临床早期是手术适应证，Ⅰa～Ⅰb为主，个别情况下Ⅱa仍可以考虑手术，至于Ⅱb则是极个别特殊的情况下才能考虑手术，多数采取放化疗。但目前在新辅助化疗实施后，特别对中青年尚未绝经的Ⅰb2～Ⅲb期患者，均可在新辅助化疗1～2个疗程后，对评估有效者施行广泛子宫切除术。

子宫内膜癌：Ⅰ～Ⅱ期均是手术适应证，个别情况下Ⅲ期仍可考虑手术。

卵巢恶性肿瘤：Ⅰ～Ⅲc期均是手术适应证，并进行手术病理分期，而且临床最多见为Ⅲb及Ⅲc期患者及个别Ⅳ期，均应积极进行手术治疗，然后再辅以化疗。

外阴及阴道癌：Ⅰ～Ⅲ期均应考虑手术治疗，如手术过于广泛，可同时作外阴、阴道成形术。

绒毛膜癌及侵蚀性葡萄胎：Ⅰ～Ⅳ期原则上考虑化疗为主，对有出血，穿破危险，或顽固性耐药局限病灶，也可手术治疗，并在手术前后继续化学治疗。

确定各肿瘤的临床期别的原则相同，唯绒毛膜癌及侵蚀性葡萄胎出现肺转移，仍定为Ⅲ期，这与其他肿瘤不同。因绒毛膜癌及侵蚀性葡萄胎发病早期就极易转移到肺，而肺转移患者并不意味为癌症晚期，而且采用化疗有很高的治愈率，因此Ⅲa及Ⅲb期仍是手术化疗适应证并可能治愈。卵巢恶性肿瘤

Ⅲc期仍是手术适应证,因为多数卵巢恶性肿瘤向腹腔扩散是癌细胞的散落种植于腹腔脏器浆膜表面,一般比较表浅,可以手术剔除,起到癌细胞减灭作用,在此基础上,化疗有较好效果的可能性,同时多数卵巢恶性肿瘤对放射治疗不敏感,且腹腔脏器对放射的耐受量较低。因此对多数Ⅲc的卵巢恶性肿瘤不应放弃细胞减灭术的可能性。而子宫颈癌是由宫颈向宫颈旁各组韧带的深部浸润性生长,Ⅱb期侵入宫旁或主韧带,更晚期患者手术对有切入癌组织的危险,极易促成盆底浸润和远处扩散转移的可能。长期以来临床资料显示,子宫颈癌多数是鳞状细胞癌,对放疗敏感,而且盆腔脏器对放疗有较高耐受性,所以Ⅱa期以上子宫颈癌的放射治疗可以取得很好疗效。因此,子宫颈癌的手术治疗限制在早期病例。但近20年来的临床流行病学调查统计发现,宫颈癌患者逐步年轻化,而且鳞状细胞癌发病减少,腺癌上升,患者对治疗后生活质量要求提高迫切,特别是新辅助化疗实施使一些晚期宫颈癌病例在化疗后仍可手术,保留了患者卵巢和阴道功能。因此,宫颈癌的根治性手术治疗已不再限制在Ⅱb之内,已成为共同关注的问题。

(2)全身情况:一般妇科恶性肿瘤的手术范围较大,手术时间长,麻醉面宽,出血和输血、输液量较大。所以要求患者术前患者全身情况基本正常,如无重度贫血,肝、肾、肺功能正常,估计能承受手术并能在手术后恢复,否则,要在术前纠正和改善以上不良情况后才能手术。

(3)患者年龄:一般情况下年龄越大,体质越差,且伴发心、脑、血管病较多,手术适应证减少。近20年来,由于麻醉、监护、输血和输液技术的迅速发展,而且高龄妇女越来越多,使手术对象的年龄不再成为主要限制,对70岁以上的肿瘤患者仍可选择手术治疗。而对年轻的肿瘤患者,更是要首先考虑手术治疗,以保留卵巢功能和阴道功能,使其在治愈后恢复正常的健康生活。

(4)激素受体:除病理诊断外,妇科恶性肿瘤组织应同时送雌、孕激素受体(ER、PR)检测,特别是乳腺癌和子宫内膜癌应作为常规。ER、PR阳性者,手术预后好,复发及转移少。ER、PR阴性者相反。因此,测定激素受体可帮助制定手术方案,并决定是否辅以内分泌治疗。

(5)患者态度:患者的心理状态和对手术的理解程度对确定手术也十分重要,保证患者和家属的知情权。如果患者对手术十分惧怕,必须给以充分解释,消除恐惧心理,才能进行手术。另外,对手术的理解不正确、不合作,如对术中可能的肠切除、肠造瘘不接受,医师则不可以进行彻底手术,因为在某些复杂的手术情况下,为了彻底切除肿瘤而损伤肠道,膀胱是难以避免的,如果没有充分的理解和合作,医师是不能施行手术的。

(二)妇科肿瘤手术的禁忌证

1. 临床期别 如果病情已经晚期,出现肺转移(绒毛膜癌及侵蚀性葡萄胎除外)、肝实质转移、脑转移或全身广泛转移时,手术已不能切除瘤块而可能促使扩散或加速病情发展,应改选其他治疗方法。卵巢癌、子宫内膜癌、外阴癌,已达临床Ⅳ期才不宜手术,应选择其他治疗。

2. 肥胖 肥胖患者可以造成手术极其困难,一方面手术野暴露不良,深部操作不易,同时盆腔腹膜也积聚较多脂肪,使手术操作难于顺利施行。且容易发生出血,一旦出血,止血也很困难。术后病率较高,容易发生感染和其他术后并发症。所以,过度肥胖患者曾被认为是手术禁忌证。判定肥胖的标准如下:

(1)比体重计算法

比体重 = 体重(kg)/身高(cm)

0.25~0.35为正常范围;若超过0.35,手术较困难;0.4以上,预计手术会十分困难。

(2)肥胖系数计算法

肥胖系数 = [体重(kg) + 1/2腹围(cm)]/身高(cm)

0.45~0.55为正常范围;若超过0.55,手术较困难;0.6以上,手术将十分困难。

但是,随着近代麻醉学的发展,如果能有较好的麻醉监测,满意的腹壁切口的松弛和特殊的手术器械,手术者良好的手术技巧和丰富的手术经验,有时比体重超过0.4,肥胖系数超过0.65,也可能顺利地完成手术。因此,肥胖因素在当前是相对禁忌证,作为确定手术治疗的参考条件。

3. 全身情况及并发症 如果患者身体衰弱,重度贫血或心、肺、肾、肝等任一脏器功能不足,均需结合所要施行的手术来全面考虑。如手术较大则不能进行手术治疗，如虽有严重并发症，但手术范围不大，仍可考虑手术。如卵巢癌手术则可分二步进行，可先行肿瘤细胞减灭术，待一般情况好转后，行二次探查时再行淋巴清扫术。

如果患者患有乙型肝炎或HIV阳性，仍可按病情施行手术，但需对施术人员有一定保护措施，如术时戴面罩、术前后注射疫苗等。

4. 心理状态不稳定或对施行手术治疗不理解　当患者心理状态不稳定，对施行手术和术中可能发生的意外不理解不接受时，需进一步做好思想工作，充分听取意见并解释说明，如能欣然接受时，方可安排手术。特别对一些可能发生的严重并发症，如术中失血、脏器损伤或可能行肠切除及腹部人工肛门的手术，术前必须由患者本人同意并签字后，方可施行手术。

（三）妇科肿瘤手术特点

（1）由于某些妇科恶性肿瘤的扩散及浸润波及阴道、盆腔或腹腔，如阴道癌、外阴癌、复发宫颈癌等，则需行盆腹腔或会阴联合手术。卵巢恶性肿瘤手术由于手术范围广泛，手术时间较长，故在麻醉、手术体位，手术人员分组安排上都要有特殊考虑和准备，才能使手术顺利进行。

（2）在多数情况下，腹腔恶性肿瘤扩散或转移即已失去手术机会，但对卵巢恶性肿瘤则是例外，因卵巢恶性肿瘤在腹腔的扩散、种植是表浅的，可以用锐分离法剥除，甚至在肠、肝、腹膜等表面也可局部切除，减少瘤体体积，有利于术后化疗消灭残存瘤灶，常可收到较好临床效果。因此，不可因卵巢恶性肿瘤已属Ⅲ期，腹腔广泛转移或伴有腹腔积液而放弃手术治疗。对有肺、肝转移或在多次化疗后有耐药患者，也可以手术切除局部病灶，术后化疗可以取得很好疗效。

（3）多数妇科恶性肿瘤手术时，除应广泛彻底切除瘤灶外，还要系统地、完整地清扫肿瘤区域淋巴结，一般要清扫腹股沟浅、深淋巴结群，盆内淋巴结群包括髂总、外、内淋巴结和闭孔淋巴。有的手术要清扫腹主动脉旁淋巴，而淋巴引流是沿着血管鞘膜分布于各组淋巴管及淋巴结群的，因此，术者要详细了解盆、腹腔的腹膜后解剖，尤其是盆腔血管及腹主动脉，下腔静脉及其主要分支的解剖关系和从血管壁剥离淋巴组织的手术技巧。

（4）手术者必须熟悉普外、泌尿外科的基本知识和操作技术。术中应准确地判断肠管、输尿管、膀胱的损伤是否可以避免；如必要施行部分肠管、输尿管、膀胱切除时，则应同时行修补、吻合术。

（5）妇科肿瘤手术范围较广泛，剥离面广，失血量较多，而且可能在术后创面继续渗血较多，因此，术中应仔细结扎活动出血点，对弥漫性渗血则用热盐水纱布压迫并同时用凝血药物如立止血、凝血酶等，一般可由静脉推注1~2个剂量后再静脉内滴注，也可局部注射，可以起到有效地止血作用。在关闭盆腹膜前，最好留置1~2条引流管，经阴道或腹壁引出，可以观察术后渗血量以便处理，并减少术后感染。

（6）如术中损伤血管引起猛烈出血，一般是髂静脉或盆底静脉丛出血，应沉着、冷静、准确地用纱布或手指压迫出血点，以无损伤止血钳或无损伤小卵圆钳夹住出血点或血管破口，进行止血。再用4-0无损伤缝合针以"8"字缝合出血点止血。盆底静脉丛出血十分猛烈，不能辨清出血点或有几个出血点，则压迫后，在出血点周围作环形几个8字缝合，才能止血。如仍然不能止血且出血已较多时，不宜继续钳夹出血点，否则可引起血管破口扩大或损伤更多血管，更难止血而造成严重后果，可用纱布压迫延长至30~60分钟后，用上法缝合止血。如仍不能止血时，可在压迫后立即结扎双侧髂内动脉，此时一般后腹膜已经打开，可迅速找到髂内、外动脉分叉处，仔细游离髂内动脉1~2cm，避免损伤下侧方的静脉，然后，以7号粗丝线结扎2次，近心端结稍松，远心端结打紧，可防止动脉瘤发生。有时尚须作腹主动脉阻断10~15分钟，在此期间，出血量可明显减少，有利于准确找到出血点，缝合止血。如以上结扎阻断血管均不能止血时，可用纱布填塞压迫止血，关腹，术后3天取出纱布。

手术中出血较多时应及时补血，避免发生DIC凝血机制紊乱，再补血时已难以挽救。此外手术中血液回收仪的使用，除卵巢癌手术之外，均可使用。

（胡　争）

第二节　妇科良性肿瘤的手术原则

妇科良性肿瘤可以发生在外阴、阴道、子宫颈、子宫、输卵管和卵巢。但最常见的妇科良性肿瘤为子宫肌瘤和卵巢良性肿瘤。

首先应对妇科各部位发生的肿瘤给以准确的诊断，如果确诊为良性肿瘤，再决定治疗方案。多数的妇科良性肿瘤，通过临床检查或实验室检查即可确诊。有的需要B超检查，局部活组织检查确诊。最常见又容易确诊的是子宫肌瘤。而卵巢良性肿瘤则不容易被确诊，常需有经验的医师检查及结合其他检测技术才能确诊，有的病例甚至要经剖腹探查或腹腔镜检查才能确诊。

（一）外阴良性肿瘤

可行局部切除，一般情况下切口单纯缝合即可。如估计切口较宽、创面较大，缝合有困难时，应在术前设计减张切口以利缝合或同时行皮瓣移植术。

（二）阴道良性肿瘤

阴道良性肿瘤多为阴道壁囊肿，应尽可能切开阴道壁完整剥除，但有时伤及阴道血管而出血较多，而且囊肿位置较高或已达穹隆时，手术剥除时要注意避免输尿管的损伤。一般经阴道手术操作则可，但如囊肿延伸向上则需开腹联合阴道操作，以避免损伤及减少出血量。如估计手术剥除困难或其他原因不宜作如此创伤较大的手术，也可行经阴道囊壁开窗术以减轻症状。

（三）子宫颈良性肿瘤

宫颈良性肿瘤最常见为肌瘤，如可见或查得根蒂，则可经阴道切断根蒂，缝扎断端即可。如为宫颈管肌瘤，也可经阴道钳夹根蒂，取出肌瘤后结扎根蒂断端或保留血管钳24~48小时后撤出，1周后再作刮宫术。所有手术切除或刮宫标本，均应再送病理检查。如子宫颈肌瘤为壁间性，或向宫颈旁膨胀性生长，或同时伴有子宫多发性肌瘤，则应经腹手术。

（四）子宫肌瘤

子宫肌瘤的治疗，可以采用手术治疗或非手术治疗。因为子宫肌瘤是属于内分泌依赖性良性肿瘤，其瘤组织可检测出丰富的雌激素受体（ER）和孕激素受体（PR）。因此，内分泌治疗对多数子宫肌瘤患者有明显效果。特别是已进入更年期的妇女，症状不严重，子宫体壁间或浆膜下肌瘤患者，可以考虑非手术的内分泌治疗或定期观察即可，待其绝经或人工绝经后肌瘤可进一步萎缩，症状好转而达到治疗目的。但以下几种子宫肌瘤应考虑手术治疗：①黏膜下肌瘤；②子宫颈肌瘤；③阔韧带肌瘤；④多发性肌瘤，症状显著；⑤巨大肌瘤（超过孕3个月大小）；⑥生长变化迅速的肌瘤。

子宫肌瘤的手术原则为子宫全切除术，同时也可根据患者的年龄及对生育要求的态度等具体情况，行子宫大部分切除或肌瘤剔除术。一般对年龄超过40岁，无生育要求者应行子宫全切或大部分切除术。如果为年龄在40岁以下或要求生育者可行保守性手术，剔除肌瘤，保留子宫。对阔韧带或宫颈肌瘤的手术方式，应先切开肌瘤被膜，分离并挖出肌瘤后再作子宫切除，可以避免损伤输尿管的危险。保留子宫的肌瘤剔除术，最好是单个肌瘤或少数肌瘤，如剔除较多的肌瘤而保留损伤过多的子宫，特别是已穿通子宫腔的子宫，意义不大，还可能带来如子宫内膜异位症等不良后果。

如需手术切除的子宫没有明显的盆腔炎症粘连，则可经阴道子宫切除术，以减少对患者的损伤，并且可较快恢复。经腹手术者也可作下腹横切口，以利术后恢复。

子宫肌瘤手术时，可以保留卵巢，视患者的年龄或月经情况而定，一般在50岁以前或月经尚正常者，我们主张至少保留一侧卵巢，以维持内分泌需要，延迟因手术而造成更年期的提前到来。

近20年来，不少报道以腹腔镜下切除子宫肌瘤或子宫切除，其优点是创伤小，手术后恢复快。

所有子宫肌瘤的标本均应及时送病理检查，特别对增生较快的肌瘤，要考虑有恶变的可能，必要时在术中切开肌瘤标本剖视，可疑时需立即送病理冷冻切片以明确诊断，对可疑的肌瘤不宜作肌瘤剔除术，因为对子宫肉瘤（恶性）或交界性肌瘤，均应行广泛子宫全切或次广泛子宫切除，同时切除双侧卵巢。

(五)卵巢良性肿瘤

凡诊断为卵巢肿瘤者,首先应确定是否良性或可疑恶性,只有明确性质后才能确定手术原则。一般情况下,如符合以下几点多为良性肿瘤:①囊性,常为单侧;②边界清楚,活动度好;③生长缓慢,无明显症状。

因卵巢肿瘤在术前不易确诊,即使辅以 B 超检查,甚至腹腔镜也不能绝对排除有恶性的可能。而且,卵巢肿瘤一旦发生,就不能停止生长或自行萎缩。因为绝大多数卵巢肿瘤,不论良性或恶性,均很少是内分泌依赖性,即不受内分泌变化的影响。不仅如此,即使是良性肿瘤,也很容易发生并发症,如肿瘤蒂扭转、破裂等形成急腹症而就医,造成治疗的被动与困难。因此,我们认为,卵巢良性肿瘤的治疗原则和子宫肌瘤有很大的不同,即卵巢肿瘤经确诊,即使为良性,也应尽可能地安排手术切除,不能观察或考虑其他非手术性保守治疗,因为手术是唯一的治疗选择,手术不仅可切除肿瘤,而且可以最后确诊,以决定是否需要扩大手术范围或辅以其他治疗。任何形式的"观察"、"药物治疗"或其他非手术治疗都可能带来危险和严重后果。而在诊断为良性卵巢肿瘤后,做好各项术前准备,择期进行手术切除,一定会是最安全、效果最好、恢复最快的结果,也就是对卵巢良性肿瘤治疗最好的选择。

卵巢肿瘤的手术切口除非手术前确诊为良性肿瘤,否则不能选择下腹横切口,都选用纵形腹直肌旁切口,以利于探查全腹腔,排除恶性肿瘤。如术中发现可疑或确诊恶性,即应按卵巢恶性肿瘤原则进行手术。

卵巢良性肿瘤的手术方式如下:

(1) 如年龄在 50 岁以下,尽可能保留健侧卵巢。经剖视正常及送活组织检查后,决定保留。

(2) 青年患者双侧卵巢肿瘤如成熟性畸胎瘤等,则应仔细将肿瘤完整剥除,将保留之卵巢皮质层缝合形成新的卵巢。既剥除双侧卵巢肿瘤又保留双侧卵巢,这对 30 岁以下的青年患者特别重要。

(3) 如果切除双侧卵巢,则最好行子宫全切术。

(4) 也可在腹腔镜下行囊肿切除术,但必须严格注意囊液不能流入腹腔。

(5) 不主张经阴道或经腹穿刺囊肿、抽吸囊液后注入药液或硬化剂治疗良性卵巢肿瘤。因为效果不佳,而且极易引起术后粘连、种植等并发症,造成以后的治疗非常困难。

(6) 如果患者已达更年期年龄(50 岁以上),可行双侧卵巢及子宫切除术。

(7) 术后虽确诊为良性卵巢肿瘤,但患者有癌症家族史,或患者本人曾患乳腺癌、肠癌等,该患者属高危人群,应同时行双侧卵巢及子宫全切术。

所有卵巢肿瘤手术,均需在肿瘤切下后,立即剖视检查,有任何可疑处均需立即送冷冻活组织检查,等待结果明确后再决定手术范围。如术中诊断良性肿瘤,术后病理报告为恶性,则应在得到报告后立即安排进行再次手术,按恶性卵巢肿瘤手术原则处理。

以上卵巢良性肿瘤手术,也可采用腹腔镜手术。

(胡 争)

第三节 妇科恶性肿瘤的手术原则

(一)手术切除范围的确定

1. 外阴癌 切除病灶周围皮肤 2~3cm,根据前哨淋巴结的情况决定是否清扫腹股沟浅、深淋巴结群,如果腹股沟深淋巴结阳性,则需清扫盆腔淋巴结。

2. 宫颈癌 需切除子宫、宫颈,各组韧带(骶、主、阔、圆及膀胱宫颈韧带)及部分阴道,并根据年龄保留一侧或双侧卵巢,同时清扫盆腔淋巴结群(髂总、外、内、闭孔及深腹股),如髂总淋巴结阳性,则需清扫腹主动脉旁淋巴结群到肠系膜下动脉水平。

3. 子宫内膜癌 需切除子宫、宫颈。除早期病例外,切除双侧卵巢及输卵管。清扫盆腔各组淋巴结群及腹主动脉旁淋巴结群至肠系膜下动脉水平。

4. 卵巢恶性肿瘤　除少数情况外，均需切除子宫及宫颈，双侧卵巢及输卵管，切除膈肌腹膜面转移灶，大网膜及阑尾，切除盆腹腔一切转移、种植瘤块，必要时部分切除受累的脏器如部分胰腺，肠管，输尿管或膀胱。同时清扫盆腔及腹主动脉旁各组淋巴结群至肠系膜下动脉水平。如果手术范围太广、出血量多，可以考虑淋巴结清扫术在第二次手术时进行。

（二）手术切口选择

（1）最常采用为旁正中切口，必要时可由下腹延长至上腹剑突下，多用于卵巢恶性肿瘤，这种切口可以充分暴露盆腔和探查上腹部及膈下。

（2）下腹髂耻横弧形切口，可用于盆腔良性肿瘤，如用于宫颈癌时可切断部分腹肌以充分暴露盆腔。怀疑卵巢恶性肿瘤者可不用此切口。

（3）外阴切口用于外阴癌，可有几种不同切口：

1）单纯外阴切除用于早期癌。

2）外阴广泛切除切口加双侧腹股沟纵形切口，用于外阴癌及腹股沟淋巴结清扫术。

3）外阴蝶形切口已不再应用。

（4）经阴道广泛子宫切除术的会阴部辅助切开术（Schauta 会阴切开）已不再应用。

（5）阴道癌的腹、会阴联合切口。

（6）盆腔肿瘤或后腹膜外肿瘤，有时用骶骨切迹（后）切口。

（三）患者手术姿势的固定

（1）平卧位：头低足高位。

（2）平卧位：骶部抬高位以暴露深部盆腔手术野。

（3）截石位：挂腿或吊腿固定。

（4）蛙式位：适用于会阴及腹股沟浅淋巴结清扫术或会阴、下腹联合手术。

（四）几种广泛性手术的概念

1. 外阴广泛手术　切口距癌灶 2~3cm，深度达会阴浅肌层，必要时切除部分尿道。常同时切除腹股沟浅淋巴。

2. 阴道广泛手术　切除全阴道及阴道旁 3~4cm，全子宫切除，根据情况保留一侧或双侧卵巢。如病灶已侵及膀胱则行膀胱部分或全切除，行输尿管移位或代膀胱术。如侵及直肠则行直肠部分切除吻合或腹壁结肠造瘘术。淋巴清扫术同外阴广泛术。

3. 次广泛子宫切除术　如下所述。

（1）子宫广泛切除术Ⅰ型（筋膜外子宫切除术）：宫颈病变Ⅲ或宫颈早期浸润癌Ⅰa1：按常规切除子宫，处理圆韧带，保留双侧卵巢，不需游离输尿管，距子宫颈 1cm 处在输尿管内侧切断子宫动脉，切除骶韧带浅层、主韧带阴道旁各 1cm，阴道 1~2cm，不需清扫淋巴。

（2）子宫广泛切除术Ⅱ型（次广泛子宫切除术）

1）滋养细胞肿瘤（绒毛膜癌、侵蚀性葡萄胎）：如卵巢动静脉怒张疑有癌栓者高位游离、结扎、切断，特别是子宫旁的宫旁静脉丛切除，游离输尿管，从子宫动脉交叉向下 3~4cm 在输尿管内侧游离并切断子宫动脉。骶浅层韧带、主韧带、阴道旁分别切除 2cm，切除阴道 2cm。

2）宫颈早期浸润癌（Ⅰa2期）：按常规切除子宫，处理圆韧带，保留双侧卵巢，切除阔韧带 2~3cm，游离输尿管从子宫动脉交叉向下 3~4cm，在输尿管内侧游离并切断子宫动脉，切除骶韧带浅层、主韧带阴道旁各 2cm，阴道 2cm。

4. 广泛性宫颈切除术　是近十年来兴起的一种治疗宫颈癌的新的手术方式，它的最大优点是治宫颈癌的同时可以保留患者的生育功能，随着宫颈癌的发病渐趋年轻化，这种手术越来越受到临床的关注，被视为 21 世纪宫颈癌手术的发展标志。广泛性宫颈切除术于 1994 年由法国的 Dargent 首次提出，该手术范围包括腹腔镜下淋巴清扫术及广泛性宫颈切除术（laparoscopic vaginal radical trachelectomy, LVRT）。先在腹腔镜下行淋巴清扫术，切除的淋巴送冷冻病理，如病理阴性则进行广泛性宫颈切除术。

手术要切除部分阴道和穹隆、近端部分主韧带及80%宫颈，留下的宫颈术中也要进行病理检查，确定已无癌细胞残留。最后对保留的宫颈进行环扎，并将剩下的宫颈和阴道进行缝合衔接。这种手术对技术要求很高，必须由很好掌握了腹腔镜手术技术和妇科肿瘤知识的妇科肿瘤专家来实施。Rodriguez报道经腹腔宫颈广泛的淋巴清扫术。认为具有经腹广泛子宫切除术经验的医师均可施行，切除范围比腹腔镜更为理想，而且并发症低于腹腔镜手术者，3例患者中1例在术后一年39周妊娠分娩。我国和欧美国家已经开展。

5. 广泛性子宫切除术Ⅲ型　即典型、标准的广泛性子宫切除术，使用最多的广泛子宫切除术式，适于子宫颈浸润癌Ⅰb～Ⅱa期及子宫内膜癌Ⅱ期。包括以下操作：①保留单侧或双侧卵巢，中位切除卵巢动、静脉，子宫内膜癌不保留卵巢。②切开阔韧带，游离输尿管从子宫动脉交叉向上2cm、向下4～5cm，输尿管外侧近髂内动脉处分离切断子宫动、静脉。分别切除骶韧带浅层、深层3cm——盆底，于输尿管外侧近盆壁处切除主韧带3cm——盆壁。切除阴道旁3～4cm，阴道上1/3。③同时进行盆腔及（或）腹主动脉旁淋巴清扫。

6. 广泛性子宫切除术Ⅳ型　使用较少，用于宫颈癌Ⅱb或Ⅲb化疗后患者，操作同Ⅲ型手术，但骶、主韧带均在盆底、盆壁切除，同时切除腹下动脉，阴道上端1/2，同时进行盆腔及（或）腹主动脉旁淋巴清扫。

7. 广泛性子宫切除术Ⅴ型（盆腔廓清术）　适于宫颈癌放疗后中心性复发，宫颈癌Ⅳa期以及某些晚期阴道癌、子宫肉瘤、卵巢恶性肿瘤，病变限于盆腔者。包括以下操作：①探查无盆腔壁浸润受累后，靠盆底和盆壁处行子宫广泛切除，如膀胱受累，同时切除膀胱，作输尿管、回肠或者结肠移植代膀胱术。②如直肠已被侵犯距肛门<4cm，同时切除受累直肠行乙状结肠造瘘术。③如膀胱直肠均已被侵犯，则同时切除受累膀胱及直肠，行输尿管、回肠移植代膀胱及乙状结肠造瘘术。④游离左侧带血管大网膜铺盖盆底。⑤酌情采用双侧大腿内侧带血管股薄肌皮瓣行阴道成形、盆腔充填术。

（五）淋巴清扫的范围和原则

妇科恶性肿瘤多数易发生淋巴转移，因此，仅施行广泛性切除或肿瘤细胞减灭术是不够的，还应根据情况行相应的淋巴清扫术。

滋养细胞肿瘤（绒毛膜癌、侵蚀性葡萄胎）不管临床期别早晚极少向淋巴转移，故手术时不需作淋巴清扫。

子宫颈癌、子宫内膜癌的早期（Ⅰa1期），没有侵犯穿破上皮基底膜，或仅在基底膜下3mm，因而理论上不应侵犯淋巴管而极少发生淋巴转移，所以上述期别的患者，可以不作淋巴清扫术。

子宫颈癌Ⅰb以上及子宫内膜癌Ⅱ期，有较大的可能性侵及淋巴管而发生淋巴转移，所以应常规行淋巴清扫术。外阴、阴道因位于血管淋巴管丰富部位，很易发生转移，所以应行淋巴清扫术。近20年研究表明，卵巢恶性肿瘤随期别上升，发生淋巴转移明显增加。据吴葆桢确定，卵巢癌淋巴转移有一定规律性，因此，过去认为卵巢恶性肿瘤不经盆腔淋巴转移，或者高位淋巴转移，因而不需淋巴清扫的概念已经改变，现多数学者认为，卵巢恶性肿瘤均应行盆腔及腹主动脉旁淋巴清扫术，是提高生存率和减少复发的重要措施。而且卵巢恶性肿瘤仅管术中探查为单侧、包膜完整，视为Ⅰa1期，但从手术病理分期要求，仍需作淋巴清扫术，只有全部淋巴病理检查阴性，才能确诊为Ⅰa期卵巢癌。女性生殖器官各部位发生的肉瘤，虽然为恶性病变，极易发生局部浸润、破坏。虽然多发生血循环转移而较少发生淋巴系统转移，但除早期病例外，也应作淋巴清扫术。

1. 淋巴清扫的范围　应以癌灶的淋巴引流区域为准，分别叙述如下：

（1）外阴癌：清除双侧或单侧腹股沟浅淋巴结清扫术，保留大隐静脉。

（2）阴道癌：下1/3阴道受累者，与外阴癌同。上1/3阴道受累者与宫颈癌同。中1/3受累者可同外阴癌和宫颈癌。

（3）宫颈癌：清除双侧髂总淋巴结，和髂外、髂内、闭孔、深腹股沟淋巴，部分患者需包括骶前淋巴。如证实髂总淋巴结为阳性，则需作腹主动脉旁淋巴结清除，一般达肠系膜下动脉平面即可。

（4）子宫内膜癌：清除腹主动脉旁淋巴及双侧髂总淋巴结、髂外、髂内、闭孔、深腹股沟淋巴。

(5) 卵巢恶性肿瘤：清除上、盆腔淋巴和腹主动脉旁淋巴。

(6) 如腹主动脉旁淋巴已证实为癌转移，则所有淋巴清扫手术已失去意义。

2. 淋巴清扫手术的原则 如下所述。

(1) 按癌灶淋巴引流区域分组，成片、完整、系统的切除。

(2) 从最高处（近心端）开始，并仔细切断、结扎或封闭上端淋巴管，整片、完整切除血管周围的脂肪垫，不是单独切除淋巴结。

(3) 切除淋巴常分组进行并分别收集并注明左、右及各部位之淋巴，如髂总组、髂外组、髂内组等送交病理检查。

(4) 切除淋巴常需紧贴血管打开血管鞘膜，仔细剥离血管周围脂肪垫。注意血管，特别是静脉之分支营养血管予以结扎。

盆腔各组正常淋巴结均有独立形状，如髂总呈扁椭圆形，髂外呈扁长形，闭孔浅组呈大小不等圆珠形，闭孔深组呈长条形，深腹股沟呈扁三角形。外形正常的淋巴结不一定无癌转移，肿大的淋巴结也不都是癌转移，因此，不论淋巴结大小、多少，均按各组从上而下（近心端到远心端），系统、完整地从血管壁剥离整个脂肪层。对髂总淋巴结上端、深腹股沟淋巴结下端的淋巴管需要封闭或结扎，其他血管两侧淋巴管不予结扎，最后仔细结扎闭孔深组末端，术后放置引流管。这样，既能完整切除盆腔淋巴，避免术中损伤血管，又能避免术后出现淋巴囊肿。

(5) 切除淋巴的操作一般采用组织剪刀行锐性分离法，电刀分离法，也可用"花生米"棉拭子钝性分离法，还可从上方沿髂血管鞘行撕拉分离法，各种方法均有其优缺点，需视术者的习惯和熟练程度，采用安全、彻底、快速的方法，均可达到同样好的效果。

(6) 绝大多数情况下，清扫淋巴结要避免血管的损伤，在外阴癌清扫腹股沟浅淋巴结群时，在卵圆窝处大隐静脉汇入股静脉前，常有4~5条树枝样分支，而淋巴结则位于这些静脉分支之间。此时去分离、切除淋巴结，而要解剖保留大隐静脉，减少出血并清除残留淋巴结使其切除完整，因此，在大隐静脉各分支外侧结扎、切断，连同淋巴结一起分离至大隐静脉根部，切除这一段带有淋巴结的大隐静脉分支。这样就能彻底清除腹股沟浅淋巴结群，并避免了出血。

（六）根治性手术后的器官重建手术

在进行妇科恶性肿瘤手术时，首先要求医师要尽一切努力做到手术的彻底性以达到长期治愈的目的，同时又必须考虑到治愈后患者的生活质量。因此，在手术前，就应该考虑到手术对盆、腹腔器官、阴道或外阴部的损伤的可能性以及如何修复重建等问题，这才能使患者得到完美的治疗，使她们身心健康地回到正常生活中去。

妇科恶性肿瘤的根治性手术，特别是一些较晚期患者的手术，切除的范围较宽，常常因为要达到彻底手术的目的而切除部分受累的肠管、膀胱或其他脏器。尤其是外阴恶性肿瘤，切除外阴皮肤及组织较多，造成局部伤口既深又宽，难以愈合，极易感染，即使经长期换药治愈后，也形成大块瘢痕，造成生理功能上的影响。对子宫颈癌、阴道癌的根治手术后最常见的问题是阴道变短，缩窄。这些因根治性手术而造成的器官损伤，不仅影响到患者的正常生理功能，而且给患者造成精神压力。如有时乙状结肠、直肠因受累而切除范围较广而又不能行吻合术时，必须作腹壁肠造口术，增加患者的腹部瘘口护理的精神思想压力。膀胱修补以及可能的输尿管吻合，移植造成的生理功能性影响也要有充分的估计。如果施行盆腔廓清术时，将要切除整个盆底腹膜、膀胱、尿道及（或）直肠肛门，因此，在术前必须征得患者同意作腹部代膀胱及（或）代直肠。阴道的缩短及外阴的缺损及瘢痕，将会影响正常性生活的恢复，必须在手术中考虑给以修复重建，同时，还应告知患者的丈夫，说明术后恢复性生活的必要性和重要性，并给以指导和解除精神上的疑虑。

妇科恶性肿瘤手术后的一些器官重建需在手术中根据不同情况而确定，并需要征得家属或患者的同意，但有的则需在术前作出精确的设计和选择，否则将不仅影响生理功能恢复，有时还将会造成严重术后并发症，甚至增加术后患者的死亡率，如肠切除吻合或造瘘的决定，盆底腹膜切除后的替代，外阴皮肤和组织的大面积缺损的植皮方案和皮瓣移植的选择等。现介绍几种常见根治性手术后的器官修复与重建。

1. 肠切除　一般小肠和结肠切除后均行端端吻合术。乙状结肠或直肠如切除过多，不能吻合或张力较大或直肠残端在6cm以下，则需用肠吻合器或左侧腹壁造瘘术。

2. 膀胱、输尿管损伤　膀胱损伤或缺损，如不伤及膀胱三角区，均可缝合修补。如输尿管被肿瘤侵及而非切除一段不可时，可游离输尿管后移植于膀胱；如缺损段较长，可利用膀胱壁瓣缝合做成管状与输尿管吻合或将伤侧输尿管与同侧输卵管吻合后再将输卵管移植于膀胱；如缺损位置较高，可同时游离对侧输尿管，经腹膜后作端侧吻合。

晚期或复发宫颈癌或其他恶性肿瘤侵及膀胱和（或）直肠时，则需全部切除膀胱和（或）直肠。同时考虑作结肠造口（假肛）和代膀胱手术。

代膀胱手术可作：

（1）回肠代膀胱：切取一段回肠约10cm，将双侧输尿管移植于该段回肠，近端封闭，远端开口于右下腹壁。

（2）结肠代膀胱：将一段升结肠约10cm，将输尿管移植于该段结肠，近端封闭，远端开口在左侧腹壁，其余部分作升结肠吻合术。在做腹壁造口术时，要考虑造口在腹部的位置，便于术后护理和腰带的穿着。

3. 因盆腔廓清术而将全部盆腹膜切除后的修复重建　由于盆腔腹膜的大面积缺损而造成大量渗出和容易导致感染，并可使小肠粘连坏死而引起严重并发症，因此对盆腔腹膜的修复重建极为重要，也是降低手术后死亡率的重要措施。常采用带血管蒂大网膜铺垫盆底方法，游离右侧大网膜根部沿胃大弯到左侧脾曲，保留左胃网膜动静脉血管，轻巧牵拉向下铺垫于盆底，缝合3~4针固定。

4. 阴道缺损　因宫颈癌根治性手术常需切除部分阴道而致术后阴道短缩而影响性功能。手术时应该考虑阴道的修复重建，常用方法如下：

（1）腹膜延长阴道：在广泛子宫切除术关闭盆腔腹膜时，将膀胱反折腹膜与阴道前壁切口缝合。直肠陷凹处后腹膜与阴道后壁切口缝合，然后再在膀胱与直肠一定高度前后闭合（根据延长阴道长度）形成延长部分阴道。

（2）如因晚期或复发宫颈癌盆腔廓清术行全阴道切除时，可作双侧大腿内侧股薄肌带血管蒂皮瓣人工阴道填入盆腔，此法不但形成人工阴道效果好，而且由于带血管蒂皮瓣形成圆筒形填入盆腔可减少无效腔及渗出，促进盆底愈合。

（3）因阴道肿瘤切除部分阴道可用大小阴唇皮瓣或大腿内侧皮瓣转入修复。后壁缺损可用子宫后壁浆肌层修补。

（4）阴道完全或大部分切除，也可用外阴皮肤即大阴唇作鼠袋缝合形成人工阴道。

（5）阴道癌行全子宫，全阴道切除术，可用子宫体前后浆肌层分别与阴道前后壁创面缝合，形成新的阴道。

5. 外阴的修复重建手术　因外阴癌而广泛切除外阴而造成的皮肤缺损，常常是术后恢复的最大难题，因皮肤缺损既宽且无皮下组织，所以缝合后张力大，极易坏死形成伤口长久不愈合，即使愈合后也形成巨大瘢痕，影响生理功能和正常生活。因此，外阴的修复重建手术在妇科肿瘤中有特殊重要意义。

由于外阴修复重建多数需要作皮瓣修复，为增加手术切口成功愈合，要求切口边缘整齐、无张力、血循环良好、无感染为基本要求和条件，常用的方法有减张切口、皮瓣转移和肌皮瓣移植等。

（1）整形减张切口："Z"形减张切口，用于瘢痕狭窄，缝合张力大时，作"Z"形切口后，使有弹性之软组织皮肤放松以替代瘢痕区。

（2）皮瓣转移：选择在缺损区邻近部位的正常健康皮瓣，皮瓣应包括皮肤全层及皮下组织，可作横、侧或旋转移植，一般要求皮瓣底边与长度之比>1：2。放射治疗后及患有血管性疾病的皮肤不能选作皮瓣，常用的皮瓣转移法如：①中轴皮瓣转移：多用于矩形皮肤缺损区，游离基底宽的皮瓣移植覆盖缺失区，皮瓣之长：宽应>2：1。②侧转移皮瓣：常用于女阴圆形皮肤缺损之修复，转移之皮瓣应大于缺损区20%。③旋转皮瓣移植：常用下腹壁皮肤转移至会阴部位之圆形或三角形缺损区。作半弧形皮瓣，其长度应为缺损区皮肤之3倍，转移后作间断缝合。

(3) 肌皮瓣移植：包括皮肤、皮下组织及有血液供应之肌肉。其优点是可增加移植皮瓣之长度。当邻近无健康皮肤时可作岛形肌皮瓣，用于远处移植，也可用于放射治疗后区域，常用于外阴癌根治术后。①股薄肌皮瓣：该肌肉位于缝匠肌和半腱肌之间，其血供来自股动脉中旋支，可根据缺损区作一侧或双侧条形皮瓣移植。②阔筋膜张肌肌皮瓣：该肌肉位于缝匠肌内侧方，下部分形成筋膜，由股动脉侧支供血。皮瓣长度可为25~30cm，宽5~6cm，游离后可用于女阴及腹股沟部位之广泛皮肤缺损。③臀下肌肌皮瓣：该肌肉位于阔筋膜张肌后缘，由腹下动脉分支与臀下动脉供给肌肉及皮下组织血供，可用于会阴后部及肛门等部位的修复术。

6. 腹壁修复重建　因腹部术后巨大瘢痕或肿瘤转移切除后巨大缺损的修复术或因缺损造成腹壁疝而必须行修复术。

(1) "W"整形切口：切除瘢痕后的减张整形切口。

(2) 邻近皮肤的皮瓣转移术。腹壁皮肤缺损常伴有腹直肌缺损，修复腹壁时，要加强腹直肌筋膜（前鞘）的修复，方可预防腹壁疝的发生。

（七）卵巢恶性肿瘤的特殊性

一般情况下，若腹腔恶性肿瘤发生广泛转移、种植，即已失去手术机会，但卵巢恶性肿瘤Ⅲ期则是例外，因多数卵巢恶性肿瘤的腹腔内种植和转移是表浅的，甚至在肠、肝、膈下及腹膜表面等。

由于腹腔液的生理循环通路把脱落的恶性细胞运到膈肌下种植，尤其是右膈下，转移癌细胞将淋巴管堵塞而形成大量腹腔积液，尽管如此，这些区域的种植也常常是表浅的。因此，如果能手术切除卵巢肿瘤的原发灶，应尽可能地从各脏器、腹膜将种植的肿瘤结节、斑块、团块仔细地剥离、切除。大网膜需全部切除，尽量减少瘤体，使各种植灶小于1cm^3，可望在手术后配合化学治疗，将这些残留灶进一步消灭而获得好的效果。

如果估计首次手术不可能全部剥离、切除种植瘤灶，也可先给予2~3疗程化疗后，应尽可能地缩小瘤体再行手术探查，尽可能彻底切除，如果盆、腹腔种植瘤可以切除，仅某些局部较深病灶浸润肠管、膀胱，则可同时切除部分肠管、膀胱以达彻底切除目的，术后再继续化疗，也可获得较好疗效。

在进行卵巢肿瘤彻底切除时，同时清扫淋巴，以提高治愈率，减少复发。

某些病例因全身情况较差不能胜任如此广泛手术时，可先行化疗（全身加腹腔）1疗程后，如肿瘤缩小、松动，可再行剖腹探查术，也有少数病例，在临床检查时估计极困难，而探查结果为可行手术，这种机会也不应轻易放弃。

以上所述是卵巢恶性肿瘤转移的特点，虽然发生广泛盆、腹腔内的种植和转移，但多数可用锐分离法剥除，或可在减少瘤灶体积后，继续给以化疗，仍可以收到较好效果。即使对较晚期患者，不能彻底切除肿瘤，也应尽可能最大限度地切除瘤块，减少利于肿瘤细胞生长的大量肿瘤抗原和免疫抑制因子，有利调动机体的免疫功能，使其提高对化疗的敏感性。临床资料的统计证明，无肿瘤残留或残留肿瘤直径小于1cm^3，其生存率明显高于残留大于1cm^{3}者。因此，不可因为卵巢恶性肿瘤已有腹腔广泛转移、种植，而放弃手术治疗的机会。

但是，多数Ⅲc期卵巢恶性肿瘤的手术是非常复杂和困难的，要做到准确、恰当的判断和适当的处理，要求术者有丰富的处理妇科肿瘤的临床经验和熟练的手术技巧，还要有较好的手术室设备和各种辅助、配合条件。

如果卵巢恶性肿瘤已直接侵及小肠、输尿管或膀胱、直肠，而剥离瘤块困难，为彻底切除癌灶需要切除肠管、部分输尿管或膀胱时，必须是盆、腹腔其他各处肿瘤均已较完整切除，才可以考虑彻底切除某一局部癌浸润块的同时切除部分肠管、输尿管和膀胱。如果考虑到整体手术已不可能彻底切除时，则尽最大可能行肿瘤细胞减少术，尽可能不损伤肠管、输尿管或膀胱。

在临床诊断恶性卵巢上皮瘤中，仅有14%~30%的黏液性或浆液性卵巢瘤为交界性肿瘤，交界性肿瘤的临床表现和一般性肿瘤相似，术前不易鉴别，但其预后都与恶性肿瘤极大不同，有时虽表现临床晚期，但经过积极治疗仍可获得满意效果。卵巢交界肿瘤治疗后也可复发，但复发后多数仍为交界性,故可重复手术切除仍可取得较好的效果。因此,某些上皮性卵巢肿瘤被确诊为交界性瘤时,虽然盆腔广泛种植,但彻底切除后可生存较长时间后才可能复发,复发后再次手术仍可再获较长生存期,个别患者曾作手术6、7次之多,距第1次术后20余年仍然存活,少数生殖细胞恶性肿瘤可经几次手术后细胞分化趋向成熟,而获得较长生存期。

Robinson 认为,对任何卵巢恶性肿瘤都应明确诊断,如确诊为卵巢交界性肿瘤时,均应积极进行手术而不可因临床晚期而放弃。

因为卵巢恶性肿瘤多数在确诊时已属晚期,常同时伴有盆、腹腔广泛转移,使手术操作复杂而困难。所以,卵巢恶性肿瘤的手术治疗原则是:首次手术务求彻底,尽量使残留肿瘤 < 1cm³,术后继续化疗,才有可能取得好的疗效。首次手术方案的确定和实施就特别重要,应该在开腹后详细探查盆腔、腹腔和腹膜后淋巴的情况下,根据术者的经验和手术条件,确定是否可以施行彻底性切除,如决定手术,则按预定计划施行。如估计困难很大而不能手术时,应在探查后取活组织检查关腹,然后尽快转送患者到具有进一步治疗条件的医院治疗。切忌在无把握或预备不充分的情况下勉强施行手术,这样有很大危险,或被迫在不彻底切除的情况下关腹。常常造成失血较多,肿瘤破溃促进扩散,患者的免疫功能进一步下降,造成手术后也不能及时进行化疗,或转院再次探查时增加手术的困难,因此,在卵巢晚期恶性肿瘤治疗中,强调首次手术的重要性,对提高卵巢恶性肿瘤的生存期与治愈率是十分必要的。

(八) 妇科恶性肿瘤手术中卵巢和生育功能保留问题

妇科恶性肿瘤可以发生于妇女一生中的各个阶段,多发生在中年或更年期妇女,但也有不少发生在年轻妇女,甚至幼女。而妇科恶性肿瘤的主要治疗方法是手术切除或放射治疗,这些病例即使在治疗后获得痊愈,却因此失去生育能力或卵巢内分泌功能遭到破坏,引起一系列严重不良反应,大大降低生活质量。因此,在治疗妇科恶性肿瘤时,既要求达到完全彻底,又尽最大可能性保留患者的卵巢分泌功能,对某些年轻病例还应尽可能保留生育功能。

对于各种妇科恶性肿瘤,可根据其病理特点、临床期别和年龄大小等综合因素,确定是否保留卵巢和生育功能。

1. 宫颈癌 宫颈癌的转移多为直接浸润宫旁韧带、阴道或通过淋巴道转移,卵巢转移极为罕见。因此,如患者较年轻或绝经前的手术患者,均应考虑保留双侧正常卵巢。如宫颈癌为 Ⅰa2～Ⅰb1 期,年轻且希望生育的宫颈癌患者,近年来开展子宫颈广泛切除术(radical traclnelectomy)取得术后1年30%妊娠分娩的良好效果。

2. 子宫内膜癌 近10年来,国内及国外众多学者报道,子宫内膜癌不仅发病率增加,而明显出现年轻化趋向,绝经前甚至40岁以前的年轻患者已不少见,对于这类年轻的早期宫内膜癌(Ⅰa期),雌、孕激素受体阳性患者,可以采化学治疗加用内分泌治疗(全身及宫腔用药)以保留生育功能。

3. 子宫绒毛膜癌 子宫绒毛膜癌患者,除有穿破出血危险或耐药病灶外,一般均首先考虑化学治疗而不采用手术治疗。对要求保留生育功能者,在手术中也可采用局部病灶挖出、修补的办法,术后继续治疗,从而保留卵巢和生育功能。

4. 卵巢肿瘤 妇科恶性肿瘤中,以卵巢恶性肿瘤的早期诊断最为困难,临床确诊早期卵巢恶性肿瘤很少,因而确诊时多为中、晚期。所以,若干年来治疗效果差,致使临床医师希望对早期卵巢恶性肿瘤采取根治而达到较好效果。过去仅严格限制在Ⅰa期病例可保留对侧正常卵巢。由于近20年来化疗的各种有效新药的广泛应用,使临床医师找到有效的联合化疗方案,同时积累了大量的化疗经验和进行手术的改进,观察到一些恶性程度较高的卵巢生殖细胞肿瘤,如无性细胞瘤、内胚窦瘤和未成熟畸胎瘤,绝大多数为单侧性,对侧的转移很少,盆腔复发相对罕见。有的肿瘤如未成熟畸胎瘤还可发生分化逆转,而且新的化疗方案如VAC和PVB对卵巢生殖细胞肿瘤化疗的重大突破,使过去认为几乎没有治疗希望的肿瘤成为目前疗效最佳的卵巢恶性肿瘤,因此吴葆桢等提出,不但Ⅰa期患者可保留对侧卵巢,在生殖细胞肿瘤的年轻患者中,从Ⅰ～Ⅳ期,均可保留对侧正常卵巢或未受累的子宫,以保留生育功能,并不影响术后生存率。

但上皮性卵巢肿瘤至今仍严格限制Ⅰa期保留对侧卵巢。除非这种上皮性肿瘤的年轻患者确诊为交界性瘤时，也可以采用尽可能保留生育功能的手术治疗方法。

5. 外阴和阴道肿瘤　外阴癌、阴道癌的手术治疗时，因为极少卵巢转移而手术又很少经腹腔，一般不考虑切除卵巢。除此以外，其他绝经后的妇科恶性肿瘤，不分年龄均应在手术治疗中，同时切除双侧输卵管、卵巢和子宫，以期取得手术治疗的良好效果。

（九）妇科恶性肿瘤手术中卵巢移位术

由于越来越多的绝经前或年轻的妇科恶性肿瘤患者需要接受放射治疗，考虑到既要保留卵巢功能，又要达到彻底地治疗效果，需采用卵巢移植或移位手术。

卵巢移位或移植术可在根治性手术（宫颈癌广泛性切除术）或肿瘤切除术同时进行。过去曾有作者介绍自体卵巢简单移植法，即将自体正常卵巢切下，纵轴剖开后将剖开面缝合在大网膜上部或乳房下部的小切口内。但经观察效果不好，这种移植卵巢在短期内坏死而被吸收，不能发挥卵巢的内分泌功能作用，这种方法已不再采用，目前多采用卵巢移位或移植术。

（1）卵巢移位术：可由腹膜外或经腹手术，首先游离卵巢和卵巢血管，将卵巢固定于结肠旁沟外侧相当于髂前上棘2cm水平的腹腔内壁。

（2）卵巢移植术：仔细游离卵巢及卵巢动、静脉约8～10cm，与胸壁外侧动、静脉端端吻合，也可行肩胛下动、静脉与卵巢动、静脉端端吻合术。然后将移植卵巢固定于左乳房外侧皮下。

两种手术方法均可使70%～100%的患者在腔内及体外的全量放射治疗后，可保留卵巢内分泌功能。但在移位或移植后，经过半年左右的"休眠"期后，卵巢功能逐渐恢复。

卵巢移位或移植，少数可有疼痛症状或卵巢肿大表现，月经期内自行消失，有的需口服雌、孕激素行激素抑制治疗或促性腺激素释放激素拮抗治疗。少数情况需再次手术行囊肿引流或再切除移植卵巢。

（3）也有报道，移位的卵巢容易发生早衰而丧失功能，故欲保留卵巢功能，也可保持卵巢原位不移动，不用放射治疗，仅化疗完成后可恢复卵巢功能。

（王晓雯）

第四节　微创手术与妇科肿瘤

（一）腹腔镜与妇科恶性肿瘤

妇科肿瘤的腹腔镜手术是20世纪科学技术的发展与外科手术技术结合的重要进展，它融合了信息科学、生命科学、材料科学和医学工程学等诸多当代技术创新。将光学技术（光导纤维）、电视技术、计算机技术、机械技术、电凝血技术、超声刀等大量现代科学技术和人类智慧整合，使妇科肿瘤外科手术发生革命性变化，彻底改变了传统的手术概念和操作方法。妇科肿瘤腹腔镜技术的发展突出体现了"生物-社会-心理"医学模式的内涵。现代妇科肿瘤外科提倡在治疗疾病的同时尽可能考虑到患者的精神和心理健康和康复，而追求微创伤手术和努力达到切除的彻底性和治疗效果始终是外科的一对矛盾的对立统一。从手术创伤程度分析妇科肿瘤腹腔镜手术并未明显减少组织创伤，但由于其能通过微小切口完成大范围复杂手术操作，出血少、对机体干扰小，可明显减少常规手术的并发症和突出的美容效果等特点，在妇科肿瘤患者术后的精神和心理康复方面具有常规手术难以达到的突出效果。符合黄志强院士提出的："能得到比现行的标准的外科手术更小的创痛、更佳的内环境稳定状态、更准确的手术结果、更短的住院时日、更好的心理效应的微创外科的概念。这一妇科肿瘤手术技术的进步，可能使妇科医师长期追求的创伤更小、治疗效果更好、在治愈疾病的同时兼顾患者的美观和心理效应的手术目标得以实现。妇科肿瘤腹腔镜技术属于技术创新，虽然并未改变妇科肿瘤外科学的本质，但已从多方面改变现行妇科肿瘤手术技术的面貌，扩大了妇科肿瘤外科医师的手术治疗效能，更大地改善了手术效果，使患者的收益度提高。经过十余年的探索和发展，妇科恶性肿瘤腹腔镜手术以其特有的临床效果和微创优势，正在改变着妇科肿瘤医师的传统理念，作为妇科肿瘤外科新的、重要的诊治手段，显示出强大的生命力和广泛的应用前景。

1. 腹腔镜在妇科恶性肿瘤诊治中应用的发展历程　自1989年，Querleu开创了腹腔镜下盆腔淋巴结切除术的先例，此后有学者报道腹腔镜下切除盆腔和腹主动脉旁淋巴结。1992年，法国人Dargent报道了腹腔镜盆腔淋巴结切除术和腹腔镜辅助的经阴道广泛子宫切除术，同年美国人Nezhat报道了首列腹腔镜下广泛子宫切除术和盆腔淋巴结切除术治疗子宫颈癌患者。之后该技术逐渐用于临床，并取得了满意的临床效果。同时在1992年Dargent还报道了采用腹腔镜行盆腔淋巴结切除术和经阴道的根治性子宫颈切除术，以治疗年轻的、希望保留生育功能的子宫颈癌患者，并获得成功。随着技术和设备的进步和更新，腹腔镜下手术经验的积累，使一些常规开腹手术也非常困难的手术得以在腹腔镜下完成。包括：子宫颈或阴道残端癌的广泛阴道及宫颈旁切除术、阴道癌的全阴道切除术、卵巢癌的全面分期手术，以及中心复发的宫颈或子宫内膜癌的盆腔廓清术。迄今，绝对多数妇科恶性肿瘤均可以在腹腔镜下完成分期和手术治疗。

国内妇科恶性肿瘤的腹腔镜手术开展较晚，2000年蒋庆春等率先报道了子宫颈癌的盆腔淋巴结切除术，同年梁志清等报道了子宫内膜癌的盆腔淋巴结切除术和广泛子宫切除术，之后相继一些单位也有个案报道。2004年梁志清等报道了腹腔镜辅助的根治性子宫颈切除术治疗有生育要求的早期宫颈癌，至此，奠定了国内妇科恶性肿瘤腹腔镜下分期和手术治疗的基础。

2. 腹腔镜手术治疗妇科恶性肿瘤的原则及关键技术　如下所述。

（1）妇科肿瘤腹腔镜手术的原则：近年来，以腹腔镜手术为代表的微创外科技术得到了长足进步，但是我们应该明确：腹腔镜手术只是手术技术的改进和创新，并未改变妇科肿瘤外科治疗的本质。妇科恶性肿瘤的腹腔镜下手术首先必须遵循传统开腹手术的肿瘤根治术的原则，包括：①强调肿瘤及周围组织的整块切除；②肿瘤操作的无瘤技术；③足够的切缘；④彻底的淋巴清扫。自1992年Dargent开创了腹腔镜辅助的广泛性子宫切除和盆腔淋巴结切除术以来，大量临床研究表明，腹腔镜手术无论从技术操作还是从肿瘤根治的原则上都适用于妇科恶性肿瘤的治疗，其对早期宫颈癌和子宫内膜癌的治疗效果，与传统的开放手术相比无显著差异。其所具有的创伤小、疼痛轻、肠道功能恢复快、能较早进食和恢复活动、住院时间短、不增加围术期并发症、减少肠粘连等优越性，已经得到了证实，同时其还具有传统开放手术无法比拟的微创、美容效果。

（2）妇科肿瘤腹腔镜下手术的关键技术

1）腹腔镜下广泛子宫切除术：就目前的腹腔镜广泛子宫和盆腔淋巴结切除术仍然采用的是开腹手术的分类标准和评估措施，即采用的是经典的Piver五种分型。对于Ⅰa2～Ⅰb1期的患者，绝大多数文献报道采用Ⅲ型根治术，而Ⅰb2～Ⅱb期患者，多采用Ⅳ型根治术。切除的范围是严格按照手术的标准进行，包括切除骶骨韧带3cm，主韧带的2/3，或完整切除，阴道切除的长度在3cm以上等。

关键技术之一：膀胱宫颈韧带的切除，打开膀胱腹膜反折后，用超声刀之锐面分离膀胱与阴道间的疏松组织，直达子宫颈外口水平下3～4cm，用超声刀切断双侧膀胱子宫颈韧带。该韧带位于膀胱支柱的尾侧，是一个三角形的无血管结构。分离膀胱子宫韧带后膀胱阴道间隙和膀胱旁间隙相通，至此膀胱和阴道前壁完全分离。

关键技术之二：子宫动静脉的处理，在子宫动脉从髂内动脉分叉后的1cm处用双极电凝使其脱水，然后用超声刀切断。必要时用4号缝线双重结扎后，再用超声刀切断。提起子宫动脉断端，游离子宫旁组织，剪开近宫颈的盆段输尿管前的结缔组织，用弯分离钳沿着输尿管内上侧方向游离子宫动脉，注意勿损伤膀胱及输尿管。

关键技术之三：输尿管隧道的处理，提起并上翻子宫动静脉，用弯分离钳轻轻钳夹宫颈输尿管前的系膜（注意夹住的组织要少，避免误伤输尿管营养血管而增加输尿管瘘的危险），用超声刀的锐面剪开输尿管后方的粘连，至此，宫颈的输尿管已完全游离。

关键技术之四：子宫主韧带和骶骨韧带的处理，用超声刀分离直肠侧窝结缔组织，将子宫骶骨韧带与直肠分开，助手可用弯分离钳将输尿管稍向外推开，用超声刀之平面距子宫颈3cm处，切断骶骨韧带，也可用4号丝线或0号Vicryl线镜下缝扎后剪断。处理主韧带：膀胱侧窝的前、外侧为盆壁，后方为主韧带，内侧为膀胱。助手将子宫摆向右前方，用弯分离钳将输尿管拨向外侧，用超声刀平面贴近盆壁切断左侧主韧带，最好先用镜下缝扎主韧带后，再切断，这样止血效果更彻底，同法切断右侧主韧带。

2）盆腔及腹主动脉周围淋巴结切除术：淋巴结切除的范围也按照开腹手术的要求，对不同的疾病切除不同范围的淋巴结。特别是对腹主动脉周围和髂血管周围的淋巴结均在血管鞘内切除，闭孔和腹股沟深淋巴结切除务必完整彻底，包括闭孔神经深层的淋巴结切除。

腹腔镜盆腔淋巴结切除术的技术关键与传统开腹淋巴结切除术相同，可用"直视、锐性、间隙、完整"八字形容。所谓"直视"是指手术要有良好的暴露，整个手术都在腹腔镜直视下完成；"锐性"是指整个手术用超声刀进行分离；"间隙"是指淋巴结的完整切除需打开血管鞘和血管壁之间的间隙，同时沿腰大肌和闭孔内肌筋膜与腹膜后脂肪淋巴组织之间的间隙分离，再切断各部位淋巴组织；"完整"是指将整个盆腔淋巴结和腹主动脉周围淋巴结完整切除，不论血管表面还是侧方的淋巴结，均须分离其与血管之间的间隙，并彻底切除不能遗漏其系膜的脂肪组织。而采用腹腔镜手术更容易抵达位置相对较深的闭孔及盆底深部并放大局部视野，且对血管鞘和血管壁之间间隙的判断和入路的选择更为准确。

3. 腹腔镜手术的难点及策略　如下所述。

（1）妇科肿瘤腹腔镜手术的难点：腹腔镜手术是术者借助于腹腔镜手术器械，在电视屏幕的二维图像中进行操作，不能进行三维空间观察；同时通过手术器械牵拉、触碰组织，而无直接的触觉功能，故手术有相当的难度。特别是采用腹腔镜对妇科恶性肿瘤进行分期或治疗时，由于涉及更多的大血管和神经解剖，以及输尿管的游离和盆底结缔组织的解剖，因而手术难度更大。所以要施行复杂的妇科肿瘤腹腔镜手术必须具有良好设备，手术者必须具备非常丰富的妇科手术经验和良好的外科手术技巧，方能在治疗疾病的同时减少并发症的发生。

（2）解决问题的策略

1）学习曲线的优化：腹腔镜手术虽然有一定的难度，但是这些困难是可以通过训练而被克服。作为一个妇科肿瘤学医师，无论是行开放手术或腹腔镜手术都经历过对某一类手术从不熟练到熟练的过程。即在达到腹腔镜手术的稳定状态前的最初手术阶段，即为腹腔镜医师的学习阶段，学习曲线是以手术例数来衡量的。

腹腔镜子宫颈癌根治术和盆腔淋巴结切除术要求术者不仅有娴熟的腹腔镜操作技术，且需进行的开放性广泛子宫切除术和盆腔淋巴结切除术的专业训练和丰富的开放手术的经验。作为一个准备开展腹腔镜宫颈癌根治术和盆腔淋巴结切除术的医师，之前应该独立开展至少50例开腹手术，以熟悉子宫周围及盆腔的解剖结构和手术中相关问题的认识和处理。这样有利于缩短学习曲线时间，提高手术效果。但是，目前尚有部分手术者缺乏其中之一技能，因此可以先进行良性疾病的腹腔镜下全子宫切除术，我们的经验显示，100例腹腔镜下全子宫切除术是必需的。同时，还必须对恶性肿瘤的学习曲线进行量化，我们的经验表明，开展30例手术后　手术时间可以较前明显缩短，出血量也明显减少。随着例数的增加，各组淋巴结清扫数以及其总数逐渐增多。我们的经验表明，在开展了腹腔镜子宫颈癌根治术和盆腔淋巴结切除术50例后，其技术熟练程度将有一个飞跃。

2）创新技术和理念的应用：采用腹腔镜对妇科恶性肿瘤进行分期或治疗，特别是保留神经的恶性肿瘤根治术中涉及更多的大血管、神经解剖以及输尿管的解剖、游离，手术难度更大，这就要求术者熟知盆底结缔组织中各种管道结构和功能组织的精确解剖位置及相互之间的毗邻关系。但不幸的是这些信息均是传统解剖学研究中未曾涉及的领域。要想达到良好的手术效果，就需要临床医师采用创新技术和创新理念。

日本学者就在这一领域做了初步尝试，在开放的广泛子宫切除手术中，仔细分离膀胱子宫韧带，描述了膀胱子宫韧带中的精细血管网络：在输尿管上完全分离子宫动脉和子宫上静脉，可以清楚地看到真正的膀胱子宫韧带前叶的结缔组织，分离其中血管束，切断，结扎。膀胱子宫韧带后叶是输尿管下方连接膀胱后壁和宫颈侧方与阴道上段的结缔组织，其内有膀胱中静脉、膀胱下静脉，这两条静脉均汇入子宫深静脉。切断这些静脉可以将膀胱和子宫从宫颈侧方和阴道上段完全分开。这些工作通过解剖知识和精细的解剖技术结合创建了一种安全的广泛性子宫切除手术方法，并且减少了术中出血的发生。而且这些解剖知识必将其他相关手术方式的创建奠定理论基础。

我们通过多年的腹腔镜广泛子宫切除术的经验及临床解剖学的研究提出：采用间隙解剖法进行解剖和切割的理念——在妇科肿瘤腹腔镜手术中均应该尽量试图寻找无血管结构的解剖间隙实施手术，除非你已经详细了解要切断血管的确切位置，并能够确实止血。具体手术操作中表现为：在淋巴结清扫的术中应该在血管鞘和血管壁之间；在分离输尿管隧道的手术步骤中此间隙应在宫颈膀胱血管下方，右侧输尿管的9点钟方向和左侧输尿管的3点钟方向（头侧向尾侧看）。在处理输尿管隧道时，术中在完全分离子宫动脉和子宫上静脉与输尿管之后，可以识别一束特殊的血管：宫颈膀胱血管。由膀胱发出，绕过输尿管，走向宫颈。在解剖分离宫颈膀胱血管之后，前叶内剩余的组织都是无血管的结缔组织，可以安全的切割。所以研究者认为熟悉所切割组织间隙内具体解剖结构后可以做到术中不出血。然而传统手术无论用剪刀或Pean血管钳，均要将器械滑入输尿管隧道，将输尿管推向外侧。如果剪刀插入输尿管和宫颈之间的位置合适，则可以在不出血的情况下分离膀胱子宫韧带前叶，但是传统手术往往都是"盲插"，无法辨认血管束，常会损伤输尿管旁及膀胱宫颈韧带内的血管，这种出血往往很难止血，另外，止血的过程中，医师常常怕损伤输尿管，而会使止血不彻底，导致大量出血。

4. 腹腔镜技术在妇科恶性肿瘤诊治应用中的优势　如下所述。

（1）腹腔镜技术本身的优势：腹腔镜手术的优势体现在以下几个方面：①腹腔镜下手术采用超声刀切割组织，因此不会留下结扎组织所需要的组织间距，所以可以彻底切除需要切除的组织，不会因为顾及要结扎组织而留下一定的组织间距，包括主韧带的完整切除术等。②由于腹腔镜具有"内窥"作用，即通过术野切换能使"内在"解剖得到很好展现，另外，光学视管的可移动性和可变带来的灵活视角，能够显示一些以往很难看到的隐蔽区域，同时其本身就是照明充足的光源，可为操作提供适宜的术野亮度。因此，特别是在处理膀胱宫颈韧带和阴道旁间隙和组织时，操作准确性却可以明显提高，这是开腹手术不具备的优势。

（2）机器人辅助腹腔镜手术的优势：针对于传统腹腔镜器械的局限性，机器人辅助的微创手术凭借器械的灵活性、操作更为直观和3D视频、人类工程学和自主性而发展起来。

机器人辅助的腹腔镜手术依靠高分辨率的全景三维图像处理系统和灵活的机械臂，能在狭小空间内清晰而精确地进行组织定位和器械操作，克服了常规腹腔镜器械甚至人体的生理局限，使腹腔镜广泛子宫切除手术操作的精确性大幅提高，为跨越腹腔镜广泛子宫切除与开腹广泛子宫切除术之间的鸿沟，实现腹腔镜下精细解剖性广泛子宫切除开辟了道路。

虽然机器人辅助手术在妇产科的应用处于初级阶段，但是达芬奇手术系统迅速成为妇科肿瘤治疗的有效工具。在早期可行性研究中机器人辅助外科手术表现出可以减少传统腹腔镜手术并发症的优势，在2005年后，机器人辅助手术就作为一种妇科肿瘤的有效微手术而投入使用。

（3）内脏神经保留的中的优势：盆腔交感神经（下腹下神经）位于骶韧带外侧，在此处应作锐性分离以找到并游离出下腹下神经主干，并沿其走行方向分离宫颈旁组织，直达主韧带表面的盆神经丛，以保护该神经。进入盆腔后，在盆神经丛内侧将该神经丛与骶韧带分离，而使继续下行的膀胱丛的纤维得以保留。同时在处理主韧带时，将主韧带分层解剖、切断，可以辨认和完整保留支配膀胱或阴部的神经纤维。由此可见，在手术中对韧带的锐性分离、对上腹下丛、腹下交感神经以及盆腔神经丛的辨认与解剖，由于腹腔镜本身的放大作用，使神经组织更易辨认，这是腹腔镜子宫颈癌手术神经保护的优势所在。

5. 腹腔镜在妇科恶性肿瘤治疗中的应用　如下所述。

（1）腹腔镜在宫颈癌中的应用：因为在过去几年腹腔镜手术的熟练和技能的改善，使得腹腔镜应用于宫颈癌的分期和手术治疗逐渐成熟。

1）子宫颈癌的腹腔镜手术适应证：腹腔镜手术已用于许多不同的早期和晚期的宫颈癌。在早期子宫颈癌（ⅠA2～ⅡA期），腹腔镜手术已被用来单独实施盆腔和主动脉旁淋巴结清扫及完全腹腔镜广泛子宫切除术或经阴道广泛子宫颈切除术，以及广泛子宫颈切除术以保留生育功能。在晚期，对盆腔和主动脉旁淋巴结清扫进行手术预分期已经成为一种指导治疗的常用方法。腹腔镜手术也适用盆腔脏器切除、卵巢移位、腹腔镜引导下间质性辐射物植入，尽管这些数据在临床实践中尚有限，但提示了腹腔镜技术在宫颈癌应用中的前景。

2）子宫颈癌的腹腔镜下手术方式及技术

Ⅰ. 早期宫颈癌：对早期宫颈癌的标准治疗，ⅠA2～ⅡA 期行广泛性子宫切除术以及盆腔和主动脉旁淋巴结清扫。传统上采用腹部大切口完成广泛子宫切除术。在最近 20～30 年以来，在早期宫颈癌患者的手术治疗中融入很多微创技术，从完全腹腔镜广泛子宫切除手术到根治性宫颈切除术。

腹腔镜下广泛子宫切除术：1989 年 6 月 Nezhat 等人完成完全腹腔镜盆腔及腹主动脉旁淋巴结清扫根治术，并于 90 年代初发表。此后，许多学者报道了他们腹腔镜广泛子宫切除术的详细经验。Zakashansky 等发表了一个有关腹腔镜手术和开腹手术之间的列队研究，有 60 名妇女被纳入研究，共有 30 例进行了腹腔镜广泛子宫切除术，30 例进行开腹手术；腹腔镜组出血少（200mL vs 520mL），更多盆腔淋巴结清除（31vs21.8），以及住院时间短（3.8 天 vs5.6 天）。术中和术后并发症及复发率两组相似，并没有统计学意义。这些发现说明，腹腔镜手术比传统的开腹术有更好的结果，在不影响肿瘤治疗结果下，术中失血更少，切口更小和住院时间更短。

最近 NCCN 有关宫颈癌的指南援引我们的结果指出，宫颈癌采用腹腔镜广泛子宫切除和盆腹腔淋巴结切除，手术出血少、手术时间短、并发症低，且手术后复发率低于开腹手术。

目前有一个由 Obermair 等实施的一个多中心、国际化随机研究，比较腹腔镜和机器人和开腹手术。如果进展顺利，这项研究将是第一个双盲随机临床试验，比较腹腔镜手术和机器人辅助腹腔镜手术及开腹手术。

腹腔镜下广泛子宫颈切除术：腹腔镜技术的进步使一些在过去必须进行广泛子宫切除术的早期宫颈癌妇女获得了新的选择。腹腔镜广泛子宫颈切除术的标准包括：①育龄期想保持生育能力；②合理的受孕能力；③FIGO 分期ⅠA2～ⅠB1，病变＜2cm；④阴道镜检查宫颈管内受累有限；⑤无淋巴结转移；⑥无淋巴及血管间隙侵犯；⑦充分认识和理解手术。

一般采用腹腔镜联合阴式手术的方法。首先，腹腔镜下清扫盆腔及腹主动脉旁淋巴结，送冷冻切片病理分析。如果淋巴结为阴性进行宫颈切除术。然后转移到阴道手术，从阴道路径完成余下的手术操作。已出版的多个病例报道了关于腹腔镜淋巴结切除术加广泛阴式切除术，以及最近的完全腹腔镜淋巴结切除和根治性子宫颈切除术。Milliken 和 Shepherd 最近综述报道了 709 例患者 1994—2008 年进行了经阴道广泛子宫颈切除术。29 例患者复发（4%）和 16 例（2%）复发死亡。在过去几年中，有完全腹腔镜辅助宫颈切除或机器人辅助宫颈切除的病例报道，但它尚不能作为常规的手术操作。

腹腔镜淋巴结清扫：在子宫颈癌，其中最重要的预后因素之一是淋巴结状态。大约 7%～15% 早期浸润性宫颈癌的患者被发现有淋巴结扩散。切除盆腔和主动脉旁淋巴结是分期程序的重要组成部分，切除了大块的淋巴结，也被证明有相应疗效。淋巴结清扫可以通过经腹膜或腹膜后的途径完成。许多外科医师们已经完成了腹腔镜淋巴结切除并且其有可以接受的并发症发生率。

目前淋巴结清扫在子宫颈癌患者作为辅助手术分期，在多个报道中已被证明是安全和准确的步骤。最近由 Till–manns 和 Lowe 等研究总结的 299 例文献报道中进行腹腔镜腹膜后淋巴结清除，结果发现该手术操作在主动脉旁淋巴结中发现 13% 的隐匿性转移。他们在门诊手术中完成了该手术操作，失血量的中位数为 25mL，平均手术时间为 108 分钟。

对于晚期宫颈癌患者是否应该行腹腔镜淋巴结切除以确定其准确的分期，目前仍存在争议，但应考虑到其低并发症率、快速恢复、并可能获得潜在的实用信息。许多报道显示妇科肿瘤腹腔镜下盆腔及主动脉旁淋巴结切除的安全性、可行性，与剖腹手术相比有可接受的并发症。

腹腔镜前哨淋巴结采样：前哨淋巴结取样是确定和评价癌细胞最有可能转移的第一个淋巴结，并根据其状态给患者进一步治疗，可以避免彻底清扫可能出现的并发症。目前，有 2 种正在施行的方法。首先是用对异硫蓝染料来确认淋巴管的引流淋巴结。二是使用放射性示踪剂和手持探测器来确定前哨淋巴结。目前，联合使用两种方法是最好的方式。这种技术最大系列病例是 Plante 等报道的 70 例接受手术的早期宫颈癌。在42%的病例中，使用术前淋巴显像和宫颈内注射蓝色染料。其余使用宫颈内注射蓝色染料。总体而言，前哨淋巴结检出率为87%，79%是单独蓝色染料和93%蓝色染料加淋巴显像。前哨淋巴结检出中56%有肉眼可见的淋巴结肿大。

妇科肿瘤学组（SGOC）协议涉及206例前哨淋巴结标记和活检，调查预测有宫颈癌淋巴结转移的患者采用腹腔镜或开腹手术的前哨淋巴结的敏感性。这项研究目前正在进行中。

Ⅱ．晚期宫颈癌：晚期宫颈癌的标准治疗方案包括放疗和化疗，有时在ⅣA期进行脏器切除术，该种广泛手术具有高并发症率和死亡率。在这种情况下，腹腔镜手术已用于预手术分期处理来优化治疗方法。

对盆腔及腹主动脉旁淋巴结清扫的预手术分期处理：宫颈癌通常是临床分期。不过，临床检查及影像学研究有很高假阴性率，特别是对淋巴结转移状况的评估，手术分期不仅有助于更精确地对腹膜内和腹膜后淋巴结的评估，将还允许去除大块的盆腔和（或）主动脉旁淋巴结，可以改善生存状况。

腹腔镜卵巢移位：对于年轻患者在开始进行放射治疗前行卵巢移位可以使卵巢功能得以保护，以尽量减少放射治疗的不良反应。Pahisa等人报道了最大的一组系列病例，28例为45岁或更年轻的ⅠB1期宫颈癌患者，没有有关操作的术中或术后并发症和卵巢转移的病案。12例接受辅助盆腔放疗。平均随访时间为44个月。接受放疗者64%卵巢功能得以保存，没有接受放疗的为93%。两名患者良性卵巢囊肿需要手术，但该手术没有其他的长期负面影响。腹腔镜手术已被证明能缩短恢复时间，减少住院时间，所有这些有利于患者接受额外的治疗。

腹腔镜盆腔脏器切除术：盆腔脏器切除术是一类激进的手术操作，主要是在中央性复发，或很少部分的晚期宫颈癌患者中进行，手术治疗的目的是清除任何残留的癌组织。大约50%盆腔脏器切除术的患者在接受剖腹探查时发现腹腔或腹膜后转移，并没有其他的选择或不得不被放弃。在开始激进的手术前，腹腔镜手术是一个有用的工具，可以用于检查腹腔及腹膜后，以确保没有腹腔的远处转移。有一系列文献报道在脏器切除术之前需进行腹腔镜检查。

腹腔镜引导下放射性粒子（间质）植入：在特定的患者，尤其是晚期的患者，近距离放射治疗提供了一种替代的腔内治疗。传统上，间质针是在直视下进行盆腔内安置。这种治疗相关并发症发生率高（5%～48%）。腹腔镜可检查和引导针的置入，从而减少有关并发症的发生率。

（2）腹腔镜在子宫内膜癌的应用：子宫内膜癌是发达国家最常见的妇科恶性肿瘤，估计在2008年美国就有40 100确诊的病例，我国近年来发生率呈明显增长的趋势。幸运的是，这些病例多数诊断为早期阶段，可以成功治疗，并采用手术治疗而获得治愈。传统上，子宫内膜癌的手术途径是完全经腹子宫切除术－双侧输卵管卵巢切除术－细胞学冲洗－选择性盆腔及腹主动脉旁淋巴结清扫。虽然这种类型的手术并发症发生率不是特别高，但诊断为子宫内膜癌的妇女，也有相当多的并发症如糖尿病，高血压和肥胖等。这些情况增加了手术的风险和具有更高的围术期病率和死亡率。因此，利用微创外科技术来治疗这类患者，并取得最优化的肿瘤学和手术结果是一种有吸引力的选择。腹腔镜手术用于子宫内膜癌有三种情况：①在早期的病例行子宫切除术、双侧输卵管卵巢切除术、淋巴结切除和腹腔冲洗；②已经进行了初期的子宫切除术，而没有进行分期；③评价和管理复发病例。

1）腹腔镜手术病理分期：Childers等率先报道了59例Ⅰ期患者进行腹腔镜淋巴结切除和与腹腔镜辅助阴式子宫切除术的结果。并发症发生率为5%，其中包括切断输尿管、膀胱损伤，在1例先天性膈肌缺损的女性发生了气胸。在第一个系列病例报道后，在随后的许多文献中有研究报道腹腔镜手术分期和治疗子宫内膜癌的可行性和安全性。

前瞻性比较子宫内膜癌的开腹和腹腔镜手术治疗的随机试验不多，尤其是关于生存结果。Tozzi等首次报道了122名子宫内膜癌患者的前瞻性随机对照临床试验的生存结果，随机将63名患者分至腹腔镜组及59名患者分至开腹手术组。评估治疗有关的病率，结果显示腹腔镜组较开腹手术组术中并发症如出血量（241.3mL vs 586.1mL，$P=0.02$），需要输血者（3vs12，$P=0.037$）显著减少。同时腹腔镜组较开腹手术组肠道功能恢复的平均时间减少（2天 vs 2.3天，$P=0.02$），平均住院时间（7.8天 vs 11.4天，$P=0.001$）亦减少。远期的（>7天）术后并发症，包括伤口感染、裂开、疝气形成，开腹组明显高于腹腔镜手术组（12% vs34%，P=0.02）。中转开腹手术发生率为1.4%。最重要的是，存活率分析显示随访无病生存率的中位数为44个月，在两组之间无显著差异。

Nezhat等最近的另一项研究，比较了子宫内膜癌患者行腹腔镜下全子宫切除术与腹式子宫切除术的结果，分别对临床分期Ⅰ期和Ⅱ期的127例子宫内膜癌患者中的67例进行了腹腔镜淋巴结切除。腹腔镜组较开腹手术组有术中出血少、术后肠功能恢复时间短和住院期间更短的优势。在盆腔和主动脉旁淋巴结平均清除数两组没有显著性差异。平均随访时间的中位数腹腔镜组36.3个月和开腹组29.6个月。两组之间的并发症发生率具有可比性。2年和5年的估计复发率和无瘤生存率在腹腔镜手术组和开腹手术组分别为（93%vs91.7%和88.5%vs85%）；总的2年和5年生存率（100%vs99.2%和100%vs97%）相似。总体而言，在早期子宫内膜患者中，腹腔镜手术有术后恢复时间少、感染率低且类似开腹手术的生存率。

妇科肿瘤协会（SGO）已完成第三阶段的大型随机对照研究中，比较了临床分期Ⅰ或Ⅱ期子宫内膜癌或肉瘤的患者的腹腔镜手术和开腹手术的结果。随机分为开腹手术920例和腹腔镜手术1 696例。腹腔镜手术的中转开腹率为2.4%，而这些病例多数是由于存在恶劣的风险。腹腔镜与开腹手术患者术中并发症率相似（9.5% vs7.6%，P=0.11），术后的不良反应减少（27.5% vs36.9%，P<0.001），住院时间缩短（中位数为3天vs 4天，P<0.001）。而肿瘤学数据分析的结果尚未公布。

2）机器人辅助子宫内膜癌手术分期：多项较小前瞻性随机试验研究证实，在相似的生存率情况下，腹腔镜手术较开腹手术有更多的优势。但是有一些因素限制了它在妇科肿瘤方面的广泛应用。其中包括长期生存率，相关的外科培训和先进的腹腔镜手术经验，以及对熟练操作助手的严重依赖。某些患者相关的因素也可能阻碍腹腔镜手术成功进行，包括肥胖、粘连、子宫大小和患者无法忍受膀胱截石体位。

Boggess等人的一个进行全面的子宫内膜癌手术分期的322名妇女回顾性队列研究，比较了3种不同的手术方法的结果。包括接受开腹手术（经腹子宫切除术）、腹腔镜（传统腹腔镜子宫切除术），或者机器人辅助腹腔镜（机器人辅助子宫切除术）。该机器人队列比其他2组有较高的淋巴结清除率，减少失血量，并缩短住院时间。该机器人辅助腹腔镜子宫切除术和传统的手术相比中转开腹率相似（分别为2.9%和4.9%），术后并发症少。

由Simon等人进行了前瞻性系列研究，包括181例临床Ⅰ期或隐匿性Ⅱ期子宫内膜癌患者，比较机器人和腹腔镜子宫切除术及淋巴结切除术。机器人队列比腹腔镜队列出血量减少（100mL vs 250mL，P<0.001），输血率（3%vs18%，P=0.002）和中位数住院时间（1天 vs2天，P<0.001）。虽然在机器人手术组的患者有较高的平均体质指数（34vs29，P<0.001），该手术转为开腹手术率较低（12% vs26%，P=0.017），大部分原因是暴露很差。尽管机器人组的准备时间较长，整体住院及手术时间明显减少。值得注意的是，因外科医师先前的经验，在这些研究中存在明显的偏见。在一些调查中，手术者由最初的人执行的常规腹腔镜技术到现在已经学会了机器人辅助技术。随后，他们的结果可能有一定误导，相比最开始即熟悉机器人辅助腹腔镜技术、而先前没有掌握传统的腹腔镜技术医师而言，也许机器人手术具有明显优势。

3）腹腔镜全面分期：患者进行了全子宫切除术，发现有子宫内膜癌后，需要有一个全面的分期手术。腹腔镜进行评估是完成手术分期的有效手段。Childers等报道13例患者在不全面分期的子宫内膜癌行腹腔镜再分期，所有患者进行了整个腹腔检查，盆腔冲洗，和（或）盆腔或主动脉旁淋巴结清除术，其中2例进行卵巢摘除。从最初手术到腹腔镜分期平均间隔为47天。术中没有任何并发症。估计失血量小于50mL，平均住院1.5天。淋巴结清除平均数为17.5。发现3例子宫外疾病，腹腔冲洗1例阳性患者为腺癌和2例盆腔淋巴结阳性的微浸润。

在妇科肿瘤协会9402协议研究中，明确了58例腹腔镜在不完全分期的子宫、卵巢、输卵管癌的可行性。这些患者均进行了腹腔镜双侧主动脉旁淋巴结清扫。根据初次手术切除的程度，开腹手术用于可切除的情况。最初有95例符合条件的患者，其中9例（10%）女性不完全分期，17例（20%）进行了剖腹手术。住院明显缩短（3天 vs6天，P=0.4）。腹腔镜组有6%的人发生肠道并发症，11%被发现比最初的预期更晚。这些研究得出结论，在最初手术后需要再分期患者中，腹腔镜手术是一种安全，有效的手术方式，但手术可能会因粘连导致开腹或发现超过预期更晚期的疾病。

(3) 腹腔镜在卵巢、输卵管及原发性腹膜癌的应用：目前，在美国妇女一生中发生卵巢癌的风险大约1/70，65%以上诊断为晚期。输卵管癌是罕见的，每年诊断的妇女癌症中小于0.2%。原发性腹膜癌也是相当罕见，报告的发生率为0.03/10万人。由于这两种癌症罕见，目前，研究描述这些恶性肿瘤很有限。但是，它们已被证明与卵巢癌有着相似的生物学行为，并以同样的手术和化疗的方法治疗。因此，腹腔镜手术在这些癌症的应用与卵巢癌相似。

1) 低度恶性或卵巢交界性肿瘤：卵巢交界性肿瘤占卵巢癌10%~20%，通常有很好的预后。交界性肿瘤主要在生育年龄的女性发病，保留生育，选择范围从囊肿切除到单侧附件切除。腹腔镜随着内镜技术和手段的进步在卵巢交界性肿瘤分期中的应用已越来越普遍。在Reich和Nezhat等报道第一例腹腔镜手术治疗卵巢交界性肿瘤以来，有多个病例研究，进一步评估了卵巢交界性肿瘤的腹腔镜手术治疗的临床结果和可行性。迄今该系列最大的病例是由Fauvet等报道，其中107例卵巢交界性肿瘤接受了腹腔镜手术治疗。平均随访27.5个月，100%存活，只有4例患者复发。因此，迄今为止，关于卵巢交界性肿瘤的研究表明，卵巢交界性肿瘤的腹腔镜治疗是一种可行和安全有效的方法。

2) 早期浸润性卵巢癌：早期浸润性卵巢癌需要行全面手术分期，以获得重要的预后信息，避免分期不足，指导术后管理。传统方式是开腹子宫切除术，双侧输卵管卵巢切除术，大网膜切除术，阑尾切除术，腹膜活检，盆腔和主动脉旁淋巴结清扫术，腹腔冲洗。如果在诊断的初期没有进行全面的分期，通常建议这些患者可通过腹腔镜或开腹完成再分期手术。

Nezhat等报道了最长随访时间的36例系列病例浸润性卵巢癌腹腔镜手术分期/再分期结果。平均持续时间随访为55.9个月，有100%的总生存率。重要的是，这项研究有最大的初次分期手术。Chi等在早期卵巢癌进行病例对照研究，20例患者的腹腔镜手术分期，30例经开腹手术分期。获得的大网膜标本大小和淋巴结数目没有差异。腹腔镜手术组失血和住院时间较少，但手术时间长。腹腔镜组没有转为开腹手术或其他手术并发症。得出的结论是腹腔镜手术在早期卵巢癌分期是安全、有效的。

由于早期卵巢癌诊断和术前诊断很罕见，随机对照试验并没有可行性。替代评价的准确性可以推断比较腹腔镜与开腹病例分期升高率。腹腔镜手术的全面分期术在不完全分期的卵巢、输卵管、子宫内膜、原发性腹膜癌患者中的可行性由妇科肿瘤学组的两项协议研究证实。比较腹腔镜和剖腹手术患者的术后管理，腹腔镜组表现出明显出血少，住院时间少和Quetlet指数也比较合理。

3) 晚期侵袭性卵巢癌：由于腹腔镜在妇科肿瘤使用的增加，晚期卵巢癌的适应证文献报道包括三个方面：手术切除可治愈性的分拣工具、二探评价和初次或再次减瘤术。

可治愈性的分选：目前的文献表明，新辅助化疗加中间性肿瘤细胞减灭术与初次缩瘤术加术后辅助化疗的存活率没有显著区别。这种方法的挑战包括现有工具的限制，如CA_{125}和CT扫描预测的可信性。腹腔镜手术已被证明比其他工具有较高的灵敏度。Vergote等报道了285例开放性腹腔镜检查以确定患者是否能得到最佳缩瘤术。他们发现了可治愈性96%的准确度。Fagotti等描述的64例腹腔镜手术后立即进行剖腹探查术中比较，他们发现，腹腔镜检查后认为剖腹术可以行减瘤手术的人选中，没有患者不能行缩瘤术，阴性预测值100%。事实上，腹腔镜检查分类评估后87%患者进行最佳缩瘤术。

腹腔镜二探术：二次探查过程是在初次全面分期和一线化疗后没有疾病临床证据的患者完成包括一个腹部、盆腔系统病理评估。虽然对卵巢癌二次探查在临床上有争议，这个过程可以提供重要的信息和患者的预后，是评估辅助化疗方案疗效最准确的方法。

Littell等指导进行的一项研究比较腹腔镜与开腹二次探查手术的评价。这项研究包括70例腹腔镜二次探查后立即剖腹手术的计划，如果腹腔镜探查的印象是阴性的，研究人员发现腹腔镜二次探查细胞学阴性进行手术探查证实有91.5%的阴性预测。剖腹探查有较高的并发症发生率，包括小肠损伤、肠梗阻、发热、心肌缺血、伤口蜂窝织炎和肺炎等。腹腔镜组唯一的3例并发症是术前阴道准备时阴道残端裂开，无其他术中或术后并发症。因此，虽然剖腹手术可以提供少量增加的敏感性和阴性预测值，这项研究得出结论认为，不值得为此增加并发症发生率。

原发性晚期或复发性卵巢癌的肿瘤细胞减灭手术：迄今为止，已经发表了描述晚期卵巢癌腹腔镜减瘤的有限研究。Amara 等首次报道一个小系列病例，其中包括一系列晚期或复发性卵巢癌腹腔镜下处理。在该系列研究病例中，3 例接受初次全面分期或肿瘤细胞减灭术，分期为 I A，II A 以及 I C 恶性肿瘤。4 例中间性肿瘤细胞减灭术后进行腹腔镜二探手术。所有患者中，术后除 1 例因存在复发性疾病外，均减少了进一步的干预。Nezhat 等报道了其腹腔镜初次和再次晚期卵巢癌肿瘤细胞减灭术的经验。这项研究对 32 例经评估后分为 2 组：第 1 组 13 例接受初次腹腔镜肿瘤细胞减灭术，第 2 组的 19 例手术接受第二/第三次腹腔镜肿瘤细胞减灭术。1 组与第 2 组相比，手术时间、平均失血量分别 277 分钟、240mL 和 191 分钟、126mL。无一例患者需要输血或以后发生穿刺孔转移。第 1 组平均随访 13.7 个月，2 例死亡，有 2 例带病存活，9 例无疾病生存。第 2 组，随访 26.9 个月，6 例死亡，3 例带病存活，10 例无病生存。上述结果令人鼓舞，腹腔镜手术在晚期卵巢癌的作用将继续扩大，需要更进一步的研究来充分认识这项技术在晚期卵巢癌分期和肿瘤细胞减灭术中的作用。

腹腔镜初次或再次肿瘤细胞减灭术中引进了手辅助腹腔镜手术（HALS）。这种技术允许在传统腹腔镜基础上手进入腹腔内以保留外科医师的触觉。最初报道的手辅助腹腔镜手术在晚期卵巢癌使用是一个孤立的卵巢癌脾转移患者。手辅助腹腔镜手术与类似的开放手术相比有较短的手术时间，同时腹腔镜治疗的患者保持较低的失血量和住院时间短。

4) 腹腔镜在卵巢癌治疗上的缺陷与争论：限制腹腔镜在卵巢癌治疗上广泛使用存在几个主要问题：潜在的分期不足、囊肿破裂的发生率较高、二氧化碳气腹导致肿瘤细胞腹腔播散和穿刺孔的转移。

分期的不足：分期不足的情况可能会出现在怀疑为恶性肿瘤可能性低而术中没有实行或不正确的冷冻切片评估，或在妇科肿瘤处理能力有限的机构。但是，在冷冻切片证实肿瘤的情况下，经有经验的妇科肿瘤专家之手可能完成腹腔镜全面分期。

肿瘤破裂：腹腔镜和开腹手术途径肿瘤破裂对肿瘤结局的负面影响是相互矛盾的。目前，Vergote 等报道了规模最大的超过 1 500 例的回顾性、多中心研究，以探讨囊肿破裂对肿瘤结局的影响。结果发现，囊肿或大块肿瘤破裂是一个预测无瘤生存的独立因素。不过，该研究因为大多数患者分期不全面而有一定限制，可能影响无病生存率。相反，Sjo 等回顾性分析 394 例患者肿瘤破裂对结局的影响，结果发现在生存率上无差异。另外一个混淆变量是医源性控制术中囊肿减压的使用。囊肿减压是在腹腔镜手术时将囊肿置于标本袋中，控制排水以防止囊液溢出。重要的是，研究比较肿瘤破裂率没有考虑那些受控制下破裂的发生。不管这些研究的有限性如何，我们应该保持肿瘤学的原则，避免大规模卵巢癌细胞的溢出。

穿刺孔的转移：大部分文献病例报道的穿刺孔转移都是交界性或早期侵入性肿瘤。目前关于穿刺孔转移的原因不确定。有几种假说，包括肿瘤细胞受器械的俘获而直接传播、从手术器械在套管处的直接传播以及"烟囱效应"，这提示肿瘤细胞沿着泄漏气体的套管鞘扩散。

在卵巢交界性肿瘤的情况下，只有少数情况出现穿刺孔转移的报道。有一组研究报道，9 例交界性肿瘤行腹腔镜手术切除后，通过 5~72 个月的随访，9 例均无瘤生存，获得了 100% 的整体生存率；而侵入性卵巢癌的穿刺孔转移，病例报道最多达 16%。在一项研究中，穿刺孔转移率最高（5%）的患者是复发性卵巢患者或腹膜恶性肿瘤存在腹腔积液的患者。而总的预后并不受转移灶的影响，因为他们往往对化疗反应敏感而不再复发。事实上，一项研究报道中有穿刺孔转移相比无穿刺孔转移患者，其生存率没有差异。但是，最大限度地减少穿刺孔转移的可能性技术包括完整的取出标本及分层关闭穿刺孔，以及穿刺孔的有效冲洗等。

(4) 腹腔镜在其他少见妇科肿瘤中的应用

1) 阴道癌的腹腔镜广泛阴道旁组织切除术：原发于阴道的恶性肿瘤非常少见，多数文献报道约占女性生殖系统恶性肿瘤的 1%~2%，约 95% 的原发性阴道恶性肿瘤为鳞癌。国外文献报道原发阴道癌多发于老年。

阴道恶性肿瘤不像其他妇科恶性肿瘤有常规的治疗模式，由于阴道位于膀胱和直肠中间，阴道膀胱间隙及阴道直肠间隔不过 5mm，它的壁很薄，很容易转移至邻近的淋巴和支持组织，使外科手术及放疗均困难。使阴道癌成为难以治愈的恶性肿瘤之一。

对于早期的病例，主张手术治疗：Ⅰ期病变累及阴道上段后壁，如果患者以前没有切除子宫，可考虑行广泛子宫和阴道上段切除术，切缘至少距离病变1cm，并行盆腔淋巴结清扫术。若子宫已切除，可行阴道上段广泛切除术和盆腔淋巴结清扫术。病变位于阴道下1/3，可考虑加外阴切除及双侧腹股沟淋巴结清扫术。

迄今，有文献报道了腹腔镜下行广泛阴道旁组织切除术加盆腔淋巴结切除术，以及用乙状结肠代阴道的术式。取得了满意的临床效果。其手术时间、出血量和术后住院时间，均较开放手术缩短。特别是对于全阴道切除的患者，腹腔镜下手术有更大的优势。

2）外阴癌的腹腔镜腹股沟淋巴结切除术：外阴原发性恶性肿瘤占妇女全身肿瘤的1%~2%，女性生殖器肿瘤的4%左右。外阴恶性肿瘤中以鳞状上皮癌最多见，约占外阴恶性肿瘤的95%。手术是外阴癌的首选治疗方法，外阴癌较少侵犯深部组织，即使肿瘤较大，仍给治疗性或姑息性手术切除提供了可能性。由于外阴癌的生长特点为局部浸润较广泛而且可多点发生，淋巴结转移的倾向较大，因此，外阴癌的常规性手术应包括外阴切除及双侧腹股沟淋巴结清除术。

广泛外阴切除加腹股沟淋巴结切除是治疗浸润性外阴癌的标准术式，常规手术切除腹股沟区淋巴结时由于皮肤切口大，皮下组织切除彻底，手术后皮肤血供受影响，腹股沟区切口愈合不良是外阴癌手术后最常见的并发症，在临床上处理也较棘手，往往需要换药数月，甚至需要植皮。腹腔镜下切除腹股沟浅淋巴结，尽管皮下组织切除很彻底，影响了皮肤的血供，但由于皮肤无伤口，发生皮肤缺血坏死的可能性很小，因此术后一般不会出现皮肤愈合不良，可明显促进术后患者的恢复，减轻医护人员的负担。但腹腔镜下切除腹股沟浅淋巴结难度较大，主要是手术视野的暴露。

手术前应严格选择病例，对于腹股沟区淋巴结明显增大、质硬、不活动的患者除非腹腔镜技术非常熟练，否则应选择常规手术。

6. 未来妇科肿瘤腔镜外科的发展方向　妇科肿瘤腹腔镜手术技术是从经典的腹腔镜外科发展而来，但目前妇科肿瘤腹腔镜手术尚不能替代大多数常规妇科肿瘤手术。开展妇科肿瘤腹腔镜手术需要一定的条件。除了必要的手术器具以外，开展妇科肿瘤腹腔镜手术者应有熟练的妇科肿瘤外科手术基础，具备常规手术和腹腔镜手术两种手术技巧；同时具备处理各种疑难、复杂和意外情况的经验和能力；开展妇科肿瘤腹腔镜手术的单位，应具有一定的科研能力和保障条件，对将准备开展手术的风险进行充分论证，并经过预实验。

随着相关技术的成熟和发展，妇科肿瘤腹腔镜手术技术的成熟可能标志着妇科肿瘤外科手术治疗一个新的时代的开始。

（二）免气腹腹腔镜手术

1. 免气腹腹腔镜手术技术　气腹法腹腔镜手术需要借助人工气腹为腹腔内的手术操作提供合适的空间，而免气腹腹腔镜——腹壁悬吊式腹腔镜技术的问世为提供了一个无须持续气体维持的腹腔内工作空间。因此，免气腹腹腔镜技术与气腹法腹腔镜技术的根本区别在于其腹腔内操作空间非人工注气形成，故能避免气腹引起的并发症；又因为腹腔内无气腹产生的压力，麻醉时循环系统和呼吸系统也基本不受影响，因而增加了手术的安全性。另外，放置于腹壁的套管不需阀门防止气体泄漏，故在手术中更换手术器械时无须开启阀门，操作更为简便、实用。免气腹腹腔镜的优点除了无须人工气腹，避免了气腹的并发症外还有：①避免了气腹法盲目腹腔内穿刺的潜在危险性。②能使用传统剖腹手术的器械进行操作，使手术操作容易、简便。如可使用剖腹手术器械进行缝合，用传统的打结方法在腹腔内、外打结等。③手术器械可自由出入，不用担心漏气，保证手术野的稳定。④能够快速地进行腹腔内吸引，保证良好的手术视野。⑤可以不用或较少使用一次性手术器械，故费用降低。

腹腔镜手术属微创手术，微创手术的宗旨是在对患者损伤尽量小的情况下完成手术，包括手术创伤小、出血少及受术者术后恢复迅速等。众所周知相对于剖腹手术，腹腔镜手术有创伤微小的优势，但在手术时间方面并不占优势，另外还存在手术器械和手术费用的问题。而免气腹腹腔镜技术在微创的基础上，在手术时间、器械应用和费用方面接近剖腹手术。

1991年1月日本自治医科大学的永井秀雄医师收治了一个肥胖且并发糖尿病的患胆结石患者，他在为患者进行腹腔镜手术时为减轻腹腔内的压力将腹壁进行悬吊。手术顺利完成，在排出腹腔内CO_2后再用腹腔镜观察腹腔时，永井秀雄惊喜地发现腹腔内视野与CO_2排出前并无多少差别，因此永井秀雄开始设想能否不用气腹只用腹壁悬吊进行腹腔镜手术。

同年法国的Mouret也用腹壁全层悬吊式腹腔镜行首例胆囊切除术，并使用了其专用的"悬吊式"器械。美国的Gazayerli也报道了使用T形悬吊器进行悬吊式腹腔镜手术。

1991年3月日本永井秀雄在日本第一届内视镜外科手术研讨会上首次介绍了腹壁悬吊式免气腹腹腔镜下胆囊切除术。

1993年日本东京医科大学井坂惠一将免气腹悬吊式腹腔镜技术应用于妇科手术，并进一步改良为单钢针皮下悬吊式腹腔镜技术。1994年在日本妇科内视镜学会上首次报道了腹壁单点悬吊式腹腔镜妇科手术技术。

（1）免气腹腹腔镜手术器械：免气腹腹腔镜手术悬吊腹壁的方法有腹壁全层悬吊及腹壁皮下悬吊两种，后者更为简单实用，但在有些特别肥胖的患者或腹壁特别松弛的患者仍需要进行腹壁全层悬吊，或腹壁全层悬吊加皮下悬吊。腹壁悬吊的器械如下。

1）悬吊棒：是一有关节能够折叠的不锈钢支架棒，打开呈倒L型。使用时展开，固定在患者左侧腰部侧方手术台的固定器件上。水平横杆上有多个挂钩，用于腹壁悬吊钢针抓手链的固定。一般情况下悬吊棒固定后，使水平部分离开腹壁约30～40cm。

2）悬吊附属器械

Ⅰ．腹壁皮下悬吊器械：包括钢针抓手，皮下穿钢针和卷链器。钢针抓手是带有不锈钢链的抓手，有大、中、小及特大号4种，可根据患者下腹部脐耻之间的距离来选择，一般多用中、小号。皮下穿钢针，为直径1～2mm钢针，用于脐腹白线处皮下穿刺。为了避免钢针影响术者的操作及损伤术者的手指，穿刺成功并在抓手上固定后，在钢针两端套上细导尿管，每端留3cm，将多余的部分剪除后向上弯折。卷链器，是固定在悬吊棒的水平杆上用于拉紧钢针抓手上吊链的装置，用于调节腹壁悬吊的高度。术中适当的调节能保证良好的手术视野。

Ⅱ．腹壁全层悬吊器械：包括Mizuho悬吊器、Laparo-lift™悬吊器和日大式悬吊器等，皮下悬吊法的器械也可用于腹壁全层悬吊。不管哪种悬吊器，都由腹腔内悬吊部件和腹腔外悬吊部件组成。

3）塑料套管及操作孔保护套：建立在脐下的腹腔镜孔不用穿刺针，该孔是一个很小的腹壁切口，将塑料套管套在悬吊式腹腔镜专用的圆头穿刺棒上，一起经脐部切口旋入腹腔内，然后取出圆头穿刺棒将塑料套管留在切口内固定即可。塑料套管为桶状，内无阀瓣，外有较粗的螺纹，便于穿刺后旋入腹壁并留置在腹壁孔内用作手术操作通道。塑料套管有11mm和12mm两种。

操作孔可以是一个腹壁小切口，操作孔保护套可以保护操作孔，并使操作孔易于手术器械进出腹腔。

4）悬吊式腹腔镜专用手术器械：气腹法腹腔镜的手术器械在悬吊式腹腔镜手术中均能使用。但是有如下缺点：①气腹法用的器械因进出腹腔时要求适应套管，头部偏直的较多，即使有弯头曲度也较小。②钳夹力弱。③手术器械长，操作时幅度大，上肢、手指都容易疲劳等。近似开腹手术器械的悬吊式腹腔镜手术器械与之相比则截然不同。

Ⅰ．多功能电凝钳：电凝钳的支点到顶端长度为8～10cm，是具有电凝止血作用的多功能血管钳。其表面置有绝缘套，安全可靠，操作简便。根据头部的长短及弧度分大、中、小3种型号，形状类似于开腹手术器械，对习惯于开腹手术操作的医师十分容易掌握其使用方法。

Ⅱ．妇科悬吊式腹腔镜专用钳：细头钳：适合盆腔深部操作，长27cm。直角钳：用于角度难钳夹的部位，长27cm。强力钳：适用于致密组织的钳夹，长27cm。

Ⅲ．长剪刀：比开腹手术的剪刀更加细长，有24cm和26cm两种，使用时与普通的剪刀完全一样。

Ⅳ．持针器：气腹法腹腔镜手术时缝合和打结操作比较困难，而免气腹腹腔镜手术时缝合及打结基本不受限制。免气腹腹腔镜手术的持针器，与剖腹手术的持针器相似，不一样的是持针部位带有弯度，操作运针的余地明显增大，且钳夹持力强，在缝合时固定缝针较牢固。

5）结扎器：气腹法腹腔镜手术在打结时由于担心漏气操作受到限制，还有夹线钳头部短小容易滑脱，结扎大血管时也比较困难，尤其对操作不太熟练的手术医师更是如此。悬吊式腹腔镜手术中使用的结扎器由送线器、取线器、推结器三部分组成。能使用一般的手术线打结，而且可靠、简便、经济。

对于脆弱的血管用该结扎器送线、取线及打结时不易撕裂。推结器有夹线槽，有弹性，打结方便，能防止滑结。

6）吸引管电刀：免气腹腹腔镜也可使用普通的电刀，能止血也能剥离切断组织，非常方便，但是手术过程中产生的烟雾影响视野。吸引管电刀是带有吸引管的电刀，在电凝、电切的同时吸引腹腔内的烟雾，能保证良好的手术视野。

7）电凝吸引器：普通吸引器的吸引管装有外套能避免吸入附近的脏器，并能保持通畅地吸引。电凝吸引器由内管和外套管两部分组成，内管通过调节可伸出外套，能边电凝止血边吸引。

8）腹腔冲洗漏斗：气腹法腹腔镜的腹腔冲洗用细管注水，像加压输液一样冲洗较慢。彻底干净的冲洗腹腔要花很长时间，很不方便。悬吊式腹腔镜所用漏斗的注水管直径11mm，向腹腔内注500mL生理盐水只需要10秒钟左右，所以能够迅速、彻底、干净地冲洗腹腔。

(2) 免气腹腹腔镜手术空间的建立：包括：腹腔镜孔的建立、腹壁的悬吊及腹壁操作孔的建立。

1）腹腔镜孔的建立：切口部位的选择：腹腔镜孔选择在脐下缘脐轮边缘，按脐轮的弧度左右方向横行切开皮肤，切口长约1.5~2.0cm。皮肤切口与气腹法腹腔镜的切口稍有不同，切口几乎在脐孔外。钝性分离皮下脂肪暴露出筋膜，切开筋膜和腹膜，放置腹腔镜孔塑料套管。

2）腹壁皮下单点悬吊术：①悬吊钢丝的刺入及固定：不锈钢穿刺针直径为1.2mm，钢丝刺入皮下的长短要根据患者脐耻之间的距离及悬吊的位置来确定。在耻骨联合上4cm左右处沿腹白线向脐下方向刺入钢针，钢丝经皮下于脐下2cm处穿出，穿刺后钢针的两端套入4号导尿管，以防止损伤术者的手指和钢丝的滑托。将套有导尿管的钢针固定在钢针抓手上，两端各留下3cm，其余部分用钳子剪除，将两端向上弯曲。②钢针抓手的悬吊：悬吊棒固定在患者腰部的左侧展开，其横杆横跨过腹白线，然后将钢针抓手的吊链挂在悬吊棒横杆的挂钩上将腹壁悬吊起。

3）腹壁全层悬吊术：安全的腹壁全层悬吊最好先行皮下悬吊，然后在皮下悬吊状态下经脐部腹腔镜孔将全层悬吊的相关器械放入腹腔内进行全层悬吊。

4）操作孔的建立：悬吊腹壁完成后，在腹腔镜指示下于髂前上棘与脐孔连线的中外3/1处寻找无血管区将皮肤切开1.0~1.5cm。然后将塑料套管套在穿刺针套管外，在腹腔镜监视下刺入腹腔内，拔出穿刺针芯，将塑料套管与穿刺针套管一并拧旋向腹腔内。

(3) 免气腹腹腔镜手术的优势与不足

1）免气腹腹腔镜手术技术的优势，是指与气腹法比较而言：

Ⅰ. 并发症减少：气腹法腹腔镜技术操作中腹腔内CO_2的注入及持续的腹腔内压，对机体所造成的影响有时难于估计。据文献报道气腹法腹腔镜手术中受术者的精神紧张因子（stress hormone）要比开腹手术更高。气腹对呼吸、循环系统具有一定的影响，但实际上这些影响对于没有心血管疾患、呼吸系统疾患等并发症的患者不会有多大风险，然而对于机体状况差或有上述高危因素的患者容易出现意外。

对于气腹法的某些并发症如血管损伤、肠管穿孔等来说，要是采用与悬吊式腹腔镜同样进腹的开放式腹腔镜方法就能预防。

从上述方面来看，免气腹法要比气腹法腹腔镜更具优势。

Ⅱ. 麻醉的安全性：研究表明，气腹法腹腔镜操作时气腹对麻醉的影响比我们想象的要大。研究表明，气腹形成3分钟后气道内压力及呼气末CO_2值明显升高，而免气腹腹腔镜手术操作时上述两项指标几乎都没有变化。气道内压力升高是诱发气胸的重要因素，呼气末CO_2值升高时则可引起心律不齐等。由此可见在麻醉管理方面，免气腹腹腔镜技术比气腹法腹腔镜技术也更具优势。

Ⅲ. 操作方面的优势：手术操作中，免气腹法与气腹法腹腔镜技术在临床应用中比较，前者有如下优势：①免气腹腹腔镜手术时能使用开腹手术的器械（如吸引器、血管钳、剪刀等），可在腹腔内外用手打结，操作如同剖腹手术快捷而方便，而气腹法则不能。②用免气腹腹腔镜技术进行较游离的脏器（如附件等）的手术时，更易将脏器取至腹腔外进行手术操作。③同一操作孔内可以同时放入两把器械操作，增加了手术操作的协调性。④腹壁的操作孔可防止腹腔镜切孔保护套，除手术器械进出腹腔方便外，还可用手术通过该孔探查腹壁，触摸病灶的质地，探查组织深部肉眼难与看见的病灶（如子宫肌壁间较小的子宫肌瘤等）。⑤气腹法腹腔镜下手术者需要系统和较长时间的培训，尤其要较熟练地掌握某些手术操作的技巧；而免气腹腔镜技术仅要求对有一定剖腹手术经验的手术人员的简单指导，即可开展手术。

Ⅳ. 避免了 CO_2 对恶性肿瘤生物学行为的影响：妇科恶性肿瘤的腹腔镜手术产生了许多令临床医师担忧的问题，最使人担忧的腹腔镜手术后肿瘤的转移和复发，尽管目前没有定论，但许多学者对此进行了大量的研究和观察，研究最多的是目前常用的建立手术气腹的气体（CO_2）与肿瘤转移和复发的关系。Volz 等在动物实验中发现，腹腔镜气腹常规使用的 CO_2 气体可促进腹腔内恶性肿瘤的转移，并对肿瘤生长有促进作用，因此影响动物的生存。还有研究认为，CO_2 气腹改变了腹腔内的内环境，影响了腹膜间皮细胞的代谢，抑制了局部的免疫机制，造成了肿瘤细胞的种植。也有研究认为，气腹腹腔镜手术引起的腹腔内肿瘤种植和转移与所使用气体的性质有关，氦气是一种惰性气体，不像 CO_2 气体造成的酸性环境对组织的代谢产生影响，甚至有学者认为氦气具有肿瘤细胞毒性作用，可能降低肿瘤的局部种植和转移。但也有学者发现肿瘤转移仍在氦气气腹的动物中高发，说明气体的性质不是唯一的诱发肿瘤细胞种植和转移的因素，气腹的压力、维持气腹的进气速度也许是另外一种引起肿瘤种植和复发的因素。总之，绝大多数研究认为气腹的存在对腹腔内肿瘤的种植和复发具有一定的促进作用。有关免气腹腹腔镜手术对肿瘤转移和复发的影响报道较少，Bouvy 等作者研究发现，免气腹腹腔镜手术可降低恶性肿瘤腹壁转移的发生率。

Ⅴ. 经济方面：免气腹腹腔镜技术还有如下特点：①不需要注气。②一次性的器械使用少。③腹腔内用普通的丝线也可以结扎，可不用可吸收缝线。④无须配备管理气腹的人员等。

从以上几点看，免气腹腹腔镜较气腹法经济实惠。

2）免气腹腹腔镜手术技术的不足：我们在临床上应用腹腔镜手术技术发现，虽然免气腹腹腔镜与气腹法腹腔镜手术技术相比较具有不少优势，但该技术也有不足之处。有如下几点：

Ⅰ. 肠管的活动会影响手术操作：由于免气腹腹腔镜技术造成的手术空间压力与大气压相等，不像气腹腹腔镜腹腔内有正压气腹，可将肠管等游离脏器推向位置较低的部位，并对肠运动有一定的限制作用。因此免气腹腹腔镜手术时，腹腔内肠管的活动较为活跃，尤其在麻醉程度较浅或有肠胀气的情况下更为明显。如果手术前进行充分的肠道准备、麻醉程度适度，并在手术时尽量取角度较大的臀高头低的膀胱截石位，可以弥补该技术的此项不足。

另外，快速及流量较大的吸引时，由于腹腔内压力的快速下降，肠管活动会明显活跃，尤其在边吸引边电凝止血时，要注意肠管的运动，避免引起肠管的损伤。

Ⅱ. 腹壁极度松弛及严重肥胖者不适用于腹壁皮下悬吊：对于腹壁极度松弛的患者，如老年人、产后腹壁松弛等，不适用于腹壁皮下悬吊进行免气腹腹腔镜手术，但可使用腹壁全层悬吊建立手术空间。或用气腹腹腔镜技术。

对于严重肥胖者，不管腹壁皮下悬吊还是腹壁全层悬吊均难于得到满意的手术空间，这些患者往往也不能应用气腹法腹腔镜手术。如果腹腔镜手术能给该类患者带来较大的益处时，可进行腹壁皮下悬吊和气腹同时应用，可以顺利完成手术。

Ⅲ. 腹腔内空气残留可引起右肩胛部疼痛：手术结束时如果腹腔内的空气残留加多，则术后患者会出现右肩胛部疼痛。这是因为空气在腹腔内吸收较慢，术后患者平卧时气体积与膈下，刺激膈肌发生右肩胛处的牵涉痛。如果在手术结束时，尽量排除腹腔内的空气，或放入 500mL 左右的生理盐水帮助腹腔内空气的排出，术后可避免疼痛的发生。

腹壁悬吊免气腹腹腔镜技术具有其优势，但对于操作熟练、习惯用气腹法腹腔镜且有经验的医师而言，用气腹法腹腔镜技术同样能顺利完成手术。习惯气腹法腹腔镜的医师对不太熟悉的免气腹腹腔镜下手术的视野感常到不满意。相反，熟悉免气腹腹腔镜技术的医师在进行气腹法腹腔镜操作时，遇到出血引起手术视野不良、困难部位的缝合等也感到棘手。其实，操作熟练的话两种术式都不错，但是对于有某些并发症的病例很勉强的做气腹法腹腔镜手术，可能就会发生意想不到的并发症。总之为了减少并发症，适当的选择病例，尽量发挥自己的技术特长是非常重要的。另外，掌握各种手术技能，对处理意想不到的各种紧急情况非常必要。

2. 盆腔良性肿瘤的免气腹腹腔镜手术　妇科良性肿瘤的免气腹腹腔镜手术基本分为三类：免气腹腹腔镜子宫肌瘤切除术、卵巢肿瘤切除术和子宫切除术，具体个案手术不过是这些手术的操作步骤的增减。

（1）免气腹腹腔镜子宫肌瘤切除术：浆膜下及肌壁间子宫肌瘤均可在腹腔镜下切除，对于气腹法腹腔镜手术来说，浆膜下和明显突向浆膜面的肌壁间肌瘤的切除较为容易，而肌层深部的肌壁间子宫肌瘤的切除较为困难；肌瘤数目较多、肌瘤较大时也尽量避免在腹腔镜下手术；特殊位置的肌瘤如子宫后壁峡部肌瘤、阔韧带肌瘤等也存在着操作的困难和较大的手术风险。

对于免气腹腹腔镜来说，上述手术中的困难也同样存在，但是由于手术器械操作的便易、缝合方法的快捷等，手术的难度明显下降，风险也明显减小。一般来说，免气腹腹腔镜子宫肌瘤切除术适应证范围较气腹法腹腔镜已经明显拓宽。

1）免气腹腹腔镜子宫肌瘤切除手术适应证：免气腹腹腔镜子宫肌瘤切除术与剖腹手术子宫肌瘤切除术的适应证基本相同，即子宫肌瘤较大、生长较快或已经引起临床症状，又要求保留子宫者。具体手术适应证如下：①肌瘤引起月经过多、痛经。肌瘤产生明显压迫症状，如尿频、慢性直肠刺激症状、盆腔疼痛等。②肌瘤引起不孕症或反复自然流产。③子宫>10周妊娠大小、影像学检查肌瘤>8cm或肌瘤增长迅速。

另外，不孕症的腹腔镜下检查若发现与不孕症无关的子宫肌瘤，原则上不是适应证，因为术后会因起盆腔粘连，除非具备上述适应证或不会引起粘连。

2）免气腹腹腔镜子宫肌瘤切除手术禁忌证：免气腹腹腔镜下子宫肌瘤切除术的禁忌证与气腹法腹腔镜手术稍有不同，有的作者甚至提出在气腹法腹腔镜下直径>3cm肌瘤的数目达到或超过4个、肌瘤的直径>10cm是腹腔镜手术的禁忌证。但对于免气腹腹腔镜手术这并不是禁忌证。

除了与剖腹手术相同的禁忌证外，免气腹腹腔镜还有如下禁忌证：①严重的腹腔粘连。②巨大的子宫肌瘤，如肌瘤充满整个盆腔，甚至腹腔。③有些肌瘤估计虽能切除，但耗费时间较剖腹手术明显延长或出血较多时，应放弃腹腔镜手术，改为剖腹手术。

3）子宫肌瘤切除的术前准备

Ⅰ. 腹腔镜下子宫肌瘤切除术的特殊检查：腹腔镜下子宫肌瘤切除术容易遗漏小的肌瘤，即使免气腹腹腔镜手术时可以用手术触摸寻找子宫肌层内的小肌瘤，但某些特殊部位的肌瘤也难于触摸到，因此手术前除盆腔检查和B超检查外，为了确定肌瘤的位置、大小及与子宫内膜的距离，MRI检查很有必要，尤其是T_2增强切面图像非常有意义，瘤体与正常肌层的界限在MRI的T_1图像上显示不清，而在T_2图像上清晰可见。在多发性子宫肌瘤，尤其是对肌壁间肌瘤的定位及指导手术时选择子宫切口更具有现实意义。对于向子宫腔方向生长的肌瘤，明确瘤体与子宫内膜之间肌层的厚度，便于在肌瘤剥除时防止穿透肌壁引起内膜破裂，影响以后妊娠的时限。

Ⅱ. 术前的药物治疗：文献报道，GnRHa用于子宫肌瘤的术前治疗，能使肌瘤明显缩小、血流量明显减少。剖腹手术的子宫肌瘤切除术前应用GnRHa后，术中出血量也明显减少，原因是因为肌瘤缩小、肌瘤的血运减少，还有肌瘤核与正常肌层易于分离，剥除容易。术前应用GnRHa后再行腹腔镜下手术也能得到同样的效果，特别是多普勒超声显示血流量丰富的肌瘤，手术效果更好。的确有些子宫肌瘤在手术前要进行药物治疗，其目的是缩小肌瘤减小手术造成的损伤，尤其是对生殖功能的影响。免气腹腹腔镜手术的操作便捷，缝合止血迅速，通常对较大肌瘤（直径≥10cm）也能达到与剖腹手术相同的效果。对于有手术指征的、并同时有下述情况的患者可在术前给予GnRHa治疗：严重贫血。肌瘤生长在近输卵管间质部，手术切除时可能引起输卵管损伤。肌瘤生长在血管丰富的部位，或切除困难易引起出血者。同时并发较严重的子宫内膜异位症的不孕症患者。

用药时间因病例的具体情况而定，一般是2~4个月。尤其是贫血患者要用药3个月以上，用药过程中患者出现闭经，随着肌瘤的缩小患者贫血也得到改善，可使术中出血量减少和有利于患者的恢复。

常用的治疗子宫肌瘤制剂有如下几种：

a. 亮丙瑞林（leuprorelin）：剂量：3.75mg/支，肌内注射。

b. 曲普瑞林（triptorelin）：剂量：3.75mg/支，肌内注射。

c. 戈舍瑞林（goserelin）：剂量：3.6mg/支，皮下注射。

三种药物均间隔28天用药一次。

用药期间要注意一些不良反应，如雌激素下降引起的类似绝经期的症状，还有对凝血系统、体重和血压的影响等。一般来说，GnRHa作为手术前准备用药2~4个月即可，没有必要长期应用，以免引起不必要的不良反应。因为绝大多数患者在用药的头三个月肌瘤缩小最明显，三个月以后肌瘤缩小速度减慢，所以大多数患者用药三个月即可。

Ⅲ．术前肠道的准备：肠道的准备与剖腹手术一样，十分必要。如果估计并发子宫内膜异位症粘连严重，有可能手术中要分解肠粘连时，手术前要进行相应的肠道清洁准备。

4）免气腹腹腔镜子宫肌瘤切除术要点与技巧：免气腹腹腔镜下子宫肌瘤挖除术操作中，由于所用手术器械与气腹法腹腔镜不同，操作更为简便，尤其是缝合操作几乎接近剖腹手术的操作。

Ⅰ．带蒂的浆膜下肌瘤切除术：带蒂的子宫肌瘤切除相对比较容易，尤其是蒂比较细时。对于蒂较粗（>2cm）的肌瘤，可先用细导尿管或缝线结扎瘤蒂，然后切断，创面可用电凝等止血，止血困难者可进行缝合止血。

Ⅱ．肌壁间肌瘤切除术：不少作者均认为纵形切口较为理想，但在免气腹腹腔镜下因缝合打结较为方便，切口的选择应以避开血管、肌瘤剥出方便为原则。

肌瘤表面肌层的切开以超声刀最为理想，因为切口出血少、周围损伤小。但对于免气腹腹腔镜来说，用电钩或电刀以电凝固的方式切开也较为方便，因为产生的烟雾可以迅速地被吸引排出，不影响手术视野。应在肌瘤最为突出的部位切开肌瘤表面的肌层，深度达肌瘤实质，即看到珍珠白色的组织。切口长度应横跨整个肌瘤。

在辨清正常肌纤维与肌瘤组织的界限后，由助手从对侧用双爪钳钳夹肌瘤向外牵拉，或者术者本人钳夹牵拉，术者可用超声刀分离肌瘤，当然也可用血管钳、手指等钝性分离肌瘤。免气腹腹腔镜下分离肌瘤时，由于双爪钳钳夹牢拉力大、分离的器械或手指分离力量大肌瘤会很快被剥离，因此剥离时间短、出血少。分离过程中及时将肌瘤与正常肌层之间的血管用单极电刀、双极电凝或超声刀等切断。分离到肌瘤基底部时，大多数肌瘤的假包膜有血管蒂，此时不要用力牵拉，用双极电凝或超声刀切断，或用血管钳钳夹、切断并结扎。

缝合创面在肌瘤剥离后应立即进行，因为肌瘤剥离后创面的出血用单极电凝或双极电凝等止血效果并不理想，并且过度的热凝固还可引起组织坏死，术后有可能形成瘘管或切口裂开的并发症。有较大血管出血时往往是肌瘤基底部的血管蒂没有合理处理，要先将血管或出血处用超声刀或缝合结扎止血。免气腹腹腔镜下缝合迅速、快捷，如果肌层缺损较大，应分行两层缝合，如果肌层缺损较少，可行单层缝合。在肌瘤挖出后如果肌层缺损较大，一定要检查是否穿透了子宫壁进入子宫腔，如果进入了子宫腔，一定要避开黏膜1.5~2.0mm缝合关闭子宫腔。

Ⅲ．近宫腔的深部肌壁间肌瘤切除术：肌层深部接近宫腔的肌壁间肌瘤的剥除术有如下困难：①较小的肌瘤定位困难；②出血多；③易穿透肌层进入宫腔。

免气腹腹腔镜行肌瘤切除术时针对上述困难，可采取如下措施：

肌瘤的定位：手术前进行仔细的B超检查定位，对于B超定位困难者应进行MRI检查，尤其是在子宫壁深部的较小的肌瘤，腹腔镜观察看不到子宫表面明显的突起，为手术挖除增加了困难。免气腹腹腔镜手术时，应根据影像学检查的肌瘤定位，术者经操作孔用示指触摸肌瘤部位的子宫壁，凭手指的感觉确定肌瘤的位置，因为按压时肌瘤较正常的肌肉组织有明显的硬结感。

出血的预防和处理：有作者在切开部位的肌层及肌瘤周围注射宫缩素减少术中出血。在开腹手术中为了减少术中出血，常常用压迫子宫动脉、短时间阻断双侧骨盆漏斗韧带、环扎子宫峡部等方法。气腹法腹腔镜下手术上述操作虽然困难，但如环扎子宫峡部预防出血仍能进行，免气腹腹腔镜下进行此项操作较为容易，一般情况下血供较丰富部位的肌壁间肌瘤多采用这种方法，收到良好的效果。

预防手术时穿透子宫壁：如果子宫肌瘤切除术时穿透了子宫壁，则可能发生术后子宫肌腺病，对于不孕症的患者来说，为了保证其术后妊娠的安全性，应在术后1年半后方可准备受孕，否则如果过早妊娠则有妊娠期间子宫破裂的危险。术前要根据影像学检查结果计算肌瘤距子宫内膜的距离，估计肌瘤挖除术时穿透子宫壁进入子宫腔的可能性。对于有些明显向子宫腔方向生长的肌瘤，手术时穿透子宫腔在所难免，但对于距离子宫腔尚有一定距离的肌瘤，在手术时尽量注意避免穿透子宫腔。手术时穿透子宫壁主要两个原因：一是子宫操作器穿破，二是肌瘤基底部在剥离时穿入子宫腔。因此在手术时要注意举宫器的顶端要避开肌瘤的位置，在分离靠近子宫内膜的肌瘤的基底部时，尽量紧贴肌瘤锐性分离（如用电刀分离等），甚至可以残留少许薄层瘤体，并避免用力牵拉肌瘤。

Ⅳ. 取出肌瘤：免气腹腹腔镜手术较大肌瘤切除时均将术者一侧的操作孔改为防治保护套的小切口，所以肌瘤挖出后可经过操作孔，像削苹果皮样将肌瘤切成条状取出，操作熟练时比电动肌瘤切碎机还要快速、安全。当然也可用肌瘤切碎机将肌瘤切成条状取出。免气腹腹腔镜手术一般不需要从后穹窿切开取出肌瘤。

Ⅴ. 术后的妊娠的监护：子宫肌瘤切除术后妊娠的分娩方式有自然分娩和剖腹产。以前子宫肌瘤切除术后的分娩问题是针对开腹手术，腹腔镜下手术基本不涉及这个问题，可是近年来腹腔镜下子宫肌瘤切除术后，妊娠中的子宫破裂也有文献报道，因为免气腹腹腔镜子宫肌瘤切除术切除肌瘤的大小已接近剖腹手术，因此术后妊娠期的管理和分娩的监护也应当像剖腹肌瘤切除术后同样对待。

5）超声检查在子宫肌瘤手术中的应用：免气腹腹腔镜下子宫肌瘤切除时，虽然可用手指触摸探查子宫肌层内较小的肌瘤，但手指的感觉对于肌层深部很小的肌瘤（直径<1cm）仍不够敏感，仍有肌瘤遗漏的可能。虽然在手术前的影像学检查发现了子宫内的肌瘤，但手术中仍有肌瘤寻找困难的情况，因此，手术中的B超检查对较难发现的肌瘤的切除具有较高的价值。据报道，手术前阴道超声检查发现肌瘤的直径约15~28mm，术中超声的直接检查可发现5mm的肌瘤。

6）免气腹与气腹法腹腔镜子宫肌瘤切除术的比较：气腹法腹腔镜下子宫肌瘤切除术，尤其是对于较大的肌壁间肌瘤的切除要求较高，除了要求手术医师操作技术（主要是缝合技术）的娴熟，还要求手术医师与助手间的密切配合，当今某些手术器械的使用（如超声刀等）也使肌瘤的切除更趋方便。然而，免气腹腹腔镜下手术操作的简便，尤其是缝合技术的快捷，即使使用普通的手术器械（如电刀或双极电凝及剖腹手术的缝合器械等）也能顺利完成手术，使肌壁间子宫肌瘤切除术成为免气腹腹腔镜手术的优势之一，如果使用超声刀则免气腹腹腔镜子宫肌瘤的切除术近于完美。

Ⅰ. 手术适应证和禁忌证的比较：两者适应证与禁忌证虽无本质上的不同，但却存在着程度及范围上的差别。见表5-1。

表5-1 免气腹腹腔镜与气腹法腹腔镜子宫肌瘤切除术的适应证

项目	气腹法	免气腹
气腹的禁忌证	有	无
单个肌瘤大小	平均直径≤10cm	除非充满盆腔
肌瘤直径≥6cm突向宫腔	突向宫腔<50%*	基本不受影响

注：也有作者认为，适合于气腹法腹腔镜手术的患者选择标准：肌瘤直径≥4cm但<6cm者，可允许肌瘤向宫腔突出；肌瘤直径≥6cm，可允许接近宫腔，但未影响子宫腔者。对于较小的肌瘤，如果在肌壁间外观不明显，则可影响手术时的定位。较大和肌层深处的肌瘤挖除后，子宫壁修复操作较为困难。

Ⅱ. 手术情况的比较：免气腹腹腔镜手术时无须气腹，所以操作时不担心腹腔内气体外漏影响手术视野；又因为免气腹腹腔镜手术使用的手术器械较气腹法腹腔镜手术器械短小、灵便，所以手术操作的难度较小。气腹法腹腔镜对子宫肌瘤切除术这样的手术操作，要达到较为熟练需要较长的时间，即使操作熟练的医师对难度较大的肌瘤切除术也心存顾忌。

两种手术方法的难度相当的子宫肌瘤切除术进行了比较，二者的差别见表5-2。

表5-2 免气腹与气腹法腹腔镜子宫肌瘤切除术的比较

项目	气腹法	悬吊式
手术器械	气腹法腹腔镜专用器械，一次性器械使用较多	与剖腹手术基本相同的免气腹腹腔镜器械，或剖腹手术器械，使用一次性器械少
手术操作	要求操作熟练，培训时间长	剖腹手术熟练即可，培训时间短
肌瘤剥除时间	较剖腹手术明显长	较剖腹手术稍长或相当
中转剖腹手术	据报道7.5% 原因：创面缝合止血困难	东京医科大学资料：10年间无中转剖腹手术
肌瘤取出	应用肌瘤切碎器，或经腹部较大切口取出（LAM）	经操作口切开取出，也可应用肌瘤切碎器

Ⅲ．免气腹腹腔镜子宫肌瘤切除术与气腹法腹腔镜辅助子宫肌瘤切除术：有医师认为免气腹腹腔镜子宫肌瘤切除术就是免气腹腹腔镜辅助子宫肌瘤切除术，因为腹壁操作孔可以是一个小切口。但免气腹腹腔镜手术的特点或者说优势之一就是可将操作孔做成一个微型切口，使腹腔内手术操作更为简便，其从切口的大小到手术的具体操作仍然具有腹腔镜手术微创的特点。而气腹法腹腔镜辅助子宫肌瘤切除术（laparoscopically assisted myomectomy，LAM）术后恢复也较剖腹手术快得多，但其对机体的创伤程度已超出了微创手术的范围。主要用于下述情况下子宫肌瘤的切除：①肌瘤直径>5cm；②多个肌瘤需要多次切除和切碎取出；③子宫肌层深部的肌瘤；④肌瘤挖除后需要多层缝合或缺损修补困难者。

LAM就是在腹腔镜下观察子宫肌瘤及盆腔情况，引导从耻骨联合上穿刺孔放入肌瘤钻（myoma screw），并将肌瘤钻钻入肌瘤内并向穿刺孔方向牵引，同时将耻骨联合上的穿刺孔改为能将子宫肌瘤牵出腹腔的切口，牵拉出肌瘤后在腹腔外进行肌瘤的剥出和创面的修复。但有些肌瘤则难以应用此种方法切除，如子宫后壁偏下方的肌瘤等，这些肌瘤就要先在腹腔镜下挖除后，再将子宫经耻骨联合上切口牵出腹腔外修复。靠近峡部的肌瘤也不能用这种方法处理。气腹法腹腔镜辅助子宫肌瘤切除术与免气腹腹腔镜下肌瘤切除术的比较见表5-3。

表5-3 免气腹腹腔镜肌瘤切除与气腹法腹腔镜辅助肌瘤切除术的比较

项目	气腹法腹腔镜LAM	免气腹腹腔镜
手术切口	除腹腔穿刺孔外，还要求一较大切口，以便能从腹腔取出肌瘤或子宫	一腹腔镜孔，一操作孔和2cm的操作切口
创面修复	在腹腔外进行，与剖腹手术相同，快捷	在腹腔内进行，与剖腹手术相似，较快捷
术后肠功能恢复	较快	较快
住院时间	与剖腹手术相同（一般5~7天）	一般3~5天

由此可见，气腹法腹腔镜辅助子宫肌瘤切除术（LAM）除了术后肠功能恢复较快，其他方面已接近剖腹手术；而免气腹腹腔镜手术后患者恢复等各个方面均达到微创手术要求。

（2）免气腹腹腔镜卵巢肿瘤切除术：良性卵巢肿瘤多为囊性，应用腹腔镜进行卵巢囊肿切除术要十分谨慎避免囊液的流出，因为术前不能100%的排除恶性肿瘤，如果是恶性肿瘤其内容物流出可引起肿瘤转移等。又如畸胎瘤囊内容物流出会引起腹膜炎；有些黏液性囊腺瘤的内容物流出会引起腹膜黏液瘤发生，甚至会引起严重的肠粘连。卵巢实质性肿瘤多为恶性肿瘤，良性较少，手术一般采用全子宫双附件切除术。

卵巢囊肿切除的手术方式有腹腔内剥离法、附件切除术、腹腔外囊肿剥离法。免气腹腹腔镜下腹腔内剥离法、附件切除术与气腹法相同，腹腔外囊肿剥离法则有其优势之处。

对于术前评估初步诊断为良性肿瘤的卵巢囊肿，在进行腹腔镜手术（气腹或免气腹）时可使用囊肿穿刺器进行腹腔内穿刺抽吸囊液后的腹腔外囊肿剥离法，免气腹腹腔镜手术应用囊肿穿刺抽吸器处理卵巢囊肿时则有如下优势：①用囊肿穿刺抽吸器，基本能避免囊肿内容物的外漏。②囊肿内容物抽出后，大部分病例的卵巢囊肿壁可经操作孔提至腹腔外手术。③进行妊娠并发卵巢囊肿的切除术。

1）卵巢囊肿穿刺抽吸器：免气腹腹腔镜手术使用的卵巢囊肿穿刺抽吸器有两种：囊肿穿刺抽吸器（soft-cup aspirator）和卵巢囊肿剥离器（SAND balloon catheter）。囊肿穿刺抽吸器械的使用使卵巢囊肿的腹腔镜手术切除简便易行。

囊肿穿刺抽吸器是1995年井坂惠一等专门为卵巢良性囊肿手术而设计，其由内外两条金属管构成，外管顶端有一个硅胶帽，管腔近尾部侧方可与负压吸引器相接。使用时将内管穿刺针缩回外管内，将外管顶端的硅胶帽与囊肿壁贴紧，接通负压使硅胶帽与囊肿壁紧密相贴，然后将内管穿刺针刺入囊腔内，用注射器将囊液从尾端抽出。抽吸完毕用血管钳将穿刺部位夹住，可将囊壁取至腹腔外进行操作。

卵巢囊肿剥离器是日本八光公司生产的用于腹腔镜下囊肿手术的穿刺器，其结构是在三腔金属管的一端是穿刺针，针端稍内侧并排两个气囊，使用时先将远离针端的气囊充气，然后将穿刺针刺入囊肿内，再将已进入囊肿内的气囊充气，囊肿壁内外两气囊挤压穿刺孔一方囊液外漏。然后将囊液吸出。

2）术前卵巢囊肿的评价：卵巢肿瘤的早期诊断主要依靠影像学检查，如B超检查（主要是经阴道超声）、MRI、CT等，确认囊壁内是否有实性部分及乳头状突起是鉴别良恶性肿瘤的关键，超声检查肿瘤的血液供应也有重要的参考价值，对于囊壁内有实质性区域或囊壁有乳头向囊内突起及超声检查血供丰富者，应警惕恶性肿瘤的可能。CA_{125}、CA19.9等肿瘤标志物升高时有参考价值，然而在正常范围内时也不能排除恶性肿瘤。

术前判断卵巢肿瘤是否可以先进行腹腔镜下囊肿穿刺再行切除手术十分重要，日本伊熊健一郎按囊肿的MRI检查将卵巢囊肿按照影像学特点分为三类（表5-4）。

表5-4 卵巢囊肿术前判定基本标准

判定依据	Ⅰ类	Ⅱ类	Ⅲ类
内容物性质	均质、稀薄	稠厚、液性脂肪巧克力囊肿液性质	囊内容物不均一
囊壁形态	较光滑、边界清晰	乳头、部分厚薄不均	囊壁不均、不规则
是否多房	单房	2~3房	多房
是否双侧	单侧	双侧	/
囊肿大小	脐耻之间以下	脐水平以下	达脐上

根据上述基本判定标准：
Ⅰ类：腹腔镜手术容易。
Ⅱ类：腹腔镜手术困难。
Ⅲ类：恶性肿瘤可能性很大，建议剖腹手术。

3）免气腹腹腔镜手术注意事项

Ⅰ.腹腔外卵巢囊肿剥除：免气腹腹腔镜下的卵巢囊肿手术除非粘连严重，一般都可行腹腔外囊肿切除，与开腹手术一样进行囊肿壁的剥离、缝合、止血，操作方便。但如果卵巢周围粘连严重，强行剥离和勉强向腹腔外牵拉会引起出血，在这种情况下就行腹腔内法，操作时由于不担心漏气，又能用普通的开腹器械，止血、缝合方便，排烟吸引容易等，与气腹法腹腔镜下操作相比较简单易行。

Ⅱ.腹腔内囊肿剥离：免气腹腹腔镜下腹腔内的卵巢囊肿手术时，对可直接剥离的囊肿在剥离时可经操作孔放一纱布围绕在囊肿根部周围，可减少囊液意外漏出的播散。

4）卵巢囊肿剥除时卵巢功能的保护：腹腔内腹腔镜下囊肿剥离后创面的处理可采用电凝或（和）缝合。电凝止血简单易行，但易损伤卵巢功能，尤其是双侧卵巢囊肿剔除术后甚至有造成卵巢早衰的风险。双极电凝术对电凝部位周围的组织损伤较小，常应用于易受损伤组织创面的止血。气腹腹腔镜下缝合处理囊肿剥离术后的创面，对手术者缝合操作基本功和手术技巧要求较高。有研究报道，若无出血可让卵巢的缺损自行愈合，也可用双极电凝灼烧创面使创面边缘内翻。

尤其是卵巢内异位症囊肿发生率有明显增高趋势，双侧卵巢受累也不少见，腹腔镜手术已成为治疗子宫内膜异位症的首选手术方式。过去对手术后卵巢功能的影响未引起足够重视，随着对该问题认识的加深，卵巢内异位症囊肿术中对卵巢功能的保护已越来越受到关注。保护卵巢功能最重要的是，囊肿剥除后创面的处理要避免损伤卵巢供血和正常卵巢组织，不少卵巢囊肿剥离后创面出血明显。过度的电凝止血处理，既可影响卵巢的供血，又可造成正常卵巢组织的热损伤。因此，在处理卵巢囊肿剔除后创面出血时尽量减少对卵巢组织及供血损伤影响十分重要。首先囊肿剥离时要层次清楚，尤其在剥离卵巢门部位的囊壁时要十分谨慎，此处血供丰富，容易出血，止血时易影响卵巢的血供；双极电凝对周围组织损伤较小，是较好的止血方法。但在止血时如果控制电凝的时间不合适，仍可造成组织的热损伤。

因此，免气腹腹腔镜下卵巢囊肿剥除术后，创面的缝合修复不管是在体外还是在体内都较为便利，完全可以不使用电凝操作，可以更好地保护卵巢功能。

5）妊娠期卵巢囊肿手术：妊娠期卵巢囊肿手术主要针对妊娠卵巢囊肿的扭转，也就是说妊娠期间如果并发卵巢囊肿，在无并发症发生的情况下，一般不需要处理，如果要进行处理应选择在妊娠12周以后。

随着腹腔镜技术的成熟，气腹腹腔镜下妊娠期进行手术的报道越来越多，有报道妊娠28周并发卵巢囊肿扭转进行气腹法腹腔镜囊肿剥离术。虽然目前尚无充分的循证医学证据表明 CO_2 及气腹对胎儿具有不良影响，但多数学者认为妊娠不再是腹腔镜手术的禁忌证，它带给妊娠妇女的好处几乎和非妊娠妇女相同，一般来说腹腔镜术后母婴预后良好。

气腹时 CO_2 对妊娠妇女是安全的，但对胎儿的影响，尤其是胎儿动脉血气状态、胎儿血流动力学反应等的报道却很少。Uemura等的研究结果显示，当维持 CO_2 气腹压力为15mmHg 60分钟时，胎儿出现了低氧血症、酸中毒和高碳酸血症。因此气腹压力、手术持续时间对胎儿预后产生重要的影响。因此患者的气腹压力应维持在7～12mmHg，不能超过15mmHg，腹腔内压力增至16mmHg时则可产生显著影响。Yuen等报道的行卵巢囊肿手术采用的气腹压力为12mmHg同样能达良好效果，顺利完成手术。多数报道麻醉的选择为硬膜外麻醉、静脉麻醉，也可选择全身麻醉，麻醉剂应选用临床研究认为对胎儿安全及无不良反应的药物，实验研究未发现丙泊酚、异氟烷等有致畸作用。

但是，气腹对人类胎儿远期影响的随访资料不多，最近的研究却发现气腹对子代的行为发育产生不良影响。免气腹腹腔镜手术无须 CO_2 气腹，不用担心 CO_2 及气腹对胎儿和孕妇的影响，麻醉可选用硬膜外麻醉，因操作方便，手术时间较短，妊娠期各韧带均松弛，更易于进行囊肿的腹腔外处理。东京医科大学十余年临床资料显示，妊娠12周之前在硬膜外麻醉下进行的卵巢囊肿剥除或切除手术安全、方便，术后未进行保胎治疗，未发现与手术及麻醉相关的流产发生，认为免气腹腹腔镜手术用于妊娠期卵巢囊肿剥离或切除具有一定的优势。

6）儿童卵巢囊肿手术：儿童的卵巢囊肿因下腹部疼痛在儿科就诊，经超声及MRI、CT检查，早期诊断并不困难。天津王晓晔等报道18例卵巢囊肿行腹腔镜手术的儿童，年龄（6.14±1.57）岁，与21例行传统剖腹手术治疗比较，随诊半年尚未发现并发症。认为腹腔镜卵巢囊肿切除术治疗效果优于传统剖腹手术。近年来较多的报道都认为免气腹腹腔镜儿童卵巢囊肿剥除术安全、方便。

免气腹腹腔镜在国内开展时间相对较短，儿童外科使用更少。东京医科大学曾报道2例，所用手术器械为成人手术器械，体内法完成。认为儿童腹壁皮肤弹性好，免气腹腹腔镜操作切口有弹性，腹壁薄更适用免气腹腹腔镜的腹腔外剥离法。但腹腔内手术野不如成人开阔。

7）卵巢囊肿蒂扭转的手术：卵巢囊肿蒂扭转时腹腔镜下观察，如果卵巢已明显坏死，应当立即钳夹瘤蒂，切除一侧附件或卵巢；如果肿瘤扭转时间较短，或扭转较轻，即使卵巢外观有轻度充血变色，可复位后观察，行囊肿剥除保留卵巢。发生蒂扭转的卵巢囊肿往往活动度大，尤其适用于体外法囊肿剥除，对此类患者免气腹腹腔镜手术可显示出其明显的优势。

（3）免气腹腹腔镜子宫切除术：子宫切除术是妇科盆腔手术的基本术式，也是妇科良性肿瘤及早期的恶性肿瘤的治疗方法之一。腹腔镜的子宫切除术包括：腹腔镜下全子宫切除术、次全子宫切除术和腹腔镜辅助（或联合）经阴道子宫切除术。从严格意义上讲，腹腔镜下子宫切除术是指在腹腔镜下完成全子宫或次全子宫切除的全部步骤；而腹腔镜辅助（或联合）经阴道子宫切除术是指在腹腔镜下和经阴道先后操作完成子宫切除术。

气腹法腹腔镜进行上述手术已经积累了较丰富的临床经验，虽然操作熟练的有经验的医师完全可以在腹腔镜下完成全子宫切除的全部步骤，但是临床上仍以腹腔镜和经阴道联合操作完成的子宫切除为主要手术方法。不管方法如何，只要符合微创手术的宗旨——创伤小、出血少——就是较为理想的手术操作。尤其是能量器械的使用（如 Ligature、百科钳、超声刀等），减少了缝合等较复杂的操作，各种子宫切除的手术也变得快速、简便。

气腹法腹腔镜下完成子宫切除术这样的手术常需要用到自动缝合器等一次性器械，但免气腹腹腔镜下手术能弥补上述缺点，以普通的手术器械代替自动缝合器等，且操作较为简便。

1）适应证与禁忌证：免气腹腹腔镜下全子宫、次全子宫或腹腔镜辅助或联合经阴道子宫切除术的手术适应证与剖腹手术基本相同。除了无人工气腹对手术、麻醉的影响之外，其他禁忌证与气腹法腹腔镜手术基本相同。

2）免气腹腹腔镜各种子宫切除方法的特点：子宫较大时左右腹壁操作孔若较靠下，有些操作如结扎和缝合都会受到影响，因此要根据子宫的大小来决定左右腹壁操作孔的位置。

Ⅰ. 免气腹腹腔镜联合经阴道子宫切除术：较大的子宫肌瘤、以往有手术史及腹膜炎等怀疑有粘连者、未生育妇女由于子宫大及活动度差行阴式子宫切除难度大者，更适用于免气腹腹腔镜联合阴道子宫切除术。

免气腹腹腔镜手术时，在处理了圆韧带、宫旁组织血管、部分主韧带之后，可在腹腔镜下直接切开前穹隆和后穹隆的阴道壁，然后在腹腔镜指示下经阴道完成剩余部分主韧带及侧穹隆阴道壁的切断，阴道残端的缝合可经阴道或经腹腔镜下进行。

Ⅱ. 免气腹腹腔镜下全子宫切除术：即使免气腹腹腔镜下进行全子宫切除术相对于气腹法腹腔镜较为方便，但在处理子宫主韧带、子宫骶骨韧带、甚至子宫血管和关闭阴道残端时仍然没有经阴道处理快捷、安全。因此腹腔镜下全子宫切除术作为一种术式有必要进行探讨，但作为一种手术方法其实用性有待予商榷，除非患者因某种原因不能经阴道进行手术。

Ⅲ. 免气腹腹腔镜下次全子宫切除术：在免气腹腹腔镜下进行次全子宫切除术也是较为常用的术式，手术步骤在子宫血管处理（包括子宫血管处理）之前与全子宫切除术相同。至于子宫动脉的处理也有不同的意见，有作者认为要切断子宫动脉，有作者认为切断子宫动脉上行支即可。免气腹腹腔镜手术时处理至子宫动脉。

虽然有作者认为宫颈残端在充分电凝等止血后可以不缝合，而只缝合其表面的腹膜覆盖创面即可，但免气腹腹腔镜下均进行宫颈残端间断缝合。

3. 免气腹腹腔镜手术在妇科盆腔恶性肿瘤中的应用　随着腹腔镜技术的发展和能量手术器械和设备的开发，腹腔镜手术在妇科恶性肿瘤中的应用已得到充分的接受和认可。腹腔镜手术在宫颈癌根治手术中已显示出其优势，但在卵巢癌的手术中的应用还存在一定的争议。因为卵巢上皮性恶性肿瘤在首次发现时已有70%是晚期，目前用腹腔镜完成满意的肿瘤细胞减灭术尚不可能，如大小网膜的切除、横膈面转移灶的切除等，还有腹膜后淋巴结的切除也存在着一定的争议。

免气腹腹腔镜在宫颈癌的手术治疗中有其优势，但在腹膜后淋巴结清扫术中存在较多的不足，目前尚无关于免气腹腹腔镜腹膜后腹主动脉旁淋清扫的报道。当然任何技术都不可能十全十美，医疗技术是人类从事医疗活动的工具，其应用的选择仍取决于它的使用者。一个最成功的手术医师除了具有娴熟的技术和丰富的医疗知识，还要有合理掌握手术适应证的能力和水平，有所为有所不为。

（1）免气腹腹腔镜广泛性全子宫切除术与盆腔淋巴结清扫术：腹腔镜宫颈癌根治术的手术范围已达到比传统开腹手术相当的程度，并且在某些方面更显示出其优势，如能对宫颈癌施行个体化手术等。随着腹腔镜宫颈癌根治术研究的深入，术后膀胱功能、直肠功能紊乱以及性生活失调等越来越引起患者及妇科肿瘤医师的重视。如何利用腹腔镜下手术局部视野放大、微创优势，避免损伤盆腔自主神经，减少术后并发症是腹腔镜手术进一步探讨的问题。

虽然腹腔镜宫颈癌根治术已达到如此程度，但是并非所有腹腔镜医师都可涉及并完成此类手术。要完成此类手术，首先要求腹腔镜医师具有熟练的腹腔镜下操作技术和剖腹肿瘤手术技能，还要求配备较先进的腹腔镜下能量手术设备和器械，以此方能保证手术的充分、彻底和安全。即使如此，腹腔镜宫颈癌根治术（包括盆腔淋巴清扫术）仍存在不少的问题亟待进一步研究探讨。

鉴于气腹或免气腹腹腔镜广泛性全子宫切除术和盆腔淋巴结清扫术技术的成熟，本部分仅介绍免气腹腹腔镜进行该类手术的要点、注意事项和并发症的预防和处理。

1）术前准备：术前除了进行必要的检查排除手术的禁忌证和手术中可能出现的潜在风险，进行CT、MRI 检查了解病灶及淋巴结肿大情况对于手术也有重要的指导意义。大多数转移的直径 < 10mm 淋巴结 CT、MRI 的敏感性分别为 60%～80%、60% 左右。另外在手术前还要进行必要的其他准备如下：

肠道准备：不管是气腹法还是免气腹腹腔镜手术时肠胀气会明显影响手术视野，会增加手术的难度，免气腹腹腔镜手术时由于没有气腹的作用肠管活动较为活跃，如果再有肠道胀气手术则更为困难。充分的肠道准备使肠内容物排空后可明显控制肠胀气，为手术创造良好的视野。手术前2天要控制饮食和服用缓泻剂，并进行必要的灌肠。

术时体位准备：取膀胱截石位，由于手术时间较长，下肢摆放以不影响血液循环、避免腓总神经的受压等为宜。因为免气腹腹腔镜手术时头低位的角度要较气腹腹腔镜更大，以保证盆腔手术空间，所以肩托及上肢要固定合适，以免发生臂丛神经的损伤。

手术器械：切口保护套、单极电钩、双极电凝钳、Ligature（或百科钳）、超声刀等。

2）免气腹腹腔镜广泛子宫切除的要点

Ⅰ. 腹腔镜孔及操作孔的建立：免气腹腹腔镜孔建立在脐上缘2cm处。在腹壁悬吊后相当于阑尾点的下腹壁两侧建立操作孔，放置保护套，并可在两侧操作孔上方格穿刺放置一5mm套管，辅助手术操作。

Ⅱ. 子宫各组韧带的切除、宫旁组织的切除等均按照剖腹手术操作，子宫动脉的结扎是在清扫髂内淋巴时从髂内动脉发出处凝断。近膀胱、直肠处的组织及韧带切断用超声刀为宜，主韧带的处理及盆底部宫颈骶骨韧带的处理用Ligature或百科钳为宜。

Ⅲ. 宫旁输尿管的分离、输尿管隧道的分离：可先在近盆壁处凝固切断主韧带，从宫旁输尿管外侧分离输尿管，用超声刀切断输尿管周围组织和隧道壁，层次清楚出血少。

Ⅳ. 经阴道辅助阴道壁的切除更便捷、安全：可于手术前先经阴道标记要切除的阴道长度，切开阴道壁，做套袖状分离要切除的阴道壁，阴道前壁与膀胱分离，阴道后壁与直肠分离，然后作游离阴道缘的缝合，防止宫颈病变组织脱落入阴道。腹腔镜下其他操作与常规操作相同。

3）免气腹腹腔镜盆腔淋巴的清扫：盆腔淋巴结清扫术的范围与剖腹盆腔淋巴清扫术相同。分左右两侧进行，每侧上方至髂内外动脉分叉上髂总动脉3cm处，下方至旋髂深静脉，内侧为闭锁脐动脉，外侧为髂腰肌内缘，后方为闭孔神经以上。由于盆腔双侧淋巴分布的差异和无正压气腹的作用，免气腹腹腔镜盆腔淋巴清扫存在一定困难，但也有其优势之所在，表现在如下几个方面。

Ⅰ. 髂外淋巴组织的切除：自髂外动脉中断开始，提起并剪开髂外动脉的鞘膜，向腹股沟方向分离并剪开至旋髂深动脉水平，然后分离髂外动脉下段表面的淋巴组织；再从髂外动脉中部向髂总动脉方向分离打开其鞘膜，直到髂内外动脉分叉处。然后分离腰大肌表面及髂外动脉外侧的淋巴脂肪组织，暴露生殖股神经后，避开神经由髂外动脉中部向腹股沟方向分离至旋髂深动脉水平，在该处钳夹电凝、切断，阻断小部分下肢淋巴的回流。再从髂外动脉中部向上游离腰大肌表面及髂外动脉外侧的淋巴组织至髂内外动脉分叉处，切除髂外动脉外侧及腰大肌表面的部分髂外组淋巴组织。髂外静脉淋巴结的切除，用细头钳轻轻提拉静脉表面的淋巴组织，使淋巴组织与血管松解，剪开髂外静脉鞘膜及髂外动静脉膈，将静脉表面的淋巴组织剥离并推向内侧，将闭锁脐动脉外侧及髂外静脉表面剥离的淋巴和脂肪组织在旋髂深静脉水平电凝并切断。至此髂外淋巴全部切除。

不管是气腹还是免气腹腹腔镜下近腹股沟处的髂外淋巴组织暴露都较困难，免气腹腹腔镜下暴露更为困难，但是可用手指探查该部位的淋巴结，甚至可以探查到腹股沟深淋巴的位置，如有可疑的淋巴结，可将该处腹壁牵拉上提，充分暴露后清除淋巴组织。

Ⅱ．闭孔淋巴的切除：可从腰大肌内侧分离髂外动脉、静脉，向下分离暴露闭孔窝的淋巴组织，用吸引器吸取该处的脂肪组织，显露淋巴组织及闭孔神经，将闭孔神经上方的淋巴组织撕脱剥离切除，有时闭孔动脉变异走行在闭孔神经的上方，此时要将该动脉结扎以便充分清除闭孔的淋巴组织。还可以从髂外静脉内侧下方和闭锁脐动脉之间钝性分离暴露闭孔淋巴组织，此时要将髂外动静外推向外侧，用强力钳或大弯血管钳分离淋巴组织，暴露闭孔神经后将其上方淋巴组织游离、凝固、切除。

Ⅲ．髂内淋巴组织切除：助手用强力钳钳夹髂外静脉与闭锁脐动脉内侧的脂肪淋巴组织断端，向头侧方向牵拉，术者用长剪刀由盆底部向头侧分离髂内动脉表面的淋巴组织，因为髂内动脉无明显可打开的鞘膜，剥离时尽量锐性分离，直到髂内外动脉分叉处，凝固、切断。至此髂内淋巴组织连同部分髂外淋巴组织一同切下。

Ⅳ．髂总淋巴组织切除：髂总淋巴组织范围不大，但切除较困难，右侧髂总淋巴结主要处于髂总动脉的外侧偏后方，并且与后腹壁结合较紧密，有时含有血管处理时易引起出血。在髂内外动脉分叉处将后腹膜向头侧打开至骶骨岬水平，暴露 3cm 髂总动脉，再将髂总动脉鞘膜打开，然后将鞘膜推向外侧，分离髂总动脉外侧后方的淋巴组织，开始先分离靠近髂总动脉壁处的淋巴，如果有从髂总动脉上分出的小血管，则应首先凝固切断。用细头钳将该处的淋巴组织分离，与后腹壁连接处需凝固、切断，切除髂外淋巴组织。右髂总动脉外侧后方即为右髂总静脉，切除髂外淋巴结时要注意防止其损伤。

左侧髂总淋巴结的切除较为困难，因为髂总动脉位于乙状结肠后，主要淋巴组织多在左髂总动脉的后外侧，暴露较为困难。手术时可将左侧结肠旁沟的腹膜打开，将结肠推向上方，将左侧髂内外动脉分叉处牵向内侧，暴露左侧髂总动脉及其淋巴组织。

淋巴组织的取出一定要在腹腔内放入收集袋取出腹腔，切勿直接从操作口取出。

因为免气腹腹腔镜盆腔淋巴结清扫所用器械及手术方法与剖腹手术接近，所以与气腹法腹腔镜下手术比较手术难度相对较小，即使如此要彻底清除盆腔淋巴结，也需要经验丰富的医师相互配合才能完成。

4）并发症及预防：不管是免气腹还是气腹法腹腔镜下的盆腔淋巴清扫术，其操作难度均较剖腹手术大得多，但并发症的发生率并不比剖腹手术高，文献报道气腹法腹腔镜并发症发生率很低，小血管出血也很少见，而免气腹腹腔镜尚未见相关报道。该手术的并发症有：

Ⅰ．血管损伤：除非误伤，否则较大动脉的损伤极少见。

髂外静脉及旋髂深静脉的损伤是最为严重的并发症，因为静脉壁薄多数为撕裂，通常发生于较固定的淋巴结的切除和牵拉静脉时造成静脉壁破裂。牵拉静脉时尤其要注意被牵拉的部位附近有无静脉的属支，静脉属支与大静脉的夹角处是发生撕裂的常见部位，要尤其注意。小的破裂可用无损伤线先缝合止血，止血困难和较大的破裂修补困难时要及时剖腹止血。

Ⅱ．输尿管损伤：手术时先辨清输尿管的位置和走向是预防输尿管损伤的重要环节，另外输尿管周围有出血时要避免盲目止血，尤其是电凝止血。如果发生输尿管损伤，可在腹腔镜下修补，首先要放置输尿管导管，然后修补输尿管，输尿管导管 3 个月后取出。输尿管周围组织的处理以用超声刀为宜，双极电凝等辐射损伤较大，应注意手术后远期的输尿管损伤的并发症，如有可疑损伤，可放置输尿管导管，3 个月后取出。

Ⅲ．神经损伤：盆腔淋巴结清扫时极少损伤神经，手术时遇到的神经主要有生殖股神经和闭孔神经。生殖股神经位置表浅分离髂外淋巴时可清楚地暴露，闭孔神经粗且容易暴露，处理此处的淋巴组织时均用撕脱法，故神经损伤罕见。即使意外切断闭孔神经，可用 5/0 无损伤缝线修复。

Ⅳ．其他并发症：包括淋巴囊肿形成、肠管的损伤、腹膜后血肿等。淋巴囊肿的预防要做到对尾端的淋巴组织充分凝固后切断，淋巴引流较多部位进行结扎，术后要放置引流管。

手术后操作孔部位的肿瘤复发也是一严重并发症，但对于盆腔淋巴清扫术只要将清除的淋巴组织放入收集袋中取出，极少会引起操作孔的肿瘤复发。

5）评价与争议：即使免气腹腹腔镜手术操作较为方便容易，但要证实腹腔镜下盆腔淋巴结清扫与剖腹手术的盆腔淋巴结清扫一样彻底，目前还没有具有说服力的对照研究。以前几乎所有的研究均表明腹腔镜下清扫的淋巴结数目少于剖腹手术的淋巴清扫数目，1992 年 Childers 报道 18 例腹腔镜淋巴结切除后又行剖腹手术"补充"淋巴结切除，发现腹腔镜手术切除了剖腹手术 91% 的淋巴结；1993 年 FoWler 等报道腹腔镜淋巴结切除后再行剖腹手术淋巴结切除，发现腹腔镜切除的淋巴结最高达剖腹手术的 85%。虽然已有研究证实腹腔镜盆腔淋巴结切除术不会遗漏或错过病变的淋巴结，但是仍然难以使肿瘤学家相信腹腔镜手术的可靠性。目前多数擅长剖腹手术的肿瘤医师仍认为，腹腔镜下根治行子宫切除可以达到与剖腹手术同样的范围，而淋巴清扫是否能达到剖腹手术的范围仍值得商榷。因为如果腹腔镜淋巴结切除是有价值的，那么其切除的淋巴结数应该与剖腹手术一样甚至更多。

（2）免气腹腹腔镜保留神经的广泛性全子宫切除术及腹膜阴道延长术：关注提高癌症患者手术后的生存质量是肿瘤治疗的趋势，宫颈癌手术后因盆腔自主神经的损伤，可有近期膀胱、直肠功能障碍；因为阴道的部分切除，术后远期性生活受到影响。保留主要盆腔神经的子宫广泛切除术、手术后腹膜阴道延长术都体现了对患者生存质量的人性化关怀。

1）免气腹腹腔镜保留神经的广泛性全子宫切除术

Ⅰ．盆腔自主神经构成：盆腔自主神经由腹下神经、盆腔内脏神经及下腹下神经丛组成。双侧的腹下神经由上腹下神经丛汇集而成。进入盆腔后紧贴直肠系膜，沿输尿管走向宫颈和膀胱。在阴道旁组织内，腹下神经与来自骶2～4 的盆腔内脏神经汇合，形成下腹下神经丛。自此发出子宫支及膀胱支，分别支配子宫和膀胱。术中明确盆腔自主神经的解剖部位和走向，避免手术损伤即能减少并发症的发生。

Ⅱ．保留神经的手术操作：充分暴露膀胱侧窝、直肠侧窝、冈林间隙（输尿管系膜与宫骶韧带之间的间隙）、第 4 间隙（输尿管入膀胱前段、膀胱及阴道壁之间疏松无血管区），充分游离宫骶韧带、主韧带、膀胱宫颈韧带、阴道旁组织。

在阔韧带后叶游离输尿管，在直肠阴道韧带水平输尿管系膜下分离出冈林间隙，在接近此间隙底部的输尿管系膜内找到与输尿管平行走向呈灰白色的腹下神经，钝性向外侧分离腹下神经予以保留。在子宫直肠窝与冈林间隙之间，靠近骶骨处用超声刀切断宫骶韧带及直肠阴道韧带。在直肠侧窝与膀胱侧窝之间的主韧带内，找出髂内静脉的属支——子宫深静脉，其下方含有束状分布的盆腔内脏神经纤维，子宫深静脉丛与其下方的神经束之间有直肠中动脉，用超声刀在近盆壁处将主韧带及直肠中动脉切断，保留其下方的盆腔内脏神经束。下推膀胱在输尿管"隧道"顶部，用超声刀切断浅层膀胱宫颈韧带至输尿管入膀胱处，暴露输尿管下方的深层膀胱宫颈韧带，分离深层膀胱宫颈韧带外侧与内侧组织打开第 4 间隙。用超声刀切断此间隙内侧的膀胱静脉丛，保留外侧部下腹下神经丛的膀胱支。在暴露的冈林间隙与第 4 间隙之间切断下腹下神经丛的子宫支，保留外侧下腹下神经丛及其膀胱支。至此，保留神经手术步骤结束。

2）免气腹腹腔镜广泛性全子宫切除术后腹膜阴道延长术：免气腹腹腔镜广泛性全子宫切除术后因为切除了 3cm 左右的阴道壁，致使阴道明显缩短，会影响术后性生活。手术后的阴道延长术可显著改善患者的术后生活质量。

手术方法：广泛性全子宫切除术切除子宫后，将膀胱上方的腹膜缘与阴道前壁切缘间断对接缝合，将直肠表面腹膜与阴道后壁切缘间断缝合。将左右两侧的膀胱侧方腹膜与左右两侧直肠侧方腹膜分别前后相对缝合，使阴道残端上方腹膜呈筒状，根据阴道切除的长度将阴道残端上方的"腹膜筒"在选定的部位缝合封闭。

术后处理：腹膜引导延长术后，阴道内要放置模具 6 个月，并定期随访。如果手术后要补充体外照射放疗，阴道模具的放置时间再延长 3～6 个月。

（三）宫腔镜手术在内膜癌及癌前病变的作用

1853 年法国医师 Desomeau 应用早期的内镜观察了"子宫内口"，首次报道了"宫腔检查"，1869 年爱尔兰医师 Pantaleoni 提出了宫腔镜（hysteroscopy）或子宫镜（metroscopy 或 uteroscopy）的概念。应用宫腔镜技术使人们终于看到了这个潜在闭合的腔隙，包括良性疾患，如子宫内膜增生、子宫肌瘤、子宫内膜息肉、子宫腔粘连和中隔子宫等，恶性疾患，如子宫内膜癌一样也因为宫腔镜的问世得以早期诊断，现在已经有宫腔镜下治疗内膜癌的报道。

1. 子宫内膜癌的宫腔镜下表现　主要表现在局部病灶的形态及表面血管异常。总体来讲为乳头状或息肉状突起，与周围正常子宫内膜或萎缩性内膜分界清楚，病灶高低不平，表面灰白无光泽，呈污秽感，并见不规则扩张的血管，有的伴出血和坏死。常见表现：

菜花样新生物：肿物可生长在宫腔的任何部位，但以宫腔前后壁及宫底部最为多见，肿物呈菜花样或细小乳头状，往往并发出血和坏死，致使肿物表面呈褐色或灰褐色。乳头表面有形态异常的血管，血管的形态多种多样，多数呈稀奇古怪状，可见血管成团或螺旋状围绕腺体周围。

弥漫型病变：宫腔内病变范围大，表现为内膜弥漫性增厚，表面呈乳头样改变，其内有粗细不等的异常血管。

局灶性息肉状物：内膜癌患者宫腔内病变可表现为息肉样新生物，此时肿物表面血管分布明显增多，可有粗细不等的异型血管。

2. 客观认识宫腔镜检查对子宫内膜癌的早期诊断的价值　宫腔镜技术使妇科医师可以"眼见为实"，可以最直接、近距离地观察整个子宫腔而无盲区。如果经 US、SIS、CT 或 MRI 检查已高度可疑子宫内膜病变，应首选分段诊刮。对临床症状典型同时具有高危因素，而辅助检查未证实内膜病变者，则应尽快行宫腔镜检查。子宫内膜电切术后残留内膜仍可发生内膜癌，应注意严密随访、及时诊断。

Gimpelson 等报道即使有经验的妇科医师每次刮宫仍会有 10%~35% 的子宫内膜区域刮不到。对于老年妇女由于宫颈萎缩，需扩宫才能完成刮宫，增加了对患者的损伤和痛苦。盲刮对子宫内膜癌的病灶位置及范围难以做出正确判断。Clark 等研究功血患者宫腔镜下诊断子宫内癌和子宫内膜增生的准确性，分析 65 篇文献 26 346 例患者中，3.9% 宫腔镜怀疑癌，其中 71.8% 是癌；而不怀疑癌者，仅有 0.6% 是癌。认为宫腔镜诊断子宫内膜癌准确率高，但仅限于子宫内膜病变。Marchetti 等回顾分析 181 例子宫内膜癌患者，宫腔镜诊断的敏感度为 93.1%，特异性 99.9%，阳性预测值 99.96%，阴性预测值 98.18%。宫腔镜检查结合子宫内膜定位活检，其敏感度和特异性可提高到 96.55% 和 100%。Agostini 等回顾分析宫腔镜电切组织块病理诊断子宫内膜非典型增生 17 例，子宫切除的组织病理学诊断发现 1 例子宫内膜癌，因子宫内膜非典作宫腔镜手术发现子宫内膜腺癌的危险度为 5.9%（1/17）。

3. 与其他辅助检查手段相比较　与盆腔超声比较：超声优点是无创、方便、易行、无痛苦、可提示盆腔包块；超声缺点是对内膜增厚不具特异性、对子宫内膜增生性病变以及早期内膜癌变超声检查不能提供特异性鉴别诊断，尤其容易遗漏小于 5mm 的子宫内膜病变。Farquhar 等系统性回顾了 19 项比较 B 超和宫腔镜诊断异常子宫出血准确性的研究，发现 B 超诊断子宫内膜增生或子宫内膜癌的敏感度为 33%~100%，特异度为 79%~99%，宫腔镜诊断子宫内膜增生或子宫内膜癌敏感度为 90%~100%，特异度 97%~100%。Litta 等发现对子宫内膜厚度≥4mm 者，超声的敏感性、特异性、阳性预测值、阴性预测值为 55.6%、49.7%、83.3%、98.1%，而宫腔镜的敏感性、特异性、阳性预测值、阴性预测值为 100%、49.6%、81.3%、100%，有作者认为当子宫内膜厚度 <4mm 时，超声可能会漏诊恶性变，对于有异常子宫出血的绝经后妇女，宫腔镜下活检是必需的。Vasile 认为宫腔镜较超声检查更为直观，同时能够获取组织标本进行病理学检查，即使是对绝经后没有临床症状，超声提示为萎缩性子宫内膜的患者也适用。尽管阴道超声测量内膜厚度创伤小，准确性高，可其鉴别子宫内膜病变的低特异性和对子宫内膜癌低阳性预测值，使其不再适合作为激素治疗，尤其服用他莫昔芬患者子宫内膜厚度的可靠监测方法。Mkrtchian 等报道 B 超和宫腔镜对不典型增生和早期子宫内膜癌患者预后评估的失误率分别为 14.3% 和 5.5%，两者有明显的差异。

与诊断性刮宫（D&C）比较：D&C 是评估子宫内膜病变和内膜癌的传统检查方法，但其为盲视手术，完全凭术者的感觉和经验进行，容易遗漏宫腔内微小或局灶样病变。研究表明即使有经验的妇产科医师也只能刮到最多 50%~60% 的内膜。Bedner 等对 442 名异常子宫出血或超声发现子宫内膜病变的围绝经期妇女在 D&C 检查后，又进行宫腔镜直视下活检，发现宫腔镜漏诊了 4 例病变而 D&C 漏诊了 21 例病变，认为宫腔镜直视下活检发现宫腔内病变敏感性比 D&C 高。Saygili 比较 42 名绝经后出血或子宫内膜增厚患者诊刮和子宫切除术后的病理检查结果，发现诊刮结果为复合性子宫内膜增生者中50%术后病理结果为不典型增生，诊刮结果为不典型增生者中2/3术后被诊断为子宫内膜癌。建议对此类患者，应进行二次D&C或宫腔镜检查。Garuti将176名服用TAM后子宫内膜厚度到4mm的乳腺癌患者分为两组，94名行宫腔镜下活检术，82名行诊刮活检术，发现34.1%诊刮患者因所取组织量过少未能做出病理诊断。认为对服用他莫昔芬的患者诊刮术不能取到足够量标本，同时它不能发现因他莫昔芬引起的子宫内膜病变，如囊性萎缩及并发子宫内膜癌的子宫内膜息肉。在区别正常和异常内膜上，宫腔镜的敏感度、阴性预测值、阳性预测值为100%、100%、68.9%，而盲目诊刮的敏感度、阳性预测值为68.9%和43.7%。对TAM引起的子宫内膜病变的全面了解，宫腔镜活检依从性更好。

与病理诊断比较：Alanis等对372名绝经后妇女行宫腔镜检查发现宫腔镜检查结果和病理结果有很高的一致性。有作者认为宫腔镜可以作为宫腔内良恶性病变的首选检查。有关子宫内膜增生的宫腔镜图像与病理组织学的关系，Dotto等将宫腔镜下的子宫内膜图像分为5类：正常、良性病变、低危子宫内膜增生、高危子宫内膜增生和子宫内膜癌。与子宫内膜活检的病理结果对照，图像与病理有高度的一致性。Garuti等报道宫腔镜对子宫内膜增生诊断的敏感性、特异性、阴性预测值、阳性预测值分别为63.7%，91.7%，91.3%和64.7%。认为目前宫腔镜诊断子宫内膜增生准确性不高。对于宫腔镜检查示不规则或增厚的内膜，病理学检查是必需的。Vasile对145名患者宫腔镜检查结果与组织学检查相比，其对子宫内膜增生诊断的敏感性、特异性、阳性预测值、阴性预测值分别为89.36%，91.96%，82.36%，95.37%，认为宫腔镜是子宫内膜增生的第一诊断方法。Butureanu等运用新的二分类法，将子宫内膜增生分为内膜增生及内膜癌变，宫腔镜诊断两者准确率分别为90.74%，80%，总的准确性为90.26%。Garuti等发现宫腔镜下见子宫内膜增生并发浸润癌的敏感性、特异性、阴性预测值、阳性预测值分别为84.6%，100%，87.5%，100%，认为宫腔镜是诊断子宫内膜增生并发浸润癌的敏感特异的方法。宫腔镜检查结合子宫内膜定位活检，其敏感度和特异度可提高到96.55%和100%。

宫腔镜微创、诊断准确性高，使得宫腔镜成为子宫内膜增生诊断和保守治疗随访的理想工具。现在普遍认为宫腔镜对可疑病变直视下活检是诊断异常子宫出血的金标准，是安全、容易和有效的评价异常子宫出血的方法。

4. 宫腔镜检查能否造成癌细胞播散　90年代初，有病例报道宫腔镜检查可以造成子宫内膜癌的盆腔转移、子宫血管内瘤栓甚至肝转移。近年来，大部分学者认为宫腔镜检查可以造成腹腔冲洗液细胞学阳性，但不影响预后。Leveque等报道了19例临床Ⅰ期的子宫内膜癌患者在子宫切除前进行了宫腔镜检查，并于开腹手术中常规进行腹腔冲洗液的细胞学检查，7例发现阳性，但以后的随访未发现腹膜复发。Lo等研究了162例子宫内膜癌患者，在开腹手术前行宫腔镜检查，对其中120例患者，应用CO_2膨宫70例，盐水膨宫50例；结果有8例患者腹腔冲洗液细胞学检查癌细胞阳性，其中盐水膨宫7例，CO_2膨宫1例，两者相比有显著差异。所有腹腔细胞学阳性的患者均未附加另外的治疗，随访无瘤生存12~34个月。表明用盐水较用CO_2做膨宫介质更易使癌细胞扩散到腹腔，对临床预后的影响还有待于进一步随访观察。Kuzel等研究42名有子宫内膜癌危险的妇女，行液体膨宫的宫腔镜检查，定位活检和刮宫术，并分别于宫腔镜检查前、定位活检后和刮宫后取腹腔冲洗液检查。共有11次冲洗液阳性结果，在宫腔镜检查前和定位活检后冲洗液阳性无统计学意义，在定位取材后和刮宫后则分别为33.3%和88.9%，有显著差异。表明刮宫术本身而非宫腔镜下的定位活检促进了瘤细胞进入腹膜腔。Arikan等研究了24个因子宫内膜癌而行全子宫和双侧附件切除术的离体标本，无子宫浆膜面和子宫外病变，内膜癌病变面积大于$1cm^2$，用5mm硬管行宫腔镜检查，最大灌注压力为100mmHg，流速150mL/min，灌注3分钟，收集经输卵管流出的液体，离心沉淀后，进行细胞学检查和细胞黏附生存能力的实验，结果在20/24例（83%）中收集到液体，17/24例（71%）发现癌细胞，10/24例（42%）中扩散的癌细胞有再生种植能力。这个实验模型得出结论，宫腔镜检查会造成癌细胞的扩散，而且扩散的癌细胞具有黏附和种植能力。日本曾作过大规模的调查，结论是宫腔镜检查与5年存活率无关。Revel回顾性分析了Medline上所有有关宫腔镜检查与内膜细胞播散的文章，得出结论是：目前尚不能确认腹膜上的内膜细胞是因宫腔镜灌流冲洗、逆流至盆腔；也无前瞻性、随机研究证实宫腔镜检查或手术会造成肿瘤播散。目前尚无研究证实行宫腔镜检查的内膜癌患者预后较其他传统检查的内膜癌患者预后差。尽管如此我们在临床中仍强调行宫腔镜检查时必须尽量降低膨宫压力,而且应尽量避免加压。目前尚无循证医学的资料来证实究竟应用多大的膨宫压力可避免宫内膜细胞播散。

5. 子宫内膜异常增生的治疗 子宫内膜异常增生的传统治疗包括药物和子宫切除,宫腔镜下治疗是对于无生育要求的患者行指子宫内膜剥除术,经宫颈子宫内膜电切术(transcervical resection of endometrium,TCRE)或子宫内膜剥除术(endometrial ablation,EA),尤其是子宫内膜癌前治疗。

MePherson 等对 8 900 例因异常子宫出血行 TAH 或 TCRE 的患者进行了 5 年前瞻性随访,发现 TAH 后性欲缺失、性欲低下和阴道干涩等性心理障碍的发生率高于 TCRE,同时行卵巢切除的患者更为明显。

Sui 等对 5 名因不典型增生行 TCRE 的患者(3 名患者不能耐受 TAH,2 名患者不愿切除子宫)进行了 3~4 年的随访,发现 4 名患者闭经,1 名点滴出血,所有患者子宫内膜厚度均不超过 5mm。认为对不愿或不能行全子宫切除术的不典型增生患者,TCRE 术具有微创、保留子宫、恢复快的优点。

6. 子宫内膜癌的治疗 Vilos 等回顾分析因 AUB 行 TCRE 术,病理检查确定为子宫内膜腺癌 13 例,全部患者 TCRF,术后存活 0.5~9 年,无癌复发迹象。

7. 子宫内膜剥除术后内膜癌的发生 Baggish 报道 560 例内膜剥除,8 例二次内膜剥除,平均 45~55 岁,最短随访时间 1 年,仅 1 例术后一年因异常出血,内膜病理提示高分化腺癌,子宫切除仅浅肌层浸润。

子宫内膜剥除术后对于有内膜癌高危因素的患者仍然存在内膜癌倾向;由于术后宫腔粘连,对于粘连上方内膜癌的发生,尤其是双侧输卵管开口区域,可能隐匿癌阴道出血的预报;子宫内膜剥除术后需 HRT 的患者,仍然需要使用孕激素。

(四)经阴道手术

经阴道手术是比较传统的妇科手术入路。最早的子宫颈癌就是通过阴道手术完成的。经阴道手术治疗妇科肿瘤具备其他入路不具备的优势,即妇科肿瘤多深居盆腔,经腹完成时暴露困难,但经阴道手术操作直接,对腹腔脏器干扰少,更符合微创观念。但经阴道手术也有缺点,暴露困难是其主要特点,而如果为妇科恶性肿瘤需要同时行盆腔及腹主动脉旁淋巴结切除时,则必须开腹或经腹腔镜完成。

妇科的良性肿瘤主要以子宫肌瘤和卵巢肿瘤多见。

1. 经阴道治疗子宫肌瘤 当患者因子宫肌瘤需切除子宫时,按目前所积累的临床数据分析,经阴道途径是最符合微创观念的手术入路。该入路出血少、手术时间短、术后病率低、术后疼痛轻。整体效果要明显优于开腹或腹腔镜入路切除子宫。

当需要传统方法治疗子宫肌瘤采用开腹途径完成,给患者造成的创伤相对较大,但由于在直视下操作,且可以直接触摸子宫体,所以能尽可能地将子宫肌瘤剔除。随着腹腔镜技术的发展,近些年采用腹腔镜操作剔除子宫肌瘤的病例逐渐增多。腹腔镜手术符合微创观念,但在处理子宫肌瘤过程中,由于无法触摸,故只能将较大的或者镜下可直接发现的子宫肌瘤剔除干净,对于经验不足的术者而言,可能会剔除不完全,而且腹腔镜下缝合也是对术者技术的考验,多需要长期培训才可独立完成腹腔镜下缝合操作。

经阴道途径剔除子宫肌瘤的优点:创伤小,通过阴道前穹隆或后穹隆进入盆腔,直视下操作,可触摸子宫体,所以手术质量相对容易保证;其次,剔除肌瘤后,直接在直视下缝合,所以缝合质量与开腹手术基本相同,缝合难度低于腹腔镜下缝合,且缝合速度明显快于腹腔镜下缝合的速度。

经阴道途径剔除子宫肌瘤的缺点:由于该术式入路靠近子宫颈,所以不适合子宫底部的子宫肌瘤剔除。另外,对于无阴道分娩史的患者而言,阴道条件宽松度有限,故操作空间更狭小,难度增加。

2. 经阴道治疗卵巢良性肿瘤 经阴道治疗卵巢肿瘤时,术前应完善相关评估和检查,尤其对于病史描述中,卵巢肿瘤短时间内明显增大的,卵巢恶性肿瘤相关肿瘤标记物明显升高的,以及妇科超声检查提示卵巢血流信号丰富者,均为该类手术禁忌证。经阴道剥除卵巢囊肿或切除附件主要通过阴道后穹隆完成。如术前考虑为卵巢子宫内膜异位症囊肿,且囊肿活动度较好,可采用阴道后穹隆入路,将囊肿拉至盆腔口直视下剥离；而大的卵巢囊肿或畸胎瘤可先抽囊液缩小体积，再拉出阴道予以剥除，剥除下的囊肿送术中冷冻切片检查。穿刺前用纱布排垫好，防止囊液流入盆腔。剥除肿瘤后可将卵巢成形。术毕注意彻底清理盆腔残留的异位症病灶以及术中的积血。

多数情况下，卵巢子宫内膜异位症囊肿位于子宫后壁，故多采取后穹隆入路，如后穹隆因子宫内膜异位症粘连严重，无法进入盆腔，不宜再行此术。可改为腹腔镜或开腹完成手术。

部分不能在术前判定附件肿物良恶性时，可经阴道先将附件完整切下后进行快速病理学检查，如为良性肿瘤，可直接缝合阴道穹隆切口，使患者免于腹部开刀；如快速病理学检查结果为恶性，可直接转开腹行肿瘤细胞减灭术，盆腔淋巴结和腹主动脉旁淋巴结清扫。

3. 经阴道治疗子宫颈恶性肿瘤　经阴道治疗子宫颈癌发展速度缓慢，直到20世纪初，由Schauta对子宫颈癌的阴式广泛子宫切除进行了改进，提高了经阴道广泛子宫切除术的安全性，才使得该术式稍有改观，但淋巴结清扫仍无法经阴道完成。这种状况一直到腹腔镜技术广泛应用于妇科临床手术中才得以解决。

目前比较广泛采用的是腹腔镜下盆腔淋巴结清扫+经阴道广泛子宫切除术。近十余年，由于个体化治疗观念的发展，对于子宫颈癌患者保留生育功能的手术开展较快，逐渐形成了腹腔镜下盆腔淋巴结清扫+经阴道广泛子宫颈切除术。得益于手术入路的优势，和经腹进行的广泛子宫颈切除术相比，经阴道广泛子宫颈切除术操作直接，无须开腹，逐渐成为广泛子宫颈切除术的主流术式。

经阴道广泛子宫颈切除术必须严格掌握手术适应证。其适应证为：①年轻患者强烈要求保留生育功能；②无生育功能受损临床证据；③临床分期（FIGO）：Ⅰa1期～Ⅰb1期；④肿瘤直径≤2cm；⑤组织学类型为鳞癌；⑥无盆腔淋巴结转移证据；⑦未发现宫颈内口上方有肿瘤浸润。

经阴道广泛子宫颈切除术的手术要点：

（1）宫旁切除范围：广泛子宫或宫颈切除术切除范围为宫旁及阴道壁3cm以上。经阴道次广泛子宫或宫颈切除术，离断子宫，切除范围为宫旁及阴道壁2cm以上。

（2）术中注意输尿管下段从宫颈旁及阴道旁组织中分离，避免损伤输尿管。

（3）术后阴道置腹腔引流管。

（4）经阴道广泛/次广泛子宫颈切除术的优点是可在直视下决定阴道壁切除的范围，术前应检查以排除阴道壁浸润可能；若有阴道壁浸润，切开部位应远离浸润部位约3cm处，同时需切除子宫体。

手术难点：经阴道广泛子宫颈/全子宫切除术的关键步骤和难点是游离输尿管。预防输尿管损伤的方法：术前放置输尿管导管，术中分离膀胱宫颈韧带时，通过手指直接触摸到膀胱宫颈韧带内的输尿管导管，明确输尿管走行及位置，切断膀胱宫颈韧带更加安全，术中可在直视下从底部打开输尿管隧道，将输尿管从膀胱宫颈韧带中推开，减少了盲目分离输尿管导致渗血增多的可能，降低游离输尿管难度的同时保证了手术彻底性，加快了手术速度，增加了手术安全性，减少了输尿管损伤及并发症的发生。

4. 经阴道治疗子宫体恶性肿瘤　子宫体恶性肿瘤以子宫内膜癌为代表，子宫内膜癌的术前检查中，以磁共振最为重要，其结果对于制定手术范围方案有重要意义。考虑为早期的子宫内膜癌可行单纯的子宫切除术。而对于考虑有子宫颈实质受累或子宫深肌层侵犯或宫旁受累的子宫内膜癌病例，则需行腹腔镜下盆腔淋巴结切除、腹主动脉旁淋巴结切除+经阴道广泛子宫切除术。手术要点和难点同子宫颈癌的经阴道手术处理过程。

5. 经阴道手术主要并发症的预防和处理　经阴道手术和其他类型的手术方式一样，都有发生并发症的可能，而经阴道手术的常见并发症具有其特殊性，且处理技巧与其他术式不完全相同。

（1）膀胱损伤：术中发现的膀胱破损，应立即使用2-0可吸收线连续缝合修补，然后使用2-0或3-0可吸收线进行浆肌层加固缝合；术后留置导尿管一周，持续开放；术后第3天使用1:5000呋喃西林液低压膀胱冲洗，1次/日，直至拔除导尿管为止；合理应用广谱抗生素预防感染，注意会阴部清洁，外阴擦洗1次/日。

1）经阴道缝合膀胱的要点：缝合膀胱切口时，切忌靠近两侧输尿管开口，避免术后伤口水肿造成输尿管出口梗阻；更不能缝合输尿管开口，必要时可置入输尿管导管。由于膀胱的伤口浸泡于尿液中，所以缝合必须严密，止血充分。

术后发现膀胱损伤，需在二次手术前检查确定瘘口位置。若直视下可找到瘘口，应注意瘘口与周围组织的解剖关系，尤其注意与尿道、输尿管开口的毗邻关系，防治术中副损伤。如直视下不能确诊，可经导尿管注入膀胱100～200mL 0.5%亚甲蓝生理盐水溶液确定是否存在瘘口。瘘口位置较高者，可使用膀胱镜检查明确瘘口与输尿管开口的关系。

2）膀胱损伤修补术的要点

a. 术后发现需保守治疗3个月，待瘘口局部炎性反应基本消失后再行修补。

b. 手术可采用经腹或经阴道途径完成，由于膀胱损伤位于阴道部，经腹途径操作属于深部盆腔操作，且多需要切开膀胱修补瘘口，造成膀胱的二次损伤，无明显优势，故膀胱修补多采用经阴道手术，优点是简单、暴露直接、操作方便。

c. 术前常规留置导尿管。

d. 手术方式选择：传统采用的离心分离法成功率较低，采用向心分离法修补瘘口后，手术成功率明显升高。

e. 关键步骤：采用向心分离法修补瘘口，周围组织需游离应充分，充分游离后，瘘口局部可自行靠拢，缝合时无张力；必要时可加固减张缝合阴道壁；缝合可采用2-0可吸收线连续缝合，保证吻合口组织健康血运良好，吻合严密。

（2）直肠损伤：直肠损伤主要临床表现：①术中发现粪便样物经阴道后壁流出，直肠指诊发现直肠阴道隔菲薄或已不完整；②术后发生阴道排便和（或）排气，经阴道检查可见直肠阴道瘘口。

1）处理要点：术中发现直肠损伤应立即修补，使用1号丝线间断缝合直肠黏膜下层，注意缝针不能穿过直肠黏膜层。然后使用1号丝线间断褥式缝合浆肌层。最后使用3-0可吸收线间断缝合阴道壁黏膜。

2）术后发现的手术治疗：发现瘘口三个月后再行手术治疗。手术方法可采用：①局部修复：向心分离法修补术、离心分离法修补术；②经腹手术：直肠-结肠吻合；经腹会阴联合直肠切除；腹壁造瘘；③自体或异体组织移植（皮瓣转移）：球海绵体肌、臀大肌、股薄肌、缝匠肌或去细胞组织补片等。

3）手术要点：①术前充分肠道准备：无渣饮食7天，使用肠道抗生素3天，术前清洁灌肠；②手术原则：充分游离瘘口周围组织；窦道切除；严密止血；无张力缝合全层；瘘口过大者，可将股薄肌、球海绵体肌覆盖瘘口。

（3）输尿管损伤：输尿管损伤多见于经阴道广泛子宫切除/子宫颈切除术过程，多表现为输尿管切断、撕裂、压挫、缺血坏死、折角、结扎、电烧伤、缝线穿透。妇科手术输尿管损伤发生率为0.1%～2.5%。输尿管经过子宫血管下方进入主韧带段，紧贴主韧带外侧，钳夹、缝扎或止血时损伤输尿管。骨盆漏斗韧带处：行子宫全切除、子宫次广泛或子宫广泛切除、结扎卵巢血管时：该处输尿管与髂血管有交叉，分离组织不清易误损伤或误扎。

子宫动脉与输尿管交叉处为最易发生部位。另外：输尿管走行的其他部位如存在病变，包括：阔韧带肿瘤、宫颈肌瘤、卵巢粘连、子宫内膜异位症时可改变解剖结构，增加手术难度，同样容易造成输尿管损伤。

1）输尿管损伤的临床表现

a. 无尿：双侧输尿管被结扎，术后立即无尿，血尿素氮和肌酐上升，出现尿毒症体征，背痛、双侧肋脊角触痛，甚至肾功能衰竭；

b. 一侧输尿管被结扎，出现患侧背痛及肾区叩痛，其他症状及实验室检查不明显。

c. 术中发现：输尿管壁锐性破损所致可见手术野流出大量淡红色或基本清亮液体，仔细探查输尿管走行部位可发现无出血的管状断端并有液体溢出。

d. 术后发现：输尿管壁受损、感染、缺血、继发坏死。输尿管瘘常于术后9～11天发生。临床表现根据瘘口位置决定。

2）输尿管损伤的诊断

a. 在高度怀疑泌尿系统损伤时，阴道内置入消毒纱布，膀胱内注入0.5%亚甲蓝溶液，纱布蓝染，即可诊断膀胱阴道瘘，否则为输尿管瘘。

b. 静脉肾盂造影：使用60%泛影葡胺注射液20mL静脉注射后，可观察输尿管损伤位置、损伤侧别及肾功能等。注意观察输尿管有无狭窄、扩张或梗阻存在。

c. 经尿道逆行膀胱输尿管造影：该方法适用于输尿管走行无明显改变时，当输尿管因损伤走行明显偏位时，可能无法进行该检查。

3）输尿管瘘的症状：主要表现为漏、痛、胀、热、块。

a. 内漏或外漏：内漏：漏孔与阴道不通，尿液直接漏于盆腔，后果严重；外漏：漏孔与阴道相通，尿液经阴道流出，形成输尿管阴道瘘。

b. 痛：因腹膜直接受尿液刺激所致。

c. 胀：尿液刺激肠管后，抑制肠蠕动，出现肠胀气导致腹胀，术后排气后再发生肠胀气应警惕输尿管瘘的发生。

d. 热：尿液渗入盆腹腔，腹膜刺激或继发感染可出现发热。

e. 块：尿液刺激局部炎性增生，组织包裹、粘连，形成盆腔包块。

4）输尿管损伤的处理

a. 术中发现应立即修复：如输尿管误扎或误夹，应立即解除，可放置输尿管支架10~12天，无须其他处理。输尿管已结扎切断，切除损伤部位，行输尿管端端吻合或输尿管膀胱吻合术，内置双"J"管支撑，吻合口应大而无张力，断端血供良好，黏膜对黏膜且无扭曲，以防止术后输尿管狭窄。其中输尿管膀胱吻合术成功率高，不易出现术后输尿管吻合口狭窄。

b. 术后发现者，需根据不同情况分别对待：A. 由于输尿管损伤后果严重，术后一旦发现，必须尽早处理。B. 术前需行膀胱镜检查及逆行造影，明确损伤侧别与漏口位置。C. 经膀胱镜行患侧输尿管插管，放置输尿管支架。3~6个月取出。若输尿管插管失败，应尽早手术，应行输尿管端端吻合或输尿管膀胱吻合。术中放置双"J"导管，术后6个月取出。

（4）血管损伤

1）损伤的主要原因：血管漏缝或血管回缩，缝扎不牢；术中牵拉子宫向下时骨盆漏斗韧带撕裂，损伤血管所致。经阴道手术的血管损伤部位多为子宫动脉和骨盆漏斗韧带中的卵巢动静脉。

2）主要临床表现：血管破损后可见血管断端明显出血，可根据出血量判断是动脉或静脉损伤；术野有鲜红色血液，经仔细探查可找到出血点。

3）处理方法：术中一旦发现血管损伤，应仔细找到出血点，及时结扎出血的血管，注意出血点和输尿管的关系，避免缝扎止血时损伤输尿管。如为骨盆漏斗韧带损伤，因位置较高，止血困难。需立即开腹结扎出血的血管。

（5）渗血及感染：经阴道手术在分离阴道壁与周围组织间隙时，由于组织解剖结构分离不清楚，造成创面过大，渗血明显；患者曾行剖腹产等手术，子宫与周围组织有粘连；阴道断端缝合不严密；特殊患者：如因心脏疾病换瓣者，术后长期服用抗凝药，术前停抗凝药时间短或未停抗凝药，术中易致出血。以上原因造成的渗血如止血不彻底，易导致术后局部血肿形成，继发感染。

渗血及感染的临床主要表现：阴道断端切面、粘连的盆腔脏器表面以及与子宫粘连明显的手术创面出现无明显出血点的渗血面。术后阴道断端持续有少量血性分泌物流出，体温于术后5~7天出现再次升高，部分患者有下腹痛及里急后重感。复查血常规提示存在感染，超声提示阴道断端有包块时支持该诊断。部分患者形成脓肿后，可有阴道脓性分泌物间断排出。

（王晓雯）

第五节 妇科肿瘤手术并发症

手术是妇科肿瘤重要的治疗方法。很多妇科肿瘤通过手术可以达到完全缓解甚至治愈。但是手术在治疗肿瘤的同时，也不可避免地会带来一些并发症。如何正确认识和恰当处理这些并发症，以达到治疗肿瘤，延长肿瘤患者生存期、改善生存质量，是妇科肿瘤医师必须面临和去解决的问题。

（一）妇科恶性肿瘤广泛性手术对盆底组织的损伤及重建

妇科恶性肿瘤的根治性/广泛性手术，尤其是全盆腔脏器切除术和全外阴根治术等，常对盆底组织造成严重损伤，加之手术本身并发症较多，术时或术后常需进行器官重建和盆底重建手术。

尽管近年来外阴癌手术方案强调个体化，且手术范围有缩小趋势，但针对高危型外阴恶性肿瘤的全外阴根治术对外阴组织破坏大，加之术后伤口部位皮肤坏死，难以愈合或瘢痕愈合，因此要考虑外阴修复重建。外阴修复重建多数需要作皮瓣修复，要求切口边缘整齐、无张力、无感染、血循环良好。常用方法有"Z"形减张切口、皮瓣转移和肌皮瓣移植等。常用皮瓣转移法包括：中轴皮瓣转移、侧皮瓣转移、旋转皮瓣移植。常用肌皮瓣包括腹直肌肌皮瓣、股薄肌肌皮瓣、阔筋膜张肌肌皮瓣、臀下肌肌皮瓣等，分别适合盆底、外阴和阴道、腹股沟、会阴后部及肛门部位的修复术。

盆腔脏器切除术提出至今50余年，尽管手术死亡率明显下降，但手术对盆底组织的广泛损伤和术后病率仍较突出。如何进行器官重建和盆底重建，是目前仍然关注的焦点。

全盆腔脏器切除术后并发症包括感染、出血、盆腔粘连导致肠梗阻、大面积盆底裸露导致瘘的形成、DIC、器官重建后吻合口瘘等。其中瘘的形成是该手术严重的并发症。Texas大学Anderson癌症中心533人接受盆腔脏器切除术，术后非肿瘤相关的瘘发生率为7.9%，瘘的类型包括小肠盆腔瘘、重建后的阴道瘘、大肠阴道瘘、复合性瘘等。对盆底是否进行重建，瘘的发生率有很大差别，盆腔重建前瘘的发生率为16%，重建后下降至4.5%。术后瘘的形成与术前肠管接受的盆腔放疗剂量、术后感染、吻合口瘘、术后盆底血供减少、营养状况差等因素相关。通过慎重选择病例，术中使用抗生素及治疗术后感染，静脉高营养维持患者良好的营养状态，提高手术操作技巧等可以降低各种瘘的发生，其中盆底重建技术对减少各种术后并发症尤其重要。

20世纪60年代中期时，对于术后裸露的盆腔，使用纤维薄纱填塞（a gauze pack）；后来采用腹膜移植物覆盖，或将多余的乙状结肠放置盆腔以形成"盆底的盖（pelviclid）"。80年代后，采用盆底放置硅橡胶移植物、注盐水的硅树脂弹性体移植物、多聚糖910网（Vicryl）等方法，这些方法简单易行，尤其适合以前接受放疗的患者，及大网膜尺寸不适合拉至盆底的患者，但这些方法易导致感染，瘘的发生率较高，目前少用。其他方法还包括使用硬脑膜覆盖盆底、应用泌尿系腔道或肠袋覆盖、使用腹膜薄片覆盖等。近年常采用带血管蒂的大网膜J瓣铺垫盆底，该法不但可降低盆腔廓清术后瘘的发生，对预防淋巴囊肿和淋巴水肿同样有效，且对于网膜较小的病例更是好的选择。最近Kuji-wara将横结肠以下的网膜纵向分成两半，施行网膜成形术和网膜固定术（omentoplasty and omentopexy），也是一种简单可行、效果较好的盆底重建方法。

随着盆腔廓清术的开展，原发性阴道和盆底重建（primary vaginal and pelvic floor reconstruction）手术显得重要。它不仅可改善术后患者躯体外观，又可提高生活质量，还可减少术后并发症。Jurado等对60例接受盆腔廓清术者中的16例施行原发性阴道和盆底重建，分别使用腹直肌肌皮瓣（myocutaneous flap with rectus abdominis, RAMRAM）、股薄肌肌皮瓣（myocutaneous flap with gracilis muscle, GMCGMC）和阔筋膜张肌肌皮瓣（fasciocutaneous flap of singapore），结果显示14例移植物成功黏附，2例外阴、阴道部分裂开；原发性阴道和盆底重建皮瓣坏死率为13%~37%不等，主要因为继发于术后感染，或肌皮瓣张力过高，压力过大等。GMC丢失率更高，皮瓣供应部位脓肿或血肿发生率较高，可达23%，而RAM与GMC比较，优点为：尺寸合适，易于获得，重建效果好，仅需单个肌皮瓣，且缝合开腹切口同时可关闭供皮瓣部位，因此认为RAM是阴道和盆底重建的最佳选择。但RAM术后有6.3%发生肠疝，且因RAM较大，转移时通过耻骨弓下较困难，故也有学者认为阔筋膜张肌肌皮瓣是好的选择。

目前对阴道和盆底重建术后性功能状况的评价数据有限。据报道盆腔廓清术后约23%~47.5%的患者有性活动，主要障碍是担心肠造口或尿路造口部位被性伴看见，此外，阴道干涩、排液等也是性生活少的原因。Smith认为RAM对患者术后性功能恢复最有利。

膀胱切除术后，以回肠、乙状结肠、横结肠等代膀胱者均有报道，目前一般倾向于乙状结肠或横结肠代膀胱。如果输尿管被肿瘤累及行部分切除，可行输尿管膀胱再植术，患侧输尿管与对侧输尿管经腹膜后行端侧吻合术等。针对肠切除，可考虑行小肠或结肠的端端吻合术，不能吻合者，则需行保护性结肠造瘘及造瘘关闭术。

（二）妇科肿瘤手术治疗对盆底组织的医源性损伤和处理

目前，在妇科肿瘤的手术治疗时，我们常进行一系列广泛性或根治性手术，在这类手术过程中，由于涉及的盆腔解剖的复杂性，妇科肿瘤对盆底结构的侵犯导致正常解剖难以辨认或改变，以及术者技术水平等原因，容易造成对盆底及毗邻组织的损伤，导致脏器功能障碍，在此着重探讨常见的泌尿道、肠道、神经、血管的损伤和处理

1. 泌尿道损伤和处理　妇科肿瘤手术时可造成输尿管中下段、膀胱和尿道损伤。损伤的类型包括针刺伤、顿挫伤、钳夹伤、缝扎伤、穿通伤、离断伤、撕裂伤以及由于缺血导致尿瘘形成、梗阻导致肾脏受损乃至无功能肾等。据Dowing等报道：在妇科良性肿瘤和产科手术时，泌尿道总体损伤率小于3%，膀胱受损为输尿管损伤的5倍；而在妇科恶性肿瘤手术时，泌尿道损伤率可达1.1%~5.3%，膀胱和输尿管的损伤率几乎相等；在放疗后和晚期恶性肿瘤患者手术时损伤率更高。据多组资料报道：在根治性子宫切除术和盆腔淋巴结清扫术时，膀胱损伤率0.3%~3.7%，输尿管损伤率为0.7%~1.7%，综合2 729例妇科恶性肿瘤手术分析，膀胱和输尿管损伤率均为1.1%（30/2 729），而尿道损伤更多见于阴式手术，开腹手术时罕见。

妇科肿瘤手术时引起膀胱损伤的常见原因包括：①盆腔手术史导致膀胱粘连，手术操作不慎损伤；②在分离宫颈与膀胱间歇时，使用钝分离或操作粗暴；③肿瘤浸润致膀胱间隙紧密，分离困难；④挫伤见于术中拉钩牵向耻骨方向过猛过久；⑤缝扎伤见于膀胱后壁静脉丛出血缝扎时过深或关闭后腹膜与腹壁腹膜时损伤。而输尿管下段的损伤见于下列情况：①分离子宫动脉和钳夹主韧带和骶韧带时损伤；②单纯子宫切除在阴道侧上方钳夹或缝扎导致输尿管损伤；③打开输尿管隧道入口时，选择输尿管前上方操作；④游离输尿管下段时损伤其鞘膜营养血管发生缺血坏死致瘘形成；⑤输尿管受癌灶浸润影响，牵拉时断裂或辨认不清时误伤；⑥卵巢血管高位结扎和盆腔淋巴结切除时输尿管在骨盆入口处受损。尿道的损伤见于阴式手术时操作手法错误或肿瘤侵犯阴道中下段时。尿瘘也是妇科肿瘤手术对泌尿道的医源性损伤之一，单纯由妇科恶性肿瘤手术损伤引起并不常见，仅占全部尿瘘的7%；而手术并发放射治疗后，尿瘘发生率大大提高（参见本章相关部分）。早期尿瘘是由于手术中未能发现的直接手术损伤所致；较晚期和晚期尿瘘是由于术后局部血供减少，并发感染、放疗等因素，导致泌尿道器官局部坏死所致。

对于不同部位和不同类型的损伤，处理方法不同。对于膀胱和输尿管的针刺伤，若无出血或漏尿，则无须处理。若为膀胱黏膜外的损伤，用3-0可吸收线间断缝合。若为膀胱全层损伤且损伤部位不在膀胱三角区，则用3-0可吸收线间断或连续缝合黏膜层，浆肌层再用3-0可吸收线间断缝合。对于膀胱三角区损伤，缝合时勿损伤输尿管，术后放置7~8F的输尿管导管，同非三角区损伤一样，术后放置尿管，持续负压引流7~10天。如果膀胱损伤为多发性，首先要辨认清楚输尿管和尿道位置，然后修补损伤，术后尿管通常放置14天，确保无漏尿后方可拔除尿管。术后常规应用抗生素。

输尿管下段外鞘膜的完整性对于该段输尿管的血供很重要。小的撕裂伤可用4-0或5-0可吸收线间断缝合外鞘膜。当输尿管被切开但未完全离断时，插入"Double J"管，5-0可吸收线间断缝合，术后盆腔放置负压引流。对于输尿管的钳夹、缝合伤，一旦发现，立即解除；等待一段时间后判断该段输尿管血运是否良好，若需要切除一段输尿管，即成为输尿管的完全离断伤。此时要根据损伤位置的高低和切除输尿管的长度，施行不同的手术。如果损伤部位距离输尿管膀胱接合部不超过5cm，则行输尿管膀胱再植术。为防止膀胱输尿管反流，常采用黏膜下无反流型输尿管膀胱再植术；为了减少新植入输尿

管的张力，可同时施行膀胱壁瓣延长术，或同时将植入侧膀胱向侧上方提起，用2-0可吸收线将其缝合固定于该侧腰大肌筋膜上。同样需放置7~8F的输尿管支架及盆腔负压引流。当损伤部位距离输尿管膀胱接合部超过5cm时，此时更安全的措施是行输尿管端端吻合术；为了避免张力过大，需要将该侧的肾拉向下，膀胱上提以减少吻合后的输尿管张力。如果损伤部位距膀胱大于5cm且损失了一大段输尿管，则要考虑回肠代膀胱尿流改道术、输尿管端侧吻合术或膀胱壁瓣延长加同侧肾脏下拉移位后行输尿管膀胱再植术等。

2. 肠道的损伤和处理　在妇科肿瘤手术时，由于各种原因可发生肠道的损伤。患者常由于多次手术史、放疗等造成多个肠段与盆腔其他脏器和组织广泛粘连，在再次进行肿瘤手术或分离粘连时引起肠道损伤；卵巢肿瘤进行广泛的细胞减灭术或者为达到满意的肿瘤细胞减灭可造成周围肠段的损伤；广泛性子宫切除时，横切子宫直肠窝腹膜时过深可损伤直肠浆肌层，如果直肠阴道间隙因炎症、癌症影响而变得不疏松，寻找间隙位置不正确而偏离直肠时也可损伤直肠肌层，尤其两侧直肠不能从宫骶韧带内侧彻底分离，则广泛切除宫骶韧带时将损伤侧壁直肠。

对术中肠道损伤的处理依据损伤的部位、损伤的范围、肠道准备情况、患者有无放疗史以及患者的一般情况不同而不同。本节重点讨论大肠损伤的处理。

如果肠管受损伤的仅为浆肌层，可用细丝线或3-0可吸收线间断缝合损伤部位。在术前肠道准备充分的情况下，当大肠损伤小于2cm且肠内容物未污染邻近组织，不必进行肠切除或结肠造瘘，仅需分两层简单缝合，但也可以选择一层缝合。两层缝合时，内层用可吸收线缝合，外层叠瓦状缝合。使用延迟可吸收缝线，如Dexon、PDS、Vicryl和Maxon线等，可减少组织的异物反应。小的损伤可以一层缝合，只要缝合口密封良好。当肠管损伤面大于肠段周径的30%~40%，或多个损伤面比较靠近时，应当选择肠段切除和肠吻合术，否则行简单修补将导致肠腔明显减小，术后出现并发症。当血管损伤导致相应肠段供血不足时也是肠段切除的指征。当损伤肠管曾受放疗照射、腹腔积液、腹腔感染或污染时，要考虑远端结肠造瘘。

结肠造瘘是大肠损伤最安全的方法。传统上右半结肠的损伤常采用原发修补，而左半结肠的损伤则进行造瘘。最近几年的前瞻性和回顾性研究显示：在没有明显腹腔污染的情况下，直接修复左半结肠而不行结肠造瘘也是安全的。然而，在有中重度粪便污染，失血量大于1 000mL、休克、直肠损伤或肠穿孔延迟诊断等情况下，还是应当选择保护性结肠造瘘。

在阴式手术和肿瘤累及子宫直肠陷凹的妇科手术时，直肠的损伤较常见，妇科手术中直肠损伤率报道为1.4%~2.1%。损伤部位分两层进行缝合。如果损伤范围较大且无明显污染，进行损伤部位肠段适当切除端端吻合，使用吻合器进行操作是安全的。当腹腔或盆腔被肠内容物污染时，应进行暂时性的结肠造瘘，但也可以考虑使用结肠内旁通管（intracolonic bypass tube）进行简单的肠吻合。

3. 神经损伤和处理　神经损伤最根本的原因包括压榨、牵拉和离断。根据损伤机制可分成1~3级，即分别为功能性麻痹（neurapraxia，1级）、轴突断伤（axonohnesis，2级）、神经断伤（neurotmesis，3级）。其中功能性麻痹最常见，主要由于神经持续受压迫导致神经内部微循环和神经纤维结构的变化所致；病灶部位髓鞘脱失导致该部位神经冲动传导阻滞，神经的外观变化并不明显；由于碾压伤或粉碎伤导致轴突的离断，冲动传导立即缺失，这种情况妇科盆腔手术时少见；3级损伤指神经纤维的横断，术中常见。

在较大的妇科肿瘤手术时，常见受损伤的神经包括闭孔神经、髂腹下神经和髂腹股沟神经、生殖股神经、股神经和坐骨神经等。Cardosi RJ等报道妇科肿瘤盆腔大手术时神经损伤率为1.98%（24/1 210），其中闭孔神经损伤最常见，占39%，其次为髂腹下神经和髂腹股沟神经、生殖股神经，分别占21.7%和17%；而Goldman JA等报道股神经的损伤最常见，在根治性子宫切除和外阴切除时股神经受损率约为0.7%，次为闭孔神经，损伤率约为0.5%。

在妇科手术时，神经长时间受挤压、牵拉，可导致神经缺血从而受损，如果解剖辨认不清可造成神经的直接离断。术中预防非常重要。盆腔操作时宜使用较浅的牵拉器，最好是手动拉钩代替自动拉钩，而且在牵拉器和组织之间要放置纱布垫保护。患者的体位对预防神经损伤也非常重要，膀胱截石位时要避免髋关节屈曲、外展和外旋，膝关节的过伸和过屈，要避免手术人员压迫患者下肢。在行盆腔淋巴结切除时，对生殖股神经和闭孔神经要辨认清楚，将淋巴结和闭孔神经分离时要避免过度牵拉和撕扯。遇到较大神经离断，最佳处理办法是使用6-0聚丙烯纤维缝线进行外科修复，遗憾的是神经对合不良可导致轴突再生，从而引起感觉异常或功能丧失。

传统的广泛性子宫切除术（RH，Ⅱ型）对支配盆腔脏器的自主神经的损伤不容忽视，接受该术式后的患者常伴随严重的泌尿道和肛门直肠功能障碍。因为切除宫骶韧带可伤及下腹部神经、骶交感干的前支、盆神经丛及其传出神经纤维的中间束支，宫骶韧带切除愈深、愈接近盆壁，这些神经受损伤机会越大。解决办法是将包含神经部分的骶前内脏盆筋膜的侧部与宫骶韧带的纤维部分开，手术仅切除纤维部，而保留盆筋膜的侧部。子宫体旁的筋膜仅包含少量支配子宫的盆神经丛终末支，切除该部分不会影响膀胱和直肠功能。由于膀胱子宫韧带包含盆神经丛传出纤维前束的一些终末支，在Ⅲ型RH时这些终末支遭横断，可影响膀胱底部功能。而盆丛传出纤维前束支的大部分位于膀胱子宫韧带深层，以子宫静脉深层为重要的上界标志，手术时保留盆丛前束支不仅决定于切除子宫颈旁组织的深度（不要超过子宫静脉深层），而且还与切除宫颈旁组织的宽度相关，为此，Yabuki等提出，在Ⅲ型RH时，将阴道侧壁和输尿管之间的区域称为"盆底第四间隙"，作为阴道切除的外界。若在此界限内切除阴道长度即使超过一半，术后也无明显膀胱功能障碍。但是需要说明的是，为最大限度保留盆底神经丛而采取的某些手术方法，如直肠侧韧带的保留、切除宫骶韧带时骶前内脏盆筋膜侧部的保留，切除阴道时阴道旁组织的保留等是否会增加癌细胞残留的机会，从而影响患者的生存期，还需要更多的临床研究证实。

4. 血管损伤和处理　妇科肿瘤尤其是恶性肿瘤手术过程中，如果由于肿瘤病程晚且累及范围广泛，后腹膜肿瘤、术野广泛粘连等均是导致手术时盆腔血管损伤的因素，当然手术技巧也是引起不同程度出血的重要原因。国内学者总结85 505例妇科肿瘤手术，其中术中出血大于1 000mL者占683例，发生率为0.8%（0.07%～6.98%）。其中大出血最多见于卵巢恶性肿瘤手术，占42.31%；次为宫颈癌手术（28.71%）和子宫内膜癌手术（16.11%），而经阴道手术引起大出血仅占0.88%。

根据手术中血管损伤的部位和不同处理方法，盆底血管损伤可分为两种主要类型。其一是较大血管的损伤，包括动脉和静脉的损伤。在施行根治性子宫切除、盆腔淋巴结切除及盆腔廓清术等手术时，髂总动脉、左髂总静脉、髂外动静脉、髂内动静脉、骶前血管分支、卵巢血管、子宫动脉、股动静脉等均可能受损伤。损伤原因除肿瘤侵犯或放疗、多次手术史等导致解剖结构改变难认，分离困难外，术者操作不仔细或手法粗暴常是引起较大血管损伤的重要因素。尤其是强行分离与血管粘连紧密的淋巴结或其他组织时更易导致损伤。此外，腹腔镜下电凝血管不充分即行切断血管，常可导致不可控制的出血，因为此时断端血管回缩导致钳夹出血部位困难，加之担心缝合或套扎引起邻近脏器如输尿管损伤，从而被迫中转开腹手术。目前采用一种新的血管闭合设备LigaSure，可减少妇科肿瘤腹腔镜手术时的血管损伤与出血。对于血管损伤，立即用纱布压住出血部位，吸尽周围出血，看准损伤部位，用血管缝线缝合。但紧压血管可导致血管壁损伤，是造成术后血栓形成的高危因素。对于分离输尿管隧道时引起的子宫血管损伤，强调打隧道时贴近输尿管内侧而非隧道顶部以预防；一旦损伤，先压迫止血，结扎该侧髂内动脉或行主动脉阻断，看清血管后钳夹、结扎或缝扎。也可及时打开隧道，避开输尿管，钳夹缝扎主韧带以止血。

盆底血管损伤的第二种情况是静脉丛的破裂出血和术野创面渗血。闭孔窝是容易出血部位，为防止损伤闭孔窝基底部髂内静脉丛，通常只清扫闭孔神经水平以上的淋巴脂肪组织。膀胱侧窝与直肠侧窝常有纵横交错的盆底静脉丛，分离时手指与静脉丛接触可引起出血，若血管脆性大更易损伤。对于这种类型的损伤常采用压迫止血，要有耐心，必要时可用纱布条压迫，一端引出体外，48～72小时后拔出。有学者研究证实结扎髂内动脉并将手术体位变为头低位可减少盆底静脉丛瘀血，从而容易止血。

（三）妇科肿瘤放疗对盆底组织的损伤和处理

放疗在妇科肿瘤领域可作为宫颈癌、子宫内膜癌、阴道癌、外阴癌等肿瘤的主要或辅助治疗手段。由于盆底正常组织和肿瘤组织对放射线的敏感性和耐受剂量不同，因此，在达到肿瘤治疗目的同时，放疗对盆底正常组织的损伤常难以避免。妇科肿瘤放疗常采用腔内照射和体外照射相结合，近年还常采用放疗和手术、放疗和化疗以及放疗合并化学修饰剂和加热治疗相结合的办法。此外，新的放疗技术如立体定向放射治疗、适形调强放射治疗、粒子射线放射治疗和非常规分割放疗等技术亦层出不穷，这使得放疗损伤明显减少。本节重点讨论放疗对盆底组织的损伤和相应处理。

1. 皮肤和软组织的损伤和防护　体外照射最先影响的就是皮肤和软组织，在常规放疗中，皮肤能承受的最小耐受量TD5/5为5 500cGy，最大耐受量TD50/5为7 000cGy。由于放射物理条件、照射部位、照射面积、剂量及个体差异不同，皮肤和软组织损伤的程度也不同。在放疗早期，会阴、腹股沟和前腹壁皮肤可发生不同程度的放射损伤，表现为严重的皮炎、皮下水肿。并发化疗用药"吉西他滨（gem-citabine）"可加重放疗对皮肤和皮下组织损伤。出现外阴放射反应后应保持局部清洁干燥、保护创面、促进愈合。皮肤和软组织晚期可表现为坏死纤维化，以致挛缩；由于缺血造成组织坏死而形成溃疡者罕见。如果发生，高压氧是一种安全、有效的治疗手段。

2. 生殖器官的损伤和处理　女性的内外生殖器官对射线的耐受剂量相差悬殊。当照射剂量达1 000~2 000cGy，卵巢的功能永久丧失，因此目前对于年轻的宫颈癌患者，放疗前开腹或腹腔镜手术将卵巢移位于上腹部腹壁下，可避免放疗造成的卵巢功能丧失。但阴道、子宫颈、子宫体即使承受7 500cGy的剂量亦不会发生严重损伤。盆腔放疗导致阴道物理性炎症反应，也可以合并感染，表现为阴道黏膜水肿、充血、疼痛及排物增多。在此期间应加强阴道冲洗，保持局部清洁，控制感染，促进上皮愈合，避免阴道粘连。晚期放疗并发症表现为阴道壁弹性消失，阴道变窄，宫颈萎缩；严重者可引起阴道软组织坏死，可同时并发阴道直肠瘘、子宫穿孔等；盆腔纤维化严重者，可引起循环障碍或压迫神经导致下肢水肿或疼痛。对于放疗导致的盆腔软组织损伤如阴道直肠瘘和阴道软组织坏死，高压氧是一种安全、有效的治疗手段，必要时手术修复。

3. 泌尿系的损伤和处理　盆腔放疗对泌尿系损伤最常见的包括出血性膀胱炎、输尿管狭窄或梗阻、膀胱阴道瘘、输尿管瘘、尿道瘘等。对于出血性膀胱炎，处理只能对症、预防感染、止血、大量补液等，出血严重者可向膀胱内注射福尔马林，或在膀胱镜下电灼止血。对于输尿管狭窄或梗阻、尿瘘等首先要排除肿瘤复发可能，若为放疗损伤，常需要手术治疗。但在接受放疗的区域施行重建手术往往困难，且并发症高，手术常以失败告终。对于小的尿瘘，可望在持续导尿，或放置支架条件下自愈；而对于较大的瘘孔，可考虑包埋缝合法修补、输尿管端端吻合、输尿管膀胱再植术，甚至采用回肠代膀胱、结肠代膀胱行尿流改道手术。

4. 肠道的损伤和处理　小肠是对放射线耐受量较低的器官之一，小肠毒性是盆腔放疗发病率的主要原因和剂量限制因素，对如何减少和处理肠道放疗损伤的研究报道最多。当盆腔放疗剂量达到45~50Gy，约有3%~9%的患者将出现严重的小肠毒性。在根治性子宫切除后或因其他原因有盆腔手术史的患者接受放疗时，小肠损伤率可达5.6%~30%不等。但是若能将小肠置于盆腔以外，肠道并发症会明显减少。避免小肠损伤的方法早期有缩小照射野，降低照射剂量，膀胱注水法将小肠挡于盆腔外；后来采用网膜法、小肠系膜法，以及自腹膜安置自体移植吊带将小肠挡于盆腔外，或采用小肠之下安放假体等，效果均欠理想，且并发症高。近年来，采用盆腔内填充一种硅树脂塑料装置，该装置内可注入可显影的液体，既可适应大小不同的骨盆形状，又可在X线下可见，将大大减少放疗野小肠暴露容积，从而明显减少放疗导致的肠道损伤。最近有研究者将放疗体位由仰卧位改成俯卧位，同时采用一种腹部挡板装置（bellyboard device），可将放疗野小肠暴露容积由原来的平均229cm^{3}降低至66cm^3，从而使小肠毒性降低。乙状结肠及直肠虽然对放射线的耐受量略高，由于其活动受限制，所以也是易受放射（尤其是腔内照射）损伤的器官，早期常表现放射性直肠反应，可采用药物保留灌肠、5-HT$_3$拮抗剂TROPISETRON口服、加强补液支持治疗等。晚期可表现为放射性直肠炎，严重者可发生乙状结肠、直肠穿孔。对于结肠和直肠的严重损伤，根据不同指征选择损伤缝合术、肠道端端吻合术、结肠造瘘和造瘘关闭术等。

5. 骨骼的影响和防护　妇科恶性肿瘤兆伏级放疗中，对盆腔骨骼的损伤并不常见。但仍有报道在盆腔外照射和腔内近距离照射后发生放射性骨炎，股骨头和股骨颈坏死，髋臼、耻骨联合、骶骨和股骨颈不全骨折等。在盆腔放疗后若出现骨性疼痛在排除骨转移后，要警惕骨骼损伤。利用受损伤骨的放射性骨摄取增加，结合 CT 等不难诊断。处理上以保守治疗为主，避免承重，使用止痛剂和物理治疗，股骨头和颈的坏死需要人工关节成形术。采用恰当的屏蔽、多野放疗以及注意盆腔骨骼的总耐受剂量可预防盆腔骨骼损伤。

6. 放疗引起盆腔恶性肿瘤　放射线治疗本身可导致盆腔组织发生癌症。国内报道宫颈癌放疗后恶性肿瘤发生率为 0.52%，与该组织所受放射剂量成正相关。但据另一组报道，盆腔放疗后发生结肠癌、直肠癌的峰值时间为 5~10 年，平均为 15.2 年；85% 的患者有轻到重度不等的放疗反应，且高放射剂量和严重的放疗损害未必是放射相关直肠癌、结肠癌的必需条件。对于妇科恶性肿瘤接受放疗者，要终生随访，警惕放射癌和原发癌复发。

（四）妇科肿瘤放疗和广泛性手术联用时对盆底组织的损伤和评价

妇科肿瘤广泛性手术和放疗的联合应用，对盆底组织造成的损伤，与任何一种单一手段相比，发生率更高，损伤更严重，处理更困难，甚至造成更进一步的并发症乃至死亡。二者联用最常见于广泛性手术后有高危复发因素的患者；其次为宫颈癌患者全盆腔放疗后复发，进而行盆腔脏器切除术；小部分肿瘤治疗中心在广泛性子宫切除术前进行放疗。

放疗后宫颈癌复发，从而接受广泛性子宫切除术的情况并不多见。不但手术操作困难，手术范围受限，而且并发症发生率高。根据 54 年的文献报道共收集 203 例这样的患者，手术后尿瘘发生率为 27%，手术死亡率 5%。随访一组病例长达 16 年，21 名患者中泌尿道瘘发生率达 50%，且尿瘘的患者大多并发肠瘘。对于幸存者而言，45% 需行尿流改道术，23% 需行结肠造瘘术，这样就丧失了膀胱和肠道保留的价值，使得广泛性子宫切除术变成盆腔脏器切除术。同样，宫颈癌放疗后复发行超广泛性子宫切除术也不可取，其总体并发症高达 96.5%，泌尿道损伤率达 38%。因此，放疗后复发的宫颈癌患者，若需要行部分肠段或泌尿道切除，最好考虑行盆腔脏器切除术。

广泛性子宫切除术后附加盆腔放疗，与单一治疗手段（手术或放疗）比较，对膀胱功能的影响并未增加。但是总体的和泌尿道的病率增加，再次手术机会也增大。据多组资料显示，广泛性子宫切除术后附加盆腔放疗，总体并发症 6.7%~30% 不等，泌尿道的并发症 3.2%~12% 不等，胃肠道并发症与泌尿道并发症相似或略高。因此，二者联用仅适合于术后有高危因素复发的患者。

术前腔内放疗加盆腔外照射，6 周后行筋膜外子宫全切，该方法治疗桶状型宫颈癌或子宫内膜癌侵犯宫颈管者，目前部分地区尚在使用。一组含 95 例患者的资料显示，该方法的泌尿道损伤率为 6.3%，与外照射剂量有关。若同时行盆腔淋巴结切除，泌尿道损伤率升高至 8.7%，总体损伤率由 7.4% 上升至 17.5%，但治愈率并未提高，因此，术前全盆腔照射后，手术时不推荐行盆腔淋巴结切除术。广泛性子宫切除合并术前放疗，患者输尿管阻塞发生率为 3.8%，尿瘘发生率为 11.9%，与单纯手术比较，并发症明显增高，但 5 年生存率并未提高，因此，广泛性子宫切除合并术前放疗的方法目前很少采用。

总之，我们在对妇科肿瘤进行治疗时，一定要考虑治疗本身对患者正常结构的损伤和破坏，因此，治疗前进行合理决策，制定能发挥最大治疗效果且将损伤降至最小的方案；一旦出现损伤，要根据不同情况及时恰当处理，以达到治疗肿瘤、延长生命、改善生存质量之目的。

（王晓雯）

第六章

妇科腔镜手术治疗

第一节 宫外孕的腹腔镜手术治疗

目前，宫外孕的诊断并不困难，结合超声波检查以及血或尿 β-HCG 或 HCG 检查，可以使许多异位妊娠患者能够在未发生腹腔内大出血的情况下得到诊断。而腹腔镜手术则能够在及早、准确诊断异位妊娠的同时，选择最恰当的方法治疗异位妊娠，从而避免患者发生腹腔内大出血等严重后果，同时由于其创伤小、恢复快，使患者住院时间明显缩短。因此，腹腔镜手术已作为诊治异位妊娠的主要手段。

（一）适应证

1. 陈旧性宫外孕 对容易患宫外孕的患者，如有慢性盆腔炎、不孕症、曾有过宫外孕、输卵管曾做过整形手术等，在妊娠早期及对行超声波检查，同时发现有盆腔包块，阴道流血，血 HCG 升高不明显，疑诊陈旧性宫外孕者。可以行腹腔镜检查及手术。

2. 流产型宫外孕 生育年龄妇女出现下腹疼痛或不规则阴道出血，应常规行血或尿 HCG 检查，对 HCG 呈阳性者，应进一步行超声波检查。排除宫内妊娠后，如在宫旁发现囊实性包块，或腹腔有积液，则可疑宫外孕，应尽早安排患者接受腹腔镜检查。

3. 宫外孕破裂出血 对有剧烈腹痛伴有一过性昏倒者，应高度怀疑有腹腔内出血，应及时行腹腔穿刺或后穹隆穿刺，如抽出不凝固的较新鲜血液即可诊断，如此时尿 HCG 阳性，更可确诊为宫外孕，应及时行腹腔镜手术治疗。

4. 其他 对于 HCG 反复阳性，刮宫无绒毛组织，刮宫后 HCG 仍为阳性，而不能确诊为妊娠滋养细胞肿瘤者，应行腹腔镜检查以排除宫外孕。

（二）禁忌证

1. 绝对禁忌证 ①盆腔严重粘连，不能暴露病变部位的输卵管。②腹腔大量积血、患者处于严重休克状态。

2. 相对禁忌证 妊娠包块大小及部位等，如间质部妊娠包块较大者手术较困难，为相对禁忌证。之所以称为相对禁忌证，是因为这要根据手术医师的经验及手术技能而定，对一个医师来说不能用腹腔镜完成的手术，另一个医师可能能够完成。

（三）手术方法

气腹成功后首先经脐部放入腹腔镜，确诊为输卵管妊娠并可行镜下手术后，在下腹两侧或同侧放入两 5mm 穿刺套管，用于放入手术器械，一般情况下 3 个穿刺孔即可完成手术，如有必要，可在左侧腹直肌外缘再放一个穿刺套管。先吸净盆腔内积血，如遇盆腔粘连可先分离粘连，充分暴露病变输卵管，并观察对侧输卵管情况，以决定选择手术方式。手术结束时用大量生理盐水将盆腔彻底冲洗干净。

1. 输卵管切除术 如果患者不需要保留生育能力，或输卵管已严重破坏，应选择输卵管切除术。

如果同侧输卵管曾有过一次妊娠，或该侧输卵管曾行过伞端造口术，一般认为应行输卵管切除术。

将举宫器放入宫腔，使子宫保持前倾位，充分暴露患侧输卵管，用一把抓钳提起输卵管伞端，自伞端开始用双极电凝钳靠近输卵管钳夹、电凝输卵管系膜，然后用剪刀剪断系膜，直至输卵管宫角部，切除患侧输卵管。靠近输卵管电凝系膜的目的是减少电凝对卵巢系膜及其血液供应的影响。也可使用一种带刀双极电凝钳（PK 刀），其优点是电凝组织后可立即下推刀片，将组织切断，无须反复更换手术器械，从而缩短手术时间。

输卵管切除也可逆行进行，无钳夹切断输卵管峡部近宫角处，再逐步电凝切断输卵管系膜至输卵管伞端，逆行切除病变输卵管。

2. 输卵管部分切除术或电凝术　输卵管部分切除术主要适用于输卵管峡部或壶腹部妊娠破裂不能修补，而患者又不愿切除输卵管者。输卵管切开取胚胎及修补术失败者也可考虑输卵管部分切除术或电凝术。病灶切除后输卵管剩余部分将来可以行输卵管吻合术以获得生育能力。

首先用双极电凝钳将妊娠部位两侧的输卵管电凝后剪断，用抓钳将病变部分提起，再电凝并剪断其系膜，从而将妊娠部分的输卵管切除。如使用缝线结扎的方法行输卵管部分切除术，则先缝合结扎妊娠部位两端的输卵管，然后切断。具体做法为先用抓钳提起该段输卵管，继而缝扎并切断系膜，切除病变部分输卵管。与电凝方法相比，缝线结扎的方法操作较困难，费时较长。

无论使用何种方法，在病变部分输卵管切除后均应仔细检查创面有无出血，如发现出血仍可用电凝或缝合止血。

输卵管妊娠部位电凝术与输卵管部分切除术相似，只是将病变部分使用电凝完全凝固而不切除。这种方法的缺点是无法取得组织行病理学检查。

由于输卵管切开取胚胎术及局部注射 MTX 的方法广泛使用且有效，因此输卵管部分切除术或电凝术很少使用。

3. 输卵管切开取胚胎及修补术　该手术适用于需要保留生育能力的患者。有报道输卵管切开取胚胎及修补术后再次宫外孕的机会有所增加，但这种手术对需要保留生育能力的患者仍具有一定价值。在决定行输卵管切开取胚胎及修补术前，应向患者交代手术后要注意以下情况，如术后持续性宫外孕需再次手术或用药物治疗，手术后应定期检查尿或血 HCG 浓度，直到正常为止。

输卵管壶腹部妊娠最适合行输卵管切开取胚胎及修补术，部分峡部妊娠也可行这种手术，无论妊娠部位是否破裂，只要病例选择恰当，均可使手术顺利完成。

用抓钳或分离钳拨动并提起输卵管系膜，暴露拟切开的部位。切口部位应选在输卵管系膜对侧缘及妊娠包块最突出部分。一般应沿着输卵管长轴纵行切开，切口不必过长，以可顺利将管腔内绒毛及血块取出为度，切口过长可导致输卵管壁过多的血管损伤，出血量增多且不易止血。单极电针是切开输卵管最常用、最方便的手术器械，它在切开管壁的同时还有凝固组织和止血作用。剪刀、超声刀也可用于切开输卵管。

管壁切开后即见管腔内血块及绒毛组织，用抓钳取出绒毛及胚胎等妊娠组织，尽量保持组织的完整，防止夹碎组织增加残留机会。同时如钳夹损伤了输卵管黏膜，则导致管壁出血而不易止血。另外有人用水压分离排出妊娠组织，具体操作方法如下：用一把无损伤抓钳将输卵管壁切口缘提起，将 5mm 冲洗吸引管沿管壁放入管腔，利用水压将绒毛及血块与管壁分离，并在水流的带动下，使绒毛及血块自切口完整排出。如绒毛及血块与管壁粘连较紧，水压不能完全分离，可用 5mm 抓钳将绒毛及血块抓出。用生理盐水反复冲洗输卵管腔，以确定有无绒毛组织残留。绒毛及血块先放于子宫直肠窝处，待手术结束时取出。

输卵管内绒毛及血块取出后管壁即塌陷，如无活动性出血，切口可自动对合并愈合，此种情况切口不需要缝合。输卵管切口不缝合有形成瘘管的机会，但可能性很小。如切口有活动性出血，常用止血方法有电凝和缝合两种，电凝止血虽简单，但对输卵管有损伤，有时整个管壁组织均被凝固破坏。腹腔内缝合虽然操作较困难，但对输卵管的损伤较小，使切口准确对合，有利于切口愈合。有时管腔内有活动性出血，电凝无法止血时，可将切口缝合后，任血液积聚在管腔内，对管壁起压迫止血作用，管腔内的血块可待日后自行吸收。缝合方法为用 3-0~4-0 Dexon 或 Vicryl 带针缝线，在输卵管切口间断缝合数针，使切口对合良好。

绒毛及血块可用 10mm 勺状钳经 10mm 穿刺套管取出，或用 10mm 的吸引管吸出，并送病理检查。

4. 输卵管妊娠挤出术 输卵管妊娠挤出术主要用于输卵管伞部妊娠及近伞部的壶腹部妊娠。伞部妊娠常自然排出，即输卵管妊娠流产。如术时发现伞部妊娠，可将妊娠组织用抓钳轻轻拉出，此时可将绒毛全部取出。水压分离有助于妊娠组织的取出。如果妊娠位于壶腹部近伞端，则不易将妊娠组织从伞端取出，可引起组织残留和出血，这种情况下可将输卵管伞部切开，取出妊娠组织并用电凝止血。

5. 腹腔镜下输卵管局部注射 MTX 腹腔镜下输卵管局部注射 MTX 用于以下两种情况：一种是不切开输卵管壁取出绒毛组织，直接将 MTX 注射到妊娠病灶内；一种是在行输卵管切开取胚胎后怀疑有绒毛残留，在将管壁缝合后向妊娠部位管腔内注射单剂量 MTX。前者可保持输卵管的完整性，对输卵管损伤小，手术操作容易。但术后患者 HCG 降为正常的时间长达 20~40d，成功率仅有 83%。后者作为对输卵管切开胚胎及修补术的一种补充治疗，比较难把握何种情况下需要使用。因此，笔者认为如果使用腹腔镜确诊为输卵管妊娠，即应行镜下手术（输卵管切除术或输卵管切开取出胚胎及修补术）治疗，可使患者术后住院时间明显缩短，尿或血 HCG 浓度迅速恢复正常。注射方法是将单剂量 MTX（10~40mg）溶于 3~5mL 生理盐水或注射用水中，使用腹腔镜专用注射针头将药物注入，也可用 18 号或 20 号腰穿针穿过腹壁，再刺入输卵管妊娠病灶内注药。推药前应回抽注射器，避免针头进入血管。术后严密观察血 HCG 变化。

（四）术后处理

手术后的处理，包括腹腔引流管的管理和观察，注意引流物的量和颜色，以便及早发现腹腔内出血或其他器官或组织损伤的征象。适当使用抗生素，必要时输注红细胞悬液或血浆。嘱患者尽早下床活动，早期即可进食。定期复查血 HCG 定量。

（五）常见并发症及处理

腹腔镜手术治疗输卵管妊娠，除腹腔镜手术本身并发症以外，还有其特有的并发症。主要包括以下两个方面。

1. 出血 腹腔镜手术治疗输卵管妊娠所引起的出血主要发生于保留输卵管的手术，如输卵管切开取胚胎及修补术，切开输卵管时出血多少与妊娠绒毛的活性有关，绒毛组织越新鲜，输卵管组织充血越明显，出血越多。术前超声检查有胎心搏动，血或尿 HCG 浓度很高，提示绒毛活性高，术时可能遇到活跃出血。术时出血可通过缝合、电凝、内凝等方法止血，如果止血效果不理想，可转为输卵管切除术，一般情况下极少因不能止血而中转剖腹手术者。如术时止血不彻底，也有可能术后继续出血，甚至引起术后腹腔内大出血。如发生术后腹腔内出血，可重复腹腔镜手术或转为剖腹手术。此时切除输卵管是比较恰当的手术方式。

2. 持续性宫外孕 指腹腔镜下输卵管切开取胚胎及修补术时未清除干净绒毛组织，术后滋养细胞继续生长。患者表现为阴道出血持续不止，尿或血 HCG 在术后 3~6d 有所下降，但下降到一定程度后又上升或反复呈阳性反应。部分持续性宫外孕患者甚至可再发生腹腔内大出血。因此在腹腔镜下非手术治疗输卵管妊娠术后，应严密观察患者血 HCG 的变化，直到正常为止。如发现持续性宫外孕应及时治疗。

持续性宫外孕的治疗可以再次行腹腔镜手术或开腹手术，再次手术时仍可行保留输卵管的手术，而不切除输卵管。但是再次手术对患者的创伤及打击均较大，因此目前多采用非手术治疗，其方法包括 MTX 肌内注射或使用中草药治疗。多数情况下 MTX 用 1 个疗程已能够杀死残留的滋养细胞，使血 HCG 恢复正常。

（王晓雯）

第二节 输卵管疾病的腹腔镜手术治疗

一、盆腔粘连分离与输卵管成形术

随着盆腔感染性疾病和性传播性疾病的增加，输卵管因素已经成为引起不孕症最重要的原因。在临床上，经开腹显微外科方式进行输卵管重建手术治疗输卵管疾病已经成为主要的手术方式。目前，大多数的输卵管重建术可以在腹腔镜下实施。尽管辅助生育技术的发展完善使不孕症的手术治疗面临挑战，但是，输卵管性不孕的手术治疗仍然广泛地应用于临床，尤其是在一些辅助生育技术尚未开展的地区。

（一）适应证

输卵管伞端、壶腹部不通及输卵管粘连导致不孕症者。

（二）禁忌证

全身及腹部急性炎症，或不能耐受腹腔镜手术的患者。

（三）手术方法

患者取截石位，放置举宫器以便操作子宫和术中通液。腹腔镜自脐轮部置入，大多数情况下，分别在下腹部两侧置入5mm的辅助穿刺套管即可完成手术，对一些比较复杂的病例，在左侧腹直肌外沿可以再增加穿刺套管及手术器械进行组织切割和分离。输卵管粘连分离和成形手术的目的不仅仅是为了恢复输卵管的解剖形状，同时还要恢复其生殖功能，提高不孕症患者的生育率。因此，减少手术以后分离面的粘连和粘连的再形成非常重要。为了达到这一目的，必须最大限度地减少术中对组织的干扰，显微妇科手术的各种原则适用于腹腔镜手术。

腹腔镜输卵管成形手术步骤与普通显微妇科手术步骤并没有本质的区别。通常情况下都要首先对输卵管及其周围组织的粘连进行分离，充分暴露输卵管和卵巢的位置，手术方式及步骤取决于输卵管的病变和解剖改变情况。手术步骤如下。

1. 盆腔粘连的分离　首先分离输卵管与周围组织和器官的粘连，从暴露最充分的部位开始，按照由简单到复杂的顺序进行。一般情况下，首先分离膜状粘连，然后再分离致密粘连。对于有肠管粘连的患者，在进行输卵管卵巢粘连分离以前，要首先分离肠管的粘连，然后将肠管向上腹部推开，以便充分暴露盆腔器官，以免在进行附件区的粘连分离操作中误伤肠管。

在分离操作过程中，尽量用抓钳提拉受累的器官或粘连带，使其保持张力，这样不仅有助于辨别粘连的界限，而且在分离过程中还可以避免对粘连器官浆膜的损伤。分离致密的粘连部位时，可以先在粘连上做一个小的切口，找出粘连组织的平面层次以后，用剪刀或超声刀进行切割分离。

粘连分离的范围以能够完全恢复输卵管的正常解剖为度。在手术结束前，要冲洗盆腔并吸净组织块和凝血块，在盆腔冲洗的同时，还可以借助液体的灌注冲洗，重点检查出血区域和输卵管伞端内微小的粘连，必要时进行相应处理。

2. 伞端成形　输卵管伞端成形是指重建远端闭合的输卵管，使其恢复正常的解剖结构，这种方法适用于治疗那些输卵管伞部阻塞而输卵管伞的外形正常，输卵管伞的黏膜皱襞依然可以辨别的患者。输卵管伞部病变的范围很广，包括伞端周围的粘连、伞端部分或全部黏合以及输卵管伞端开口处的闭锁。

输卵管伞端成形手术包括切开粘连部位的浆膜面和扩张伞端开口，手术操作只限于在浆膜表面进行。但是，通常情况下，输卵管伞端的粘连与附件区域的粘连并存时，也必须进行输卵管卵巢的粘连分离。进行分离时可用无损伤抓钳将输卵管拉向子宫或盆腔侧壁，经宫颈用亚甲蓝液体进行输卵管通液使壶腹部膨胀，并辨别伞端开口。如果开口部位被瘢痕组织覆盖，要先将瘢痕组织分开，然后经伞端开口处插入分离钳慢慢张开钳嘴，扩张伞端开口后再缓缓退出，可以重复此动作数次，直到输卵管伞完全游离为止。这种手术操作比较简单，大多数情况下不需要止血。

输卵管伞端开口部位闭锁非常少见。这个部位的粘连通常是由于输卵管远端的瘢痕狭窄环所致，而输卵管伞的外形一般正常。在粘连分离时，浆膜面的切口自输卵管伞的末端开始，沿着输卵管的浆膜层向壶腹部分离，直到通过狭窄环为止。在分离前先在输卵管系膜内注入适当浓度的血管收缩剂，然后用针状电极或锐性剪刀切开或剪开，为了保持输卵管的通畅，用 5-0 缝线将分离后的伞端分别外翻缝合，或像输卵管造口术一样电凝伞端的浆膜面。术毕进行输卵管通液确定输卵管的通畅度。

3. 输卵管造口　是在封闭的输卵管上创建新的开口。这种手术方法通常用于远端有积水的闭锁输卵管，在尽可能靠近原有闭锁输卵管开口处创建新的开口。在进行造口手术以前，首先分离输卵管周围的粘连组织，以便充分暴露术野，使输卵管充分游离，然后进行输卵管通液检查，一方面排除输卵管近端阻塞，另一方面也使远端闭锁的输卵管末端膨胀，用无损伤抓钳固定输卵管远端，在尽可能靠近原输卵管开口的部位做一新的切口。有时，也可以用通液的方法增加输卵管腔内的压力，使原输卵管开口开放，待新的开口形成，将抓钳插入张开扩张开口，反复操作几次，以进一步扩大开口。

输卵管闭锁远端的切口可用剪刀、激光或超声刀在该部位划开全层管壁 1~2cm，形成新的放射状切口。第一个切口通常朝着卵巢方向，使其日后便于拾卵，然后用抓钳提拉切缘，寻找其内的黏膜皱襞，沿着黏膜皱襞间的无血管区分别再做切口，这些新切开的管壁将形成新的输卵管伞。将切开的管腔瓣膜外翻是防止新造开口再度粘连和保持其通畅度的重要步骤。外翻的方法可用分散式激光束、点状凝固或低功率双极电凝凝固管腔瓣膜的浆膜面，也可以用很细的可吸收缝线将这些管壁瓣膜外翻缝合，术中出血可用微型双极钳凝固止血。

4. 输卵管吻合术　腹腔镜输卵管吻合手术步骤与显微妇科手术方法基本相同，其技术关键在于进行输卵管的分离操作时尽可能减少损伤，术中尽量少用双极电凝止血，以避免对输卵管黏膜的热损伤，并在无张力状态下准确对合输卵管的吻合端。

用剪刀分离绝育段的输卵管浆膜，进行通液使其近端管腔膨胀，在靠近阻塞部位使用剪刀锐性以垂直方向横向剪断输卵管，注意不要伤及管腔下方的血管，仔细检查剪开的断面是否有正常的黏膜皱襞，彻底去除阻塞部位有瘢痕的黏膜。注意在上述操作中不能切断或损伤输卵管系膜内的弓形血管，对于其他部位出血，要使用微型双极电极或超声刀止血，输卵管浆膜表面的渗血常能自行停止，尽量减少使用电极凝固止血。

经宫颈注入亚甲蓝溶液，观察输卵管近端是否通畅，远端输卵管部分可以通过伞端逆向通液使其管腔膨胀，按照上述方法横行剪断阻塞处的末端，然后将近端和远端输卵管的断端合拢，尽可能使管腔准确对合，这时再将剪开的阻塞段略多于输卵管自其下方的系膜上剪掉，切缘要尽量靠近输卵管，以避免损伤系膜内的血管。

用 5-0~6-0 缝线缝合近端和远端输卵管的黏膜与肌层，第 1 针缝线在相当于管腔的 6 点外，沿输卵管系膜缝合，这是保证输卵管管腔准确对合的重要一步，所有的缝合线结要打在管腔的外面，缝线打结不宜过紧，以保证两端输卵管肌肉无张力对合为度。根据管腔大小，一般黏膜和肌肉需要缝合 3~4 针，以保证输卵管完整对合。

缝合输卵管浆膜层，缝合后即进行输卵管通畅度检查。

（四）术后处理

手术后近期无特殊处理，建议在手术后第 1 次月经来潮后进行 1 次输卵管通液术，以判断输卵管是否通畅或防止创面愈合过程中的再粘连。

二、输卵管绝育术

输卵管绝育术可经腹小切口完成，亦可经腹腔镜完成。腹腔镜下输卵管绝育术开始于 20 世纪 30 年代，经不断发展完善，目前已经成为一种安全可靠的绝育方式，被人们广泛接受。

（一）适应证

完成生育使命要求绝育的育龄期妇女。

（二）禁忌证

不适合行腹腔镜手术者。

(三）手术方法

腹腔镜绝育可以通过单点穿刺，将绝育器械经穿刺套管置入腹腔，其弊端是观察视野受限。大多数妇科医师更喜欢采用双点穿刺方法，以便于获得清楚的观察视野，以提高手术操作的准确性和安全性。双点穿刺法的第 1 个套管针经脐部切口穿刺，10mm 的腹腔镜由此处的穿刺套管置入腹腔，第 2 个套管针通常选在腹中线耻骨联合上方 2～3cm 处。

1. 高频电凝法　如下所述。

（1）单极电凝：单极电凝最早应用于腹腔镜绝育手术，用电极凝固部分输卵管峡部组织，达到绝育目的，但是这种方法曾有误伤腹壁甚至肠道损伤的危险，尽管后来人们发现肠道损伤是由套管针造成而非电极损伤，但是对单极电凝的使用却明显减少。横断或切除电凝部分的输卵管并不减少手术失败率，而且有撕伤输卵管系膜和增加出血的危险。

认清输卵管伞端以后，夹住输卵管近端和中间 1/3 处，向前腹壁提出盆腔，然后接通作用电极，设置功率 50W 进行电凝，输卵管在凝固部分颜色变白，肿胀，然后萎缩，组织的损伤延伸到侧方 0.5～1cm，其下附着输卵管系膜血管丰富，也应电凝至少长达 0.5cm，以促进此段输卵管的萎缩，必要时可在局部多次凝固，使输卵管破坏长度至少长达 3cm。手术操作时，尽量避免在子宫输卵管连接处（输卵管间质部）进行电凝，以减少该处瘘管形成所致术后妊娠的可能。由于电流向阻力最小的方向流动，所以使用时作用电极要放在靠子宫近端方向，以便预防电极作用时间电流向输卵管末端传导，因为有时输卵管的末端常与肠管接触，很容易造成对肠管的热损伤。

（2）双极电凝：使用双极电凝进行输卵管凝固时，电流只在钳夹于电极中间的组织产生破坏作用，一般不会导致周围组织损伤。经典的双极电凝输卵管部分不需要横断或切开，否则可能造成出血和输卵管瘘。双极电凝输卵管绝育的成功与否取决于破坏输卵管的长度。

使用双极电凝系统减少了单极电凝作用时造成的电流向周围组织蔓延现象，但在实际操作中，必须保证充分破坏拟绝育的输卵管片段，凝固次数要多于单极电凝，电凝部位要在离开子宫至少 2cm 处，并需要同时凝固其邻近组织，与单极电凝相同，绝育部分输卵管的破坏长度要达到 3cm，并尽可能破坏其下方输卵管系膜的血管，减少手术失败的可能。手术时的合适电极功率设置为切割波形 50W，电极作用时间以保证钳夹部位全段输卵管完全破坏为度，一般被凝固组织完全干燥即可达到目的。偶然电极钳也会黏附在凝固的输卵管上，此时不要强行硬拉，以免撕裂输卵管系膜，造成不必要的出血，正确的方法是适当旋转钳子而小心取下，或当电极作用时将钳叶打开，使与电极黏合的组织凝固干燥而与电极分离。

通常使用 5mm 的双极钳进行电凝操作。近期美国食品药品管理局批准 3mm Molly 双极钳作为腹腔镜绝育器械，此钳小而薄，呈半圆形，钳端的外缘具有双层能量密度，能够安全、无损伤地夹住输卵管组织，在短时间内即可造成深度的组织损伤。

2. 超声刀切割法　使用超声刀进行绝育手术相对比较安全和简单，它兼具有单、双极电凝的优点，所以效果更确切。具体方法是先于距子宫角约 3cm 处切开输卵管表面的浆膜，游离输卵管长 1.5～2cm，先用超声刀的钝面使游离的输卵管脱水，再用刀面将脱水的输卵管切除，长度不低于 1cm。残端可以用超声刀继续脱水止血。

3. 腹腔镜 Pomeroy 输卵管结扎术　Pomeroy 手术是标准的开腹输卵管结扎手术。这种手术也能在腹腔镜下实施，一般需要 3 个穿刺点，双侧下腹部分别置入 5mm 穿刺套管或术者侧同时置入 2 个操作穿刺套管，由一侧套管置入套圈后放在输卵管中部，对侧的套管内置入无损伤抓钳钳夹输卵管峡部，收紧套圈，套圈上方至少有 1～2cm 的输卵管，用另外一个套圈加固后，剪断套扎线。对侧同法处理。

有研究比较腹腔镜 Pomeroy 手术和硅橡胶环的手术效果，两种方法术后发病率和疗效没有差别。虽然没有技术上的困难，但这种方法并不比使用电凝绝育更优越，其失败率尚须观察。

4. 机械套扎法　如下所述。

（1）硅化橡胶环：目前广泛应用的 Falope 环是一种硅化弹性环，内含少量的钡，可以供放射检查用。确认输卵管后，将输卵管中部夹住，套入环内。要小心操作，避免拉断输卵管或撕破系膜，造成出血，另外如果环仅套在远端，因输卵管宽度大，可能环仅套在管腔的上部，而未能阻塞全部管腔。

拉断输卵管是上环时最常发生的并发症，发生率在1.5%。最常见的症状是出血，可以将Falope环套在每个断端上止血或用电凝止血。由于环可以造成急性输卵管组织坏死，故套夹术后腹痛的发生比电凝更高，但是并没有对照研究支持这一结论。

(2) 绝育夹：①Hulka夹子：Hulka-Glemens夹子是一个塑料夹子，两个臂上附有小的弹簧，应用时可以将下臂张开，夹住需要阻断的输卵管即可。其主要优点是仅破坏5mm的输卵管，便于日后输卵管吻合。夹子应当垂直钳夹在距宫角2~3cm处输卵管的峡部。当夹子位置放好后，慢慢挤压推夹器，关闭锁住夹子后张开退出推夹器，检查确保输卵管完全夹住，否则需要重复上夹。手术中要避免夹子掉入腹腔，万一夹子掉入腹腔应当取出。②Filshe夹：也是一种硅橡胶钛夹。这种钛夹可使输卵管腔完全闭合而管壁受硅橡胶的保护不致破裂。是目前应用最为广泛的普通腹腔镜绝育方法。利用持夹器，将夹子放在要阻塞的输卵管部位，一般在输卵管峡部，推夹锁住该处输卵管，被阻塞部分的输卵管仅4mm，也有利于以后吻合输卵管。

用Filshe夹的并发症少见，而且撕破输卵管系膜的损伤也比Falope环的机会少。

(四) 术后处理

手术后近期无须特殊处理，需要注意的是手术后第1次月经来潮之前仍要求避孕。

(王晓雯)

第三节 卵巢囊肿的腹腔镜手术治疗

卵巢囊肿传统的外科治疗方法是通过开腹手术部分或完全切除，如果发现恶性肿瘤还能够正确分期。大多数卵巢囊肿是良性的，绝经前恶性者占7%~13%，绝经后占8%~45%。完整的病史和体检可提示囊肿的性质，盆腔超声，尤其阴道超声，可以进一步帮助诊断囊肿病因并指导治疗。

(一) 术前评估

手术前应该对囊肿的良、恶性进行预测，以确定是否适合行腹腔镜手术。因此，除详尽的病史可以提示卵巢囊肿的性质外，体检可以提供囊肿是否固定，外形不规则或质地特性，所有这些都可能提示恶性。出现腹腔积液或上腹部包块应高度怀疑恶性。

盆腔超声是诊断卵巢囊肿的可靠方法，预示良性包块的精确度为92%~96%。阴道超声可提供更清晰的图像，并可与腹部超声结合，超声发现囊肿边界不清、有乳头状突起或赘生物、实性区域、厚壁的分隔、腹腔积液或肠管缠结则须高度注意恶性的可能。如可疑恶性，最好行开腹手术。子宫内膜异位囊肿、出血性囊肿、皮样囊肿和持续功能性囊肿经常有特异性的超声表现，结合患者病史和体检，可以选择合适的腹腔镜手术。皮样囊肿在超声上的表现不同，有厚壁回声和提示包括皮脂、毛发、牙齿或骨骼等不同物质的回声。

相关抗原CA_{125}水平升高的小于50岁患者中，85%有良性肿瘤。许多良性病变包括子宫内膜异位症、结核病、皮样囊肿和输卵管炎均可致CA_{125}升高。当与腹部超声和临床体检结合时，尤其是绝经后的卵巢囊肿妇女，CA_{125}水平可以进一步帮助决定是否适于做腹腔镜手术。

(二) 手术方法

全身麻醉诱导成功后，消毒和铺巾。膀胱内留置尿管，放置举宫器。常规气腹建立后，放入腹腔镜及辅助性腹腔镜套管在直视下插入，两个位于腹壁两侧，一个位于耻骨联合上或左侧腹直肌外缘。盆腔器官按照前述常规检查。明确诊断后行囊肿剥除或切除。用有齿抓钳钳夹卵巢韧带，侧面旋转暴露卵巢。用单极钳在卵巢门系膜边缘，卵巢包膜最薄部分切一个小口，以暴露下面的囊肿壁。用有齿抓钳钳夹卵巢包膜边缘，腹腔镜剪刀尖插入卵巢包膜和囊肿壁之间，轻轻剥离，用锐性切割或单极电切将卵巢包膜上最初的切口扩大，在囊肿的顶端做一个环行切开。然后助手钳夹卵巢包膜缘，术者钳夹囊壁，轻轻向相反方向牵拉。用剪刀钝性和锐性分离，囊肿从卵巢包膜上切割分离。如果在1个部位遇到困难，可在最初切口的另一部分继续操作，直至囊肿完全脱离卵巢为止。将囊肿放在直肠子宫陷凹，检查卵巢出血点，用单极或双极电凝止血，卵巢切口不必缝合。创面用双极电凝止血。取出剥除或切下的囊肿组织。

如遇巨大卵巢囊肿，且根据囊肿的外观初步判定为良性囊肿的情况下，可以先将囊肿切一小口，置入吸引器，将囊液吸尽，有利于手术操作和囊肿切除。如为巨大囊肿达剑突下时，可于脐上5cm处穿刺第一套管针，便于观察和腹腔镜内手术操作。

如果囊肿在分离时突然破裂，并已确知其为良性，囊肿可用有齿抓钳钳夹并剥离开卵巢包膜。Semm描述了一种卷发技术，即用囊肿随着有齿抓钳反复翻卷，使囊壁脱离卵巢包膜。囊壁可直接通过10mm套管鞘取出。

通过一个10mm套管鞘将标本袋置入腹腔内，囊肿放入袋中，通过任意1个套管穿刺点提出带口，然后刺破囊肿，用连接50mL注射器的14G针头吸出内容物，再把缩小的囊肿壁用Harrison钳通过腹壁取出。患者采取头高臀低位，腹腔和盆腔用生理盐水充分冲洗一吸引。检查手术创面并止血。大的卵巢囊肿还可通过腹腔镜下直肠子宫陷凹切开，从阴道取出。在进行阴道后穹隆切开前，必须认清阴道和直肠之间的解剖关系。前倾子宫用举宫器举起，探棒插入直肠内进一步提示解剖关系，后穹隆用纱布镊夹海绵充填扩张，在突出部位用单极电刀做横切口。完整的囊肿通过直肠子宫陷凹经阴道取出，切口可以经阴道缝合或腹腔镜下用2-0 Vicryl线缝合。

（王晓雯）

第四节 子宫内膜异位症的腹腔镜手术治疗

子宫内膜异位症是子宫内膜腺体及间质异位于子宫体以外的疾病。生育年龄的妇女发病率为10%~15%。治疗包括手术治疗和药物治疗。近年随着腹腔镜手术的不断发展，大多数子宫内膜异位症可经腹腔镜手术完成。

（一）适应证

子宫内膜异位症手术治疗方法分根治性手术、半根治性手术和保守性手术三种。根治性手术指切除包括子宫及双附件在内的盆腔内所有异位病灶，适用于45岁以上近绝经期的重症患者。半根治性手术指切除异位病灶及子宫，而保留一侧或双侧卵巢的手术方式，适用于45岁以下无生育要求的重症患者。保守性手术指去除或破坏子宫内膜异位病灶及粘连，保留患者生育功能的手术方式，适用于年轻有生育要求的妇女。

（二）手术方法

腹腔镜置入后常规进行腹腔探查，明确病变部位及病灶浸润深度和广度，根据病变情况及治疗目的选择不同的手术方法。

1. 经腹腔镜子宫内膜异位病灶的处理　如下所述。

（1）盆腔腹膜浅表病灶的处理：一般的腹膜浅表病灶可以切除或直接用激光汽化，微波、热内凝或电凝烧灼病灶，烧灼术可将子宫内膜病灶汽化或凝固。烧灼的方法主要有点状、片状等，必要时在烧灼后完整切除病灶。

1）激光：激光对异位病灶组织具有凝固、炭化、汽化、切割、止血等作用，其优点在于容易控制凝固和汽化的深度，能准确地汽化病灶，而对周围组织的损伤很小。目前国内应用较多的是Nd：YAG激光光导纤维、CO_2激光和半导体激光等。

2）电凝：电凝凝固术利用扁平状电极输出凝固电流可以凝固病灶，但很难准确判断其破坏的程度，往往引起去除不足或过度。

3）微波：微波治疗子宫内膜异位症具有操作简便、容易掌握、安全可靠等优点。与单极电凝、激光比较局部组织烧灼不深，周围脏器损伤机会减少，安全系数较大。但也存在凝固病灶深度不确切的缺点。

4）热内凝：采用 Semm 设计的热内凝器（100℃），利用加热的微型金属片或金属块接触可见病灶，使病灶部位细胞或组织脱水和蛋白质变性，达到破坏病灶的目的。其优点是一些肉眼不易识别的病灶可以用该内凝器探查，并进行凝固破坏。其原理是根据病灶部位的含铁血黄素颗粒在变性后变成棕黑色的原理，用片状或点状内凝器在腹膜表面做扫描式移动凝固盆底腹膜，它可以渗透达 3～4mm 组织，可以探查到无色素病灶。优点是作用局限，无热辐射损伤，能识别凝固肉眼不易辨别的病灶，加上无明显组织反应，手术后粘连机会少。

5）病灶切除术：对于凝固或汽化效果不确切的病灶，可以采用病灶切除术。具体方法有两种：一种是直接用剪刀或超声刀将病灶切除，另一种是于病灶部位浆膜下注入无菌蒸馏水将腹膜与其下的结缔组织分离，再切除病灶。

(2) 盆腔腹膜粘连和侵及腹膜下的纤维病灶的处理

1）盆腔粘连分离术：子宫内膜异位症可以导致不同程度的盆腔粘连，如条状、片状、薄而透亮、无血管或致密粘连，以致分界不清。粘连的分离力求创伤小，止血彻底。简单的透亮无血管的片状或条状粘连可以用剪刀或单极电刀将其切断分离。如遇致密粘连，应采用钝锐结合分离的方法，逐一分离粘连，必要时连同病灶一并切除，如遇有血管性粘连可以先电凝后再切断。对于输尿管、肠道及血管附近或周围的粘连，必须辨清解剖结构后才能分离。分离时可以采用水分离术，将腹膜与上述重要器官分离，再将粘连切除。我们在分离粘连时主要采用超声刀，因为超声刀具有凝固和切割的双重功能，且对周围组织的损伤极小，往往能达到止血和分离作用，是目前较为理想的分离工具。

2）侵及腹膜下的纤维化组织病灶的处理：子宫内膜异位病灶有时可以侵入直肠子宫陷凹与阴道直肠隔，引起严重的盆腔粘连和疼痛。有的甚至完全封闭子宫直肠窝，此时往往有较深在的纤维化病灶，要切除阴道直肠隔的子宫内膜异位病灶，则需要切除阴道后壁、直肠和子宫骶骨韧带的纤维变性组织，是子宫内膜异位症手术中最困难的一种。手术中常用的方法是用卵圆钳夹一块海绵放入阴道后穹隆向上推，使腹腔镜下能分辨子宫直肠窝解剖结构和粘连界限，另外可以在直肠内放置探条或手术者的左手中指，可以避免直肠的损伤。手术需将直肠与子宫和阴道分离开，采用超声刀或剪刀钝锐结合分离粘连，直达直肠阴道隔的疏松结缔组织，把阴道后壁和直肠前壁整个病变分离出来再切除。如病灶仅侵及浆膜层，在紧贴直肠壁浆膜下注入蒸馏水形成水垫，用剪刀或超声刀将病灶切除，手术时还要注意防止输尿管的损伤，如果直肠壁已全层受侵，引起经期直肠出血，则可经腹腔镜做直肠切除。

2. 经腹腔镜卵巢子宫内膜异位囊肿切除　如下所述。

(1) 卵巢小内膜样囊肿（直径＜3cm）的处理：对于直径在 3cm 以下的卵巢子宫内膜异位囊肿，往往纤维包裹形成不良，手术中不易与卵巢剥离，需要采用切除法。先用抓钳提起卵巢固有韧带，用纱布钳或有创抓钳抓住内膜异位病灶，用剪刀、激光或超声刀切除病灶，创面用激光或电凝止血，电凝的深度可以控制在 3mm 左右，以破坏病灶切除后可能残留的异位灶，卵巢表面无须缝合。

(2) 直径在 3cm 以上的卵巢内膜样囊肿的处理：这类囊肿大多数病程较长，已形成了良好的纤维包裹，容易剥离。但这类子宫内膜异位囊肿的卵巢通常与阔韧带后叶有粘连，导致盆腔解剖位置改变，手术应先行粘连分解游离卵巢，恢复卵巢的正常解剖位置，以免伤及输尿管。

(3) 子宫内膜异位症致卵巢严重粘连及卵巢功能破坏的处理：当过大的或复发的子宫内膜异位囊肿导致严重的卵巢粘连，以及卵巢功能已遭破坏时，则需要切除卵巢。在处理这类病例时要将卵巢从粘连中分离出来，恢复其原来的解剖位置，其间一定要小心辨认输尿管，再用缝线、双极电灼、钛夹和内结扎圈等手段处理卵巢固有韧带，切除卵巢，然后把卵巢分段取出，或在阴道后壁做一切口取出卵巢，也可以将卵巢置入胶袋，经由下腹切口取出。需要注意的是切除卵巢组织要彻底，以免产生残留卵巢综合征。

3. 腹腔镜子宫切除术　子宫内膜异位症尤其是子宫腺肌症是施行子宫切除术的一个常见的指征，假如和卵巢切除同时施行可以彻底治疗子宫内膜异位症，即所谓的"根治性"手术。在某些严重的卵巢子宫内膜异位症患者行卵巢切除后，子宫已没有其他功能，同时行子宫切除可能防止经血逆流和减少内膜异位的复发。但尚无证据显示子宫切除可确保疾病得以痊愈及防止复发。因此，对于需要施行子宫切除的患者要权衡利弊，再决定子宫切除术。因为子宫切除也有危险性，子宫切除手术的并发症还较高，而病死率尚未能完全避免。由于子宫内膜异位症可引至严重的盆腔粘连，使子宫、卵巢、肠管和膀胱粘连在一起。为避免伤及肠管、输尿管和膀胱，松解时往往需要切除部分子宫壁，而引起子宫出血，这时便需要切除子宫。相对而言，卵巢切除术比较简单，危险性远低于子宫切除术。如能通过卵巢切除可以缓解或治愈子宫内膜异位症，应该首先考虑卵巢切除术，因为若腹腔镜切除卵巢可减低手术所产生的创伤，加速痊愈。腹腔镜子宫切除的方法包括：腹腔镜筋膜全子宫切除术、腹腔镜子宫次全切除术和腹腔镜辅助的阴式子宫切除术。

4. 经腹腔镜切除子宫神经和骶前神经 如下所述。

（1）子宫骶韧带切断术：痛经与性交痛是子宫内膜异位症最常见的症状，尤其当病变位于子宫骶骨韧带内时，症状尤为严重，因为子宫的感觉神经纤维经此韧带传入并分布在子宫下段和部分宫底。在腹腔镜的辅助下可用电灼、激光或超声刀，把子宫与骶骨之间的韧带截断，中断传入感觉纤维，可以明显缓解疼痛症状，切除的范围约2cm长，0.8cm深。但由于输尿管与子宫骶骨韧带并行，手术时应小心，以免伤及输尿管和韧带旁的静脉。手术中用举宫器牵引子宫有助于定位韧带，同时要避免烧灼宫骶韧带外侧。

（2）经腹腔镜做骶前神经切除：对于侵犯范围较宽的子宫内膜异位症病灶，单纯切除病灶往往不彻底或病灶分布超出骶韧带内神经所能管辖的范围者，可以考虑行骶前神经切断术。腹腔镜骶前神经切断术对疼痛的缓解率在80%左右，因此对于严重痛经而病灶范围较广且较深的病例可以选择性采用该术式。但该术式在技术上有一定的难度，因为骶骨岬隆起之前后腹膜间有许多血管行走，特别是在分离神经时有可能伤及髂总静脉，令手术有一定困难，但只要在切开骶前腹膜时注意深度，则可以避免骶前静脉丛的损伤，目前仍不失为治疗严重子宫内膜异位症致盆腔痛的一种手段。

（三）术后处理

近期根据手术的范围采取不同的处理方式，如有直肠切除则需要胃肠减压和禁食，如有输尿管及膀胱切除则需要行输尿管支架置入和留置尿管5d以上。远期需要继续用拮抗雌激素的药物治疗3~6个月，以减少其复发率。

（四）常见并发症及处理

1. 出血的处理 如为创面渗血，则不必特意处理，可以用生理盐水或葡萄糖溶液冲洗创面即可达到止血目的。如为明显的血管出血则需要用电凝或超声刀止血，其中以双极电凝或PK刀止血效果最好。另外还可以采用创面缝合止血法，当然子宫内膜异位症的异位病灶形成的瘢痕很难用缝合止血法，多采用电凝止血，且效果满意。

2. 器官损伤的处理 如为肠道损伤则需要行修补术，如修补术不满意可以行端－端吻合术，直到修复满意。对于输尿管损伤可以采用吻合或输尿管膀胱置入术，手术后于输尿管内放置双J管支架，以免输尿管狭窄。膀胱损伤行直接修补术即可。

（王晓雯）

第五节 子宫肌瘤的腹腔镜手术治疗

子宫肌瘤是最常见的妇科肿瘤，随着内镜手术的进步，腹腔镜下子宫肌瘤的切除术已经逐渐取代了传统的开腹手术。目前绝大多数的子宫肌瘤均可在腹腔镜或宫腔镜下切除。

一、腹腔镜子宫切除术

（一）手术范围

根据腹腔镜子宫切除术的不同类型有不同的范围（表6-1）。

表 6-1　腹腔镜子宫切除分型

分型	手术要点
0 型	为阴式子宫切除作准备的腹腔镜手术
Ⅰ型	分离不包括子宫血管
Ⅰa	仅处理卵巢动脉
Ⅰb	Ⅰa+前面结构处理
Ⅰc	Ⅰa+后穹隆切开
Ⅰd	Ⅰa+前面结构处理+后穹隆切开
Ⅱ型	Ⅰ型+子宫动脉分离离断，单侧或双侧
Ⅱa	仅离断卵巢和子宫动脉
Ⅱb	Ⅱa+前面结构处理
Ⅱc	Ⅱa+后穹隆切开
Ⅱd	Ⅱa+前面结构处理+后穹隆切开
Ⅲ型	Ⅱ型+部分主韧带+骶韧带离断，单侧或双侧
Ⅲa	卵巢和子宫血管+部分主韧带-骶韧带离断，单侧或双侧
Ⅲb	Ⅲa+前面结构处理
Ⅲc	Ⅲa+后穹隆切开
Ⅲd	Ⅲa+前面结构处理+后穹隆切开术
Ⅳ型	Ⅱ型+全部主韧带+骶韧带离断，单侧或双侧
Ⅳa	卵巢和子宫血管+全部主韧带-骶韧带离断，单侧或双侧
Ⅳb	Ⅳa+前面结构处理
Ⅳc	Ⅳa+后穹隆切开术
Ⅳd	Ⅳa+前面结构处理+后穹隆切开术
Ⅳe	腹腔镜直接全子宫切除术

（二）手术要点

1. 处理圆韧带和骨盆漏斗韧带　举宫器向一侧推举子宫，同时于靠近子宫角处牵张展开的圆韧带，于距子宫角约 2cm 处或中段切断圆韧带。然后剪开阔韧带前叶，切割的范围和方向依赖于是否去除卵巢。如行卵巢切除，切除方向应向侧方，平行于骨盆漏斗韧带。韧带内包括卵巢血管，可用双极电凝、超声刀或缝合止血。整个韧带须经双极电凝多次电凝后切割，或直接用超声刀凝切，可获得更好的止血效果，使切割创面干净，解剖结构清楚。

2. 分离子宫与卵巢　对于需要保留卵巢者，则切断卵巢固有韧带而不是切断骨盆漏斗韧带，在切断圆韧带后，于距子宫角约 1cm 处，凝固切断卵巢固有韧带，分离阔韧带中段，应用双极电凝钳脱水或超声刀直接凝断韧带或组织，如遇到韧带增厚，特别是子宫内膜异位症时，如电凝不充分则可能发生出血而影响手术操作，进行切割时应贴近卵巢。

3. 下推膀胱　自圆韧带断端向子宫颈方向切割阔韧带至膀胱子宫腹膜交界，用抓钳钳夹膀胱子宫腹膜反折并向前腹壁提拉，同时应用举宫器向头端牵拉子宫，剪刀、单极电切或超声刀分离膀胱与子宫、宫颈与阴道上段连接处，下推膀胱。如遇出血可以采用双极电凝止血，在使用超声刀时缓慢切割可以达到很好的止血效果。

4. 子宫血管的处理　我们有两种处理方法，如子宫体积过大，在孕 4 个月以上，则在处理韧带和分离子宫膀胱反折之前先阻断子宫动脉，如为小子宫，则可以在处理完子宫圆韧带、阔韧带和卵巢固有韧带后，再分离子宫体颈交界处，暴露子宫动脉，同样进行血运阻断。其中以双极电凝最简便，效果好。大量事实表明，这种技术有效且损伤小。

5. 处理主韧带及骶韧带　仅在行全子宫切除术时切割这组韧带，双极电凝加单极电凝分离韧带行之有效，但用超声刀进行切割则更为安全有效。之前应游离直肠及膀胱，并游离子宫直肠陷凹，以使阴道手术更简单，更安全。对于子宫次全切除术及筋膜内全子宫切除术者，则无须处理子宫骶韧带和主韧带。

6. 切开穹隆、取出子宫　用阴道拉钩扩张阴道，暴露前后穹隆及子宫颈，用宫颈钳或组织钳钳夹子宫颈前唇并往外牵拉子宫颈，于距子宫颈口约 1cm 处切开前穹隆，这是腹腔镜辅助阴式子宫切除的主要步骤，也可经阴式完成，子宫无脱垂或子宫增大时，可在腹腔镜下完成手术。子宫次全切除术者不需要切开阴道穹或子宫颈。

7. 子宫颈的旋切　筋膜内全子宫切除术者也不需要切开阴道穹，待于腹腔内旋切完子宫体以上组织后，从子宫颈口放入校正杆，根据子宫颈有无肥大及子宫颈本身的大小选择子宫颈旋切器的直径，一般选择 1.5cm 的旋切器，完整切除子宫颈内膜组织。该组织切除后，创面用双极电凝彻底止血，残端分别从阴道和腹腔进行关闭，尽量使子宫颈旋切后的创面完全闭合，不要留无效腔，以免发生子宫颈残端出血或积液。

8. 关闭阴道或子宫颈残端　据医师的经验或临床情况，选择经腹腔镜或阴式缝合来完成阴道穹的关闭。

9. 再次检查　关闭穹隆后，再用腹腔镜来检查盆腔，充分冲洗并吸出血块和碎屑，冲烫可帮助发现一些小的出血，应用双极电凝来进一步止血，必要时，中央缝合一针来止血，根据术中情况决定是否需要完全吸净冲洗液。还应检查输尿管的活动情况。

（三）常见并发症及处理

并发症主要有输尿管损伤和膀胱损伤，对于刚开始做这一手术时，输尿管损伤较开腹手术发生率高，有时出现手术后晚期输尿管瘘，术后 5 个月出现腰痛，伴肾盂积水或无功能肾，这是一种严重的并发症，减少这一并发症是非常必要的。而膀胱损伤相对较少见，且容易处理。另一种并发症为手术中血管损伤后手术后出血，主要因为对解剖结构不熟悉和对腹腔镜器械的使用不熟练，随着时间的推移和技术水平的提高，此类并发症均可以减少到最低水平。

二、子宫肌瘤挖除术

对于有明显出血、疼痛或肌瘤压迫所致的症状，有不孕或习惯性流产病史，盆腔包块增大迅速，年轻、有生育要求或要求保留子宫，子宫肌瘤为单发或多发（一般不超过 6 个）患者可行子宫肌瘤挖除术。

（一）手术要点

1. 剔除肌瘤　于肌瘤突出最明显处，以双极电针或超声刀切开子宫及假包膜至肌瘤内，肌瘤与子宫肌层分界明显。牵引肌瘤，沿假包膜以单极电刀或超声刀切割分离肌瘤。如肌瘤较大时往往切割有困难，可以采用有齿抓钳钳夹肌瘤，并旋转牵拉肌瘤，迫使肌瘤与包膜分离，继续向肌瘤面切割，使肌瘤以较少的出血从子宫上剥离。若切割还有困难则向相反方向旋转肌瘤，游离对侧，最后切割凝断基底部组织，否则有可能破坏内膜。创面一般无活跃出血，若出血活跃以双极电凝止血。有蒂的浆膜下肌瘤则以双极电凝凝固肌瘤蒂部，再以单极电刀切除肌瘤，或用超声刀直接切割肌瘤蒂部。对于较大的子宫肌瘤可以采用先结扎子宫动脉的方法或肌层内注射缩宫素以减少手术中出血。

2. 修复子宫创面　推荐用双极电凝或 PK 刀凝固止血，同时用葡萄糖溶液冲洗创面，帮助寻找出血点，肌壁间及无蒂浆膜下肌瘤剔除后均以可吸收线"8"字缝合全层，若创面穿透子宫内膜，则分 2 层缝合，先缝合子宫内膜，再缝合肌层和腹膜，直接腹腔镜下打结。蒂部 <2cm 的有蒂浆膜下肌瘤创面用双极电凝止血处理即可，蒂部 >2cm 有蒂的浆膜下肌瘤创面仍须缝合，关闭腹膜。

3. 取出肌瘤　有两种方法，即经腹和经阴道。经腹者肌瘤均采取体内肌瘤粉碎，从左下腹 Trocar 切口处取出。如果并发附件病变，则根据病变性质进行囊肿剔除、附件切除或卵管切除。

（二）术后处理

对于子宫全层穿透的患者手术后需要服用孕激素或黄体酮类避孕药，以使可能残留于肌层的子宫内膜细胞彻底萎缩，防子宫腺肌症的发生。对于有生育要求者，一般建议手术后2年内不得再次妊娠，以免妊娠时发生子宫破裂。

三、腹腔镜下三角形子宫切除术

对于要求保留子宫形态的单发或多发子宫肌瘤或子宫腺肌症患者，非手术治疗失败的功能性子宫出血患者。有明显出血、疼痛或肌瘤压迫所致的症状，盆腔包块增大迅速，但直径小于12cm 的子宫肌瘤可行腹腔镜下三角形子宫切除术。

（一）手术要点

1. 子宫动脉阻断　先于阔韧带后叶近子宫颈处打开腹膜，暴露子宫动脉，游离后用双极电凝或超声刀凝固子宫动脉，必要时用生物夹或钛夹夹闭子宫动脉，以阻断子宫动脉血流。

2. 子宫体部分切除　经阴道由颈管放入子宫校正器达宫底，由助手配合固定子宫位置。用超声刀在两侧子宫角内侧约1cm处向子宫峡部方向三角形切除子宫上段。下界在子宫膀胱腹膜反折上方0.5～1cm，如病灶切除不满意或子宫腺肌病患者下界可适当向下延伸，保留的子宫两侧壁厚度1～1.5cm。对于有子宫肌瘤且体积较大者，可以先挖出肌瘤再行子宫体切除术。对于3个月孕以下大小的子宫肌瘤则按常规手术步骤进行即可。

3. 创面的处理　切除子宫体组织的创面出血处用双极电凝止血，仔细检查两侧壁如有病灶可剔出，特别要注意切净子宫上段内膜。对于子宫颈部内膜可以用双极电凝进行破坏，或不予处理，以便手术后每次有极少量的阴道流血，以提示月经周期。若子宫颈有糜烂者则加筋膜内子宫颈内膜切除术，创面用双极电凝止血，再用2-0可吸收线关闭子宫颈内腔。

4. 子宫体的重建　止血彻底后用2-0可吸收线由三角形的下界开始，采用"8"字形对应贯穿缝合子宫创面，缝合后自然形成幼稚或小子宫形状。查有无活动出血，如有活动出血用可吸收线加固缝合至血止。于左侧下腹部靠内侧10mm穿刺孔，置入15mm扩展器，再置入子宫粉碎器，分次将子宫体及瘤体组织粉碎取出体外。冲洗盆腔，放置橡皮管进行引流。

（二）术后处理

与腹腔镜子宫切除术相同。

四、手助式腹腔镜巨大子宫肌瘤切除术

对于直径在12cm以上的子宫肌瘤，或子宫增大超过5个月孕大小的子宫肌瘤、子宫腺肌症可行手助的腹腔镜巨大子宫肌瘤切除术。术中需在耻骨联合上方切一小切口（以手术者的左手能进入为度），放置保护套以防气腹泄漏，从保护套内放入术者左手，协助完成手术。目的是使手术操作简便易行，有触觉感。牵拉、压迫、缝合、打结和取出组织等均变得容易，故名为手助式腹腔镜手术。

（一）手术要点

1. 入腹处理　置入腹腔镜后常规检查腹腔，此时看不到子宫的各韧带和子宫颈部，需要手的帮助。于耻骨联合上方约3cm处横行切开腹壁，切口长约7.5cm，能置入手术者的左手为宜。切开腹壁后置入手助腹腔镜手术的保护套，保护腹壁。手术者的左手置入腹腔，向上提起牵拉子宫体，暴露盆侧壁直到看到输尿管的蠕动。

2. 子宫动脉的处理　推开子宫体后暴露盆侧壁腹膜，用剪刀打开腹膜暴露髂外和髂内动脉，顺着髂内动脉向下游离，直到子宫动脉的分支处，游离出子宫动脉，用双极电凝阻断子宫动脉血流，必要时可以使用钛夹或生物夹，以彻底阻断子宫血流。

3. 子宫的切除　阻断子宫血流后子宫变软，且体积缩小。此时通过手助的切口将子宫部分提出或用猫爪钳拉出子宫底部一部分，剖开子宫，并将子宫切成条状，逐一取出子宫组织，有时能完整切除并

保持子宫形态。将子宫体大部分组织切除后，余下的手术步骤与开腹手术相同。详见子宫切除术。

（二）术后处理

与腹腔镜子宫切除术相同。

五、综合点评

腹腔镜子宫切除术后患者恢复快，术后发病率如伤口感染、发热等发病率低。痛苦小，住院时间短，深受广大患者和医师的喜爱。但医师在进行腹腔镜子宫切除术之前，应熟练掌握开腹及阴式手术。

筋膜内全子宫切除术既取腹腔镜手术创伤小、出血少、恢复快的优点，又取普通全子宫切除术之优点，可以达到防止子宫颈残端癌，保持盆底、阴道完整性和部分子宫颈的目的，大大提高了患者术后的生存和生活质量。而腹腔镜子宫次全切除术的优点是保留了子宫颈，手术后恢复性生活快，手术后病率低。

腹腔镜子宫肌瘤挖除术该方式主要适用于有症状或生长快且对生育功能有要求和要求保留子宫的子宫肌瘤患者。一般认为开腹手术是子宫肌瘤剔除的标准术式，而腹腔镜子宫肌瘤挖除术要求腹腔镜手术者有较丰富的经验，且子宫肌瘤以单发和浆膜下为最佳手术对象，是因为腹腔镜子宫肌瘤剔除可能会遗漏小的肌瘤；而且子宫切口止血需要较好的缝合技巧，故不太适合多发及太大的肌瘤。我们在总结前人及本单位的子宫肌瘤腹腔镜手术经验，以及现有单纯子宫肌瘤挖除和子宫动脉栓塞具有的潜在缺点基础上，设计的腹腔镜下子宫动脉阻断和肌瘤挖除术，兼具了两者的优点，临床应用效果良好。

腹腔镜子宫体三角形切除术：本术式切除了子宫体中间部分，创面对应缝合后保留了原有子宫的形状，且子宫的各组韧带保留完好。盆底支持力好，此方法保持了盆底的完整性。因而患者性生活频率和质量不受影响，且有防止内脏脱垂的作用。

对于巨大子宫肌瘤，既往的手术都是开腹行子宫切除术，由于子宫体积大，腹壁的切口均在20cm以上，有的甚至超过20cm。有必要寻求切口和创伤更小的手术方式，腹腔镜的出现以及手助腹腔镜手术在其他学科的成功应用，为手助腹腔镜巨大子宫肌瘤切除术奠定了基础。本手术结合了腹腔镜的微创和手助手术的可靠性高的双重优点，因而有很好的推广应用前景。

（王晓雯）

第六节　子宫恶性肿瘤的腹腔镜手术治疗

20世纪90年代以来，随着腹腔镜设备的改进，操作技术的不断熟练，腹腔镜手术已广泛应用于许多妇科良性疾病的治疗，它具有创伤小、术后恢复快及术后发病率低等优点。同时其在治疗妇科恶性肿瘤方面也取得了显著进步，采用腹腔镜可以完成大部分妇科恶性肿瘤的手术治疗和分期。

一、概述

（一）适应证

ⅡB（包括ⅡB）期以内的子宫颈癌和子宫内膜癌，能够耐受麻醉。

（二）禁忌证

严重的心肺疾患或其他系统疾病，但除外糖尿病患者；急性弥漫性腹膜炎；各种腹壁裂孔疝者。

（三）手术范围

根据不同的疾病有不同的手术范围，对40岁以下的内膜癌患者若病变属早期，仔细探查卵巢未见异常，可考虑保留一侧卵巢以维持女性生理功能。对于40岁以上的子宫内膜癌患者可以常规切除双侧附件。对于子宫颈癌的手术范围早期患者可以保留双侧卵巢，而仅切除子宫、输卵管和盆腔淋巴结，而对于Ⅱ期子宫颈癌且年龄在40岁以上者，可以进行双侧附件切除。

（四）入腹处理

腹腔镜镜头置入后常规检查盆腹腔情况，常规环视腹腔，检查肝、胆、膈肌、胃及肠管表面，然后检查子宫及双侧附件形态、大小、活动度及直肠陷窝有无转移病灶、积液等，并抽取腹腔液找癌细胞。

（五）术后处理

手术后处理主要注意腹腔引流管的通畅和引流物的观察，72h后可以拔除引流管。导尿管的放置时间较长，8日左右拔除导尿管，多数患者的小便能自解，但有少部分患者会出现尿潴留，可以采用再次放置导尿管或针灸穴位治疗等，必要时加用药物治疗。

（六）常见并发症及处理

腹腔镜下施行广泛全子宫切除术及盆腔淋巴清除术，是镜下操作难度最大的手术，由于手术范围大，并发症相对较多，特别是镜下操作不熟练时更易出现意外。主要有如下几类。

1. 泌尿系统损伤 如下所述。

（1）膀胱的损伤：腹腔镜广泛子宫切除术治疗子宫颈癌时，最容易损伤的部位是锐性分离膀胱子宫颈间隙及切断膀胱子宫颈韧带。对于子宫颈癌手术治疗时，尽量避免钝性分离膀胱子宫颈间隙，以防促使癌细胞转移，一般情况下采用锐性分离。腹腔镜手术亦应如此，可用电剪刀或超声刀贴近子宫颈前面及阴道前方将粘连组织剪断，游离膀胱于子宫颈外口下3~4cm。游离膀胱时，必须找准膀胱与子宫颈之间的间隙，在此间隙内分离一般不会损伤膀胱，如分离不在此间隙则容易导致周围组织或器官（如膀胱）的损伤。另外处理在间隙内进行分离外，还要分清膀胱后壁的解剖，切断膀胱子宫颈及膀胱阴道之间的组织时，应逐渐小心进行，特别遇到有粘连较紧时，不得强行剥离，否则将撕破膀胱。对于不慎撕破或切开膀胱者，可以行腹腔镜下修补术，一般用3-0的Vicryl线分两层缝合，手术后留置尿管不应低于5d。有学者对一例子宫颈癌ⅡB期的患者腹腔镜下行根治术时，由于膀胱与阴道粘连过紧，界限分不清，在强行分离时将膀胱撕裂，在镜下行修补术成功。

（2）输尿管的损伤：可分为直接损伤和间接损伤两类。

输尿管的直接损伤：其原因是在手术时直接损伤引起，包括剪断、误扎、电灼伤等。在结扎髂总动脉前淋巴结时，如不仔细辨认输尿管，极易将其误扎，甚至在暴露髂总动脉时，将一小段输尿管露出，而误认为淋巴结将其切除，在处理骨盆漏斗韧带及分离子宫颈段的输尿管时，也极易损伤。在分离输尿管时，极易出血，而镜下止血又十分困难，当镜下用超声刀、电刀止血时，特别用单极电凝止血时，往往会误伤输尿管，一旦损伤，须视具体情况行修补、吻合或输尿管移植术，术后保留导尿管7~10d。

间接性损伤，即输尿管瘘管：多在用弯分离钳误钳输尿管，或输尿管系膜的营养血管损伤或超声刀、双极电凝误灼输尿管所致，多在术后10~20d出现，是严重的并发症，虽然有的瘘孔可自行愈合，但大多数需要再次手术处理。因此，避免盲目钳夹，不要过度游离输尿管，以免损伤其营养血管。

2. 术中血管损伤 腹腔镜下直接在盆腔大血管周围手术，极易损伤血管，特别是静脉壁薄韧性差，且静脉分支较多，稍不慎极易导致血管切割和撕裂损伤出血，一般情况下，血管最易损伤和出血的地方有：

（1）清除髂内、外淋巴时，镜下应注意髂内、外动脉分叉处常有一小静脉，在清除淋巴组织时，如盲目撕脱则极易损伤，导致出血。因此，最理想的办法是先暴露该血管，然后双极电凝脱水或用超声刀切断。

（2）深静脉损伤：旋髂深静脉末端的分支，位于腹股沟韧带下方，在清除该部位的淋巴组织时，由于暴露相对困难，因此，极易将该静脉剪断，误伤后，由于血管回缩，止血比较困难，用双极电凝止血效果比较好。

（3）闭孔静脉丛损伤：闭孔静脉丛位于闭孔区的深部，闭孔神经的下方，在清除该部位的淋巴组织时，只要在闭孔神经的前方操作，一般不会引致出血，如超出此范围，有可能损伤闭孔静脉丛，一旦损伤不必惊慌，以前认为止血困难，但笔者体会用双极电凝止血效果良好，也可以用纱布压迫止血，选用可吸收的止血纱布更好。同时笔者认为在分离切割闭孔淋巴结时用超声刀缓慢切割，使闭孔静脉血管充分闭合，可以预防损伤血管引起的大出血。

(4) 子宫、阴道静脉丛损伤：子宫静脉在输尿管内下侧段阴道侧壁形成了子宫阴道静脉丛，位于子宫动脉的内侧，在分离输尿管上方的子宫动脉时，如血管钳插入过深即有可能伤及此静脉丛，引起出血，由于术野模糊，止血比较困难，稍有不慎即会损伤输尿管。此时，切忌心慌，否则会导致周围组织或器官的损伤，尤其是输尿管的损伤，这时助手用吸引管将血液吸净，迅速钳夹局部压迫，减少出血，然后输尿管游离后，镜下可用双极电凝止血。如出血在阴道壁则由于阴道壁的张力，一般双极电凝的止血效果欠佳，可以考虑用缝扎止血，效果良好。

(5) 髂内、外静脉交叉损伤：髂内、外静脉交叉的地方位于闭孔区内，由于该部位较深，操作极端困难，而且静脉壁又极薄，因此，在切除该处的淋巴组织时，会将静脉弓剪破或撕裂，引起大出血。同时在静脉分叉的后方常有一静脉分支，如撕破则止血困难，因此要求对于该处的淋巴结组织需要经双极电凝凝固后或超声刀缓慢切割，以求达到一次止血充分的效果，然后再切割组织。因此，腹腔镜下对该区域淋巴组织清除时，应格外小心。

3. 淋巴囊肿形成　通常是由于切除淋巴组织时没有结扎淋巴管或结扎过松，特别是闭孔淋巴管及腹股沟深淋巴对周围的淋巴管未结扎引起。一般术后1～2周于两侧下腹部触及卵圆形，张力大而不活动的淋巴囊肿，<5cm而无感染者，不必处理。多在术后2～3个月自行吸收。如并发有感染者，必须切开引流。腹腔镜下盆腔淋巴结清除后，两侧闭孔窝放引流管从阴道引出，可明显减少淋巴囊肿的形成。

二、广泛子宫切除术手术

1. 高位结扎切断卵巢血管　此时第二助手将子宫摆向盆腔左前方，手术者右手用抓钳提起卵巢血管表面的侧腹膜，剪开腹膜并充分暴露输尿管，游离并推开输尿管，然后于卵巢血管的表面切开腹膜，游离卵巢血管，此时，可清楚地看到此处的卵巢血管及髂总动脉。从输尿管及髂总动脉前方游离右侧卵巢血管，镜下用双极电凝使卵巢血管脱水，用剪刀或超声刀切断卵巢血管。

2. 圆韧带和阔韧带的处理　将子宫摆向左侧，离断卵巢血管后，沿髂外动脉走行切开盆侧壁腹膜，延长右侧后腹膜切口使之与圆韧带断端相连，靠盆壁处用超声刀切断右侧圆韧带，再向前内方向剪开阔韧带前叶至膀胱子宫反折，再向后剪开阔韧带后叶至右侧骶韧带，直达膀胱腹膜反折。至此，右侧盆前、后腹膜已全部打开，充分暴露了髂血管区域，为随后进行的盆腔淋巴结清除做了充分准备。用上述方法处理左侧卵巢血管及圆韧带。

3. 打开膀胱腹膜反折　第二助手将子宫摆放于盆腔正中并推向腹腔，暴露子宫颈膀胱腹膜反折，沿着右侧圆韧带断端边缘，剪开腹膜反折，直至左侧圆韧带靠盆壁的断端。

4. 膀胱和直肠的游离　用超声刀之锐面分离膀胱与阴道间的疏松组织，直达子宫颈外口水平下3～4cm，用超声刀，切断双侧膀胱子宫颈韧带。助手把子宫推向前方，充分暴露子宫后方及直肠，使直肠与阴道后壁分离，直达子宫颈外口下3～4cm。

5. 子宫动静脉的处理　在子宫动脉丛髂内动脉分叉后的1cm处用双极电凝使其脱水，然后用超声刀切断。必要时用4号缝线双重结扎后，再用超声刀切断。提起子宫动脉断端，游离子宫旁组织，剪开近子宫颈的盆段输尿管前的结缔组织，用弯分离钳沿着输尿管内上侧方向游离子宫动脉，注意勿损伤膀胱及输尿管。

6. 游离子宫颈段之输尿管　提起并上翻子宫动静脉，用弯分离钳轻轻钳夹子宫颈输尿管前的系膜（注意夹住的组织要少，避免误伤输尿管营养血管而增加输尿管瘘的危险），用超声刀的锐面剪开输尿管后方的粘连，至此，子宫颈的输尿管已完全游离。

7. 子宫主韧带和骶骨韧带的处理　用超声刀分离直肠侧窝结缔组织，将子宫骶骨韧带与直肠分开，助手可用弯分离钳将输尿管稍向外推开，用超声刀的平面距子宫颈3cm处，切断骶骨韧带，也可用4号丝线或0号Vicryl线镜下缝扎后剪断。处理主韧带：膀胱侧窝的前、外侧为盆壁，后方为主韧带，内侧为膀胱。助手将子宫摆向右前方，用弯分离钳将输尿管拨向外侧，用超声刀平面贴近盆壁切断左侧主韧带，最好先用镜下缝扎主韧带后，再切断，这样止血效果更彻底，同法切断右侧主韧带。

手术至此，子宫已完全与盆壁游离而仅与阴道相连，再用超声刀将子宫颈外口以下 3cm 的阴道旁组织切断。并在阴道前壁切开一小口，然后从阴道操作，取出子宫及切除阴道上段。

8. 取出子宫及切除阴道上段　取出阴道纱垫及举宫器，在阴道前壁镜下切口处钳夹阴道黏膜，排出腹腔内气体，钝性游离阴道约 4cm，环行切断，连同子宫一并取出。残端用 0 号 Vicryl 线连续锁扣式缝合，或中央留 1.5cm 的小孔，放入 T 形引流胶管。

9. 镜下重建盆底　腹腔镜下冲洗盆腔，彻底止血后，将 T 形引流管分别置于盆腔的两侧，用可吸收线连续缝合后腹膜，并将后腹膜与阴道残端缝合，再与骶韧带缝合以重建盆底。如盆腔腹膜缺损过多时，可不缝合腹膜。

三、盆腹腔淋巴结切除术手术

1. 腹主动脉周围淋巴结切除　对Ⅱ期以上的子宫颈癌和内膜癌，或探查发现盆腔淋巴结有肿大者，以及肿瘤分化不良者，均应行腹主动脉周围淋巴结切除术。取头低位并右侧躯体抬高约 30°，将小肠及大网膜用抓钳或推杆推开，于骶前开始纵向打开后腹膜，暴露双侧髂总动脉及腹主动脉分叉，继续向上沿腹主动脉走行直达十二指肠横部下缘；再剪开动静脉鞘并游离腹主动脉和腹腔静脉，切除动静脉周围分离后可见的淋巴结或可疑组织，采用超声刀或先双极电凝凝固后再切断。切除淋巴结的范围要求在腹主动脉分叉的上方约 2cm 即可，必要时可以分离至肾静脉平面水平。在切断任何组织之前必须先辨认输尿管，并要求切断组织时要离开其根部（附着部）1cm 左右，以便在发生血管分支凝固不彻底时，可以有止血的余地。其间要注意防止肾静脉、肠系膜下动静脉和腹腔静脉的损伤。

2. 骶前淋巴结切除　于骶前骶骨岬平面打开后腹膜，向上延伸至腹主动脉分叉处，提起两侧后腹膜拉向两侧，充分暴露腹膜后间隙和结缔组织，游离髂总动静脉，尤其要分清楚髂总静脉的走行和分支，以免损伤，一旦损伤则处理非常困难。淋巴结的切除原则和腹主动脉周围淋巴结切除术相似，一般在组织附着部的 1cm 以上凝切组织，以免创面出血影响手术操作。还要注意不要伤及骶前静脉丛。

3. 盆腔淋巴结切除　用分离钳提起髂外血管表面的血管鞘，用超声刀沿髂外动脉切开血管鞘，直达腹股沟深淋巴结组织，再从该处起向下撕脱髂外动静脉鞘组织及周围的淋巴组织，游离至近髂总动脉分叉处，此时有一支营养腰大肌的血管从髂外动脉分出，应镜下双极电凝处理，或用超声刀切断。髂外静脉居髂外动脉的后内侧，小心其损伤，自腰大肌前面穿出后在该肌浅面下降，分布于大阴唇及其附近的皮肤，尽量保存该神经，以免导致患者术后出现大腿内侧皮肤的感觉障碍。推开髂内动脉和脐动脉根部，暴露闭孔，在腹股沟韧带后方髂外静脉内侧髂耻韧带的表面有肿大的淋巴结，游离后切除，此处可见髂外静脉的分支，要小心处理，一般采用超声刀凝断或双极电凝凝固后切断。切除闭孔窝内的淡黄色脂肪组织，其间要先游离闭孔血管和闭孔神经，即在脂肪组织内可见一条白色的条索状物穿行其中，此即为闭孔神经。闭孔血管可以采用双极电凝或超声刀进行凝固切断。完整切除闭孔淋巴组织。

（1）切除髂总淋巴结：髂总淋巴结位于髂总动脉的前外侧。打开盆腔后腹膜，推开其前面横过的输尿管及上方的卵巢血管的残端，打开动脉鞘，于髂总动脉外侧用抓钳提起淋巴结组织，用超声刀切断与周围组织的连接和淋巴管，以及静脉血管分支，一般在髂总动脉分叉处上 2～3cm 处切断。切除的范围一般在腹主动脉分支以下的全程髂总动脉走行的区域。切除该组淋巴结时注意勿损伤输尿管和回盲部肠管及髂总静脉。

（2）切除髂外淋巴组：由助手钳起髂外动脉的外侧，术者钳起髂外动脉的内侧，用超声刀将髂外血管鞘打开，沿血管走行剥离直达腹股沟韧带下方，此处可见到腹壁下血管、旋髂血管和腹股沟深淋巴组，切除腹股沟深淋巴结，然后沿髂外动静脉剥离淋巴组织，于髂外静脉下界水平切断淋巴组织，至此，则全部切除髂外淋巴群。游离髂外动静脉后于其外侧顶端切除腹股沟深淋巴结；在髂外静脉的内下方，股管内有一深层的淋巴结，称为股管内淋巴管。镜下将该组淋巴结周围的脂肪分离后，钳夹、剪断其淋巴管组织，并结扎或凝固淋巴管，以免术后淋巴囊肿形成。在髂外静脉的下方有旋髂深静脉，须防止损伤，以免引起出血。

（3）切除闭孔淋巴组：镜下用弯分离钳将髂外血管拨向外侧，将髂内血管推向内侧，暴露闭孔窝，此时，很清楚地看到闭孔神经穿行于闭孔内脂肪及淋巴组织之中。其下方是闭孔动静脉，闭孔神经是由腰$_{2\sim4}$（$L_{2\sim4}$）神经发出后，出腰大肌内侧缘入小骨盆。循小骨盆侧壁前行，穿闭孔管出小骨盆，分前、后两支。分别支配闭孔外肌，大腿内收肌群和大腿内侧面的皮肤，如损伤时，大腿的内收功能及大腿内侧的皮肤感觉障碍。

闭孔深部满布血管丛，特别是静脉丛，如被损伤，止血比较困难，所以，此处操作应十分小心，除较大的血管损伤出血须缝合修补止血外，一般的静脉丛损伤出血采用双极电凝止血。在髂内、外静脉交叉的下方，闭孔神经前有一团比较致密的组织，可镜下应钳夹剪断后再结扎，然后，一把弯钳钳持被剪断的淋巴组织，另一把弯钳（或剪刀）沿着闭孔神经的前方，钝、锐性清除闭孔淋巴群，直至膀胱右侧侧窝。

（4）切除髂内淋巴组：将髂内动脉上方的淋巴组织向外下方向牵引，暴露髂内动脉，从上外侧分离及清除髂内淋巴组。

四、卵巢悬吊术

对于年龄在40岁以下的ⅡA期以内子宫颈癌患者，以及早期子宫内膜癌年龄在40岁以下者，可以保留双侧或单侧卵巢，此时需要行卵巢侧腹壁悬吊术。具体操作如下：卵巢与输卵管自子宫切离之后，沿着卵巢悬韧带剥离，剥离的距离必须让卵巢足以固定在外前侧腹壁，要求在脐水平以上3~4cm的位置，如此的位置可以避免放射线治疗对于卵巢造成伤害。两侧输卵管必须切除，而且留取腹腔冲洗液作为病理以及细胞学检查，以确定癌症并没有扩散转移。卵巢固定点必须有足以显像的标记以作为术后放射线治疗可以探测卵巢所在位置的根据。

五、盆腔淋巴结切除术加根治性宫颈切除术

早期（ⅠB期以内）子宫颈癌，要求保留生育功能者可行盆腔淋巴结切除加根治性宫颈切除术。

1. 淋巴结切除　详见广泛子宫切除和盆腔淋巴结切除术章节，切除的淋巴结包括髂外、腹股沟深、闭孔和髂内淋巴组。可以适当游离子宫主韧带并推开输尿管。子宫动脉不能结扎。

2. 根治性子宫颈切除术　于距离子宫颈外口约2cm处切开阴道穹隆部，分离阴道壁和子宫颈之间的结缔组织，推开阴道穹隆部，将子宫颈充分游离，直达子宫颈内口水平，在子宫峡部以下完整切除子宫颈阴道部。用7号子宫颈扩张器扩张子宫颈管，于黏膜下子宫颈内口水平用1-0尼龙线环行缝扎子宫颈阴道上部，重建子宫颈内口。再行阴道子宫颈黏膜缝合术，以重建子宫颈外口。其间对子宫动脉无须切断或结扎，该术式保留子宫动脉。可以保持妊娠时正常的血供。手术后子宫颈残端放置碘仿纱布填塞创面，兼具止血和防子宫颈粘连作用。

六、手术点评

通过手术和术后观察，用腹腔镜施行恶性肿瘤广泛子宫切除和盆腔及腹主动脉周围淋巴结切除术，手术创伤小，术后恢复快。文献报道腹腔镜广泛子宫切除和盆腔淋巴结切除术，术中出血100~200mL，手术时间3.5~5.5h，平均住院时间9.6d。

淋巴结切除数目与文献报道开腹手术淋巴结切除数目相似，说明腹腔镜盆腹腔淋巴结切除术能达到开腹手术要求，使子宫颈癌和子宫内膜癌的分期更准确，有利于指导患者的进一步治疗。

该手术的特点是创伤小、出血少，手术后痛苦少，恢复快的优点，且切除淋巴结彻底，可以对子宫内膜癌进行准确的分期，有利于指导进一步的治疗。因而具有重要的临床意义。但必须要在手术前对盆腔的解剖结构进行彻底的了解，才能做到心中有数，减少并发症或手术意外的发生。

（王晓雯）

第七节　宫腔镜治疗

（一）适应证

一般讲当怀疑有任何子宫病理情况需要诊断及治疗时都是宫腔镜的适应证。

1. 子宫异常出血　如下所述。

（1）诊断：①绝经前患者。②绝经后患者。

（2）治疗：①活体检查和（或）直接刮宫。②息肉摘除。③黏膜下肌瘤切除。④子宫内膜切除。

2. 异物　如下所述。

（1）诊断：①鉴定有无，是何物。②定位。

（2）治疗：①取出宫内节育器或残存的部分节育器。②取出吸引导管头。③取出骨化的妊娠物。④取出其他异物。

3. 不孕和（或）反复发生的流产　如下所述。

（1）诊断：①子宫粘连。②子宫畸形。③输卵管间质部堵塞。

（2）治疗：①松解粘连。②切除子宫完全或不完全纵隔。③置输卵管导丝复通输卵管。④可做输卵管内授精治疗。

4. 产前诊断　如下所述。

（1）代替胎儿镜检查。

（2）直接取绒毛标本。

5. 避孕治疗　如下所述。

（1）填充堵塞子宫输卵管口。

（2）破坏子宫输卵管口。

（二）禁忌证

禁忌证很少，且常常是相对的。

（1）急、慢性子宫输卵管感染者：但造成感染的宫内节育器则又是宫腔镜的适应证。

（2）活动性出血或月经期不宜做宫腔镜：但疑为宫内膜息肉则又是宫腔镜的适应证。

（3）妊娠期不宜做宫腔镜：但须了解胎儿情况作产前诊断时又可作为胎儿镜使用。

（三）术前准备

（1）检查时期，最宜在月经周期的早期卵泡期，此时子宫内膜较薄，血管较少，容易看清。

（2）摘除子宫内大的息肉或切除黏膜下肌瘤的术前准备，宜术前使用激素治疗，用达那唑（400～800mg/d）或促性腺激素释放激素类似物（诺雷清、达菲林、亮丙瑞林等）1～3个月，可使息肉和肌瘤变小、血管减少。若行子宫内膜切除术可使内膜变薄，能更大程度完全切除内膜。

（3）宫、腹腔镜联合手术，可帮助松解子宫粘连，切除子宫膈，摘除肿瘤，切除子宫内膜，导丝疏通输卵管等操作，以防止或减少子宫穿孔等并发症的发生。

（4）宫颈管内口粘连严重狭窄者术前可用昆布扩张宫颈便于操作，术中用B超引导，减少和避免子宫穿孔。

（四）并发症

宫腔镜手术并发症并不常见，但常严重，应引起高度警惕，做好预防，及时识别和有序、有效合理地处理。

1. 与膨宫介质有关的并发症　如下所述。

（1）水中毒：当膨宫液过量，超压［20kPa（150mmHg）］时容易发生，致使血管渗透压降低，心动过缓，先为高血压后为低血压，肺水肿、脑水肿。症状表现恶心、呕吐、头痛、呼吸困难、视力障碍、激动、认识障碍、嗜睡及癫痫发作，严重者昏迷、心血管崩溃及死亡。

处理是立即停止膨宫及宫腔镜操作。

纠正原则是利尿排出过量液体，纠正低钠血症。

（2）CO_2是一种较安全的膨宫介质，但过快注入大量CO_2，可发生致命的心律失常和心跳停止。因此输注CO_2速度不能过快，量不宜太多。每分钟输注CO_2速度不应超过100mL。

（3）气栓：气栓是宫腔镜一种不常见但危及生命的并发症。曾有报道，5例病例4例死亡，1例永久性脑损伤。

发生原因是宫腔镜操作时子宫的静脉通道是开放的，室内空气经窥阴器通过阴道及宫颈或通过宫腔镜操作系统进入宫腔。临床表现依空气量、患者体位、气泡大小而不同，若突然发现急性心血管/呼吸症状，如明显的心动过缓、低血压、氧饱和度明显降低、发绀或心搏停止应高度怀疑气栓。

在轻度头低臀高位时，气体积聚在心脏及肺支气管段，右心压力增加，左心搏出量降低，心脏听诊可闻及典型的"水车轮"杂音。是由于气体与血流混合而产生的杂音，并可由心脏吸出泡沫状血液，气泡进入微循环可出现晚期DIC表现。若头的位置高于心脏时，气栓的主要靶区是脑，出现癫痫发作、昏迷、麻痹、视觉障碍、感觉异常等。

气栓最早的临床体征是因肺血流减少而一次呼吸末尾CO_2量急剧下降。

若怀疑CO_2或空气栓塞时，应立即停止注气及一切操作，取出子宫器械，用纱布填塞开放的子宫颈及阴道，将患者置于头低足高位，以保护脑部。急救复苏包括100%氧气吸入及静脉输液直至患者能转移到一个高压氧治疗的病区。及时抢救处理挽救生命。

2. 与手术操作有关的并发症　如下所述。

（1）子宫穿孔：一旦怀疑宫穿孔应立即停止宫腔镜手术操作，此时有指征进行腹腔镜检查，明确穿孔位置及大小，有无盆、腹腔脏器损伤和内出血，依情况进行双极电凝止血和必要时行脏器修补术。

（2）盆腔脏器损伤：较为少见，当子宫穿孔未及时被发现，继续操作，有可能造成肠管、膀胱及血管的损伤，甚至发生阔韧带血肿。或因电切子宫肌瘤、子宫内膜，激光治疗时激光光能、电能造成肠管、膀胱烫伤。

当有怀疑时应做腹腔镜检查加以确诊，并进行相应的手术处理，术中、术后应加强抗感染措施，避免发生严重感染的后果。

（王晓雯）

第八节　宫腔镜手术并发症诊断与治疗

一、宫腔镜手术并发症诊断

（一）膨宫介质及药物相关的并发症

1. 空气栓塞　罕见，仅发生于大量空气逸入宫腔，且子宫壁血管开放时，空气进入血管后经下腔静脉入右心室，致心脏缺氧，导致心脏骤停或急性右心衰竭。临床表现为短暂烦躁、胸闷、胸痛、气急、发绀和休克；心前区听到典型风车样杂音，从右心室可抽出泡沫样血液。

2. CO_2致并发症　快速、高压、无节制使用CO_2膨宫可能引起心律不齐、心力衰竭、CO_2酸中毒等。偶尔可发生CO_2气栓，以至死亡，CO_2栓塞是一种罕见而且完全能够避免的并发症。

3. 其他膨宫液体　山梨醇复用于糖尿病患者可诱发高血糖，应检测血糖水平。溶血想象罕见，发生于大量吸收者，需及时监护肝肾功能。

甘氨酸液膨宫时，如果甘氨酸进入血循环，会引起恶心、眩晕和高输出量心力衰竭；其代谢物可诱发脑病、昏迷，甚至死亡。由于甘氨酸进入体内小于30分钟即分解，致使低渗液稀释血浆发生低钠血症、水中毒、肺水肿和脑水肿等严重并发症。

高黏稠度液体（国外主要用右旋糖酐-70，国内有使用羧甲纤维素钠者）膨宫，可引起皮疹、哮喘、急性成人呼吸窘迫综合征等甚至死亡的变态反应，现多主张停用甚至弃用。

大量5%葡萄糖液进入血循环可引起高糖血症和低钠血症。

任何加入膨宫液或者经宫腔镜输卵管管内注射的药物，可能引起的不良反应应予关注；国内已有经宫腔镜输卵管疏通治疗药物中加入庆大霉素时，发生胸闷、发绀、窒息、呼吸心搏骤停等变态反应并致死的报道。

（二）宫腔镜检查的并发症

1. 损伤　操作时可发生宫颈裂伤、子宫穿孔等。子宫穿孔可能发生在探针探查宫腔、扩张宫颈管或宫腔镜插入时，若宫腔镜插入宫颈管后即在膨宫状态直视下推进入宫颈内口，则极少发生子宫穿孔。对于怀疑癌肿、结核、哺乳期或者绝经后妇女易造成子宫穿孔者，操作时尤宜谨慎。

2. 出血　宫腔镜检查术中出血可以通过提高膨宫介质的压力以压迫宫腔壁来止血，出血多发生在膨宫介质压力消失以后，一般宫腔镜检查后可有少量阴道出血，多在一周后干净。但是检查后出血时间过长者应注意预后感染。

3. 感染　子宫内膜似乎对感染有特殊的抵抗力。子宫肌炎，是一个并不常见的并发症，患者可出现低热、腹痛、白细胞增多等，宫颈分泌物培养可有细菌生长，严重者可出现败血症。

4. 心脑综合征　由于扩张宫颈和膨宫从而导致迷走神经张力增高，临床上可出现头晕、胸闷、流汗、苍白、恶心、呕吐、脉搏和心率减慢等症状，多数心动过缓为一过性的，可以自然缓解或者给予阿托品即可。

5. 子宫内膜异位和癌细胞扩散的可能风险　理念上由于宫腔镜检查时必须膨宫，有使内膜细胞或者癌细胞经输卵管逆流、扩散的风险。因此月经干净后早期宫腔镜检查，可减少其发生风险。对于怀疑有子宫内膜癌或癌前病变者，除应严格掌握其适应证和禁忌证之外，操作时宜避免过度扩张宫颈，低压膨宫和尽量缩短检查时间。

（三）宫腔镜手术的并发症

1. 机械性宫腔镜手术　如下所述。

（1）损伤：指经宫腔镜使用手术器械，特别是剪刀等，由于分解困难、致密的宫腔粘连或切开较厚或阔的子宫纵隔时，由于剪切解剖层次或结构失误，而导致切入肌层，形成宫壁假道甚至子宫穿孔。多因手术医师经验不知、膨宫欠佳、视野不清情况下强行操作或者病例选择或术前准备不充分而发生。

（2）输卵管穿孔：主要见于输卵管间质部插管或者输卵管全程导管疏通时的子宫角或峡部穿孔，少量穿孔部位小且多在输卵管游离缘侧，往往无出血，但对疗效的判定与预后相关，故对此应予警惕。

2. 宫腔内电、激光手术　如下所述。

（1）术时和近期并发症：电能或激光损伤：其本质对直接作用的组织是热灼伤，因功率大小和持续作用时间的长短而使组织蛋白变性、坏死直到烧焦和气化以及造成灼伤不同的面积和深度；虽然止血效果好，但组织愈合较机械损伤为慢。宫腔镜电或激光，包括套圈电切、滚球电凝或激光子宫内膜去除术和黏膜下肌瘤切除术等的子宫穿孔率较低。严重的腹腔内脏器的灼伤，特别是肠损伤，多发生在子宫穿孔后仍然电极通电累积肠段，若一旦发现穿孔，应立即停止操作；未及时察觉的子宫穿孔，子宫壁灼伤过深累及肠管，急腹症多在术后7～14天内，由于灼伤肠管组织坏死脱落，肠内容物溢入腹腔而引发；最可怕的是被忽视的迟发性肠穿孔，虽然罕见，但是后果严重，甚至因救治不及而死亡。关键在于早期识别和及时处理，若有上述怀疑，应适时做腹腔镜检查，必要时行剖腹探查及修补。

术时或术后24小时内出血和感染：由于手术创面较大、较深，故出血较检查性宫腔镜多见，发生率为0.5～4.0%。术后感染表现为下腹或盆腔痛，恶臭白带、体温>38℃以及白细胞升高和血沉加快等。

（2）远期并发症

1）术后晚期出血：指术后3个月以后子宫出血多者，除对症处理外，应全面检查，包括盆腔B超、宫腔镜复检和血凝实验检查等，以排除凝血障碍和肌瘤复发等。

2）宫颈内口和宫腔粘连：此时宫腔积血导致周期性腹痛，多因子宫内膜去除术达宫颈内口或以下，可能引起该部瘢痕粘连，当子宫腔内仍有内膜组织，月经来潮时形成宫腔积血。临床表现往往于术后预期月经来潮时无出血或少量出血伴腹痛，亦有呈周期性下腹痛或症状轻微的，症状明显时作阴道或盆腔B超示宫腔内积液有助于诊断。扩张宫颈管和内口（在腹部B超引导下操作更安全准确），若有暗红色不凝血流出即可确诊，且有治疗作用。

3）持续性盆腔痛或痛经：甚至较术前加重，首先需考虑到子宫腺肌症的并存。可是仅凭临床症状和妇科检查往往很难作出诊断，因为月经过多和痛经虽然提示存在子宫腺肌症，但大约有半数患者缺乏临床症状。综合B超和血CA_{125}测定对于子宫腺肌症亦难确诊；虽有经B超引导穿刺可疑子宫部位活检方法的报道，但亦非可靠且欠实用，唯有切除子宫的标本组织学检查才能做出确诊。

4）术后意外妊娠：子宫内膜切除术后虽然较低受孕能力，但并非可靠的绝育避孕方法。已有术后妊娠，包括宫内和宫外的报道，应予警惕，以免贻误诊断和治疗。此外，宫内妊娠可能由于宫内瘢痕粘连而造成流产或清除宫内容物时手术困难，因而术后因坚持避孕；甚至有人建议为保险起见同时行输卵管结扎术。

5）子宫内膜去除术后残存内膜的癌变：由于术后可能引起宫颈管内口狭窄、宫内瘢痕粘连，特别是如果恶变源自瘢痕下隐窝内膜体组织。易致诊断贻误和困难。目前，国外已有报道子宫内膜去除后确诊为子宫内膜癌者，应予警惕。建议在术后3个月做阴道B超检查以确定宫腔内膜基线的厚度，其后每年检查一次，如果内膜厚度增加，特别是超过5mm时，应予高度怀疑。子宫内膜去除术后有异常子宫出血者，需进一步检查。对于所有接受子宫内膜去除术后的患者，无论是否有月经来潮，需行雌激素替代治疗，包括围绝经期综合征的治疗者，必须定期给予适量的孕激素以保护和减少内膜细胞癌变的机会。

（四）与麻醉和手术体位相关的并发症

根据宫腔镜手术的难度、复杂性、潜在危险、是否需要监护（如腹腔镜、B超等）以及患者的状态和意愿，可考虑选择局部麻醉、静脉麻醉、硬膜外麻醉或全身麻醉等。实施麻醉时，均可能出现相应的麻醉并发症。

宫腔镜所需特定的体位（膀胱截石位等）、手术时间过长或者粗暴搬动患者，可能引起神经损伤、肌肉扭伤或软组织损伤等。如，前臂过度外展，可引起臂丛神经损伤；膀胱截石位搁脚时间过长或受压过大，可引起腓总神经受压致足垂，也有可能诱发静脉血栓等。对于老年和高血凝状态者，当术后出现小腿肿痛等症状时，应及时排除下肢静脉血栓形成，防止肺、心、脑栓塞。

二、宫腔镜手术并发症治疗

（一）膨宫介质及药物相关的并发症

1. 空气栓塞　气体栓塞是手术中严重、罕见但致命的并发症。也是近几年中国宫腔镜致死的主要原因。宫腔镜手术过程中气体栓塞原因包括电刀使组织气化和室内空气导入宫腔。一旦空气进入静脉循环，右心的泡沫阻碍血流，使肺动脉压上升。在空气栓塞发生早期，呼气末CO_2压力下降，最后循环衰竭，心搏骤停。由于右心压力升高程度高于左心，成年患者中已关闭的卵圆孔有15%重新开放，进而导致大脑和其他器官栓塞。若患者呈头低臀高位，使心脏低于子宫水平，以致静脉压降低，如子宫肌壁深层大静脉窦开放，并与外界相通，外界空气可被吸入静脉循环，再加上膨宫机向宫腔注入膨宫液的正压，使宫腔与中心循环间存在明显的压力差，则更加重该过程，宫腔内压超过静脉压时可出现无症状、有症状和致命的空气栓塞。气体栓塞发病突然，发展快，其首发症状均由麻醉医师发现，如呼气末CO_2压力突然下降，心动过缓，脉搏血氧饱和度（SPO_2）下降，心前区听诊闻及大水轮音等。当更多气体进入时，血流阻力增加，导致低氧，发绀，心输出量减少，低血压，呼吸急促，迅速发展为心肺衰竭，心搏骤停而死亡。1997年Brooks收集全球气体栓塞13例报道，9例（69.23%）死亡。21世纪以来美国、丹麦和中国台湾地区报道4例，均经抢救存活。

（1）处理立即阻止气体进入，取头低臀高位，并转为左侧卧位，100%氧气正压吸入，必要时气管插管。放置中心静脉压导管。如有心肺衰竭，立即进行心肺复苏，胸外按摩，恢复心室功能。注入大量生理盐水，促进血液循环。如一切措施失败，可剖胸直接按摩心脏及抽出气栓。如可以维持，及时送高压氧舱治疗。

（2）预防阻止室内的空气进入静脉系统：包括术前排空注水管内的气体，避免头低臀高位，降低宫腔内压，减少子宫内创面血管暴露和组织气化后形成气体，减少无意中造成宫颈裂伤。避免长时间将扩张的宫颈直接暴露于空气中。如膨宫使用静脉输液装置，利用液体静压的物理原理，瓶内液体受大气压的作用，使液体流入输液管形成水柱，当水柱压力超过宫腔内压力时，则瓶内液体输入宫腔。如为玻璃瓶装膨宫液，需将输液管针头和通气管针头均由玻璃瓶口插入液体中，如果两个针头距离过近，有可能使大量气体进入输液管并进入宫腔，成为栓塞的气体来源，不容忽视。

2. TURP综合征　单极宫腔镜电切（第一代）使用非电解质灌流液，大量吸收可引起体液超负荷和稀释性低钠血症，患者首先表现心率缓慢和血压增高，然后血压降低、恶心、呕吐、头痛、视物模糊、焦虑不安、精神紊乱和昏睡。如诊治不及时继而出现抽搐、心血管功能衰竭甚至死亡。

（1）处理术后：血钠离子浓度下降至120~130mmol/L，静脉给予呋塞米10~20mg，限制液体入量。每4小时检测1次血钠离子浓度，直到超过130mmol/L为止。血浆钠离子浓度低于120mmol/L或出现明显脑病症状者，不管血钠离子浓度如何，均应给予高渗氯化钠治疗，一般常用3%或5%的氯化钠溶液，补给量按以下公式计算：所需补钠量 =（血钠正常值 - 测得血钠值）×52%＊×体质量（＊指人体液总量占体质量的52%）

举例：如患者体质量为60kg，测得血清钠为125mmol/L。应补钠量为：所需补钠量 =（142 - 125）× 52% × 60 = 530.4mmol/L。因每毫升5%氯化钠溶液含钠离子0.85mmol。所需5%氯化钠 = 530.4 ÷ 0.85 = 624mL。开始先补给总量的1/3或1/2，再根据神志、血压、心率、心律、肺部体征及血清钠、钾、氯的变化决定余量的补充。切忌快速、高浓度静脉补钠，以免造成暂时性脑内低渗透压状态，使脑组织间的液体转移到血管内，引起脑组织脱水，导致大脑损伤。有报道20例在手术后期停止10min的甘氨酸灌注，可减少进入血管内液体的38.75%~85.81%，平均67.09%。可能由于凝血块封闭了血管，防止灌流液进入体循环。等离子双极宫腔镜电切可使用生理盐水灌流，不会发生低钠血症，但仍有体液超负荷的危险，已有因使用生理盐水而忽略液体控制导致肺水肿和死亡的个例报道。

（2）预防术前：宫颈和子宫内膜预处理有助于减少灌流液的回吸收。术中尽量采取低压灌流，宫腔内压≤平均动脉压水平；避免切除过多的子宫肌层组织，手术时间不超过1小时，手术达30分钟静脉推注呋塞米20mg。严密监测灌流液差值，达1 000~2 000mL时尽快结束手术，检测血中电解质浓度。有报道，在受术者宫颈3点和9点处分别注射10mL垂体后叶素稀释液（垂体后叶素10IU + 生理盐水80mL），使其子宫强烈收缩并持续至少20分钟，灌流液过度吸收的危险是采用安慰剂对照组的1/3。

（二）宫腔镜手术的并发症

1. 子宫穿孔　处理首先仔细查找穿孔部位，根据有无邻近器官损伤，决定处理方案。子宫底部穿孔可用缩宫素及抗生素进行观察。子宫侧壁及峡部穿孔可能伤及血管，应立即剖腹探查。穿孔情况不明者，应行腹腔镜检查，以观察有否出血及来源。穿孔处出血可在腹腔镜下电凝止血，破孔较大者需缝合。有报道，2 116例宫腔镜手术有34例子宫穿孔，其中33例（97%）术中发现处理，无后遗症。预防措施包括：

（1）常规术前宫颈预处理：用宫颈扩张棒或米索前列醇软化和增强宫颈扩张效果，可避免置入器械时用力过强。

（2）超声腹腔镜监护：实时超声监护下宫腔镜操作，可预防和发现子宫穿孔。对于解剖学意义上的小子宫（宫深<6cm），宫颈狭窄，子宫中隔，有多次剖宫产史或宫腔粘连者进行手术时，超声监护有导向作用。腹腔镜监护有助于明确诊断，进行透光试验可预防子宫穿孔，一旦穿孔可及时缝合。

（3）操作技巧：视野不清时一定不能通电，TCRE原则上每个部位只切一刀，子宫内膜去除术（EA）通电时滚球或汽化电极必须循轴滚动。TCRM如肌瘤较大，电切环容易伤及肌瘤对侧的肌壁，引起穿孔，术前应予药物预处理，缩小肌瘤体积。子宫穿孔应警惕邻近脏器损伤，以肠管损伤最为常见，术后如出现腹痛或腹膜炎症状，应尽早剖腹探查。有宫腔镜手术子宫穿孔史者日后妊娠有产科子宫破裂的危险，应向患者交代。

2. 术中出血　子宫是多血器官，子宫肌壁富含血管，其血管层位于黏膜下 5～6mm，大约在子宫肌壁内 1/3 处，有较多的血管穿行其间，切割过深达血管层时，可致大量出血，且不易控制。

（1）宫腔镜术中出血可分为 3 类

1）小静脉出血：为创面渗血，70mmHg（1mmHg = 0.133kPa）的宫内压即可止血，可缓慢降低宫内压，看清出血点后，用电切环、滚球或滚筒电极，40～60W 的凝固电流电凝止血。

2）大静脉出血：量多但无波动，可放球囊导尿管，注水 10～50mL，压迫宫腔止血 6 小时，一般能够充分止血。

3）动脉出血：需立即放置注水球囊压迫止血，应有子宫动脉阻断或子宫切除的准备。有作用电极伤及髂血管的报道，血压突然下降，紧急剖腹是唯一能挽救生命的方法。

（2）宫颈管出血：由于扩张宫颈时撕裂或操作时损伤，必要时缝合止血。子宫峡部宫壁较薄，侧壁切割过深，可伤及子宫动脉下行支。因此，有建议切割终止在子宫峡部或用滚球电凝宫颈管。

（3）宫腔镜手术中子宫出血的高危因素：有子宫穿孔、动静脉瘘、植入胎盘、宫颈妊娠、剖宫产瘢痕妊娠和凝血功能障碍等。减少出血对策包括术前药物预处理，减少血流和血管再生；术中应用缩宫素、止血剂和联合腹腔镜监护及行预防性子宫动脉阻断术等。

3. 感染　发生率 0.3%～3.0%。文献中有宫腔镜检查或手术后输卵管积水、宫腔积脓、输卵管卵巢脓肿、宫旁及圆韧带脓肿、严重盆腔感染、盆腔脓肿、肝脓肿、腹膜炎、菌血症、中毒性休克的个例报道。可见宫腔镜术后感染虽然罕见，但仍可发生，故对有盆腔炎症者术前应预防性应用抗生素。

（三）宫腔镜术后晚期并发症

EA 术的远期并发症在于术后宫内瘢痕形成和挛缩，任何来自瘢痕后方持续存在或再生内膜的出血均因受阻而出现问题。如宫腔、宫角积血，子宫内膜去除-输卵管绝育术后综合征（PASS），经血倒流，子宫内膜癌的延迟诊断和妊娠等。目前 EA 治疗异常子宫出血（AUB）的应用日益广泛，以致许多育龄妇女选择 EA，而 EA 明显增加产科并发症。Mukul 等报道 1 例 EA 术后宫腔粘连，致胎儿多发畸形。Kucera 等报道 1 例 TCRS 术后妊娠，分娩第二产程子宫破裂。另 2 例分别为 TCRS 和 EA 术后，于妊娠中期大出血。Hare 等复习各种 EA 术后妊娠 70 例，31 例有并发症，包括围产儿死亡、早产、胎盘粘连、先露异常等，71% 剖宫产。Krogh 等随访 310 例 TCRE 术后患者，其中 91 例因月经过多而行子宫切除，其中 24% 患有张力性尿失禁，而单纯做 TCRE 者仅 14%（P = 0.03），认为 TCRE 术后子宫切除与术后张力性尿失禁有关。Giareas 等报道 1 例 EA 术后宫颈妊娠，用甲氨蝶呤保守治愈。Sentilhes 等收集的各国文献，有 18 例宫腔镜术后妊娠子宫破裂，其中 TCRS 和经宫颈宫腔粘连切除术（TCRA）16 例（89%）。妊娠时间距离手术时间平均 16 个月（1 个月～5 年）。子宫破裂的时间为 19～41 孕周，4 例胎儿和 1 例产妇死亡。认为 TCRS 增加了妊娠后子宫破裂的危险。Henriquez 等研究经宫颈子宫内膜息肉切除（TCRP）4 年后近 60% 的病例因持续或复发性 AUB 需进一步处理。Persin 等报道 283 例 TCRP 的远期并发症，31 例（10.95%）超声发现子宫内膜病变，需再次手术，2 例（0.17%）发现子宫内膜癌。McCausland 等研究 50 例完全滚球 EA 术后随访 4～90 个月，2 例宫角积血，3 例 PASS。促性腺激素释放激素激动剂（GnRHa）或宫腔镜解压，只部分有效，因症状复发行子宫及输卵管切除。

（王晓雯）

第七章

胎儿疾病

第一节 胎儿生长受限

(一) 要点

(1) 小于孕龄儿 (SGA): 是指胎儿体重小于该孕龄的第10百分位; 胎儿生长受限 (FGR) 是指无法达到其应有生长潜力的小于孕龄儿。

(2) FGR 的高危因素

1) 母体因素: 妊娠期高血压疾病, 妊娠期糖尿病, 心脏病, 及其他相关并发症。
2) 有毒有害物质的暴露: 吸烟, 酗酒, 毒品。
3) 营养因素: 社会经济状况差, 种族结构, 家族史等。
4) 胎儿因素: 约占1%~2%, 遗传性疾病 (染色体非整倍体), 胎儿畸形, 多胎妊娠。
5) 胎盘疾病 (胎盘早剥, 绒毛膜血管瘤)。
6) 胎儿的感染 (巨细胞病毒, 弓形虫, 风疹病毒等)。

(3) FGR 的并发症

1) 对胎儿的影响: 羊水过少, 无法预测的胎心异常及胎死宫内。
2) 对新生儿的影响: 早产的发生, 新生儿呼吸窘迫综合征, 颅内出血, 坏死性肠炎, 败血症, 新生儿低血糖, 高黏血症, 神经系统发育迟缓。
3) 对婴幼儿的影响: 低智商, 神经系统发育迟缓, 脑瘫, 语言能力的低下。
4) 成人后发生的一系列疾病如高血压、冠心病、糖尿病、肥胖症以及一系列社会经济方面的相关问题。

(4) 通过孕早期的超声 (<20周) 发现 FGR 的高危因素, 对此加以控制并对相关因素给予治疗后从而减少 FGR 的发生, 低剂量的阿司匹林能够减少10%的 FGR 的发生, 尤其是20周以前开始服用 >75mg 的阿司匹林。

(5) 最好的筛查同时诊断 FGR 的方法是超声。

(6) 对 FGR 的评估包括母体病史的回顾和危险因素的评估

1) 超声下胎儿生长监测, 胎儿结构的筛查, 羊水和胎盘的评估, 脐血流的监测。
2) 羊膜腔穿刺术被用来检查胎儿染色体核型和相关的病毒感染 (PCR 检测巨细胞病毒和弓形虫)。
3) 也可以通过母体外周血对巨细胞病毒和弓形虫的 IgG 和 IgM 的检查来发现。风疹病毒有时也需要监测, 抗磷脂抗体有时也需要进行检查。
4) 母体的疾病如子痫前期等可能导致 FGR 的疾病均需要在孕期对孕妇进行评估分析。

(7) 胎儿宫内治疗的效果是非常有限的, 研究表明进行相关的干预并没有起到很好的效果。但需要做到对危险因素的积极控制和消除 (戒烟戒酒, 治疗母体疾病等)。

(8) 多普勒超声对脐血流的监测对 FGR 胎儿的跟踪随访能够减少围产儿的死亡率。

（9）若 FGR 胎儿在产前评估中发现胎儿需要在 2~7 天内分娩的话，需要给予糖皮质激素促胎肺成熟。

（10）终止妊娠的时机需要个体化的考虑，结合孕龄及产前各项检查。为避免宫内缺氧而提前在 <32 周终止妊娠并不能改善新生儿的结局。

（二）定义

小于孕龄儿（SGA）被定义为胎儿的大小（通常指体重）小于该孕龄的第 10 百分位。也有中心采用小于第 3 百分位或者第 5 百分位的标准。胎儿处于这样的状态通常被称作"小胎儿"。这其中包含了三种情况。

（1）正常的 SGA：即胎儿结构及多普勒血流评估均未发现异常。

（2）异常的 SGA：存在结构异常或者遗传性疾病的胎儿。

（3）胎儿生长受限（FGR）：指无法达到其应有生长潜力的 SGA。

严重的 FGR 被定义为胎儿体重小于第 3 百分位，同时伴有多普勒血流的异常。FGR 也被称为 IUGR。

低出生体重儿被定义为胎儿分娩时的体重小于 2 500g。

（三）流行病学

通过定义可知，在普通人群中，SGA 约占到 10%。在这其中，正常的 SGA 约占到 70%，异常的 SGA 不到 10%，FGR 约为 20%~25%。FGR 胎儿的多少取决于胎儿体重截断值和高危人群所占的比例。

FGR 的高危因素见表 7-1。

表 7-1　FGR 的高危因素

母体因素
妊娠高血压疾病（20%~30%）
妊娠期糖尿病
自身免疫性疾病（APS，SLE）
孕妇心脏病
其他母体疾病（尤其是控制不良的）
有毒有害物质的暴露：吸烟，酗酒，毒品
社会经济状况差，种族结构，家族史等
孕妇年龄
胎儿因素
遗传性疾病（5%~20%）
胎儿结构异常（1%~2%）
多胎妊娠（3%）
胎盘疾病（胎盘早剥，绒毛膜血管瘤）
胎儿感染（巨细胞病毒，弓形虫，疱疹病毒等）
疟疾

遗传性状/复发：大多数 FGR 胎儿并没有遗传学上的改变，这可以用来预测再次妊娠时的复发率。如果全面的检查提示了遗传学上的异常，可以给予孕妇正确的咨询。流行病学的调查能够评估复发的风险。举例说明，宫内感染作为一种病因通常并不增加感染导致的 FGR 的复发风险。

（四）病理生理学

SGA 胎儿通常见于两种情况，区分它们是非常重要的。

第一种"正常的 SGA"被认为是胎儿体重小于该孕龄的第 10 百分位，但是胎儿是健康的。该胎儿在孕期的生长速度和普通胎儿是一致的。更为重要的是，该胎儿并没有表现出任何围产期的并发症，产后结局良好，并不需要治疗。超声显示胎儿的羊水和多普勒血流均正常。某些民族的人群生育正常SGA的比例可能较高。

第二种情况是"并不健康的SCA"，通常包括FGR和异常的SGA（发现了胎儿结构异常或遗传学异常）。当导致FGR的病因出现后，胎儿往往表现出对子宫胎盘灌注不良的适应。在FGR胎儿中出现一定的特异性表现。当母体供给胎儿的营养不能满足胎儿的需要时，正常组织表现为生长的迟缓，糖类，脂类，蛋白质的代谢均可能造成影响。胎儿组织成分生长的减少，用于保证胎儿重要脏器适应不良的环境。在超声下主要表现为胎儿腹围增长的减少。与此同时，为了保证胎儿重要脏器的血供，多普勒血流超声可以检测到胎儿血流的重新分布。通常某些并不非常重要的脏器血流会相应减少如肾脏血流，可以导致羊水过少。我们可以检测到脐血流在舒张期的减少，同时大脑中动脉舒张期血流增加。和适于胎龄儿AGA比较，FGR胎儿的代谢往往表现出低pH，低PO_2，低血糖，低胆固醇，高PCO_2，高乳酸血症，高胆红素血症。最终，胎儿可能表现出严重的心力衰竭甚至胎死宫内。

（五）分类

传统上FGR被分为均称型和不均称型两类。这种分类方法有助于病因学的诊断，但对于胎儿预后结局的改善和临床治疗的评估并无明显帮助，许多的FGR胎儿并不适合这种分类而且难以划分。

不均称型FGR可表现为胎儿的腹围相对于其他生长测量指标更为落后，通常考虑为胎盘疾病，母体疾病与之相关。

均称型FGR的胎儿生长测量的各条径线均落后于正常值，通常需要考虑的病因有，孕龄的评估是否正确，非整倍体，遗传方面的疾病，药物毒物的接触史。这种均称型FGR的胎儿有时很难和健康的SGA区别。

（六）并发症

FGR的发生对胎儿产生的影响影响如羊水过少，无法预测的胎心异常及胎死宫内，对新生儿的影响：早产的发生，新生儿呼吸窘迫综合征，颅内出血，坏死性肠炎，败血症，新生儿低血糖，高黏血症，神经系统发育迟缓。和适龄胎儿相比，FGR围产儿的发病率有时可高达100倍。在和适龄儿的长达5~11年随访比较中发现，FGR胎儿在出生后仍然可能有更多的可能性存在功能不良及发育异常包括低智商，神经系统发育迟缓，脑瘫，语言能力的低下，学习障碍等。成人疾病胎儿期起源的假说在低出生体重儿成长至成人的队列研究中部分得到证实。通过对相似的社会经济背景条件下的不同队列的比较，FGR和低出生体重儿在成人后发生一系列疾病如高血压、冠心病、糖尿病、肥胖症以及一系列社会经济方面的相关问题的可能性较高。

（七）管理

1. 预防　孕早期（<20周）的超声能够比较精确的评估孕龄，从而能够较好的发现孕中晚期的FGR。孕早期的超声能够降低SGA诊断的假阳性率和假阴性率。FGR的高危因素在孕妇的第一次产前检查中能够被尽可能的识别，从而通过控制高危因素的暴露而减少罹患FGR的风险：如戒烟，戒酒，控制母体并发症如糖尿病、高血压等。

小剂量的阿司匹林用于预防FGR的发生有一定的效果。在低危和中危孕妇中显得更加有效，在高危妊娠妇女中，能够降低约3%的发生率。小剂量的阿司匹林口服如果在孕20周之前进行，SGA发生率降低了18%（6% vs 8%），但如果用药时大于孕20周，往往没有明显的效果。更大剂量的阿司匹林（>75mg）口服提示更好的效果（SGA的发生降低了32%，14% vs 21%）。

对营养不良的孕妇进行均衡的营养补充，饮食结构中注意三大营养素的合理搭配能够预防FGR的发生。在疟疾的流行地区，对孕妇进行疟疾的预防措施同时也能够预防FGR的发生。

2. FGR的筛查　早孕期的母体血清AFP的增高可能与FGR的发生发展有关。尽管也有其他数个血清标记物可能与FGR有关，但没有明确的证据证实生化筛查对FGR是有效的。在每次的产前检查中，宫高曲线的变化对FGR筛查的敏感性较低，假阳性率很高。

早孕期超声检查对于正确的评估胎儿孕龄是非常重要的，正确的孕龄才能准确评估胎儿的体重是否位于标准之下。针对 FGR，最好的筛查同时也是诊断方法就是超声。在早孕期超声中，如果头臀径（CRL）比实际孕周小 6 天以上，需要考虑胎儿出生低体重发生的风险。生长监测的指标为双顶径（BPD）、头围（HC）、腹围（AC）、股骨长（FL），用于估算胎儿的体重。腹围（AC）是一个独立的指标用于预测胎儿的生长。个性化的估算胎儿体重往往需要考虑到孕妇的身高、体重、种族、胎儿的性别等。这种方法可能使得胎儿体重的估测更加精确，但没有研究表明更多的考虑因素影响了胎儿的结局。多普勒超声用于 FGR 筛查的证据并不充分，因为发现了多普勒异常后并没有成熟的干预措施。研究表明，孕妇在 10~14 周早孕期子宫血流阻力指数（RI）偏高可能提示妊娠期发生 FGR 的风险增加了 5.5 倍。高危妊娠的妇女在孕 12~14 周的超声检查中如果双侧子宫动脉均见到切迹，对于预测 FGR 的发生有 75% 的敏感性。

（八）诊断

孕期准确诊断 FGR 并不容易，往往需要在分娩后才能确诊。密切关注胎儿发育情况是提高 FGR 诊断率及准确率的关键。没有高危因素的孕妇应在孕早期明确孕周，准确的判断胎龄，并通过孕妇体重和宫高的变化，初步筛查出 FGR，进一步经超声检查确诊。有高危因素的孕妇还需从孕早期开始定期行超声检查，根据各项衡量胎儿生长发育指标及其动态情况，结合子宫胎盘的灌注情况及孕妇的产前检查表现，尽早诊断 FGR。

1. 临床指标　测量子宫长度、腹围、体重，推测胎儿大小——简单易行，用于低危人群的筛查。

（1）子宫长度、腹围值连续 3 周测量均在第 10 百分位数以下者，为筛选 FGR 指标，预测准确率达 85% 以上。正常妊娠各孕周宫底高度见表 7-2，宫高与孕周的关系见图 7-1。

表 7-2　各孕周子宫底高度 (cm)

孕周	例数	第10百分位	第50百分位	第90百分位	例数	$\bar{X} \pm SD$
16					38	15.4±2.32
17					78	16.0±2.59
18					87	16.3±2.26
19					69	17.0±2.32
20	35	15.3	18.3	21.4	76	18.6±1.98
21	38	17.6	20.3	23.2	91	19.5±2.30
22	40	18.7	21.3	24.2	120	20.0±2.50
23	27	19.0	22.0	24.5	92	20.6±2.57
24	39	22.0	23.6	25.1	73	21.7±2.46
25	42	21.0	23.5	25.9	77	22.0±2.62
26	51	22.3	24.0	27.3	198	23.4±2.26
27	32	21.4	25.0	28.0	133	24.0±2.12
28	42	22.4	26.1	29.0	111	25.1±2.35
29	34	24.0	27.3	30.0	103	25.6±2.40
30	42	24.8	27.5	31.0	281	26.7±2.30
31	44	26.3	28.0	30.9	179	27.0±2.38
32	50	25.3	29.3	32.0	149	28.3±2.27
33	34	26.0	29.8	32.3	205	29.2±2.43
34	62	27.8	31.0	33.8	257	30.0±2.00
35	60	29.0	31.0	33.3	267	30.8±2.06
36	70	29.8	31.5	34.5	340	31.3±1.98
37	86	29.8	32.0	35.0	372	31.9±2.49

续表

孕周	例数	第10百分位	第50百分位	第90百分位	例数	$\bar{X} \pm SD$
38	76	30.0	32.5	35.7	370	32.2 ± 2.09
39	51	29.5	32.8	35.8	277	32.2 ± 2.09
40	38	30.0	33.3	35.3	184	32.9 ± 2.14
41	20	31.8	34.0	37.3	78	33.0 ± 1.80
42					24	32.8 ± 1.96

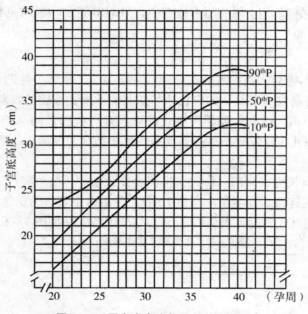

图 7-1 子宫底高度与胎龄关系曲线

（2）计算胎儿发育指数。胎儿发育指数 = 子宫长度（cm）- 3 ×（月份 + 1），指数在 -3 和 +3 之间为正常，小于 -3 提示可能为 FGR。

（3）于孕晚期，孕妇每周增加体重 0.5kg。若体重增长停滞或增长缓慢时，可能为 FGR。

2. 辅助检查 如下所述。

（1）B 型超声胎儿生长测量：利用超声对胎儿身体不同的解剖部位进行测量，如头臀径、双顶径、头围、腹围、股骨长等，作为生长指标用于评估胎龄及胎儿宫内生长情况。

妊娠囊（GS）：受孕后，妊娠囊出现最早，妊娠 12~16 周时，根据 GS 可以粗略的估计胎龄。一般仅应用于妊娠囊出现到可以清楚地测量到胎头时，于孕 6 周时 GS 最大径线 2cm，8 周时约为 4cm，约占宫腔的 2/3，至孕 10 周时 GS 几乎充满宫腔。

头臀径（CRL）：于妊娠 7~12 周时，以 CRL 估计胎龄较准确。如该径线小于胎龄平均数的第 10 百分位，考虑 FGR 可能，其误差为 ±3 天。但妊娠 12 周后再正确测量 CRL 较为困难，应改为测量双顶径。B 超下测量头臀径显示结果见图 7-2，头臀径与胎龄的关系见表 7-3。

表 7-3 头臀径与胎龄对照

CRL（mm）	-2SD	平均孕周	+2SD	CRL（mm）	-2SD	平均孕周	+2SD
7		6.25	7.15	14	7.00	7.60	8.45
8		6.45	7.3	15	7.15	7.75	8.60
9		6.7	7.55	16	7.3	7.9	8.70
10	6.25	6.9	7.7	17	7.45	8.1	8.9

续　表

CRL（mm）	-2SD	平均孕周	+2SD	CRL（mm）	-2SD	平均孕周	+2SD
11	6.5	7.1	7.9	18	7.60	8.2	9.0
12	6.6	7.25	8.1	19	7.75	8.4	8.15
13	6.85	7.45	8.25	20	7.9	8.5	9.3
21	8.05	8.6	9.4	46	10.66	11.3	12
22	8.15	8.7	9.55	47	10.7	11.35	12.05
23	8.3	8.8	9.65	48	10.8	11.45	12.15
24	8.4	9.05	9.8	49	10.9	11.55	12.25
25	8.55	9.15	9.9	50	10.95	11.6	12.3
26	8.7	9.3	10	51	11.1	11.7	12.4
27	8.8	9.4	10.1	52	11.15	11.8	12.5
28	8.9	9.5	10.25	53	11.2	11.85	12.55
29	9.05	9.65	10.35	54	11.3	11.95	12.65
30	9.15	9.75	10.45	55	11.4	12.05	12.75
31	9.25	9.85	10.55	56	11.5	12.1	12.8
32	9.35	9.95	10.65	57	11.55	12.2	12.9
33	9.45	10.05	10.75	58	11.65	12.3	12.95
34	9.55	10.15	10.85	59	11.7	12.35	13.05
35	9.6	10.2	10.95	60	11.8	12.45	13.15
36	9.7	10.35	11.05	61	11.85	12.5	13.2
37	9.8	10.45	11.15	62	11.9	12.6	13.3
38	9.9	10.55	11.23	63	12	12.65	13.4
39	10	10.65	11.35	64	12.05	12.75	13.45
40	10.1	10.75	11.55	65	12.1	12.85	13.55
41	10.2	10.85	11.55	66	12.2	12.9	13.6
42	10.3	10.9	11.65	67	12.3	12.95	13.7
43	10.4	11.05	11.7	68	12.35	13.05	13.75
44	10.45	11.1	11.8	69	12.45	13.1	13.8
45	10.55	11.2	11.9	70	12.5	13.15	13.9

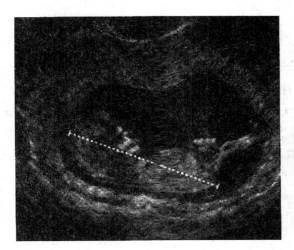
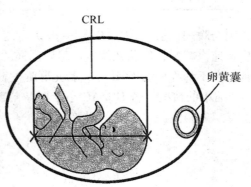

图 7-2　B超下测量头臀径

双顶径（BPD）：只要胎头显示清晰（妊娠12周以上），但以BPD估计胎龄不如GS及CRL准确。一般妊娠，早孕期正常妊娠BPD平均每周增长4mm，中孕期增加2.6mm，晚孕期增长1.4mm。胎儿BPD测量标准平面见图7-3。

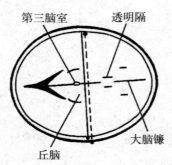

图7-3 胎头双顶径B超测量标准平面
虚线为从一侧颅骨外缘到对侧内缘，实线为从颅骨中部到对侧中部

每2周测量BPD一次，观察其增长情况，可以区分测量误差，孕龄错误与FGR。正常胎儿孕36周前双顶径增长较快，如在孕36周前双顶径每2周增长小于2mm，应考虑生长受限可能。双顶径与胎龄的对照见表7-4。

表7-4 双顶径与胎龄对照

孕周	双顶间径（mm）			孕周	双顶间径（mm）		
	Hadlock	Shepard	Jeauty		Hadlock	Shepard	Jeauty
14	27	28	28	28	70	68	72
15	30	31	32	29	72	71	74
16	33	34	36	30	75	73	77
17	37	37	39	31	77	76	79
18	40	40	43	32	79	78	82
19	43	43	46	33	82	80	84
20	46	46	49	34	84	83	86
21	50	49	52	35	86	85	88
22	53	52	55	36	88	88	90
23	56	55	58	37	90	90	94
24	58	57	61	38	91	92	
25	61	60	64	39	93	95	
26	64	63	67	40	95	97	
27	67	65	70				

测头围与腹围比值（HC/AC）：一般认为测HC/AC是诊断FGR比较恰当的方法。因妊娠32周后胎头的生长速率减慢，但胎儿体重仍然以同样的速度增长，单测HC或单测AC均不能准确反映胎儿的生长发育。在不均称型的FGR中，胎儿肝脏发育受到的影响最大，最后为胎脑，故在FGR的早期即可表现出AC缩小的情况。若HC/AC小于同孕龄胎儿的第10百分位时，应考虑FGR的可能（图7-4、表7-5、表7-6）。

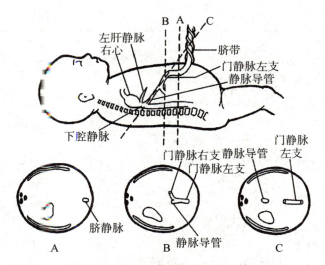

图7-4 腹围与腹径测量平面示意图
A. 切面部位太低 B. 为正确的测量平面，见到门静脉左支，其长度约占腹径的1/3；C. 切面的高度太斜

表7-5 HC/AC比值与胎龄的关系

孕周	HC/AC X̄	SD	孕周	HC/AC X̄	SD	孕周	HC/AC X̄	SD
20	1.184	0.056	28	1.122	0.082	36	1.003	0.059
21	1.227	0.858	29	1.082	0.053	37	1.006	0.055
22	1.177	0.171	30	1.090	0.051	38	1.016	0.060
23	1.089	0.036	31	1.068	0.061	39	0.966	0.050
24	1.146	0.090	32	1.065	0.060	40	0.954	0.063
25	1.112	0.066	33	1.065	0.055	41	0.953	0.071
26	1.112	0.071	34	1.018	0.033	42	0.952	0.054
27	1.108	0.032	35	1.022	0.067			

表7-6 腹围正常值与胎龄对照

闭经孕周	DETER等			HADLOCK等			中国人	
	下限(cm)	预测值(cm)	上限(cm)	-2SD(cm)	预测值(cm)	+2SD(cm)	X̄(cm)	SD(cm)
12	5.4	6.3	7.1	3.1	5.6	8.1		
13	6.4	7.4	8.3	4.4	6.9	9.4		
14	7.4	8.4	9.5	5.6	8.1	10.6		
15	8.3	9.5	10.8	6.9	9.3	11.8		
16	9.3	10.6	12.0	8.0	10.5	13.0		
17	10.2	11.7	13.3	9.2	11.7	14.2		
18	11.2	12.8	14.5	10.4	12.9	15.4		
19	12.1	13.9	15.7	11.6	14.1	16.6		
20	13.1	15.0	17.0	12.7	15.2	17.7	14.17	1.090
21	14.0	16.1	18.2	13.9	16.4	18.9	15.13	0.392
22	15.0	17.2	19.2	15.0	17.5	20.0	15.63	0.209
23	16.0	18.3	20.7	16.1	18.6	21.1	17.51	1.324

续表

闭经孕周	DETER 等			HADLOCK 等			中国人	
	下限（cm）	预测值（cm）	上限（cm）	-2SD（cm）	预测值（cm）	+2SD（cm）	$\bar{X}$（cm）	SD（cm）
24	16.9	19.4	22.0	17.2	19.7	22.2	17.95	1.604
25	17.9	20.5	23.3	18.3	20.8	23.3	19.99	0.968
26	18.8	21.6	24.4	19.4	21.9	24.4	20.67	1.597
27	19.8	22.7	25.7	20.4	22.9	25.4	22.01	1.258
28	20.7	23.8	26.9	21.5	24.0	26.5	22.37	1.853
29	21.7	24.9	28.2	22.5	25.0	27.5	24.61	1.577
30	22.6	26.0	29.4	23.5	26.0	28.5	25.23	1.731
31	23.6	27.1	30.6	24.5	27.0	29.5	25.64	1.552
32	24.6	28.2	31.9	25.5	28.0	30.5	26.88	1.765
33	25.5	29.3	33.1	26.5	29.0	31.5	27.29	1.425
34	26.5	30.4	34.4	27.5	30.0	32.5	29.32	1.246
35	27.4	31.5	35.6	28.4	30.9	33.4	29.67	2.530
36	28.4	32.6	36.9	29.3	31.8	34.3	30.50	2.088
37	29.3	33.7	38.1	30.2	32.7	35.2	31.33	2.633
38	30.3	34.8	39.3	31.1	33.6	36.1	32.64	2.518
39	31.2	35.9	40.6	32.0	34.5	37.0	33.44	2.061
40	32.2	37.0	41.8	32.9	35.4	37.9	34.09	2.683

（2）彩色多普勒超声检查：脐动脉舒张期血流缺失或倒置，对诊断 FGR 意义大。妊娠晚期脐动脉 S/D 比值通常≤3 为正常值，脐血 S/D 比值升高时，也应考虑有 FGR 的可能。随着彩色多普勒超声的广泛应用，有学者提出测量子宫动脉的血流可以预测 FGR，尤其以子宫动脉的 PI 值及切迹的意义更加明确。

超声下生长发育监测胎儿体重小于孕龄的第 10 百分位考虑诊断 SGA。FGR 为 SGA 胎儿中存在病理性因素的情况如子宫胎盘灌注不良、超声多普勒血流异常等。大多数 EFW 在第 5～10 百分位的 SGA 并非 FGR。一些临床医生认为确定 FGR 或 SGA 依靠 EFW 小于第 5 或者第 3 百分位，另一些临床医生则诊断 FGR 依据腹围 AC 小于孕龄的第 5 百分位（图 7-5、图 7-6）。小脑直径的测量在中晚孕的时候有助于评估 FGR 胎儿。

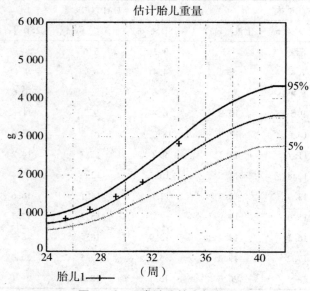

图 7-5 正常胎儿的生长曲线

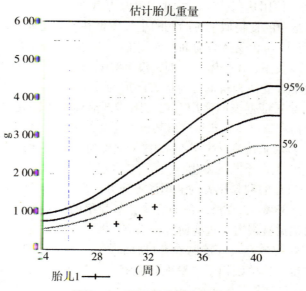

图 7-6 FGR 胎儿的生长曲线

(九) 后续检查

对孕妇进行系统回顾，发现 FGR 的可能高危因素包括慢性病史、用药史、感染史等。对每个体重小于第 10 百分位或腹围小于第 5 百分位的胎儿需要进行详细的超声检查，由经验丰富的母胎医学专家进行。超声的检查内容包括生长测量，详细的结构筛查，羊水的评估，胎盘的评估，脐血流分析等。在生长测量中，尤其要注意腹围以及头围/腹围的比值。如果超声检查过程中胎儿心脏图像显示不够满意，则需要进一步的胎儿超声心动图检查。在有些胎儿医学中心，超声多普勒血流还包括脐静脉波形、大脑中动脉、静脉导管等，但尚没有足够多的证据表明这些指标必须作为一个常规的检查项目。胎盘评估包括胎盘回声是否增强，胎盘是否"老化"，是否增厚，是否存在结构异常等。

羊膜腔穿刺用于胎儿的非整倍体诊断（核型分析）和病毒感染的诊断（巨细胞病毒和弓形虫的 PCR 检测），尤其是早发型的严重的 FGR（<24 周，EFW <5%），伴或不伴有结构异常和羊水过多。

如果超声显示胎盘形态学异常，可以考虑行胎盘活检（即晚期的绒毛活检术）用于判断是否存在胎盘嵌合。

关于感染的检查还包括羊水的 PCR，母体血清巨细胞病毒和弓形虫的 IgG、IgM，风疹病毒的筛查等。

尚没有足够证据证明必须对血栓形成倾向进行检查。抗磷脂抗体的检查包括抗心磷脂抗体 IgG、IgM，狼疮抗凝物，抗 β_2 糖蛋白- I，可用于既往病因的寻找和优生咨询。

母体的检查包括子痫前期的筛查如血压监测，蛋白尿以及其他任何可能导致 FGR 的疾病。

(十) 咨询

胎儿的预后和高危因素息息相关。对于胎儿存在严重的生长受限，脐血流舒张期倒置或静脉导管反向 A 波，多数提示预后不良。

(十一) 治疗

正确治疗慢性高血压，子痫前期，糖尿病和其他妊娠并发症是非常重要的，但没有证据表明能够对 FGR 的胎儿起到非常好的效果。

1. 卧床休息　没有足够的证据表明，FGR 的孕妇卧床休息能够使得胎儿获得足够的生长。和正常行走活动的孕妇相比较，卧床休息对胎儿的生长并没有起到非常明显的效果，新生儿结局并无明显改善。卧床休息从相当程度上讲是危险的，因为其增加了静脉血栓发生的可能，而且对孕妇来说长期住院也是不经济的。

2. 营养治疗　目前看来，使用葡萄糖、半乳糖、肉碱等营养疗法来改善FGR胎儿的生长的依据并不充分。铁剂、维生素和高蛋白的食物似乎对胎儿的生长发育并不起主要的作用。

3. β受体激动剂　理论上提示β受体激动剂的使用能够通过增加营养物质和减少血管的抵抗来促进FGR胎儿的生长。但通过比较发现，β受体兴奋剂并没有对低出生体重儿的预后，新生儿的发病率和死亡率产生明显的影响。而使用β受体兴奋剂可能造成严重的并发症，因此不适宜用于FGR的胎儿。

4. 钙通道阻滞剂　没有足够证据表明使用钙通道阻滞剂能够改善胎儿的生长。在一个小规模的对照研究中，吸烟妇女接受氟桂利嗪（flunarizine），其出生胎儿的体重相应较大。

5. 阿司匹林　在发现子宫动脉血流异常的孕妇中（发现切迹或PI增高），和安慰剂比较，使用阿司匹林并没有降低SGA或低出生体重儿的发生。

6. 氧疗　目前针对孕妇氧疗的利弊相关的证据尚不充分。有实验表明，和非氧疗组（65%）相比，氧疗组的围产儿死亡率较低（33%），在所用的研究中，氧疗组的胎儿出生体重较非氧疗组高，并没有明显的不良反应或者相反的结局被报道。这些研究并没有采用安慰剂，盲法。

7. 扩容　对于母体通过扩容的办法（静脉或者口服的方式）来治疗FGR的证据评价并不充分。有小规模的研究表明，和非扩容组的孕妇相比，发现脐血流舒张期缺失而采取扩容治疗的FGR孕妇的围产儿死亡率有所下降（2/7vs6/7）。

8. 腹部减压　腹部减压装置包括一个放置在腹部的由气囊包裹的装置，能够在每分钟提供15~30秒的50~100mmHg负压，在孕期可以每日1~3次，临产时也可以在宫缩时进行。这种方法可以将血液泵入绒毛间隙。但没有足够的证据来证明这种方法的效果，目前的文献均已经陈旧且可能存在偏见。治疗性的腹部减压可能能够减少持续性的子痫前期，产时的"胎儿窘迫"，低Apgar评分（1分钟<6分），围产儿死亡率（7%vs40%）。

（十二）产前检查和随访

1. 超声　生长测量：生长测量的随访是评估胎儿宫内情况的有效方式，一般每2~3周重复进行一次。一般间隔两周以内的测量导致的假阳性率高于间隔3周以上的随访。

（1）多普勒超声：多普勒超声对于FGR的随访和管理是非常重要的。随着多普勒超声技术的开展，FGR的围产儿死亡率逐步下降。在高危妊娠的管理中（尤其是妊娠期高血压疾病，持续性的FGR），多普勒血流的评估较之前没有血流评估基础的比较，多普勒血流能够降低围产儿的死亡率（1.5%vs2.1%，下降了38%）同时，减少了引产、住院率，并没有不良反应的报道。

（2）胎动计数：没有足够证据表明，胎动计数对于FGR胎儿的监护效果是有效的。

2. 胎儿无应激试验（NST）　在高危妊娠和中高危人群中，产前的胎儿监护NST并没有对围产儿的发病率和死亡率造成明显的影响。胎儿监护并不增加引产率和剖宫产率。

3. 生物物理评分（BPP）　和其他的胎儿监护手段比较（通常是NST），生物物理评分增加了引产的概率，但并不影响剖宫产率，围产儿死亡率和新生儿NICU的入住率。

4. 胎儿监护（图7-7）　通常胎儿监护遵循一个循序渐进的流程。但实际上，很少的胎儿监护异常是遵循这样一个过程的。不可靠的胎心监护和<6分的生物物理评分往往在FGR的胎儿中是迟发的。脐血流的舒张期倒置和静脉导管的反向A波提示了较高的围产儿发病率与死亡率，如同胎心监护中发现胎心变异的减少。胎儿的多普勒血流改变往往早于胎心电子监护或生物物理评分。

胎儿的监护应该从确诊为FGR开始或28~30周以后，取决于临床表现。在多普勒血流正常的胎儿中，监护的频率通常为每周1次，只要监护的结果为可靠的。如果多普勒血流发现异常，需要更加严密的监护，通常考虑每周2次的NST或BPP，监护的频率取决于病情的发展，直至胎儿的分娩。

（十三）分娩

1. 准备　糖皮质激素促胎肺成熟：当小于34周的FGR胎儿需要在未来的2~7天内分娩时，强烈建议使用糖皮质激素促胎肺成熟。倍他米松12mg肌内射注q24h×2次的做法能够减少围产儿的死亡率和IVH，NEC的发病率。糖皮质激素能够对NST，BPP和多普勒血流监测造成影响。

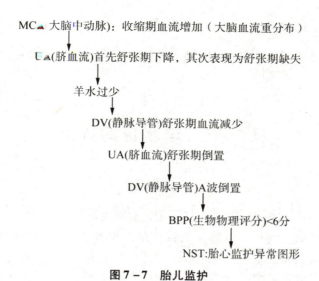

图 7-7 胎儿监护

2. 分娩时机　分娩时机的确定需要依照个体化的原则,依据孕周和孕期一系列的检查做出决定。有研究表明,在 24～36 周之间的 FGR 胎儿,分娩孕周的推迟并不能改善围产儿的结局,通常分娩孕周的延后仅 4 天。对 <31 周的胎儿,终止妊娠后围产儿发病率较继续妊娠组的胎儿低。

在任何孕周,如果发现异常的胎心率如晚期减速,胎儿心动过缓都需要考虑终止妊娠,32 周以后的胎心变异 <5bpm 也需要考虑是否需要终止妊娠。如果有条件做生物物理评分,则 BPP<6 分也是终止妊娠的指征。

35 周以后的 FGR 胎儿如果在胎儿健康评估中发现生物物理评分 <6 分,AFI<50 则需要考虑终止妊娠。一些临床医生认为,单纯性的 SGA 如果孕期的胎儿健康评估在正常水平也可以在 39 周终止妊娠。

在 32～34 周,通常在糖皮质激素促胎肺成熟后的 24～48 小时,如果发现胎儿健康状况的明显异常需要考虑终止妊娠。通常,早产儿或者足月前胎膜早破的孕妇不应该使用宫缩抑制剂,除非能够在密切监测胎心率的基础上为使用糖皮质激素促胎肺成熟赢得时间。

在 24～31 周,胎心率的加速在正常胎儿中表现得不太明显,但是如果出现频繁的晚期减速或者胎心过慢则需要考虑终止妊娠,只要条件允许,尽可能在终止妊娠前给予促胎肺成熟。

小于 24 周的 FGR 胎儿的预后大都不良,而且可能存在严重的神经系统的并发症,如果孕妇需要继续妊娠,则需要转运到更好的监护中心。

3. 分娩方式　并没有足够的证据来表明 FGR 胎儿的结局和分娩方式有密切的关系。对于阴道分娩还是选择性剖宫产需要考虑到胎儿的健康状况,产前产时的监护,孕妇的宫颈条件和本人意愿。

(1) 继续妊娠指征:胎儿状况良好,胎盘功能正常,妊娠未足月、孕妇无并发症及并发症者,可以在密切监护下妊娠至足月,但不应超过预产期。

(2) 终止妊娠指征

1) 治疗后 FGR 无改善,胎儿停止生长 3 周以上。

2) 胎盘提前老化,伴有羊水过少等胎盘功能低下表现。

3) NST、胎儿生物物理评分及胎儿血流测定等,提示胎儿缺氧。

4) 妊娠并发症、并发症病情加重,妊娠继续将危害母婴健康或生命者,均应尽快终止妊娠,一般在孕 34 周左右考虑终止妊娠,如孕周未达 34 周者,应促胎儿肺成熟后再终止妊娠。

(3) 分娩方式选择:FGR 胎儿对缺氧耐受力差,胎儿胎盘贮备不足,难以耐受分娩过程中子宫收缩时的缺氧状态,应适当放宽剖宫产指征。

1) 阴道分娩:胎儿情况良好,胎盘功能正常,胎儿成熟,Bishop 宫颈成熟度评分 ≥7 分,羊水量及胎位正常,无其他禁忌者,可经阴道分娩;若胎儿难以存活,无剖宫产指征时予以引产。

2) 剖宫产:胎儿病情危重,产道条件欠佳,阴道分娩对胎儿不利,均应行剖宫产结束分娩。

(十四) 再次妊娠的咨询

前次妊娠如果出现 SGA 的话,再次妊娠 SGA 的发生率增加 20%,胎死宫内的风险也同时增加 (尤其是早产的 FGR)。

(胡 争)

第二节 羊水量的异常

一、概述

充满于羊膜腔内的液体称为羊水。羊水在妊娠期占有举足轻重的地位,为胎儿躯干、肢体、肺部等的正常生长发育提供了充足的空间,并且防止脐带受压。20世纪50年代以来,在实验医学的基础上,遗传学和胎儿医学逐渐发展起来,羊膜腔穿刺技术普遍应用,加以70年代B超技术以及现代生物技术的发展,学者们对羊水的形成和羊膜的功能有了更深一步的认识,在妊娠不同时期羊水的质和量都处于动态的变化过程中以适应胎儿正常生长发育的需要。

(一) 羊水的形成与交换

1. 羊膜　羊膜上皮细胞的膜属于液态镶嵌型距的,是多孔组织层,可容许小分子物质和水分通过。很多学者进行早期妊娠时羊水成分的分析,它与母体血清的透析十分相近,它很可能是母体血清经胎膜进入羊膜腔的透析液。Brace 研究了羊水的动力学。他认为在妊娠20周以前,羊水主要是因为化学物质浓度梯度的不同,通过被动运动进入羊膜腔,但到妊娠晚期,羊水变成低渗溶液。按化学物质的浓度梯度理论,羊膜和平滑绒毛膜周围母体组织内血管网十分稀少,所以在晚期妊娠以这种方式通过的羊水量是极少的。

2. 脐带　脐带血管周围含有大量透明质酸酶的疏松结缔组织,这种结构理应有利于水分的吸收与转换。但按照物理定律,这种转换也只能在当化学浓度梯度存在时方能进行,因脐带的表面面积很小,故可进行的水分交换量很少。

3. 胎儿皮肤　1970年 Parmley 等发现早期妊娠时水分可经胎儿皮肤渗入羊膜腔,胎儿皮下毛细血管床是水分和溶质的交换场所。从某种意义上说,羊水实质上是胎儿细胞外液的外溢。妊娠24周以后,胎儿皮肤角化层形成,水和一般溶质均不能通过。

4. 胎儿肺　胎儿呼吸道参与羊水的形成。1941年 Potter 曾报道一例人胎儿肺部的一叶肺未与气管相通而被液体扩张。另外,动物实验时结扎了胎儿肺的气管,其肺充满液体而膨胀。近年来,已经明确在妊娠24周以后,肺泡Ⅱ型细胞合成表面活性物质,羊水中也可以测到这些物质,因而证实肺确实参与羊水的生成。但其量根据不同的实验证实都是很小的。胎儿在晚期妊娠时有呼吸运动,1976年由 Duenholter 及 Plitchard 等计算了晚期妊娠时人和猕猴胎儿每天有大量液体从肺泡分泌入羊膜腔〔200mL/(kg·d)〕,又因为胎儿在宫内的主动呼吸动作,每天有 600~800mL 羊水潮流量 (tidal flow) 通过胎肺,因此,有大量低渗羊水进入肺泡,经过肺泡的毛细血管床,每天可以回收相当量的水分。

5. 胎儿胃肠道　很多实验和临床方面的资料均证明胎儿能吞咽羊水,例如在胎粪中可找到毳毛及角化细胞等成分,又如将造影剂或示踪剂注入羊水,很快就可以出现胎儿胃肠道中;而胎儿消化道的闭锁将发生羊水过多症。利用胎儿吞咽羊水,胃肠道加以吸收、转运是羊水调节的一个重要方式。根据1965年 Pritcharcl 用菊糖作示踪剂或放射性核素标记的红细胞注入羊水的测定报告,可推算出胎儿每24小时吞咽羊水约 500mL。

6. 胎儿肾　Abramovich 等报告胎儿尿液是在妊娠 8~11 周开始进入羊膜腔的,通过B超可以测得,妊娠14周时胎儿膀胱内可以见到尿液存在。RabinoWitz 等观察到尿液量从妊娠22周的 5mL/h 逐步增加至妊娠40周的 20mL/h。胎尿是低渗溶液,渗透压为 80~140mOsm/L,远较羊水为低。至妊娠晚期,羊水的量估计为 800~1 000mL,羊水的渗透压因大量低张的胎儿尿的加入而降低,但尿酸、尿素及肌酐则相应的增高。

7. 胎盘的胎儿面　胎盘胎儿面也是胎儿和羊水间进行水和溶质转换的部位，水、Na^+、Cl^-以及尿素和肌酐都容易通过其表面。例如在羊水过多并发胎儿水肿时，胎儿心力衰竭，静脉压及间质的静水压增加，胎儿及胎盘间质水分潴留。此时胎儿皮肤已经角化而不能使水分通过，势必导致相当量的液体通过胎盘的绒毛板进入羊水。

综上所述，在不同的妊娠时期，羊水的来源不同。早期妊娠时，羊水主要是母体血清经胎膜进入羊膜腔的透析液，胎儿血循环形成后，水分及小分子物质可通过尚未角化的胎儿皮肤，也是羊水的一个来源。中期妊娠以后胎儿尿液排入羊膜腔，使羊水的渗透压逐渐降低，尿酸、肌酐量逐渐升高；另一方面，胎儿又通过吞咽羊水来取得量的平衡，此时胎儿皮肤逐渐角化，不再是羊水的来源。晚期妊娠时，羊水的运转除尿液的排出和羊水的吞咽这两条重要途径外，胎肺也是产生和吸收的一个重要途径，此外，每天约有500mL羊水及其溶质通过胎盘胎儿面的毛细血管直接进入胎儿脉管系统。脐带和羊膜面则不是羊水的重要来源。总之，羊水的形成受多种因素影响。在正常情况下，羊水的量和成分是水和小分子物质在母体、羊水和胎儿三者之间进行双向性交换取得动态平衡的结果，交换的速度随妊娠的发展而不断加快；特别是在妊娠晚期时，母体和羊水间的转换主要是经过胎儿间接进行的，经过胎膜交换的部分很少。血管内皮生长因子（vascular endothelial growth factor，VEGF）及泌乳素激素可能在调节胎膜的通透性上起一定的作用。Mann等人通过对水通道（aquaporins，AQPs）基因敲除小鼠进行研究，证实了APQs参与羊水的调节。

（二）羊水量

Brace使用染料稀释法测量出人类各孕周的正常羊水量。从早期妊娠开始，羊水量随孕周逐渐上升，到31~33孕周达到最高峰，随后迅速下降。足月时平均羊水量大约750mL。在孕40周以后，羊水量每周下降8%。孕42周时，平均羊水量仅有400mL。羊水量的改变与胎儿生长的速度相似，在孕32周胎儿的生长速度达到高峰，随后逐渐下降直至分娩。

（三）羊水量的测量

在过去的几十年里，人们提出了数种通过影像学测量羊水容量的方法。最简单的方法是通过超声测量宫腔内羊水的最大垂直深度。提出了四分法评估羊水量的指标——羊水指数（amnionic fluid index，AFI），即计算宫腔内四个象限羊水最大垂直深度总和。如AFI大于24cm则诊断为羊水过多。

许多因素都会影响AFI的数值。Deka发现母亲的水分摄入会提高AFI数值，该效果会持续24小时并且没有明确证据证明会影响妊娠结局。相反，限制液体或是脱水都会使AFI下降。在过期妊娠的病例中，OZ研究了羊水过少的原因，他们认为胎儿肾脏动脉舒张末期血流减少、血管阻力升高是很重要的病因。

二、羊水过多

（一）定义

妊娠晚期羊水量超过2 000mL为羊水过多。如前所述，妊娠各期羊水量是不同的，羊水量呈先增多后减少的变化趋势。少数孕妇在妊娠中晚期羊水量超过2 000mL，其中大部分呈缓慢增长，称为慢性羊水过多。个别报道，羊水量可多达15 000mL。如羊水量在数日内急剧增加而使子宫明显膨胀，则称急性羊水过多。

（二）发生率

过去由于在妊娠期中准确测量羊水量几乎是不可能的，因此，羊水过多的发生率很低。近年来，随着超声技术的发展，羊水量的测量成为可能，且测量的准确性不断提高。但因观察方法和观察者的不同，其发生率也各异；根据已有的材料，羊水过多的发生率大约为0.13%~1.67%。

孕妇在中期妊娠末至晚期妊娠行常规的超声检查，凡羊水暗区垂直深度8~11cm为轻度羊水过多，12~15cm其中或有小肢体为中度羊水过多，羊水暗区深度在16cm以上，可见浮动的胎儿者为重度羊水过多。羊水过多的总发生率为0.9%，其中80%的患者为轻度羊水过多，即羊水最大深度在8～11cm范围内；15%的患者羊水最大深度为12～15cm，定义为中度羊水过多。只有5%的患者羊水最大深度大于16cm，诊断为重度羊水过多。

（三）病因

羊水过多的病因是十分复杂的，发病机制至今尚未完全清楚。妊娠早期，羊膜囊里充满类似细胞外液的液体。妊娠的前半期，水的转移和其他小分子不仅可以通过羊膜，还可以通过胎儿的皮肤。妊娠中期，胎儿开始排尿、吞咽和吸入羊水，这些过程共同调控羊水量的变化。虽然人们认为羊水过多中过多的羊水最主要来源于羊膜的上皮细胞，但并没发现羊膜的组织学改变或羊水的化学改变。近年来人们已经注意到细胞膜水－通道蛋白的作用。一些跨膜蛋白表达于胎膜上，它们可能起到确保羊水的稳态的作用。发现尤其在原发的羊水过多的羊膜上水通道1（AQP1）在胎膜上表达增加。正常情况下胎儿吞咽羊水，通常认为这是控制羊水的量的方式之一。胎儿的吞咽如果受到抑制，如食管闭锁，经常会表现羊水过多，可以支持该理论。现就已知的病因及常与母体或胎儿病变共存的病种列举如下：

1. 胎儿畸形和染色体异常　如下所述。

（1）胎儿畸形：约为18%～40%羊水过多并发胎儿畸形。

1）神经管缺陷性疾病（neural tube defect）：该种畸形最常见，约占50%。其中又以无脑儿（anencephalus）、脊柱裂（spina bifida）所导致的脑脊膜膨出（encephalomyelocele），多见。由于脑脊膜裸露于羊膜腔内，大量的液体渗出而导致羊水过多，而且尽管吞咽功能还是正常，但因无覆盖的情况下，脑脊髓中枢不断受到刺激而发生排尿过多，抗利尿激素的缺乏，也是导致此类羊水过多的原因。

2）消化道畸形：约占25%，主要是上消化道闭锁，如食管闭锁（atresia of esophagus）、十二指肠闭锁（atresia of duodenum），其他还有十二指肠狭窄（stenosis of duodenum），由于吞咽后其通道的闭锁及狭窄，羊水不能吸收或吸收很慢，抑制发生羊水过多。

3）腹壁缺陷（abdominal wall defect）：胎儿发育过程中腹壁未完全合拢，发生脐膨出（omphalocele），腹膜与羊膜层直接相贴，腹腔内脏器突出于这两层极为菲薄而柔软的组织所形成的囊腔内，发生率约为1/4 000。因为腹腔的裸露，囊腔血管的液体可渗出于羊膜腔内而造成羊水过多。

4）膈疝（diaphragmatic hernia）以及先天性甲状腺囊肿或巨大的颈淋巴囊肿引起的颈部中隔受压，亦可影响羊水的吞咽和吸收而发生羊水过多。

5）新生儿先天性醛固酮增多症：又称Batter综合征，其肾小球旁细胞增多，产生低钾性碱中毒及醛固酮增多；在胎儿期因多尿而发生羊水过多，常伴有胎儿生长受限，Reinalter及Bettinelli等均有报道。

6）强直性肌萎缩症（myotonic dystrophy）：本病为妊娠期妇女肌萎缩疼痛中最常见的一种，其特殊是在妊娠期出现羊水过多，胎儿可伴有肢体位置异常或畸形足。

7）VATER先天缺陷：VATER是一组先天性缺陷词首缩写，包括脊椎缺陷（vertebral defect）、肛门闭锁（imperforate anus）、气管食管瘘（tracheoesophageal fistula）即桡骨肾脏发育不良（radial and reual dysplasia），超声检查胃萎缩或无胃，因无吞咽动作而发生羊水过多。

8）颌面部结构异常（mandibulofacial dysostosis）：又名复发性Treacher Collins综合征。Dixon等报告这是一种少见的常染色体显性遗传疾病，因无吞咽动作而发生羊水过多。

9）遗传性假性低醛固酮症（pseudohypoaldosteronism，PHA）：这是一种遗传性低钠综合征，胎儿肾小管对醛固酮的反应减退，导致低钠血症、高钾血症、脱水、生长差、胎尿增加，作者报道在两个家族中的4例PHA，孕妇均有严重的羊水过多。

10）Nooiisii综合征：以颈蹼、上睑下垂、性功能减退、先天性心脏病以及身体矮小，产前时刻伴有胎儿水肿。Menashe等收集文献中33例在晚期妊娠时19例发生羊水过多，产前B超检查时心脏异常检出率低，仅9例，而产后发现为31例。

除以上列举可导致羊水过多的胎儿畸形和疾病外，尚有先天性脑血管畸形、先天性心脏病、先天性多囊肾、先天性肺囊状腺瘤样异常、先天性胎儿肝钙化、胎儿空肠扭转、胎儿纵隔肿瘤、胎儿食管裂孔疝、胎儿卵巢过度刺激综合征等，文献报道均可造成羊水过多。

（2）胎儿染色体异常：部分羊水过多的患者伴有染色体异常。Zahn 等报告 45 例羊水过多中，约 38% 有胎儿结构型畸形，做羊膜腔穿刺者 22% 有核型异常。Carlson 等报告了 49 例羊水过多，22 例（44.9%）在超声检查可见异常，有 6 例（27.27%）有手姿态异常，以后证实为常染色体异常，其中 18 - 三体 3 例，21 - 三体 2 例，13 - 三体 1 例；其余 27 例原因不明的羊水过多染色体检查正常。

2. 双胎　在双胎中并发羊水过多者约占 10%。其中双绒毛膜双胎占 4%，单绒毛膜双胎占 16%，又以单绒毛膜双羊膜囊双胎的发生率最高。

（1）双胎输血综合征（twin - twin transfusion syndrome，TTTS）：单绒毛膜双羊膜囊双胎胎盘之间的血管吻合率高达 85%~100%，胎盘和胎盘的界面有动脉 - 动脉、动脉 - 静脉和静脉 - 静脉血管吻合，动静脉吻合为主时，双胎间出现血循环的不平衡，受血胎儿呈高血容量、多尿而发生羊水过多，而供血儿则由于血容量减少，出现羊水过少，此为 TTTS 的临床特点之一。

（2）双胎动脉反向灌注序列征（twin reversed arterial perfusion，TRAP）：Napolotani 又将其分为四种：①无心无脑畸形（acardius anceps）；②无心无头畸形（acardius acephalas）；③无心无躯干畸形；④无定型无心畸形（acardius amorphus）。TRAP 发生在单绒毛膜双胎，正常胎儿与无心胎之间存在动脉，动脉吻合支，正常胎儿通过动脉吻合支供血给无心胎，而无心胎也可通过吻合支将血液反向灌注给正常胎儿，导致正常胎儿成为血流动力学优势胎，出现羊水过多。

3. 妊娠并发糖尿病　羊水过多中约 10%~25% 并发孕妇血糖代谢异常。Yasuhi 等用 B 超连续观察胎儿在正常及糖尿病孕妇禁食及早餐后的膀胱大小，发现在早餐后两小时尿量均较禁食时明显增高，但在禁食期间，糖尿病孕妇胎儿的尿量明显高于非糖尿病孕妇的胎儿，故 Yasuhi 等认为糖尿病可能是发生羊水过多的原因之一。

4. 母儿 Rh 血型不合　孕妇产生抗胎儿血细胞的抗体，患儿出现溶血性贫血、水肿、尿量增加，同时胎盘增大、羊水过多。

5. 胎盘因素　如下所述。

（1）胎盘增大：胎盘催乳素（HPL）可能是调节羊水的因素之一，HPL 在羊水及母体血清中的浓度随妊娠月份而逐渐增长，而绒毛小叶亦出现 HPL 受体。Healy 等发现特发性的羊水过多中 HPL 受体减少，因此他们认为 HPL 受体减少可能是造成羊水过多的原因。

（2）胎盘绒毛血管瘤（chorioangioma of placenta）：胎盘绒毛血管瘤是胎盘常见的良性肿瘤，但直径 5cm 以上者罕见。

6. 特发性羊水过多　不能用上述因素解释的羊水过多，则为特发性羊水过多。特发性羊水过多可使剖宫产率升高，而对围产儿的预后无明显影响。

（四）临床表现

临床症状完全与羊水过多有关，主要是机械性压迫，羊水越多，症状越明显。

1. 急性羊水过多　多发生于孕 20~24 周。由于在数日内子宫体积急剧增加，产生一系列压迫症状，腹腔脏器向上推移，横膈上举，呼吸困难，腹壁皮肤则因张力过大而感疼痛，严重者，皮肤变薄，皮下静脉均可看清，由于巨大的子宫压迫双侧输尿管，同时体内液体大量汇向羊膜腔内，孕妇尿少，个别可以无尿而处于紧急状态，由于对下腔静脉的压迫，发生下肢及外阴部血液回流受阻，水肿明显。作腹部检查时，腹部皮肤因腹壁紧张而有触痛，子宫壁紧张，扪不到胎儿，听不到胎心，有的孕妇不能平卧，有的不能行走，仅能端坐。

2. 慢性羊水过多　常发生于妊娠晚期，由于羊水逐渐增加，量属中等偏多，压迫症状较轻，有时孕妇可以无感觉，仅在产前检查时发现子宫较正常孕周大，不易扪到胎儿或感胎儿浮游于大量羊水中，胎位不清，胎心遥远或听不清。

（五）诊断

1. B 超检查　目前，B 超是诊断羊水过多的一种十分重要的方法。B 超不但可以诊断羊水过多，而且可以发现胎儿畸形。用B超评估羊水量常用的方法有：羊水指数，最大羊水池的垂直深度，最大羊水池平面的垂直和水平径线等。

Phelan等提出羊水指数法（amniotic fluid index，AFI）。具体方法：腹部以脐为中心分为四个象限，四个象限羊水最大暗区的垂直径相加（AFI）以估计羊水量。当AFI＞24cm时，羊水过多的诊断可确立。

现将Moore及Cayle所测得的AFI在各孕周时的第2.5%、第5%、第95%及第97.5%的5种百分位值列于表7-7以便参考。

表7-7 羊水指数在各孕周时的百分位值的分布

孕周	羊水指数百分位值					检查数
	2.5th	5th	50th	95th	97.5th	
16	73	79	121	185	201	32
17	77	83	127	194	211	26
18	80	87	133	202	220	17
19	83	90	137	207	225	14
20	86	93	141	212	230	25
21	88	95	143	214	233	14
22	89	97	144	216	235	14
23	90	98	146	218	237	14
24	90	98	147	219	238	23
25	89	97	147	221	240	12
26	89	97	147	223	242	11
27	85	95	146	226	245	17
28	86	94	146	228	249	25
29	84	92	145	231	254	12
30	82	90	145	234	258	17
31	79	88	145	238	263	26
32	77	86	144	242	269	25
33	74	83	143	245	274	30
34	72	81	142	248	278	31
35	70	79	140	249	279	27
36	68	77	138	249	279	39
37	66	75	135	244	278	36
38	65	73	132	239	269	27
39	64	72	127	226	255	12
40	63	71	123	214	240	64
41	63	70	116	194	216	162
42	63	69	110	175	192	30

最大羊水暗区的垂直深度（maximum vertical pocket，MVP）是超声用于评估羊水量的最早的方法，MVP＞8cm诊断为羊水过多。

此外，亦有用最大羊水暗区平面的横径和直径之和、最大羊水池的三维体积评估羊水量等方法。Magann等用染料稀释法以估计羊水多少的同时，对AFI、MVP、最大羊水暗区平面的直径及横径三者的准确作了比较，他发现在羊水过多的患者，三个方法的准确性是一致的。

目前，MVP和AFI是目前在临床上最为常用的方法。Haws等对产前及产时胎儿监护的不同方法进行荟萃分析，指出 MVP>8cm 和 AFI>24 均是明确的围产儿死亡的危险因素。Magann 等进行前瞻性纵向研究，用 AFI 大于 97.5 百分位作为诊断羊水过多的标准，并将羊水过多的孕妇与羊水正常孕妇的妊娠结局作比较，前者与后者分娩时胎心异常的发生率（29% vs17%）、因胎儿因素剖宫产率（21% vs7%）及新生儿 ICU 的入住率（10% vs5%）均有统计学差异。

Hill 等人对 488 例正常双羊膜囊双胎各孕周的 AFI 进行测量，发现双胎之间各孕周 AFI 的变化数值相似，虽均比同孕周的单胎妊娠 AFI 低，但无统计学差异。因此，上述诊断羊水过多的方法同样亦适用于双羊膜囊双胎。

B 超还可以辨认各种不同的胎儿畸形，从轻度畸形如唇裂、联指直至严重的如脑积水，无脑儿及先天性心脏病等均可做出诊断。

2. 染色体检查 若 B 超提示胎儿存在两处或以上的异常，应做产前诊断查胎儿染色体。

3. X 线检查 腹部平片可见胎儿四肢伸展，侧位片可见围绕胎儿羊水区至子宫壁的距离增宽，在孕中期羊水十分增多情况下，胎儿可能显影不清晰，为诊断先天性消化道畸形，可用 76% 泛影葡胺 20～40mL 注入羊膜腔内，3 小时后，羊水中造影剂应明显减少，而在胎儿消化道中可出现造影剂；如此时消化道的上部未见造影剂或仅在胃内可见造影剂，则可高度怀疑有食管或十二指肠部闭锁，至于用羊膜腔内注射碘油以显示胎儿体表的方法已被 B 超法所替代。放射线及造影剂均可对胎儿造成一定的损害，且当今产前超声技术已经得到了很大的发展，所以胎儿的 X 线检查方法目前临床上基本淘汰。

4. 甲胎蛋白（α-fetoprotein，AFP）检查 胎儿的神经管畸形及消化道畸形，都可使血及羊水中的 AFP 升高，因此，查母血或羊水的 AFP 亦可辅证某些胎儿畸形的存在。

（六）处理

对羊水过多的处理，主要根据胎儿有无畸形、孕周、羊水过多的严重程度而定。

1. 羊水过多并发畸形胎儿 一般均需终止妊娠。终止妊娠的方法，应根据具体情况加以选择。对较严重的羊水过多，可用高位破膜法，即以管状的高位破膜器沿颈管与胎膜之间向上送 15cm，刺破胎膜，使羊水缓慢流出，宫腔内压逐渐降低，在流出适量羊水后，取出高位破膜器，然后静脉点滴缩宫素引产，亦可选用各种前列腺素抑制剂引产，一般在 24～48 小时内娩出。若无高位破膜器或为安全缘故亦可经腹穿刺放液，待宫腔内压力降低后再行引产。

在破膜过程中，胎膜破裂孔过大，羊水大量涌出时，应注意可能发生胎盘早期剥离，此时需严密观察患者的血压、脉搏，有无阴道流血。为防止腹压骤降腹腔脏器充血，腹部可加一个或两个沙袋。

2. 羊水过多并发正常胎儿 如下所述。

（1）期待治疗：羊水量多但无明显症状，为延长孕周，可以观察。

（2）吲哚美辛（indomethacin）：吲哚美辛是一种前列腺素合成抑制剂。Moise 复习了一系列文献后认为吲哚美辛在治疗羊水过多中是有效的；其作用机制最大的可能是减少胎儿尿液的生成。Mamopouloas 用吲哚美辛治疗 15 名羊水过多，剂量 2～2.2mg/（kg·d），其孕龄为 25～32 周，羊水暗区垂直深度均>8cm，治疗后羊水量均减少，平均为 5.9cm，所有 15 例新生儿均存活。

但吲哚美辛的最大问题是可使动脉导管提前关闭。根据 Moise 的观察约有半数的胎儿在母亲接受吲哚美辛治疗后用多普勒超声监护发现动脉导管有狭窄的现象；Moise 的进一步观察发现每日给予吲哚美辛 100mg，动脉导管狭窄现象主要发生在 32 孕周以后（50%），所以他主张吲哚美辛的应用应限于 32 孕周以前；但在双胎中因个体对药物敏感度不同，应根据多普勒超声监视而定。

（3）羊膜腔穿刺：羊水过多引起一系列压迫症状时可考虑作羊膜腔穿刺（amniocentesis），同时这也是一种延长孕期，争取胎儿成熟的手段，通过放出的羊水做 L/S 比值或其他检查以了解胎儿情况。但是羊膜腔穿刺虽是一种小手术，它可以刺激子宫收缩而发生早产，这是应予注意的。

羊膜腔穿刺前先做 B 超检查以避开胎盘，选择恰当的穿刺点。定点后，皮肤及皮下用 0.5% 普鲁卡因局麻，以 18 号穿刺针穿入羊膜腔，穿刺针尾部接静脉注射用的塑料管将羊水引出，拔出穿刺针后局部压迫止血，同时定时测血压、脉搏以早期发现胎盘早期剥离，术中应严格注意无菌操作。Elliott 等对 94 名羊水过多患者做了 200 次治疗性羊膜腔穿刺，其中 36 例为双胎输血综合征。平均放液量为

1 500mL,放液速度为(55±22)mL/min,200例穿刺中发生胎膜早破,绒毛膜羊膜炎即胎盘早期剥离(放液10 000mL)各1例。以往提倡放液速度不超过500mL/h,放液总量不超过1 500~2 000mL,但目前有许多研究发现快速放羊水不但能迅速缓解患者的压迫症状,手术时间短,宫内感染的风险下降,不增加胎盘早剥等并发症的风险。

(七)预后

围产儿的预后与羊水过多严重程度有关。尽管B超可以发现明显的胎儿异常,但是对外表正常的围产儿的预后应谨慎对待,因为部分胎儿畸形尚难为B超发现,同时部分还伴有染色体异常;另外,有发生早产、脐带脱垂、胎盘早期剥离均可影响胎儿的存活率,而新生儿中的糖尿病孕妇的新生儿和新生儿有核红细胞增多症亦影响预后。

对母亲的威胁主要是胎盘早期剥离及产后出血,但若处理正确,这些并发症是可以防止的。

三、羊水过少

(一)定义

妊娠足月时羊水量少于300mL为羊水过少。但亦有学者主张以少于100mL为羊水过少。在临床工作中,对羊水量的测定大都用目测法,无论阴道分娩或剖宫产术时都很难准确地收集到羊水量,因此羊水量的记载很不准确。用诸如染色法等其他方法亦难以得到准确数字。B超用于临床后,对羊水量的评估起了很大作用,但目前仍无法以之准确定量。因此至今仍只能沿用过去的定义。这是今后需要解决的问题。

(二)发生率

对羊水过少有一个认识的过程,B超应用于临床后本病的发生率明显增高。故其发生率与对此病的认识、重视程度及检测方法和标准不同而不同,约为0.5%~5.5%。

据报道,羊水过少的孕妇其围产儿死亡率及围产儿发病率明显升高。Chamberlian在1984年即观察到羊水量减少者围产儿死亡率明显高于羊水量正常的。Bastido等发现在严重羊水过少者中其围产儿死亡率高达133‰,其中13%的胎儿有严重畸形,在该研究中总的围产儿死亡率仅为14‰,而其中有严重畸形者仅为0.7%。一项收集18个研究合计超过10 000名孕妇的荟萃分析提示,母亲羊水过少,其胎儿窘迫及新生儿窒息的发生风险明显升高。然而,Magann等人对AFI≤5cm和AFI>5cm两组同时并发其他高危因素的孕妇作比较,发现两组间妊娠结局并无明显差异。

(三)病因

1. 胎儿宫内缺氧　Cohen等用胎羊作过一项胎羊对低氧血症及酸血症的循环系统反应的研究,对理解羊水过少病因很有意义。他们将乙烯基导管置入母羊及胎羊的有关血管,术后2~5天进行母羊的缺氧实验,先在对照期母羊非缺氧期,后在实验期母羊缺氧期内取得胎心率及胎羊的动脉压、PO_2、PCO_2、pH及各脏器血流量及心排血量的数据,实验显示胎羊在低氧血症时心率及输出量均下降,酸血症时下降更明显;低氧血症时胎羊心排血量中至胎盘的血流及在胎羊心、脑及肾上腺的血流量明显增加,但至肺、肾、脾、肠的血流量明显减少,其中对肾的血流量在正常对照时期为(175±8)mL/(min·100g),在低氧血症时降为(136±12)mL/(min·100g),并发酸血症时进一步降为(81±15)mL/(min·100g)。由此可见,缺氧可使胎羊的各个脏器的血流重新分布,肾血流量减少,合理的推断是尿的生成也减少,因此它是一个十分重要的实验。在多普勒血流测定进入临床后,常才等对555例正常妊娠足月胎儿、22例宫内缺氧胎儿及6例以后发生围产儿死亡的胎儿作大脑中动脉、肾动脉、胎盘床动脉及脐动脉的血管搏动指数及阻力指数进行测定,发现胎儿血管搏动指数及阻力指数在围产儿死亡组及胎儿窘迫组均明显升高,而胎儿大脑中动脉改变不大,证实了Cohen的动脉实验结果。所以肾动脉血流量的减少,导致胎儿尿量减少。所以羊水过少可以看作胎儿宫内缺氧的早期表现。

2. 母体血容量的变化　Goodlin等研究羊水量与母体血容量之间的关系。他以Evan蓝及放射性碘标记的人血浆白蛋白测量母体血浆量,另用B超测量羊水量,将羊水量及母体血浆量分为5个等级,即少、较少、正常、较多及多五个等级,其结构是羊水量与母体血容量之间有很好的相关性。如出现羊水过少,母体常低血容量,反之亦然。当时作者认为如扩张母亲血容量可能使羊水过少情况改善。Flack 等选择 10 例妊娠晚期并发羊水过少(AFI≤5cm)及 10 例羊水量正常者(AFI≥7cm),于 2 小时内饮 2L 水,饮水前后测定母血浆及母尿渗透压、AFI 及母体子宫动脉、胎儿脐动脉、降主动脉及肾动脉多普勒血流速度,结果是饮水后两组孕妇的血浆及尿的渗透压浓度均降低,但羊水过少组子宫动脉血流速度明显增加,AFI 亦明显增加,而羊水量正常组中无上述变化,至于其他各动脉的血流指数并无改变,以上两组研究可以说明母体的血容量确与羊水过少有关,但机制尚未完全明确。

3. 胎儿尿液生成减少　Wladimiroff 等以超声技术研究胎儿尿液的生成,测定 92 例正常胎儿每小时胎尿生成率。从孕 31 周的 (9.6±0.9) mL 逐渐增加至孕 40 周的 (27.3±2.3) mL,另在 62 例有并发症的孕妇中发现 29 例胎尿生成率低于正常界限,其中主要是 FGR,该 62 例中每小时胎尿生成率低下者,其产程中胎儿缺氧发生率或新生儿 Apgar 评分 <7 分的发生率均升高,他们认为尿量的减少可能与肾小管的重吸收有关。

(四) 羊水过少的相关因素

见表 7-8。

表 7-8　羊水过少相关因素

胎儿因素	母体因素
染色体异常	子宫胎盘功能不足
先天异常	高血压
生长受限	子痫前期
死胎	糖尿病
过期妊娠	药物
破膜	前列腺素合成酶抑制剂
胎盘因素	血管紧张素转化酶抑制剂
胎盘早剥	
双胎输血综合征	特发性

1. 过期妊娠　近年来,过期妊娠已是围产期监护的重要问题之一,过期妊娠与羊水过少关系密切,与一般妊娠比较,其并发羊水过少的发生率明显增高。Crowley 等报告为 19.4%,亦发现胎粪污染率、因胎儿窘迫的剖宫产率、胎儿头皮血 <7.25 及低体重儿的发生率在羊水过少中均明显升高,这些都说明并发羊水过少在过期妊娠中其危险度明显增高。Trimmer 等对 38 例过期妊娠的胎儿尿生成的研究中证明,羊水适量组尿量生成与正常足月儿相同,而在羊水减少组中,胎儿尿量较羊水适量的过期儿及正常足月胎儿减少 50%,前文所述的实验性研究的胎羊低氧血症的内脏血流重新分布似可解释以上结果。

2. 胎儿生长受限　羊水过少与胎儿生长受限(FGR)有密切关系,Manning 等报告 120 例临床上疑有 FGR 的患者,B 超怀疑并发羊水过少者 29 例,分娩后证实为 FGR 者 26 例,而羊水正常的 91 例中,仅 5 例为 FGR,两者差异极为显著。Hill 等及 Philepsen 等均证实了 Manning 等观察的正确性,FGR 并发羊水过少的发生似与慢性缺氧有关。Hadlock 等认为 Manning 所定的羊水池深度 1cm 的羊水过少标准过于严格,可以确定为 FGR 仅占 4%,而假阴性将达 96%。

3. 畸形及发育不全(表 7-9)　在羊水过少中,并发胎儿先天性发育畸形的报告很多,其中包括有染色体异常,囊性淋巴瘤(cystic hygroma)、泌尿生殖道畸形、小头畸形、Fallot 四联征,前脑无裂畸形(holo-prosence-phaly)、甲状腺功能减退等,但以先天性泌尿系统异常最多见。

表7-9 导致羊水过少的先天性异常

羊膜带综合征

心脏：法洛四联征，室间隔缺损

中枢神经系统：前脑无裂畸形，脑脊膜膨出，脑疝，小头畸形

染色体异常：三倍体，18-三体，Turner综合征

泄殖腔发育不全

囊状水瘤

膈疝

泌尿生殖系统：肾发育不全，肾发育异常，尿道梗阻，膀胱外翻，Meckel-Gruber综合征，肾盂输尿管连接部梗阻，先天性腹肌缺损综合征（干梅腹综合征）

甲状腺功能低下

骨骼：并指畸形，骶骨发育不全，桡骨缺如，面裂

TRAP（双胎逆向动脉灌注）综合征

双胎输血综合征

VACTERAL（与椎骨、肛门、心脏、气管-食管、肾、肢体异常有关的）综合征

4. 胎膜早破 前文已提到胎膜早破时间长，因羊水过少而造成肺发育不良及骨骼畸形，而近足月妊娠时胎膜早破除容易发生感染外，由于羊水持续外溢而发生羊水过少，使脐带受压而导致胎儿宫内窘迫，这一问题近年来已引起广泛重视。Vintzileos等根据羊水过少严重程度对胎儿的预后，与妊娠期持续时间、产程中胎心率变化（包括脐带受压）、剖宫产率、胎儿窘迫、宫内感染及围产儿死亡率等项比较，他们认为羊水减少的严重程度是预测妊娠预后的良好指标，而B超监测羊水量是一个简单、可信度高而非侵入性的方法。最近，Kilbride等报告单胎，妊娠29周前即已发生胎膜早破者，以每周B超监测羊水量变化，其羊水过少的标准为羊水池垂直径<1cm，其结果是骨骼畸形与双顶径/腹径之比不能预测其预后，而严重羊水过少的持续时间和破膜时的孕龄均可以单独作为预测胎儿危险度的指标。严重羊水过少，胎膜破裂时间早于妊娠25周而持续时间大于14天者，预测新生儿死亡率将>90%。

5. 药物影响 近年来，有不少在用吲哚美辛（indomethacin）后可以发生羊水过少的报道，吲哚美辛是一种前列腺素合成酶的抑制剂，并有增加抗利尿激素的作用；在产科可用于治疗羊水过多，但使用时间过久，除可以发生动脉导管提前关闭外，还可以发生羊水过少。Bivins等对65名孕26~32周先兆流产病员随机分为两组，33名口服吲哚美辛，32名用特布他林（terbutaline），两组能持续妊娠达孕34周的百分比无明显差别，但在吲哚美辛组9名发生动脉导管狭窄，13名发生羊水过少，特布他林组则有53%发生β拟交感的不良反应，作者认为长期使用，吲哚美辛对胎儿的不良反应大。Carmona等报告对7例羊水过多用吲哚美辛治疗，平均使用20天，剂量2.2~2.5mg/（kg·d），结果2名发生羊水过少。亦有其他前列腺素合成酶抑制剂如异丁苯丙酸（ibuprofen，布洛芬）亦可引起羊水过少的报道。另外，应用血管紧张素转换酶抑制剂（angiotensin converting enzyme inhibitor，ACE inhibitor），也可以导致胎儿低张力、无尿、羊水过少、生长受限、肺发育不全及肾小管发育不良等不良反应，例如对甲丙脯酸（saptoril）及埃那拉普利尔（ena-laplil）均曾有报道可导致羊水过少、胎儿窘迫、新生儿低血压及无尿。

（五）诊断

（1）B超：前文已述，B超检查是诊断羊水过少的重要方法。目前，推荐整个孕周以AFI<5cm作为羊水过少的诊断标准；或当孕周≥34周时，以MVP<2cm作为诊断标准。Magann等人建议使用AFI<2.5百分位作为羊水过少的诊断标准。诊断单胎羊水过少的方法同样亦适用于双羊膜囊双胎。

（2）若在产前未作B超检查，临产后未见羊水流出而在阴道检查破膜时羊水极少或用弯钳夹到胎发，亦应怀疑羊水过少。

（六）处理

1. 妊娠中期出现的羊水过少　也可称为早发型羊水过少，胎儿预后差。Shenker 等描述了 80 例早发型羊水过少中仅一半胎儿存活。Mercer 和 Brown 描述了 34 例中孕期并发羊水最大垂直液性暗区直径 ≤1cm 的预后。9 例（1/4）胎儿表型异常，25 例表型正常胎儿中 10 例因为严重的妊娠期高血压、胎儿生长受限或胎盘早剥而出现自然流产或死胎。14 例活产胎儿中，8 例早产儿有 7 例死亡，只有 6 例足月产儿预后良好。

Newbould 等描述尸体解剖时发现 89 例带有 Potter 序列或 Potter 综合征的胎儿，只有 3% 有正常的肾结构；34% 出现双肾发育不全，34% 双肾囊性发育不良；9% 单个肾发育异常致发育不全；10% 出现较小的尿路畸形。

另外一些正常的胎儿可能要受早发型严重的羊水减少的影响。羊膜之间的粘连可能会使胎儿部分结构被夹住，从而导致严重的畸形，包括断肢。而且，羊水减少使胎儿的各部分受压，可能会出现肌肉骨骼畸形如畸形足。

早发型羊水过少可导致胎儿肺发育不全，显著增加胎儿肺病理性增生的风险。肺发育不全发生率在出生时是 1/1 000，但当羊水过少时，肺发育不全变得常见。Wirm 等进行了前瞻性队列研究，对象是 163 例继发于胎膜早破（孕 15~28 周）的羊水过少患者。将近 13% 胎儿出现肺发育不全。胎膜早破发生孕周越早，肺发育不全越普遍。Kiblide 等研究孕 29 周前发生胎膜早破的 115 例孕妇，发现其中 7 例死胎，40 例新生儿死亡及高达 409/1 000 的围产期死亡率。致死性的肺发育不全发生风险是 20%。不良的妊娠结局更易出现在越早期的胎膜早破及破膜持续时间超过 14 天的胎膜早破。据 Fox、Badalian 及 Launa 等研究，发生肺发育不全的可能原因有三个：第一，胸膜腔压力可能阻止胸壁的移动和肺的扩张。第二，胎儿呼吸运动的缺乏使进入肺的液体减少。第三，受损的肺进一步发展将不能维持肺内羊水量或流出量，这也是被人们广泛接受的说法。Albuquerque 等发现羊水过少与脊柱弯曲有联系，这也可用于解释羊水过少致胎儿肺发育不全。

2. 妊娠晚期的羊水过少　妊娠晚期羊水过少的处理要依临床情况而定。首先，进行胎儿生长发育的评估很关键。妊娠期羊水过少并发胎儿生长受限需要行紧密胎儿监护以防胎儿死亡。在很多情况下，母胎安危比早产的潜在并发症更为重要。然而，若孕 36 周前胎儿发育正常同时发现羊水过少，则应该在进行期待治疗同时增加胎儿监护次数。凡 ≥41 周者，每周作 2 次 B 超检查是必要的，如并发妊娠期高血压疾病、过期妊娠、FCR、胎膜早破等疾病，更应注意羊水量的测定。

3. 临产前及分娩期羊水过少的处理　分娩期羊水过少的妊娠结局存有争议。Chauhan 等进行 18 个研究（含 10 500 例以上分娩期羊水指数 <5cm 孕妇）的荟萃分析，发现与羊水指数 >5cm 的对照组相比，羊水过少的孕妇因胎儿窘迫行剖宫产的风险增加 2.2 倍，5 分钟 Apgar 评分 <7 分的风险增加了 5.2 倍。分娩时羊水过少易导致脐带受压。Baron 等报道羊水过少产妇分娩时胎心出现变异减速风险增加 50%，剖宫产率增加 7 倍。

因此许多学者尝试向羊膜腔内注射液体以减少胎儿因脐带受压而引起的宫内窘迫。

很多研究评估分娩期的羊膜腔内灌注能否防止羊水胎粪污染所致的胎儿死亡，且该污染常与羊水过少相关。

总的来说，这些研究结果提示常规的预防性羊膜腔内灌注预防分娩期羊水胎粪污染是不合理的。甚至，美国妇产科学会亦不推荐为此原因进行常规的预防性羊膜腔内灌注。然而，美国妇产科学会指出羊膜腔内灌注是治疗重复性胎心率变异减速的合理方法，而不管羊水是否胎粪污染。

（杨　斌）

第三节 胎儿红细胞同种免疫性溶血

一、概述

胎儿红细胞同种免疫性溶血（isoimmune hemolysis）是指由于母胎血型不合，胎儿的血型抗原进入母体使母亲致敏而产生特异性同种免疫性抗体，通过胎盘进入胎儿循环与红细胞抗原结合，导致溶血、贫血，严重者发生免疫性水肿（immune hydrops fetalis，IHF）甚至死胎。

引起同种免疫性溶血的红细胞血型抗原多达 50 多种，包括 Rh、ABO、Kell、Duffy、Kidd 等。这些抗原可以导致胎儿和新生儿溶血性疾病（hemolytic disease of the fetus and newborn，HDFN）。然而，仅有少数几种红细胞抗原可导致胎儿严重贫血从而需要进行宫内干预。其中以 RhD 抗原最为常见，妊娠期需要严密监测和及时处理。一些少见的血型抗原如 Kell、Rhc 等可以引发胎儿严重贫血；罕见的情况下，Duffy、Kidd、RhE 等母胎血型不合可以造成严重的贫血。

二、ABO 同种免疫性溶血

在我国 ABO 血型不合占新生儿溶血的 95% 以上。母亲多为 O 型血、胎儿为 A 型或 B 型血，孕妇产生抗 A、抗 B 的 IgG，通过胎盘而导致胎儿溶血；而 A 型或 B 型孕妇的 B 或 A 抗体主要为 IgM，不能通过胎盘屏障。

虽然 ABO 溶血是我国新生儿溶血的主要病因，但其溶血程度大多较轻，极少导致严重的胎儿宫内溶血，一般无须进行宫内干预。这是因为 A、B 血型的抗原性较弱，红细胞表面抗原位点少，与抗体的结合较少。母亲抗体效价与胎儿溶血无直接相关性。ABO 血型不合在第一胎就可发生溶血，因为孕妇在妊娠前可能接触其他来源的血型抗原，如肠道寄生菌、某些疫苗、植物或动物等都可含有 ABO 血型抗原。目前对新生儿 ABO 溶血的诊治技术已经十分成熟，极少造成不良结局。因此，ABO 同种免疫被认为是儿科疾病而不是产科关注的问题，不主张进行妊娠期监测和处理。

Rh 同种免疫（Rhesus alloimmunization）指母亲为 Rh 阴性、胎儿为 Rh 阳性，由此引起的妊娠期同种免疫反应。根据美国的报道，发病率在 1 000 个活产儿中为 6.8。母胎 Rh 血型不合引起同种免疫是造成胎儿免疫性水肿最常见的原因；也是导致胎儿严重贫血最主要的疾病。在西方国家，曾经是胎儿死亡的重要原因。自从 1968 年 RhD 免疫球蛋白开始在临床预防性应用后，溶血的发生率从 2% 降至 0.1%。对此病理生理的认识的发展、可靠的诊断方法的建立、有效的预防措施的出现以及宫内输血（intrauterine transfusion，IUT）技术的应用，极大地改善了疾病的预后。

（1）Rh 血型抗原：胎儿分别从父亲及母亲遗传血型基因，因此胎儿可出现与母亲不同的血型。妊娠 30 余天时胎儿红细胞表面即出现 Rh 抗原。

Rh 血型系统的抗原基因位于 1 号染色体短臂，由两个基因——RhD 基因和 RhCE 基因编码三组血型共 5 种抗原：D、C/c、E/e。RhD 基因编码 D 抗原，由 10 个外显子组成；RhCE 基因的碱基序列与 D 基因有 96% 的同源性，可产生两组完全不同的抗原蛋白：外显子 5 的鸟嘌呤取代了胞嘧啶导致了 E 抗原变为 e 抗原；外显子 2 一个核苷酸的变化——胞嘧啶取代了胸腺嘧啶导致精氨酸变为赖氨酸，使 c 抗原变为 C 抗原。

Rh 血型系统 5 种抗原的抗原性决定了溶血的严重程度。抗原性的强弱依次为：D > E > C > c > e；除了 D 抗原，其他抗原的抗原性排序在不同报道有差异。由于 D 抗原的抗原性最强，根据有无 D 抗原将红细胞分为 Rh 阳性和阴性。Rh 阴性血型指 RhD 血型抗原阴性。不同人群和种族中 Rh 阴性率不同，我国汉族为 0.34%，维吾尔族为 4.9%，北美洲的白人为 15%，黑人为 7%~8%，而巴斯克人高达 100%。c、C、E、e 抗原也可引溶血。D 抗体阳性者，可并发其他抗体弱阳性或阳性。

一项加拿大多中心的研究，0.96% 的人群血清学测得的 RhD 血型为弱阳性。以往这种人群的血型曾被认为 RhD 阳性；近年的遗传学研究认为 D 弱阳性包括两种类型：一种为红细胞表达的 RhD 抗原数量减少，据报道这种弱阳性有108种亚型；第二种D弱阳性者只有部分的D抗原，红细胞表面的D抗原活性部位出现了氨基酸的置换，导致了部分抗原的缺失。患者对正常D抗原的红细胞可产生抗体。RhD的变异分作Ⅱ~Ⅵ型以及超过97个亚型。有报道由于D抗原的部分缺失导致严重的胎儿和新生儿溶血，甚至发生水肿胎。采用常规的血清学检查，许多D弱阳性或D变异被报告为RhD阴性；而采用间接Coonibs试验，大多数的D抗原部分缺失或变异被检出为D阳性血型。

（2）病理生理：75%的孕妇妊娠或分娩期在外周血中检出胎儿红细胞。随着妊娠的进展，自发性的胎母输血的机会和输血量不断增加。大多数的病例，少量的胎儿RhD抗原不足以刺激母体的免疫系统；当发生大量的胎母输血时，母体的B淋巴细胞识别RhD抗原，最初产生IgM抗体，寿命很短，记忆B淋巴细胞等待着再次妊娠的抗原刺激。当抗原再次刺激时，浆细胞迅速增生并产生IgG抗体，这些抗体通过胎盘进入胎儿血循环，造成一系列的病理改变：①抗体与胎儿红细胞表面的D抗原结合而发生溶血、贫血，导致代偿性髓外造血，造成胎儿肝脾增大；②贫血造成组织缺氧，血管通透性增加，组织间隙积液、水肿；③心脏代偿性泵血增加，随着红细胞进一步破坏及心脏缺氧，心脏功能失代偿；④肝脏合成血浆蛋白障碍，导致低蛋白血症，水肿加重。胎儿最终全身水肿、心力衰竭、死亡。

Rh阴性的母亲第一次怀Rh阳性的胎儿后，刺激母亲产生抗体的机会为16%。一般情况下，第一胎不发生溶血，随着妊娠次数的增加，溶血往往越来越严重，发病越来越早。第一胎妊娠即发生溶血见于以下情况：①曾经输注Rh阳性血，约1%~2%的受血者将产生抗体；②"外祖母学说"：Rh阴性的孕妇本身在胎儿期接触过阳性的母亲血液而被致敏。

三、诊断

1. 确定配偶血型及其基因型　只有配偶为Rh阳性，Rh阴性的孕妇才可能孕育阳性的胎儿。

Rh血型的遗传遵循孟德尔遗传规律：阳性的父亲存在杂合子或纯合子两种基因型的可能。阳性杂合子的父亲与阴性的母亲婚配，其后代是阴性或阳性的机会分别为50%；而阳性纯合子的父亲与阴性的母亲婚配，其后代均为阳性的杂合子。因此，在有检测条件的情况下，确定父亲的Rh血型的合子性质是诊断和处理的第一步。在无条件检测合子性质的情况下，按照父亲为纯合子的方案处理。

2. 确定胎儿血型　若父亲为杂合子，最好能确定胎儿Rh血型。以往需要抽取羊水通过PCR的方法检测胎儿的血型基因型，或直接抽取胎儿脐血检查血型。由于介入性操作可能带来的风险以及无创性产前诊断技术的进步，可以利用母亲外周血中胎儿的游离DNA检测胎儿血型。若阴性孕妇的外周血检出D基因片段或序列，可以诊断胎儿为Rh阳性血型。

一些欧洲国家开始对配偶为Rh阳性杂合子的阴性孕妇，在早孕或中孕的早期采取这种方法筛查胎儿血型，以决定后续处理方案。根据检测结果，仅对怀有Rh阳性胎儿的未致敏的孕妇预防性注射Rh免疫球蛋白；对阳性的胎儿进行宫内监测，阴性的胎儿没有必要进行处理。

若没有条件进行胎儿Rh血型筛查，对不明胎儿Rh血型的病例，按照胎儿为Rh阳性的方案进行处理。

3. 判断孕妇是否致敏　判断孕妇是否已经致敏十分重要，因为不是所有的母胎Rh血型不合均发生溶血，溶血仅发生在少数致敏孕妇的胎儿。母亲的抗体水平是评估致敏的首选方法。所有Rh阴性的孕妇首诊时应检测抗D抗体。根据本次妊娠期是否检出抗体，分作致敏型和未致敏型：抗体阴性者为未致敏型；而检出抗体为致敏型，提示胎儿可能发生溶血。即便如此，仅少数严重贫血的胎儿需进行宫内干预。根据既往妊娠的情况，致敏的孕妇可分为首次致敏及再次致敏。首次致敏者既往未出现胎儿或新生儿溶血；再次致敏则反之。首次致敏者孕期多只需要系列监测抗体浓度，必要时多普勒系列监测大脑中动脉收缩期峰值流速（middle cerebral artery peak systolic velocity，MCA-PSV）；而再次致敏者是重点监测的对象，在多数病例，本次妊娠胎儿受累程度有较前次妊娠加重的趋势，可能需要进行宫内干预。

4. 监测胎儿贫血程度　对于已经致敏尤其是再次致敏的孕妇，监测胎儿贫血十分重要。监测的目的在于预测中度或重度贫血，在高危的病例出现水肿胎之前进行IUT。多数的致敏病例只发生轻度或中度贫血，90%的致敏病例仅需密切监测MCA-PSV，仅10%的病例需要IUT。

（1）抗D抗体水平：建议24~28周前每月复查抗体一次，28周后每两周复查一次。首次致敏者抗体达到1：32被认为危险值（若采用国际单位，15Iu为危险值），提示胎儿可能会出现严重溶血。每个中心的危险值有所不同。此外，抗体的上升趋势也很重要。若短期内升高4倍以上（如由1：16升至1：64），警惕胎儿溶血加重。

（2）超声检查：主要目的是监测胎儿贫血程度。在众多的超声指标中，MCA-PSV是预测严重贫血的最可靠的指标，其特异度和敏感度均优于其他指标以及羊水胆红素检测。由于无创性和可重复性的特点，广为医生及孕妇接受。

1）MCA-PSV：贫血时心排血量增加、血液黏滞度降低，导致大脑中动脉血液流速的增加。1995年Mari首先报道应用MCA-PSV诊断胎儿贫血，近年认为是预测中重度贫血的准确指标，在水肿出现前已经升高。MCA-PSV大于相应孕周的1.5MoM提示胎儿中重度贫血，需要进行侵入性检查；≥1.29MoM，提示胎儿轻度贫血。敏感性可达88%~100%，特异性达82%，准确性达85%，假阳性率约12%。MCA-PSV与胎儿贫血程度的关系见表7-10。各孕周MCA-PSV的中位数及1.5MoM的参考值均不同，将测得值与相应孕周的参考值比对，可推算出胎儿的贫血程度。

表7-10 胎儿MCA-PSV与血红蛋白浓度的关系

MCA-PSV（MoM）	血红蛋白（MoM）	贫血程度
>1.5	<0.65	中重度
1.29~1.5	<0.84	轻度
<1.29	>0.84	无

注：MCA-PSV：大脑中动脉收缩期峰值流速。

2）MCA-PSV预测胎儿贫血的影响因素：①预测轻度贫血的准确性降低。由于轻度贫血不需宫内干预，因而影响不大；②妊娠34~35周后假阳性率增高；③IUT后准确性降低：与胎儿的红细胞比较，成人红细胞较小、变形性及凝聚性增高、对氧的亲和力较低。IUT后胎儿循环被成人红细胞所取代，红细胞的黏滞性改变，因而对预测贫血和下次IUT的时间受到影响。随着IUT次数的增加，MCA-PSV预测中重度贫血的假阳性率升高。

3）水肿：出现水肿提示严重的贫血和疾病的晚期，预后不良。水肿症状出现的顺序依次为：腹腔积液、心包积液（常伴有心脏增大）、皮肤水肿、胸腔积液、胎盘增厚、脐静脉扩张、羊水过多，严重的贫血可以羊水过少。

4）其他非特异指标：贫血导致心脏增大、肝脾肿大。

除了腹腔积液之外，其他指标均不能可靠地判别贫血的严重程度。

（3）侵入性诊断：当超声提示胎儿中重度贫血或出现水肿胎，侵入性诊断以确定胎儿贫血程度非常必要。作为评估胎儿溶血程度的间接指标，△OD$_{450}$检测羊水胆红素水平曾经在临床广泛应用。近年来，MCA-PSV取代了羊水检查，成为许多中心评估胎儿贫血的主要指标，脐带穿刺（cordocentesis）是确诊贫血的金标准。

1）羊膜腔穿刺：羊膜腔穿刺的手术相关胎儿丢失率为0.25%~1%。

△OD$_{450}$检测羊水胆红素：羊水胆红素反映了胎儿溶血程度。采用450nm波长对羊水进行光谱分析可以检测其中胆红素含量，间接评估贫血程度。1961年，Liley首先提出Liley表（Liley chart，Liley curve）评估胎儿溶血的严重情况，适用于妊娠27周~足月。可将患病胎儿的羊水在△OD$_{450}$时胆红素含量的测得值与相应孕周的正常值作比较。表格划分为3个区域，Ⅰ区：未受累或轻度受累；ⅡA区：轻度或中度受累；ⅡB区：中度或重度受累；Ⅲ区：严重受累。从表中查得测得值所处的区域可间接评估胎儿的贫血程度。而后，Queenan提出了修正曲线（Queenan curve），该曲线分作4个区域：未受累区、未确定区、受累区以及宫内死亡危险区。Queenan curve适用于14~40周，提早了诊断贫血的孕周。哪种方法更好尚无明确定论。曾有比较两种曲线的敏感性、特异性和准确性，认为Queenan曲线较好，尤其对27孕周前发生溶血的病例。

作为宫内监测的方法，羊膜腔穿刺的间隔一般为10~14天直至分娩。若羊水△OD$_{450}$测值达到Rh阳性受累区，必须进行脐带穿刺确诊。

检测胎儿血型：利用羊水细胞，采用PCR技术可以检测胎儿血型。

检测胎肺成熟度：需要提前终止妊娠的病例，判断肺成熟度以选择终止妊娠的时机。

2）脐带穿刺：为IUT前必不可少的诊断步骤。考虑到手术的并发症，脐带穿刺不作为一线的诊断方法。当MCA-PSV≥1.5MoM、羊水AOD$_{450}$测值达到受累区，或超声提示胎儿水肿，必须进行脐带血检查，可以直接诊断胎儿血型、贫血程度、红细胞是否被致敏。检测内容包括：血型、血常规、网织红细胞、直接抗人球蛋白试验（Coombs试验）、Rh游离试验和放散试验，总胆红素。贫血的血象表现为：红细胞减少、血红蛋白（hemoglobin, Hb）降低，血细胞比容（hematocrit, HCT）下降，有核红细胞增多，网织红细胞增多。个别严重贫血者可以并发血小板减少。

罕见的情况下，大量的抗体对胎儿红细胞表面抗原产生"遮蔽"现象，RhD阳性的胎儿偶尔会检出"阴性"血型，此时需要进一步鉴定血型。

值得注意的是：即使脐血检查结果未出现贫血，如果coombs试验呈阳性，提示胎儿红细胞已经被母亲的抗体致敏，继续妊娠会发生溶血、贫血，需要继续密切监测。

四、临床处理

1. 预防母亲致敏　预防致敏仅适用于Rh阴性未致敏（即未产生抗体）的孕妇，其胎儿为Rh阳性或胎儿血型未能确定。母亲预防性注射Rh免疫球蛋白可以预防致敏，降低再次妊娠胎儿溶血的风险。一旦被抗原致敏产生自身抗体，使用Rh免疫球蛋白将无效。

实际上，Rh免疫球蛋白既是抗D抗体，以往通过对健康的Rh阴性的男性注射少量阳性红细胞，收集其产生的抗体制备而成。常用的Rh免疫球蛋白有几种：RhoGAM、HyerRHO S/D、Rhophlac、WinRho-SDF。免疫球蛋白的注射时间十分重要：①妊娠28周：胎母输血在妊娠晚期明显增加，大多数母亲致敏发生于28周后，因而选择在28周左右注射300μg。但致敏偶尔发生在28周前。②正常分娩后：分娩Rh阳性的胎儿或不清楚新生儿的血型，生后72小时内注射300μg；若错过了72小时，13天内注射有一定的保护作用，最迟在产后28天内尽快使用。③宫内操作后：人工流产、绒毛活检、羊膜腔穿刺、脐带穿刺、减胎术，术后72小时内使用。④可能导致孕妇致敏的其他原因：先兆流产或流产、宫外孕、葡萄胎、死胎、产前出血、腹部钝性创伤、外倒转等。

应用Rh免疫球蛋白注意的几个问题：①注射Rh免疫球蛋白即为注射外源性抗D抗体，药物的半衰期约为24天。故28周注射后，15%~20%的孕妇可测得低浓度的抗D抗体，常为2~4；②若因各种原因在28周前已经用了一次，可将28周的使用时间推迟至距离前次注射12周；③一些国家推荐在妊娠34周多注射一次；④关于Rh弱阳性者是否需要预防性注射仍有争议，有人认为这些人不属于致敏危险范畴；还有人认为预防性注射可能减少这类孕妇的致敏机会。另外，由于多数药房不储存小剂型，故临床常用300μg的剂量。

2. 妊娠期监测　如下所述。

（1）首次致敏（本次妊娠首次受累）首次致敏的胎儿或新生儿病变较轻，孕期处理着重于系列监测抗体。抗体水平达到或超过临界危险值时，系列监测MCA-PSV，一旦MCA-PSV≥1.5MoM进行脐带穿刺。32周后进行胎儿电子监护和生物物理评分，若胎儿情况良好，可延迟至在38周后分娩。35周后若胎儿情况不佳则考虑终止妊娠。

（2）再次致敏（前次妊娠胎儿受累）这类孕妇是重点监测和处理的对象。通常胎儿贫血的程度较上一胎加重，发病时间可能提前。多数胎儿可能需要IUT或出生后换血、输血等治疗。抗体水平不能预测这类胎儿贫血程度，推荐从17~18周开始，每1~2周进行MCA-PSV监测。

3. 胎儿贫血的治疗　如下所述。

（1）宫内输血：1963年Liley首先报道腹腔内输血治疗胎儿贫血，半个世纪以来，IUT一直是治疗同种免疫性溶血最有效的方法。

1) IUT 的途径：IUT 途径的选择要考虑操作者的习惯、胎盘的位置、孕周等因素。

2) 腹腔内输血（intrapentoneal transfusion，IPT）：超声引导下 IPT 开始于 1977 年。输入腹腔内的红细胞通过膈下淋巴管吸收，经胸导管回流至循环系统。

IPT 的优点是红细胞缓慢吸收，可以延长输血间隔；缺点是与血管内输血比较，Hb 恢复缓慢；有腹腔积液时血液不能很好吸收。20 世纪 80 年代以来，在大多数的中心，IPT 已被血管内输血所取代。由于 20 周前脐带穿刺困难，IPT 仍被应用于小孕周（18～20 周前）的严重贫血。少数中心采取腹腔输血与血管输血两种途径联合应用，使胎儿 HCT 值维持较稳定的水平以延长输血间隔。

3) 血管内输血（intravascular transfusion，IVT）：20 世纪 80 年代，Rodeck 首先在胎儿镜引导下进行胎儿脐血管内输血。自从 80 年代中期以来，超声引导下穿刺脐静脉输血的技术沿用至今，是应用最为广泛的 IUT 技术，妊娠 20～34 周均可进行。由于直接将血液输入血循环，可以直接、快速地纠正贫血；输血前可获得胎儿血检查贫血程度，可以得知 HCT 从而计算输血量；输血后检查血象了解贫血纠正情况，估计下次输血间隔。对水肿胎，血管内输血较腹腔输血效果更好。

多数人选择脐带插入胎盘处作为脐带穿刺部位。该处脐带固定，血管粗大，有利于操作。后壁胎盘由于胎儿遮挡可造成操作困难。也可选择脐带游离段，由于脐带悬浮于羊水中易于脱落，且受胎动影响穿刺针易于脱落，并发症较高。此外，血管穿刺点可以出现难于估计的较多的出血；胎动偶尔可撕裂血管引起大量出血。若穿刺到脐动脉可引起血管痉挛，由此导致引起心动过缓。

4) 肝内静脉输血（intrahepatic vein transfusion）：优点为可以避免穿刺点失血，漏出的血液经肝脏或腹腔重吸收；此外，由于不容易穿刺到脐动脉而较少发生心动过缓。肝内输血可导致胎儿紧张激素分泌增多。近年的研究认为，与穿刺脐带根部比较，两种输血途径的并发症发生率无显著差异。

5) 心内输血（intracardiac transfusion）：由于风险较高，近年已废除。偶尔用做其他输血途径失败后的最后手段。手术相关并发症至少为 5%，包括心脏压塞、心包积血、心律失常、心跳停止。

(2) IUT 的指征及时机：胎儿贫血是 IUT 的最重要的指征。为获得良好的预后，IUT 的时机非常重要。对临床医生的挑战在于：准确评估贫血程度，判断 IUT 的最佳时机。以往的观点认为：HCT 是实施 IUT 最重要的指标，当 HCT<0.3（30%）即考虑实施 IUT。因为在妊娠 20 周后，HCT<0.3 意味着低于正常第 2.5 百分位数，而大多数胎儿能够耐受 HCT 为 0.25（甚至更低）的贫血状态而无明显后遗症。随着监测手段的发展和 IUT 技术的成熟，目前的观点认为：胎儿出现中重度贫血、但尚未出现水肿时是 IUT 的最佳时机。这时可以一次输入较多的血量，避免过早干预带来的并发症，减少输血次数。

水肿的出现提示严重贫血：出现腹腔积液时，Hb 低于相应孕龄的 6SD，HCT 一般≤15%，血红蛋白≤5g，此时 Hb 的浓度小于相应孕周正常值的 7g 以上，胎儿处在疾病的终末期，IUT 后的生存率明显降低。有人主张 IUT 的时机为 Hb 水平小于相应孕周的 4～6SD 之间，即低于相应孕龄均数的 6g 左右。

不是所有致敏病例均发生严重的胎儿贫血。因此，个体化的评估十分重要。评估风险需综合考虑：①既往妊娠情况：以往妊娠的病情越重，再次妊娠病情加重的风险越大。如果前次妊娠出现水肿胎或死胎，本孕发病的孕周可能提前；②抗体水平：妊娠早期甚至孕前抗体水平已经很高，或怀孕后在短期内抗体迅速增高（如增高 4 倍以上）；③并发 Rh 血型系统的其他抗原致敏：如并发 C 抗体或 E 抗体升高，这些抗体通常只是轻度增高；④MCA-PSV>1.5MoM。

若 Rh 致敏的孕妇同时并发 ABO 血型不合，母亲检出抗 A 或抗 B 抗体，发生 Rh 溶血的机会将明显降低，从 16%。下降至 2%。机制可能为 ABO 抗体中和了抗 D 抗体。

(3) 供血者血液：采用 Rh 阴性、"O"型、HCT0.75～0.85 的新鲜浓缩红细胞，采集时间一般不超过 3 天，与母亲血配型无凝集反应（以免产生新的抗体），经筛查无乙型和丙型肝炎、无 HIV 以及巨细胞病毒，经放射移除白细胞以避免移植物抗宿主反应。输注时过滤白细胞。

选择浓缩红细胞可以减少输血量以防止血容量超负荷。尤其在胎儿心功能不全的情况下，过量的输注液体会导致心力衰竭甚至死胎。

母亲血被认为是很好的血源，理论上可以减少对外源性红细胞致敏的风险；由于血液新鲜，母体红细胞有较长的半衰期。此外，在罕见的母胎血型不合，寻找与胎儿相合的供血者极困难的情况下，母亲可以反复为胎儿供血。

（4）输血量及速度：胎儿情况较好、无水肿时，理想的 IUT 后 HCT 应达到 0.4~0.5，Hb 达到 140~150g。

输血量有多种计算方法，可以采用以下公式：

输血量（V）=（期望 HCT 值 - 输血前 HCT 值）×胎儿胎盘血容量÷供血者 HCT

胎盘胎儿血容量约为 150mL/kg，因而可以用下列公式：

输血量（V）=（期望 HCT 值 - 输血前 HCT 值）×150mL/kg÷供血者 HCT

腹腔输血：输血量 V =（孕周 - 20）×10

20 周之前的腹腔输血：15~18 周：5mL；18 周后 10mL。

注：输血量的单位为 mL。

IUT 的速度为 5~10mL/min。严重贫血尤其是水肿胎，输血速度减慢，2~5mL/min，输血量不宜多。

（5）麻醉药或肌松剂的应用：一些操作者建议用麻醉剂或肌松剂。对肝静脉输血者，有人给胎儿芬太尼以缓解胎儿的紧张和疼痛。可通过胎儿静脉或肌内注射肌松剂：维库溴铵（vecuronium）0.1mg/kg（胎儿估重）、泮库溴铵（pancuronium）0.3mg/kg（胎儿估重）或阿曲库铵（atracurium）以停止胎动。

（6）输血的间隔：IUT 的间隔基于 HCT 下降速度，每次 IUT 的间隔因人而异，每个中心的方案亦有不同。第二次 IUT 的间隔取决于第一次输血前贫血程度、贫血纠正的情况，可根据输血后的脐血 HCT 或 Hb 浓度推算下次输血的间隔。

随着胎儿的长大，胎儿 - 胎盘血容量不断增加。随着输血次数的增加，供血者的红细胞逐渐取代胎儿的红细胞，胎儿自身的造血功能被抑制。第二次 IUT 后，由于胎儿自身的红细胞遭溶血破坏，供血者的红细胞几乎完全将其取代。很难准确预测红细胞破坏和死亡速率，尤其在第一与第二次 IUT 之间。输血后 HCT 下降幅度因人而异，据报道每天下降的平均值约 0.01~0.02，严重者可达 0.03 甚至更多；Hb 每天平均下降速率为 0.3g/dl。随 IUT 次数的增加 Hb 下降的速率逐渐减缓，第一、二、三次 IUT 后下降速率分别为：0.4g/dl、0.3g/dl、0.2g/dl，故 IUT 的间隔随输血的次数相应延长。对于无水肿的胎儿，第二次 IUT 间隔一般为 1~2 周；若第二次 IUT 结果理想（HCT 达到 0.45），第三次 IUT 的间隔在 2~3 周之后，第四次则间隔 3 周或更长。

MCA - PSV 对预测第三次以后的 IUT 时机的准确性下降，尤其是多次 IUT 后。原因为供血者的红细胞与胎儿红细胞的血液流变学的不同，成人血的全血的黏滞性增高和携氧能力降低。有人建议：第一次 IUT 后，将 MCA - PSV 调整为 1.59MOM 预测重度贫血、1.32MOM 预测中度以上贫血，MCA - PSV 达到 1.32MOM 时考虑第二次 IUT，而 MCA - PSV 对此后 IUT 时机的判断尚无定论。

输血后 Hb 的迅速下降的原因为：①脐带穿刺点出血；②胎母输血；③母亲被新的红细胞抗原致敏。

（7）手术并发症：IUT 是安全的。根据较大样本量统计，手术相关并发症约为 3.1%，手术相关的胎儿丢失率约 1.6%~1.9%；围产期死亡率为 1.6%~2%；总的胎儿丢失率约为 4.8%。首次 IUT 前的贫血程度与预后关系密切。Kamp 等对一个中心大样本量的报道，胎儿总的生存率达 84%~89%，非水肿胎为 92%~94%，水肿胎为 74%~78%，严重水肿者为 55%。而水肿在 IUT 后缓解者生存率可达 98%，持续水肿者的生存率则明显降低，为 39%。

术中并发症：包括心动过缓、脐带血肿、穿刺点出血，最严重为发生脐带撕裂、死胎。一过性心动过缓最为常见，发生率约为 8%，穿刺脐动脉输血更容易出现血管痉挛及心动过缓，水肿胎心功能差的病例发生率更高，可转变为持续性心动过缓甚至死胎。胎儿窘迫发生于脐带意外如撕裂、痉挛、血肿造成的血流阻断，以及血容量超负荷，可导致死胎或需要紧急分娩。

术后并发症：包括胎膜早破、胎膜剥离、绒毛膜羊膜炎、早产、宫内死亡等。此外，操作引起的胎母输血的发生率为 2.3%~17%。可能加重母亲的致敏；反复输注外源性血液可能导致产生新的抗体。

20 周前进行 IUT 的并发症增加。手术相关的胎儿丢失率达 5.6%。即使脐带穿刺成功，胎儿对输血时急性血流动力学改变的耐受能力较差。

（8）IUT 的远期预后：94% IUT 存活儿无神经系统后遗症。预后与有无水肿及其严重程度有关，严重的水肿是预测神经系统损害的指标。脑瘫及发育迟缓在水肿胎的发生率高于非水肿胎。水肿胎总的神经系统发育障碍（包括脑瘫、严重发育迟缓、双侧耳聋等）的发生率为 4.8%；另一报道 2.3% 有严重的神经系统发育迟缓。轻度或中度的慢性贫血不影响胎儿生长发育，无明显的后遗症；严重贫血的胎儿可能发育迟缓，但经过 IUT 治疗后可出现宫内追赶生长，多数预后良好；尚未发生严重酸中毒的水肿胎，经过恰当的 IUT 治疗可以很快恢复，没有长期的后遗症。若经过两次 IUT 后，严重的水肿仍不能缓解者预后不良。

经过 IUT 治疗的胎儿出生后需要换血的机会减少，黄疸的程度较轻，光疗的时间缩短。IUT 的次数越多，造血系统的抑制时间越长，生后输血的次数增加。生后 1~2 个月内需要少量、多次输血；40 天左右可能因为中重度贫血返院再次输血。生后两个月造血系统逐渐恢复，完全恢复需要 3~4 个月时间。

（9）IUT 后的分娩时机：在开展 IUT 的早期阶段，通常在 32 周分娩，由此带来早产的并发症、高胆红素血症、经常需要换血处理。现在主张 IUT 进行到 34~35 周，在无其他终止妊娠的指征的病例，可维持妊娠至 37 周后，于 37~38 周分娩。这样可以减少早产的问题，还可以增加肝脏、血脑屏障的成熟度，降低高胆红素血症及核黄疸的发生率，增加引产和阴道分娩的成功率，减少换血的机会。

4. 其他治疗方法　血浆置换和大剂量静脉注射免疫球蛋白（intravenous immunoglobulin，IVIG）作为辅助治疗措施，适用于妊娠 20 周前的严重溶血，帮助胎儿过渡到 20 周后进行 IUT。二者可单独应用、联合应用，或与 IUT 联合应用。

（1）血浆置换：可以去除有害抗体，延缓 IUT 的时间，但价格昂贵。由于不能抑制抗原的进一步刺激，抗体浓度为暂时性的降低，治疗后有反跳现象。血浆置换已经被 IUT 取代而可很少单独应用。

血浆置换采用血浆制品、白蛋白、血浆代用品，每周进行 2~3 次，间隔 2~3 天一次，3 次为一疗程，需要反复应用。可与 IVIG 联合应用：先行血浆置换去除抗体，而后用大剂量的 IVIG 调节母体免疫系统，以抑制血浆置换后的抗体反跳现象。

（2）静脉注射免疫球蛋白：其疗效仍有争议，且价格昂贵。大剂量的 IVIG 可以调节母亲的免疫系统，但不能降低抗体的水平，作用机制可能为：①与胎盘 Fcγ 受体结合，减少抗体通过胎盘；②阻断 Fc 受体的激活，诱导脾脏的巨噬细胞表达抑制性的 Fcγ-RIIB；③使 FcRn 受体失活，抗体分解代谢增加。对抗体水平高、小孕周的严重溶血、既往妊娠很早出现水肿胎或死胎的病例，可以考虑应用 IVIG，以推后 IUT 的时间、减少 IUT 的次数，有助于改善妊娠结局。

IVIG 用量各家报道不同，一般主张 0.4~0.5g/（kg·d），连用 4~5 天，间隔 2~4 周重复应用；或 1g（kg·w）。

（3）苯巴比妥：分娩前口服 7 天，能诱导肝细胞葡萄糖醛酸转移酶的活性，降低血清非结合胆红素，尚能增加 Y 蛋白，促进肝细胞对胆红素的摄取。

5. 严重贫血的处理　极严重的病例，如以往 20 周前出现水肿胎者，处理十分棘手。可以在密切监测下，给 IVIG 或血浆置换，或 IVIG 与血浆置换联合应用。必要时可行腹腔输血，过渡至 20 周后再行血管内输血。

对于输血前 HCT≤15% 的重度贫血者，输血后 HCT 的提高幅度一般不超过输血前的 4 倍或不超过 0.25，输血速度不宜过快，以防止心血管系统的失代偿。建议 48~72h 后行第二次 IUT，将 HCT 提高至 0.4~0.5。也有主张严重贫血者一周后行第二次 IUT，以达到预期的 HCT 值。

五、Kell 同种免疫性溶血

KeH 同种免疫可以造成胎儿严重的贫血，出现水肿胎甚至发生死胎。仅 5% KELL 致敏的孕妇的新生儿发生溶血，其中少数病情严重。由于目前输血前未常规进行 Kell 交叉配型，KELL 抗原致敏多由输血所致。与 Rh 血型不合不同的是：①既往妊娠史不能准确预测本次妊娠疾病的严重程度；②抗体水平与溶血程度不相符，低抗体的病例可以预后不良。据报道，严重的病例抗体滴度一般在 1:32 以上，但是不及 RhD 抗体水平的高度；③贫血不单由于溶血引起，红细胞生成抑制是重要原因。因此，羊水胆红素预测贫血程度不可靠。此外可以并发血小板减少；④目前尚无特异性的免疫球蛋白预防孕妇致敏。MCA-PSV 同样可以预测胎儿中重度贫血。一旦抗体滴度达到 1:32，必须密切监测 MCA-PSV。监测和处理与 Rh 同种免疫相同。

其他红细胞同种免疫很少出现胎儿严重的溶血性贫血。文献有报道 RhC 或 c、e、E 抗原导致的严重溶血的病例，抗体水平一般较低。

（申作娟）

第四节 非免疫性胎儿水肿

胎儿水肿并非传统意义上的诊断，它是胎儿的一种症状，同时也是很多种胎儿疾病的终末期表现。100 多年前，Ballantyne 首先报道了一例水肿胎；1943 年，Potter 将胎儿水肿分为两大类，一类是因母胎血型不合导致的胎儿同种免疫性溶血性水肿（如 Rh 溶血所致的胎儿水肿等），另一类是由非免疫性因素导致的胎儿水肿。1989 年，Machin 系统描述了胎儿水肿的复杂原因。

非免疫性胎儿水肿（nonummunologic hyclrops fetalis，NIHF）是指超声波检查发现胎儿具备水肿的征象，而母亲血循环中没有抗胎儿红细胞表面抗原的抗体。胎儿水肿征象指至少一处的体腔积液伴皮肤水肿（厚度≥5mm）或者存在两处或两处以上不同部位体腔液体的异常聚积和组织水肿，如胸腔积液、心包积液、腹腔积液、睾丸鞘膜积液、胎盘水肿增厚（厚度≥6cm）、脐带水肿等。近年来，随着产前监测（多普勒超声监测胎儿大脑中动脉收缩期峰流速，MCA-PSV）技术的普及、抗 Rh-D 免疫球蛋白的广泛应用和宫内输血技术的规范使用，免疫性胎儿水肿（immune hydrops fetalis，IHF）患病比例逐渐减少。中国人群 Rh 阴性血型罕见（汉族人群约为 0.3%），因此临床上 IHF 更少见；相比之下，NIHF 更为常见，约占胎儿水肿的 76%~87%，亦有学者认为高达 90%。NIHF 病因复杂，临床表现多样，治疗手段有限，胎儿病死率较高，预后差异很大。本病的诊断、监测与治疗有重要的临床意义。

（一）病因及发病机制

非免疫性胎儿水肿是胎儿疾病的一种临床表现，其发病原因非常复杂，且有 10%~20% 原因不明。

Bellini 等对 51 篇相关论文进行系统回顾，研究中妊娠并发非免疫性胎儿水肿共 5 437 例，引起胎儿水肿的疾病列表如下，位列前三位的疾病是心血管疾病（21.7%）、染色体异常（13.4%）和血液系统疾病（10.4%）。

依据威廉姆斯产科学和其他文献，引起胎儿非免疫性水肿的发病原因又可分为胎儿、胎盘、母体和其他方面，见表 7-11。

表 7-11 引起非免疫性胎儿水肿的病因

分类	临床疾病
胎儿因素	
畸形或异常	
心血管	房间隔或室间隔缺损，左心发育不良，肺动脉瓣关闭不全，Ebstein 畸形，主动脉瓣下狭窄，心脏扩大，房室间隔缺损，永存动脉干，单心室，法洛四联症，卵圆孔早闭，心内膜下弹力纤维增生症
胸部	先天性膈疝，先天性囊性腺瘤样畸形，肺发育不良，肺错构瘤，纵隔畸胎瘤，乳糜胸
胃肠道	空肠闭锁，中肠扭转，肠旋转不良或肠重复畸形，胎粪性腹膜炎
泌尿系统	尿道狭窄或闭锁，后膀胱颈梗阻，膀胱穿孔，梅干腹综合征，神经源性膀胱，输尿管囊肿
综合征	致死性侏儒症，先天性多发性关节挛缩，窒息性胸廓发育不良，低磷酸酯酶症，成骨不全症，软骨发育不全，隐性水囊瘤，Neu-Laxcva，Saldino-Noonan 及 Pena-Shokeir I 综合征
传导系统缺陷	室上性心动过速，心脏房室传导阻滞（包括母亲红斑狼疮）

续表

分类	临床疾病
其他	水囊瘤，先天性淋巴水肿，多脾综合征，结节性硬化，骶尾部畸胎瘤
染色体非整倍体	21-三体及其他三体综合征，Turner综合征，三倍体
血管疾病	动静脉瘘，大静脉血栓形成（腔静脉、门静脉或股静脉），巨大海绵状血管瘤（Kasabach-Merritt综合征）
宫内感染	巨细胞病毒、弓形体、梅毒、李斯特斯菌、肝炎病毒、风疹病毒、细小病毒、细螺旋体、艾滋病、锥虫病等
多胎妊娠	双胎输血综合征，sIUGR
	双胎动脉反向灌注序列征（TRAP综合征）
其他	重型α地中海贫血（血红蛋白Bart病），卵巢囊肿扭转，胎儿创伤，贫血，Gaucher病，神经节苷脂沉积症，唾液腺病
胎盘原因	绒毛膜血管瘤，胎母出血
	动静脉吻合，胎盘创伤伴胎儿出血，双胎输血综合征，sIUGR
母亲原因	
药物	吲哚美辛等

有些在成人水肿中并不常见的病因亦可在胎儿身上得以体现。胎儿水肿除了是以上病因造成的原发病变外，也可能包括经胎盘、经胎膜、经皮肤的体液交换都可能对胎儿液体平衡产生影响。而胎儿组织间隙/血浆容量比随孕周增大而降低，这种相对较大的组织间隙液是发生胎儿水肿的基础，加上胎儿特殊的血液循环系统和淋巴系统，使其在病理条件更易出现水肿症状。

在对胎儿水肿的病理生理研究中，人们并未确认胎儿水肿的直接机制。但是，研究者认为胎儿中心静脉压增高似乎是水肿的关键环节。非免疫性胎儿贫血导致的水肿其病理生理还包括严重贫血引起的心衰和低氧血症、因肝功能受损引起的胶体渗透压减少和低蛋白血症等。贫血程度和持续时间是大多数病例引起和影响腹腔积液严重程度的主要因素。其次是肝功能异常引起的低蛋白血症和组织缺氧所致毛细血管内皮细胞漏出。这些因素导致蛋白丢失，降低了胶体渗透压，可以进一步恶化胎儿水肿增加。水肿胎儿可因严重贫血和循环衰竭胎死腹中。严重贫血和濒死的一个典型体征就是正弦曲线的胎儿心率模式。此外，胎盘水肿可引起子痫前期，子痫前期孕妇可发生和胎儿水肿相仿的严重水肿——被称为镜像综合征（mirror syndrome）（图7-8）。

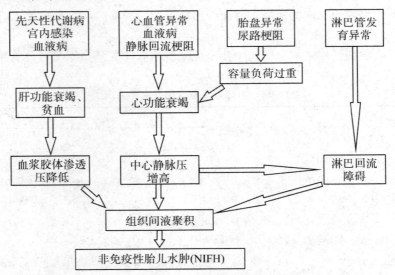

图7-8 非免疫性胎儿水肿病理生理学模式图

胎儿非免疫性水肿的具体病因及其相应的病理生理详述如下：

1. 心血管疾病 心血管疾病引起的非免疫性胎儿水肿较常见。文献认为，20%~45%非免疫性胎儿水肿病例和心脏异常有关。心血管疾病包括结构畸形和功能障碍（如心律失常、心肌病等）。胎儿心衰可由心律失常、动静脉畸形、免疫性或感染相关性心肌炎所致。心血管结构畸形所致的胎儿水肿与右房压增高和容量负荷过大有关，两者均导致了静脉回流受阻和心功能衰竭；心律失常和心肌病所致的胎儿水肿往往与心室舒张期充盈不足和中心静脉压增高有关；肝静脉回流受阻常并发肝功能异常，后者导致了胎儿水肿并发低蛋白血症。胎儿室上性心动过速是造成胎儿水肿的一个重要病因，常不伴有其他结构性的异常。心动过速造成心排血量明显减少，导致胎儿水肿。妊娠早期和中期胎儿出现颈部水囊瘤提示胎儿患心血管疾病的风险升高。

2. 血液系统疾病　血液疾病包括红细胞过度丢失（血红蛋白病、红细胞酶异常、红细胞膜异常等）、红细胞增生障碍（先天性白血病、骨髓增生异常、微小病毒 B19 感染）、红细胞发育不良及生成障碍，是导致非免疫性胎儿水肿的常见原因。其中血红蛋白生成障碍（如 α-重型地中海贫血）所占比例较多。在东南亚地区（包括我国广东、广西等地区）和地中海沿岸，α-重型地中海贫血可能是 NIHF 的首要病因。此外，胎儿失血（如胎母出血、胎儿同种免疫性血小板减少症所致的颅内出血）也容易导致胎儿贫血。胎儿贫血所致水肿的发病机制与高输出量性心功能衰竭和髓外造血有关，后者可引起肝功能异常。急性胎儿贫血（如严重的胎母出血）往往导致胎儿死亡，胎儿水肿常常见于慢性进行性胎儿贫血。

3. 染色体异常　染色体异常并发胎儿水肿常见于 Turner 综合征、13-三体、18-三体、21-三体、10-三体嵌合体等，其中以 Turner 综合征最常见，胎儿水肿的表现也最显著。Turner 综合征胎儿由于淋巴系统发育异常导致回流障碍，过多液体聚积在皮肤等疏松组织，以颈部皮肤为甚，可出现典型的"太空衣水肿胎"（space suit hydrops）。Shulman 等报道：妊娠早期发现的严重而广泛的胎儿皮下水肿，80% 病例和染色体异常有关。

其他染色体异常所致胎儿水肿可能与结构畸形、功能异常等有关，如 13-三体和 18-三体胎儿往往出现严重心脏结构畸形、21-三体胎儿伴发房室间隔缺损，这些都是水肿的原因。妊娠早期和中期胎儿出现颈部水囊瘤、颈项透明层（nuchal translucency，NT）或颈项皮褶厚度（nuchal fold，NF）显著增厚，提示胎儿患染色体非整倍体的风险亦显著升高。

4. 宫内感染　可引起胎儿水肿的宫内感染病原体众多，包括梅毒、巨细胞病毒、弓形虫、单纯疱疹病毒、风疹病毒、微小病毒 B19、肠病毒、水痘病毒、莱姆病、艾滋病等均有报道，它们被统称为 TORCH。这些病原体可以感染胎儿骨髓、心肌、肝脏和血管内皮细胞等，可能造成血细胞生成障碍性贫血、心力衰竭、败血症所致的缺氧、血管内皮细胞损伤和毛细血管通透性增加等，从而导致或加重胎儿水肿。

人类微小病毒 B19 感染：人类微小病毒 B19（human parvovirus B19，hPV B19）是微小病毒属中唯一能使人类致病的病毒。其攻击的对象主要是表达高水平 P 抗原的红系祖细胞，也会感染其他细胞，能反复感染人群，hPV B19 感染是引起学龄期儿童皮疹最常见的病原体。在北美，有大约 65% 的孕妇既往曾经感染过此病毒。妊娠期急性 hPVB19 感染的机会是 1%～2%，本病流行时，感染率可高达 10%。Enders 等对妊娠妇女血清学抗体的研究表明，约 69.16% 妊娠妇女血清 hPV B19 IgG 抗体阳性，3% 妊娠妇女血清 IgM 抗体阳性，特别值得注意的是 IgG 抗体阳性的妊娠妇女无任何临床症状。另对 5 个国家的 hPV-B19 感染情况的调查显示：比利时、英国、芬兰、意大利、波兰妊娠妇女易感者所占比例分别为 26.0%、38.1%、43.5%、39.9% 和 36.8%，而实际上妊娠妇女的感染率仅为 0.61%、0.69%、1.24%、0.92% 和 1.58%。另据文献报道，易感妊娠妇女 hPV B19 抗体血清阳转率在流行期高达 13.0%～16.7%，而在非流行期就会减少到 1.5%～6.8%。

大多数妊娠期 hPV B19 感染是无症状的，而且对胎儿无害。但是，如果孕妇处于免疫抑制状态或并发其他血液系统疾病，胎儿感染后存在播散性组织炎症和红细胞被破坏，胎儿可能死亡或出现严重后果。

研究表明，妊娠妇女感染 hPV B19 引起胎儿水肿的发生率为 0.9%～23%，从感染到发生胎儿水肿的时间约需 3 周，感染后发生胎儿水肿的关键是妊娠 13～24 周，尤其是在胎儿肝脏造血期（8～20

周），因该阶段胎儿肝脏大量造血，红细胞表面的 P 抗原红细胞糖苷酯的表达增加，而 hPVB19 主要攻击表达高水平红细胞糖苷酯的红系祖细胞，阻止了红细胞成熟，而该阶段的胎儿血液储备少，再加上红细胞的半衰期短，所以特别容易引起胎儿贫血。作为胎儿贫血的适应性改变，胎儿心脏输出量增多，可以造成心脏衰竭，继而引起胎儿胸腔积液、腹腔积液、皮肤水肿等一系列全身水肿表现。

妊娠妇女感染 hPV B19 病毒后胎儿死亡率的报道差异很大，介于 1.6%~24% 之间。妊娠妇女感染 hPV B19 到胎儿死亡约需 3~5 周，但也有长达 5 个月的报道，胎儿死亡大都发生在妊娠 20~24 周。

5. 胸部异常　胸部异常包括能造成心脏受压、系统静脉压升高而导致淋巴回流受阻和心功能受限的疾病，包括肺囊性腺瘤样畸形（congenital cystic adenomatoid malformation，CCAM）、肺隔离症、膈疝、先天性乳糜胸、纵隔肿瘤及可造成胸腔狭窄的严重骨骼畸形（如致死性侏儒等）。

6. 遗传综合征与先天性代谢性疾病　遗传综合征与先天性代谢性疾病所致胎儿水肿的患病机制并不十分明确，贫血、肝功能异常引起胎儿心力衰竭，最终导致水肿可能是其中病因；由于产前诊断困难，遗传综合征与先天性代谢性疾病往往被忽视。代谢出生缺陷如 Gaucher 病，GM1-神经节苷脂沉积症病和唾液腺病可以引起复发性胎儿水肿。

7. 泌尿系统畸形与胸外肿瘤　泌尿系统畸形包括先天性肾脏畸形及肿瘤、输尿管-膀胱-尿道畸形、梅干腹（pnme-belly）综合征等。胸外肿瘤包括导致静脉回流受阻的腹部肿瘤和所有导致高输出量性心力衰竭的肿瘤，如骶尾畸胎瘤、绒毛血管瘤和颅内的盖伦静脉瘤等。

8. 胎盘、脐带因素　目前认为单绒毛膜双胎胎盘间存在血管交通支（动静脉吻合）是导致双胎输血综合征和胎儿水肿的病理生理基础，双胎间血液不平衡使得受血胎血容量过多、心脏负荷过重，进而产生中心静脉压增高和水肿。若血液从供体急性转移到受体胎，可发生低灌注引起的低血压、脑缺血梗死和死亡。脐带包块也可导致心排血量增加而发生胎儿水肿。如果出现脐静脉栓塞、脐带血管黏液瘤、脐带真结、慢性静脉血栓形成时，胎儿往往因为慢性或急性宫内缺氧而发生心力衰竭和水肿。胎母出血（Fetal Maternal Hemorrhage，FMH）也是造成胎儿贫血和水肿的重要原因。胎盘绒毛膜血管瘤引起胎儿高输出量性心力衰竭和贫血，可致胎儿水肿。

胎母出血：在所有妊娠中，常有极少量血细胞从胎儿部分通过胎盘屏障进入母亲绒毛间隙，叫做胎母出血。也称经胎盘失血。Choavaratana 等在 2 000 名孕妇中开展了系列 Kleihauer-Betke 试验。结果发现，尽管每个妊娠期胎母出血发生率高，但从胎儿转移到母亲的血容量极少。目前对胎母出血量超过 30mL 的发生率尚有争议。BoWman 报道 9 000 名有胎母出血的妇女中，只有 21 名达到出血量超过 30mL 这样的程度。Salim 等研究了胎母出血超过 30mL 的 800 名妇女，发现无论阴道产还是剖宫产，发生胎母出血量≥30mL 的妇女只约 4%。其他可促进胎儿-母亲发生引发同组免疫的原因见表 7-12。

表 7-12　胎母出血的原因

早期妊娠丢失	羊膜穿刺术
流产	胎儿血取样
稽留流产	其他
选择性流产	特发性
异位妊娠	母亲创伤
操作	手工剥离胎盘
绒毛膜绒毛取样	外倒转术

发生胎母出血后，如果病程缓慢，形成慢性贫血，胎儿耐受性好于急性发作的贫血。慢性贫血一直到胎儿濒临死亡时都可能不出现胎儿心率异常；相反，胎儿对明显的急性出血耐受性很差，常因低血压、脑部灌注不良、缺血和梗死引起明显胎儿和新生儿神经系统损害。Samadi 等的研究中，严重胎母出血引起死产的原因占所有胎儿死亡原因的 5%。单绒毛膜双胎并发双胎输血综合征也表现出急性出血时对胎儿的影响。实际上所有单绒毛膜双胎中均可发现存在动静脉吻合。若血液从供血胎急性转移到受体胎，供血胎容易发生灌注不良引起的低血压、脑缺血梗死和死亡。

9. **胃肠道疾病** 胃肠道疾病包括胎儿十二指肠闭锁、十二指肠憩室、空肠闭锁、肠扭转、胎粪性腹膜炎等。

10. **淋巴管发育异常** 由淋巴管发育异常引起的乳糜胸和乳糜腹腔积液较罕见。但乳糜胸和乳糜腹腔积液是可治疗的一种胎儿水肿，预后良好。染色体异常综合征（特别是特纳综合征、唐氏综合征等）往往并发淋巴管发育异常，妊娠早、中期胎儿常表现为 NT 或 NF 增厚，甚至全身水肿。

11. **母体疾病** 由母体疾病所致的胎儿水肿罕见，严重贫血、低蛋白血症、母胎镜像综合征、糖尿病、自身免疫性疾病等曾有报道。如母亲患系统性红斑狼疮时，抗心磷脂抗体可以通过胎盘损伤胎儿心肌组织，导致心力衰竭和水肿。但是，其他的母体疾病是否通过同样的机制起作用，尚有疑问。

12. **特发性胎儿水肿** 随着产前诊断技术进步和对胎儿水肿的了解，特发性胎儿水肿（idiopathic hydrops fetalis）所占比例逐渐缩小。

（二）发病率

部分胎儿水肿发生宫内死亡，预后很差；部分胎儿水肿具有自限性，预后良好。非免疫性胎儿水肿的精确发病率尚难以估计。

（三）预后

总体而言，大多学者认为非免疫性胎儿水肿的妊娠结局不佳（死亡率高达 75%~90%），仅小部分存在治疗价值。相对而言，水肿发生得越晚，预后越好。McCoy 等发现，若在 24 周前就已经出现明显水肿，胎儿死亡率为 95%。相反，妊娠 24 周以后出现水肿的胎儿，如果染色体核型正常，且心脏结构正常者其存活率为 20%。

目前尚缺乏对胎儿水肿预后判定的同一标准，病因、是否并发畸形、胎儿水肿出现的孕周及严重程度、胎儿心功能、胎儿水肿的发展趋势乃至新生儿 Apgar 评分等因素都认为与其预后相关。对孕妇进行咨询和对胎儿预后进行评估需要包括妇产科、新生儿科、遗传学、影像学等多学科的参与。

20 世纪 90 年代末，英国伯明翰胎儿医学中心（三级转诊机构）统计的数据表明，所有水肿胎中，非免疫性胎儿水肿所占比例高达 87.3%，胎儿和新生儿死亡率为 62%。

（四）诊断

超声和实验室评估可以确诊一些胎儿水肿病因。例如先天性畸形、心律失常或胎胎输血等常引起的水肿等。根据不同情况，对母亲血液进行血红蛋白电泳、Kleihauer – Betke 染色、间接 Coombs 试验、TORCH 病原体（如梅毒、弓形体、巨细胞病毒、风疹病毒和 hPV B19 等）的血清学检查。需要进行染色体核型分析和寻找感染证据时，可进行羊膜腔穿刺术；羊水胆红素检测是判断胎儿有无溶血的重要方法。超声检查大脑中动脉收缩期峰值流速（MCA – PSV）升高是提示胎儿贫血的重要的无创性筛查和诊断方法，可依此对胎儿血标本进行检查。此外，胎儿超声心动图、MRI 等技术对 NIHF 的诊断有重要意义。下面分类详述：

1. **超声检查** 超声检查是诊断 NIHF 的首选方法，它可以很直观的发现胎儿水肿的表现；另外，NIHF 病因复杂，超声常常需要仔细检查以排除胎儿其他伴发的畸形。

超声下胎儿水肿指胎儿至少一处的体腔积液伴皮肤水肿（厚度≥5mm）或者存在两处或两处以上不同部位体腔液体异常聚积。需要注意的是，如仅出现一处的组织或体腔液体聚积，不伴有其他畸形或异常，称为"孤立性"或"单纯性"腹腔积液、胸腔积液、皮肤水肿等，而不做胎儿水肿综合征的诊断。胎儿水肿异常声像的诊断标准如下：

（1）体腔积液：腹腔、胸腔、心包甚至男性胎儿的睾丸鞘膜内等出现游离的无回声暗区。诊断胎儿腹腔积液时，超声探查可见腹腔横切面无回声区域，肠袢、肝脏、脾脏、膀胱等漂浮于腹腔中；腹围、腹围/双顶径、腹围/头围增大。诊断心包积液必须在两个心室周围同时看到至少达到 1~3mm 厚度的无回声区，单侧或双侧胸膜积液也会在膈的轮廓边缘呈现无回声区。严重的胸腔积液可见胎儿纵隔移位和"蝙蝠翅膀征"。

（2）皮肤水肿：皮下低回声区增厚，厚径大于 5mm；头皮水肿可见颅骨和头皮之间的低回声环。

有些严重病例表现为全身皮肤水肿，甚至呈现典型的"太空衣"征。

（3）胎盘增厚：胎盘厚度大于6cm，有学者认为胎盘增厚可能是胎儿水肿的早期超声表现。超声下胎盘增厚伴回声增强可以是严重胎儿贫血的表现，常见于重型α地中海贫血。单绒毛膜双胎有一种特殊并发症——双胎贫血-红细胞增多序列征（twin anemia polycythemia sequence，TAPS），慢性失血的小胎（供血胎）常常出现极严重贫血和胎盘高度增厚与强回声。

（4）动静脉血流频谱异常：一般血细胞比容降至正常值的1/3以下才出现胎儿水肿的声像，超声多普勒监测胎儿血流频谱可以较及时地预测胎儿中重度贫血，并评估心脏功能。胎儿贫血时，一个重要的病理生理反应就是优先将血液分流至大脑以保证足够氧合。因心排血量增加和血液黏度减少，故大脑中动脉收缩期峰值流速（middlecerebral artery peak systolic velocity，MCA-PSV）增加。在随后的一个协作性研究中，Mari等对111名有贫血风险胎儿和265名正常胎儿的MCA-PSV进行系列测定，用MCA-PSV>1.5MoM的临界值可准确测定出所有中—重度贫血胎儿，敏感性为100%，假阳性率为12%。

Oepkes等将多普勒检测MCA-PSV和羊水胆红素分析进行比较。他们报道，多普勒分析可达到88%敏感性和85%准确性，而胆红素分析可达到76%敏感性、77%特异性和76%准确性。Sau等进行回顾性分析后建议首选多普勒超声检查MCA-PSV这种非侵入性方法来预测胎儿贫血。

超声多普勒检测的胎儿大脑中动脉收缩期峰值流速如果超过相同孕龄胎儿中位数的1.5倍（1.5MoM），提示胎儿可能存在中重度贫血，此时需对胎儿血样进一步分析确定是否需要进行胎儿输血。在妊娠34周前，该预测的准确性约为90%。脐静脉搏动与静脉导管（ductus venosus，DV）α波倒置，是胎儿心脏功能受损的超声表现。

（5）超声检查思路：采用胎儿产前超声筛查方案进行诊断，明确胎儿水肿的部位和严重程度；诊断时注意胎儿是否并发消化、骨骼、心血管、泌尿生殖等系统畸形，测定羊水量、心胸比值、胎盘厚度，注意彩色多普勒超声评估脐动脉、大脑中动脉、脐静脉和静脉导管等血管的血流频谱；所有病例均建议行胎儿超声心动图检查。

2. 其他　其他一些辅助检查在判断或排除胎儿水肿病因方面也有较重要作用。胎儿磁共振（MRI）有助于诊断并评估胎儿膈疝、骶尾畸胎瘤等疾病预后；电子胎心监护和胎儿心电图检查判定胎儿心律失常；胎儿超声心动图在诊断胎儿心血管畸形并评估心功能方面有重要作用。X射线可以诊断胎儿骨骼发育异常，如软骨发育不良、软骨发育不全等。

3. 产前诊断　在超声发现胎儿水肿后，应积极寻找病因。

（1）注意采集病史：①胎儿水肿病史；②不良接触史（宠物、毒物、射线等）；③免疫系统或内分泌疾病史；④血液系统病史等。

（2）母血检测：①检测ABO血型、Rh血型及其他稀有血型，检测血型抗体（IgG）和不规则抗体滴度，行间接coombs试验排除胎儿免疫性溶血性贫血；②血清学TORCH感染检查：根据情况选择测定巨细胞病毒（cytomegalovirus，CMV）、微小病毒B19（parvovirus B19）、单纯疱疹病毒（herpes simplex virus，HSV）、风疹病毒（rubella virus，RV）、弓形虫（toxoplasmosis，TOX）和梅毒螺旋体等IgM抗体、IgG抗体滴度、DNA/RNA拷贝数；③珠蛋白生成障碍性贫血（地中海贫血）检查：先行血平均红细胞容积（MCV）、平均红细胞血红蛋白量（MCH）值、血红蛋白电泳筛查，阳性者做地中海贫血基因检测；④行Kleihauer-Betke试验，计算母血中胎儿红细胞含量，诊断有无胎母出血。

可通过用酸洗脱原理发现母亲血循环中的胎儿红细胞。Kleihauer、BroWn和Betke首先对这个方法进行描述，以后又经过多次改良。该试验原理是：胎儿红细胞含有血红蛋白F，它比血红蛋白A更能抵抗酸洗脱。暴露于酸溶液后，血液中只残留胎儿血红蛋白。在外周血涂片上通过吸收特殊染料，胎儿红细胞可被识别并定量。

一旦诊断胎母出血，应对胎儿失血量进行定量。出血量可影响产科处理。按照基本的生理学原理，胎儿出血量可用以下公式从Kleihauer-Betke（KB）染色计算：

胎儿出血量 =（MBV×母血HCT×KB染色中胎儿细胞百分数）÷子血HCT

其中，MBV指母亲血容量（正常大小正常血压的孕妇到足月时约5 000mL），HCT指血细胞比容。

因此，若1名中等身材的孕妇，其血细胞比容为0.35，KB染色阳性细胞为1.7%；分娩1个3 000g足月儿的血细胞比容值如为0.5，则可计算胎儿出血量：

胎儿出血量 =（5 000×0.35×0.017）÷0.5 = 60mL

Choavaratana等在2 000名孕妇中开展了系列Kleihauer – Betke试验。结果发现从胎儿转移到母亲的血容量极少。目前对胎母出血量超过30mL的发生率尚有争议。BoWman报道9 000名有胎母出血的妇女中，只有21名达到这个程度。Salun等研究了胎母出血超过30mL的800名妇女。他们根据第21版威廉姆斯产科学中的错误进行计算，得到错误的最初预期结果。当用校正后公式重新计算后，发现无论阴道产还是剖宫产，发生胎母出血量≥30mL的妇女只有约4%。

（3）绒毛活检或羊膜腔穿刺：在超声引导下抽取胎儿绒毛组织或羊水行染色体核型分析、TORCH病原体检测（DNA/RNA）、α – 地中海贫血基因等检测。羊水胆红素测定可以排除胎儿有无溶血性贫血，详见"母胎血型不合"章节。

（4）脐静脉穿刺：超声引导下脐静脉穿刺可获得脐带血，比羊水能提供更全面准确的信息，如判定血型、贫血严重程度、血小板计数、胎儿肝功能、血红蛋白电泳、直接Coombs试验、血气分析、TORCH – IgM抗体检测、酶学检测等，获取更为直接的诊断证据。

（5）胎儿胸腔或腹腔穿刺：对于胸腔积液或腹腔积液严重的病例，可以酌情考虑行胎儿胸腔或腹腔穿刺，行积液生化检查和细菌培养，检测TORCH – DNA/RNA，还可缓解过量液体可能导致的肺脏受压、心脏压迫和纵隔异位等。在病因未明的情况下，胸腔和腹腔穿刺抽液效果很有限。

（五）鉴别诊断

非免疫性胎儿水肿主要与免疫性胎儿水肿鉴别。母血免疫性抗体检测阳性、间接Coombs试验阳性有助于诊断胎儿免疫性水肿，病史、超声声像及实验室检查结果可作为参考指标。

（六）妊娠期处理

1. 胎儿监测　对于选择期待治疗的患者，详细的超声检查有助于判断胎儿水肿的进展情况、心脏功能以及排除是否并发其他畸形，一般2周一次，必要时每周一次，同时测量胎儿MCA – PSV。妊娠30周后定期行无应激试验（non – stress test，NST）和生物物理评分（biophysical profile，BPP）监测胎儿的状况。

2. 胎儿治疗　仅少部分（20%～30%）NIHF存在治疗价值，可以进行宫内治疗的病因有贫血、心律失常、胸腔积液、双胎输血综合征和胎儿肿瘤。只有少数病例的胎儿水肿可以治疗。如一些快速性心律失常可通过药物来治疗，严重贫血可通过宫内输血治疗，还可对异常血管吻合进行激光消融治疗，使双胎输血综合征中的水肿胎儿有机会恢复正常。大部分非免疫性胎儿水肿无法治愈，最终引起胎儿或新生儿死亡。一般而言，持续存在的水肿胎儿在除外心脏异常和非整倍体疾病之后，若胎儿已经成熟很可能存活，则可终止妊娠。极其早产胎儿常采用期待疗法。通常情况下若胎儿水肿持续存在，会随病程延长而进一步恶化，偶尔也有自发好转的报道。

（1）贫血：对于贫血的主要治疗措施为经脐静脉输血（intravascular transfusion，IVT），又称宫内输血。Nicolaides等推荐血红蛋白至少小于同胎龄正常胎儿平均值以下2g/dl方可开始输血。大多数学者推荐当胎儿血细胞比容小于30%或在平均值2个标准差以下进行输血。产前输血或提前分娩也提高了贫血胎儿的存活率。应用宫内输血治疗技术使发生严重贫血而没有水肿的胎儿存活率达到90%以上，若胎儿水肿已经发生，存活率达到70%以上。严重的早期发生的溶血性疾病，因建立脐血管通道技术较为困难，常进行腹腔内输血。胎龄更大一些，体重更重一些的胎儿选择血管内输血更好。α – 重型地中海贫血患胎无宫内输血价值。

宫内输血的具体方法和步骤可参考"母胎血型不合"章节。

（2）心律失常：因实时超声检查和多普勒技术的广泛使用，常可发现异常胎儿心律。大多数为一过性、良性心律失常。但严重的心律失常若持续时间过长，可以引起心力衰竭、水肿和胎儿死亡。

1）先天性房室传导阻滞：Bucato等对来自38个研究的1 825例先天性房室传导阻滞病例进行回顾

性研究，结果提示在产前诊断出的病例较儿童期诊断出的病例预后更差，发生晚发性扩张性心肌病风险更高。因为这种先天异常常和抗心肌抗体有关。在再次妊娠中先天性房室传导阻滞再发风险也较高。很多妇女已发生或今后可发生系统性红斑狼疮或其他结缔组织疾病。文献报道，抗 SS-A 抗体阳性的 20 名妇女中，只有 1 名胎儿有心脏疾病。

约半数先天性房室传导阻滞病例是由于母亲抗 SS-A（anti-Ro）抗体结合到心脏传导系统组织上所引起。这些抗体激发的传导组织炎症可导致永久性损伤。有症状存活者出生时常需要起搏器治疗。当然，不是所有受影响的胎儿都发生心脏传导阻滞。抗 SS-A 抗体也可以结合到其他心脏组织。如果出现广泛心肌炎，预后很差。Cuneo 等证实如果这些抗体与胎儿心律不齐或心内膜弹力纤维增生症有关，出生后则进行性恶化。

Robinson 等使用沙丁胺醇治疗，可使 7 个心室率 <60 次/分的胎儿心率增加。宫内安置胎儿心脏起搏器也是一种治疗方法，但手术难度相当大。Saleeb 等回顾了母亲抗 SS-A 抗体和抗 SS-B 抗体引起的 50 名先天性传导阻滞胎儿的治疗方法，接受氟化可的松治疗的 18 名患者中，13 名预后有明显改善，胸腔积液、腹腔积液和胎儿水肿消失。目前，还没有完整的对照试验可以得出治疗方面的结论。

2）快速型心律失常：胎儿心率持续超过 200 次/分，容易引起胎儿水肿和心力衰竭。考虑给予孕妇服用地高辛治疗胎儿室上性心动过速。

（3）双胎输血综合征：双胎输血综合征（twin twin transfusion syndrome，TTTS）若出现一胎水肿已可诊断 TTTS Ⅳ 期，是一种非常严重的病理状态，胎儿突发宫内死亡的风险较高。治疗方法有羊水减量术、双胎之一脐带阻断术、胎盘血管交通支激光凝固术等。治疗效果有显著的个体差异。如果孕周合适，在有良好新生儿科支持的条件下，及时终止妊娠是可能获得良好的预后的选择。

（4）胸腔积液或腹腔积液：对于各种原因造成的胎儿胸腔积液或腹腔积液，行胎儿胸、腹腔穿刺或胸、腹腔-羊膜腔分流术，对单纯性胸腔、腹腔积液者预后较实体病变者佳；虽然部分胸腔积液患胎存在自愈可能，实施胸腔-羊膜腔分流术能提高胎儿存活率；其机制可能是解除了心脏回流障碍和缓解了肺压缩所致的发育不良。

（5）胎儿肿瘤：目前进行开放性胎儿手术的例数甚少，疗效-风险评估有待进一步证实。

3. 母体疾病及并发症的治疗　根据情况，使用药物治疗母体甲状腺功能亢进所致胎儿心动过速引起的水肿；纠正母体贫血和低蛋白血症；积极治疗糖尿病和子痫前期，当危及母体健康时及时终止妊娠。

羊水过多是胎儿水肿最常见的母体并发症，而羊水过多易导致早产。子宫过度拉伸后宫腔内压力突然降低（如突发的胎膜早破）引起胎盘早剥、子宫收缩不良、胎盘滞留等都是较为常见的并发症。胎儿水肿引起母亲子痫前期风险明显增高（增加 2.3 倍）。其中一种特殊的疾病称为镜像综合征。母亲镜像综合征是指母亲发展为子痫前期且伴有和胎儿相似的水肿。这种独特的由胎儿水肿导致的并发症被认为是由于肿胀的胎盘血管改变所引起。Kusanovic 等的观察本病显示可能与胎盘产生过多的血管活性因子有关。1995 年 Dulhie 和 Walkinshaw，2005 年 Goeden 和 Worthington 分别描述了 1 名发生微小病毒相关的胎儿水肿且妊娠中期出现严重子痫表现的孕妇。当胎儿贫血和水肿改善几周后孕妇子痫前期的临床表现也随着消失。

4. 终止妊娠　终止妊娠的前提是有围产医学团队对胎儿的客观分析和评估，有高水平的新生儿复苏和救治能力。对于胎儿水肿，如何选择终止妊娠的时机是母胎医生面临的棘手问题。期待治疗可至 37 孕周或羊膜腔穿刺提示胎肺已成熟。虽然早产的水肿胎儿病死率较高，但终止妊娠后部分新生儿能脱离原发病的环境，反而可能获得更好的预后。

终止妊娠的方式选择尚无定论，如评估胎儿预后较好建议首选剖宫产，可避免长时间的产程并减少软组织水肿引起的产伤。

（七）新生儿表现与处理

非免疫性水肿胎儿出生后可表现为新生儿窒息、皮肤水肿、胸腹腔积液、肝脾肿大、低蛋白血症、贫血等，部分新生儿出现原发性疾病的相应体征。新生儿复苏成功与否与其预后相关，解除原发性疾病是治疗非免疫性水肿的根本措施。

1. 新生儿复苏　出现新生儿窒息时立即予气管插管、高频正压通气，建立辅助呼吸；如大量胸腹腔积液必要时行胸腔穿刺和腹腔穿刺。要注意新生儿肺脏和支气管发育不良造成的呼吸窘迫综合征。

2. 支持治疗　纠正低蛋白血症，纠正贫血，必要时使用利尿剂减轻液体超载和组织水肿。

3. 原发性疾病治疗　全面体格检查，X 线、B 超、超声心动图、MR 等排除新生儿组织结构畸形；对原发性疾病进行治疗。应警惕严重宫内感染出生后的并发症。

（八）远期结局

非免疫性水肿胎儿的预后与原发性疾病相关，目前尚缺乏对胎儿远期结局的评估资料。根据不同的病因，围产死亡率从 40% ~ 90% 不等，但是与心脏畸形有关的 NIHF 的死亡率接近 100%。关于成功复苏的新生儿的存活率和死亡率，没有远期资料可提供给咨询者。

（九）再发风险

原发性疾病是决定非免疫性胎儿水肿再发风险的关键因素。应对所有 NIHF 导致胎儿期或新生儿期死亡的病例进行尸体检查，能找出更多明确的潜在病因，将有利于有效的遗传咨询和预测再发风险。妊娠 α - 重型地中海贫血患胎的孕妇下次妊娠的再发风险为 1/4。特发性胎儿水肿的再发风险极低。但仍有报道，一个母亲连续 3 次妊娠并发原发性 NIHF，另一个母亲连续 2 次妊娠并发原发性 NIHF。

（申作娟）

第五节　多胎妊娠

凡一次妊娠有一个以上的胎儿称为多胎妊娠。哺乳类动物繁衍子代一般是多胎妊娠的方式，但进化至灵长类，常常是单胎妊娠，特别是人类，一般都是单胎妊娠，多胎妊娠是一种特殊的方式。

一、双胎

（一）双胎的发生率

双胎的发生率根据大数量统计大约在 10‰ ~ 12‰。但从 20 世纪 80 年代中期，辅助生育技术的迅猛发展，发达国家的双胎数猛增。

双胎分为两大类，一类是双卵双胎（dizygotic twins 或 fraternal twins）。一类是单卵双胎（monozygotic twins 或 identical twins），其中单卵双胎的发生率较恒定，双卵双胎的发生率差别较大。

（二）影响双胎发生率的有关因素

前文所述，单卵双胎的发生率比较恒定，发生率波动在 3‰ ~ 5‰ 之间，而双卵双胎的波动极大，如尼日利亚的个别地区竟高达 49‰，即几乎 20 次妊娠中有一次双胎，但日本则较低，在一千万次妊娠统计中，其双胎的发生率为 1：155，主要因双卵双胎的发生率极低，仅为 1.3‰ 有关。

1. 血清促性腺激素水平　与双胎，特别是双卵双胎的发生率有极大关系。例如尼日利亚双胎高发的 Ibaban 地区妇女的血清促性腺激素水平较高，而在双胎发生率较低的日本妇女血清促性腺激素水平较低。Allen 及 Benirschke 还认为促性腺激素水平的与该地妇女的年龄、产次、营养和遗传也有一定关系。

2. 年龄和产次　年龄和双胎有一定关系。根据 Hen - dricks 的资料表明，年龄 20 岁或以下双胎的发生率在 8‰。左右，但以后逐步上升，至 35 ~ 39 岁时达到 15‰，以后下降至 9‰。学者们认为这和促性腺激素水平的升高以及多次排卵有关。至于产次，则随产次增加，据 Henchicks 的资料，第一胎双胎的发生率仅在 6‰ ~ 7‰，至于第五产已达 14‰，第九产已达 26‰，这可能与年龄的增加呈平行的关系。在尼日利亚，Azubuike 报告在第一次妊娠双胎发生率为 1：50（2%），而至第六次或以上的妊娠双胎发生率竟高达 1：15（6.6%）。

3. 营养　动物实验已证实增加营养则双胎的发生率亦增加；高大的妇女双胎发生率高于身材瘦小

者，可能与摄入的营养有关，从历史中研究人口登记可以帮助了解营养对人类双胎发生率的影响。第二次世界大战持续四年之久，法国作为主要参战国，战时食品匮乏，参照第二次世界大战前、后法国的双胎发生率均高于大战时双胎的发生率，即为一很好的例证。Czeizel 等曾随机在受孕前后给以叶酸，结果是服用叶酸者双胎发生率增加。

4. 遗传因素　有些妇女容易发生双胎妊娠，曾为一三胎产妇接生，该产妇结婚两次，共妊娠五次，有双胎妊娠一次，单胎三次，末次为三胎，子女共 8 人。决定双胎的遗传倾向，母亲较父亲更为重要。有学者对分娩两次或两次以上双胎的妇女作家族性研究，发现这些妇女中本身即为双胎之一者占 4.5%，姐妹中有 5.5% 曾分娩双胎，兄弟的子女 6.5% 属双胎；连获双胎的父亲中有 4.2% 本人即为双胎之一，其姐妹中有 8.2% 曾分娩双胎，其兄弟的子女 6.5% 属双胎。这些数字表明，双胎的家族优势，其发生双胎的频率较一般高 4~7 倍。一般而言，单卵双胎并无家族遗传倾向，双卵双胎则存在这些倾向。有些学者认为，这些家族的男女都是遗传因素的携带者，但表现在女性，因为这些妇女的血清垂体的促性腺激素水平增高，其发生双卵双胎的频率较一般妇女高一倍。

5. 季节　在芬兰北部某些地区，多胎与季节有十分明显的关系，其高峰在 7 月份。这可能与连续夏季光照射导致丘脑对垂体刺激增加有关。

6. 促排卵药物　应用促排卵药物，如绝经后促性腺激素（hMG）或氯米芬（clomiphene）等，明显的导致多个排卵，其多胎发生率将增加 20%~40%。

（三）双胎的围产儿死亡率

双胎的死亡率明显高于同时期的单胎死亡率。双胎的围产儿死亡率显然与该国、该地区或该医院的条件和水平有关。在双胎中影响围产儿死亡率的主要因素是早产，如果能正确处理早产，恰当地选择分娩方式，预防并积极处理新生儿呼吸窘迫综合征（RDS）。可以使围产儿的死亡率明显下降。

（四）双胎的种类

1. 双卵双胎（dizygotic twins 或 fraternal twins）　即两个卵分别受精形成的双胎，一般是在同一个排卵期同时有两个以上的卵成熟排出，并有两个卵受精而成。这种双胎一般约占双胎的 70%，但其变异较大，如前文所述约波动在 1∶20~1∶155 之间。Martin 认为双卵双胎的孕妇的月经周期易有多个卵泡形成和成熟的倾向，他们曾对 21 名曾分娩过双卵双胎的妇女和 18 例未分娩过双卵双胎的妇女（包括分娩过单卵双胎 13 名）作为对象观察其每次月经周期中形成的卵泡数，结果是前者 21 名中有 13 名在 72 个周期中有 24 个周期有多个卵泡形成（直径≥12mm），而后者 18 名中仅有 2 名在 31 个周期中有 3 个周期有多个卵泡形成，可见两者的差异是十分显著的。

在双卵双胎中有两个比较特殊的现象，即：

（1）异期复孕（superfetation）：在一次受精后隔一个排卵周期后再次受精妊娠称异期复孕。只要第一次受精卵发育成的孕囊未完成封闭宫腔，从理论上说异期复孕的可能总是存在的，虽然目前已在马中证明有异期复孕现象，而在人类妊娠中未得到证实，但很多专家认为在双胎中两个胎儿似乎是同一时期受孕而胎儿大小有明显差异，实际上很可能是异期复孕的结果。

（2）同期复孕（superfecundation）：在较短的时间内有两次性交使两个卵子受精发育，甚至可以不是一个人的精液，这种受孕称同期复孕，同期复孕尽管十分少见，但它确实存在。

由于双卵双胎的两个胎儿各有其自己的遗传基因，因此其性别、血型、容貌均不同。但亦有个别的双卵双胎，其容貌十分相似。

2. 单卵双胎（monozygotic twins 或 identical twins）　由一个受精卵分裂而生长成为两个胎儿称为单卵双胎。分裂后的胚胎除极少数外均可形成独立的胎儿，此种双胎约占双胎总数的 30%，一般恒定在 1∶255 左右。由于单卵双胎受精后分裂成两个胚胎的时间早迟不同可以表现为以下几种单卵双胎：

（1）双羊膜囊双绒毛膜单卵双胎：在受精后 72 小时内的桑椹期前分裂成两个胚胎，它有两个羊膜囊及双层绒毛膜，此即双羊膜囊双绒毛膜单卵双胎，约占单卵双胎的 18%~36%，它有各自的胎盘，但相靠很近，甚至融合。

(2) 双羊膜囊单绒毛膜单卵双胎：受精后 72 小时至 6～8 天，囊胚期内细胞块已形成，绒毛膜已分化，但羊膜囊尚未出现前形成的双胎为双羊膜囊单绒毛膜单卵双胎，它在单卵双胎中占 70%，它们有一个胎盘，但各有自己的羊膜囊，两者间仅隔一层绒毛膜和两层羊膜。极少数情况下，内细胞块分裂不对称，形成一大一小，小的一个在发育过程中因与大而发育正常胚胎的卵黄囊静脉吻合，逐渐被包入体内，成为包入性寄生胎，俗称胎中胎或胎内胎。

(3) 单羊膜囊单绒毛膜双胎：在受精后 8～12 天分裂为双胎者，此时两个胎儿共有一个胎盘，处于一个羊膜囊内，但无羊膜分割，两个胎儿由于互相运动可发生脐带缠绕、打结，以致一个胎儿死亡。这种双胎仅占单卵双胎的 1%，为数极少，但死亡率极高。

(4) 联体双胎：分裂发生在受精的 13 天以后，可导致联体畸形，发生率约占单卵双胎的 1/1 500。

单卵双胎的性别、血型相同，容貌极为相似，在大多数情况下，大小也近似。但如发生双胎输血综合征时，则胎儿大小及体重可有很大差别。

(五) 双胎胎盘组织学表现

1. **双胎胎盘类型的确定** 检查胎盘应将胎盘翻转至胎儿面，完全铺平，如果是两个完全分开的完整的胎盘，则不需作其他特殊观察，可以确定为双卵双胎；如果是融合的胎盘，则须仔细检查两个胎盘的界膜，界膜仅有两层羊膜组成则常呈透明状，如果两层羊膜间尚有两层绒毛膜，则透明度差，因此可做成一长条卷轴切片，作显微镜下检查。当然，在做胎盘检查的同时，尚需观察新生儿的性别及其容貌的相似性。

2. **双胎胎盘的血管吻合** 单卵双胎两个胎盘间的血管吻合率很高，达 85%～100%，吻合可在胎盘胎儿的浅表面，亦可在组织的深部。浅表部的吻合多为较大的血管，多数以动脉-动脉方式吻合，少数是静脉-静脉吻合，具有较大意义的是在组织深部的动脉-毛细血管-静脉吻合，吻合部在共同的胎儿小叶，血液从一个胎儿的动脉通过多种的吻合方式经绒毛的毛细血管流至另一胎儿的静脉，在胎盘中的多个共同的胎儿小叶血液从动脉-毛细血管-静脉的交通，有甲胎儿至乙胎儿的，也有乙胎儿至甲胎儿的。

为确定两个胎儿的胎盘间是否有血管吻合，除应注意两个胎盘的胎儿面的交界处的动、静脉吻合，还可以用造影剂、有色液体或有色塑料注入脐动脉或脐静脉内作进一步检查，如有交通支存在，则为单卵双胎。

双胎胎盘中，脐带帆状附着发生率较普通胎盘高 9 倍，并发血管前置 (vasa previa) 和单脐动脉 (single umbilical artery, SUA) 亦较高，SUA 常发生于单卵双胎的胎儿之一，SUA 的发生率在双胎中可达 7%，为单胎的 10 倍。

(六) 双胎胎儿性别、妊娠期及体重

1. **双胎胎儿性别** 在人类，随每胎胎儿的数目增加，男性胎儿逐步减少。早在 1946 年，Strandskov 等就观察到在 31 000 000 次单胎中，男性占 51.6%，双胎占 50.9%，三胎占 49.5%，四胎占 46.5%。至 1996 年曾报告在单绒毛膜单羊膜囊双胎，女性占 70%，联体双胎中女性占 75%，其解释首先是从男性将承受更大的压力，但女性易于存活，这种倾向在宫内的双胎、多胎的女性中体现更为明显；其次是女性的配子更易于分裂成双胎、三胎。

2. **双胎的妊娠期** 双胎的妊娠期明显短于单胎，由于双胎有两个胎儿，其体积较同期单胎为大，加以羊水、胎盘等，整个妊娠物的体积明显大于单胎，因此，宫内所承受的压力明显高于单胎，导致较早地启动了产程；估计约有 57% 在妊娠 37 周或以前即已分娩，因而早产率高。至三胎或三胎以上，妊娠期就更短。

3. **双胎胎儿体重** 双胎的胎儿体重明显低于单胎，在双胎中生长受限和早产所占的比例升高，胎儿体重明显降低。一般来说，双胎中两个胎儿大小体重是相差不多的，但是双卵双胎中由于两个胎儿的着床部位的不同，血供丰富的一个体重就要大一些，有时可以相差达 1 500g 以上，成为不一致性双胎。单卵双胎的体重可以有较大的差异，首先是和胎盘的位置有关，胎盘偏向宫体、宫底的，获氧及营养较

多，长得大一些；其次是当伴有双胎输血综合征时，供血儿体重小而受血儿体重大。

（七）双胎妊娠的诊断

自在产科广泛应用B超检测技术以后，在早、中期妊娠即可发现双胎妊娠。Kemppaineu报告，对4 600名妇女在妊娠两月时临床上疑有双胎可能时方作B超检查，仅诊断出四分之三的双胎，而对4 700名妇女常规作B超检查，则获得100%的诊断率。

1. 病史及物理检查 凡有双胎家族史应用hMG或氯米芬促排卵而妊娠者应注意双胎的可能。在物理检查时，发现实际子宫大小大于子宫妊娠月份应有大小者，或宫底高度大于妊娠月份应有高度时均应疑有双胎可能。Jimenez等对20~30周妊娠的单胎及双胎子宫高度作了比较，后者较前者平均高5mm。凡妊娠期子宫高度明显大于实际孕龄者首先应疑及双胎外，其次应考虑到巨大儿、母体有充盈的膀胱、末次月经有误、羊水过多、并发子宫肌瘤、附件肿块、并发葡萄胎等可能。腹部检查时，如扪及过多的小肢体，或扪及三个胎极应疑有双胎可能，如能同时听到两个速率不同的胎心并相差10bpm以上亦可以作出双胎的诊断。

2. B超 B超是诊断双胎的重要工具，它还有鉴别胎儿生长发育、观察胎儿有无畸形及有无羊水过多或过少的功能。

（1）早期妊娠时双胎的诊断：用腹部B超检查法，双胎妊娠最早出现在六周，一般妊娠可在7~8周发现宫内有两个胚囊。一般在两周后，或在7周末，可在B超的同一切面中，在胚芽中见到原始心血管搏动。单卵双胎的胚囊则为一较大的双环囊内，腔内有一羊膜光带将胚囊分隔成两个小房，各有胚芽及心血管波动。双绒毛膜双羊膜囊在早期妊娠时，其着床部位分离较远，在超声图像中可见到两个分离的胎盘，附着在宫腔的不同部位，如果两个孕囊种植部位靠得较近，在发育中两个胎盘可以融合在一起，但在胎盘融合处形成一个三角形组织，向羊膜腔方向凸起，其尖端的两侧胎膜继续延续，这一突起称之为"λ（lambda）字缝尖"或"双胎峰（hvins peak）"，双胎峰的存在表明是双绒毛膜双羊膜囊双胎。它的出现大约在10~14周。而单绒毛膜双羊膜囊双胎不存在这一现象，胎膜与胎盘连接处呈直角形态，成为"T型"。故在双胎早孕时，可借是否有"双胎峰"或"T型"，以区别双绒毛膜或单绒毛膜双胎，这一区别在临床上有重要意义。

阴道超声较腹部超声可更早发现双胎妊娠。但由于两个胚芽的原始心血管搏动的出现时间可不一致，故在妊娠9周时胎儿已初具人形并出现胎动时，诊断更为确切，至妊娠9~13周，两个胎囊、胎儿及其胎心均已清晰可辨。妊娠16周以后测量其双顶径观察胎儿的生长。如遇双角子宫，由于一角内受孕后，对侧角的蜕膜受卵巢及胎盘的影响而蜕膜充分发育，腺体的分泌充满于腔内可造成囊状的假象而误诊为双胎。

早期妊娠时B超诊断的双胎数较中、晚期妊娠时实际分娩的双胎数为高，因为在早孕时，双胎中之一胎可因各种原因死亡，在宫内消失，发生率自20%~50%。

自从用超声诊断双胎后，人们在研究用B超早期诊断双胎的过程中，发现早期妊娠时双胎的发生率高，至中期妊娠时发生率降低，这种现象称之为"消失的双胎"（vanishing twin）。单绒毛膜双胎发生流产的危险性明显高于双绒毛膜双胎。可以肯定，有些先兆流产是在尚未能认识其为双胎的情况下排出了一个胎儿而另一个胎儿继续在宫内生长和发育。"消失"的双胎提示由于某种原因一个胎儿在宫内夭折，小的就自溶被吸收，稍大一点的可能就被挤扁成为纸样胎儿（foetus papyraceus），直至分娩时方被发现，所以事实上早期妊娠时的双胎或多胎率远远高于晚期妊娠的双胎或多胎。

（2）中晚期双胎妊娠的诊断和护理：至中晚期妊娠，可用B超诊断双胎的正确率达100%，除出现两个胎头，或躯干及各自的胎心及不同的搏动频率以外，应注意双胎胎盘的位置，一方面区别单卵或双卵双胎，尚需留意是否有胎盘低置或前置胎盘可能。

晚期妊娠时，双胎的两个胎儿的生长速度慢于单胎，且两个胎儿有时可不等大，如伴发双胎输血综合征时两个胎儿的差异更为明显。因此应对两个胎儿作多种参数如双顶径、股骨长度、腹径等的测量，以判断发育情况。另外，应当注意羊水的监测。

很多学者用多普勒超声监测晚期双胎妊娠胎儿的脐血流速度及脐血流频谱以判断胎儿预后，凡脐血流有异常者，小于胎龄儿、早产及围产儿死亡率均显著高于正常者，故此亦可作为监护方法之一。

（3）双胎畸形的诊断：双胎的胎儿畸形明显高于单胎，常见的畸形有脑积水、无脑儿、脑脊膜膨出、脐膨出及内脏外翻、双联畸形及无心畸形等，均可经B超而诊断。

3. X线诊断　X线一度是诊断双胎的重要方法，但与B超相比，其诊断必须用于骨骼形成以后，而且母亲过于肥胖、羊水过多及胎儿的运动均影响诊断的正确性，且放射有一定的伤害性，不如B超可以通过多个切面观察胎儿的各部分结构，测量其径线，并可反复使用。因此已被B超所取代。

生化检测：由于双胎胎盘比单胎大，在生化检测中，血绒毛膜促性腺激素（hCG）、人类胎盘催乳素（hPL）、甲胎蛋白（AFP）、雌激素、碱性磷酸酶的平均水平及尿雌三醇和雌二醇明显高于单胎，故这些方法对双胎并无诊断的价值。唯有AFP明显升高将提高人们对畸形的警惕性。

（八）双胎母体及胎儿的适应性变化

一般而言，双胎孕妇的母体变化较单胎者更为明显，最重要的是母体血容量的增多比单胎多500mL，有学者统计25对双胎的产后失血量平均达935mL，较单胎多500mL。由于血容量的剧增，以及两个胎儿的发育，对铁及叶酸的需要剧增，因此母体更容易发生贫血。根据心动超声计量双胎孕妇的心功能与单胎比较，心排血量增加，但舒张期末心室容积仍相同。心排血量的增加与心率的增加及每搏排出量的增加有关，而每搏排出量的增加可能是心肌收缩力加强心肌收缩期更短所致。

另一个母体变化是双胎妊娠的子宫体积及张力明显增大，其容积增加10L或更多，体重将增加至少20磅，特别是在单卵双胎，其羊水量可以迅速增加，发生急性羊水过多，除压迫腹腔脏器，甚至发生移位外，可能有横膈抬高，肾功能受损。

对胎儿的主要影响表现在体重上，胎儿生长受限及早产使胎儿体重较轻，双胎与单胎比较，在孕28周以前，双胎胎儿体重量略低于单胎胎儿，但其相差不大，孕28周以后，体重相差日益显著，至34~35周以后，其体重的分离现象格外明显。但有意义的是该阶段双胎的两个胎儿体重相加，体重常在4 000~5 000g。不过如孕妇体重增加少，则胎儿生长速度慢。Lantz等发现双胎的低体重儿易发生在孕妇体重轻，而随孕龄的增加，体重增加减少的患者。

关于两个胎儿的体重，一般相差不大，但在单卵双胎中发生双胎输血综合征时，其体重往往相差在500g或以上。至于双卵双胎，体重亦可发生极大差异者。

最近，关于双胎体重的差异，Demissie等有较好的报告，详见不一致性双胎。

（九）双胎的妊娠并发症

1. 母亲并发症　如下所述。

（1）早产：由于双胎的子宫过于膨胀，早产的发生率增高是必然的。早在1958年MckeoWn即报道了双胎的平均孕期为260天，双胎胎儿中，有一半体重小于2 500g，早产部分是自然发生的，部分发生于胎膜早破以后。单卵双胎的胎膜早破发生率高于双卵双胎，但原因不明，因双胎中胎位不正常发生率高，故破膜后脐带脱垂的发生率亦高于单胎。

早产是双胎新生儿死亡率及新生儿病率增高的主要原因。与单胎相比，双胎妊娠本身并未比单胎妊娠对胎儿带来更大的危害，但是双胎早产发生率远比单胎高，所以是主要危险。

（2）贫血：如前文所述，双胎妊娠发生贫血者约为40%，主要原因为铁和叶酸的储备不足以应付两个胎儿的生长需要。

（3）妊娠期高血压病：是双胎的主要并发症之一，其发生率较单胎妊娠高3~5倍，初产妇尤为多见，其在妊娠37周前发展成妊娠期高血压疾病约为70%，而单胎妊娠仅为6%~8%，其发生时间亦早于单胎妊娠，且病情重，易发展成子痫，小于胎龄儿的发生率亦增加。另外，有妊娠期肝内胆汁淤积症更易发生妊娠期高血压疾病。

（4）羊水过多：在双胎妊娠中，中期妊娠时与单胎妊娠一样常可见羊水过多，但以后逐渐减少，最终发展为羊水过多者约为12%。急性羊水过多在单卵双胎中较多见，而且常出现于可以存活之前，因此对胎儿是很大的威胁。

(5) 妊娠期肝内胆汁淤积症（intrahepatic cholestasis of pregnancy, ICP）：ICP 是我国孕妇的妊娠期常见的并发症之一，其发病原因与雌激素有关，妊娠期雌激素水平异常增高，双胎妊娠因有两个胎盘，雌激素水平增高更加明显，其主要症状是瘙痒，肝酶升高，或伴胆红素升高，出现黄疸，对胎儿主要威胁是早产及胎儿宫内窒息，以致突然死亡。

双胎并发 ICP 产后出血量亦增加。Reyes 亦有双胎中 ICP 发生率增高的报告。因此，双胎并发 ICP 的危险对孕产妇主要是产后出血，对胎儿主要是胎儿宫内窘迫及早产。

2. 胎儿并发症　如下所述。

(1) 围产儿死亡率：与单胎妊娠相比，双胎妊娠围产儿的死亡率明显增高，有报道称与单胎相比其死亡率增加 4 倍。死亡的主要原因是早产造成的低体重儿和极低体重儿，是双胎新生儿死亡率及新生儿病率增高的主要原因。

(2) 流产：双胎的流产率高于单胎，早孕时经 B 超诊断为双胎者约有 20% 于孕 14 周前自然流产，此为单胎妊娠的 2~3 倍。流产可能与胚胎畸形、胎盘发育异常、胎盘血液循环障碍、宫腔容积相对狭窄等因素有关。

(3) 早产：双胎妊娠的子宫过于膨胀使得早产的发生率增高，双胎胎儿中，有一半体重小于 2 500g，早产部分是自然发生的，部分发生于胎膜早破以后。单卵双胎的胎膜早破发生率高于双卵双胎，但原因不明。因双胎中胎位不正发生率高，故破膜后脐带脱垂的发生率亦高于单胎。

(4) 胎儿生长受限：胎儿生长受限及早产是造成双胎的低体重儿的两大原因。从中期妊娠开始就有生长受限的趋势，主要依靠 B 超检测诊断，胎儿生长受限在双胎妊娠中发生率为 12%~34%，其发生率及严重程度随孕龄的增加而增加，而单卵双胎较双卵双胎更为明显，特别是伴发双胎输血综合征者，两个胎儿的体重差异更大；此外并发子痫前期者亦易发生胎儿生长受限。

(5) 呼吸窘迫综合征（respiratory distress syndrome, RDS）：双胎妊娠中新生儿呼吸窘迫综合征的发生主要与双胎早产的高发生率有关，尤其是十分低及极低体重儿的发生率更高，因此 RDS 是双胎妊娠新生儿的重要并发症，因此对早产可能的双胎妊娠，或出现早产征兆时应积极预防呼吸窘迫综合征的发生以降低新生儿死亡率。

（十）双胎的特殊问题

1. 双胎输血综合征（twin-twin transfusion syndrome, TTTS）　TTTS 是双胎妊娠中一种特殊而严重的并发症，它发生于单绒毛膜双羊膜囊双胎妊娠中，在该种双胎中发生率约为 9%~15%。若不及早诊断、处理，围产儿死亡率几乎高达 100%。

(1) TTTS 的病理生理基础：尽管一百年前德国学者 Schatz 就推测 TTTS 的形成是由于两胎之间的血流不平衡所致，但其发生的机制十分复杂，至今尚未完全明确，目前学者们仍致力于此研究。

前文已述双胎中单绒毛膜双羊膜囊双胎的两个胎盘的血流吻合率达 100%，血管的吻合方式有动脉-动脉吻合（artery-artery anastomosis, AAA）、静脉-静脉吻合（veno-veno anastomosis, VVA）及动静脉吻合（alterio-venous anastomosis, AVA）三种，其中 AAA 及 VVA 在胎盘的胎儿面，其血流都有双向性的特点，由于动脉血流有较高的压力，在血流动力学方面，较诸 VVA 更具有调节、平衡的优势，AVA 则位于胎盘的深部，其对发生 TTTS 的作用，虽未完全明确，但与血管吻合有肯定的联系，过去已经有不少学者研究，认为 AAA 的存在可以减少 TTTS 的发生，有的学者认为 AVA 是病变的主要部位，但 Paepe 对两个胎盘界面上 AVA 数量，血管截面的面积做了研究，认为两个胎盘界面 AVA 在血流不平衡形成 TTTS 的过程中并不起重要作用。TTTS 的发病因素中，脐带帆状附着也可能是发病的原因之一，因帆状附着的脐带被固定于子宫壁上的一段较长而易于受压，以致使一个胎儿血流减少而发生TTTS。这些因素都可能参与 TTTS 的形成，此外，尚有一些关于抗血管生成物质与 TTTS 的研究报告。综上所述，TTTS 的发生机制相当复杂，还需要进一步研究。

在单绒毛膜双羊膜囊双胎中，一般情况下两个胎儿中的一个的血液流向对方胎儿是相等的，但由于血管吻合中某些因素，在单位时间内甲胎儿流向乙胎儿的血流量多于乙胎儿流向甲胎儿的血流量时，甲胎儿成为供血儿，乙胎儿成为受血儿。供血儿由于不断地向受血儿输送血液，就逐渐地处于低血容量、贫血，发育差，其个体小，体重轻，类似胎儿生长受限。并因低血容量，尿少而发生羊水过少。受血儿往往个体大，其肝、肾、胰及肾上腺均增大，血细胞比容明显高于供血儿，可出现高血容量、高胆红素血症，高血容量使胎儿尿量增多以致发生羊水过多。Nageotte 等发现 TTTS 的受血儿体内心房肽激素（atriopeptin）较供血儿增多，心房肽激素是一种由心房特殊细胞分泌的肽激素，可促进肾脏排出水和电解质，这是导致羊水过多原因之一。

（2）TTTS 的诊断：B 超是产前诊断 TTTS 的重要手段，受血胎儿的多尿、羊水过多，供血胎儿的少尿、羊水过少是超声波诊断的关键。TTTS 的诊断标准尚未统一。目前常用的 B 超诊断 TTTS 的标准如下：

1) 有胎盘血管交通的单绒毛膜双胎，同性别胎儿。

2) 胎儿间腹围相差 >18~20mm，预测胎儿体重相差 20%。

3) 大胎儿有羊水过多（最大垂直暗区 >8cm）伴膀胱大，小胎儿羊水过少（最大垂直暗区 <2cm）伴膀胱小或未见。

4) 两个胎儿的脐带直径或脐带血管的数目有差异，两胎儿间脐动脉 S/D 差异大于 0.4，受血儿的脐带明显粗于供血儿，有时受血儿的脐带伴有单脐动脉。

5) 脏器的差异：Laphapalle 在产后证实为 TTTS 的 5 例双胎中，孕期 B 超发现其受血儿的心室壁均增厚，供血儿的左心室部缩短，其心排出量均明显增加，说明心脏活动处于过渡状态，而以后者更有助于诊断。Robert 等发现受血儿肝脏长度均明显大于作为对照组的双绒毛膜双胎胎儿，故有诊断价值。

TTTS 中两个胎儿的脐带血的血红蛋白水平有助于诊断，主要采用的是脐穿刺技术，在 B 超引导下取得血样本对诊断 TTTS 有较大帮助，可测血红蛋白水平的差异及胎儿的贫血状态。如 Ckamura 曾对 5 例 TTTS 抽脐血，证实供血儿为 9.2g/dl，受血儿为 15.4g/dl。脐血管穿刺技术有一定损害性，特别是双胎妊娠本身早产率也较高，本诊断方法已少做。

近年来，学者们致力于早期诊断 TTTS，如 Linsken 等测量两个胎儿颈透明层厚度的不一致（>20%）以提示 TTTS 的可能性增加，有较高的阳性及阴性预测值。Mieghem 等认为在孕 20 周以前两个孕囊的最大羊水值相差 ≥3.1cm 有助于预测 TTTS 的发生。

（3）产后诊断：产后对胎儿的胎盘、体重及血红蛋白进行检查。

1) 胎盘：供血儿的胎盘色泽苍白、水肿，呈萎缩貌。因羊水过少，羊膜上有羊膜结节。受血儿则胎盘色泽红而充血。

2) 血红蛋白水平：一般 TTTS 的受血儿和供血儿血红蛋白水平相差 5g/dl 以上，甚至 27.6g/dl vs 7.8g/dl，故目前以相差 5g/dl 为诊断标准，但亦有相差不大于 5g/dl 者。

3) 体重差异：新生儿体重差异一般定为 20%，但亦有认为以 15% 为宜者。为了区别 TTTS 的严重程度，比较各种治疗方法的效果。Quintero 等将 TTTS 的严重程度分为 5 级。

Ⅰ级　羊水过少或羊水过多，供血儿膀胱可见。

Ⅱ级　供血儿未见膀胱。

Ⅲ级　脐动脉或脐静脉血流出现异常

供血儿出现脐动脉舒张末期血流阙如（absent end diastolic frequencies，AEDF）或舒张末期血流反流（reversed end diastolic frequencies，REDF），以及脐静脉出现搏动性血流（pulsatile flow）或静脉导管（ductus venosus）出现反流。

Ⅳ级　受血儿水肿。

Ⅴ级　一个胎儿或两个胎儿死亡。

目前，多数研究都以此作为判别胎儿的预后，治疗方法的选择的依据。

（4）TTTS 的预后：TTTS 出现越早，预后越差，未经处理的 TTTS 的预后不佳，如不治疗，围产儿死亡率几乎是 100%，如在 28 周以前诊断进行处理，可以明显改善围产儿的预后。

TTTS 对围产儿的主要危害是早产，并可以发生胎儿的不一致性，并可因受血儿的充血性心力衰竭或供血儿的贫血、心力衰竭，发生一胎死于胎内，尚可因一胎死亡后，存活的一胎胎儿血液通过血管吻合支流向死亡的胎儿而发生贫血，甚至死亡。

TTTS 胎儿的脑瘫发生率明显增高，早产是重要原因之一，可以发生脑室旁白质软化和脑室内出血，另外受血儿可因红细胞增多症和血流淤塞、供血儿可因贫血和低血压而发生脑部受损。当一个胎儿死亡或发生脑瘫后另一个胎儿发生脑瘫的概率也增高。

（5）TTTS 的处理：产前诊断 TTTS 后处理方法有以下几点：

1）羊膜腔穿刺放液（amnioreduction）：以受血儿的羊水过多进行羊膜腔穿刺放液减轻羊膜腔内压力减少胎膜早破、改善 TTTS 预后是技术要求不高又比较安全的方法，Elliott 等及 Cincotta 等用该法取得较好效果，穿刺可以多次进行，使围产儿存活率达 60% ~ 80%。Dickinson 对 10 例严重的 TTTS 作多次穿刺放液，放液次数是 1~9 次，放液量 3 200 ~ 14 000mL，孕期延长 46 天，围产儿存活率近 65%。

2）羊膜腔纵隔开窗术（septostomy）：开窗术可使受血儿羊膜腔内羊水流入供血儿羊膜腔内，减轻受血儿压力，增加供血儿羊水量，改善供血儿条件，但有关报告不多，效果难以评价。

3）胎儿镜激光消融（laser ablation）：Delia 等于 1985 年首次报道用胎儿镜以钕、铱石榴石（Nd-YAG）激光对胎盘血管的血管吻合部照射以阻断胎盘间的血流，现在国外已逐渐成为第一线有效治疗方法，该方法现已发展为非选择法及选择法两种，前者沿中间羊膜附着处的胎盘全部激光消融，后者为沿中间羊膜附着处的胎盘有选择地对血管吻合部进行照射，Quntero 等比较该两种方法，前者一胎存活率达 63%，后者达 83%，且后者日后发生脑瘫者亦远低于前者。

4）毁胎术：有学者建议在 Quintero 分级为 Ⅲ 级或 Ⅳ 级胎儿预后不良者，毁灭一胎以改善另一胎的生存状况，目前被毁的胎儿倾向于受血儿，毁胎方法多用脐带结扎法，该法牵涉到医学伦理学问题，使用前需慎重考虑。

2. 双胎胎儿染色体异常及胎儿畸形　单胎胎儿的染色体异常及胎儿畸形同样可以出现在双胎中。双胎可以出现一个胎儿甚至两个胎儿的染色体异常和胎儿畸形。随妊娠妇女年龄的增加及广泛开展辅助生育技术，大龄妇女双胎及多胎的胎儿染色体异常和畸形有增加趋势。和单胎妊娠比较，其染色体异常和胎儿畸形均高于单胎妊娠，以无脑儿为例，双胎中一胎为无脑儿其发生率较单胎为高，一篇关于西班牙大数量双胎出生缺陷的调查中报告双胎中的发生率为 10.4/10 000，单胎仅为 2.8/10 000。同性别双胎的发生率明显高于不同性别双倍，并提示无脑儿在单卵双胎的发生率为双卵双胎的一倍。双合子双胎有不同的核型，其中任何一个胎儿都有发生独立的非整体的危险，或发生某种先天性畸形的危险。在双卵双胎中，虽然两个受精卵不同，但都有可能发生染色体数量或结构异常以及胎儿畸形，以 21-三体综合征为例，一位年龄 40 岁的双卵双胎妇女，其中任何一个胎儿发生 21-三体综合征的相对危险性为 1/100，计算法应该将两个 1/100 相加，即为 1/50；若两个胎儿都发生 21-三体综合征的相对危险性应为 1/10 000。

单卵双胎发生染色体数量或结构异常，理论上应该是一旦发生，两个胎儿都有同样的异常。但是有少数报告单卵双胎的染色体畸形的两个胎儿的染色体可以有差异，如最近 Sepulveda 等报告一例单卵双胎，一胎染色体正常，另一胎为 47-XX，为 13-三体综合征。Lewi 等亦报告 6 例不同核型或异体核型（heterokaryotypic）或合子前期分裂错误。在染色体结构方面可以发生基因不表达、突变、端粒体大小不一致等等错误。而在畸形方面可能是由于细胞分化或某些基因的表达导致单卵双胎的内细胞块的延迟或不均等分裂的错误。

3. 不一致性双胎（discordant twins）　双胎的两个胎儿的大小或体重明显不一致称为不一致性双胎。一般都以体重的不一致作为评估的标尺。双胎的不一致性的难以确定，与对双胎的两个胎儿体重估算不够准确有关。双胎的不一致性计算方法如下：（大胎儿体重-小胎儿体重）/大胎儿体重，根据多数学者意见，以计算结果 ≥25% 可确定为不一致性双胎，但亦有以 ≥20% 为标准者。

发生不一致性双胎的原因并未完全明确，它一般发生于中、晚期双胎妊娠中，在单绒毛膜双胎中 TTTS 因血流动力学的不平衡，两个胎儿即供血儿与受血儿的体重相差很大，供血儿因供血而生长发育受到限制，因之成为不一致性双胎。双合子双胎胎儿体重不一致可能是两个胎儿的不同遗传因素所致，特别在性别不同的双胎更为明显。此外，体重的不一致与胎盘种植部位以及发育有关，胎盘种植部位好且发育良好则胎儿生育发育正常。若胎盘种植部位差，发育不良，体积小，甚至结构异常亦可发生不一致性双胎。

不一致性双胎的预后与体重差异程度有密切关系。Hollier 等以体重相差 5% 为一等级，回顾性对 1 370 例双胎从体重相差 5%～40% 进行分析，他们发现新生儿的呼吸窘迫综合征征、脑室内出血、脑室旁白质软化、脓毒血症及坏死性小肠炎的发生率随体重差异达到 25% 后增高，相差 30% 时，胎儿死亡的指对危险度增加至 5.6，40% 时相对危险度增加至 18.9。

根据以上情况可见，同性别不一致性的双胎的胎儿和新生儿死亡率均高于不同性别者，不一致性双胎的大胎儿及大新生儿死亡率低于小胎儿及小新生儿，无论同性别或不同性别的不一致性双胎体重差异越大者无论胎儿或新生儿死亡率越高，尤以同性别的小胎儿和小新生儿为最高。

对不一致性双胎诊断主要依靠 B 超对胎儿的测量，测量内容包括两个胎儿的双顶径、股骨长度、腹围，同时测量羊水池深度。测量力求准确，并要定期随访两个胎儿的生长情况和羊水变化，若两个胎儿的预测体重的差异不断增加，表明胎儿的危险度在增加，若其中一个胎儿已呈现生长受限或发现羊水过少，应寻找原因，并适时考虑终止妊娠，终止妊娠的方法根据具体情况而定。

4. 双胎中一胎死亡　双胎中一胎死亡在双胎早期妊娠时发现多见。早期妊娠时 B 超诊断为双胎，中、晚期妊娠时发现为单胎，实际上一胎已死亡。这种情况在足月妊娠分娩时可见软组织中一个很小并完全被压扁的胎儿，成为纸样胎儿，中期妊娠后双胎中一胎死亡的发生率约在 2%～6%，而单绒毛膜双胎的死亡率明显高于双绒毛膜双胎。

单绒毛膜双胎中发生一胎死亡的原因主要是 TTTS 和单绒毛膜单羊膜囊双胎的脐带缠绕发生一胎死亡。胎盘异常也是一胎死亡的因素之一，如前置胎盘、血管前置、胎盘梗死及胎盘早期剥离。一胎死亡后对存活胎儿的主要危险是早产和远期的脑瘫和智力障碍。脑瘫主要发生在单绒毛膜双胎，目前的观点是一胎死亡后存活胎儿的血液通过胎盘血管吻合支流向死亡胎儿，存活胎儿发生暂时的但严重的低血压及缺氧血症，以致脑部产生多囊性的脑白质软化。至于双绒毛膜双胎一胎死亡，存活胎儿经长期随访很少有此种情况。

在处理方面，学者们认为怀疑一胎死亡后可启动对母体凝血功能变化的检查，固然在文献中曾有个别案例报道。但大量一胎死亡症案证实对另一胎儿和母亲并未造成明显的危害，原因是一胎死亡后胎盘血管闭塞，胎盘表面大量纤维素蛋白样物质沉积，阻碍凝血酶向母体及存活胎儿释放，故为保守期待处理创造条件。在期待处理期间，对孕 24～34 周患者，要预防早产和胎膜早破。可应用地塞米松以预防新生儿呼吸窘迫综合征，并用 NST 及 B 超监测胎儿生长情况，同时监测母体的凝血功能变化。如妊娠已达 36 周时一胎死亡，可考虑终止妊娠，终止方法可根据当时情况而定，剖宫产并非绝对指征。

至于双胎中的两个胎儿的死亡：该种情况极为罕见。

5. 脑瘫　脑瘫是双胎和多胎妊娠小儿的重要并发症。发生脑瘫的原因主要是早产和双胎输血综合征（TTTS）。

6. 联体双胎　联体双胎是单卵双胎的单羊膜囊双胎特有的一种表现，两个胎儿部分身体相联而不分离。但亦有少数报道从病理上证明来自单绒毛膜双羊膜囊胎盘。一般认为是单个受精卵约 15～17 天分裂而形成联体双胎（分裂理论），亦有认为在已经分离为两个胚胎后继发性融合而成为联体双胎（融合理论）。大约在 50 000 例妊娠中可能发生一例联体双胎，但仅在 250 000 例活产可有 1 例活产。

联体双胎的两个胎儿发生联合的部位约 70% 在胸部称为胸部联胎（thoracopagus），其他有在腹部联合称为脐部联胎（omphalopagus），在会阴部联合的臀位联胎（pygopagus），在骨盆及下肢联合的坐骨联胎（ischiopagus）及在头部联合的头部联胎（craniopagus）等。

中期妊娠时 B 超筛查即可发现联体双胎，对其处理根据目前条件，如主要生命器官共用不可能分离者可以引产，对两个胎儿各有自己主要的独立的生命器官，将来有可能独立生活者，则可征求本人及家属意见，在分娩后由儿外科主持进行手术分离。

7. 无心畸形（acardius）　无心畸形是一种没有心脏为特征的畸形，在单卵双胎中是比较罕见的一种，发生率约为 30 000～40 000。在这种双胎的胎盘中常可见正常胎儿与无心胎儿的胎盘间至少有一支动脉-动脉及-支静脉-静脉的交通支。因此学者们推测无心畸形是依靠正常胎儿心脏动力将血液反向灌注（twin reverse arterial perfusion，TRAP）而获得生存的，因TRAP的血氧及营养成分较低，在早孕时正常胎儿的心功能较强，而使另一胎儿心脏停止发育，终于畸形。无心畸形的脐带常并发单脐动脉。

Napolitani 根据畸形表现将其分为四类：①无心无脑畸形（acardius anceps）：有部分头颅骨，面部发育不完全，可以有躯干、肢体的发育，但无心脏可见；②无心无头畸形（acardius acephalus）：无头无胸部的发育，故无心脏，腹腔内可有发育不完全的各种类型脏器，有下肢发育，由于TRAP是从髂血管进入无心畸形体内的，因此往往下肢先得灌注，而头、上肢、胸腔不见发育，在无心畸形中此类畸形最多见；③无心无躯干畸形（acardius acormus）是无心畸形中最少见的一种，仅有胎头发育，与胎盘相连亦可有颈部与脐带相连；④无定形无心畸形（acardius amorphous）：该类畸形无人的形象而成为球形或无定形的难以辨认的肉团，上覆有鳞形上皮及毛发，与畸形瘤的区别是它有脐带与胎盘连接。

由于正常胎儿要负担两个胎儿的血供，其负荷过重，如不及时处理，正常胎儿可发生慢性高血压，心力衰竭而死亡。前文所述，本病常与TTTS合并存在，无心畸形可并发严重的组织水肿，体重明显大于供血儿，最重的达6kg。Moore曾统计，如无心畸形胎儿体重较正常儿大70%或以上，均将发生早产；另外，如存在泌尿系统，则可并发羊水过多。

由于B超能及时发现无心畸形，故可以在胎儿镜下结扎无心畸形的脐带以保证正常胎儿发育。

8. 寄生胎　在囊胚期时内细胞块分裂不对称，发育差的内细胞与正常发育胚胎卵黄囊静脉吻合，渐被包入体内，成为寄生胎，或称胎内胎，寄生胎大部位于正常胎儿的上腹部腹膜后部位，其表面有结缔组织包裹胎体，胎体的发育不完整，有发育不全的脊柱、肋骨、骨盆及四肢，有时有部分头盖骨及内脏的发育不全。

9. 双胎中一胎正常一胎为葡萄胎　双胎中一胎正常儿而另一胎为葡萄胎者并不罕见，文献中早有报道，但近年来双胎发生率增多，类似报道也增多。

（十一）双胎的处理

近二十年来，由于对双胎的认识上的深化，因此处理上有很多改进。围产儿死亡率进一步下降。对双胎的处理应重视几个关键：①尽早确诊双胎妊娠及其种类。②对母亲及胎儿做好监护工作，做好产前诊断，及时发现并处理好妊娠并发症。③认识特殊种类的双胎，做到及时诊断和正确处理。④重视胎儿生长发育。⑤尽量避免或推迟早产的发生。⑥根据孕妇的情况、胎儿的大小及胎位，选择最合适的分娩方法。

具体处理如下：

1. 妊娠期处理　如下所述。

（1）双胎的产前诊断：双胎的产前诊断比单胎复杂。以产前21-三体筛查而论，生化检查方法由于双胎妊娠孕妇体内由胎儿和胎盘所产生的有关激素就明显高于单胎。无论早期妊娠或中期妊娠，母亲血清中的各种生化指标水平平均为单胎妊娠的一倍。包括8篇文献有关双胎母亲血清中各种生化指标水平的荟萃分析显示甲胎蛋白的中位值较单胎增加2.26，β-hCG增加2.06，非结合雌三醇增加1.68。这种增加导致21-三体在双胎中检出率较单胎低15%。

在早期妊娠，颈项透明层（NT）检查是检出21-三体综合征很好的方法，与单胎比较，其对21-三体综合征的检出率并无差异。

B超在筛查早期与中期妊娠胎儿畸形方面，对双胎的筛查能力与对单胎一样有效，但是因为有两个胎儿，大的畸形检出率非常高，小畸形受另一胎儿的影响而有被漏检的可能；因此，有三维成像的B超的配合将更有效地提高检出率。

产前诊断的确诊方法与单胎相同，包括早期及中期妊娠时的绒毛取样检查（CVS）及中期妊娠的经羊膜腔穿刺抽羊水作细胞培养和抽脐血检查法，其操作难度均稍高于单胎。早期妊娠时的检查，对每一个胎儿的定位十分重要，有报告称双胎的CVS的流产率略高于单胎的CVS，中期妊娠时抽羊水要靠B超准确地区分两个羊膜囊，并在B超引导下穿刺，过去有学者用染料染色一个羊膜腔以免穿刺第二个羊膜腔时重新进入第一个羊膜腔，但有报告认为染料对胎儿和母体有伤害而建议不用染色方法。羊膜腔穿刺法的流产率与单胎的相等,但亦有报告称略高于单胎者,实际上,无论 CVS 法或羊膜腔穿刺法的穿刺成功及流产率的关键在于操作者的熟练程度。

(2) 营养:已如前所述,足够的营养是促进胎儿生长的要点。应保证足够的热量、蛋白质、矿物质、维生素和脂肪酸以适应两个胎儿生长发育的需要。正常妊娠体重(BNI 19.8~26.0),热量摄入为每天 3 500kcal,铁摄入量每天从 30mg 加至 60~100mg,叶酸每日 400μg 增至 1mg,以防止贫血,钠盐的限制不一定有利于孕妇。

在营养方面,美国医学研究院建议双胎至足月妊娠时体重增加以 16~20kg 为宜。不少学者研究了体重的增加在早、中、晚期妊娠三个时期以何者为宜。Meis 等、EWigman 等及 Neilson 等都认为在妊娠 20 周以前就应该注意营养使体重增加,孕 20 周以前的体重增加,保证了中期妊娠的胎儿生长速度并有可能使妊娠期延长。

(3) 预防妊娠期高血压疾病的发生:有多个报告认为双胎的妊娠期高血压疾病的发生率增加 20% 左右,特别是初产妇。Hardardottir 等报告多胎妊娠更易发生以上腹疼痛、溶血及血小板减少为特点的 HELLP 综合征,其发生时间早、程度重,因此预防十分重要。对双胎妊娠早期妊娠应测定基础血压及平均动脉压,以便在中、晚期妊娠对照。

(4) 产前密切监视胎儿的生长:妊娠应用 B 超系统地检测两个胎儿的双顶径及腹周径的增加速度,同时注意两个胎儿是否有生长不一致性。如两个胎儿的腹周径相差 20mm 或以上,则体重将相差 20% 或以上,如为同一性别应考虑 TTTS 的可能性,凡体重相差越大,围产儿死亡率将成正比例增加。另外尚有用多普勒测定双胎脐静脉及脐动脉血液流速的不同,以区别双胎伸展的不一致性,Gorson 及 Shak 均有类似的报道。

双胎的羊水量也是应予以注意的。Magann 等对 47 例无并发症的孕 27~28 周的双胎妊娠以染料稀释测得一个胎儿的羊水量为 215~2 500mL,平均为 877mL,其结果与单胎妊娠相同,这个结果表明双羊膜囊双胎的羊水恰为单胎的一倍。B 超可以用以测量双胎的羊水量,Polrcer 等已提供了双胎妊娠的羊水指数值,但 Magann 等认为用 B 超有时难以确定双胎的羊水过少(<500mL)。

关于产前胎儿电子监护,Gallagher 等观察到双胎的两个胎儿的醒睡周期常是同步的,而胎动和胎心率是不一致的,如估计胎儿宫内情况,NST 及生物物理评分均可用于双胎,但因有两个胎儿,难以精确测定,不过有一定参考价值。

(5) 预防早产:双胎早产的预测比单胎更有意义。在单胎中预测早产的方法以经阴道或经会阴 B 超测宫颈长度及测纤维结合蛋白均可用于预测双胎的早产,Goldenberg 等曾同时用该两种方法预测双胎早产,两种方法比一种方法预测更为准确,孕 24 周的预测较孕 28 周预测似更有意义。

Sodowski 等亦报道在三胎妊娠时第 24 周时以超声测量子宫颈长度,有助于预测是不是会发生早产,其妊娠 36 周早产者(16 例),第 24 周时子宫颈长度及子宫颈宽度平均各为 25.6mm ± 3.7mm 及 14.6mm ± 11.8mm,而至足月妊娠分娩者各为 32.5mm ± 6.0mm 及 6.2mm ± 3mm。

具体处理:

1) 卧床休息:卧床休息是预防早产的一个重要方法,但对它的认识有一个渐变的过程。从 20 世纪 50 年代至 70 年代,根据多个国家统计数字的比较,产前住院卧床休息及产前自由活动的双胎孕妇的围产儿死亡率绝大多数的数字表明前者明显低于后者,其结论是产前休息的:①平均孕期为 255 天。②早产及 <1 500g 早产婴发生率明显降低。③如孕期已达 38 周,即引产(根据瑞典统计,该时期围产儿死亡率最低),该组的剖宫产率为 17%。④围产儿死亡率 6‰,与该时期的单胎围产儿死亡率相同。近年来,由于生活和医疗条件的改善,家庭保健护士可按时作产前监护,使之方便就诊,不少医生认为除有高血压、先兆早产等特殊情况需住院观察外,其余可在家中休息,其结果与住院相同。此外,也有医生提出折中的方案:孕 24 周开始少活动,孕 30~35 周住院以防止流产,孕 36 周回家休息待产。最近澳大利亚 Cochrane 数据库系统统计对双胎的常规住院治疗,并不减少早产及围产儿的死亡。因此,对无并发症的双胎在文化素养高,医疗条件好的国家,是否必须住院并非一定之规。

2) 预防早产 β 型拟肾上腺能的药物的应用:曾有不少学者如 Conner 等、Cetrido 等用双盲法进行 β

型拟肾上腺能药物以预防早产的研究，但无论是羟苄羟麻黄碱（ritodrine）或其他药物均不能显示有延长孕期兼增加胎儿体重的结果。近年来，AshWorth 用 Salbutamol 的结果亦相同，但对此类药物的研究报告不多，故尚无定论。

3）预防 RDS 地塞米松：皮质类激素有促进胎儿肺成熟的功能，目前使用较多的是地塞米松，为预防早产所致的 RDS，双胎妊娠已达孕 26 周必要时可用地塞米松 10mg 每天连续静脉注射 3 天，可有效地减少早产儿中 RDS 的发生率。但关于在产前使用糖皮质激素以防止双胎妊娠早产时发生早产儿 RDS 的方法，目前已有不同意见。Mulphy 等作了自孕 24 周至 32 周预防注射及平时无预防注射有早产可能时紧急给糖皮质激素两者不同处理的对比，前者 136 例胎儿，后者 902 例胎儿，其结果并未显示前者明显降低了 RDS，而相反，前者的平均出生体重降低了 129g。所以笔者认为在早产先兆时给以糖皮质激素即可。

4）宫颈环扎术：如有前次早产史，为预防双胎的早产而行宫颈环扎术是可行的；如无上述情况，仅为预防双胎的早产而行宫颈环扎术，Der 等以及 Grant 等都认为无助于改善围产儿的死亡率，有的学者还认为它可能诱发早产、胎膜早破，甚至发生绒毛膜羊膜炎，其弊可能大于利，故不宜作为常规应用。

2. 分娩期处理 如下所述。

（1）分娩方式及时机的选择：双胎的分娩处理，首先是对分娩方式的选择，分娩方式的决定应根据孕妇的健康状况、过去的分娩史、目前孕周、胎儿大小、胎位以及孕妇有无并发症和何种并发症而定。双胎的分娩不同于单胎，双胎妊娠的并发症多，产程长，产后出血多，这些都是必须考虑的因素。其目的是确保产妇的安全，并力求降低围产儿死亡率，而胎儿体重和胎位常是最重要的决定因素。

Harie 等对双胎妊娠已逾 36 孕周者 36 例给以缩宫素、阴道留置前列腺素类药物等方法引产，另 45 例为对照组作期待处理，结果无论是产程、剖宫产率、新生儿 Apgar 评分以及进入 NICU 的发生率两组基本相同，无统计学上差异。故在正常的双胎妊娠达 36 孕周后引产并不增加母亲及新生儿病率。

（2）剖宫产：目前，在双胎分娩中选择剖宫产为分娩方式的有增加的趋势。在手术指征中主要为非头位，其次为子宫收缩乏力、妊娠期高血压疾病、胎儿窘迫。

如胎儿的孕周在 34 周或体重在 2 000g 以上，胎位是决定分娩方式的主要因素。如两个均为头位，或第一胎是头位均可考虑经阴道分娩；若第一胎为臀位则以剖宫产为宜；近年对第二个胎儿为臀位时，第一个胎儿分娩后可利用 B 超找到胎儿的双脚而有利于进行臀位牵引手术，其死亡率与剖宫产接近，但问题还在于施行手术的医生若没有内倒转或头位牵引的经验，仍以剖宫产为宜。

对极低体重儿<1 500g 双胎的分娩，学者的意见不尽相同；在发达地区国家，极低体重儿的存活率很高，体重 1 000～1 500g 的新生儿存活率在 90% 以上；如经阴道分娩因胎位、产程等因素死亡率将有所增加，但剖宫产不受影响，因此取剖宫产者甚多。但在我国大多数地区和单位对极低体重儿缺乏护理条件和经验，因此对极低体重儿的剖宫产宜取审慎态度。

在少数情况下第一胎娩出后发觉第二胎明显大于第一胎儿突然发生窘迫，或宫颈收缩变厚而不扩张，在短时间内不可能经阴道分娩，则可以考虑作剖宫产。

剖宫产的麻醉选择以硬膜外为好，因麻醉效果好，产后出血不多，对胎儿影响小。剖宫产手术切口以下段纵切口较好，对取第一胎儿及第二胎儿均较有利。在剖宫产中，最常见的术中并发症是产时出血，主要原因是子宫收缩乏力，对此当取出胎儿同时静脉中可推注缩宫素 10U，并静脉持续点滴缩宫素，子宫肌层可注射缩宫素 10U，麦角新碱 0.2mg，必要时可用 $PGF_{2\alpha}$ 1mg，如仍有少量阴道出血，则可在宫腔内填塞纱条，填塞要紧，不留缝隙，纱条一端通过宫颈留置阴道内，一般在 24～48 小时左右取出。

（3）阴道娩出：凡双胎均为头位或第一胎为头位而胎儿为中等大小都可阴道试产。由于两个胎儿的总重约为 4 500～5 000g 左右，因此估计产程较一般单胎为长，故应保护好产力，注意及时补充能量，适时休息，使产妇保持良好体力，有较好的宫缩使产程正常进展。产程中要严密监护胎心变化，可以通过听诊，亦可以两个监护仪同时进行监护，一个作腹部外监护，一个经阴道于宫颈内胎头旁做监护。在产程中产程延长而胎头不下降，应注意到两个胎头下降过程中，第二胎头挤压于第一胎儿的胸颈部而阻碍下降，甚至发生胎儿窘迫，应及时发现。

当进入第二产程后，因胎儿一般偏小，且常为早产，胎头不宜受过多的压力，可作会阴切开，第一胎儿娩出后，宫内环境已有改变，而第二胎儿娩出后新生儿的 Apgar 评分，脐动脉及静脉的 PO_2 及 PCO_2 均比第一胎差，所以应掌握好其分娩时间及分娩方式。在第一胎儿娩出后，助手应在腹部将胎儿维持在纵产式，同时警惕脐带脱垂及胎盘早剥，如为头位或臀位已固定于骨盆腔内，阴道检查无脐带先露，则行破膜，并经常监听胎心变化，严密观察。如有胎心变慢或阴道出血，提示有脐带脱垂或胎盘早剥，均可产钳或臀位助产结束分娩。如第一胎儿娩出后一切正常，人工破膜后 10 分钟内无正规宫缩，则可用缩宫素静脉点滴，以再次启动并加强宫缩，促使阴道分娩。亦有医生在第一胎儿娩出后，在 B 超监视下迅速抓住胎儿的足部作内倒转及臀位牵引而使第二胎儿娩出，但要强调的是熟练的手法是成功的关键。

第一胎儿到第二胎儿的娩出，传统的规定时间是 30 分钟。Paybure 等报告孕 34 周或以上的 115 例双胎，平均两个胎儿娩出时间间隔为 21 分钟，其范围在 1～134 分钟，约 60% 少于 15 分钟，但间隔时间超过 15 分钟，胎儿窘迫或外伤的发生率并未增加，但是间隔 15 分钟以内的剖宫产为 3%，超过 15 分钟则增加至 18%。

在极少数情况下，一胎娩出后，如宫内胎儿过小，亦有延长数日至数周分娩的，Wittman 复习文件并附加 4 例，其间隔在 41～145 日间。

不论哪种分娩方法，RDS 容易发生在第二胎。Amold 对孕 27～36 周分娩的 221 对双胎的分娩证实了这一点，人们怀疑和第二胎受压有关，但未得到证实。

对于双胎分娩中出现的特殊情况虽然少见，但应予注意。交锁（locking）发生率极低，Cohen 在 817 例双胎中发生一例，其条件是第一胎儿为臀位，第二胎儿为头位，发生后第一胎儿常在数分钟内死亡；为娩出第二胎以剖宫产为上策。挤压则发生在两个胎儿为头位时，一个已入盆，另一个部分入盆挤压在第一胎儿的颈部下胸部上；前文已述如产程无进展，则应疑及此可能。B 超可以协助诊断，并以剖宫产为上策。至于一头一横，第一胎儿头部嵌于横位的颈部或腹部而不能下降，或两个臀位，第二胎儿的腿落于第一胎儿的臀部以下，发现后均应以剖宫产终止妊娠。

二、三胎及三胎以上妊娠

自药物诱导排卵及 IVF 开展以来，三胎及三胎以上妊娠目前受到广泛关注。本节主要介绍三胎及三胎以上妊娠的诊疗及处理情况。

（一）三胎及三胎以上妊娠的发生率

在多胎妊娠（包括双胎）中，四分之三是与用了辅助生殖技术有关，用该项技术在不同的报告中约 25%～38% 导致了多胎妊娠，特别是在三胎、四胎或四胎以上者更为明显。这种倾向已遍及发达国家及正在开展辅助生殖技术的发展中国家。使多胎妊娠发生率达到高峰。

（二）三胎及三胎以上妊娠的诊断

B 超是诊断三胎或三胎以上妊娠的有力工具。18～20 孕周是诊断多胎较为合适的时间。随孕周的增加，诊断准确率也上升。

血清甲胎蛋白（AFP）测定亦有助于多胎的诊断。Maefarlane 的多胎资料表明血清 AFP 在双胎中明显升高者仅占 29.3%，三胎为 44.8%，四胎及四胎以上则达 80%。因此孕妇血清 AFP 的筛查有助于发现多胎。

（三）三胎及三胎以上的妊娠产科并发症

三胎、四胎及四胎以上对母亲的主要危险是先兆流产、早产、早产胎膜早破、贫血、子痫前期，产后出血、子宫内膜炎的发生率随之而上升，均为情理中事，危险的是 HELLP 综合征、肺水肿、肺栓塞、急性脂肪肝等严重并发症亦可有发生，必须提高警惕。其中以早产最多见。

在所有的并发症中主要问题是早产,所以对三胎妊娠住院或门诊处理。

(四) 分娩方式

根据 Macfarlane 的资料,同时期单胎剖宫产率为 10%,但三胎、四胎及四胎以上孕妇的剖宫产率远较此为高。

目前三胎妊娠常以剖宫产终止妊娠,而无论自然临产或引产者均有较大比例最终仍以剖宫产结束分娩,但亦有学者认为自然临产较计划性腹部终止妊娠者好。

(五) 三胎及三胎以上妊娠的胎盘

根据材料,对三胎胎盘的肉眼观察,三个胎盘完全分离者占 23.5%,两个胎盘融合另一个胎盘分离者占 41.6%,三个胎盘完全融合者占 32.9%。但单凭肉眼观察尚难确定为单卵三胎、单卵双胎及单卵一胎或均为一卵一胎,须借助胎儿性别、绒毛膜、血型及其他方法检测,才能有比较准确的结论。

(六) 三胎以及三胎以上妊娠的围产儿

1. 三胎以及三胎以上妊娠的围产儿体重　三胎以及三胎以上妊娠的围产儿体重与每胎胎儿的体重成反比。

2. 新生儿疾病　多胎妊娠新生儿疾病的发生率与多胎胎儿的个数成正比,例如双胎为 32%,三胎为 53%,四胎及四胎以上为 68%,但双胎与单胎的第一胎儿均较其余胎儿的发病率低。

根据资料可见新生儿并发症随每胎胎儿数的增加,并发症数亦增高。其中最主要的是新生儿高胆红素血症及呼吸窘迫综合征,而脑室内出血、坏死性结肠炎、脓毒血症亦不在少数,而且肺支气管发育不良者四胎高达 18%,因之三胎及四胎需机械通气者达 34% 及 69%,故新生儿住院时间久,围产儿死亡率增加,所需费用亦巨大。

关于畸形,主要是心血管畸形和泌尿系统畸形,三胎明显多于双胎,三胎的双联畸形亦高于双胎,而且在双胎中,畸形同时累及两个胎儿常见,但三胎中同时累及两个甚至三个者明显增多,例如有 3 例三胎三个新生儿均有先天性动脉导管未闭的报道。1 例三胎三个胎儿均有泌尿生殖系统畸形的报道。

总之,产科工作者应熟悉多胎妊娠领域的各个方面,才能保证孕产妇的安全,降低围产儿的死亡率。

(申作娟)

第六节　死胎

死胎是指妊娠 20 周后胎儿在子宫内死亡。如果不能明确妊娠周数,则将出生体重为 350g 或以上的死亡胎儿定义为死胎,这一数值是此孕周胎儿出生体重的第 50 百分位数。在美国,死胎的发生率为每 160 例活产中有 1 例,或每年 25 000 例。随着早孕期超声及血清学筛查的开展,异常胎儿妊娠在早孕期即被终止,使得死胎的发生率有所下降。总结了一系列死胎的高危因素,包括母亲年龄增加、肥胖、吸烟、死胎史、胎儿生长受限、母体疾病、黑种人等。而缺乏孕期保健、营养状况差、受教育程度低也是死胎的危险因素。死胎还可能是多个因素共同作用的结果。此外,多胎妊娠的死胎发生率是单胎妊娠的 4 倍。

一、死胎的病因

死胎的病因分为胎儿、胎盘和母亲三个方面。一个对胎儿和胎盘疾病有经验的病理科医师通过尸检,并与母胎医学、遗传学及儿科专家一起,通常能够确定胎儿死亡的原因。但是,未足月的死胎通常比足月死胎的病因更难确定。15%~35% 的死胎不能确定病因。

1. 胎儿方面的原因　胎儿异常占所有死胎病因的 25%~40%。文献报道的胎儿重大致死性畸形的发生率各异,造成这种差异的原因是胎儿是否进行了尸检,以及病理科医师是否接受过培训并有足够的经验。在 Copper 及同事报告的 403 例死胎中,仅有 5.6% 发现了畸形;而 Faye-Petersen 及同事发现三分之一的胎儿死亡都是由结构畸形造成的,最常见的原因包括神经管畸形、孤立的脑积水、复杂的先天性心脏病。

除致死性结构畸形外,遗传因素在胎儿因素里也占有重要地位。死胎最常见的染色体异常包括45,X、21-三体、18-三体和13-三体。染色体异常在解剖结构异常的胎儿中更常见。在8%~13%死胎中可以发现核型异常,超过20%结构异常或胎儿生长受限胎儿存在核型异常,考虑未充分检查和细胞培养失败等因素,核型异常的比例可能更高。

宫内感染引起的胎儿死亡也很常见。细菌、病毒和原虫感染所致胎儿炎症反应与死胎相关。在发展中国家,上行性细菌感染通常是最常见原因,其次为病毒感染。与死胎发生有关的感染性疾病包括妊娠并发阑尾炎、胰腺炎、肺炎、细菌性痢疾、疟疾、登革热和水痘等。上行性细菌感染包括大肠埃希菌、B族链球菌感染;病毒感染包括巨细胞病毒、细小病毒B19、风疹病毒等;特殊病原体感染包括梅毒、李斯特菌、弓形虫等。

2. 胎盘方面的原因　很多胎盘异常造成的胎儿死亡会被划分到胎儿或母亲因素中。例如,大约有一半胎盘早剥与母亲高血压有关,可能被划分为母亲因素。在这种情况下,大约有15%~25%的死胎被归结为是胎盘、胎膜或脐带异常造成的。胎盘早剥是死胎最常见的单个病因,特别是在晚孕期。胎母出血足以导致胎儿死亡,这种出血常见于母亲的严重外伤。双胎输血综合征是单绒毛膜双胎死亡的常见原因。脐带缠绕、脐带脱垂也是死胎的常见病因。

3. 母亲方面的原因　妊娠并发症和并发症如高血压疾病、糖尿病、甲状腺疾病、结缔组织病(如系统性红斑狼疮)、妊娠肝内胆汁淤积症、抗磷酸磷脂综合征、遗传性易栓症、红细胞同种异体免疫和血小板同种异体免疫等均可导致死胎。5%~8%的死胎是由高血压疾病和糖尿病这两种最常见的妊娠并发症引起的,妊娠糖尿病发生死胎的相对危险因子达2.5。系统性红斑狼疮或肾病发生死胎的风险比普通人群高20~30倍;狼疮抗凝物和抗心磷脂抗体与蜕膜血管病变、胎盘梗死、胎儿发育受限、死胎相关。超重和肥胖的妇女发生死胎的风险增加。生育时年龄过小或过大,也会使死胎的风险增加。

4. 其他　胎儿生长发育受限与死胎密切相关,并且可用于死胎的预测。胎儿生长发育是胎儿遗传生长潜能与胎盘功能共同作用的结果。生长潜能是胎儿生长的原动力,胎盘则是营养物质和氧气的唯一来源。因此,各种因素导致的胎盘功能不足都将影响胎儿的生长发育,并可能导致死胎。过期妊娠时胎盘功能不足,也可以导致死胎的发生。

二、死胎的评估

确定胎儿死亡的原因有助于母亲的心理调整,减轻负罪感,并且有助于咨询下一次妊娠时复发的可能性,在后续妊娠时采取措施预防类似情况的发生。

1. 临床检查　死胎分娩时,要对胎儿、胎盘、胎膜、脐带、羊水进行全面的检查和记录,如有可能,应当拍摄照片。美国妇产科学会建议对死亡胎儿进行放射线、核磁或超声检查。在父母亲不愿意进行尸检的情况下,这样的检查有助于寻找解剖学方面的原因。

2. 实验室评估　美国妇产科学会建议对所有的死胎进行染色体核型分析。在获得知情同意后,可以获取脐带血或心脏穿刺得到血浆,置于无菌、肝素化的试管里,进行细胞遗传学检测。如果无法获得胎儿血,可以通过以下组织进行核型分析:脐带附着部位下方的胎盘、大约1.5cm长的脐带、胎儿肋软骨或膝盖骨。用无菌盐水洗涤组织后,放置于乳酸林格液或无菌的细胞遗传培养基内。

但是,由于胎儿死亡后数天之内就会发生浸软,目前认为传统的通过已分娩死胎取得胎儿组织的方法不甚满意。细胞培养常常失败,导致50%~70%的病例没有结果。通过羊膜腔穿刺来获得胎儿细胞的病例中有80%染色体分析能够成功培养。如果羊膜腔穿刺不能实施或者培养失败,可以尝试进行荧光原位免疫杂交(FISH)的结果来除外常见的染色体三倍体。

而在母亲方面,应当考虑进行血糖、狼疮抗凝物和抗磷脂抗体的检测。

3. 尸检　应当鼓励父母亲接受胎儿的全面尸检。一个完整的尸检常常能够提供有用的信息。一篇来自威尔士的报道显示,在对400例死胎进行尸检后,13%与之前预想的原因不同,26%找到了新的问题。确定病因对于评估再发风险是十分重要的。

三、死胎的处理

死胎的分娩时机和方式根据孕周、孕妇意愿和临床状况确定。分娩处理应当个性化，大部分孕妇会希望尽快分娩。为寻求死胎原因，可以将患者转诊到有条件的医疗机构处理。

如果没有禁忌，可选择药物引产和清宫排出死胎。曾有子宫下段横切口剖宫产者，在反复沟通和知情选择后，可以选择米索前列醇、缩宫素或水囊引产，最好避免剖宫产。在少数情况下，死胎长期不排出可以导致凝血功能障碍和宫内感染，因此，如果胎儿死亡已超过3周，应当常规检查凝血功能，并使纤维蛋白原和血小板恢复到有效止血水平，方可引产。对死胎进行处理时，需要警惕感染。

四、再次妊娠

根据资料，具有死胎史的妇女再次发生胎儿死亡的概率是22.7‰，胎盘功能不足造成的死胎更易复发，而多胎妊娠、感染造成的死胎不易再现。美国妇产科学会指出，死胎原因不明的低危妇女，再次发生死胎的风险增加了10倍。除遗传性疾病以外，母体疾病如慢性高血压、糖尿病，均增加了再次发生死胎的风险。

确定死胎病因对于评估复发风险是十分重要的。例如，脐带因素通常不会复发，染色体非整倍体异常大约有1%的复发风险，而家族性 DiCeorge 综合征的复发风险高达50%，后两者可以在再次妊娠时通过绒毛活检或羊膜腔穿刺取材进行检测。母亲因素相对容易被识别，应当在再次妊娠前对慢性高血压、糖尿病等进行治疗。

再次妊娠后，应当在早孕期或中孕期进行筛查，排除畸形，并对胎儿的生长发育状况进行监测。通过胎儿发育可以了解胎盘功能。

综上所述，死胎是一种严重的妊娠并发症，其原因多样，积极寻找死胎的病因有助于评估再发风险，并对再次妊娠进行指导。

（申作娟）

第七节 胎儿心律失常

胎儿心律失常是指胎儿心脏节律紊乱或节律虽然规则但却超出正常范围，发生率为1%~3%。胎儿心律失常包括心率过快、心率过慢及心律不规则。期外收缩是胎儿心律失常最常见的原因，心动过速发生率是心动过缓的2倍。心率超过160次/分为心率过快，最常见的病理情况是室上性心动过速，心率在180~300次/分。少见的有心房扑动，心房率300~400次/分；心房颤动，心房率400~700次/分，心率过慢是指心率低于120次/分，最常见的病理情况是房室传导阻滞，心室率为40~50次/分。心律不规则有房性期外收缩，室性期外收缩，也包括房室传导阻滞。尽管大多数胎儿心律失常为短暂的孤立的异位搏动，但也有持续的心律失常，如未予恰当治疗，可导致充血性心力衰竭、非免疫性水肿甚至新生儿死亡。

一、快速型心律失常

胎儿快速型心律失常（tachyarrhythmia）包括期外收缩导致的心律失常（extrasystole）、室上性心动过速（supravent-ricular tachycardia，SVT）和房扑（atrial flutter）、房颤。发生率约为1%。其中最常见的是良性的孤立的期外收缩。室上性心动过速是产前发现的最常见的严重心律失常。

（一）发生率

心律失常在胎儿中的发生率约为1%。但是，由于其中相当一部分是间歇性的或能自行缓解，故其实际发生率更高。在产前可识别的最常见且具有临床意义的快速型心律失常是室上性心动过速和房扑。

（二）病因和病理生理

房性期外收缩及室性期外收缩的病因不清。这两种现象都被认为是良性病变，绝大多数期外收缩从心房起源并且自然消退，孕妇使用咖啡、吸烟、饮酒可导致期外收缩频率增加。虽然以往认为期外收缩既不增加先天性心脏病的机会，也不影响血流动力学变化；而且往往在宫内或产后不久就消失。但在1%的胎儿期外收缩会发展成持续性的快速型心律失常，最近的研究显示2%的快速型心律失常的胎儿存在心脏结构异常。

室上性心动过速的原因有自发性及折返两种。自发性是指异位兴奋灶发生高频率的冲动，暂时取代了窦房结，折返是因为房室结存在双通道，兴奋信号往心室传导的同时又从另一通道折返回原点又再传，又再折返，循环不止，胎儿心率超过200次/分。阵发性室上速可以是Wolff-Parkin-son-White综合征的一部分，心电图上可并发有短P-R，QRS延长，δ波。虽然间断的室上速可能并无临床意义，有报道室上速可自然消退。也有报道长期的室上速完全缓解继之胎儿正常发育，但是持续的室上速可能危及生命。通常室上速与先天性心脏病无关，但在5%~10%的病例发现有心脏结构异常。如室上速并发心脏结构异常则胎儿预后不良。

胎儿房扑较室上性心动过速少见，心房率可达300~500次/分，心室率随房室阻滞程度的不同不定。胎儿房扑预后差，因有一部分与心脏结构异常有关，并有胎儿水肿出现。

与良性心律不齐如单发期外收缩不同，胎儿心律节律异常可能出现严重后遗症。报道快速型心律失常胎儿心排血量下降，并且易发生胎儿水肿。室上性心动过速时间长会导致心力衰竭。导致胎儿心力衰竭和水肿的确切机制尚不明确。右心衰（三尖瓣反流、右心室扩张）继而出现胎儿水肿预示着即将发生心功能不全。推测可能是由于心力衰竭肝脏被动充血或心排血量减少肝脏灌注减少所引起的低蛋白血症，导致胶体渗透压下降液体渗出到组织间隙。心包积液、胸腔积液、腹腔积液和皮下水肿可能是心功能不全的晚期临床表现。

（三）诊断

超声心动图是诊断和评估胎儿心律失常的最重要手段，包括M-型和频谱多普勒。二维超声心电图可以观察到心房和心室的活动，而将M-型超声心动图取样光标垂直于心房壁和心室壁、主动脉瓣或肺动脉瓣可确定心脏节律，心房壁运动或左房室瓣或三尖瓣A峰的出现代表心房收缩，心室壁运动或者主动脉瓣或肺动脉瓣的开启代表心室收缩。M-型超还可用于确定心包积液和测量心脏厚度、心腔大小和缩短分数。多普勒评估房室半月形瓣膜血流可用于计时房室收缩。通过测定四腔心的大小和功能、半月瓣和房室流速积分值和存在二尖瓣或三尖瓣反流、胎儿水肿来评估节律障碍的血流动力学效应。彩色血流成像可用于辨别血流紊乱。

除了评估胎儿心脏节律外，超声评估还应包括对胎儿详细、全面的超声检查以及对胎儿心脏结构的检查，以除外结构畸形。心脏结构异常的发生率随心律失常的类型而不同。应检查胎儿有无水肿迹象如心包、胸腔的液体积聚，腹腔积液或皮肤水肿。羊水也可能有所增加。心脏增大或壁增厚可能提示心脏血流动力学异常。

（四）鉴别诊断

胎儿快速型心律失常的鉴别诊断包括孤立的期外收缩、更严重的节律异常如房扑和室上性心动过速。M-超声心动图有助于鉴别以上情况。

（五）处理

1. **妊娠期处理** 如下所述。

（1）产前评估：胎儿快速型心律失常的典型表现为一个无症状的孕妇在常规产前检查时听诊发现胎儿心率过快，这提示需要进行彻底的产前评估，包括详细的超声检查胎儿解剖、生长、生理状态，以及超声心动图包括M-超和多普勒来评估心律失常的特征以及对心肌功能的影响。5%~10%的室上速病例发现有心脏结构异常，因此应子细检查胎儿心脏解剖。随后通常需向小儿心脏病专家咨询。当诊断室上速时，需围产医学专家和小儿心脏科专家共同制订治疗计划。首先，由围产医学专家评估胎儿有无生理损害，行详细的超声检查评估胎儿生长、发育、生理状态，并仔细检查有无心包积液、胸腹腔积液。然后小儿心脏科专家确定房室收缩节律、房室大小和功能，以及有无房室瓣反流及其程度。在心动过速发作及正常窦性心律期测定主动脉和肺动脉流速积分。如存在血流动力学异常、胎儿窘迫或水肿，则需马上应用药物治疗。所有孕妇需收住入院，胎儿需24小时监护以测定节律障碍的持续时间。如无胎儿危险的征象，心动过速非持续性，患者依从性好，则可考虑期待治疗而非马上药物治疗。

（2）期待治疗：室上速胎儿如不存在水肿或血流动力学异常，可单纯保守治疗不用药物治疗。有观察到延长的室上速自然消退随之胎儿正常发育。

期待治疗需保证密切随访。首先，每日需行超声和超声心电图评估。胎儿评估的间隔可延长，由此进行个体化随访以证明室上性心动过速的消退。该措施适用于可靠的依从性好的患者。如不能经常随访或者依从性不可靠，应用抗心律失常药物治疗则更为恰当。

（3）母体药物治疗：如无并发心脏结构畸形，对于室上性心动过速且有血流动力学异常的胎儿采取宫内药物治疗和（或）分娩已被广为接受。决定适当的干预措施时孕周是一个重要因素。

目前推荐地高辛作为单发的胎儿快速型心律失常的一线用药，当地高辛治疗后胎儿室上速仍持续而孕周不适宜分娩时，可将普鲁卡因、氟卡尼、奎尼丁、维拉帕米、普萘洛尔、索他洛尔以及胺碘酮作为二线用药，这些药物都有不同程度治疗成功的报道。但与地高辛不同，这些药物与明显的母儿毒性有关。普鲁卡因和奎尼丁都对胎儿有致心律失常效应，对母亲有胃肠道毒性。维拉帕米与心脏失代偿和胎儿猝死有关。有发现应用普萘洛尔与生长受限和新生儿心动过缓、低血糖有关。胺碘酮用于治疗持续的节律异常，但可能发生母儿甲状腺功能减退。如成功转为正常窦性心律，孕周达足月予以分娩，如未转为正常窦性心律且出现心脏失代偿或胎儿危险则立即终止妊娠。

已有报道母体应用地高辛后室上速转变为心室反应不定的房扑。在宫内房扑更难以控制，因此预后差。有报道抗心律失常药物对88%的胎儿室上速有效，对房扑仅66%有效。虽然可尝试使用二线抗心律失常药物，对于地高辛治疗后仍顽固出现的室上速交替房扑有必要提早终止妊娠。根据文献报道的不良预后，推荐对于房扑胎儿，不管有无存在水肿，如果孕周不适于分娩，立即使用抗心律失常药物治疗。

（4）分娩方式：当足月首次诊断胎儿心动过速时，应用药物治疗便于分娩过程和增加阴道分娩的可能性。所有患者都可能阴道分娩，但是如果未转为正常节律或存在胎儿水肿，剖宫产分娩则更为恰当。产时胎儿监护对于室上速并不可靠，水肿的胎儿可能不能耐受产程。在这些病例需间断地超声监护胎儿宫内状况。

2. 胎儿宫内干预 对于未足月的血流动力学异常或水肿的胎儿，通过母亲应用抗心律失常药物来治疗节律障碍，如果药物剂量、给药时间恰当，经充分尝试后治疗失败，可考虑直接胎儿宫内治疗。

（1）直接胎儿宫内给药：胎儿宫内干预可通过脐静脉直接注射地高辛或胺碘酮。胺碘酮作用时间长因此可能有效。有个别病例报道直接给胎儿肌内注射，但不如直接胎儿静脉注射最为适宜。有报道在常规母体给药地高辛、维拉帕米和普鲁卡因治疗失败后直接胎儿治疗成功控制孕24周的室上速。该胎儿24小时内分三次共肌内注射70μg地高辛。另一个病例为25周的继发于室上速的严重水肿的胎儿，在母体给药同时给予胎儿肌内注射后室上速得到成功控制。胎儿脐血采样显示地高辛母体给药2周后其胎盘转运仍很差。

（2）手术干预：目前尚无快速型心律失常的手术治疗报道。

3. 新生儿治疗 由于50%的婴儿在出生后心动过速复发，因此新生儿心电图检查非常重要。同时应行新生儿超声心电图确认无心脏结构畸形并且评估心脏功能。出生时心动过速可应用心脏复律、经静脉心房超速起搏或抗心律失常药物转为正常窦性心律。如无血流动力学不稳定，可密切随访新生儿或预防性用药至1岁。

二、缓慢性心律失常

随着胎儿超声心电图技术的改善和检查孕周的提前，缓慢性心律失常（bradyanhythmias）的诊断已变得日益常见。其中最常见的病理情况是房室传导阻滞，心室率为 40~50 次/分。完全性心脏传导阻滞（congenital complete heart Block，CHB）所致的缓慢性心律失常占所有胎儿心律失常的 9%。53% 以上的完全性心脏阻滞与先天性心脏病有关，预后差，存活率低于 15%。但是，CHB 并发结构性先天性心脏病的发生率仅为 0.4%~0.9%。50% 以上的心脏解剖正常的胎儿 CHB 通常与母体患有结缔组织病，抗体如 anti - RO、anti - LA 经胎盘转运有关。一度房室传导阻滞为 P - R 间期延长，在产前难以发现。二度房室阻滞表现为 P - R 间期进行性延长导致脱漏搏动，或 P - R 间期固定，房室传导比例为 2∶1，3∶1，或 4∶1 等等。Ⅲ度房室传导阻滞是房室节律的完全分离，无心房搏动传导到心室。一度及二度传导阻滞一般不影响血流动力学，三度传导阻滞由于太慢的心室率可使心排血量下降而出现充血性心力衰竭。

（一）发生率

胎儿期 CHB 并不常见，发生率大约 1∶20 000~1∶25 000 活产。但是，许多 CHB 胎儿宫内死亡，其实际发生率可能更高一些。

（二）病因和病理生理

房室传导阻滞可能是传导系统发育不良、与房室结之间无连接或房室结解剖位置异常。在胎儿及新生儿完全性房室传导阻滞中，约 50% 的患儿存在心脏解剖结构的异常，包括单心室、心脏肿瘤和心肌病等。还有证据表明，有些胎儿房室传导阻滞是由于母体存在某种抗核抗体，通过胎盘进入胎儿引起其传导系统炎症，继而发生传导阻滞。溶解核糖核酸酶的抗体：抗 - Ro 和抗 - La 抗体，被证明存在于受累的胎儿及其母亲血中。心脏结构正常的胎儿其 CHB 均与抗 - Ro 和抗 - La 抗体存在有关。现已证实抗 - Ro 和抗 - La 抗体与心脏传导组织结合。CHB 的病理生理学包括母体自身抗体抗 - Ro 经胎盘转运，与胎儿心脏传导系统结合导致炎症和纤维化。胎儿和新生儿身体中心脏的抗 Ro 抗体浓度最高。在受累婴儿的心脏组织中证实有 IgG 沉着。体外实验证明，抗 Ro 抗体选择性地与新生儿心肌组织而非成人心肌组织结合抑制复极化。

虽然抗 Ro 和抗 La 抗体被认为在胎儿 CHB 病理生理中起重要作用，但是，一些学者提出必然存在一个辅助因素。CHB 胎儿的母亲几乎都存在抗 Ro 和抗 La 抗体。但仅 1%~2% 的抗体阳性孕妇的胎儿发生 CHB，且通常发生在孕 20~24 周。由于大多数抗体阳性孕妇怀有正常的胎儿，因此提示 CHB 发生必须有一个次要因素。有人推测病毒感染可能影响抗原表达启动免疫损害。Ro 与 La 核蛋白可能与病毒基因组形成复合物变成免疫原。有趣的是，在 CHB 胎儿的母亲体内发现，CMV 的抗体滴度增高。CHB 不一定由母体抗 Ro 和抗 La 抗体引起，而可能由 QR 延长综合征或病毒感染所导致。

大多数 CHB 胎儿能较好地耐受心室率慢，并能维持到足月。但是，15%~25% 的 CHB 胎儿发生非免疫性水肿，而胎死宫内或出生后不久死亡。Schmidt 进行多中心回顾性分析发现，心室率低于 55bpm 的 CHB 胎儿存活率仅为 14%。非免疫性水肿是预后不良的特征，存活率仅为 15%。与之相似，当 CHB 并发有心脏结构异常，存活率仅 14%。房室瓣关闭不全同样也是胎儿心脏失代偿和非免疫性水肿的预兆。心室率慢致心室进行性扩张，导致房室瓣变形引起房室瓣关闭不全。在 CHB 胎羊模型，缓慢的心室率导致心室进行性的舒张期扩张使房室瓣变形，导致反流。通过心脏起搏增加心室率能立刻扭转房室瓣关闭不全。因房室瓣关闭不全导致静脉高血压和被动性肝脏充血，继而出现非免疫性水肿，导致心包积液、胸腔积液、腹腔积液和全身水肿。

除了对母体自身抗体沉积的炎性反应导致胎儿传导系统进行性破坏外，CHB 胎儿还可能出现广泛的心肌炎，抗体沉积遍布心脏，炎症反应导致进行性心肌失代偿。心内膜下弹性纤维组织增生标志着终末期心肌损害，表现为乳头肌或房室心内膜下心肌的回声改变。

（三）诊断

胎儿 CHB 最常在产科检查时发现胎心率慢或不规则而诊断，平均确诊孕周为 26 周，范围为 17~38 周。超声心动图表现房室率差异可确诊 CHB。如早期检查，可发现一度或二度房室传导阻滞。M 型超声对于分别确定心房率和心室率很有帮助。

一半以上的CHB胎儿伴有心脏结构异常，因此评估胎儿心脏解剖结构是十分必要的。心房率低于120次/分提示可能存在心脏结构异常。此外，应彻底检查胎儿，尤其要注意有无水肿，如表现为心包积液、胸腔积液或皮肤水肿。二维超声心电图应同时用于测量心胸比例。心胸比例增加超过正常范围可帮助预测肺受压程度和肺发育不全，以及通过心脏增大程度判断心力衰竭严重程度。胎儿CHB可能导致生长受限。因此需每2周评估胎儿生长情况，包括双顶径、腹围和长骨的测量。

因免疫复合物沉积和胎儿炎症反应可能导致心肌炎或明显的心肌损害，通过超声评估心肌功能同样重要。应注意心搏出量、左右心室射血分数、结合心室输出量、是否有房室瓣功能不全及其严重程度。多普勒超声可用于诊断瓣膜功能不全。升主动脉收缩期峰值流速及脐动脉舒张期流速作为心排血量的间接指标，应作为连续超声心电图评估中的主要内容。

多普勒超声还可用于测定胎盘循环中的血流阻抗。但是，由于计算依赖于舒张期血流衰退所需的时间，CHB舒张期时间延长降低了该技术的价值。但是，CHB胎儿舒张期血流缺失或反流在CHB及正常心律的胎儿中有同样的临床意义。这种超声检查方式对于CHB非常有用，因为CHB与结缔组织病的抗Ro和抗La抗体有关，如SLE患者常发生胎盘梗死和免疫蛋白沉积即使不存在心室逸搏率进一步减慢，胎盘阻力增加就可能足以导致心脏失代偿。

（四）鉴别诊断

评估胎儿心动过缓，鉴别诊断包括由心脏结构畸形并发的心脏阻滞，心脏结构正常的阻滞（最常见于母体结缔组织病抗体经胎盘转运），以及发病前胎儿的窦性心动过缓。与CHB有关的最常见的结构缺陷表现有左心房异构、大动脉转位、房室间隔缺损、肺动脉瓣闭锁、异常肺静脉连接、右心室双流出道、房室不一致、右房室连接缺失、心室双流入道、右心房异构、和肺动脉狭窄。虽然患有结缔组织病的孕妇其胎儿发生CHB的危险性显著增高，但仅50%的窦性心动过缓的胎儿其母亲有胶原血管病病史。胎儿CHB可能是母亲胶原血管病的首发表现。

在心脏阻滞发展早期诊断的胎儿可能表现为由于二度房室传导阻滞导致的心律不规则。包括部分进展性房室阻滞（Wenckebach现象）或P-R间期固定、传导比例为2:1，3:1，或4:1等。Schmidt等曾观察到正常窦性心律进展到二度房室传导阻滞。

（五）处理

（1）产前评估、监护和随访：既往无结缔组织病的孕妇如怀有CHB胎儿应进行风湿病检查，经仔细询问，这些孕妇经常主诉有干眼或口干或关节痛，提示结缔组织病可能。应详细超声检查胎儿解剖，包括脐动脉舒张期血流多普勒波形研究。应行超声心电图除外心脏结构异常，并证实房室分离、确定房室节律。此外，需注意评估心室收缩力、有无提示心内膜下纤维弹性组织增生的心肌回声增强、房室瓣关闭不全和心搏出量，并以此为基础以便与今后的评估比较。

在妊娠晚期心室率可能进行性减慢，对心室率低于65bpm的胎儿应增加监护的频率。心率小于60bpm时应每周2次行超声检查有无房室瓣关闭不全或非免疫性水肿的早期表现。同样，应行连续的超声心电图检查以发现收缩力、心搏出量、心肌回声方面的细微变化和房室瓣关闭不全。脐动脉舒张期血流代表胎盘循环的阻力，因此也是随访的一个有用的指标。由于心腔进行性的扩张，心胸比例可用于提示肺发育不良。因缺乏心率变异性，NST并无帮助。

（2）母体药物治疗：药物治疗分为减轻对胎儿心脏的免疫损害和增加心室率。

1）减轻对胎儿心脏的免疫损害：最常用的治疗方法是母体应用激素以控制胎儿炎性反应。地塞米松优于泼尼松。由于担心激素的不良反应，比如母体胰岛素抵抗、对感染抵抗力低下、伤口愈合能力差，一些作者不推荐对抗Ro抗体阳性的母亲进行预防性治疗。但是，抗体介导的对胎儿传导系统的损害一旦发生，就是永久性的。因为在CHB出现时，心肌损害就有可能是永久性的，一旦到达这个阶段激素治疗是否有作用存在疑问。

因此，推荐对于心室率低于55bpm或有心室功能异常证据的胎儿通过母体应用地塞米松（4~8mg/d）和β受体激动剂（利托君30~60mg/d或硫酸沙丁胺醇10mg/d）治疗。在地塞米松治疗组，激素的不良反应包括羊水过少（19%），1例母亲发生高血压。

2）增加心室率：β受体激动剂可能预防心率进一步减少或者增强心肌功能。特布他林，利托君和异丙肾上腺素被用于尝试加速胎儿心率。对这些药物的反应不定，且未被证明明确有效。此外，通常母体难以耐受达到有效增加胎儿心率的药物剂量。所有病例在开始β受体激动剂治疗前都应评估Q-T间期，并且应防止QT延长综合征。β受体激动剂可能改变心室去极化，延长QTc触发心脏搏动。应用心磁描记术有劲于诊断QT延长综合征以及CHB的处理。

3）有报道静脉应用免疫球蛋白治疗胎儿CHB：静脉应用免疫球蛋白与母体循环中的抗Ro抗体结合，增加抗体清除率，防止经胎盘转运。它同时降调抗-Ro抗体产物。但支持该干预的资料有限。

（3）血浆置换：血浆置换也被推荐用于发生心包积液、心脏增大、传导紊乱时减少心肌损害。但是，一旦胎儿CHB确定已无法通过血浆置换逆转。Bunyan等建议在孕20周前、抗体经胎盘转运增多之前进行血浆置换。在激素治疗之外，需每周3次血浆置换。血浆置换是基于这样的概念：血浆置换虽然不能逆转对胎儿传导系统的损害，但可消除母体抗Ro抗体和减少胎盘转运。这些免疫治疗没有一个被证明可有效预防或逆转胎儿CHB的后果。

（4）胎儿宫内治疗：胎儿CHB缺乏有效的药物治疗、早产儿预后差，而为放置临时起搏器行剖宫产早产分娩其围产儿死亡率接近80%。因此一些学者尝试在宫内放置心脏起搏器。虽然在动物实验和个别患者成功开展该技术，但宫内干预仍处于试验阶段。

为能有效放置胎儿心脏起搏器，选择合适的病例很重要。无水肿的胎儿不需放置起搏器。重度水肿的胎儿不大可能受益于心脏起搏。但是，室性逸搏经糖皮质激素和β受体激动剂治疗心室率仍小于50bpm的CHB胎儿风险极高。这些胎儿需密切随访有无水肿的早期表现，如出现在水肿之前的心包积液或胸腔积液或房室瓣关闭不全。这些胎儿高度危险，可能需放置心脏起搏器。开放性胎儿外科手术较为适宜，因经皮放置起搏器可能会移位，导致心脏压塞、绒毛膜羊膜炎或脐带增粗。开放性胎儿起搏器放置手术的禁忌证包括子宫张力高、母体疾病、胎儿心脏结构异常、大量水肿，或往往与心内膜下纤维组织增生有关的心室功能差。

（5）终止妊娠：胎儿CHB终止妊娠的指征包括：心脏功能恶化的明显征象，继之发生非免疫性水肿。CHB胎儿分娩方式尚存在争议。如胎儿因心功能不全而需终止妊娠，阴道分娩的应激可能加重血流动力学改变。此外，在CHB胎儿发现胎儿心率好转是非常困难的。一些学者报道宫内情况良好的CHB胎儿经阴道分娩，产程中连续胎心监护和头皮血采样。有些学者主张通过头皮电极或外部传感器连续监测心室率或心房率，或头皮电极或经皮PO_2监测胎儿脉搏血氧含量，其他学者推荐产时连续超声心电图监测。

当加强监护，CHB胎儿达到30周，发生血流动力学异常、非免疫性水肿、心室率低于55bpm，房室瓣关闭不全，或收缩力差时，推荐剖宫产终止妊娠。如CHB胎儿宫内情况良好，产时监护充分，可考虑阴道分娩。分娩需在配备有小儿心脏病专家和具备有能力放置经静脉或心内膜外起搏器的外科医生的中心进行。

（6）新生儿治疗：90%心脏结构正常的婴儿出生时患有新生儿红斑狼疮（neonatal lupus erythematosus，NLE）。新生儿狼疮是个误称，因这些新生儿没有SLE，而有与通过胎盘被动获得的自身免疫抗体相关并可能由其导致的一组临床疾病。大多数NLE表现为皮肤和心脏疾病（表7-13）。

表7-13 新生儿狼疮的临床表现

器官系统	表现	出现时间
皮肤	圆形、椭圆形、环状红斑	出生后数周到数月，6个月后缓解，偶有色素沉着残留
心脏	突然地全生心脏阻滞，心肌炎，充血性心力衰竭	通常孕晚期出现，最早17周出现，隐性心脏阻滞
血液系统	血小板减少，贫血，白细胞减少	出生时，通常为自限性
肝脏	肝大，肝炎，胆汁淤积	出生时，通常为自限性

无心脏结构异常的先天性 CHB 新生儿，其 NLE 表现为由于抗体沉积在基底角化细胞产生的特征性的皮肤圆形红斑疹。这种红斑在光照后加重，尤其在高胆红素血症光疗以后。父母被建议在 NLE 缓解之前的出生 6 个月内避免直接日照。除了心脏和皮肤的表现外，NLE 还可表现为肝脾肿大、肝炎或胆汁淤积、无菌性脑膜炎、肌肉疾病或肌无力。

在产房，在静脉通路建立之后立即静滴异丙肾上腺素。可应用糖皮质激素预防心肌损害进展。有新生儿专家采用换血来清除循环中的母体抗体，但无证据支持。心脏起搏器是确切的治疗措施。如果婴儿不稳定或是因为心脏失代偿而分娩的，需经静脉或经胸腔放置临时起搏器。早产儿无法经静脉或经胸腔放置临时起搏器，而需行左前胸切口放置临时起搏器，直到婴儿长大到可以放置永久性起搏器。如胎儿有水肿，因心脏失代偿而分娩，或心室率小于 55bpm，需立即放置心脏起搏器。如心脏阻滞持久、心脏失代偿，药物如异丙肾上腺素治疗很难阻止进一步恶化。

产前诊断的完全性 CHB 的治疗方案：

1) 诊断为孤立的房室传导阻滞：心率 >55bpm、心室功能正常，给予地塞米松 4~8mg/d；心率 >55bpm、心室功能异常，给予地塞米松 4~8mg/d + β 受体激动剂。

2) 孕期随访：每周 2 次产科检查，每周 2 次胎儿超声心电图。

3) 分娩：无不良情况的，在 37 周剖宫产或阴道分娩；进行性水肿的，穿刺 + 剖宫产 + 立即安置心脏起搏器。

4) 新生儿重症监护处理：心排血量低：异丙肾上腺素，起搏器；新生儿狼疮：口服泼尼松；心内膜纤维弹性组织增生：静注免疫球蛋白。

（六）远期预后

CHB 新生儿期的死亡率至少为 25%。远期随访证明，新生儿期以后婴儿存活率达 90%。绝大多数死亡是由于起搏器放置失败。存活的婴儿需随访有无风湿病发生。

（七）遗传和再显风险率

无已知的发生胎儿 CHB 的遗传因素。有 NLE 患儿的妇女再显风险率最高。再次妊娠出现同样的 NLE 的表现。Petn 等发现，曾分娩 NLE 患儿且被证实为 CHB 的母亲再次妊娠胎儿受累的概率为 64%。但是，McCune 等发现 CHB 复发率仅为 25%。

有自身免疫性疾病和抗 Ro 抗体的妇女是第二类高危人群。Ramsey–Coldman 等发现仅 8% 的 NLE 患儿其母亲患有 SLE、抗 Ro 抗体阳性。在无抗 Ro 抗体的 SLE 孕妇，NLE 的发生率仅为 0.6%。正常孕妇或有抗 Ro 抗体但症状不确切的孕妇可能风险相当低。不幸的是，后者占 NLE 患者的 50%，在胎儿或新生儿出现症状之前很难鉴别。

（申作娟）

第八节　妊娠期用药

妊娠期为了适应胎儿发育的需要，母体各系统发生一系列的生理改变，而胎儿、新生儿处于发育过程的不同阶段，各器官发育尚未完善，生理情况与成年人显著不同，如用药不当，对孕妇、胎儿，新生儿可能产生不良影响。而孕妇用药十分普遍。据统计，孕妇平均每人用药 3~4 种，甚至 10 余种。过去一向认为胎盘是天然屏障，孕期用药不会通过胎盘危及胎儿。20 世纪 60 年代初期，新药沙利度胺（thalidomide，反应停）作为孕妇的镇静和止吐剂，以后发现这一段时期出生的婴儿有较多的畸形，最主要的是海豹肢畸形。回顾性调查证明，这些孕妇均曾在妊娠早期服用过沙利度胺。此后，其他孕妇用药对胎儿影响也有陆续有报道，20 世纪 70 年代初美国报道孕期应用人工合成己烯雌酚可以增加后代阴道透明细胞腺癌发生率，而且，生殖道畸形发生率也增加。使人们对孕期用药产生恐惧，甚至孕期患各种疾病需用药物治疗时亦不肯用药，以致病情加重。因此，如何在妊娠期选择安全、有效药物，适时适量用药，对提高胎儿质量，保护母婴健康均很重要。

一、药物代谢与运转

（一）孕妇的药物代谢

妊娠期各个系统均有明显的适应性改变，代谢状况与非妊娠期有很大差异，这些改变主要是由于激素的影响，自身调节系统也起一定作用。

1. 药物的消化与吸收　妊娠期胃肠系统的张力和活动力受孕激素的影响而减弱，使排空延迟，以致药物在胃肠道停留的时间长，吸收更安全。另外，妊娠晚期由于血流动力学的改变，下肢血液回流不畅，会影响药物经皮下或肌内注射的吸收，因此，如需快速起作用者，应采用静脉注射。

2. 药物分布　孕期血容量增加，从早期妊娠开始，至孕32～34周达到高峰，以后持续至分娩。其中血浆容积增加50%，药物分布容积也随之增加，药物吸收后稀释度也增加，药物需要量高于非孕期。

3. 药物与蛋白结合　虽然孕期全身体液和血浆容量均增加，对药物在体内分布有明显影响。但单位体积血清蛋白含量降低，其中白蛋白下降更明显，常出现低人血白蛋白血症。妊娠期药物与白蛋白的结合能力明显降低，一方面由于人血白蛋白降低，另外，妊娠时新陈代谢增加和胎儿对母体的排泄物，使需与白蛋白结合的内源性物质增加，药物与白蛋白结合减少，血内游离药物增多，因而到组织和通过胎盘的药物就增多。

4. 肝的代谢作用　妊娠期高雌激素水平使胆汁在肝脏中淤积，药物从肝脏廓清减慢。

5. 药物排出　从早期妊娠开始，肾血流量增加35%，肾小球滤过率增加50%，以后，整个孕期维持高水平。这些因素均加速药物从肾脏排出，其中一些主要从尿中排出的药物如注射用硫酸镁、地高辛等，宜采用侧卧位，以增加肾血流量，促进药物的消除。另外，肾功能不全，明显影响到药物在体内的半衰期。当在妊娠期高血压疾病或慢性肾炎等病并发肾功能不全时，对所应用药物的半衰期应有充分的估计。

（二）胎盘与药物运转

胎盘是重要的职能器官，包括母体和胎儿两部分，有各自的血循环。在胎盘，母体和胎儿进行营养物质，气体和其他物质的交换，并进行包括药物在内的转运。

1. 转运部位　几乎所有的药物都能通过胎盘，运转到胎儿体内，也能从胎儿再运转到母体，其运转的部位是在胎盘的血管合体细胞膜（vascula syncytial membrane，VEM），VEM的厚度和绒毛面积与药物交换的速度与程度直接相关；药物交换的速度与程度与绒毛面积呈正相关，而与VEM厚度呈负相关。晚期妊娠时VEM厚度仅为早期妊娠的1/10，而绒毛面积却为中期妊娠的12倍，绒毛表面合体细胞微绒毛密度也增大。据估计，胎盘绒毛与母体接触的面积约达10m^2。这些改变不仅有利于物质交换，而且直接使药物转运增加。

2. 影响转运的速度与程度的相关因素　药物本身的特点和母体胎儿循环中药物的浓度差是影响药物的转运速度和程度的主要因素。分子量小（小于500）、脂溶度高、非结合的（与血浆蛋白结合率低），非离子化程度高的药物容易通过胎盘。通过胎盘的速度与胎盘血流速度呈正相关。而母体循环中药物浓度则与药物剂量、给药途径、疗程长短等因素有关，如给母体静脉注射药物后0.5～2小时内，足月儿血浆就会出现药物的最高浓度。

二、药理特点

（一）胎儿药理特点

1. 药物吸收　药物进入胎儿体内主要通过胎盘，也可通过吞咽羊水，自胃肠道吸收少量药物。现已证明，胎儿每小时吞咽羊水5～70mL不等。此外，胎儿皮肤也可从羊水中吸收药物。

2. 药物分布　药物在胎儿体内分布与胎儿血循环一致。血流通过脐静脉，大部分经肝脏至心脏，小部分经静脉导管至下腔静脉，故血流分布至肝脏量很大。另外，50%心搏出量回胎盘，而另一半中相当大部分至胎儿脑，因而药物分布至脑和肝脏较多。缺氧时，由于血流的再分配，分配至脑血流增加，药物就更集中。而胎儿在不同胎龄血供不同，致使不同组织的药物浓度随胎龄不同而有差别。整个孕期胎儿含水量亦随胎龄而不同：如孕16周时全身含水量为94%，而足月时则下降至76%。细胞外液减少，因而脂溶性药物分布和蓄积亦少，随着胎龄增加，脂肪蓄积渐渐增多，脂溶性药物亦随脂肪分布而分布。胎儿脑水分少，故脂溶性药物蓄积也少。

3. 药物与蛋白结合　药物与血浆和组织内蛋白结合确定药物效应，如大量与血浆蛋白结合，则药物游离至组织的较少，但药效持续时间较长；反之，则进入组织的游离药物多，而药效持续时间较短。胎儿血浆蛋白与组织蛋白结合能力较低，且一种药物和蛋白结合后，可阻碍其他药物或体内内源性物质与蛋白结合，如孕妇用磺胺药物后，可阻碍胎儿蛋白与胆红素结合，从而使游离胆红素增加。

4. 药物代谢　胎儿对药物代谢从质和量上较成人差。胎儿肝脏线粒体酶系统功能低，分解药物的酶系统活性也不完善，葡萄糖醛酸转移酶活性仅为成人的1%，对药物解毒能力极低。主要由胎盘转运，从胎儿重返母体，再由母体解毒排泄。

5. 药物排泄　胎儿肾脏发育不全，肾小球滤过率低，排泄缓慢，使药物在血内或组织内半衰期延长，消除率下降，容易引起药物的蓄积中毒，对器官产生损害。但药物经肾脏排入羊水，可达一定浓度，或随胎儿吞咽羊水又再进入羊水-肠-肝的再循环，或通过脐动脉再回到母体。

6. 受体作用　药物是否起作用与组织有无与药物结合的受体有关。胎儿器官的各种不同受体在不同胎龄产生。故在某一时期，有些药物可能对胎儿起作用，有些则无作用，如肾上腺素α-阻断剂则对胎儿不起作用。

7. 胎儿宫内治疗　即在妊娠期孕妇用药，其目的不是治疗孕妇，而是为了胎儿治疗。已经证实有效的药物治疗，如孕妇应用肾上腺皮质激素促使胎儿肺成熟，减少新生儿呼吸困难综合征发生，也有的给孕妇用药以治疗胎儿心律不齐等症。所选药物必须是不经胎盘代谢，直接经胎盘转送给胎儿的。如以上提到的为促胎儿肺成熟孕妇应用地塞米松而不用泼尼松。

（二）新生儿药理特点

药物在新生儿体内的吸收、分布、与蛋白结合量，受体的敏感性及代谢与排泄等与成年人不同。出生后新生儿解剖生理的改变，对药物作用均有影响。

1. 药物吸收　出生后胃肠道细菌繁殖及内脏血循环的建立，吸收面积大，通透性也强，均有利于药物的吸收。而药物的吸收与pH有关。出生时胃pH在中性范围，24小时后呈酸性，pH1.0~3.0，1周内再无酸分泌，约于9~10日呈无酸状态。未成熟儿产酸能力更低。酸碱度低对药物吸收有利，可减少药物的失活。新生儿胃排空时间较长，6个月后才达成人水平。药物滞留时间较长，药物吸收时间较成人稍慢，但吸收量与成人近似。肌内注射和皮下给药，其吸收速度与局部血循环量有关。

2. 药物分布　新生儿全身液体总量占体重的70%~80%，未成熟儿占85%。血浆量较恒定，但细胞内水分有波动，细胞外液占体重的40%~50%，1岁时占70%，成人占15%~20%。药物进入细胞外液与受体结合起作用，新生儿细胞外液多，故药物作用强。

3. 药物与蛋白结合能力　根据药物分子结构及血浆蛋白与内源性及其他外源性物质结合量而定。新生儿血浆蛋白含量低，结合质量亦差，且出生后1周内需结合的内源性物质较多（如胆红素、激素及脂肪酸等），而结合能力又较成人差，因而游离型药物浓度增高，可达成人的1.2~2.4倍。游离型药物具有较强的药理活性，使新生儿受到较强的药理作用。另外，与胎儿情况相同，新生儿体内药物与蛋白结合过程中亦可能与内源性物质竞争，如与胆红素竞争，使游离胆红素增加，增加发生核黄疸的可能性。

4. 受体作用　药物起作用主要在受体部位，故应确定新生儿有无各种药物的受体。

5. 药物代谢　新生儿对药物生物转化能力较差，由于酶的作用差，因而药物的氧化和醛化作用不足。新生儿肝脏对药物的硫化作用较好，甾体类激素硫化后可排出。未成熟儿酶作用尤差，药物的半衰期更长。

6. 药物的排泄　新生儿大部分药物或代谢产物自肾脏排出，胎龄36周时已见肾小球，出生时肾小管和肾单位变长和更趋成熟，未成熟儿的肾发育则更不成熟。出生后肾循环迅速增加，肾小球滤过率于出生后 10～20 周达成人水平。新生儿药物排泄较成人慢。因此，如药物的半衰期较长，为预防药物蓄积和减少药物毒性，需改变药物的使用方法和剂量。

（三）哺乳期药理特点

几乎所有的药物都能通过血浆乳汁屏障（毛细血管、内皮－间质、基底膜、细胞膜，腺上皮细胞组成）转运至乳汁。而哺乳儿每日可吸吮乳汁 800～1 000mL。故哺乳期用药亦应重视。影响药物向乳汁转运的因素如下：

1. 给药途径不同　母血中药物峰值出现时间不同。如抗生素类药物，静脉给药后，母血中立即出现峰值，而口服则因药而异，常需 60～120 分钟后出现峰值。乳汁中峰值一般比血浆中峰值晚出现 30～120 分钟，其峰值一般不超过血浆中峰值。乳汁中药物消散随时间而减少，减少的速度慢于血浆中药物消散的速度。

2. 药物的 pH　母体血液 pH 为 7.35～7.45，乳汁 pH 为 6.35～7.30。实验证明弱碱性药物如红霉素、林可霉素、异烟肼等易于通过血浆乳汁屏障，用药后乳汁中药物浓度可与血浆相同，甚至高过血浆。相反，弱酸性药物如青霉素、磺胺类药物，不易通过屏障，则乳汁中的药物浓度常低于血浆中浓度。

3. 脂溶性高低的影响　脂溶性强的药物常为非离子型，易于透过富于脂质的细胞，溶于母乳的脂肪中；脂溶性低的药物即使是非离子型，也难以向乳汁中转运。

4. 血浆蛋白结合率的高低　药物与血浆蛋白结合后，难以通过生物膜，因此，游离型药物浓度大小影响药物向乳汁转运，如蛋白结合率较高的磺胺类药物，苯唑西林钠等难以向乳汁转运。

5. 分子量大小　分子量 <200 的药物，如酒精、吗啡，四环素通过单纯扩散作用即可从血浆向乳汁转运，而肝素、胰岛素等大分子化合物难以向乳汁转运。

6. 母体的因素　乳汁中脂肪含量多，有利于脂溶性药物向乳汁转运，然而母体肝、肾功能不全，对药物解毒和排泄功能降低，药物可在血中蓄积，如抗生素类药物中的氨基糖苷类在母血中浓度可因母体肝肾功能不全而显著增高，故乳汁转运药量也相对增多。

至于药物对哺乳儿的影响，主要取决于药物本身的性质。

三、药物的不良影响及用药选择

（一）药物对胎儿及新生儿的不良影响

药物对胎儿产生不良影响最主要的因素是药物本身的性质，药物的剂量，使用药物的持续时间，用药途径，胎儿、新生儿对药物的亲和性，而最重要的是用药时的胎龄。

1. 药物的性质　脂溶性药物渗透性越高，越容易透过胎盘；离子化程度越高（渗透性越低），越不容易透过胎盘；分子量越小越易转运至胎儿如止痛剂、镇静剂、安眠药等如地西泮（安定，diazepam）。

2. 药物的剂量　胎儿对药物有的可无反应，有的甚至可致死，效应和剂量可有很大关系，小量药物有时只造成暂时的机体损害，而大量则可使胚胎死亡。用药的持续时间越长和重复使用会加重对胎儿的危害。

3. 药物的亲和性　药物对机体的损害与机体的遗传素质有关。同样药物，动物与动物，动物与人之间有不同影响。如沙利度胺（thalidomicle），人比鼠敏感 60 倍，比大鼠敏感 100 倍，比狗敏感 200 倍等。

4. 用药时胎龄　用药时胎龄与损害性质有密切关系。受精后 2 周内，孕卵着床前后，药物对胚胎的影响是"全"或"无"的："全"表现为胚胎早期死亡导致流产；"无"则为胚胎继续发育，不出现异常。受精后 3～8 周以内（即停经 5～10 周以内），胚胎器官分化发育阶段，胚胎开始定向发育，受到有害药物作用后，即可产生形态上的异常而形成畸形，称为致畸高度敏感期。具体地说，如神经组织于受精后 15～25 天；心脏于 20～40 天；肢体于 24～46 天易受药物影响。

受精后第 9 周～足月是胎儿生长、器官发育、功能完善阶段，唯有神经系统、生殖器官和牙齿仍在继续分化，特别是神经系统分化、发育和增生是在妊娠晚期和新生儿期达最高峰。在此期间受到药物作用后，由于肝酶结合功能差及血脑通透性高，易使胎儿受损，对中枢神经系统的损害还可表现为胎儿生长受限，低出生体重和功能行为异常，早产率亦有所增加。

（二）妊娠期用药原则

（1）生育年龄有受孕可能的妇女用药时，需注意月经是否过期，孕妇在其他科诊治，应告诉医生自己已怀孕和孕期时间，而任何科医生问病史时勿忘询问患者末次月经及受孕情况，以免"忽略用药"。

（2）孕妇健康有利于胎儿的正常生长发育，患有急、慢性疾病的患者应注意在孕前进行治疗，待治愈后或在医生指导监护下妊娠，孕妇患病则应及时明确诊断，并给予合理治疗，包括药物的治疗和是否需要终止妊娠的考虑。

（3）孕妇自服药有一定的普遍性，据报道，孕妇中65%自行购药服用，92%在妊娠期服过1种以上药物，4%用过10种以上药物。因此必须加强宣教，孕期可用可不用的药物尽量少用。尤其是在孕3个月以前。烟、酒、麻醉药均属药物范畴。对孕妇和胎儿同样有害。

（4）孕期患病必须用药时，应根据孕妇病情需要选用有效且对胎儿比较安全的药物。

根据美国药物和食品管理局（FDA）颁布的药物对胎儿的危险性而进行危害等级（即A、B、C、D、X级）的分类表，分级标准如下：

A级：对照研究显示无害，已证实此类药物对人胎儿无不良影响，是最安全的。

B级：对人类无危害证据，动物实验对胎畜无害，但在人类尚无充分研究。

C级：不能除外危害性，动物实验可能对胎畜有害或缺乏研究，在人类尚无有关研究。本类药物只有在权衡了解对孕妇的好处大于对胎儿的危害之后，方可应用。

D级：有对胎儿危害的明确证据。尽管有危害性，但孕妇用药后有绝对的好处，如孕妇有严重疾病或受到死亡威胁急需用药时，可考虑应用。

X级：在动物或人类的研究均表明它可使胎儿异常，或根据经验认为在人，或在人及动物，都是有害的。本类药物禁用于妊娠或将要妊娠的患者。尽管FDA颁布的药物分级在指导孕期用药选择起到一定作用，但这种药物分级对于指导临床医师准确评价已服用药物是否对胎儿构成影响参考价值较小，2011年美国出版的第九版妊娠和哺乳期用药已经不采用FDA的药物分级。

一般来说，能单独用药就避免联合用药，能用结论比较肯定的药物就避免使用比较新的、但尚未肯定对胎儿是否有不良影响的药物。严格掌握剂量和用药持续时间，注意及时停药。

（5）如孕妇已用了某种可能致畸的药物，应根据用药量，用药时妊娠月份等因素综合考虑处理方案。早孕期间用过明显致畸药物应考虑终止妊娠。

（6）哺乳期用药一般不需中断哺乳，可选择在哺乳后立即服药，尽可能延迟下一次哺乳，延长服药至哺乳的间隔时间，以减轻乳汁中的药物浓度。

（7）中药或中成药一般可按药物说明书孕妇"慎用"或"禁用"执行。

（三）孕妇用药选择

1. 抗感染药物　如下所述。

（1）青霉素类：毒性小，已应用多年，认为是对孕妇最安全的抗感染药物。首选青霉素（penicillin）（B），如对该药耐药，可改用氨苄西林（ampicillin）（B）或羧苄西林（carbenicillin）（B），对胎儿多无害。

（2）头孢菌素类：此类药物多属（B），可通过胎盘，由于孕期肾清除率增高，药物半衰期较非孕期短，故较安全。孕期可用。

（3）氨基糖苷类：链霉素（streptomycin）（D），肾毒性和耳毒性（第Ⅷ脑神经受损）较常见，对孕妇和胎儿有一定危害，故孕期避免使用。庆大霉素（gentamycin）（C），孕期可用。

（4）大环内酯类：红霉素（erythromycin）（B）和阿奇霉素（B）毒性小，孕期可用。螺旋霉素

（spiramycin）（C）未见到对孕妇和胎儿有害的报道，常用于弓形虫感染，属慎用药。

（5）四环素类：包括四环素（tetracycline）（D）、土霉素（doxycycline）（D），多西环素（oxytetracycline）（D）。易通过胎盘和进入乳汁，为孕期典型致畸药。还可使胎儿牙釉质发育不良，四环素荧光物质沉积在牙釉，并影响胎儿骨质和体格发育，导致胎儿生长受限。属孕期禁用药。

（6）酰胺醇类：氯霉素（chloromycin）（C）可通过胎盘，并进入乳汁。有报道可抑制骨髓，尤其是对未成熟儿，应用大剂量可引起灰婴综合征。孕期和哺乳期均禁用。

（7）喹诺酮类（quinolone）：包括诺氟沙星（norfloxacin）（C），环丙沙星（ciprofloxacin）（C）等。此类药物对泌尿系感染有良好效果，虽然没有对动物的致畸报道，但其作用机制为抑制细菌DNA旋转酶，有报道可以引起未成熟鼠类不可逆的关节病和影响胎儿软骨发育。建议孕期不用。

（8）磺胺类：如磺胺甲噁唑（Sulfa - Methoxazole，SMZ）（C），动物实验有致畸作用。人类无报道。此类药物竞争胆红素，如在孕晚期或分娩前应用，可增加未成熟儿高胆红素血症的发生。亦有报道孕期服用有抗叶酸作用。故孕期慎用，孕晚期避免使用。

（9）抗结核药：利福平（rifampicin）（C）动物实验有致畸，人类未发现。属慎用药。异烟肼（isoniazid）（C）为抗DNA药物，其代谢产物乙酰异烟肼可引起肝中毒，属慎用药。孕期结核首选乙胺丁醇（ethambutol）（B）。

（10）克林霉素（clindamycin）（B）：可通过胎盘，并造成胎儿血内明显的药物浓度，但孕期应用无致畸报道，故孕期用此药相对安全。

（11）妊娠期外阴阴道念珠菌病十分常见，克霉唑（clotrimazole）（B），制霉菌素（nystatin）（B），咪康唑（miconazole）（C）阴道用药对胎儿均无害，可用。妊娠期禁止应用依曲康唑（itraconazole）（C），氟康唑（C）等口服抗真菌药。

（12）抗寄生虫药物：甲硝唑（metronidazole）（B）：对滴虫性阴道炎和细菌性阴道病都很有效，对早孕期使用此药有争论。但在早期妊娠服用此药者，并未发现其增加畸胎的发生率，在一个有7份研究的综合分析，Burtin 和 Colleagues 指出，用药后并没有增加致畸危险。1998年美国疾病控制与预防中心（Center for Disease Control and Prevention）将其列为B类的药物，建议作为治疗妊娠期滴虫性阴道炎和细菌性阴道病的用药选择。

（13）呋喃妥因（nitrofurantoin）（B）：孕期治疗泌尿系感染，孕晚期应用可致新生儿溶血。

（14）乙胺嘧啶（pyrimethamine）（C）：有潜在致畸性，孕期和哺乳期均禁用。

（15）抗病毒药：阿昔洛韦（acyclovir）（C）孕期必要时可用。利巴韦林（ribavirin）（X）本品有较强的致畸作用，故禁用于孕妇和可能即将怀孕的妇女（本品在体内消除很慢，停药后4周尚不能完全自体内清除）。而抗艾滋病（AIDS）的齐多夫定（zidovudine）属C类，可用于孕期AIDS患者。

2. 降压镇静剂　如下所述。

（1）硫酸镁（magnesium）（B）：安全、对胎儿无致畸作用。临产前后大量应用，新生儿可发生肌张力低下、嗜睡、呼吸抑制，故产后对新生儿应加强监测。

（2）肼屈嗪 apresoline（肼苯达嗪，hydralazine）（C）：无致畸作用。使用时注意监测血压，因有时仅用很小剂量，也可使血压骤降，以至影响子宫胎盘灌注量，危及胎儿。

（3）利舍平（reserpine）（D）：可通过胎盘。妊娠晚期应用一般剂量即可引起新生儿鼻塞、肌张力低，故产前不用。

（4）降压灵（vertical）（D）：其主要降压成分是利舍平，因此作用与利舍平相似，但鼻塞等不良反应比利舍平轻微。故孕期可用。

（5）甲基多巴（methyldopa）（C）：安全，可用。特别适用于妊娠并发原发性高血压或在原发性高血压基础上并发妊娠期高血压疾病者。

（6）硝苯地平（nifedipine）（C）：属钙离子通道阻断剂拮抗剂。啮齿类动物实验有致畸胎作用，人类无报道。孕早期慎用。

（7）硝普钠（nitroprusside sodium）（D）：为速效、强效，作用短暂的血管扩张剂，可通过胎盘。

用量过大可引起胎儿氰化物中毒及颅压增高。静脉滴注时必须同时严密监测血压，血压下降过快可影响胎盘血流量，危及胎儿。故仅用于重度妊娠期高血压疾病，其他降压药无效而又急需降压者。产前应用不应超过24小时。

（8）拉贝洛尔（labetalol）（C）：属α、β-受体阻断剂，口服安全，孕期，因可降低胎盘血流量、不宜静注。

（9）卡托普利（captopril）（D）：为血管紧张素转换酶抑制剂，曾有报道孕早期应用此类药物可增加胎儿心脏和神经管畸形但2011年大样本研究显示，与其他降压药相比应用该药未明显增加胎儿心脏畸形等。孕中、晚期使用还可导致胎儿肾脏灌注减少，羊水过少，胎肺发育不良，甚至胎死宫内。本品可通过胎盘，属孕期禁用的降压药。

（10）尼莫地平（nimodipine）（C）：为选择性的作用于脑血管平滑肌的钙拮抗剂，对外周血管的作用较小，故降压作用较小。对缺血性脑损伤有保护作用，尤其对缺血性脑血管痉挛的作用更明显，故适用于妊娠期高血压疾病并发脑病时。

（11）酚妥拉明（phentolamine）（瑞吉停，regitine）（C）：为短效α受体阻断剂，除阻断α受体外，尚有直接抑制血管平滑肌和组胺样作用参与。特别能扩张小动脉与毛细血管，增加组织血流量，改善微循环。适用于重度妊娠期高血压疾病并发心力衰竭时。与其他降压药合用时，应注意药物的相互作用，否则易导致低血压，危及胎儿。

在上述降压药的应用中，一般主张舒张压在100mmHg及以上才用。因为在降压的同时，有可能也降低了胎盘的血流量，尤其是两种降压药同时应用时，要注意药物的协同作用，避免血压下降过快、过低，影响胎盘的血流量，危及胎儿。

（12）吗啡（morphine）（B/D）：有报道，本品对动物无致畸性，但有强烈成瘾性，连用1周以上即可成瘾。婴儿，哺乳妇女禁用。本品可通过胎盘，分娩过程应用对胎儿、新生儿产生呼吸抑制作用，故估计在4小时内不结束分娩就可用，否则应慎用。一旦出现新生儿呼吸抑制，可用纳洛酮对抗。

（13）哌替啶（pethidine）（度冷丁，dolantin）（B/D）：分娩过程对新生儿呼吸亦有抑制作用，较吗啡轻。估计用后4小时内不结束分娩，不会影响新生儿呼吸。

（14）氯丙嗪（chlorpromazine）（C）、异丙嗪（promethazine）（C）：对胎儿无影响。常与哌替啶合用（冬眠合剂）。分娩过程应用注意对新生儿呼吸产生抑制作用，还可出现新生儿肌张力低下。

（15）巴比妥类（phenobarbital）（D）：动物实验表明有致畸性，但对人类危害较小。本品可透过胎盘，孕妇长期大量应用时，可出现胎儿生长受限，呼吸抑制，及新生儿药物撤退综合征。故属孕期慎用药。

（16）地西泮（diazepam）（D）：动物实验有致畸作用，人类无报道。由于胎儿排泄功能较差，本品及其代谢产物在胎儿的血浓度较母体高，而本品积聚在胎儿心脏较多，故可引起胎儿心率减慢，还可引起新生儿Apgar评分低，高胆红素血症，肌张力减低等。临产后如大量使用，上述影响尤为明显。

（17）普萘洛尔（心得安，propranolol）（C）：孕期长期应用可引起胎儿生长受限，新生儿呼吸抑制，心动过缓和低血糖。属慎用药。

3. 解热镇痛药 如下所述。

（1）阿司匹林（乙烯水杨酸，巴米尔，aspmn）（C/D）：小剂量应用未见致畸，子痫前期高危孕妇16周之前应用可预防先兆子痫的发生。

（2）对乙烯氨基酚（扑热息痛，醋氨酚，百服宁，必理通，泰诺林，斯耐普，幸福止痛素，acetaminophen）（B）：为非那西汀的代谢产物。目前尚未发现有致畸影响。妊娠各期短期应用是安全的。

（3）吲哚美辛（indomethacin）B/D：曾用于治疗先兆早产和羊水过多，用药时间长、用药量较大，可能导致胎儿动脉导管过早关闭，羊水过少等发生。孕32周以后应避免使用。

4. 利尿剂 如下所述。

（1）呋塞米（furosemide）（C）：无致畸报道。可使母血容量减少，影响胎盘灌注量，长期应用可致胎儿生长受限，电解质紊乱。

（2）氢氯噻嗪（dihydrochlorothiazide）（D）：无致畸报道。长期应用可导致电解质紊乱，临近分娩应用，新生儿可出现黄疸、血小板减少，溶血性贫血。氨苯蝶啶（triamterene）（D）利尿作用类似，不良反应较氢氯噻嗪轻。

（3）甘露醇（mannitol）（C）：短期使用对母儿无大影响。

（4）利尿酸钠（etacrynic acid sodium）（D）：动物实验有致畸，长期应用可致母、儿水电解质紊乱。

5. 抗癫痫药　如下所述。

（1）苯妥英钠（sodium phenytoin）（D）：致胎儿心脏等畸形。孕期慎用。

（2）扑米酮（primidone）（扑痫酮，mysoline）、丙戊酸钠（抗癫灵，sodium valprote）：均属（D）类。均可通过胎盘，可导致胎儿神经管畸形，而且合用其他抗癫痫药时危险性更大。妊娠早期服用丙戊酸类抗癫痫药物者最好加用叶酸以减少由于长时间服用抗癫痫药物诱发的叶酸缺乏。

6. 抗甲状腺素和碘制剂　如下所述。

（1）丙硫氧嘧啶（propylthiouracil）（D）：能通过胎盘。如用于孕4个月以后，可作用于胎儿，阻止甲状腺碘化，使垂体释放大量促甲状腺激素，形成先天性甲状腺肿，出生后可自行消失。胎儿于4个月前甲状腺尚无功能，故此期间用药对胎儿应无影响。

（2）甲巯咪唑：早期应用可导致胎儿头皮发育缺陷，妊娠中后期可应用。

（3）碘化物（D）：长期大量应用含碘的祛痰剂或应用放射性核素碘检测甲状腺功能，可使胎儿甲状腺功能低下或出生后智力低下。故孕早期可用，孕4个月后应避免使用。

7. 降糖药　如下所述。

（1）胰岛素（insulin）（B）：分子量大，不易通过胎盘，对胎儿影响不大。

（2）口服降糖药：第二代磺脲类格列苯脲妊娠中晚期应用胎盘透过率低，对胎儿影响小。二甲双胍（B）孕早期应用不增加胎儿畸形和流产风险，故早孕期可应用二甲双胍。基于大多数口服降糖药不适合孕期应用，建议准备怀孕的糖尿病患者，需用胰岛素代替口服降糖药。

8. 激素类　如下所述。

（1）己烯雌酚（乙蔗酚，dethyl-stilbestrol）（X）：可使胎儿生殖器官发育异常，子代女婴在青春期发生宫颈透明细胞癌或阴道腺病。孕期禁用。

（2）孕激素类天然黄体酮（黄体酮，progesterone）：未发现有致畸作用。人工合成的孕激素如炔诺酮（norethin-drone）、甲羟黄体酮（medroxyprogesterone）均属D类药物，有弱致畸作用。故作为保胎最好应用黄体酮，避免使用甲羟黄体酮等人工合成的孕激素。

（3）口服避孕药（oral contraceptives）（X）：可使胎儿染色体畸变，如口服避孕药失败者应终止妊娠。长期服用口服避孕药作为避孕方法者在停服口服避孕药1个月后妊娠。服用紧急避孕药物毓婷，避孕失败后继续妊娠并不增加胎儿畸形等。

（4）氢甲睾丸素（mestranol）（X）：可使女胎男性化，孕期禁用。

（5）米非司酮（mifepristone，Ru486）（X）：用做催经止孕有约5%失败，如胚胎继续发育者有报道致畸，故服药失败者应终止妊娠。

（6）达那唑（danazol）（X）：孕期禁用。

（7）氯米芬（clomiphene）（X）：促排卵药，一旦发现妊娠，立即停药。

（8）肾上腺皮质激素：氢化可的松（hydrocortisone），泼尼松（强的松，prednisone）泼尼松龙（强的松龙，prednisolone）等肾上腺皮质激素均属B类药物。动物实验有致畸作用，孕期及妊娠早期应用此类药物胎儿唇腭裂风险轻度增加（OR 1.7）。但孕期长期大量应用，要注意对胎儿、新生儿肾上腺皮质功能的影响。

（9）地塞米松（dexamethascne）（C）：近年来妊娠晚期应用本品促胎肺成熟，但疗程应用未见有不良影响报道。但多疗程应用会影响胎儿发育等不主张孕晚期反复应用。

9. 抗癌药物　烷化剂或抗代谢药物均有致畸报道，后者重于前者。孕期禁用。另外，孕期发现癌症，应立即终止妊娠；癌症治疗后原则上也不宜妊娠。

10. 抗凝药　如下所述。

（1）肝素（heparin）（C）：分子量大，不易通过胎盘，孕期可用。

（2）双香豆素（dicoumarin）（D）：可顺利通过胎盘，对胎儿有危害。孕早期应用，25%～50%致畸，孕晚期应用，胎儿、新生儿有出血倾向，故孕早期禁止应用，孕中后期使用应慎重。

11. 维生素类药物　如下所述。

（1）维生素 A（vitamin A, retinal）（A/X）：服用过量可致胎儿骨骼发育异常或先天性白内障。

（2）维生素 D_3（胆骨化醇，cholecal.ciferol）（A/D），维生素 D_2（麦角骨化醇，ergocalciferol）（A/D）：服用过量可使胎儿、新生儿血钙过高，智力发育障碍。

（3）维生素 K_1（vitamin K_1 phytonadione）（C）：应用过量，可使新生儿发生高胆红素血症和核黄疸。

12. 减肥药物（slimming drugs）　安非拉酮（dithylpropion）（B），芬氟拉明（氟苯丙胺，fenfluramine）（C）均为食欲抑制剂，对中枢有兴奋作用。虽然划为 B，C 类药物，有报道先天畸形与对照组相比并不增加。但从保证胎儿合理营养来说，妊娠期不能服用减肥药，准备怀孕也不应服用。

13. 其他　如下所述。

（1）妊娠期免疫：目前常用的四种免疫方法为类毒素、灭活疫苗、活疫苗和球蛋白。孕妇接受的免疫应是针对那些最常见，危害最大而免疫又确实有效的疾病。因此，最好是对可避免的疾病在孕前进行免疫，如准备妊娠者检查无风疹 IgG 抗体，可在孕前注射风疹疫苗，注射后 1 个月可怀孕，对于注射后不足 1 月即怀孕者尚未见到胎儿发生畸形的报道。孕期禁用活疫苗，除非孕妇暴露于该疾病及易感的危害超过了免疫对母、儿的危害。

（2）吸烟：吸烟对胎儿有害。烟中有尼古丁、一氧化碳，氰酸盐等，均可通过胎盘，致子宫血管缩窄，减少绒毛间隙灌注，降低子宫胎盘血流量，减少胎儿供氧，影响胎儿发育及胎盘并发症增加，包括流产、早产、胎盘早剥，胎儿生长受限等症。其严重程度与吸烟量密切相关。被动吸烟带来危险相当于低水平自动吸烟。另外，吸烟还可影响子代智力发育。故应劝导孕妇及其共同生活的亲属不要吸烟。

（3）饮酒：酒精干扰胎儿胎盘循环导致胎儿缺氧，损害胎儿脑组织，乙醇的代谢产物乙醛可能有致畸作用，使生殖细胞受损，受精卵发育不全，常导致流产，幸存者畸形或智力低下。亲代嗜酒婴儿出现胎儿酒精综合征（fetal alcohol syndrome）表现为异常面容、肢体畸形，心脏畸形。同时伴有身体发育，精神、运动及语言发育迟缓，智力迟钝等。出现症状与饮酒量有关。其新生儿常有下列症状：易激性增加，肌张力低下，严重颤抖和戒断综合征（药物撤退综合征，drug withdrawal syndrome）。另有报道，美全国癌症协会孕期饮酒（包括啤酒及含酒精饮料）可使子代患白血病及弱智。这些酒精引起的损害是无法治疗的，而据多数报道，目前尚不了解酒精的安全剂量是多少，而其效应亦未阐述清楚。故应劝导新婚夫妇及准备生育的夫妇不要饮酒，孕期不能饮酒，更不可酗酒。

（4）吸毒（毒瘾）：吸毒（毒瘾）对母、儿影响是有争论的。虽然各种毒品对母儿影响不同，但吸毒母亲的新生儿多有戒断综合征（药物撤退综合征），只是各种毒品出现该症时间和持续时间不同。其临床表现为震颤、易激、喷嚏、呕吐、发热、腹泻，偶尔抽搐。

1）海洛因（heroin）（B/D）：多数研究认为本品并不增加畸胎率，Alroomi 等报道 40%～80% 海洛因吸毒者，子代出现戒断综合征，而且症状可持续至生后 10 日以内。还有报道可影响胎儿生长发育，出现胎儿生长受限。对吸毒产妇产时应加强监测胎心变化，如用麻醉，则应增加麻药剂量。是否影响新生儿呼吸有争论，而其他病率如子代轻度发育迟缓，行为异常等则较常见。

2）大麻（manjuana）（C）：本品大剂量对动物为致畸剂，然而对人类并未证实任何畸形或不良反应。有一报道称其出生体重低于不吸大麻者，但同时有更大样本否认此点。

3）可待因（codeine）（C/D）：为高度选择性麻醉剂及局部血管收缩剂，并已广泛用于吸毒。由于本品高血压效应与血管收缩作用，导致胎盘早剥，并发胎盘早剥较对照组高 4 倍；导致孕卵种植后发育异常或血管崩裂以至于先天畸形或胚胎死亡。

4）美沙酮（methadone）（B/D）：为合成的鸦片类麻醉药、镇痛剂。主要用做海洛因药瘾的维持治疗。先天畸形并不增加，低体重儿较不吸毒者发生率高，由于本品半衰期较长，戒断综合征时间较长且更严重（3周以内）。

（四）哺乳期用药选择（表7-14）

表7-14 哺乳期用药选择

药名	乳汁中含量	对乳儿影响	哺乳期妇女
青霉素类	少	无	可用
头孢菌素类	少	无	可用
氨基糖苷类	少	无	可用
大环内酯类	中		可用（注意剂量）
氯霉素	多	灰婴综合征，骨髓抑制	禁用
四环素	多	乳齿受损，珐琅质发育不全，引起乳儿黄齿	禁用
林可霉素	多	无有害报道	慎用
克林霉素	多	无有害报道	慎用
磺胺类	品种不同，乳汁浓度不同	G-6PD缺乏可发生贫血、胎儿血型不合者，增加核黄疸机会	慎用，长效制剂禁用
异烟肼	多	未肯定有害	长期抗结核者停止哺乳
酒精	微	镇静，假库欣综合征	偶可用少量
甲硝唑	多	对乳幼儿安全性尚未肯定	慎用
奎宁	多	偶见血小板减少	慎用
氯喹	无		可用
^{131}I	非常明显	永久性甲状腺功能丧失	禁用
硫脲类嘧啶	多	甲状腺功能低下	禁用
地西泮	中	镇静	慎用
碳酸锂	1/3~1/2血浆量	肌无力，低温，发绀	禁用
苯巴比妥	多	产生肝微粒体酶，镇静	小量可用
苯妥英钠	小量		可用
阿司匹林	多	血小板功能改变	小量安全
吗啡	多	成瘾	禁用
可待因	少		可用
咖啡因	中	兴奋	避免大量
胰岛素	无		可用
促肾上腺皮质激素	无		可用
麻黄碱	无		可用
甲状腺素口服	少~中		可能安全
避孕药	多	男性乳房大，致癌？	禁用
酚酞	多	稀便	小量安全

（申作娟）

第八章

异常分娩

第一节 骨产道异常性难产

妇女骨盆可分为病理性骨盆和发育性骨盆（即生理骨盆）两大类别，病理性骨盆约占2%，发育性骨盆约占98%。虽然病理性骨盆导致难产机会多，但更多的难产仍是发育性骨盆及其变异骨盆所致，是产科的重要问题。

（一）病理性骨盆

病理骨盆的发生原因包括全身性发育异常、营养缺乏、炎症、外伤、脊椎病变、下肢疾患等。各种病理性骨盆都按其原因以一定规律变形，终生固定不变。由于致病原因不同，骨盆变形程度也不尽一致。骨盆因已失去生理性骨盆的形态，发生难产的机会明显增高。

1. 发育异常所致的骨盆异常 如下所述。

（1）婴儿型骨盆：由于骨盆发育过程中缺乏机械性作用因素，因病长期卧床，以致成年时仍保持婴儿状态的骨盆，骨盆入口呈圆形，髂凹较深，髂翼发育不良，骶骨较窄，骶岬突出不明显，骶骨横凹和骶前表面凹度均不明显，呈平直而前倾，骨盆侧壁呈漏斗状，耻骨横枝较短，耻骨弓角度狭小，一旦妊娠分娩必致难产。

（2）侏儒型骨盆：按 Breus 及 Kolisko 可分为5种类型侏儒骨盆，以软骨发育不全侏儒骨盆居多。由于髂骨发育不全，其骨盆入口前后径高度缩短，骨盆入口呈扁形，是导致难产的原因。

1）真性侏儒骨盆：由于腺垂体疾病，生长发育迟缓，致骨盆不能相称发育，骨盆各骨骺不能完全骨化，成年后仍保持有婴儿型骨盆并有软骨部分，骨盆呈一般性狭窄。

2）发育不全侏儒骨盆：由于全身发育不全，骨盆生长发育迟缓，骨化中心最终可以完成骨化，骨盆各骨发育虽正常，但骨盆甚小，成为狭小骨盆。

3）软骨发育不全性侏儒骨盆：为先天性软骨发育不全症，多认为系内分泌疾患所致，但有家族遗传性，其特点为软骨成骨过程紊乱，长骨端软骨之骨化失常，故骨骺仅能加厚而不能伸长，致长骨不能增长，呈四肢短小，而躯干发育正常，肌肉发育良好，颅底软骨成熟过早，故头颅仅能向上增大而致前额突出，颅骨增厚成为头大鞍鼻、四肢短小、躯干正常的特殊体貌，其智力、体力及生殖力均正常，由于髂骨发育不全，骨盆前后径明显缩短，入口横径稍短，骨盆入口呈扁型导致难产，髂耻线上可见到髂部发育不全。

4）克汀病（cretinism）侏儒骨盆：为部分山区地方病，由于碘缺乏致甲状腺功能障碍，严重者可影响中枢神经系统的发育，患者智力低下，身材矮小，尤以下肢短于上肢，保持婴儿体型的比例，骨盆为均小骨盆，但区别于真性侏儒，而不呈婴儿型。骨质发育不全，骨化中心成长迟缓，骨骺与骨干联合延迟，骨盆软骨存在时间延长，达成年时仍可完全骨化，骨盆多为扁型，其闭孔甚大，骶骨短而弯曲。

5）佝偻病侏儒骨盆：由于身体发育期缺乏维生素D，致钙磷代谢障碍，骨质发育受阻，身材矮小，骨盆各径线均缩短，是导致难产的原因。

2. 营养缺乏致骨盆及关节病所致骨盆变形　如下所述。

（1）佝偻病性骨盆：病理性骨盆中以婴幼儿期患佝偻病所致的佝偻病性骨盆最为常见。婴幼儿期慢性营养不良症、维生素 D 缺乏、钙磷代谢障碍、接受日光少等原因，使骨骼的生长部分在幼年时期软骨钙化不足，婴幼儿开始行走站立较晚，使骨盆形成一定的变形。佝偻病骨盆的入口特点是骶骨受躯干的压力而下沉前倾，使骶岬明显向盆腔倾斜，整个骶骨向后方移位，使骨盆入口成为肾形，前后径明显缩短。两侧髂后上棘向中央聚合，两侧髂耻线即在骶髂关节前方造成尖锐的弯曲，骨盆两侧壁外展，耻骨弓角度增大，两坐骨结节间距明显增长，致骨盆中段平面及出口均较宽阔（图 8-1）。佝偻病性骨盆所致的难产，主要是胎头的双顶间径不能通过狭窄的入口前后径。胎头的双顶径欲通过狭窄的入口前后径，需以前顶骨或后顶骨入盆。如以前顶骨入盆，称为前倾势不均或称 Naegele 倾斜。如后顶骨入盆，称后倾势不均或称 Litzmann 倾斜。胎头以倾势不均入盆，在强力宫缩的作用下，通过狭窄的入口时，胎头一侧顶骨常被骶岬压迫而凹陷。如在强力宫缩作用下，胎头的双顶间径仍不能通过狭窄的入口前后径，则形成滞产。依佝偻病骨盆的特点是入口前后径狭窄，而骨盆中段、出口则较宽阔，故胎头双顶径一旦通过狭窄的入口前后径，则通过中段及出口一般问题不大。但胎头的高度变形或颅骨受压凹陷，多导致新生儿颅内出血和头颅损伤。按产科观点而言，不应使胎头过度变形，胎头径线的缩短应以 0.5cm 以内为限。否则极易形成小脑幕、大脑镰的撕裂，终致胎儿颅内出血死亡，或导致脑瘫或终生残留脑后遗症。

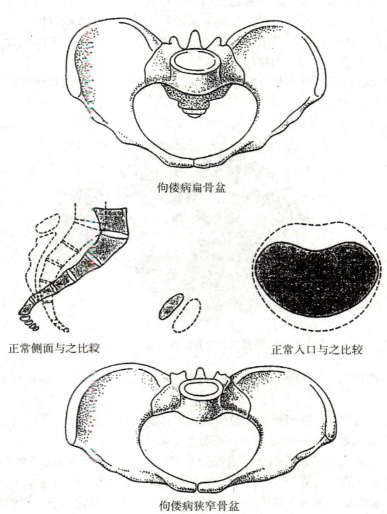

佝偻病扁骨盆

正常侧面与之比较　　正常入口与之比较

佝偻病狭窄骨盆

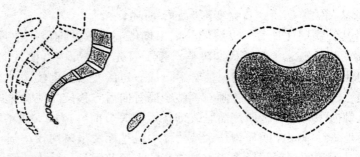

正常侧面与之比较　　　　　　　正常入口与之比较

图 8-1　佝偻病骨盆

(2) 骨软化症骨盆：骨软化症的病因在 1920 年 Preston Maxwell 证实为维生素 D 缺乏、钙磷代谢障碍所引起的，故骨软化症性骨盆是由于患者缺乏营养及维生素 D 所致的钙磷代谢障碍引起的成年人骨质软化变形的疾病。在新中国成立后此症已基本控制，故骨软化症骨盆已罕见。在多发病区此种骨盆是成为难产的主要原因。

骨软化症之特殊改变，以骨骼变形最为重要，其中以长骨、胸部、脊椎及骨盆变形更为凸出。

产科上最为重要的为骨盆变形，此种骨盆变形主要是机械性作用所致，身体的重力作用于骶骨，使骶骨上段向骨盆入口前方倾斜，骶骨下段由于蹲坐及骶棘韧带、骶坐骨韧带的牵引，使骶骨在第 3 骶椎体中央部发生弯曲变形，由于行走，两下肢承担体重，使两大腿骨头作用于两侧骨盆侧壁，使两侧髋臼向中央及前方推进，成为望远镜形的两髋臼凹陷。

耻骨联合向前伸出，两侧耻骨坐骨支向中央转移，互相靠近，而两坐骨结节亦互相接近，结果骨盆入口成为三角凹形（图 8-2）。

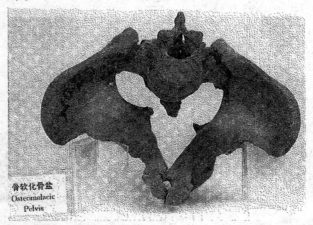

图 8-2　骨质软化症骨盆入口像，呈弯曲狭窄

骨盆中部及出口均狭窄，骨盆变形呈多种多样，严重变形时，骨盆出口仅能容纳 2~3 指（图 8-3）。

变形严重者势必形成难产，甚至死胎也必须剖宫产才能结束分娩。

3. 先天性、炎症及其他原因所致非典型形态骨盆变形　如下所述。

(1) 同化骨盆：正常情况下髂骨与骶骨借骶髂关节而联合，其联合部位首先在第 26 脊椎出现，继之第 25 及 27 脊椎联合借骶髂关节与髋骨联合，如髂骨与第 24、25、26 脊椎联合时，为腰椎骶化，其骶骨多长而窄，第 1 骶椎显示为第 5 腰椎特点，因其是由第 5 腰椎同化而来，骶椎为 6 节，出现 5 个骶椎骨孔，称为高同化骨盆。即第 5 腰椎与第 1 骶椎相同化（图 8-4、图 8-5），高同化骨盆可出现第 2 骶岬、骶骨长，骶椎 6 节，骶骨高于骨盆入口之上，盆腔深，骨盆入口前后径长而横径短，出口横径狭窄呈漏斗形，胎头入盆困难，多为枕后位难产，中段狭窄妨碍胎头的旋转而形成横行梗阻，形成出口难产。如髂骨与第26、27、28脊椎联合时，则出现第6腰椎可显示第1骶椎的特点，即第1骶椎与骶骨分离，形成第6腰椎，骶椎为4节，为3个骶椎骨孔，称为低同化骨盆（图8-6、图8-7）。则骶骨将变成短宽与髂骨结合，偶尔也可出现一侧髂骨与骶骨联合，而另一侧出现高同化或低同化骨盆，此种骨盆多并发脊椎侧弯或后突。

低同化骨盆由于盆腔较浅，不影响分娩，在产科上意义不大。此外，第1尾椎与第5骶椎同化，亦为同化骨盆的一种，显然形成尾骨固定，致骨盆出口前后径缩短，成为出口难产，并常易形成骨折。

（2）分裂骨盆：妊娠末期可见耻骨联合间距增宽，属于生理范畴，但由于发育异常致两侧耻骨分离，则成为分裂骨盆。分裂骨盆常与前腹壁发育不全及膀胱外翻并发存在，耻骨互不联合。文献报道有宽达10cm者，两耻骨间填充以纤维组织。Litzmann报告分裂骨盆患者之骨盆，因耻骨联合内聚的力量，使骨盆横径特宽。此类患者多并发膀胱外翻、尿道下裂等泌尿系统畸形，妊娠分娩后多易出现子宫脱垂。

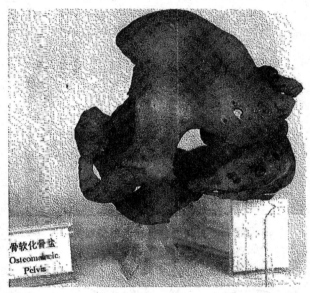

图8-3 骨质软化症骨盆侧面像，骨盆中、下段狭窄

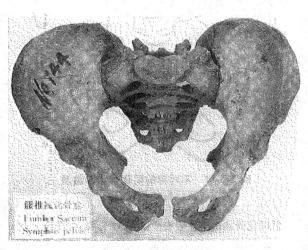

图8-4 高同化骨盆

可出现第2骶岬、骶骨长，骶椎6节，高于骨盆入口之上，盆腔深，骨盆入口前后径长而横径短，上口横径狭窄呈漏斗形

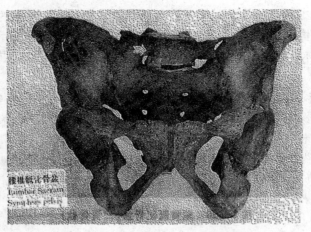

图 8-5 腰椎骶化骨盆出现双骶岬

第 1 骶椎显示第 5 腰椎的特点,因其由第 5 腰椎同化而来,骶椎为 6 节,出现 5 个骶椎骨孔

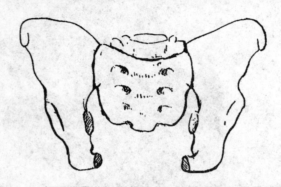

图 8-6 低同化骨盆（骶椎腰化）示意图（显示骨盆浅）

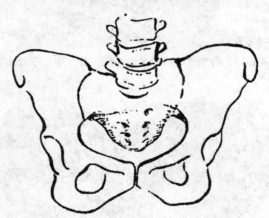

图 8-7 不对称的同化骨盆示意图（显示骨盆不对称）

（3）Naegele 斜骨盆：此偏斜骨盆病因系为先天性、炎症、外伤等所致。早在 1839 年，由 Naegele 发现并收集 37 例斜骨盆发表，并命名为 Naegele 斜骨盆。其骨盆两侧互不对称，互不平衡，因一侧骶髂关节强直固定，及该侧骶翼及髂骨发育不全的一种特殊形态的偏斜骨盆。

患者骨盆向后上方偏斜，髂嵴提高，髂耻线伸直，对侧骶髂关节正常，髂耻线呈正常曲度，故使骨盆入口呈不对称的卵圆形，X 线所见形态入口小圆、尖端朝向患侧骶髂关节，如兔耳状，见典型 Naegele 斜骨盆 X 线像，整个骨盆偏斜，骨盆入口呈明显的偏斜，腰椎下段向患侧凸弯倾斜，横径缩短，入口斜径明显不等，骶骨较为菲薄，骶岬偏向患侧，骶骨的患侧骶翼呈一致的发育不良，整个骶骨向对侧倾斜，患侧骨盆侧壁向内推移，致使坐骨棘及坐骨结节向内向后转移。患侧坐骨切迹底部狭窄，两坐骨结节不在同一水平，患侧高于健侧，耻骨联合向盆腔中央转移。上述变形之结果，不仅表现入口呈不对称的卵圆形，而骨盆中段及出口狭窄尤甚，因此盆腔容积明显缩小，导致难产。

关于其病因，过去认为 Naegele 斜骨盆主要是由于胎儿时先天性一侧骶髂关节发育不全或缺损所致，并多并发泌尿系异常，但也并不排除由于骶髂关节炎症所致。近代学者一般多认为是在婴幼儿时期的炎症、外伤后遗留的结果，有的病例可发现骨盆其他部位有炎症改变，有的在臀部可见瘘孔瘢痕。

一般 Naegele 斜骨盆的患者，如不做产前详细检查，常被忽略，以致临产后发生难产始被发现。有的只单纯地认为是盆头不称而行了剖宫产者，估计为数不少。

Naegele 骨盆的病理改变，导致腰椎下段向患侧侧弯。为了维持身体的重心，在腰椎以上的脊椎必然出现代偿性侧弯，而最终表现头部向健侧歪斜，患侧肩部抬高，臀部两侧不等大，臀裂向健侧歪斜，两臀沟不在同一水平，健侧较患侧高，两侧下肢无明显改变，行走状态正常。

Michaelis 菱形凹明显歪斜，由于患侧髂嵴抬高，髂后上棘明显上移，第5腰椎向患侧侧弯，故其上三角的一边明显缩短，由于骶骨向健侧倾斜，致患侧的下三角的一边延长。遇此类患者时应进行骨盆详细检查，必要时做 X 线骨盆正侧位像，以资确诊。

Naegele 骨盆由于变形程度不一，一般多不能由阴道自然分娩，但变形轻度者，也可由阴道分娩。对 Naegele 骨盆的分娩方式，应根据 X 线骨盆检查后，以观其变形程度及径线尺度，而决定分娩方式。

（4）Robert 骨盆：此种骨盆在 1842 年首先由 Robert 发现，并命名为 Robert 骨盆，其特点为两侧骶髂关节强直固定，两侧骶翼缺乏或发育不全所致的横径狭窄骨盆，骨盆各平面的横径均明显缩短，而前后径尚属正常范围。

此种骨盆为畸形骨盆中最为少见的一种，文献报告病例不多，其病因与 Naegele 骨盆相同，但系炎症同时侵犯两侧骶髂关节，有时两侧受侵程度也并不完全一致，故骨盆横径狭窄的程度也不完全相同。

（5）髋关节病骨盆变形：髋关节病主要是髋关节炎性病变，其中以结核病最为多见，婴幼儿时期患髋关节病变必然形成髋关节病变的骨盆变形。当婴幼儿学步时，一侧患髋关节炎症时，为避免减轻患侧病痛，并减轻患侧对躯干之负重，则将体重中心自然转移于健侧，结果健侧的骨盆侧壁由于长期受到股骨头的抬举，致使健侧的骨盆侧壁变为平直并推向盆腔内倾斜，使髂耻线变直。由于体重偏向一侧，骶骨上段则向健侧转移，同时腰椎下段也向健侧侧弯。患侧骨盆由于病变而发育较差，同时由于肌肉的废用以及强韧的韧带不规则牵引，致使患侧骨盆向外扩展，健侧坐骨棘向上推移，而使其位置升高，机械动力的结果，使骨盆呈典型的髋关节病变的倾斜骨盆，其变形是与 Naegele 骨盆的变形方向相反，前者为向健侧偏斜，后者向患侧偏斜。

髋关节病变如发生于已骨化完全的骨盆，则不能使骨盆发生偏斜改变，即使髋关节发生强直，也不致影响骨盆形态，但当髋关节结核病变侵及盆壁，则可破坏盆壁骨质，使骨盆中下段发生形态的改变。

如有髋关节病变史时，应注意 Michaelis 菱形凹的形态变形，并检查臀部与腰部有无瘘管瘢痕。

髋关节病变骨盆，除非髋关节结核累及骨盆侧壁，导致破坏变形时，一般由于其偏斜程度并不严重，如骨盆尺度够大，经阴道分娩多无大困难。

（6）有棘骨盆：一种较小的良性棘状凸起，发生于骶岬骨表面周围，偶发生于耻骨联合后表面、骶髂关节及髂耻线上或骶岬表面上，如骨盆狭窄，在分娩过程中可以损伤胎头组织，或由于胎头压迫，致未开全的宫颈段发生横行撕裂。

（7）骨盆肿瘤：为偶发的病变，一般多无恶性，其好发部位于骨盆后壁接近于骶髂关节处，肿瘤向盆腔突出，故多影响胎儿的下降，导致难产。

其他如骨盆骨折所致骨盆变形，可引起骨盆性难产。

（8）外伤所致的骨盆变形：骨盆病变除上述的 7 种外，由于外伤及交通事故而引起的骨盆骨折日益增多，一般严重的骨盆骨折，患者多不能得到抢救，如骨折不严重时，经治疗后可呈各种不同的骨盆变形，以及骨痂的形成，均可引起骨盆性难产。

1）骨盆骨折：由于外伤或由高处摔下或因交通事故等大的外力作用于骨盆而使骨盆发生骨折，骨盆发生骨折部位，以耻骨横支，两侧髂翼及骶骨下段等处较为多见，由于外力的不同，骨盆骨折可以单发生在一处，也可多处骨折并发发生，由于骨折发生的部位及复杂程度不同，而致骨盆形态改变也有所不同，故骨盆骨折无一定的形态，可行 X 线检查，加以确诊。

2) 外伤性耻骨联合分离：由于外伤或摔伤或产科手术等，均可因不适当的骨盆内操作而致耻骨联合软骨撕伤，发生耻骨联合分离，X 线所见两侧耻骨联合高度分离，有时可达 2～3cm 距离，两侧耻骨联合的关节面表现有锯齿状、不平滑的影像。

4. 脊椎病变所引起骨盆变形　常见的是脊椎结核或佝偻病所致的驼背。骨盆变形的程度取决于脊椎病变的部位及程度，如病变发生在脊椎高位，在其下段脊椎可以发生向前的代偿性前弯，影响骨盆的机会小，反之，如病变发生在脊椎下段则其以下无代偿性前弯的可能，由于重力作用于骶骨，则骨盆变形。因脊椎作用于骶骨的重心发生改变，使骶骨沿横轴旋转，骶骨全部向后倾斜。伴随骶骨整体向后倾斜。骶髂韧带的牵引使两侧髂翼及两侧髋骨外展，一系列的机械动力作用，使骨盆入口前后径及入口横径延长。骨盆入口平面面积显然增大。骶骨的后倾及两侧髋骨的外展，致骨盆中段及出口的横径、前后径缩短，成为典型的漏斗骨盆。

（1）驼背骨盆：驼背多系由脊椎结核病变所引起，驼背影响骨盆的变形，主要取决于脊椎病变的位置，脊椎病变位置越高，由于其下段脊椎尚有代偿的余地，影响骨盆的机会小，反之，脊椎病变位置越低，则脊椎变形的代偿机会越小，由于重力作用，则骨盆变形。

驼背性骨盆的特点为骶骨沿横轴旋转，骶岬向后移位，骶骨下部前倾，整块骶骨伸长而变狭，同时骶前表面的凹度逐渐消失，变为平坦，髂耻线伸直，两侧髂翼沿各自横轴旋转，因此髂翼外展，坐骨向中线内倾，成为漏斗形骨盆，若驼背位置越低，变化更为明显，骨盆入口前后径线增长，横径不变，骨盆入口以下则前后径与横径均缩短，尤以出口更明显。驼背性骨盆分娩前胎头可早期衔接，下降深入骨盆。分娩开始后顺利。但当胎头通过中段及出口时，因四周受阻，胎头继续下降及回旋困难，形成难产。产前对驼背性骨盆分娩的估计，要注意中段及出口的径线尺度是否能允许胎头娩出，注意出口狭窄情况。

（2）佝偻病驼背骨盆：由于佝偻病引起驼背，导致骨盆的变形，不具有驼背骨盆的特点，因为佝偻病与驼背所作用于骨盆的机械动力学相反，两种作用相互抵消，得以相互校正，骨盆不显示上述两种骨盆的特征。根据骨盆情况处理分娩。

（3）脊椎侧弯影响骨盆的形态：其病因主要是佝偻病或骨软化病及其他病因引起的，脊椎侧弯轻微，影响骨盆变形不大。骨盆变形的程度也取决于侧弯发生部位的高低。如在胸椎发生侧弯，在其下段的脊椎可形成反方向的代偿性侧弯。则不影响骶骨承受体重的压力，而对骨盆形态没有改变。如侧弯发生在腰椎部分，因其下段已无发生代偿的部分，则骶骨承受体重的压力重心，侧弯的一侧骨盆所承受的压力加大，更受下肢支撑的反作用，使骨盆可形成严重的向盆腔内偏斜，成为脊椎侧弯性偏斜骨盆，致骨盆入口、中段、出口各平面的径线缩短，除轻度变形者外，一般此类骨盆极易发生难产。

（4）脊椎后弯性骨盆：脊椎后弯病变多为结核病所引起，脊椎后弯性病变能否影响骨盆变性，同样也以其病变发生部位不同而有所不同，如发生在脊椎上段，为支持身体平衡，则在病变的下方脊椎向前方弯出为代偿，一般不影响骨盆；如病变发生在脊椎下段，如结核病发生在第 4、5 骶椎，则体重多集中于骶岬，则骶岬必沿横轴回转，骶岬向后移位，骶骨下部向前倾斜，骶骨逐渐延长，骶前表面凹度消失呈平坦状，两侧髋骨亦向横轴回转，两髂翼外展，使骨盆入口前后径明显增加，出口前后径明显缩短，由于髋骨横行回转，骨盆入口横径稍延长，出口横径则缩短，如此的机械旋转则形成漏斗骨盆。

脊椎后弯性骨盆应该视其病变发生的部位而定，如病变部位越高，对骨盆影响越小，病变部位越低，尤以发生在第 4、5 腰椎的结核病变，对骨盆引起严重变形，对产科的影响，主要在于骨盆出口的前后径和横径的缩短，应当加以注意。

（5）脊椎脱位性骨盆：其形成是由于第 5 腰椎与骶椎关节部折断或发育不全，致使第 5 腰椎体脱位向前突出，因此形成各种程度不同的脊椎脱位，轻者仅第 5 腰椎下前缘稍向骶岬上前缘突出，重者则整个腰椎体向前下方突出，覆盖于骨盆入口上方，由于第 1、2 骶椎前表面都被坠入的腰椎所覆盖，使骨盆入口前后径大为缩短，使骨盆入口发生阻塞。由于脊椎向盆腔内坠入，躯干重心遂由两髋臼向前转移，为维持直立姿势，患者骨盆上部势必向后移位，因此骨盆的倾斜度减少，严重者骨盆入口平面几乎与地面平行，由于第5腰椎之压迫，体重逐渐迫使骶岬后移，而骶骨下部分向前方推进，同时由于髂骨韧带之紧缩，两髋骨下部亦向内倾斜，结果形成漏斗形骨盆，其出口前后径与横径均缩短。

5. 下肢病变所致的异常形态骨盆 如下所述。

(1) 股骨头脱臼性骨盆：股骨头脱臼可分为单侧脱臼及双侧脱臼，使骨盆变形的结果并不相同。

幼儿发生单侧股骨头脱臼时，股骨头因脱臼后向上方转移至髂骨外面，将逐渐形成一假关节，初是患侧下肢缩短，体重转移至正常侧，而骨盆向后内上方偏斜，形成偏斜骨盆。

若股骨头脱臼发生于双侧，在髂翼下形成两个假关节，由于支持体重的重心发生改变，骨盆两侧壁已失去股骨头的压迫，使骨盆成扁平形，入口前后径缩短，横径不变。

(2) 下肢病变骨盆：幼儿时期患下肢病变，尤其是患婴儿麻痹的后遗症所致的下肢病变，为了减轻患侧下肢负担或因患侧足部不能全部着地，致使骨盆两侧所承担的体重不均，由于健侧承担体重较患侧多，最后使健侧骨盆侧壁向骨盆腔内推移形成偏斜骨盆，但其偏斜程度多不严重。对产科分娩影响不大。如果下肢病变发生在骨盆骨化结束之成年时期，对骨盆不发生任何影响。

下肢病变影响骨盆的变形一般不严重，其发生是由于患侧下肢所受体重的压力减少，骨盆所受的压力也相应地较健侧为小，此种作用形成的偏斜骨盆，一般均较轻微，无骨盆径线明显狭窄或结构变形，致难产发生的机会不多。

综观以上病理骨盆，异常复杂，常常是造成难产的重要原因，虽说疾病所致骨盆变形所占比例不大，但常常是难产的重要原因，因此临床上对骨盆的检查甚为重要。

(二) 发育性骨盆

临床上最多见的骨盆性难产是发育性骨盆所引起的骨盆各平面径线的尺度长短和骨盆的形态及其骨盆结构有关的骨产道性难产，故产科工作者必须熟悉发育性骨盆。发育性骨盆影响分娩的因素有三：一为骨盆各平面径线尺度缩短；二为骨盆入口形态；三为骨盆入口平面以下的各结构、长短、深浅。每种骨盆形态的结构，虽有其一定特点，但骨盆发育形成是受多种因素所影响，在骨盆入口以下的部分，每个骨盆又均具有各自的特点。故其结构形态是千差万别的。因此对每个产妇在产前都需逐个加以检查及判断，才能正确处理好分娩。

1. 发育性骨盆的骨盆形态 骨盆在发育过程中，因受种族、遗传、营养等因素的影响，骨盆的形态、大小可出现变异，Shapiro 将生理范围内的发育性变异骨盆，均命名为发育性骨盆，将其形态分为女型、男型、扁型和猿型的4个标准形态（图8-8）及10个混合型。每型的入口、中段、出口及其全部结构不同，均各具特点。进行分类，临床应用上强调其形态结构较径线测量更为重要，各型骨盆对分娩机制有不同影响。

(1) 女性发育性骨盆入口标准形态

1) 女型骨盆：骨盆入口呈圆形或椭圆形，骨盆入口横径远离骶岬，近于中央，横径大于或稍大于前后径，入口分为前、后两部，该两部均较宽阔，骶骨横凹有适当弧度，耻骨联合后方角度中等大，骨盆入口边缘光滑，适当曲度，骶椎5节，骶骨上段直立，下段前倾，坐骨切迹顶部近乎平坦、较宽。耻骨弓角度近90°，呈 Norman 式，耻骨坐骨支纤细有一轻度弯曲，骨盆两侧壁直立，出口宽，骨盆前部中等高度。

2) 男型骨盆：骨盆入口呈楔形或心脏形，入口横径近于骶岬，入口前部呈三角形，后部狭窄，骶骨横凹平直，至髂耻结节处呈一角度向后伸展。骶椎5节，骶骨表面平坦，骶骨向前倾斜，坐骨切迹顶部呈山峰状，坐骨切迹底部狭窄，坐骨棘突出。耻骨弓角度狭窄，呈 Nothic 式，耻骨坐骨支粗而直，耻骨联合较高，骨盆出口狭窄，两侧壁内聚，呈漏斗形，骨盆前部较深、内聚，骨质较重。

3) 扁型骨盆：骨盆入口呈横椭圆形，入口横径大于前后径，入口横径几乎位于中央，骨盆前、后部均较狭窄，骶骨横凹近似女型骨盆，耻骨联合后方角度较大，入口边缘光滑，但曲度较大，耻骨联合中等大，骶骨前表面有适当弧度。骶骨上段直立，下段前倾，坐骨切迹顶部平坦但较狭窄，耻骨弓角度大于90°，耻骨坐骨支纤细有适当曲线呈女型。出口横径较宽，前后径窄，骨盆两侧壁直立或内聚，骨盆较浅。

4）猿型骨盆：骨盆入口呈长椭圆形，入口横径几近中央，但远离骶岬，骨盆前后两部分均长而横窄，骶骨横凹明显，耻骨联合中等高，耻骨联合后方角度狭窄。骨盆入口边缘光滑，适当曲度，骶椎6节，骶骨上段直立，下段前倾，骶骨前表面光滑有适当曲度，坐骨切迹顶部平坦，宽大。耻骨弓角度狭窄，耻骨坐骨支纤细有曲度，出口横径狭窄，前后径较长，骨盆侧壁内聚或直立，骨盆较深，骨盆中段、出口前后径均大于横径。

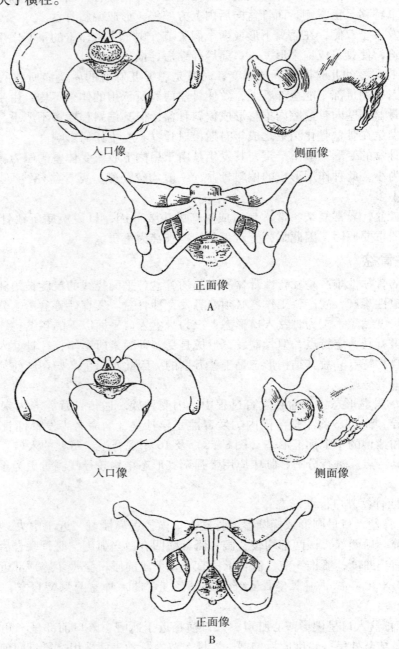

入口像　　　　　　　侧面像

正面像

A

入口像　　　　　　　侧面像

正面像

B

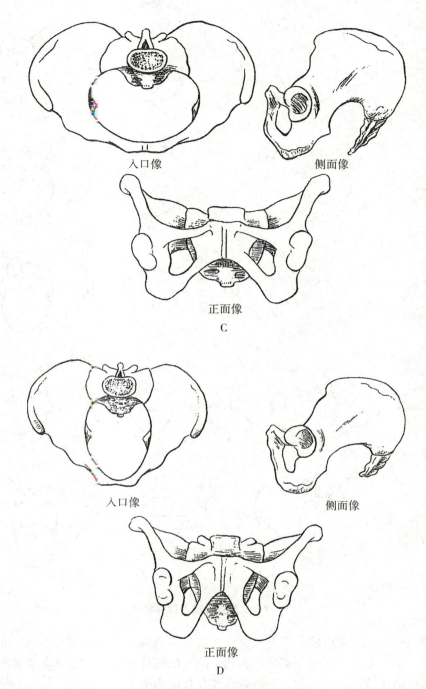

图 8-8 发育性骨盆入口标准形态
A. 女型骨盆；B. 男型骨盆；C. 扁型骨盆；D. 猿型骨盆

（2）女性发育性骨盆入口混合形态：临床实际完全符合标准骨盆形态的典型骨盆并不多见，骨盆入口以下各部一般并不符合同一类型的特点。目前对骨盆形态的分类仅按入口形态而定型，以入口横径为界，将入口分为后、前两部，如后、前两部均属于同一类型特点者，名为标准型骨盆，可分为女型、男型、扁型及猿型。若骨盆入口后、前两部不属于同一类型，而后、前各自具备标准型的特点者，称为混合型骨盆形态，可按骨盆后、前定名，再分为女男型、男女型、女猿型、猿女型、女扁型、扁女型、男猿型、猿男型、男扁型、扁男型等，混合型骨盆的命名，第一个字为后骨盆的形态，第二个字表示前骨盆的形态（图 8-9）。

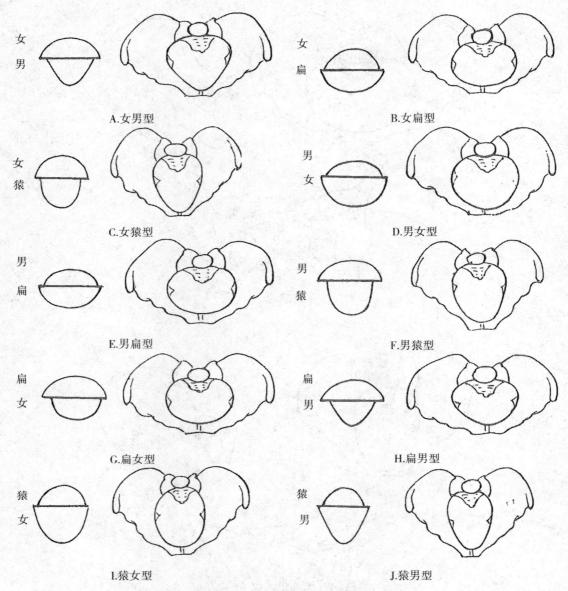

图 8-9 发育性骨盆入口混合型

骨盆入口形态与胎头入盆所取的位置及入盆后的旋转有直接关系，女型骨盆入口前、后两部宽阔，适合胎头取枕横位入盆，入口以下部分宽裕，有利于胎头的旋转及娩出。猿型骨盆横径狭窄，前后径较长，有利于胎头取枕前位或枕后位入盆。如骶骨弯度或骨盆侧壁不利于胎头向前方旋转时，易形成枕横位梗阻或枕后位梗阻。男型骨盆入口呈楔形或心脏形，除胎头易取枕横位入盆外，枕后位入盆者亦明显增多。男型骨盆结构极不利于胎头的下降和旋转，以致在分娩过程中常形成高位枕横位梗阻或枕后位梗阻，因而除骨盆径线较长或胎头相应较小外，一般极易形成难产。男、女型骨盆的各结构的不同差异（图 8-10）。

（3）女性生理骨盆入口临床组型：为了便于指导临床实践，将 4 个标准型骨盆与 10 个混合型骨盆归纳为 4 个临床组型，每一组型皆具备该型的基本特点：①女型组：只包括标准女型 1 种；②男型组：包括标准男型、男女型、女男型三种；③扁型组，包括标准扁型、女扁型、扁女型、男扁型、扁男型 5 种；④猿型组：包括标准猿型、猿女型、女猿型、猿男型、男猿型 5 种。对骨盆形态的了解可以在产妇临产后，对胎儿能否顺利通过骨盆做出估计。

2. 骨盆测量各径线正常数值 对 1 000 例经产育龄妇女有正常足月阴道分娩史的临床骨盆测量及 X

线测量进行了研究,并扩大到全国 20 个民族骨盆进行研究。临床及 X 线测量方法均经过了缜密的研究和改进,实用而有效,在骨盆测量方面有重要作用。结果:①关于临床测量骨盆径线统计;②关于 X 线测量统计、骨盆各平面的径线分别测量其尺度(图 8-11)。

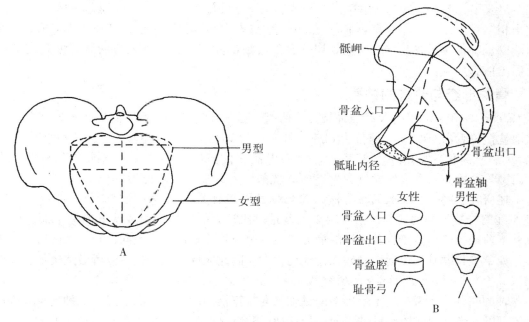

图 8-10 男型与女型骨盆各平面比较
A. 两个不同形态的骨盆入口其径线相等;B. 女性产道骨盆与男性比较

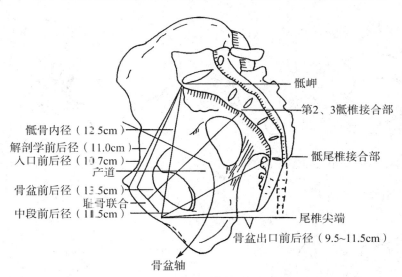

图 8-11 骨盆内各条径线及骨盆轴

临床骨盆测量方法应符合实际和需要,减少不必要的 X 线测量。方法包括 4 部分:①一般检查;②外测量;③内测量;④结论。为了提高诊断,改善分娩处理,注意骨盆的入口、中段、出口和骨盆入口以下各方面的结构。

中国女性骨盆与欧美者比较在形态上有不同。中国女性骨盆绝大多数为女型(77.7%),其发生率超过欧美;扁型骨盆亦比较多;猿型骨盆较欧美妇女为少;男型骨盆极度缺少,较之欧美妇女几乎为 1:(20~30)。

关于骨盆各径线尺度,在生理范围内中国女性骨盆与欧美者比较无大差别,以往谓中国女性骨盆各径线均较欧美者小 2~3cm 之论调是无科学根据的。本组数字乃由大量精细的临床及 X 线测量所产生,有科学根据,实用性强。

骨盆材料一部分来自黄河流域下游(84%),同时有少数来自长江流域、松辽流域、珠闽流域,无多大差别。更主要以全国20个民族妇女骨盆的数据做比较,结合本地地区本民族的数据参考使用。诊断盆头关系时要了解胎头径线与骨盆关系可根据胎头所取的位置、屈曲情况对胎头的径线、骨盆各平面的径线作出相互对比,可估计分娩的难易。除骨盆径线与分娩难易有关外,其他如入口形态、骶骨弯曲度、骨盆侧壁、耻骨弓形态及角度、坐骨切迹底部及顶部的宽度、骨盆入口的倾斜度等均应以相互参照、对比做出估算。

(三) 骨盆形态与分娩的关系

根据Calclwell-Moloy利用X线立体镜方法研究,指明骨盆形态与预产式胎头入盆有关。女型骨盆胎头入盆取枕横位者占69%,枕前位为21%,枕后位为10%。男型骨盆胎头入盆取枕横位为71%,枕前位为8.5%,枕后位为20.5%。猿型骨盆胎头入盆取枕横位为37.5%,枕前位为34%,枕后位为28.5%。扁型骨盆胎头入盆取枕横位者为80%,枕前位为10%,枕后位为10%。

通过上述研究表明,胎头取何种方法入盆与骨盆形态有关。但同一类型骨盆,亦可有不同胎位入盆。通过X线对分娩机制的研究,指明胎头入盆是以比较大的枕额平面或枕下前额平面,即以较长的枕额径或枕下前额径,衔接于骨盆入口的最大径线。由于骨盆入口形态不同,其入口前后径与入口横径均有差异,如猿型骨盆其入口前后径较入口横径为大,因此取枕前位与枕后位者必然增加,而取枕横位的机会相应减少。Caldwell及Moloy的研究认为除上述骨盆形态与胎头入盆方式有一定关系外,尚决定于胎头入盆轴的问题。一般情况下,胎头的纵轴是向较宽裕的后骨盆方向下降,此种现象在临产早期的X线侧面像可以看到。因此胎头纵轴指向后骨盆是正常情况。各种骨盆形态与胎头入盆的关系(图8-12)。包括骨盆入口标准形态与混合形态。

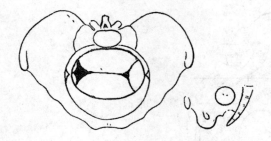

A.女型骨盆入口呈圆形,前后骨盆宽阔,耻骨联合后部角度中等,入口边缘光滑,胎头入后骨盆时取枕横位入盆

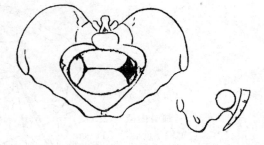

B.男型骨盆入口呈三角形,后骨盆平坦,前骨盆狭窄,耻骨弓角度狭窄,胎头入后骨盆时取枕横位入盆或枕后位入盆

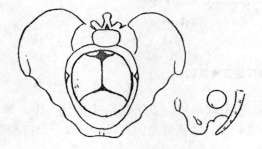

C.猿型骨盆入口呈长椭圆形,骨盆前后二部均长而狭窄,儿头多取枕直前或枕直后位入盆

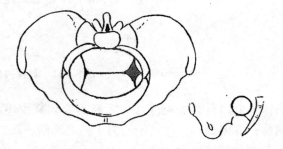

D.扁型骨盆入口呈横椭圆形,后骨盆较平坦,前后骨盆前后径均狭窄,胎头入后骨盆多取枕横位入盆

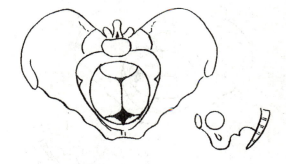

E. 女男型骨盆入口前骨盆狭窄，胎头入前骨盆时胎头取枕后位入盆

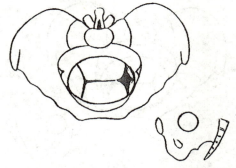

F. 男女型骨盆入口后骨盆狭窄，胎头入前骨盆时取枕横位入盆

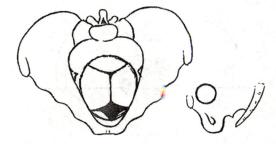

G. 男猿型骨盆，前骨盆长面窄，胎头入前骨盆时取枕后位或枕前位入盆

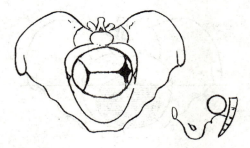

H. 男猿型骨盆入口后骨盆平面窄，前骨盆细长，胎头入后骨盆时取枕横位入盆

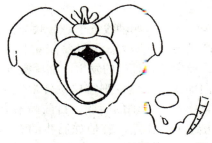

I. 女猿型骨盆入口前骨盆狭窄，胎头入前骨盆时，取枕前位或枕后位入盆

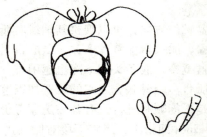

J. 猿女型骨盆入口后骨盆狭窄，胎头入前骨盆时取枕横位入盆

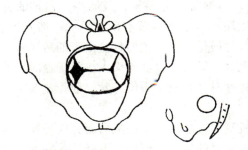

K. 猿男型骨盆入口后骨盆平，胎头入后骨盆时取枕横位入盆

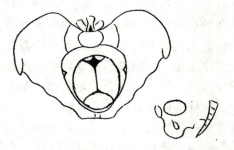

L. 骨盆入口前骨盆狭窄，胎头入前骨盆时取枕前位入盆也可取枕后位入盆

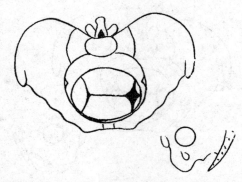
M.耻骨联合后角宽阔,胎头入前骨盆时取枕横位入盆

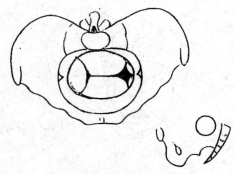
N.对女、扁、男型骨盆入口后缘平坦胎头轴向后骨盆时,多取枕横位入盆

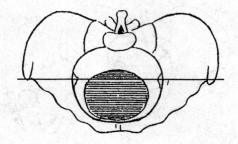
O.胎头入前骨盆

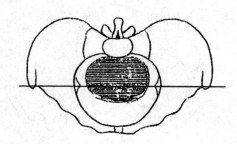
P.胎头入后骨盆

图 8-12 骨盆形态与胎头入盆的关系

如何鉴别盆轴的方向,可以观察其轴线对骶骨与耻骨联合的距离,如轴线近于耻骨联合,指明胎头下降指向前骨盆,胎头取前骨盆入盆,虽能自然分娩,但难产机会显然增大。因骨盆前壁平直,不如骶凹形成的后骨盆宽裕。故胎头越下降也越困难,致产程延长,最后导致难产的发生。临床检查在临产早期可依宫口在骶骨与耻骨联合之间的位置加以鉴别,如胎头向前骨盆入盆,则宫口位置常近于耻骨侧,以此估计分娩是否能顺利进行,有其一定参考价值。何种因素影响入盆轴的问题,目前尚不完全了解。早在1860年Baznes即指出,子宫下段对胎头进入到骨盆后方起重要作用。其他如胎头的大小及姿态、骨盆的形态及大小及子宫下段扩展情况、子宫颈软硬和成熟度、子宫周围韧带、结缔组织等有一定影响,均需参考。

发育性骨盆入口形态共有14种,各种类型骨盆的前、后两部均有差异,及胎头入盆轴的方向也有差异。上述两种理由,足以解释为何同一类型骨盆,何以胎头入盆的位置有所差异。一般女型、男型、扁型骨盆的骨盆入口后壁较平,胎头入于后骨盆时,则取枕横位入盆。猿型骨盆由于前后径较长,故取枕后位或枕前位入盆。男猿型后骨盆扁平,故取枕横位入盆。男猿型骨盆胎头入于前骨盆时,胎头取枕后位或枕前位入盆,如耻骨联合后角宽阔,胎头入于前骨盆时,则取枕横位入盆。前骨盆狭窄,胎头入于前骨盆时,取枕前位或取枕后位入盆。

胎头通过极不规则的骨盆腔时,必须经过一定旋转机制,才能克服一些阻力而完成分娩,是为分娩机制。当胎头衔接于骨盆腔内旋转动作之前,仍保持其入盆时的位置,当胎头下降达盆底后,在宫缩作用下,胎头受到肛提肌的作用,开始向前方旋转,胎头枕骨接触于耻骨支进入耻骨弓,胎头开始仰伸,顺序胎体娩出,但各种类型的骨盆,在骨盆入口以下的部位,其结构有各种变异,如骨盆侧壁的内聚、骶骨前表面弧度缺乏、骶骨向前倾斜、耻骨坐骨支内聚显著均可改变正常分娩机制,使胎头向后方旋转,如后骨盆宽裕则胎头等可以娩出,如遇骨盆下段狭窄势必形成枕后梗阻。由于骨盆形态,使枕横下降的胎头不能进行旋转,势必形成枕横梗阻,均致难产。

(四)骨盆入口平面以下的难产

枕横梗阻可分为中位及低位两种。中位枕横梗阻好发于男型骨盆并发侧壁直立及扁型骨盆。低位枕横梗阻为扁型骨盆最易发生的一种难产。临床处理较为容易，有时做一会阴侧切，胎头即可向前方旋转自然娩出，或用一叶产钳加以协助旋转也可顺利分娩。如男型或扁型骨盆并发骨盆侧壁直立、内聚、骶骨平直、前倾，这些因素都妨碍胎头的向前旋转，则可形成中段枕横梗阻。中段枕横梗阻临床处理用产钳或用手回转胎头极为困难。如用产钳牵引甚为困难，给产妇及胎儿都可带来严重损伤。

枕后梗阻也可分为中位及低位两种。中位枕后梗阻好发于男型及扁型骨盆并发骶凹较深，胎头由于向前回转困难，则向后回转，而形成梗阻。临床处理用手回转胎头或用 Kjelland 产钳旋转胎头，常极困难，因此产钳分娩失败机会极大，剖宫产为好。低位枕后梗阻常发生轻度出口前后径狭窄或耻骨弓角度较小的猿型骨盆，对此种梗阻可不必用手或产钳旋转胎头，用产钳以枕后位牵引即可分娩。

出口狭窄所致的枕前梗阻，常由于耻骨坐骨支内聚，耻骨弓角度较小，骶骨末端前倾或尾骨骶化形成出口狭窄。根据胎头大小及梗阻情况可用低位产钳娩出。

（五）盆头比例视诊观察

系观察骨盆与胎头二者影像之大小比例是否相称。为对盆头比例诊断上重要的方法之一，尤以对胎头能否通过骨盆入口甚为重要，但对骨盆中下段诊断往往可靠性不大，仍需依靠骨盆之径线长短及骨盆各方面的结构。由于其对入口方面有着容易对比的条件，所以初学诊断者仅依靠视诊观察认为盆头比例相称，而忽略了中下段之分析研究，最后招致难产者亦不少见。故需加以注意。

（六）临床骨盆检查要求及处理原则

临床骨盆检查要求全面和整体的视诊及测量准确性非常重要。

1. 病史　询问以往病史。

2. 一般体格检查　身高，如身高在 141.5cm 以下者，有骨盆狭窄。观察头部，令产妇脱下外衣，看头部位置是否正直，两臂肩是否平衡，脊椎有无侧弯、后突，米氏菱形凹是否对称，有无歪斜，两髂嵴是否等高，两臀是否等大、等高，两下肢是否对称，有无膝关节病变，有无"X"形或"O"形腿等。

3. 产科检查　如下所述。

（1）有无悬垂腹，如有应考虑骨盆异常。

（1）检查胎位：如胎位有异常应考虑有骨盆异常的可能性。

（3）检查头盆适应情况：排空膀胱，使产妇平卧，两下肢屈曲，检查胎头是否入盆，初产妇在预产期前 2~3 周胎头应衔接于骨盆入口，若于预产期前 2 周胎头尚浮动于骨盆入口，则应进一步检查盆头是否相称，检查者以一手置于耻骨联合，向上滑动，如胎头突出部分低于耻骨联合，则盆头相称，如与耻骨联合平行，则可能有不相称；如高于耻骨联合，则不称程度明显，此即所谓盆头叠掩现象。除腹部检查外，亦可用阴道腹部双合诊检查法，即用两手指置入阴道内，另一手置于腹部向、下加压，加压时阴道手指感觉胎头有下降入盆之清况，否则盆头不称可能性甚大。

（4）检查骨盆出口、耻骨弓形态、耻骨弓高度以及耻骨弓角度，并测量骨盆出口横径及后矢状径，如两者之和小于 15cm 时应考虑出口狭窄的可能，或用手拳置于出口，如手拳能通过出口，胎头娩出问题不大。

（5）阴道检查：骨盆两侧是否对称，坐骨棘是否突出、骶前表面情况、倾斜情况，以及坐骨棘切迹大小等，最后测量骶耻内径，骶耻内径减去 1.5cm，估计为入口前后径的长度。我国妇女骶耻内径正常者在 12.0cm 以上，最后检查骶尾关节的活动度，都是估计骨盆出口能否通过胎头的重要标准。

（6）X 线骨盆测量：现在一般不做骨盆 X 线检查。

4. 骨产道异常性难产的处理原则　除有明显的病理骨盆或盆头不称者达足月应行剖宫产外，为了临床上的实用，将其处理综述如下

（1）骨盆入口狭窄：骨盆入口狭窄，为分娩开始后胎儿面临的第一关，亦系临床上最受重视者。骨盆入口之主要径线即入口前后径，据一般临床经验，入口前后径以 8.5cm 为最小径线，如小于 8.5cm，大多正常胎头不能完整通过，在此情况下应行剖宫产。如入口前后径为 5.6cm，虽行穿颅术胎

头亦不能通过。一般入口前后径在 9.5cm 以上时多能自然分娩。骨盆入口横径最小在 10.5cm，横径狭窄亦常为难产的原因，对骨盆入口除估计其形态外，对径线之长短亦须全面加以考虑，对轻度盆头不称者均应给予试产机会。

(2) 骨盆中段狭窄：中段骨盆为骨盆腔内最小的平面，如骨盆入口与出口均甚宽大，则中段骨盆狭窄的机会很少。中段骨盆狭窄之产妇，在临产开始后，胎头的衔接与下降常无阻碍，宫颈的扩张亦无显著异常，但当胎儿俯屈，旋转受阻时，则逐渐表现产程进展缓慢，宫缩乏力，因此常常形成枕后梗阻或枕横梗阻等。如遇以上情况，应用手法协助胎头旋转，如胎头双顶间径已下降至坐骨棘平面以下时，可用产钳完成分娩，如在坐骨棘水平以上时，应考虑剖宫产。

(3) 骨盆出口狭窄：骨盆出口为骨盆最低平面，不能用试产来处理，因在产程较晚阶段发现狭窄已来不及行剖宫产术，故对出口的大小应及早作出准确的估计，如出口过小可行选择性剖宫产术。幸而出口狭窄者一般并发中段骨盆狭窄，所以多能早期得到适当处理，在轻度出口狭窄者可用胎头吸引器或产钳助产完成分娩。出口横径加后矢状径如小于 15cm 时，胎头娩出多较困难，需剖宫产。注意耻骨弓窄时，可能为骨盆出口前后漏斗形或弓下废区大，均影响胎头下降娩出，要早作诊断和估计分娩方式，不可久等。

（张万会）

第二节　软产道异常性难产

软产道异常所致的难产远比骨产道异常所致的难产少见，因而易被忽略，自从 Kronig Seitg 等研究软产道性难产以来，引起产科工作者的重视。软产道经妊娠发生软化性、伸展性和弹力性均大于未孕时，并且为了胎儿通过产道，形成子宫体、子宫下段、宫颈、盆底、阴道、外阴连续桶状的产道，发生扩张和宫口开大的变化，才能顺利娩出胎儿，发生软产道异常性难产，多以子宫下段、宫颈、阴道、外阴及盆底等的异常多见，软产道异常分为功能性异常、器质性异常或两者合并发生。

(一) 软产道的形成

妊娠子宫与非孕子宫不同，妊娠后子宫峡部向上、下伸展成为子宫下段。孕期为保证胎儿生长发育而使子宫体肌壁增厚，富含纤维的纵行肌分娩时发生自发性子宫收缩。分娩时子宫体肌壁变短、变厚，促进子宫下段扩展，宫颈消失展平和宫口开大，形成一个让胎儿通过的连续而薄软有弹力的纤维通道——产道（图 8-13）。

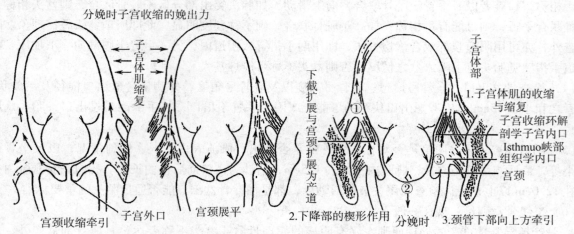

图 8-13　分娩时宫颈展平、宫口开大的机制示意图

1. 软产道　妊娠期的子宫峡部系指解剖学内口与组织学内口之间，于妊娠后子宫峡部之上，接近子宫体下部，其下接近宫颈上部，向上、向下逐渐伸展形成子宫下段。分娩时由于子宫收缩，子宫体部

的肌肉增厚变短，向盆口推胎头，致形成的子宫下段为容胎头通过而扩展，伴随宫颈消失、宫口开全，形成筒状管道。

2. 子宫颈　非孕时子宫颈是一长 2.5~3cm 的管形构造物，在孕期宫颈是关闭的，保护胎儿生长发育，并有防御的功能，到了孕末期宫颈逐渐消失、展平，称为宫颈成熟，为分娩做准备。临产后第一产程中宫口逐渐开大至开全达盆壁，与扩展的子宫下段形成筒状的胎儿通过的软产道。

3. 宫颈消失、展平、宫口开大　宫口开大和颈管开大似乎是同义语，但从时间上计算，宫颈先消失，然后宫口才开大，又不是同义语。

宫颈先消失展平，然后宫口才开大，对于妊娠宫颈之所以展平是宫体肌的收缩，宫颈向上牵引而变短，逐渐消失，同时胎头下降入盆，呈楔形进入宫颈，才能使得外宫口开大直至开全，Hendricks 认为分娩的 4 周前后就开始有宫颈变化，在分娩前 3 天初产妇宫颈消失、展平占 65%，宫口开大 1.8cm，经产妇则为 55%，宫口开大 2.2cm。一般规律宫缩开始临产时初产妇宫颈消失、展平为 70%，开大 2.5cm，经产妇宫颈消失、展平为 63%，宫口开大 3.5cm，但有个体差异。

宫颈消失、宫口开大的机制：

（1）组织学上的不同：宫体肌含平滑肌 68.8%，颈管上部含 28.8%，中部含 18%，下部含 6.4%，颈管的平滑肌减少，近外宫口处较体部少，只占 1/10，宫颈大部分为结缔组织。

（2）子宫与宫颈两者的收缩力不同：非孕期宫体肌占优势，妊娠期宫颈占优势，到分娩期又变为宫体肌占优势。

（3）宫体与宫颈生化学存在差异：宫颈是富含胶原纤维的结缔组织，并富含弹性蛋白、蛋白聚糖和透明质酸。Reric 与 Nowton 等测肌纤凝蛋白时，宫颈下部为 1.72mg/g，中部为 2.54mg/g，上部为 3.3mg/g，宫体为 8.8mg/g，为宫颈的 4 倍，因此颈管的抵抗减弱。在妊娠期间代谢活跃：细胞激素分泌增多、白细胞的渗透物增多、细胞增生及组织水合作用增强。宫颈成熟过程需要胶原的裂解和重构，这一过程与炎症反应相似，前列腺素 E_2 使毛细血管扩张，通透性增大，释放细胞因子尤其是白介素 8，在细胞因子的作用下，中性粒细胞被释放入组织，并释放出包括胶原酶和弹性蛋白酶等基质金属蛋白酶，使胶原组织裂解。宫颈组织中黏多糖和透明质酸的合成增加。在宫颈扩张阶段，增加的黏多糖使胶原的聚集减少，可溶性增加；透明质酸具有高黏度、高弹性，能够提供组织的伸展性，并有润滑作用。生物力学测量证实了宫颈组织的顺应性在孕期呈进行性增强，并且在分娩时达到最大的拉伸强度。上述改变在孕期和分娩期持续发生，使宫颈逐渐成熟并扩张。

（4）孕末期内分泌环境的变化：宫体肌收缩使胎头下降并形成紧张的胎胞，呈楔形的进入宫颈，使宫颈逐渐消失、展平，完成了分娩前宫口开大的准备，临产开始，在规律宫缩下，宫体肌较强的收缩，使宫颈向上牵引到展平，胎先露及羊膜囊的压入，使得宫颈展平，宫口开大到开全。

判断宫口开大的程度，均以阴道检查或肛门检查诊知，Fnedman 宫口开大曲线与 Hemdricks 曲线经肛门检查，宫口开大与时间的关系记录在图纸上，称为 Fnedman 曲线，1971 年，Fnedman 又将胎头下降加于产程图，分为正常曲线和异常曲线。

（二）子宫下段及宫颈扩张伸展

产程中的子宫收缩，使子宫体肌变短、变厚，向盆口推压胎儿，子宫下段扩展容胎儿通过宫颈向上牵引致宫颈消失、展平、宫口开大，使胎儿通过薄软的子宫下段和开全的宫颈口。在子宫体下部与薄软的子宫下段间呈现出收缩轮，称为生理缩复环。向宫腔内面隆起，随着分娩的进展，宫体越来越变厚、变短，子宫下段扩展上升，宫颈消失，宫口开全，贴到盆壁上，在耻骨联合上约 6cm 处可触摸到缩复环，为子宫上下部的境界，相当于子宫解剖学内口处，说明子宫下段和宫颈极度扩展，宫口已开全。

由于阵痛加强，子宫内羊水压力上升，并传导到全子宫，使胎儿姿势受到影响，由于子宫上部收缩，子宫下段受到牵引而上升扩展，宫颈消失，宫口开大到开全，随着子宫收缩的增强，羊膜囊增大呈楔形进入宫颈，扩张宫口，适时发生破裂，称为适时破膜，宫口开全，子宫下段与宫颈界限消失，形成胎儿通过的管状产道。子宫下段与宫颈的扩张伸展，分娩时形成产道的同时，盆腔阴道的肌肉群和盆底隔膜、尿生殖隔膜等同时开始扩张伸展，宫颈易扩张开大呈无抵抗状态，进入第二产程，胎先露达盆底，由于胎头轴压盆底，肌肉群及隔膜，尤以肛提肌收缩按骨盆轴的方向扩展，使软产道出现向前弯曲薄软的管道，包围着子宫下段、宫颈、阴道、外阴形成的软产道，使胎儿通过，娩出体外。

（三）软产道异常的原因

1. 体质发育异常　子宫发育不良，会阴短、小、长，阴道狭窄，宫颈管长、小、硬，缺乏伸展性和弹性，分娩时扩展开大困难。

2. 高龄初产妇　35岁以上的产妇为高龄初产妇。如果35岁结婚即妊娠与结婚10年后达35岁的初产妇相比，又有所不同。前者不一定发生，后者可能因生殖器官发育不良发生分娩困难，一般软产道裂伤形成子宫脱垂机会增多。因高龄初产妇盆底肌肉群和肌膜伸展不良，胎儿通过时容易损伤盆底肌肉和肌膜，易形成子宫脱垂。

3. 软产道各部发育异常　包括外阴异常、阴道异常、宫颈病变、子宫异常及盆腔肿瘤。

（四）软产道异常的种类

1. 外阴异常　如下所述。

（1）外阴水肿：外阴水肿常见于子痫前期、严重贫血、心脏病及肾病综合征的孕妇，有全身性水肿时并发有外阴水肿，此外外阴静脉瘤、静脉曲张、外阴狭窄也是导致难产的原因。

（2）外阴肿瘤：可导致难产，外阴脓肿在阴道分娩时应切开引流。

（3）外阴瘢痕：外阴大的手术后和外伤后瘢痕，严重的外阴硬化萎缩或白色病变，以及炎症的后遗症性瘢痕挛缩，如瘢痕不大，可行较大侧切，阴道分娩；若范围较大分娩时易发生撕裂，以剖宫产为宜。

（4）外阴坚韧：多见于初产妇，尤以高龄产妇多见，由于组织坚韧，缺乏弹性，会阴伸展差，在第二产程中常使胎先露下降受阻，且可在胎头娩出时造成会阴严重的裂伤。

2. 阴道异常　如下所述。

（1）先天性阴道狭窄：妊娠后虽能软化，但分娩时伸展性差而引起裂伤。

（2）不全阴道闭锁：先天性阴道发育不良、产伤、药物腐蚀、手术或感染而形成的瘢痕狭窄。如子宫脱垂修补术后，高度炎症的瘢痕形成，宫颈裂伤，妊娠时可软化，分娩时可伸展开大，但可引起瘢痕较深的裂伤出血。应早期诊断并根据阴道的情况决定分娩方式，如瘢痕较大以剖宫产为宜。

（3）阴道肿瘤：一般阴道囊肿在分娩时才被发现，囊肿较大时阻碍先露部下降，可穿刺吸出其内容物，待分娩后进一步处理；其他如癌瘤、肉瘤、肌瘤等伸展受限，脆性增大易出血感染，且阻碍胎先露下降而又不易经阴道切除，达足月宜选择性剖宫产。

（4）阴道纵隔：完全纵隔由子宫延伸至宫颈达阴道，常并发有双子宫及双宫颈畸形。完全纵隔一般在胎头下降过程中能将半个阴道充分扩张后通过，不全纵隔有上、下之分，可妨碍胎头下降，有时自然破裂，但如较厚需将其剪断，待胎儿娩出后再切除剩余部分，用肠线锁缝残端。

（5）阴道横隔：阴道横隔多位于阴道上、中段，临产后肛查可误诊为宫颈口，但可感到宫颈口位于横隔水平之上，经阴道检查在横隔小孔的上方查到宫颈外口，如宫口已开全，胎头下降至盆底用手指扩张横隔或X形切开，待胎儿娩出后再锁缝切缘，困难时以剖宫产为宜。完全性横隔不易受孕。

3. 宫颈病变　如下所述。

（1）宫颈瘢痕：宫颈深部电灼、锥切等术后，宫颈裂伤后缝合术后感染造成子宫颈左右裂开，呈不规则裂伤瘢痕、硬结，子宫口发生狭窄，临产后产程延长，强行产钳助产可引起深部裂伤、出血，仍以选择性剖宫产为好。

（2）宫颈狭窄：因前次困难的分娩造成宫颈组织严重破坏或感染引起狭窄，一般妊娠后宫颈软化，临产后宫颈无法扩张或扩张缓慢者应行剖宫产。

（3）宫颈口黏合：分娩过程中宫颈管已消失但宫口不开大，宫口包着胎头下降，先露部与阴道之间有一薄层的宫颈组织，如胎头下降已达棘下2cm，可经手捅破，即很快扩张，也可在子宫口边缘相当于时针10点、2点及6点处将宫颈切开1~2cm，再产钳助产，但宫颈有撕裂的危险。

（4）宫颈口开大障碍：宫缩正常，产程进展顺利，胎头已衔接，子宫内口开大，宫颈消失，仅宫颈外口开指尖，外口薄如纸包着胎头而不开大，初产妇发生在分娩过程中，呈宫口开大不全，经产妇可引起子宫破裂，分为原发性及继发性两种。

1）原发性子宫颈口异常：为先天性缺陷，非妊娠时，子宫颈和宫口均小，分娩时组织学方面不发生扩张而引起分娩障碍。

2）继发性子宫颈口异常：子宫外口组织学异常，如多次分娩，多次人工流产史者，宫口边缘的瘢痕、重度的宫颈裂伤史、宫颈锥切术后、子宫阴道部坚硬症、过去宫颈口切开术后，或宫颈、阴道镭疗后，以及子宫颈癌瘤等，多为经产妇，如不处理，可发生子宫破裂。偶有宫颈部分坏死，呈轮状脱落而发生出血。

以上宫颈管异常，在临产前有病史可疑者，可经阴道检查，早期发现，早期治疗。

（5）宫颈水肿：一般常见于扁骨盆、骨盆狭窄，胎头位置不正，产妇过早屏气或宫缩不协调而造成产程延长，宫颈组织在骨盆壁与胎头之间压迫，血液循环障碍而发生的宫颈下部水肿。如为轻度水肿，可试0.5%普鲁卡因或利多卡因，宫颈局部多点封闭，除去紧张可使宫口开大而顺产，重者以选择性剖宫产为宜。

（6）子宫外口变位：分娩开始，先露不进入宫颈前壁，宫颈后壁扩张不良，将宫口推向骶骨方向，向后上方变位，称为OS. Sacralis。宫外口达骶骨岬处。一般肛门检查手指摸不到，引起宫口扩张障碍而发生难产，但在分娩过程中，后上方的宫口多移至中央与骨盆轴一致，可以开大而分娩者有之。如宫口不能够转向正中、宫口开大受阻，产程延长，导致难产，影响母婴健康。

（7）宫颈与胎膜粘连：因炎症致使宫颈下部与胎膜粘连，使产程进展缓慢，如经阴道检查可伸手入宫颈内口深部进行剥离，使之与子宫下段、宫颈壁分离，羊膜囊形成，产程很快进展。

（8）宫颈肌瘤：妊娠并发宫颈肌瘤比较少见，约占0.5%，多数为子宫肌瘤并发妊娠，宫颈肌瘤当分娩时宫体收缩而宫颈向上牵引受阻，引起难产。

浆膜下肌瘤嵌顿于直肠子宫陷凹时，分娩障碍明显，阴道检查可确诊，以剖宫产为宜。

（9）宫颈癌瘤：一般20～30岁的妇女患宫颈癌时分娩初期宫口缺乏伸展性和弹性，宫颈开大发生障碍，组织脆弱，有引起裂伤、出血、压迫坏死、感染等危险。根据产妇出现的症状早做检查，及时确诊可做选择性剖宫产。宫颈癌患者分娩时，先剖宫产，取出胎儿后，如条件许可，可做广泛子宫切除术，否则术后做镭放射治疗。

（10）宫颈坚硬症

1）宫颈坚硬症：多见于高龄初产妇，分为宫颈上部坚硬症，指宫颈管异常或宫颈肌化不全坚硬症；宫颈下部坚硬症，指宫颈结缔组织坚硬症为宫颈不成熟，均影响宫颈变软、消失、展平和宫口开大及胎头入盆，而造成难产。

2）宫颈管的结缔组织发生坚硬异常，使宫颈不成熟，若临产，宫颈成熟不全，宫口开指尖，使产程延长，导致胎儿窒息，产程停滞，需做剖宫产。

4. 子宫异常　如下所述。

（1）子宫脱垂：子宫完全脱垂，妊娠4个月后逐渐向腹腔内上升，不再脱出，分娩时盆底无抵抗，分娩较快，但宫体在腹腔内，宫颈管长而脱出阴道外时，因结缔组织增生、肥大，影响宫口开大，分娩过程中，常常发生胎膜早破，产程延长，宫腔感染，宫颈裂伤，有突然破膜，向下用劲，宫颈水肿，影响宫口开大造成难产。

（2）子宫扭转：妊娠子宫的宫颈部分，分为上部和下部，上部扭转，严重时可引起胎儿死亡，阴道检查时，发现手指不易进入宫颈内口，即可确诊，应及早结束分娩。检查时行双合诊或三合诊更易确诊。

（3）子宫高度前屈和子宫前腹壁固定术后：妊娠子宫呈前屈位，宫底高度下垂，呈悬垂腹。宫颈向上牵引，分娩开始时，胎头入盆困难，容易胎膜早破，强的子宫收缩使宫颈向上方牵连变薄，宫口开大缓慢，胎头紧压宫颈后壁，可引起后壁破裂。子宫腹壁固定术后妊娠，同样成为悬垂腹，宫颈开大发生障碍，胎头压迫宫颈后壁，过度伸展，同样后壁有破裂的危险。有此种病史或呈悬垂腹者，应提高警惕，早做估计，可做选择性剖宫产术。

(4) 子宫畸形

1) 分离型双子宫、双宫颈及双角子宫：分离的双子宫或双宫颈、双角子宫与单角子宫相似，发育均不佳，很少有足月产，一般宫颈开大发生障碍，易致产程延长，一经查出应做选择性剖宫产。双子宫之一妊娠，另一子宫亦稍增大，一般不致造成难产，如另一子宫已阻塞产道，应行剖宫产。子宫畸形分为19种（图8-14），畸形子宫内妊娠的胎儿位置异常分为8种（图8-15）。

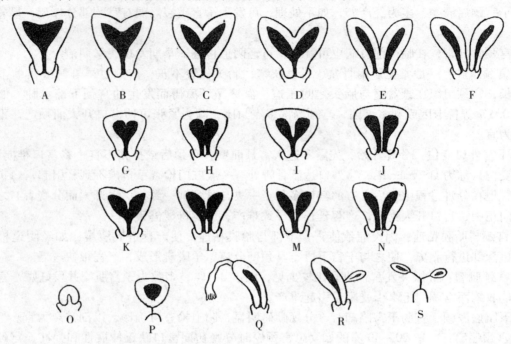

图8-14 子宫畸形分类

A. 杯形子宫腔；B. 心脏形子宫腔；B. 双角子宫；D. 双角子宫，单宫颈；E. 双子宫，双宫颈；F. 分离双子宫，双宫颈；G. 子宫腔内不全中隔；H. 单子宫中隔不全，双宫颈；I. 双子宫，不全中隔，单宫腔；J. 双子宫全中隔，双宫颈；K. 双瓣形子宫，不全中隔，单宫颈；L. 双子宫，不全中隔，双宫颈；M. 双子宫，单宫颈；N. 子宫全中隔；O. 圆形宫腔；P. 无宫颈，单宫体；Q. 单角子宫，单输卵管，单宫颈；R. 单子宫并发残遗一侧子宫角；S. 双侧残遗双宫角

2) 单宫颈双角子宫：子宫两角短，近似纵隔子宫，并发臀位多，并发症多，以剖宫产为宜。

3) 纵隔子宫或不全纵隔子宫：多数在分娩后或刮宫时发现，是子宫发育异常中较常见的一种类型。纵隔子宫多无症状，对孕妇及胎儿有一定的影响，妊娠后产科并发症发生率高。部分纵隔子宫可导致不孕或怀孕后流产、早产，因子宫有纵隔，胎儿活动障碍，易发生横位或臀位。产式或胎位不正时，按孕妇的年龄，产次，骨盆大小及胎儿大小，决定分娩方式。对高龄的初产妇，不良妊娠史，胎位不正，可适当放宽剖宫指征。单纯纵隔子宫可阴道分娩，如有继发宫缩乏力，第二产程延长，应作阴道检查，是否有阴道纵隔，子宫纵隔达宫外口可阻碍产程进展或分娩。产后胎盘剥离发生障碍，产后出血多，易漏诊，多为X线检查才被发现。

4) 双角子宫：妊娠发生在双角子宫或子宫纵隔比较常见，临床上很难区别这两种畸形，检查时双角子宫的宫底呈马鞍形，宫底向宫腔内膨隆，两角较凸起，而子宫纵隔宫底外形正常。常见两者均因宫腔发育异常而导致胎位异常，或宫缩乏力，造成难产而行剖宫产时发现子宫畸形。

5) 单角子宫：此为一侧米勒管发育，一侧发育不良，较少见，通常子宫肌层发育欠佳，常致流产、早产，子宫轴向失常，胎儿活动受阻导致臀位居多，且一般临产后阵缩微弱，产程延长，母婴并发症多,分娩时易发生难产及子宫破裂。残角子宫妊娠50%发生子宫破裂,常需在妊娠早、中期发生而行剖腹探查,剖腹探查时应将残角子宫切除。妊娠足月或近足月的残角子宫妊娠极少见。应在妊娠期检查,早期确诊早处理。

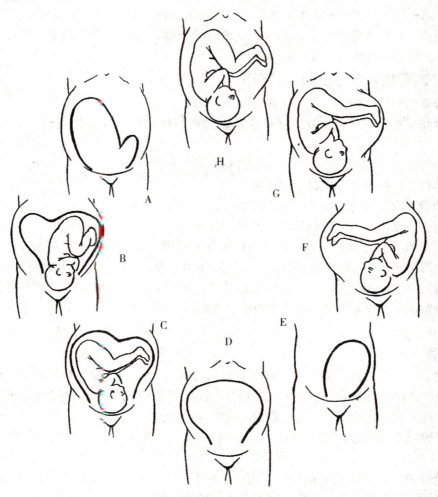

图8-15 畸形子宫内胎儿位置变异

A. 妊娠子宫偏离中轴,并有一侧未孕小子宫;B. 子宫顶部凹陷,未孕一侧子宫呈半球形似囊肿;C. 子宫顶部凹陷,胎臀、脚各于一侧;D. 子宫体部宽阔;E. 子宫偏离中轴;F. 臀位伸直的下肢各居对侧;G. 胎臀与母椎干重叠,其脚伸展使子宫及母腹向前膨出;H. 臀位于一侧,其腿部略伸其对侧

(5)子宫发育不全:也称幼稚子宫,是指子宫结构和形态正常,但体积较小,子宫颈相对较长的子宫形态。子宫发育不全均并发卵巢功能不良,因此不孕症居多,即或妊娠也易发生流产、早产,达足月时,宫颈开大发生障碍,阵痛微弱,产程延长,为挽救胎儿多行剖宫产。

(6)子宫缩窄环:在分娩过程中,子宫下段或子宫内口处局部肌发生痉挛,致产程延长、产妇疲劳脱水,子宫肌功能发生不协调收缩,以子宫内口为好发部位,一部分痉挛缩窄。将胎儿的颈部、腰部紧缩缠绕,腹部可触及一部分呈凹陷,宫腔内可触及异常的隆起的缩窄环状物,开口期可在子宫内口附近出现缩窄,因压迫致宫颈口松弛、水肿、宫颈紧缩、胎头下降困难,产程延长,膀胱、直肠受压,如分娩后出现缩窄环,可引起胎盘嵌顿。子宫缩窄部分经松弛后才能娩出胎儿或胎盘。必要时应采取剖宫产挽救胎儿。

5. 子宫肌瘤并发妊娠 子宫肌瘤对分娩的影响主要与其大小、生长部位、性质有关。如肌瘤在盆腔上方,胎头已入盆,如宫缩好,产程正常进展,可自然分娩,如肌瘤位于先露部以下,胎头浮动,影响先露下降,则阴道分娩有一定困难,应行剖宫产。剖宫产时一般不行肌瘤剔除术。

6. 盆腔肿瘤　如下所述。

（1）卵巢囊肿：妊娠并发卵巢囊肿，多在孕 3 个月及产褥期发生蒂扭转，如果卵巢囊肿阻塞产道，可导致卵巢囊肿破裂，或使分娩发生梗阻，偶尔可导致子宫破裂。因此确诊后，应择期手术，孕 4 个月或产后的一段时间里行卵巢囊肿摘除术。如果临产后卵巢囊肿嵌顿在盆腔内需行剖宫产。

（2）盆腔肿块：临床上比较少见，偶可有重度膀胱胀满，或阴道膀胱膨出，阴道直肠膨出，下垂的肾等阻塞盆腔，妨碍分娩进行，可行剖宫产。

（五）软产道异常对产妇及胎儿的影响

1. 软产道异常对产妇的影响　如下所述。

（1）分娩时间延长，使产妇疲劳，对有并发症的产妇如妊娠期高血压疾病，心、肺疾病者不利，手术产率增加。

（2）如胎位异常及（或）旋转异常，分娩停滞，导致难产和产伤。

（3）胎膜早破，产程延长，引起宫内感染。

（4）产钳助娩、穿颅术等手术产，产伤机会增多。

（5）软产道扩展受阻，导致阵痛异常，不利于分娩。

2. 对胎儿的影响　软产道异常时，产道的扩展开大受阻，产程延长，引起胎儿缺氧酸中毒，宫内窒息，生存者脑后遗症多。频频的检查包括肛门检查和阴道检查，可引起宫内感染而威胁胎儿生命。

据统计，胎儿死亡中软产道难产占 65%，因骨产道异常胎儿死亡占 20%，软产道异常胎儿死亡的 65% 中，35.7% 为软产道开大不全，29.3% 为手术产所致。第二产程延长分娩者，胎儿窒息及死亡率均增加。

（六）处理

（1）软产道异常，除器质性病变及疾病引起的改变外，尚有孕足月宫颈不成熟，临产后同样致产程延长，产妇痛苦，最后导致难产、新生儿窒息等。故软产道异常，根据其种类程度的不同，处理方法也不一致，如单纯瘢痕者切除即可，对宫颈不成熟者可先促宫颈成熟，然后催、引产，对宫颈坚硬者已经临产，只做适当试产，产程进展缓慢者，可行剖宫产，如在观察产程时，出现影响母子健康者可早期结束分娩。

（2）宫颈坚硬者不能勉强试用剥膜引产或以小水囊引产，对于出现缩窄环者可用镇静麻醉剂解除痉挛，如胎儿存活，早行剖宫产，否则于深麻醉下行内倒转术、碎胎术，结束分娩。

（3）对于胎膜粘连者多有羊水过少，在胎儿存活情况下，早行剖宫产，如宫颈水肿，虽可刺破放出液体促其分娩，但只许观察 2 小时，无效者剖宫产为宜。

（4）对于会阴外阴异常狭窄，肯定是骨盆出口小，可行剖宫产。

（张万会）

第三节　产力异常性难产

产力系指将胎儿及其附属物通过产道排出体外的力量，包括子宫收缩、腹压和肛提肌的收缩力，子宫收缩是临产后的主要力量，贯穿于分娩的全过程，在产道和胎儿等因素无异常的情况下，使子宫颈口逐渐扩张，胎先露逐渐下降。产力是保证胎儿正常娩出的重要因素之一。

影响分娩的主要因素为产力、产道、胎儿及精神心理因素，这些因素在分娩过程中互相影响。任何一个或一个以上的因素发生异常以及四个因素相互不能适应，而使分娩进展受到阻碍，称异常分娩（dystocia）。一般而言，如胎位正常，盆骨与胎儿大小相称，凭借正常产力即能将胎儿排出于子宫外。如果子宫收缩失去了规律性、极性和对称性；或者其收缩的强度或频率过强或过弱，都称为子宫收缩力异常（简称产力异常）。

子宫收缩力异常临床上分为子宫收缩乏力（uterine inertia）和子宫收缩过强（uterine over contraction）两类，每类又分为协调性子宫收缩和不协调性子宫收缩（图8-16）。

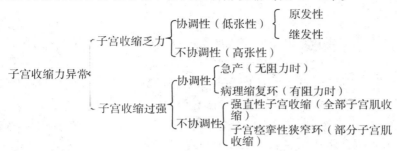

图8-16 子宫收缩力异常的分类

一、子宫收缩乏力

（一）病因

子宫收缩乏力多发生于初产妇，尤其是高龄初产者，多由几个因素综合引起，常见的原因有：

1. 影响子宫收缩乏力的有关因素　如下所述。

（1）精神因素：因产妇怕痛或对分娩及胎儿预后顾虑重重，尤其是35岁以上初产妇，由于过重的心理负担和精神紧张或情绪不佳等，干扰了中枢神经系统的正常功能，而影响子宫收缩。

（2）体质因素：单纯性肥胖、营养不良、贫血或并发有急慢性疾病，均能导致子宫收缩乏力。

（3）内分泌、电解质异常：临产后，产妇体内雌激素、催产素、前列腺素、乙酰胆碱及儿茶酚胺类物质分泌不足，孕激素含量下降速度缓慢，子宫对乙酰胆碱的敏感性降低等，均可引起内分泌失调性子宫收缩乏力。电解质浓度（如钾、钠、钙、镁等）异常，均可影响子宫肌纤维收缩能力；肌球蛋白、能力供应物质（ATP、磷酸肌酸）等的异常，亦可导致子宫收缩乏力。在产程延长后引起的电解质、蛋白质及酶类的新陈代谢障碍，可加重子宫收缩乏力。

（4）药物影响：妊娠晚期或临产后应用大剂量解痉剂、镇静剂、镇痛剂及麻醉剂，如硫酸镁、吗啡、哌替啶、氯丙嗪、巴比妥等，使子宫收缩受抑制而乏力，或使用子宫收缩剂的剂量不适当，可以引起子宫收缩不协调。

（5）基因调控：10%~20%的宫缩乏力产妇对缩宫素反应不良，单卵双胎表现出一致性，而母亲或姐妹有产力异常病史者发生率明显升高，提示初产妇自然临产产力异常可能与基因调控有关。

2. 子宫本身因素　如下所述。

（1）子宫壁过度膨胀（如多胎、双胎、巨大儿、羊水过多等），使子宫肌纤维过度拉长失去正常收缩能力。

（2）子宫肌纤维变性（多次妊娠及分娩、刮宫或曾有过急慢性子宫感染史者），结缔组织增生，影响子宫收缩能力。

（3）子宫发育不良，子宫畸形（如双角子宫、纵隔子宫、子宫肌纤维发育不良等），均可影响子宫正常收缩功能。

（4）子宫肌瘤的存在，尤其是壁间肌瘤或子宫下段肌瘤和嵌顿在盆腔内的浆膜下肌瘤，均可使胎先露下降受阻，导致子宫收缩乏力。

3. 产道和胎儿因素　盆骨大小和形态的异常，导致产道狭窄；胎儿过大或胎位异常，形成头盆不称，阻碍胎先露下降。临产后经过一段时间的产程，本属正常的子宫收缩逐渐减弱，因不能克服胎先露下降的阻力或胎先露不能紧贴压迫子宫下段及子宫颈部，因而不能很好地刺激局部感受器，反射性地引起有效宫缩，致使正常子宫收缩逐渐减弱，此即所谓的继发性宫缩乏力。在难产中，常因产道或胎儿因素，使子宫收缩乏力。

4. 其他因素　产妇临产一段时间后往往不能进食，甚至呕吐，体力消耗甚大，使产妇处于疲惫状态，常可发生酸中毒，或于第一产程后期过早地使用腹压向下屏气，使子宫正常收缩减弱。

产妇尿潴留亦是影响子宫收缩不能忽略的重要因素之一，由于膀胱充盈时能阻碍胎先露下降。

（二）临床表现

宫缩乏力可以分成协调性宫缩乏力和不协调宫缩乏力；根据宫缩乏力发生的时机分为原发性和继发性两种。原发性宫缩乏力是指从产程一开始子宫收缩功能就低下，宫口不能如期扩张、胎先露不能如期下降，导致产程延长；继发性宫缩乏力是指产程开始子宫收缩正常，只有在产程较晚阶段（多在活跃期后期或第二产程），子宫收缩减弱，产程进展缓慢甚至停滞。

1. 协调性宫缩乏力（低张性宫缩乏力）　最为常见。子宫收缩具有正常的节律性、对称性和极性，但收缩力弱，宫腔内压力低，小于 2.0kPa（15mmHg），持续时间短，间歇期长且不规律，宫缩 <2 次/10 分钟。当宫缩高峰时，宫体隆起不明显，用手指压宫底部肌壁仍可出现凹陷，此种宫缩乏力，多属继发性宫缩乏力。临产早期宫缩正常，但至宫口扩张进入活跃期后期或第二产程时宫缩减弱，常见于中盆骨与骨盆出口平面狭窄、持续性枕横位或枕后位等头盆不称时。协调性宫缩乏力时由于宫腔内压力低，对胎儿影响不大。

2. 不协调性宫缩乏力（高张性宫缩乏力）　子宫收缩的极性倒置，宫缩的兴奋点不是起自两侧宫角部，而是来自子宫下段的一处或多处冲动，子宫收缩波由下向上扩散，收缩波小而不规律，频率高，节律不协调；宫腔内压力虽高，但宫缩时宫底部不强，而是子宫下段强，宫缩间歇子宫壁也不完全松弛，表现为子宫收缩不协调，这种宫缩不能使宫口扩张，不能使胎先露下降，属无效宫缩。此种宫缩乏力多属原发性宫缩乏力，故需与假临产鉴别。鉴别方法是给予强镇静剂哌替啶 100mg 肌内注射。能使宫缩停止者为假临产，不能使宫缩停止者为原发性宫缩乏力。这些产妇往往有头盆不称和胎位异常，使胎头无法衔接，不能紧贴子宫下段及宫颈内口，不能引起反射性子宫收缩。产妇自觉下腹部持续疼痛，拒按，烦躁不安，严重者出现脱水、电解质紊乱、肠胀气、尿潴留；胎儿胎盘循环障碍，出现胎儿宫内窘迫。产科检查：下腹部有压痛，胎位触不清，胎心不规律，宫口扩张早期缓慢或停止扩张，胎先露部下降缓慢或停止，潜伏期延长。

3. 产程曲线异常　宫缩乏力导致产程曲线异常有以下 7 种：

（1）潜伏期延长（prolonged latent phase）：从临产规律宫缩开始至宫缩开大 3cm 称潜伏期。初产妇潜伏期正常约需 8 小时，最大时限 16 小时；经产妇潜伏期正常约需 4 小时，最大时限 8 小时。初产妇潜伏期超过 16 小时，经产妇超过 8 小时称为潜伏期延长。

（2）活跃期延长（prolonged active phase）：从宫口扩张 3cm 开始至宫缩开全称活跃期，初产妇活跃期正常约需 4 小时，最大时限 8 小时。活跃期超过 8 小时或初产妇宫口扩张 <1.2cm/h，经产妇 <1.5cm/h，常提示有活跃期延长倾向。

（3）活跃期停滞（protracted active phase）：进入活跃期后，宫口不再扩张达 2 小时以上，称活跃期停滞。

（4）第二产程延长（prolonged second stage）：第二产程初产妇超过 2 小时、经产妇超过 1 小时尚未分娩；采用分娩镇痛的初产妇超过 3 小时、经产妇超过 2 小时，称第二产程延长。

（5）第二产程停滞（protracted second stage）：第二产程达 1 小时胎头下降无进展，称第二产程停滞。

（6）胎先露下降延缓（prolonged clescent）：在宫颈扩张减速期及第二产程，胎头下降速度最快，此阶段初产妇胎头下降速度每小时少于 1cm，经产妇胎头下降速度每小时少于 2cm，称胎头下降延缓。

（7）胎先露下降停滞（protracted descent）：减速期后胎头下降停止 1 小时以上无进展，称胎头下降停滞。

以上 7 种产程进展异常，可以单独存在，也可以合并存在。总产程超过 24 小时称为滞产（prolonged labor），必须避免发生滞产。ACOG 认为时限并不是干预的独立因素，要重新评估胎儿对分娩的耐受能力。产科医生依据产妇、胎儿、医生的助产技能综合评估决定是剖宫产、经阴助产还是继续观察。

（三）对母儿影响

1. 对产妇的影响　由于子宫收缩乏力，产程延长，产妇休息不好，进食少，精神与体力消耗，可出现疲乏无力、肠胀气、排尿困难等，影响子宫收缩，严重时可引起脱水、酸中毒、低钙血症。由于第二产程异常，膀胱被压迫于胎先露部与耻骨联合之间，可导致组织缺血、水肿、坏死，形成膀胱阴道瘘或尿道阴道瘘。胎膜早破以及多次肛诊或阴道检查增加感染机会。产后宫缩乏力影响胎盘剥离、娩出和子宫胎盘剥离面的血窦关闭，容易引起产后出血。

2. 对胎儿的影响　协调性宫缩乏力容易造成胎头在盆腔内旋转异常，使产程延长，增加手术产机会，对胎儿不利。不协调性宫缩乏力，不能使子宫壁完全放松，对子宫胎盘血循环影响大，胎儿在子宫内缺氧，容易发生胎儿窘迫。胎膜早破易造成脐带受压或脱垂，造成胎儿窘迫或胎死宫内。

（四）子宫收缩力

最小的有效宫缩定义为每10分钟有3次平均大于25mmHg以上的子宫收缩。然而，有效地子宫收缩涵盖着较为宽泛的范围，每次宫缩的幅度可能会发生变化，从25mmHg至75mmHg，在每10分钟内可能持续2~4.5分钟，宫缩强度达到95~395MVU（蒙氏单位，Montevideo units），指是经宫腔内导管或外部压力感受器测量出宫腔压力，将子宫收缩时宫腔压力峰值（mmHg）乘以10分钟内宫缩次数计算而得出。在一项缩宫素引产的回顾性报告中91%可以达到至少200~224MVU，40%达到300MVU以上。

1. 宫缩与宫颈扩张　在雌激素和前列腺素的影响下，整个孕期肌细胞都有自发活动，但在分娩发动前，任何个别的肌细胞或肌细胞群发起的收缩都不能蔓延至整个子宫肌层。在肌细胞间形成间隙连接，间隙连接为电活动在肌细胞间传导提供优先通道，子宫肌层产生协调反应。随着协调性不断增加，收缩力逐渐增强，以至宫内压力增加，孕妇或观察者均可感知到Braxton Hicks收缩，这种子宫收缩通常不会引起产妇疼痛。

临产后有效的子宫收缩在分娩过程中起到重要作用，可以使胎儿屈曲、旋转，适应并通过复杂的产道娩出。第一产程中，子宫容积变化很小。宫颈扩张要求子宫壁具有张力，所以实际上子宫肌层的收缩是等容性的（即肌纤维拉紧时没有变短）。同时因肌纤维没有明显变短，不会导致横穿子宫肌层的血管持续受压，从而避免了随着子宫收缩胎盘灌注的间断性减少。

传统理论认为，作用力（子宫肌层收缩，尤其在宫底部）和阻力（宫颈和下段）之间的平衡决定了产程进展。宫缩起始于宫底部，具有顺应性的宫颈减弱了子宫肌层产生的张力。这样具有顺应性的宫颈不仅可以迅速扩张，而且在较少的子宫收缩力下就可以扩张。反之亦然。与初产妇相比，经产妇子宫收缩力较弱，而宫颈扩张速度较快，这正是由于阻力低的缘故。然而超声研究发现足月妊娠的子宫肌壁厚度是均一性的，并不存在"底部优势"。子宫肌细胞的电生理研究进一步阐释，子宫收缩是高度协调的三维传播的子宫电活动，其中下段放松早于宫底部的模式更有利于产程进展。

2. 子宫收缩力评估　如下所述。

（1）触诊子宫收缩：因为子宫收缩的强度与可触知的收缩持续时间有关（当宫压>15mmHg时，多数子宫收缩才能被触诊感知到），并且整体收缩力依赖于收缩频率，所以对于多数临床用途，包括催产素催产，触诊所感知的收缩持续时间和频率能够提供足够的、半定量的子宫收缩力评估。鉴于此原因，手摸宫缩仍然是临床检测子宫收缩力的标准手段。

手摸宫缩至少持续40秒，10分钟内3~4次的宫缩频率最为适宜。如果已出现进行性宫颈扩张，则不需要对子宫收缩力规定一个下限。只有当产程延长时，才需要考虑宫缩是否足够。

由于蜕膜释放前列腺素、孕妇神经垂体分泌催产素。随着产程进展，宫缩逐渐加强，第一产程末期的自发宫缩可能超过引产或催产的安全范围。胎儿的安危在分娩期处于微妙的平衡之中。宫缩越强，产程进展越好，而对胎盘灌注影响越大。分娩早期，在对胎儿有累积不良作用之前，高强度宫缩的压力和产程的迅速进展常有自限性。另一方面，产程进展不好也会导致超过胎儿承受能力的宫缩累积效应。处于危险中的胎儿承受能力也较低，加强宫缩会对其造成更大、更迅速的影响。在引产的最初4个小时内，每10分钟内超过6次宫缩，为宫缩过频。宫缩之间的间歇短甚至无间歇，与胎心减速具有明显的相关性。

(2) 分娩力计（tocodynamometer，Toco）：电子胎儿监护在监护胎心变化的同时，使用分娩力计来评估子宫收缩力。压力传感器放置在宫底部位的腹壁上，通过描记的曲线下面积来评估子宫收缩力，简单无创，能够测量宫缩的频率和持续时间。但是这种方法评估子宫收缩力的敏感性和特异性均不高，无法评估子宫收缩的强度，腹壁厚度的限制及其与子宫的相对位置限制了宫缩力计的准确性。尤其不适用于肥胖者。

(3) 宫内压力导管（intrauterine pressure catheter，IUPC）：子宫收缩力可通过测量宫内压力（intrauterine pressure，IUP）来量化，IUP与肌壁张力直接成比例，而与子宫大小间接成比例。评估子宫收缩力有4个参数：幅度、持续时间、频率和基础压力或张力。前三者与子宫收缩本身有关，末者与子宫本身的弹性回缩力和肌肉张力有关。

子宫基础张力的测量对流体静力压力很敏感。流体静力压力与子宫上部液平面的传感器相对位置有关，这种关系受体位影响，因此在流体静力压力上正确测量基础张力需要知道传感器的相对位置。目前传感器通常置于宫内导管尖端，并不知道其确切位置。如果记录开始，压力调零，就可以估算基础张力的变化，而不是其绝对值。实际上除了胎盘剥离或者使用催产素这些异常增加子宫基础张力的情况外，多数研究发现基础张力水平对宫颈扩张并没有显著作用，可以忽略。

宫内压力导管（intrauterine pressure catheter，IUPC）是监测子宫收缩的金标准，它比宫缩力计能更准确地评估的宫缩频率和强度。在有些情况下，精准地监测子宫收缩力也具有法医学意义，如瘢痕子宫进行引产或催产，或者多产、经产妇使用催产素，或子宫过度刺激时胎儿面临危险（例如有胎儿生长受限证据时）。

然而IUPC，需要在破膜之后才能插入导管，因此它的使用是有限的。此外，这种侵入性方法有胎盘和胎儿损伤、感染和子宫穿孔的风险。美国妇产科学会和加拿大妇产科医师协会建议在有选择的情况下使用IUPC，如产妇肥胖或对催产素反应不良。认为用IUPC监测可能更好地调整催产素剂量而改善母儿结局，从而防止子宫过度收缩和胎儿缺氧，能够更好地解释胎心率异常模式与子宫收缩的关系。由于临床支持的数据有限，这个假说主要是根据专家意见。内外监测的随机临床试验没有显示手术产率或新生儿不良结局有差异。

(4) 子宫肌电图（electrohysterography，EHG）：肌细胞的电活动可以通过子宫肌电图（uterine electromyography，EMG）进行无创性监测。电子子宫肌动描计仪（electical uterine myography，EUM）是一种由以色列 Migdal Ha'emek 开发的新技术软件和设备。设备用9个表面EMG电极和多通道放大器，对子宫的电活动进行测量。9个电极呈正方形放置于孕妇脐周，形成3行3列。电极的位置决定于非侵入性位置传感器。收缩的能量以微瓦（μW）为单位。9个电极对子宫不同部位的肌电信号进行精确的测量，信号输入计算机系统，进一步进行数据库和功能界面的处理，对子宫收缩力进行量化评价。

EUM不仅能够无创性评估子宫收缩的开始、高峰时间、持续时间和频率，也可以评估其强度。此外，因为是无创监测而不需要破膜，也可以作为疑诊早产宫缩的诊断工具。在监测过程中可以下床活动。在测定子宫收缩和预测早产方面，EUM与分娩力计传感器有着很好的一致性。与分娩力计比较，产妇的体质指数对监测值略有影响，但不具统计学意义。

目前，子宫肌电图是最有临床应用前景的子宫收缩力评价方法。

(五) 预防

应对孕妇进行产前教育，进入产程后，解除产妇不必要的顾虑和恐惧心理，使孕妇了解分娩是生理过程，增强其对分娩的信心。目前，国内外均设陪伴待产室（让其丈夫及家属陪伴）和家庭化病房，有助于消除产妇的紧张情绪，可预防精神紧张所致的宫缩乏力。ACOG认为一对一的陪伴分娩可以减少缩宫素的使用，但在产程时限、剖宫产率、分娩镇痛、新生儿转入NICU方面没有改善。推荐提倡陪伴分娩。分娩前鼓励多进食，必要时静脉补充营养。避免过多使用镇静药物，注意检查有无头盆不称等，均为预防宫缩乏力的有效措施。注意及时排空直肠和膀胱，必要时可行肥皂水灌肠和导尿。

(六) 处理

产力异常是构成难产的三要素之一,可以是产力本身,也可以是由产道和胎儿异常所造成的难产,因此,在处理产力异常的产妇时,应明确病因,全面了解母儿状况,进行针对性的处理。

1. 协调性宫缩乏力 一旦出现协调性宫缩乏力,不论是原发性还是继发性,首先应寻找原因,检查有无头盆不称及胎位异常,阴道检查宫颈扩张和胎先露下降情况。发现有头盆不称,估计不能经阴道分娩者,应及时行剖宫产术;若判断无头盆不称和胎位异常,估计能经阴道分娩者,应采取加强宫缩的措施。

（1）第一产程

1）一般处理:消除精神紧张,多休息,鼓励多进食,注意营养和水分的补充。不能进食者静脉补充营养,静脉滴注10%葡萄糖液500~1 000ml内加维生素C 2g,伴有酸中毒时应补充5%碳酸氢钠。产妇过度疲劳,缓慢静脉推注地西泮10mg或哌替啶100mg肌内注射。对初产妇宫口开大不足4cm,经产妇宫口开大不足2cm,胎膜未破,无头盆不称者,应给予温肥皂水灌肠,促进肠蠕动,排出粪便及积气,刺激子宫收缩。排尿困难者,先行诱导法,无效时导尿,因排空膀胱能增宽产道,且有促进宫缩的作用。破膜12小时以上者给予抗生素预防感染。

2）加强子宫收缩:经上述处理,子宫收缩力仍弱,确诊为协调性宫缩乏力者,产程无明显进展,应采取措施加强宫缩。Bishop提出宫颈成熟度评分法,用于判断宫颈成熟度,估计引产或加强宫缩措施的效果,见表8-1。

表8-1 Bishop宫颈成熟度评分法

分数	指标				
	宫口开大（cm）	宫颈管消退（%）（未消退为2~3cm）	先露位置 坐骨棘水平为0	宫颈硬度	宫口位置
0	0	0~30	-3	硬	后
1	1~2	40~50	-2	中	中
2	3~4	60~70	-1,0	软	前
3	5~6	80~100	+1~+2		

该评分法满分为13分。若产妇得分≤3分,人工破膜均失败,应该用其他方法;4~6分的成功率约为50%;7~9分的成功率约为80%,>9分均成功。

a. 人工破膜:多用于活跃期,无头盆不称,胎头已衔接者。破膜后,胎头直接紧贴子宫下段及宫颈内口,引起反射性子宫收缩,加速产程进展,同时通过破膜可以观察羊水的量及性状。人工破膜应在宫缩间歇期进行,以减少或避免羊水栓塞的发生。破膜时必须检查有无脐带先露,破膜后术者手指应停留在阴道内,经过1~2次宫缩待胎头入盆后,再将手指取出,以避免发生脐带脱垂。对于羊水过多的患者,还应警惕胎盘早剥的发生。人工破膜可以缩短产程,减少缩宫素应用,但会增加绒毛膜羊膜炎风险。

b. 缩宫素静脉滴注:应用缩宫素的目的是产生足够使宫颈变化和胎儿下降的子宫收缩,同时避免子宫过度刺激和胎儿窘迫。ACOG建议如果宫缩小于10分钟3次,或强度超过基线不足25mmHg,或两者都有,应当考虑缩宫素催产。在催产前应评估骨盆、宫颈和胎位及母儿状况。

缩宫素是加强宫缩最常用的药物,但是不合理的应用会增加不良围产儿结局,被美国药物安全处方中心（Institute for Safe Medication Practices, ISMP）认为是一种具有不良反应高风险的药物,需要特殊保障措施,以减少应用不当造成的风险。适用于协调性宫缩乏力,胎心良好,胎位正常,头盆相称者。

缩宫素静脉滴注的用药方法:应先用5%葡萄糖500ml,采用7号针头行静脉滴注,按每分钟8滴调好滴速,然后再向输液瓶中加入2.5U缩宫素,将其摇匀后继续滴入。切忌先将缩宫素溶于葡萄糖中直接穿刺静脉滴注,因此法初调时不易掌握滴速,可能在短时间内进入体内过多缩宫素,不够安全。最好用静脉输液泵输注以保证输注剂量的准确性。

不同国家和不同医疗机构颁布的缩宫素应用方法存在很大差异，例如 ACOG 推荐有低剂量（low-dose）和高剂量（high-dose）两种不同滴注方案。但每个方案都建议采用静脉输液泵输注。低剂量方案是指初始剂量为 0.5~2mU/min，每次调整为 1~2mU/min，间隔 15~40 分钟。此方案减少了宫缩过强及胎心异常的发生。高剂量方案是指初始剂量为 6mU/min，每次调整为 3~6mU/min，间隔 5~40 分钟，此方案产程较短，较少出现绒毛膜羊膜炎和因难产而进行的剖宫产，但是增加了宫缩过强及胎心异常的发生。ACOC 在比较了有关研究后认为，两种方案都适用于临床。

因缩宫素个体敏感度差异极大，静脉滴注缩宫素应从小剂量开始循序增量，中华医学会产科学组也推荐低剂量缩宫素方案，即 2.5U 缩宫素加入 5% 葡萄糖 500ml 中，从小剂量 2.5mU/min 开始，每次调整剂量 2.5mU/min，调整间隔为 30 分钟。具体用法是 2.5U 缩宫素溶于 5% 葡萄糖 500ml 中即 0.5% 缩宫素浓度（5mU/ml），以每毫升 15 滴计算相当每滴液体中含缩宫素 0.33mU。从每分钟 8 滴即约 2.5mU/min 开始，根据宫缩、胎心情况调整滴速，一般每隔 30 分钟调节一次，直至出现有效宫缩。有效宫缩的判定为 10 分钟内出现 3 次宫缩，每次宫缩持续 30~60 秒，子宫收缩压力达 50~60mmHg，伴有宫口扩张。在调整滴速时，每次递增 6 滴约 2mU，最大滴速不得超过 30 滴/分钟即 10mIU/min。如达到最大滴速，仍不出现有效宫缩时可增加缩宫素浓度。增加浓度的方法是以 5% 葡萄糖中尚余毫升数计算，一般 100ml 葡萄糖中再加 0.5U 缩宫素变成 1% 缩宫素浓度，先将滴速减半，再根据宫缩情况进行调整，增加浓度后，如增至每分钟 20mU 仍无有效宫缩，原则上不再增加滴数和浓度，一般以此为剂量上限。中华医学会产科学组则明确指出缩宫素引产的最大浓度 10U/L，最大剂量为 20mU/min。

缩宫素静脉滴注过程中，应有专人观察宫缩、听胎心率，或胎心电子监护仪连续监护；测量血压。若出现宫缩持续 1 分钟以上或胎心率有变化，应立即停止静脉滴注。外源性缩宫素在母体血中的半衰期为 1~6 分钟，故停药后能迅速好转，必要时加用镇静剂。若滴注过程中发现血压升高，应减慢滴注速度。由于缩宫素有抗利尿作用，水的重吸收增加，可出现尿少，需警惕水中毒的发生。结合人工破膜及能量支持，可以获得更好的效果。

c. 前列腺素（PG）的应用：地诺前列素（dinoprost）有促进子宫收缩的作用。既作用于子宫肌层，又作用于宫颈，当宫颈条件不良时，效果优于缩宫素。

给药途径为静脉滴注及阴道后穹隆局部用药。地诺前列素 2mg 和碳酸钠溶液 1 支加入 10ml 生理盐水中，摇匀成稀释液，加于 5% 葡萄糖液 500ml 中静脉滴注，1μg/min 开始静滴，最大剂量 20μg/min。不良反应为宫缩过强、恶心、呕吐、腹泻、头痛、心动过速、视物模糊及浅静脉炎等，故应慎用。静脉滴注时，偶见类似静脉炎症状，停药后常自行消失。对于活跃期宫缩乏力，小剂量地诺前列素凝胶（PGE2gel）1mg 阴道给药，可以有效加强宫缩而不会增加强直宫缩及胎儿窘迫风险。

d. 地西泮静脉推注：地西泮能使宫颈平滑肌松弛，软化宫颈，促进宫口扩张，适用于宫口扩张缓慢及宫颈水肿时。常用剂量为 10mg，2~3 分钟静脉注射，间隔 2~6 小时可重复应用，与缩宫素联合应用效果更佳。

e. 间苯三酚静脉滴注：间苯三酚（phloroglucinol）是亲肌性非阿托品非罂粟碱类纯平滑肌解痉药，只作用于痉挛的平滑肌，主要抑制不协调性的无效的肌性收缩。在产程中，间苯三酚对子宫颈有选择性解痉作用，可缓解宫颈痉挛水肿，加快宫颈扩张，缩短产程，且可协调宫缩，并对正常的子宫平滑肌收缩的节律性及幅度无影响。常用剂量为 40mg 静脉滴注。

（2）第二产程：对于第二产程发生的宫缩乏力应予重视。宫口开全 1 小时产程无进展，应再次评估骨盆情况、胎方位、胎头变形及有无产瘤、先露骨质部分高低以及宫缩时先露下降情况，做出经阴分娩还是阴道助产或是剖宫产的正确判断。胎先露若达 +3 或以下等待自然分娩，或行会阴后斜切开助产分娩。若胎头仍未衔接或伴有胎儿窘迫征象，应行剖宫产术。胎头双顶径尚未越过中骨盆平面，无头盆不称者，可静滴缩宫素加强宫缩，同时指导产妇在宫缩时屏气用力。争取经阴分娩机会。

（3）第三产程：为预防产后出血，当胎儿前肩娩出时，可静脉推注麦角新碱 0.2mg 或静脉推注缩宫素 10U，并同时给予缩宫素 10~20U 静脉滴注，使宫缩增强，促使胎盘剥离与娩出及子宫血窦关闭。若产程长、破膜时间长，应给予抗生素预防感染。

2. 不协调性宫缩乏力　处理原则是调节子宫收缩，恢复其极性，应给予强镇静剂。常用的有哌替啶 100mg 肌内注射、地西泮 10mg 静脉推注、哌替啶 100mg，吗啡 10～15mg 肌内注射，使产妇充分休息，醒后不协调性宫缩多能恢复为协调性宫缩。在宫缩恢复为协调性之前，严禁应用缩宫素。若经上述处理，不协调性宫缩未能得到纠正，或伴有胎儿窘迫征象，或伴有头盆不称，均应行剖宫产术。若不协调性宫缩已被控制，但宫缩仍弱时，可用协调性宫缩乏力时加强宫缩的各种方法处理。

二、子宫收缩过强

（一）协调性子宫收缩过强

子宫收缩的节律性、对称性和极性均正常，仅子宫收缩力过强、过频。ACOG 将宫缩过强定义为 10 分钟超过 5 次宫缩，收缩持续 2 分钟或更长，或收缩的持续时间正常，但间隔在 1 分钟内，有或没有胎心的异常。如产道无阻力，宫口迅速开全，分娩在短时间内结束，总产程不足 3 小时，称急产。

1. 对母儿影响　如下所述。

（1）对产妇的影响：宫缩过强过频，产程过快，可导致初产妇宫颈、阴道以及会阴撕裂伤。接产时来不及消毒可导致产褥感染。胎儿娩出后子宫肌纤维缩复不良，易发生胎盘滞留或产后出血。

（2）对胎儿及新生儿的影响：宫缩过强过频，影响子宫胎盘血液循环，胎儿在宫内缺氧，易发生胎儿窘迫、新生儿窒息甚至死亡。胎儿娩出过快，胎头在产道内受到的压力突然解除，可致新生儿颅内出血。接产时来不及消毒，新生儿易发生感染。若坠地可致骨折、外伤。

2. 处理　对于子宫收缩力过强、过频者应及早做好接生准备，临产后不应灌肠，胎儿娩出时，勿使产妇向下屏气。若急产来不及消毒及新生儿坠地者，新生儿应肌内注射维生素 K_1 10mg 预防颅内出血，并尽早肌内注射精制破伤风抗毒素 1 500U。产后仔细检查宫颈、阴道、外阴，若有撕裂应及时缝合。若属未消毒的接产，应给予抗生素预防感染。对于有急产史的经产妇，在预产期前 1～2 周不应外出远走，以免发生意外，有条件者应提前住院待产。

（二）不协调性子宫收缩过强

1. 强直性子宫收缩过强（tetanic contraction of uterus）　强直性子宫收缩过强通常不是子宫肌组织功能异常，几乎均是外界因素异常造成，例如临产后应用分娩发生梗阻，或不适当地应用缩宫素，或胎盘早剥血液浸润子宫肌层，均可引起宫颈内口以上部位的子宫肌层出现强直性痉挛性收缩，宫缩间歇期短或无间歇。

（1）临床表现：产妇烦躁不安，持续性腹痛，拒按。胎位触不清，胎心听不清。有时可出现病理缩复环、血尿等先兆子宫破裂征象。

（2）处理：一旦确诊为强直性宫缩，应及时给予宫缩抑制剂，如 25% 硫酸镁 20ml 加于 5% 葡萄糖液 20ml 内缓慢静脉推注（不少于 5 分钟），或肾上腺素 1mg 加于 5% 葡萄糖液 250ml 内静脉滴注。若属于梗阻性原因，应立即行剖宫产术。若胎死宫内可用乙醚吸入麻醉，若仍不能缓解强直性宫缩，应行剖宫产术。

2. 子宫痉挛性狭窄环（constriction ring）　子宫壁局部肌肉呈痉挛性不协调性收缩形成的环状狭窄，持续不放松，称子宫痉挛性狭窄环。狭窄环可发生在宫颈、宫体的任何部分，多在子宫上下段交界处，也可在胎体某一狭窄部，以胎颈、胎腰处常见。

（1）原因：多因精神紧张，过度疲劳以及不适当地应用宫缩剂或粗暴地进行阴道内操作所致。

（2）临床表现：产妇出现持续性腹痛，烦躁不安，宫颈扩张缓慢，胎先露部下降停滞，胎心时快时慢，有时阴道检查时可触及较硬而无弹性的狭窄环，此环与病理缩复环不同，特点是不增加宫腔压力，不随宫缩上升，不引起子宫破裂，但可导致产程进展缓慢或停滞。

（3）处理：应认真寻找导致子宫痉挛性狭窄环的原因，及时纠正。停止一切刺激，如禁止阴道内操作，停用缩宫素等。若无胎儿窘迫征象，给予镇静剂如哌替啶 100mg、吗啡 10mg 肌内注射，也可给宫缩抑制剂如羟苄羟麻黄碱 10mg 口服，25% 硫酸镁 10ml 加于 25% 葡萄糖液 20ml 内缓慢静注，一般可消除异常宫缩。当宫缩恢复正常时，可行阴道助产或等待自然分娩。若经上述处理，子宫痉挛性狭窄环不能缓解，宫口未开全，胎先露部高，或伴有胎儿窘迫征象，均应立即行剖宫产术。若胎死宫内，宫口亦开全，可行乙醚麻醉，经阴道分娩。

（张万会）

第四节 胎儿及其附属物异常性难产

一、臀位

臀位为产科常见的异常胎位，约占分娩的3%~4%，围产死亡率国外报道为头位的5.5倍，早产率、胎膜早破、感染、胎儿窘迫、脐带脱垂、产伤、颅内出血等发生率均高于头位，各为4倍、8倍、13倍、20倍之多。胎龄越小，死亡率越高。

（一）发生率

臀位的发生率和自然回转率，各家报道不一，占分娩的3%~4%，但臀位是异常胎位中最常见的一种，在妊娠30周前胎儿呈臀位不应视为异常，因30周以后往往自然回转成头位。

（二）原因

（1）子宫腔宽大，羊水较多，经产妇腹壁过度松弛，胎儿在宫内活动频繁易成臀位。
（2）子宫畸形，子宫腔小，胎儿在宫内活动受限，致胎头不能向下转动，易成臀位。
（3）前置胎盘、骨盆狭窄、子宫或骨盆内肿瘤阻塞盆腔，均影响胎头下降入盆，易成臀位。
（4）羊水少，胎儿两腿不能屈曲，呈伸直状，影响胎体弯曲或回转，易成臀位。

（三）分类

1. 完全臀先露或混合臀先露　胎儿双腿髋关节屈曲，膝关节屈曲，先露为臀和双足，临床上较多见。

2. 单臀先露或腿直臀先露　胎儿股关节向胎儿腹部屈曲，两腿直伸在胎胸前，称为腿直臀先露，胎儿的双腿髋关节屈曲，双膝关节直伸，臀为先露，约占臀位的50%。

3. 不完全臀先露　即膝位或足位，胎儿以一足或双足、一膝或双膝为先露，临床上较少见。容易发生早产、破膜早破、脐带脱垂等。

（四）诊断

1. 腹部触诊　对诊断臀位较有诊断价值的四步触诊法见图8-17。
腹部触诊时在宫底部可清楚地发现圆而硬，有浮球感的胎头，胎儿纵轴与产妇纵轴一致，呈长椭圆形，胎头常居腹部的一侧，胎体直立，四肢向旁侧分散，与头产式相同，胎心在胎背的一侧平脐或脐高处可清楚听到，耻骨上缘触及圆而软的、形状不规则、活动不大的臀部浮在盆口上。完全臀位，常于分娩开始后衔接，不全臀位如单臀先露、足先露、膝先露等，尤以初产妇可较早入盆，易发生早产、胎膜早破。

2. 肛门检查　在临产前肛查，因先露部较高，肛查时可自腹部宫底部稍加压力而使先露稍向下，以便明确先露部。其主要感觉不是光滑而硬的胎头，而是不规则并较软的胎臀。临产后宫口开大，先露较低，肛查更为明确。必须注意的是臀先露有时需与颜面位鉴别。

3. 阴道检查　多于临产后，产程不顺利，有延长的趋势，先露诊断不明确时，可做阴道检查。在检查时除了明确先露部的种类，同时还要了解骨盆的情况、宫口开大的情况，胎头居于子宫的哪一侧，胎头呈直立、仰伸、侧屈、反屈以及是否破膜等，然后决定分娩方式。

4. B超检查　可以通过超声检查明确臀位的分类、先露，特别要注意胎头的屈曲情况。

（五）分娩机转

臀位分娩容易发生困难，头产式时，软产道扩张良好，胎头下降适应产道而变形的机会多，胎头娩出后其他部位的分娩已无困难，又能迅速娩出，而臀先露时则不然，臀位的阴道分娩机转概括为三期：胎臀娩出、胎儿躯干及肩娩出及胎头的娩出。此三期的胎体各部，臀小于肩，肩小于头，头大且硬，胎臀柔软，分娩时致产道未充分扩张，大而硬的胎肩和胎头的娩出，可能发生障碍。若两臂上举使胎手垂至胎脸或颈部则使胎肩娩出困难。胎肩娩出后胎头必须迅速娩出，胎头无变形的机会，受阻的可能性更大，因此臀先露的分娩机转应注意臀、肩、头三部分的分娩机转。臀位的阴道分娩有自然分娩、臀位助产和臀牵引术三种。臀位经阴道分娩时，宫口必须开全，阴道充分扩张并按照一定的机转才能娩出。以臀左前位为例说明臀位分娩机转。

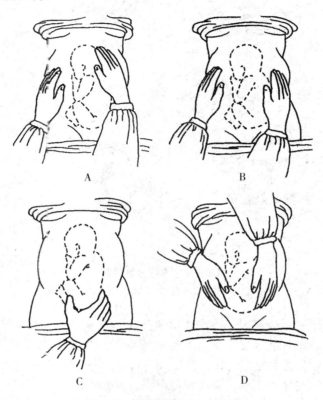

图 8-17 臀先露腹部四步触诊法

1. 臀位的阴道分娩机转　如下所述。

(1) 胎臀的娩出：臀先露常在分娩开始后进入骨盆，随宫缩的加强，入盆时胎儿股骨大粗隆间径，衔接于骨盆左斜径，胎臀逐渐下降，前髋稍低，当前髋抵达骨盆底而遇到阻碍时，即发生内旋转及侧屈动作。此时前髋向顺时针方向做45°角旋转，直达耻骨联合处，使胎儿股骨大粗隆间径与母体前后径一致及胎儿骶骨直对母体的左侧，当胎臀做内旋转时胎体稍侧屈，使后髋能适应产道弯曲度，当前髋达耻骨弓下缘时，胎体侧屈更加明显，使后髋自会阴前缘娩出，当后髋娩出后，胎体稍伸直而使前髋娩出，此时双腿及双足就相继娩出。当臀及下肢娩出后，胎背又外旋转向前方，相当于胎肩衔接于骨盆左斜径，见图 8-18A。

(2) 胎肩的娩出：当胎儿背部转向前方时，双肩径衔接于骨盆左斜径，并沿此径下降，当双肩达骨盆底时，也向顺时针方向做45°角内旋转，使前肩转至耻骨弓下，同时胎体又侧屈使后肩及其他的上肢自会阴前娩出，接着前肩及上肢亦相继娩出。当胎肩娩出时，将胎背逐渐旋转至前方，使胎头枕骨抵达耻骨弓下，以此为支点，以利胎头娩出，见图 8-18B。

(3) 后出胎头的娩出：当胎肩通过会阴时，胎头矢状缝进入骨盆右斜径或横径，而胎头即沿该径下降，同时胎头俯屈，并向反时针方向内旋转，使枕骨朝向耻骨联合，当枕骨下凹处于耻骨弓下时，即作为旋转的支点，由胎头继续俯屈动作而使颏、面及额相继自会阴娩出，最后枕部亦自耻骨弓下娩出，见图 8-18C。

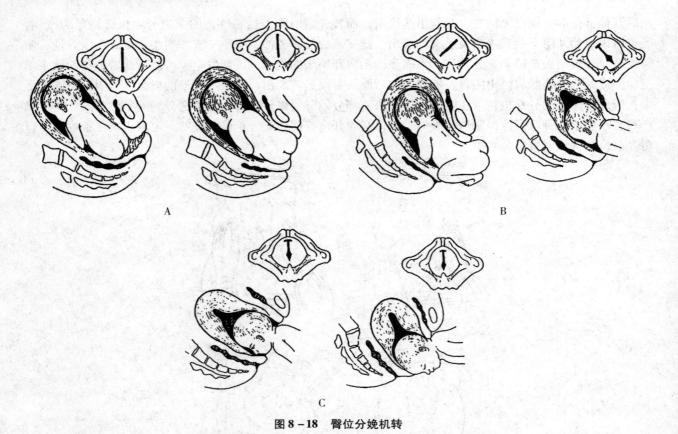

图 8-18 臀位分娩机转
A. 胎臀娩出；B. 胎儿躯干及肩娩出；C. 胎头娩出

2. 臀先露自然分娩机转受阻的原因　臀产式自然分娩因产妇或胎儿的原因不能自然娩出：

（1）产力不足：常可阻碍分娩进展，子宫收缩或腹肌收缩均可造成疲劳无力，胎臀娩出后，子宫收缩正是间歇期，而胎头又需急速娩出之时，医师虽用力牵引，常常发生后出胎头困难。

（2）骨盆狭窄：骨盆的变异或狭窄，形成臀位阻滞，导致难产。

（3）两腿直伸臀产式：因双腿直伸似一夹板，使胎体活动受限；下降及侧屈皆不能很好完成，同时胎先露较小，当胎臀娩出后宫颈口不能开全，因此胎肩及胎头的分娩不免发生困难。

（4）胎臂上举：臀位分娩时如胎臂上举，两手抵达头部则胎肩部的周径将大为增加，娩出困难，偶有发生胎体某部骨折。阴道分娩要避免发生，一旦发生，需要胎臂上举的解脱；臀位阴道分娩，要防止两臂上举，如发生则需要进行解脱，先在宫缩间歇时，将胎体上推，使之松动，将胎背向后转，则胎头枕部随之转至侧方，上举之胎臂即可滑向胎儿面部，助产者用手伸入阴道，用示、中二指伸向胎儿肘窝下压，再伸至前臂，将上举之胎臂沿胎儿面部及胸前方向拔出（猫洗脸式）。同样操作，将两上举之胎臂解脱出来。

（5）胎头过大：正常胎头如屈曲不良，较长的枕额周径通过产道受阻，胎头过硬，未经变形亦为困难之因素，胎头娩出过急，可致颅内出血；胎头娩出过缓，可引起窒息死亡。当胎背转向前方后，使胎头矢状缝适应骨盆出口的前后径上，助产者将胎儿的上下肢骑跨在助产者的左前臂上，左手示、中二指伸入阴道触及胎儿面部，压着胎儿鼻翼两侧，或伸指压着胎舌，使胎头俯屈，助产者以右手示、中二指从胎颈两侧轻轻钩住胎肩，按骨盆轴的方向向下向外牵引，在腹壁耻骨联合上方向下推压胎头，使之俯屈下降，当胎头已达耻骨弓下时，助产者将胎体向上提起缓慢牵引，在保护会阴下将胎儿面部及前额沿会阴前缘娩出。

（6）枕部向后旋转：偶有枕部向后旋转直达骶窝，发生分娩困难，此时助产者可用三种机转使之娩出。

1）胎头屈曲良好：枕部可能旋转至前方而娩出。

2）胎头屈曲不良：由枕后位娩出，此时胎鼻降至耻骨弓下为支点发生旋转，助产者将儿身前举，则胎颈后部、枕部及头顶将相继自会阴前缘娩出，然后胎面自耻骨弓下娩出。

3）胎头伸直颏部被耻骨支所阻，将胎儿前举以颈前部在耻骨弓下为支点发生旋转，则枕部头顶及前额可相继自会阴前缘娩出。

（六）处理

由于臀位在妊娠期容易出现早产、胎膜早破，分娩时产伤及围产儿死亡率、患病率均较高。目前国内外比较多地认为剖宫产对于臀位新生儿是比较安全的分娩方式，对早产儿≤32周者应慎重从事，权衡利弊，适当处理。虽然臀位剖宫产对新生儿较为安全，但并非绝对。臀位分娩是产科领域既困难又亟待解决的问题。

1. 臀位外倒转术　孕期在30周左右，除外脐绕颈者行转胎术。>32周者，不可勉强。

2. 臀位分娩方式的选择　目前均以剖宫产结束分娩。但应注意不应过早或过晚干涉，选择适时分娩，选择适当术式，避免母儿损伤。

3. 臀位的助产方法　臀位分娩方法有三种。

（1）自然分娩：胎儿完全自然娩出，助产者仅需挟持胎体，不做任何牵引动作。

（2）臀位部分牵引术或臀位助产：胎儿自然娩出至脐部，胎肩及胎头由助产者协助娩出。

（3）臀位牵引术：胎儿全部由助产者牵引娩出（见手术章）。大多数臀位分娩的均需助产，助产者必须熟悉上述臀位分娩机转，正确掌握原则和方法。

（七）预后

臀位在妊娠期最常见的并发症是早产、胎膜早破、脐带脱垂，其次为胎儿生长受限。臀位分娩对母婴的预后影响均较大，被视为高危范畴。

1. 臀位影响胎儿预后　如下所述。

（1）胎膜早破与脐带脱垂：是臀位最常见的并发症，特别是足先露者，因先露体积小，不能很好地充填骨盆入口，当宫缩时羊水流入前羊膜囊，容易引起胎膜早破，特别是当宫口开大，宫缩较强时，更容易突然发生破膜，脐带脱出。

（2）早产：许多统计资料证实，臀位早产的发生率明显高于头位。

（3）胎儿窒息：臀位临产后，特别是破膜以后容易脐带脱出或脐带受压，而使胎儿宫内缺氧。在臀位助娩的过程中，胎体受冷空气的刺激，有可能过早呼吸而引起羊水和阴道分泌物的吸入，如有后出胎头困难，娩出后常呈不同程度的窒息状态，甚至死亡。

（4）颅内出血：臀位分娩对于胎头位置姿势，胎头是直立、仰伸、俯屈、反屈不好估计，在分娩过程中，常因估计不足，后出胎头困难或因牵引过急而造成颅内出血。臀位分娩没有检查头盆不称的条件，常因估计不足而造成死亡。

（5）新生儿肺炎：由于窒息或吸入羊水及分泌物，造成吸入性肺炎。

（6）骨折及其他损伤：无论阴道分娩或剖宫产时，术者助产不当而发生骨折，常见的有四肢、锁骨、颅骨，其他如关节脱臼、脊柱脱位、臂丛神经麻痹、胸锁乳突肌血肿、面部神经麻痹等或因后出胎头过于侧屈致颈部神经麻痹而引起肺不张。

2. 对母亲预后的影响　如下所述。

（1）滞产：臀位分娩容易滞产。主要因不规则的胎儿先露部不能均匀有力地压迫子宫下段和宫颈，使反射性地有力的宫缩受到影响，致宫缩无力，导致滞产。

（2）产后出血：由于滞产的发生率高，产后出血较多，也可因为软产道扩张不良而损伤出血。

（3）感染：由于阴道操作及产程延长、胎膜早破而使产后感染的发生率亦高于头位。

（4）软产道损伤：臀先露的分娩过程，产道的扩张不够充分，容易造成复杂的阴道裂伤。如果宫口未开全，过早地用力牵拉则可引起宫颈、甚至子宫下段的裂伤、盆底、阴道、外阴损伤。

二、巨大胎儿

胎儿发育异常，胎儿体重超 4 000g 者，称为巨大胎儿。据国际产科统计组织统计，4 000g 胎儿的发生率为 5.3%，但大于或等于 4 500g 的发生率仅为 0.4%。新生儿体重超过 5 000g 者甚为罕见。巨大儿男婴多于女婴，巨大儿通过正常产道常常发生困难，需手术助产，巨大儿并发肩难产机会多。此时处理不当可发生子宫破裂或软产道损伤。胎儿常发生窒息、颅内出血、锁骨骨折或手术时产伤，重者造成死亡。

（一）病因

1. 遗传因素　父母身材高大者，可有较大的胎儿。
2. 产次　临床统计发现，胎儿体重随着孕妇胎次、孕龄而有所增加。
3. 营养　妊娠期营养过剩与胎儿体重有一定关系，要求孕期营养成分合理搭配，量与未孕期相同即可，孕妇未孕前体重 65kg 以上者，常发生巨大儿。
4. 糖尿病　孕妇患糖尿病时，常可分娩巨大胎儿。胎儿软骨发育不良及胎儿甲状腺功能低下，亦可致巨大胎儿及畸形儿。
5. 过期妊娠及胎儿过度成熟　过期妊娠如继续发育，胎盘功能良好者可有巨大儿，但有的过期妊娠胎盘老化、羊水减少，胎儿发育为正常体重，但常合并发生宫内窒息。

（二）诊断

1. 病史及全身状况　有巨大儿的分娩史、肥胖、糖尿病患者，具有分娩巨大儿的可能性。
2. 腹部检查　腹部明显膨隆，宫高 >35cm 者提示有巨大儿的可能，先露部常不入盆而浮动，检查时应与双胎及羊水过多相鉴别，充分估计巨大的危害。
3. B 型超声波检查　双顶径达 10cm，可能为巨大胎儿，胎头径大者需测胸围及肩径，若胸、肩径明显大于头径者，发生肩难产的可能性大，应提高警惕。
4. 孕妇腹部过度膨大　有沉重感，呼吸困难及水肿伴有轻度妊娠高血压疾病者，多可疑巨大儿。

（三）对母体及胎儿的影响

巨大儿的孕妇常并存其他疾病，如糖尿病等，对母婴的危险性值得注意。Sock 统计 766 例新生儿体重 >4 500g，新生儿死亡率达 7.2%，新生儿窒息达 16%，神经系统并发症为 11.4%，随访 7 年死亡率为 4.5%。巨大儿不但胎头大，而且头硬，可塑性小，故通过正常产道会遇到困难，需行助产。如并发肩难产困难更大，处理不当，可发生子宫破裂及其他产道损伤。胎儿常因宫内窘迫或术时遭受损伤，颅内出血、锁骨骨折、臂丛神经损伤麻痹等，甚至死亡。母体产后常因分娩时盆底组织过度伸展或撕裂，易致子宫脱垂，阴道前后壁膨出，产后出血等。

（四）处理

1. 孕期处理　孕期检查发现胎儿大或既往有巨大儿产史者，应检查产妇有无糖尿病，如有糖尿病应积极治疗，控制血糖，孕 36~38 周后应根据胎儿及胎盘功能及糖尿病控制的情况而决定引产或剖宫产结束分娩。
2. 分娩处理　如下所述。

（1）巨大儿试产和分娩过程中应严密观察，多以宫高 >35cm 以上者考虑巨大儿的可能，进行产时监护，认真填写产程图，防止产科并发症。由于胎头大且硬，不易变形，产程稍有延长，应及时找出产程缓慢原因，不宜试产过久。如有盆头不称，可行剖宫产术。如先露在棘下 2~3cm，第二产程延长时，可行会阴切开后产钳助产。注意发生肩难产。

（2）阴道分娩时，在助产中应特别注意肩难产，当胎头娩出后，宽大的肩部受阻，导致肩难产，可用手旋转胎肩，使之沿骨盆最大径下降，至骨盆出口时，先协助后肩娩出，再娩出前肩，并要求会阴侧切口要大，以免会阴损伤。肩难产时，如处理不当，可致胎儿死亡。

（3）临产后，第一产程因胎儿大，子宫过度膨胀，可导致原发或继发宫缩无力，胎头入盆困难，如有头盆不称，可行剖宫产，进入第二产程，特别注意胎头入盆情况，有时胎头未下降到盆底，胎头已有较大产瘤出现，检查时误认为胎头低而过早干预。当胎头娩出后，常常出现肩难产。分娩后应注意阴道检查有无阴道裂伤，预防产后出血。

3. 肩难产的处理　胎儿巨大，肩径显著增大，胎头娩出后，胎肩娩出困难，前肩常嵌顿在耻骨联合上方，娩出困难，称为肩难产，导致母儿并发症多且损伤亦大。

（1）发生肩难产一般的助产方法很难奏效，由于发生突然，胎头已娩出，胎肩被嵌顿，胎胸受压，使胎儿不能呼吸，勉强牵拉胎头会造成严重的新生儿并发症和产伤，需要准确而快速的处理。首先清理胎儿口腔及呼吸道黏液，然后快速的查清导致肩难产的各种因素，熟悉处理方法，做好急救新生儿的准备。如给氧气吸入和复苏等。麻醉选双侧会阴神经阻滞麻醉，使产道松弛，有利助产的操作，做足够大的侧切。

（2）当胎头娩出后，不必急于行外旋转，凡胎头复位后矢状缝在骨盆斜径上，而胎肩在骨盆另一斜径上（斜径大有利于肩娩出），令产妇屏气用劲，切忌牵引胎头，稍压胎头使前肩松动，后肩进入骶凹处，由耻骨联合下娩出前肩，这样预防巨大儿的肩难产的发生，第二产程延长应采取剖宫产。如发生肩难产采取以下手法：

1）屈曲大腿助产法：令产妇尽量向上屈曲大腿，使双腿紧贴腹壁，双手抱腿或抱膝，使腰骶段、脊柱弯曲度缩小，缩小骨盆倾斜度，耻骨联合升高数厘米，这时嵌顿于耻骨联合后的前肩自然松动，前肩即可娩出。

2）压前肩法：在耻骨联合上方向胎儿前肩加压，有助于嵌顿的前肩娩出。

3）旋肩法：胎儿双肩嵌顿骨盆入口前后径上，助产者手伸入阴道，放在胎儿肩峰与肩胛间，握其后肩，促其向胸部方向转动，另一手置胎儿前肩部双手加压，旋转胎肩达骨盆斜径上，使嵌顿的前肩松动得以娩出，也可将后肩旋转180°，在旋转过程中娩出后肩。双肩先后娩出，牵引胎头不可用力过大，更不可误转方向或双肩同时娩出，否则损伤臂丛神经，导致严重产伤。

4）先牵出后臂娩出后肩法：助产者手顺骶骨部伸入阴道，胎儿背在母体右侧用右手，在左侧用左手，将示指与中指放入胎儿后肘窝，然后以手压后肘窝，使胎儿屈后肘并屈前臂，然后握住胎儿的手，沿胸的方向将手和前臂牵出阴道而娩出后肩。

5）锁骨处理问题：若胎儿已死，立即行锁骨切断术，缩短双肩，使胎儿易于娩出。

肩难产时处理较困难，新生儿产伤机会多，故应在分娩前准确估计胎儿体重、B超测定头围、胸围、肩围，预测有无肩难产可能，更重要的是孕期合理营养指导，如有糖代谢异常，及早发现、及早治疗，预防巨大胎儿的发生。

（张万会）

第九章

妊娠并发心脏病

第一节 概况

妊娠并发心脏病是一个严重的产科问题。近年,由于总的医疗与产科监护的改善降低了孕产妇死亡率,但妊娠与分娩均增加心脏额外负担,原来有病的心脏如不能胜任负荷,心功能进一步减退可造成严重的后果,而原来健康的心脏也可在此期罹病。所以,妊娠并发心脏病仍是引起孕产妇患病和死亡的主要原因之一。

(一)正常妊娠心血管系统的变化

1. 妊娠期 如下所述。

(1) 血容量的改变:自孕6~10周开始血容量增加,约于32~34周达高峰,较妊娠前约增加40%~50%,相当于从平均4 000ml增加至5 800ml。产后2~6周恢复至妊娠前水平。在血容量增加中,血浆增加50%~60%,而红细胞增加仅10%~20%,故红细胞计数、血细胞比容、血红蛋白浓度相对下降,血液稀释,形成所谓妊娠期生理性贫血。与此同时,全身水量也逐渐增加,直至分娩为止。血容量与全身水量增加的原因与妊娠期醛固酮、雌激素、孕激素分泌增多,作用于肾小管引起水钠潴留,也可能作用于垂体引起抗利尿激素与促肾上腺皮质激素增加有关。血容量的增高加重了孕妇循环系统的负担。

(2) 血流动力学的改变:妊娠期出现内分泌改变,代谢需要增加,血容量过多,子宫胎盘形成动静脉短路,自孕10~12周起心排血量增加,在孕20~24周达高峰,约可增加30%~50%,妊娠终末逐渐恢复或接近正常。早孕期心排血量的增加主要是心搏出量增加,而孕晚期主要是心率的增加,心率平均增加10次/分。心率加快及由此增加的心排血量,对于有病变的心脏是一个很重的负担。

体位的改变也影响心排血量,孕晚期仰卧位时,增大的子宫压迫下腔静脉,使回心血量受阻,心排血量可突然减少,部分孕妇可发生仰卧位低血压综合征,血压降低、晕厥,出现心动过缓、苍白、出汗、焦虑等血管迷走神经表现。

由于子宫胎盘区域动静脉短路以及妊娠心房、胎儿-胎盘心钠素的分泌量增加,使血管紧张素Ⅱ的敏感性下降,引起周围血管阻力下降,一般收缩压维持稳定而舒张压下降,使脉压增加。

2. 分娩期与产褥期 第一产程时,由于子宫收缩,周围循环阻力升高,子宫内血液减少而全身血容量增加。每次宫缩时,心排血量约增加20%~30%,使动脉压增高1.33~2.67kPa;第二产程时,腹壁肌及骨骼肌收缩,使周围循环阻力更高。产妇的屏气动作,使肺内、肺循环以及右室压力都增高,有可能使某些先天性心脏病患者从左向右分流转而为右向左分流,出现发绀。子宫收缩,腹内压增加,内脏血流回心量增加,明显地加重了心脏负担;第三产程胎儿胎盘娩出,子宫骤然缩小,子宫血窦内血液进入体循环中。而随腹压下降,大量血液又移向心脏。分娩过程中能量和氧的消耗亦增多,因此分娩期血流动力学发生急剧的变化,明显地加重心脏负担。

产后最初24~48小时,组织内水分大量回到体循环,使血容量增加;体液的再吸收以及妊娠期细胞外液潴留的解除，使血浆容量的增加可持续达2周。

（二）妊娠并发心脏病的孕前评估

纽约心脏病协会（NYHA）依据患者对一般体力活动的耐受程度分为Ⅰ～Ⅳ级。

Ⅰ级：进行一般体力活动不受限制。

Ⅱ级：进行一般体力活动稍受限制，休息时无不适，活动后感乏力、心悸、轻度气短或心绞痛。

Ⅲ级：一般体力活动显著受限制，休息时无不适，轻微日常活动即感乏力、心悸、呼吸困难或心绞痛。

Ⅳ级：不能进行任何体力活动，甚至在休息时仍可发生心功能不全或心绞痛症状。

【产前咨询】 孕前应对患者妊娠后可能发生的情况进行评估。心脏病的危险程度与心功能有关，心功能1～2级比3～4级者小。根据上海市的资料，心功能1～2级发生心力衰竭的为2.8%，而3～4级发生心力衰竭的有52.2%（$P<0.01$）。所以，一般认为心脏病变较轻、心功能1～2级、既往无心力衰竭史，亦无其他并发症者，多能耐受妊娠与分娩。如果病程较长、病变较重、心功能3～4级、既往有心力衰竭史、有肺动脉高压、风湿活动、有感染性心内膜炎等并发症者，则不宜妊娠。

妊娠心脏病中以风湿性二尖瓣狭窄的潜在性危险最大，个别病例虽心功能1～2级，却突然发生心力衰竭而死亡。这是因为妊娠期心排血量增加，血容量约增多40%，有更多的血液要通过狭窄的二尖瓣，由于通过困难，造成左心房的负担加重，左心房和肺毛细血管间没有瓣膜，增高的左心房压力很容易转到肺毛细血管，如果左心房代偿功能差，便可造成急性肺水肿和右心力衰竭。

先心病患者，如属非发绀型、病情较轻、心功能1～2级、无其他并发症者，可以耐受妊娠与分娩；如为发绀型、病情较重、心功能3～4级、有明显肺动脉高压或其他并发症、既往有心力衰竭史者，则不宜妊娠。

（邢爱霞）

第二节 妊娠并发风湿性心脏病

风湿性心瓣膜病系由于反复风湿性心脏炎发作，发生心瓣膜及其附属结构（腱索、乳头肌）病变，导致瓣膜狭窄和关闭不全的瓣膜功能异常，产生血流动力学障碍，即为慢性风湿性瓣膜病。风湿性心瓣膜病以二尖瓣最常见，其次为主动脉瓣，后者常与二尖瓣病损同时存在称联合瓣膜病。

（一）病理生理

1. 二尖瓣狭窄 二尖瓣狭窄是妊娠期最常见的风湿性心瓣膜病。狭窄造成流经瓣口血流受阻，引起左心房压力升高及扩张，左心房压力增高使肺静脉及肺毛细血管扩张、淤血，肺静脉压升高，致阻塞性肺淤血。长期肺淤血经反射性肺小动脉痉挛，引起血管内膜增生及中层增厚，产生肺小动脉硬化，进入阻塞性肺动脉高压阶段。由于右心室收缩期负荷增加，产生右心室肥厚，可致右心衰竭及体循环淤血。妊娠期间因循环血容量的增加、心率增快缩短舒张期，分娩期、产后回心血量增加，均加重了肺淤血，更加容易发生心力衰竭，因此妊娠并发二尖瓣狭窄相当危险。病程晚期常并发心房颤动。

2. 二尖瓣关闭不全 单纯风湿性二尖瓣关闭不全少见，多与狭窄并存。单纯性二尖瓣关闭不全，一般能较好适应心负荷增加，很少发生肺水肿和心力衰竭。

3. 主动脉瓣狭窄 主动脉瓣狭窄使左心室排血受阻，心排血量减低，左心室压力增加。左心室-主动脉间压力阶差增大，左心室肥厚，左心室舒张期顺应性减低，舒张末期压力升高，左房压的增高引起肺淤血。由于心排血量减低及左心室肥厚，心肌耗氧量增加，活动后，可有心肌缺血、心绞痛及各种心律失常。妊娠时血容量的变化，增加了左心室前负荷，压力阶差增大，加重本病的发展。轻型常能安全度过妊娠、分娩及产褥期，重型者可发生充血性心力衰竭甚至突然死亡。

4. 主动脉瓣关闭不全 由于孕期心率加快，舒张期缩短，虽然血容量增加，而由主动脉回流至左室的血量趋于减少，所以多能较好耐受妊娠时血流动力学的变化。

（二）临床表现

1. 症状 主要有疲劳乏力、呼吸困难、心悸、咳嗽、咯血、发绀、右心衰竭等症状。

2. 体征 二尖瓣狭窄孕妇可见二尖瓣面容，即两颧部及口唇轻度发绀，心尖区可触及舒张期细震颤，听诊有心尖部拍击性第一心音亢进，舒张早期二尖瓣开放拍击音，心尖区舒张中晚期低调的隆隆样递增型杂音，左侧卧位明显，肺动脉瓣第二心音亢进与分裂。二尖瓣关闭不全孕妇可听到心尖区全收缩期吹风样杂音，多向左腋传导，心尖区第一心音减弱，肺动脉瓣第二心音亢进与分裂。主动脉瓣狭窄孕妇可听到胸骨右缘第二肋间粗糙、响亮的收缩期喷射音，先递增后递减，常伴有震颤，主动脉瓣区第二心音减弱或消失，可以出现第二心音逆分裂。主动脉瓣关闭不全可听到主动脉瓣区舒张期高调哈气样杂音，呈递减型，可见到水冲脉、毛细血管搏动症等周围血管征。

（三）辅助检查

孕期的检查应尽量采用无损伤及对胎儿影响小的方法，如心电图、超声心动图等。由于放射线对胎儿有影响，所以应尽量少做或不做X线检查。

（四）诊断和鉴别诊断

根据病史（重点有无风湿热发作史）、体征（重点是心脏杂音），结合心电图、X线检查、超声心动图检查，尤其超声心动图的特征性表现，可作出明确诊断。因为1/2左右患者继往风湿热病史不明显，妊娠后可产生功能性杂音、原有杂音变性，X线检查对胎儿有影响，孕早期禁忌检查，孕中晚期尽量少作检查，故诊断更多依赖于超声心动图检查。

二尖瓣狭窄应与左心室扩大、流速加快引起的相对性二尖瓣狭窄作鉴别，另需与左心房黏液瘤相鉴别；二尖瓣关闭不全应与乳头肌功能失调、二尖瓣脱垂综合征相鉴别；主动脉瓣狭窄需与肥厚性梗阻型心肌病相鉴别；主动脉瓣关闭不全应与梅毒性主动脉瓣关闭不全和先天性主动脉瓣关闭不全作鉴别。

（五）治疗

1. 一般处理 如下所述。

（1）加强产前检查，孕早期每2周至少由产科和内科医师检查一次，孕5个月后每周检查一次。密切观察心功能和各种症状，及时纠正各种心力衰竭诱因如贫血、上呼吸道感染、维生素缺乏、妊娠期高血压疾病等，如发现心力衰竭早期现象，及时住院观察治疗。

（2）注意休息，减少体力活动，避免情绪激动，每天保证10~12小时睡眠。宜取左侧卧位，避免仰卧，以促进血液回流、增加心排量。

（3）增加营养，但避免体重增长过快，每周不超过0.5kg，整个孕期不超过10~12kg。饮食中富含多种维生素、优质蛋白、食物铁，孕4个月起限制钠盐摄入，每天不超过4~5g，减少水钠潴留。除饮食外，还需服用铁剂，防止妊娠生理性贫血。

（4）妊娠后期孕妇仰卧时，下腔静脉受压迫，造成孕妇站立起来时下肢静脉血回流困难，减少心排血量可能引起脑供血不足，尤其是严重二尖瓣、主动脉瓣狭窄的孕妇。可让孕妇穿着弹性长袜，促进下肢静脉回流。

2. 药物治疗 如下所述。

（1）心力衰竭：绝对卧床休息，可取半卧位，持续吸氧。慢性心功能不全者给予地高辛0.25mg/d，注意孕妇对洋地黄类耐受性差，治疗剂量与中毒剂量接近，洋地黄过量会加重心力衰竭症状，如有条件作地高辛浓度监测。轻度心力衰竭者给予小剂量噻嗪类利尿剂间断治疗，如氢氯噻嗪25mg，每2天一次；中重度心力衰竭者给予袢利尿剂如呋塞米20mg，每天2次；顽固心力衰竭者联合应用利尿剂，注意长期利尿剂治疗引起低钾血症、低钠血症、代谢性碱中毒等并发症。急性心力衰竭时，给予毛花苷C 0.2~0.4mg和呋塞米20~40mg静脉推注；硝酸甘油0.5mg舌下含化，继而硝酸甘油静脉滴注，初始剂量10μg/min，每5分钟增加5~10μg/min，至症状缓解，用药期间严密观察血压，避免过低血压影响胎盘血流灌注，引起胎儿死亡。

（2）心律失常：妊娠并发风湿性心瓣膜病最常见的心律失常是房性心律失常：房性期前收缩、阵发性心房扑动、阵发性心房颤动、持续性心房颤动。维拉帕米（异搏定）对孕妇及胎儿安全、无致畸不良反应，每次40～80mg口服，每天3次。阵发性室上性心动过速者给予维拉帕米5mg稀释后缓慢静脉推注，注意观察心律、心率变化，转为窦性心律后立即停止静推。严重心功能不全者、低血压者禁用，合用地高辛者减量。室性心律失常如室性期前收缩可给予利多卡因50～100mg静脉推注，有效后以1～2mg/min静脉维持，或美西律（慢心律）每次150mg口服，每天3次，利多卡因、美西律对胎儿均无致畸作用。奎尼丁虽无致畸作用，但能引起子宫收缩、奎尼丁晕厥、流产、损伤胎儿第八对脑神经，故不宜使用。胺碘酮可通过胎盘，同时影响孕妇、胎儿的甲状腺功能，不宜使用。药物治疗不能转律的心房颤动，可考虑电复律，对胎儿、孕妇较安全，但心房已扩大的患者很容易再次转为房颤心律。严重缓慢性心律失常的孕妇可安置心脏起搏器。

（3）防治栓塞：妊娠时血液处于高凝状态，心房颤动导致血液紊流容易在左心房产生血栓，继发心功能不全引起静脉系统淤血，加上孕妇活动减少，均增加了孕妇发生栓塞性并发症的可能。栓塞可位于脑动脉、肺动脉、四肢动脉等部位，严重者导致孕妇死亡。经超声波或CT检查明确有栓子者，或首次发生栓塞3个月内，可给予肝素每天20 000～40 000U静脉滴注，肺栓塞者可加大剂量至80 000U，肝素不能通过胎盘，对胎儿无致畸作用。对极易产生血栓的孕妇可给予肠溶阿司匹林预防性应用，每次50mg口服，每天2次，分娩前一周停药。用药期间注意观察有无出血等并发症。华法林可通过胎盘，导致胎儿宫内出血和骨骼异常，应忌用。

（4）感染：妊娠期如风湿热复发，可选用青霉素抗感染治疗，剂量同孕前。对任何部位、任何类型的其他感染，多应及早选用敏感抗生素治疗，以免加重心脏负担。孕妇进行有创性检查、治疗时，应短期应用抗生素预防感染性心内膜炎。产前、产后，尤其剖宫产，均应预防性应用抗生素。

3. 手术治疗 如下所述。

（1）妊娠前已明确有风湿性心瓣膜病且有症状者，应在孕前考虑是否进行手术治疗。二尖瓣狭窄明显者可根据瓣膜情况选用分离术或人工瓣膜置换术解除梗阻，分离术近期疗效肯定，但有可能随疾病发展再狭窄，人工瓣膜置换术采用生物瓣，数年后失功，机械瓣经久耐用但需终生抗凝。人工瓣膜置换术后妊娠期间要注意预防血栓形成。二尖瓣关闭不全如有严重心功能不全，孕前可进行瓣膜修复术或人工瓣膜置换术。主动脉瓣狭窄症明显者也应在孕前进行分离术或人工瓣膜置换术。主动脉瓣关闭不全除非症状特别严重，一般孕前不作特殊处理。手术后心功能在Ⅰ～Ⅱ级以下者，可耐受妊娠和分娩。

（2）妊娠前未作手术治疗或妊娠后发现风湿性心瓣膜病同时有症状者，根据不同病情作不同处理。二尖瓣狭窄患者药物治疗无效，心功能Ⅲ～Ⅳ级。可进行经皮球囊分离术，手术安全，对孕妇及胎儿影响小；瓣膜不适合分离术者进行瓣膜置换，手术宜在孕6个月内完成，但瓣膜置换术相对风险大，术中胎儿死亡率高，术后易发生流产等并发症。二尖瓣关闭不全妊娠中需手术者较少，除非发生抗生素治疗无效的感染性心内膜炎者，可进行人工瓣膜置换术。主动脉瓣狭窄妊娠期间出现药物不能控制的严重症状，可进行经皮球囊分离术或直视下交界分离术。主动脉瓣关闭不全妊娠期间一般不作特殊处理。

4. 产科处理 如下所述。

（1）妊娠并发风湿性心瓣膜病，基础疾病严重，出现药物控制不佳的心力衰竭，如妊娠在3个月之内可采用人工流产终止妊娠；妊娠在4个月以上者终止妊娠风险也大，可采用引产术，不宜采用刮宫术。需终止妊娠的情况还有：风湿性心瓣膜病并发肺动脉高压、近期内并发感染性心内膜炎者；并发其他严重内科疾病如肺结核、肾炎、严重高血压等。

（2）基础病变较轻、心功能较好者，可采用经阴道分娩。但自然分娩产程长、血流动力学变化大，原来情况稳定的孕妇可能发生心力衰竭，故风湿性心瓣膜病孕妇宜采用剖宫产。术中要注意避免麻醉过度引起的血压下降，胎儿娩出后立即在产妇腹部放置沙袋，防止腹压骤降明显减少回心血流量。

（3）产后回心血量增加，有可能发生心力衰竭，特别是在24小时内，故仍要密切观察病情，及时作相应处理。原服用地高辛的继续服用。心功能Ⅰ～Ⅱ级者可以哺乳。

（邢爱霞）

第三节 妊娠并发先天性心脏病

（一）心血管系统的发生

心血管系统是胚胎时期最早执行功能的系统，在妊娠第3周末就开始有血液循环。由于胚胎的迅速增长，极需摄取营养和排出废物，故心血管必须提前发育。

1. 心管的发生　首先，在口咽膜头侧的中胚层中出现了一群内皮样细胞，称生心板。生心板的细胞形成左右两条并列的纵管，称原始心管。不久，心管的头尾两端分别与动、静脉相连，左右两条心管也逐渐靠拢，最后融合为一条心管。其管壁由内、外两层构成，内层形成心内膜，外层形成心肌和心外膜。

2. 心脏外形的演变　随着胚胎的发育，心管发生2个缩窄环，将心管分成了3个部分，自头端向尾端依次为动脉球、心室和心房。后来在心房的尾端又出现一个膨大，称静脉窦。由于心管生长的速度比心包腔快，迫使心管弯曲，先是U形，后是S形。这种改变主要发生在动脉球和心室部分，动脉球和心室之间形成的弯曲突向前下方生长移动，同时心房和静脉窦相对向后上方移动，于是心房和静脉窦移到心室的后上方和动脉球的背侧。由于心房腹侧受动脉球和背侧受食管的限制，故只能向左、右两侧扩展，因而膨出于动脉球两侧，形成将来的心耳。心房和心室相连的孔道称房室管，以后分隔为左、右房室口，在心脏外表面相当于房室管处呈一深沟，称为冠状沟。心室和动脉球之间原有的一道深沟，由于动脉球的一部分被吸收为心室的一部分，深沟遂即变浅。胚胎第5周，原位于心房头侧的心室，移到心房的尾侧。动脉球的变化是近心室部分被心室吸收，形成右室动脉圆锥和左室主动脉前庭；心球连动脉干的部分则和动脉一起分隔为主动脉和肺动脉。至此，心脏已基本具备成人心脏的外形，但内部尚未分隔成左右两半。

3. 心脏内部的分隔　如下所述。

（1）房室管的分隔：胚胎发育到第4周末，在房室管的背侧壁和腹侧壁的正中线上，心内膜组织增厚，形成2个心内膜垫。胚胎第6周时，背、腹两个心内膜垫融合，于是房室管被分成2个管道，即左、右房室管。在2个管口处，心内膜局部皱褶形成瓣膜，左侧为二尖瓣，右侧为三尖瓣。

（2）心房的分隔：在心内膜发生的同时，心房顶壁的正中线上发生一个镰状隔膜称为第一房间隔或原发隔，此隔向着心内膜垫方向生长，最后与之融合，将心房分成左、右两部分。在原发隔下缘与房室管内膜垫之间，暂时存留一孔，称第一房间孔或原发孔，故左、右心房仍然相通。以后，此孔逐渐缩小，最后封闭。在封闭之前，第一房间隔顶部被吸收，出现一孔，称第二房间孔或继发孔，它使左、右心房仍能相通。与此同时，在第一房间隔的右侧又发生一隔膜，称第二房间隔或继发隔。此隔不完整，呈新月形，其下缘围成一孔，称卵圆孔。继发隔从右侧遮盖第二房间孔，原发隔从左侧遮盖卵圆孔。原发隔较薄而柔软，能在右心房血液的压力作用下（胎儿时右房压力高）向左心房开放，起着卵圆孔瓣膜的作用，故称之为卵圆孔瓣，因此它只许右房血液经卵圆孔、第二房间孔流入左心房；反之，将关闭卵圆孔，阻止血流倒流。胎儿出生后，由于肺开始呼吸，肺循环增强，左心房内的压力增高，压迫原发隔使之逐渐与继发隔相愈合，而形成永久性的房间隔，卵圆孔则形成卵圆窝。卵圆窝完全闭合，在1岁儿童中只占18%，2岁儿童占50%，成人有20%~25%未完全闭合，但多数只留有细小裂隙。偶见有卵圆孔在出生前即已封闭，此异常称为卵圆孔早闭。如果卵圆孔早闭，可以引起右心极度肥大、左心发育较差，通常这种患儿在生后短时间内死亡。

（3）静脉窦的演变：在胚胎的早期阶段，两侧的静脉窦左右对称、大小相等，分别接受同侧的总主静脉、卵黄静脉和脐静脉的血液，并将其导入心房。后来，由于回心的血液多流经右角，故右角特别膨大，而左角则逐渐萎缩退化，其远端形成左房斜静脉的根部，其近端则形成冠状窦。胚胎第6~8周，心房扩大很快，右角生长缓慢，因此右角大部为右房所扩占，原通入静脉窦右角的上、下腔静脉便直接通入扩大了的右心房，原始的右心房变成右心耳。原始的左心房只与左、右两条肺静脉相连，左、右肺静脉的根部都被吸收为左心房的一部分，于是，直汇入左心房的肺静脉便成了4条。原始的左心房则变成左心耳。

（4）心室的分隔：从胚胎第4周末，心室内部也开始分隔。在心室的底部发生一个半月形的肌性隔膜，向心内膜垫方向延伸，形成室间隔的肌部。半月形隔膜的凹缘与心内膜垫之间留有一孔，称室间孔。待胚胎发育到第2个月末时，由于肌性室间隔凹缘的结缔组织和心内膜垫结缔组织的增生以及动脉球嵴的延伸，共同形成一结缔组织性的膜，将室间孔封闭，此即室间隔膜部。这样形成了完整的室间隔，心室被分隔成左心室和右心室。

（5）动脉球的分隔：胚胎第4周末，动脉球的内膜局部增厚，形成2个螺旋形的嵴，称动脉球嵴，从第4对与第6对动脉弓基部之间开始发出，呈螺旋形向心室方向进展。大约在胚胎第2个月，2个动脉球嵴在中线融合。于是，动脉球被隔成了2条并列的管道：一为主动脉，通入左心室；另为肺动脉，通入右心室。由于动脉球嵴呈螺旋形，故分隔成的主动脉和肺动脉呈相互盘旋。在主动脉和肺动脉的根部，管壁的内膜组织局部增厚，形成了主动脉和肺动脉的半月瓣。

（二）先天性心脏病分类

1. 无发绀型先天性心脏病　如下所述。

（1）无分流类：该类所包括的心血管畸形未构成左右两侧循环之间的异常交通，不产生血液的分流，故无发绀。包括单纯肺动脉口狭窄、肺动脉瓣关闭不全、主动脉口狭窄、主动脉缩窄等。

（2）左至右分流类：该类所包括的心血管畸形构成了左右两侧循环之间的异常交通，使动脉血从左侧各心腔（包括肺静脉）分流入静脉血中（包括右侧各心腔及肺动脉），故也无发绀。该类包括心房间隔缺损、心室间隔缺损、动脉导管未闭、主肺动脉隔缺损及主动脉窦动脉瘤破裂入右心、心房心室联合缺损等。

2. 发绀型先天性心脏病　本型先天性心脏病均有右至左分流。其左右两侧血液循环途径之间有异常的沟通，使静脉血从右侧心腔的不同部位分流入动脉血中，故有发绀，其中有些又同时有左至右分流，包括：①右心系统瓣膜病变同时伴间隔缺损，如法洛三联征和法洛四联征等；②大血管出口异常，如右心双出口和完全性大动脉转位等；③肺血管异常，如肺动-静脉瘘等；④腔静脉畸形引流入左心房等。

（三）先天性心脏病病因

先天性心脏血管病是先天性畸形中最常见的一种。这种畸形是胎儿的心脏在母体内发育有缺陷或部分停顿所造成。引起胎儿心脏发育畸形的原因，目前还不十分清楚，但90%是多因素造成的。

1. 遗传因素　在一个家庭中，兄弟姊妹同时或父母子女同时患先天性心脏血管病，以及不少遗传病同时有心脏血管畸形的事例，说明先天性心脏血管病有遗传因素的存在。先天性心脏病可由染色体畸变、单基因突变和多基因遗传所引起。遗传学的研究认为先天性心脏病是由遗传因素在环境因素的触发作用下所形成的。

2. 母体疾病或药物因素　母亲患胰岛素依赖性糖尿病，其所生婴儿有3%~5%会发生某种类型的先天性心脏病，如心室间隔缺损、主动脉缩窄、大血管错位等。孕妇患风疹，其婴儿的35%患有先天性心脏病，如心室间隔缺损、心房间隔缺损以及动脉导管未闭。母体患系统性红斑狼疮和苯丙酮尿症者，其婴儿先天性心脏病的发生率也增高，苯丙酮尿症母亲的婴儿有25%~50%发生心室间隔缺损、心房间隔缺损和法洛四联征。酗酒或服用含锂药物孕妇的婴儿也易患心房间隔和心室间隔缺损以及动脉导管未闭。

3. 其他因素　如早产婴儿患心室间隔缺损和动脉导管未闭者较多，这与未有足够时间完成发育有关；高原地区氧分压低，患动脉导管未闭和心房间隔缺损者也较多。高龄孕妇所生孩子患法洛四联征的危险性也较大。

（四）妊娠与先天性心脏病的相互关系

1. 妊娠对先天性心脏病的影响　妊娠期母体循环发生重大改变，主要包括心排血量、血容量及心率的增加以及不同程度的水潴留、周围静脉压的升高、新陈代谢增高和氧消耗的增加。在孕32~34周左右，血容量平均可增加50%左右。子宫的增大、膈肌上升、心脏移位、大血管扭曲进一步增加了已有先天性心脏病患者的心脏负担。分娩期第一产程每次子宫收缩约有500ml血液被挤入周围循环，回心血量增加，每次子宫收缩心排血量增加20%，动脉压增高1.3~2.7kPa（10~20mmHg）；第二产程子宫收缩、腹压增加使内脏血液涌向心脏，产妇屏气使周围循环阻力及肺循环压力增加；胎盘娩出后，胎盘血循环中断，排空的子宫收缩，大量血液从子宫突然进入血液循环中，这些血流动力学的变化均对先天性心脏病患者造成极大的危险。故先天性心脏病患者，病变程度较轻，心功能良好，无肺动脉高压，无发绀，在严密观察下可以妊娠；如果病变程度较重、心功能在3级或3级以上、过去有心力衰竭史、有肺动脉高压或感染性心内膜炎者，则不宜妊娠。

先天性心脏病经手术修补后，如无发绀、心功能良好者可以妊娠。但如术前病变程度较重，虽经手术纠正，尚可有残余病灶存留，其缺陷修补部位也易带菌，故妊娠尚有一定的危险存在，这类患者应结合孕妇年龄、修补心脏缺陷时年龄、病变程度以及心功能来考虑是否可以妊娠。对先天性心脏病手术后有发绀及肺动脉高压者，则不宜妊娠。

2. 先天性心脏病对妊娠的影响　如下所述。

（1）对孕产妇的影响：孕妇的预后，影响因素较多。①年龄：孕妇年龄越大则预后较差，心脏代偿功能随年龄增长而逐渐减退，35岁以上先天性心脏病孕妇发生心力衰竭的机会明显增多，此外，高龄孕妇易有其他内科并发症如高血压、肺心病等，这样更增加了孕妇的危险性；②先天性心脏病类型：发绀型先天性心脏病，有肺动脉高压、法洛四联征等，孕产妇危险性大，预后差，孕产妇死亡率高；③心功能级别：先天性心脏病孕妇，心功能1~2级者，多能耐受妊娠期血流动力学的变化，而心功能3级及3级以上者，预后差，并发症增多，孕产妇死亡率高；④其他并发症：如并发中、重度子痫前期者，则预后差，这些患者经积极处理后，应及时终止妊娠。

（2）对胎婴儿的影响：轻度先天性心脏病，围产儿预后较好。如果先天性心脏病病变程度重、有发绀者，往往由于缺氧，易发生胎儿生长受限、胎儿窘迫、早产；同时，由于严重先天性心脏病需早期终止妊娠，故围产儿死亡率高。其次，先天性心脏病孕妇，其所生婴儿发生先天性心脏病的机会也增高，故孕期应加强对胎儿的监护，孕前彩色超声检查对发现胎儿先天性心脏病有一定帮助。

（五）妊娠并发房间隔缺损

房间隔缺损为最常见的先天性心脏病之一。女性患者较为多见，男女比例在1：（2~4）之间。

1. 病理解剖　心房间隔缺损有各种不同的解剖类型，包括卵圆孔未闭、原发孔未闭、继发孔未闭、高位缺损、后下部缺损和心房间隔的完全缺失。

在胎儿时期，卵圆孔容许血液自右心房流入左心房；此时来自胎盘的含氧混合血液进入右心房后流入左心房。出生后左心房的压力高于右心房，因而使此带有活瓣性质的孔闭塞，不致发生分流。虽在20%~25%成人中，尚留下极细小的裂隙，但卵圆孔未闭，一般不致引起两心房间的分流，仅在右心房压力增高的情况下，如在肺动脉高压或右心室高压时，使之重新开放，可引起右至左分流。

心房间隔缺损常并发其他先天性畸形，如肺静脉畸形引流入右心房、肺动脉瓣狭窄、心室间隔缺损、动脉导管未闭等。

除非缺损甚小，房间隔缺损时心脏多增大，以右心室及右心房为主，往往肥厚与扩大并存，左心房与左心室则不扩大。当原发孔未闭而伴有二尖瓣关闭不全时，则左心室亦有增大。

2. 病理生理　由于左心房的压力通常高于右心房。正常左心房压力为0.53~1.07kPa（4~8mmHg），右心房压力为0~0.66kPa（0~5mmHg），因此心房间隔缺损的分流一般系由左至右，分流量的大小随缺损的大小及两侧心房的压力差而不同。但是，在大的房间隔缺损，左右心房压力近乎相等，却有显著的左至右分流，此时决定心房水平分流方向和分流量大小的主要因素是左右心室的顺应性。心室舒张时，左心房血既流入左室，也通过缺损进入右室。由于右心室较左心室壁薄，顺应性较左为好，因此，更多的左房血流经缺损进入阻力较低的右心，因而构成了心房水平左至右分流。同样，心室舒张时，右房血流既可进入右室，也可通过缺损进入左心。但在实际上，全部右房血均进入了顺应性良好的右心室。

肺循环血流量增加,甚至可达体循环血流量的4倍,右心室的工作量增加。体循环血流量正常或稍减低。肺动脉压与右心室压可能正常或增高,肺动脉阻力可能增高。由于肺小动脉阻力增高引起的显著的肺动脉高压可出现在晚期的病例。

并发显著的肺动脉口狭窄、三尖瓣闭锁或下移畸形、显著的肺动脉高压等,或右心衰竭时,右心房压力高于左心房,此时分流转为右至左而出现发绀。

3. 临床表现 如下所述。

(1)症状:随心房间隔缺损的大小而轻重不一,轻者可完全无症状,仅在体格检查时发现本病。卵圆孔未闭,不属于真正的房间隔缺损,因为在正常情况下,左心房压力高于右心房,因瓣膜之故,无左至右分流,故无病理意义。原发孔未闭型缺损,一般较大,症状常较明显。主要症状为劳累后心悸、气喘、乏力、咳嗽与咯血,患者无发绀,但如有显著的肺动脉高压、右心衰竭等使右心房压力高于左心房时,则可出现发绀。

(2)体征:缺损较大者发育较差,体格瘦小,左前胸隆起。心脏浊音界增大,心前区呈抬举性搏动。胸骨左缘第二肋间可听到2~3级(有时达4级)的收缩期吹风样喷射性杂音,为肺循环血流量增多及相对性肺动脉瓣狭窄所致,多数不伴有震颤。肺动脉瓣区第二心音明显分裂并增强。肺动脉压显著增高时,亦可能听到由于相对性肺动脉瓣关闭不全而引起的舒张期吹风样杂音。桡动脉搏动一般较弱。

4. 辅助检查 如下所述。

(1)X线检查:肺野充血,肺动脉增粗,肺总动脉明显突出,肺门血管影粗而搏动强烈,形成所谓肺门舞蹈。右心房及右心室增大,主动脉弓影则缩小。

(2)心电图检查:心电图变化有三类主要表现:完全性右束支传导阻滞、不全性右束支传导阻滞和右心室肥大,伴心电轴右偏。此外,P波可能增高,显示有右心房增大,P-R间期可能延长。

(3)心向量图检查:示水平面QRS环起始部向前向后然后转向左后,再顺时针运行而转向前向右,归心支在离心支之前。QRS环的主体部几乎全部在前,终末部位于右前或右后,并运行缓慢。此种变化反映右心室肥大伴有室上嵴处传导的阻滞。有些患者则有右束支传导阻滞或右心室明显肥大的表现。

(4)超声心动图

1)M型所见:右室明显扩大,右室流出道增宽;右房和左房也扩大;三尖瓣活动幅度增大,启闭加速;室间隔与左室后壁呈同向运动。

2)B型:右室大,流出道增宽;室间隔与左室后壁呈同向运动,左室由正常的圆形变为椭圆形甚至半月形;房间隔连续中断。

5. 诊断和鉴别诊断 根据患者典型体征、X线检查、心电图及超声心动图诊断本病不太困难。而对少数房间隔缺损小,体征不很明显,如仅在胸骨左缘第二肋间听到2级吹风样收缩期杂音,孕前又未作过详细检查者,需与生理情况相鉴别,必要时产后可通过心导管检查进一步明确诊断。

心房间隔缺损尚需与瓣膜型单纯肺动脉口狭窄,心室间隔缺损、部分性肺静脉畸形引流入右心房、原发性肺动脉高压等相鉴别。

6. 处理 如下所述。

(1)孕前:孕前应对患者先天性心脏病妊娠后可能发生的情况进行评估,先天性房间隔缺损发生心力衰竭者较为少见,尤其房间隔缺损不大,加上孕前患者症状不明显,故常未能被发现。若孕前已发现有心房间隔缺损,以手术矫治后妊娠为宜,因妊娠后,由于心脏的分流,加之胎盘动静脉瘘样分流,能引起血流动力学的严重障碍。缺损大,孕前未经手术矫治的孕妇,重度心力衰竭的发生率高,常因心力衰竭、栓塞、肺部感染、败血症等而导致孕产妇死亡。如妊娠前缺损部位已行手术矫治者,母儿预后良好。

(2)妊娠期

1)心房间隔缺损小于1cm者,孕妇常无明显症状,对妊娠期血流动力学的改变常能耐受,能顺利渡过妊娠与分娩,很少发生心力衰竭,死亡率极低。而房间隔缺损口径大于2cm,又未行手术矫治,或有明显症状,心功能在3级以上,宜终止妊娠,如为早孕期,可做人工流产。

2）加强产前检查：对于能继续妊娠者，宜在高危门诊随访，每 2 周 1 次，由内科和产科医生共同检查。孕 20 周后每周检查 1 次，严密观察心功能及各种症状。

3）防治心力衰竭：孕妇应有充分的休息，每晚睡眠 10～12 小时，适当调节工作与生活，避免较重的体力劳动，防止过度情绪激动。防止各种感染，尤其上呼吸道感染，当孕妇有咳嗽症状时要先排除心力衰竭后才可诊断为肺部感染，以免延误治疗。心功能 3 级或有心力衰竭者均应住院治疗。孕妇对洋地黄类强心药的耐受性较差，用快速静脉注射及用维持量时，都须观察有无毒性症状出现。

4）孕期注意补充营养，尤其维生素 B 族；纠正贫血，可给予铁剂和叶酸口服。适当限制食盐摄入。

5）防治妊娠期高血压疾病：由于妊娠期高血压疾病时血压升高、水钠潴留，可加重病情。应积极控制妊娠期高血压疾病，待胎儿成熟或孕 37 周后考虑终止妊娠。

6）胎儿胎盘功能检查：心房间隔缺损孕妇，由于缺氧，尤其在分娩期由于氧消耗量增加，更易引起缺氧，进而影响胎儿供氧，而发生胎儿窘迫等并发症。故孕 34 周后应每周行 NST 检查及 B 超生物物理评分和多普勒脐血流检测以监护胎儿。

7）分娩时间及分娩方式考虑：房间隔缺损小，孕妇心功能良好，可妊娠足月经阴道分娩，产程应密切监测心功能，注意饮食、休息，心理支持，减轻产痛，第二产程应避免过度用力，可手术助产，缩短第二产程。胎儿、胎盘娩出后如无明显出血则不给宫缩剂。如房间隔缺损大，心功能 2 级以上，分娩对孕妇是严重的威胁，应设法使孕妇安全度过分娩，是降低其死亡率的关键。阴道分娩血流动力学变化较大、产程长、疲劳和精神负担，增加了不利因素，而剖宫产可加快结束分娩，较阴道分娩安全，凡心功能 2 级以上或心功能 1～2 级但并发产科问题如臀位、妊娠期高血压疾病等，宜采用剖宫产术。但术前要对患者情况有准确和全面的了解，手术宜由技术熟练的产科医生进行，必要时应请心内科医师共同监护，并以在白天进行为宜。术前及术后要使用抗生素预防感染。

8）产后：产后仍应对产妇进行严密观察。由于血流动力学变化，产后有心力衰竭可能，应积极防治。在极少数的情况下，由于产后失血过多，全身静脉回流不足，而发生血管收缩，使大部分肺静脉血经过房间隔缺损，进入右心房，未进入左心室，导致左心室排血量不足，甚至可发生心搏骤停。房间隔缺损不大，产妇心功能良好者，产后可以哺乳。为预防产后感染，必要时可给予抗生素治疗。

（六）妊娠并发室间隔缺损

心室间隔缺损可为单独畸形，亦可作为法洛四联征或艾森门格综合征的一部分而存在，亦常见于主动脉干、大血管错位、肺动脉闭锁等中。单纯的心室间隔缺损在先天性心脏病相对构成比中，成人期占 10%。其男女性的分布略相等。

1. 病理解剖　根据心室间隔缺损所在部位，一般可分四种类型：①室上嵴上型（又称肺动脉瓣下型）：此型位置最高，较少见，可伴有主动脉瓣关闭不全，亦称球间隔缺损；②室上嵴下型（即膜型）：此类缺损常见，占单纯性室间隔缺损的 80%，位于右室流出道，上面紧邻室上嵴，从室间隔的左室面观，它位于主动脉右瓣的下方；③房室共道型：此型缺损多较大，可能累及室间隔膜部，其上缘为三尖瓣瓣环，其下缘为室间隔的顶部，此型较少见，约占 4%；④流入道型（又称肌型）：位于室间隔肌部，既不涉及室间隔膜部，又不涉及任何瓣环。此型也较少见。

心室间隔缺损的大小由直径 0.2～3.0cm 不等。在膜部的缺损多较大而在肌肉部则较小。巨大缺损或心室间隔缺失，则可形成极少见的单心室，患者多不能存活至生育期。

心室间隔缺损时，心脏本身的增大多数不显著，缺损小者以右心室增大为主，缺损大者则左心室的肥厚与扩大较右心室显著。

心室间隔缺损可与心房间隔缺损、动脉导管未闭、大血管错位、主动脉瓣关闭不全、肺动脉口狭窄等合并存在。

2. 病理生理　由于左心室压力经常高于右心室，因此心室间隔缺损所造成的分流是从左到右，故一般无发绀。分流量取决于缺损的大小、右心室的顺应性和肺循环的阻力。根据缺损面积的大小将室间隔缺损分为大、小两种。小型缺损是指缺损面积≤1.0cm²/m²体表面积，血液从左室分流入右室存在一定阻力，右室和肺动脉收缩压远低于左心室收缩压。小型缺损分流量一般不大，肺动脉压力和肺血管阻力正常或接近正常，肺循环的血流量仅较体循环的血流量略为增高。大型缺损，左至右的分流量大，肺循环的血流量可为体循环的血流量的3~5倍。大量血液冲击肺血管床，久之肺循环的阻力可增加，产生肺动脉高压。当肺动脉高压明显而等于或高于体循环的血压时，即在心室部出现双向或右至左的分流，引起发绀，后者即形成所谓艾森门格综合征。

3. 临床表现　如下所述。

（1）症状：缺损小、分流量小的患者可无症状，预后较好，往往能达到生育期，因之并发妊娠也多见此种类型。缺损大、分流量大而又未经手术矫治者，发育不良，劳累后有心悸、气喘、咳嗽、乏力、肺部感染等症状，预后较差，少数患者能达到生育期，怀孕后常由于心力衰竭等并发症而引起死亡。

（2）体征：典型的体征是在胸骨左缘第3、4肋间的响亮而粗糙的全收缩期反流性杂音，常达4级以上，并伴有震颤。杂音占据整个收缩期，常将心音淹没。此杂音在心前区广泛传播，在背部亦可能听到。当肺动脉显著高压时典型的收缩期杂音减轻，但在肺动脉瓣区可能由于相对性肺动脉关闭不全而引起的舒张期吹风样杂音。

心室间隔缺损大的患者一般发育差，较瘦小；有右至左分流的患者，有发绀及杵状指（趾）；发生心力衰竭时有相应的心力衰竭体征。

4. 辅助检查　如下所述。

（1）X线检查：X线表现与缺损的大小及其引起的血流动力学改变有关。缺损小，可无异常发现。缺损大的，可见肺血管影增粗，肺总动脉轻度至中度凸出及左、右心室增大。肺动脉显著高压时，X线表现以右心室增大为主，亦可见右心房增大。

（2）心电图和心向量图检查：心室间隔缺损小，心电图和心向量图正常；缺损大的可示左心室肥大、左右心室并发肥大、不全性右束支传导阻滞等变化。肺动脉显著高压时，心电图和心向量图示右心室肥大伴有劳损的变化。

（3）超声心动图检查：二维超声心动图不仅可以显示室间隔缺损的部位，还可判断有无其他并发畸形。脉冲多普勒可检出小的多发性缺损。

5. 诊断鉴别诊断　根据典型的杂音、X线检查、心电图、超声心动图检查，诊断本病不太困难，如孕前经心内科配合心导管检查大多可以确诊。本病需与心房间隔缺损、肺动脉口狭窄、主动脉口狭窄以及心室间隔缺损伴有主动脉瓣关闭不全等相鉴别。

6. 处理　如下所述。

（1）孕前：小型室间隔缺损，常于6岁时自发性关闭，临床问题不多。大型室间隔缺损，很难自发关闭，患者应于孕前进行室间隔缺损手术矫治。当缺损较小、分流亦小时，若妊娠前未经手术修补，虽不会有明显的血流动力学变化，但存在着发生感染性心内膜炎的危险。缺损大者，妊娠期可加重心力衰竭和心律失常，感染性心内膜炎的发生率也明显增加；分娩过程中，血流动力学变化较大，此类患者可使肺动脉高压加重，导致血流右向左分流，发生发绀，处理不当可导致孕产妇死亡。而手术矫治后妊娠者，母儿均相对安全，但孕产期尚需严密观察与监护，由于妊娠期血流动力学的改变，妊娠期心脏负荷加重，患者心血管功能转坏，心室间隔修补处可出现裂隙、感染性心内膜炎、栓子等并发症。

（2）妊娠期

1）早孕期：心室间隔缺损口径小，不发生右向左分流，以往无心力衰竭史，也无其他并发症者，妊娠期发生心力衰竭者少见，一般能顺利度过妊娠与分娩。心室间隔缺损大，常伴有肺动脉高压，右向左分流，出现发绀和心力衰竭，故此类患者妊娠期危险大，在早孕期宜行人工流产终止妊娠；如妊娠已超过3个月，应再次评估决定是否可以继续妊娠，如有先兆心力衰竭、出现右向左分流、肺动脉高压或其他并发症者，应积极处理、控制心力衰竭后终止妊娠。

2）心室间隔缺损小、无明显临床症状、允许继续妊娠者，孕妇应在高危门诊由产科和心内科医生共同检查,每 2 周随访 1 次,并提前入院待产。

  a. 妊娠期注意休息,不做重劳动,注意营养,纠正贫血和防治妊娠期高血压疾病及上呼吸道感染。

  b. 妊娠期加强胎儿胎盘功能监护,定期做 NST 及 B 超检查,必要时做彩超检查以除外胎儿先天性心脏病。

  c. 分娩方式的考虑,根据心室间隔缺损大小、心功能状况、产科问题以及有无妊娠并发症,一般主张放松剖宫产指征,采用剖宫产为妥。

  d. 分娩前后应使用抗生素防治感染性心内膜炎。

  e. 产妇如心功能及体质差者,产后则不宜哺乳。

(七) 妊娠并发动脉导管未闭

  动脉导管未闭是一种常见的先天性心血管畸形。在先天性心脏病中,其相对构成比为 5%～20%。该病多见于女性,男女比例为 1：3。动脉导管是连接肺动脉和降主动脉的血管管道,胎儿期肺尚无呼吸作用,故大部分血液不进入肺内,由肺动脉经动脉导管转入主动脉。其主要功能是将含有氧气和养料的右心室血转运至主动脉,以满足胎儿代谢的需要。出生后随肺部呼吸功能的发展和肺血管的扩张,动脉导管失去其作用而逐渐闭塞。出生后一年 99% 的导管均已闭塞,此后,若导管依然开放,即为动脉导管未闭。

  1. 病理解剖 动脉导管的肺动脉口正好位于肺动脉干分叉处左侧,紧靠左肺动脉起始部;主动脉端开口在主动脉前侧壁,左锁骨下动脉开口的远侧部。未闭的动脉导管最长可达 30mm,最短仅 2～3mm,直径 5～10mm 不等。未闭的动脉导管有管型、窗型和漏斗型三种类型。

  动脉导管未闭常与主动脉缩窄、大血管错位、肺动脉口狭窄、心房间隔缺损或心室间隔缺损等先天性心脏病合并存在。

  2. 病理生理 动脉导管未闭所引起的血流动力学变化主要取决于导管的粗细以及肺血管阻力的大小。由于未闭的动脉导管粗细不一,引起分流量的大小,每分钟 4～19L 不等,分流的血液回流至左心房、左心室,使左心室的负荷加重,其排血量常达正常时的 2～4 倍,导致左心室肥厚与扩大。

  如果动脉导管细,肺动脉压正常,由于主动脉压高于肺动脉压,故在整个心动周期,血液分流均由左至右,分流量不大,血流动力学改变也不十分显著。如果导管较粗,有可能发生肺动脉高压,引起右心室的增大与右至左的分流,出现发绀。

  3. 临床表现 如下所述。

  (1) 症状:导管细,分流量小,可无症状。导管粗,分流量大,可出现症状,如乏力及劳累后心悸、气喘、胸闷、咳嗽、咯血。在妊娠 32～34 周,由于是心脏负荷最大的时期,孕妇可发生心力衰竭。

  (2) 体征:典型的体征是在胸骨左缘第二肋间有响亮的连续性机器声样杂音。如导管粗、分流量较大的患者,可见心尖冲动向左下移位,范围弥散,在胸骨左缘第 1～3 肋间可扪及连续性震颤。少数并发显著肺动脉高压引起右至左分流的患者,可能仅在肺动脉瓣区听到舒张期吹风样杂音,并有发绀,发绀以下半身为明显。

  4. 辅助检查 如下所述。

  (1) X 线检查:轻型患者可无异常发现。分流量较大患者,可见肺总动脉凸起,肺门血管影变粗而搏动明显,肺充血,左心室增大,主动脉约半数增宽,如有肺动脉高压时,右心室亦可能增大。

  (2) 心电图和心向量图检查:可有四种类型的变化:正常、左心常肥大、左右心室肥大和右心室肥大,后两者均伴有相应程度的肺动脉高压。

  (3) 超声心动图检查:可提示相应的房室扩大外,还可发现主动脉和肺动脉增宽以及室间隔与左心室后壁呈逆向运动。多普勒彩色血流显像可探测到从降主动脉经未闭动脉导管进入肺动脉的血流,此血流部分经肺动脉瓣反流入右心室流出道。

  5. 诊断和鉴别诊断 根据典型的杂音、X 线检查、心电图和超声心动图检查,可以相当准确地诊断本病。个别情况在孕前可经右心导管检查进一步确诊。动脉导管未闭需与其他足以引起心脏连续性杂音的疾病进行鉴别,如先天性主动脉、肺动脉间隔缺损、主动脉窦部动脉瘤穿破入右心、心室间隔缺损伴有主动脉瓣关闭不全等。

6. 处理　如下所述。

（1）孕前：由于儿童期动脉导管未闭可经手术治愈，故妊娠并发动脉导管未闭的发生率较低。若较大的动脉导管未闭，在孕前未经手术矫治者，由于大量主动脉血向肺动脉分流，显著的肺动脉高压使血液分流逆转，发生发绀，先左心衰竭继而右心衰竭，可以导致孕产妇死亡，故应于妊娠前给以未闭导管结扎或切断手术矫治。

（2）妊娠期

1）早孕期如发现未闭动脉导管口径较大，但尚未出现明显的右至左分流，可考虑妊娠期未闭动脉导管手术矫治。如已有肺动脉高压并有明显的右至左分流者，宜人工流产终止妊娠。

2）未闭动脉导管口径较小、肺动脉压正常者，妊娠期一般无明显症状，可继续妊娠至足月。妊娠期除注意休息、补充营养外，应预防上呼吸道感染，积极防治妊娠期高血压疾病。

3）分娩时间与分娩方式：动脉导管未闭、口径较小、无肺动脉高压者，可妊娠足月经阴道分娩，分娩期应加强对产妇的监护，如产程较长或出现胎儿窘迫者应放松剖宫产手术指征。如未闭动脉导管口径较大或并发妊娠期高血压疾病、胎位不正，患者虽无明显症状，亦宜于妊娠 37 周或胎儿已成熟能存活时，采取选择性剖宫产终止妊娠。妊娠过程中若出现心悸、气喘、胸闷等先兆心力衰竭症状者，应积极控制心力衰竭后终止妊娠。

4）分娩或剖宫产手术前后应给以抗生素以防治感染性心内膜炎。

5）心功能良好者产后可以哺乳。

（八）妊娠并发先天性肺动脉口狭窄

1. 病理解剖　肺动脉口狭窄是肺动脉出口处局部狭窄，包括右心室漏斗部狭窄、肺动脉瓣膜狭窄和肺动脉的狭窄。单纯肺动脉口狭窄绝大多数是瓣膜狭窄，占 70%～80%，少数是漏斗部狭窄，肺动脉狭窄最少见。

肺动脉口狭窄时，右心室呈向心性肥厚，肺动脉口狭窄越严重，右心室肥厚将越显著，右心室壁的厚度有时甚至超过左心室。

肺动脉口瓣型狭窄者，常有狭窄后肺动脉干扩张。此型狭窄，多为单纯型；少数也可并发其他心血管畸形，如动脉导管未闭、右位主动脉弓、主动脉瓣狭窄以及主动脉缩窄等。肺动脉口狭窄若与房间交通（多数为未闭卵圆孔，少数为房间隔缺损）并存，则称为法洛三联征（trilogy of Fallot）。

2. 病理生理　正常肺动脉口面积为 $2cm^2/m^2$ 体表面积。肺动脉口狭窄时一般要瓣口面积减少 60% 才出现血流动力学改变。肺动脉口狭窄使右心室排血受阻，因而右心室压力增高，而肺动脉的压力则减低或尚正常。两者的收缩压差达 1.33kPa（10mmHg）以上，可能达到 19.95～31.92kPa（150～240mmHg）。长时间的右心室负荷增加，引起右心室肥厚，最后可发生右心衰竭。

3. 临床表现　如下所述。

（1）症状：由于肺动脉口狭窄，右心室排血受阻，导致右心室压升高、右室肥厚，可引起右室舒张压、右房压及体循环静脉压均升高。故单纯肺动脉狭窄，其症状的有无及其轻重主要与病变的严重程度有关。轻度狭窄常无症状，重度狭窄者于劳累后或孕期心脏负荷加重时可引起呼吸困难、心悸、乏力、胸闷、咳嗽，偶有胸痛或晕厥，重者可发生右心衰竭，偶可并发感染性心内膜炎。

（2）体征：严重狭窄者可见患者身体发育较差，体格瘦小。心脏听诊主要在胸骨左缘第 2 肋间有 2～5 级响亮而粗糙的收缩吹风样杂音，呈喷射状，多数伴有震颤。严重狭窄患者可有右心室增大的体征，心前区有明显的抬举性搏动。伴心房间隔缺损、有右至左分流的患者，可出现发绀与杵状指（趾）。

4. 辅助检查　如下所述。

（1）X 线检查：轻型瓣膜狭窄患者，X 线检查可能正常。中、重度狭窄的患者，肺血管影细小以致肺野异常清晰，肺总动脉段明显凸出而搏动明显，但肺门血管搏动弱，右心室增大。伴有心房间隔缺损或右心室压力显著增高的患者，右心房可有增大。

(2) 心电图和心向量图检查：随狭窄的轻重、右心室内压力的高低而有轻重不同的四种类型心电图改变，即正常心电图、不全性右束支传导阻滞、右心室肥大、右心室肥大伴有心前区广泛性 T 波倒置。部分患者有 P 波增高，显示有心房增大，心电轴有不同程度的右偏。

心向量图亦随着右心室压力的增高而有不同程度的变化。轻度狭窄心向量图可正常。中度狭窄时，水平面 QRS 环起始部转为向前向左，终末部向后向右，逆钟向或顺钟向运行，环的纵径增长；右侧面 QRS 环可逆钟向运行；额面 QRS 环顺钟向运行，最大向量增大，主体部在右下。重度狭窄时，水平面 QRS 环顺钟向运行，主体部位于右前，整个环变宽，T 波与 QRS 环的方向相反；右侧面 QRS 环逆钟向运行，位于前下；前额面 QRS 环顺钟向运行，位于右下方。

(3) 超声心动图：示右心室增大、前壁增厚、室间隔增厚并常与左心室后壁呈同向运动，右心房可增大。瓣膜型狭窄的患者，肺动脉瓣回声曲线的 a 波加深，平均值可达 10.5mm，b 点下移；漏斗型狭窄的患者，在收缩期中可见瓣膜扑动。

5. 诊断与鉴别诊断　根据体征、X 线、心电图、超声心动图检查的特征，作为诊断的参考。孕前右心导管检查可以确诊并有助于判定狭窄的类型和程度。鉴别诊断时要考虑到下列各病：心房间隔缺损、心室间隔缺损、先天性原发性肺动脉扩张及法洛四联征。

6. 处理　单纯肺动脉口狭窄的预后一般较好，多数可存活到生育期，轻度狭窄者能度过妊娠期与分娩期。重度狭窄者，由于妊娠期及分娩期心排血量的增加，可加重右室负荷，当右心室压力与肺动脉压力差超过 6.67kPa（50mmHg）时，则将发生右心衰竭。引起死亡的主要原因为充血性心力衰竭。故肺动脉口狭窄宜于妊娠前行手术矫治。

(1) 早孕期：轻度肺动脉口狭窄，常无并发症，对心功能影响不大，可允许妊娠至足月。重度狭窄心功能已处于 3 级者不能耐受妊娠负荷，早期妊娠宜劝告患者人工流产终止妊娠。重症者即使妊娠，自发流产的机会也较高。

(2) 轻症允许继续妊娠者，应在高危门诊定期随访，妊娠期注意休息和营养，防治上呼吸道感染以免诱发心力衰竭。如无并发妊娠期高血压疾病及产科问题，心功能在 2 级以下者，可以妊娠至足月，在严密观察下经阴道分娩；若患者年龄大或并发其他内科并发症、胎位不正等，应放松剖宫产指征。分娩前后应预防性应用抗生素，以防治感染性心内膜炎。心功能 2 级以下可以哺乳。

(九) 妊娠并发主动脉缩窄

主动脉缩窄是较常见的先天性血管畸形，多见于男性，男女比例（4~5）:1，故并发妊娠者较少见。

1. 病理解剖　主动脉缩窄是主动脉的局限性缩窄，缩窄段可发生在从主动脉弓中部到腹主动脉分支处之间的任何一处，而以主动脉弓与降主动脉交接处最常见。在缩窄近侧段主动脉和远侧段动脉之间，常有侧支循环形成。主动脉缩窄常并发多种其他先天性畸形，如二叶主动脉瓣、动脉导管未闭、室间隔缺损等。

2. 病理生理　主动脉缩窄最主要的病理生理变化是缩窄段近侧主动脉腔内血流阻力增加，血压升高；远侧端主动脉腔内压力下降。当缩窄段主动脉腔横截面缩小不达 70% 时，对血流动力学影响不大。多数有明显血流动力学改变的患者，缩窄段主动脉腔直径只有 1~2mm。

3. 临床表现　如下所述。

(1) 症状：在 15 岁之前往往无明显的自觉症状；而在生育期及 30 岁以后，症状渐趋明显。主要表现有三方面：①上身高血压所产生的症状：头痛、头晕、耳鸣、失眠，严重者可发生脑血管意外以及心力衰竭；②下身供血不足所产生的症状：下肢无力、酸麻、冷感等；③由于侧支循环而增粗的动脉压迫附近器官所产生的症状：如压迫脊髓而引起下肢瘫痪等。

(2) 体征：①上肢收缩压高于下肢收缩压，上肢舒张压等于或略低于下肢，因此上肢脉压大于下肢。触诊上、下肢脉搏，股动脉搏动比桡动脉搏动减弱，而且延迟。上下肢脉搏差异为主动脉缩窄的一种具有诊断价值的体征。②侧支循环动脉的曲张、显著搏动和震颤，常见于肩胛间区、腋部、胸骨旁和中上腹部。③心脏浊音界向左向下扩大。沿胸骨左缘、中上腹、左侧背部有收缩中后期吹风样杂音 2~

4级；肩胛骨附近、腋部、胸骨旁可听到侧支循环的收缩期或连续性血管杂音。

4. 辅助检查　如下所述。

（1）X线检查：升主动脉扩张和左心室肥大；由缩窄段本身和缩窄段前后扩大的升主动脉及降主动脉影所组成的"3"字征和反"3"字征以及因侧支循环形成所引起的肋骨后段下缘的虫蚀现象。

（2）心电图和心向量图检查：可以正常，或有左心室肥大或兼有劳损的表现。

（3）超声心动图：切面超声心动图可见左心室后壁和心室间隔增厚、主动脉增宽、搏动增强。脉冲多普勒超声心动图可以准确确定缩窄部位。

5. 诊断和鉴别诊断　根据临床表现及各项检查诊断并无困难。妊娠前尚可经心导管检查和选择性心血管造影可以确定缩窄的严重程度，了解主动脉弓及侧支循环的发育状况，以评价并发心脏畸形的血流动力学的重要性。本病需与高血压病或其他症状性高血压相鉴别。由后天性炎症引起的主动脉炎症性的缩窄，鉴别有一定困难，但后者缩窄段往往较长，且常是多处动脉受累，可资鉴别。

6. 处理　如下所述。

（1）孕前：主动脉缩窄患者预后较差，平均寿命约30岁，故妊娠并发主动脉缩窄较为少见。患者多于30岁前死于主动脉破裂、感染性心内膜炎和脑血管意外，在30岁后多死于心力衰竭。近年来，由于心脏血管手术的进展，预后有了改善，手术以10~20岁之间进行为最适合，近年有主张4~6岁即可施行手术。未经手术矫治患者应劝告避孕，不宜妊娠，因孕期血流动力学改变，心脏负荷加重，易致心力衰竭；同时，妊娠可使缩窄动脉壁的结构改变，可造成主动脉瘤破裂、脑血管意外等严重并发症。故孕期有20%孕妇发生各种并发症，死亡率为3.5%~9%。围产儿预后也较差，因孕妇死亡、子宫供血不足、胚胎发育不良常致胎死宫内，主动脉缩窄所生的活婴中，3.6%~4%患有先天性心脏病。

（2）妊娠期：主动脉缩窄孕妇是否要终止妊娠，能否顺利度过妊娠期和分娩期，要决定于患者年龄、血管缩窄程度、心脏代偿功能、有无并发症及医疗条件。年轻、轻度主动脉缩窄、心脏代偿功能良好，患者可在严密观察下继续妊娠，待妊娠足月，胎儿能存活时，以选择性剖宫产为宜。对于中重度主动脉缩窄、有症状、心脏代偿功能不良孕妇，早孕期应终止妊娠；对妊娠中晚期患者，如血压升高，并发妊娠期高血压疾病或其他并发症者，为保障孕妇生命安全亦宜终止妊娠。主动脉缩窄已经手术矫治的患者，即应权衡利弊，因孕期血容量增多、血流动力学的改变，此类患者妊娠危险性较大，亦应劝告避孕，早孕期以人工流产终止妊娠为宜。

（十）妊娠并发先天性主动脉口狭窄

1. 病理解剖　主动脉口狭窄有三种类型：①主动脉瓣膜狭窄：为主动脉瓣瓣叶发育不全，常为二叶式，增厚或融合，顶部留一孔，其直径仅2~4mm，该型最常见，约占80%；②主动脉瓣下狭窄：少见，是在主动脉瓣膜下1~3cm，左心室流出道处有纤维环或纤维嵴所致；③主动脉瓣上狭窄：较为少见，在主动脉根部、主动脉瓣之上，由向主动脉腔内突出的环或带所致，也有整段动脉狭窄的。本病多见于男性，男女比例为（2.5~4）：1，少见于生育期妇女。

2. 病理生理　主动脉口狭窄使左心室排血受阻，左心室压力增高而主动脉压力降低。左心室逐渐肥厚与扩大，最后发生充血性心力衰竭。

3. 临床表现　如下所述。

（1）症状：轻型可无症状。重型主动脉口狭窄的症状有乏力、心悸、气喘、晕厥和心绞痛等，可发生心力衰竭和感染性心内膜炎。

（2）体征：重型患者发育迟滞，甚至形成侏儒症。脉搏迟滞而较弱，血压及脉压偏低，心浊音界向左增大，心尖区可见抬举性搏动。心脏听诊在主动脉瓣区有响亮的3~5级收缩期吹风样喷射型杂音，多伴有震颤，杂音向颈动脉及心尖部传导。少数患者还可听到由主动脉关闭不全引起的舒张期吹风样杂音。

4. 辅助检查　如下所述。

（1）X线检查：示左心室增大。在瓣膜狭窄型可见升主动脉扩张或主动脉瓣瓣叶钙化阴影；瓣下狭窄型升主动脉不扩张，无主动脉瓣钙化影；瓣上狭窄型升主动脉不扩张或缩小。

（2）心电图和心向量图检查：可正常，或有左心室肥大或兼劳损的表现，可有左心房肥大。

（3）超声心动图：可显示左心室及流出道肥厚。在瓣膜狭窄型可见主动脉根部内的主动脉回声曲线的形态发生变化，收缩期中方盒形曲线的距离变小，在舒张期中单一曲线明显增宽。在瓣下狭窄型可见左心室流出道狭窄、主动脉收缩期扑动和提早部分关闭。瓣上狭窄型可见主动脉瓣上的狭窄及其范围和程度。

5. 诊断和鉴别诊断　根据临床表现、X线检查、心电图和超声心动图检查可提示诊断，孕前经左心导管检查及选择性左心室造影可明确诊断。本病需与风湿性的主动脉瓣狭窄、二尖瓣关闭不全、心室间隔缺损相鉴别。

6. 处理　如下所述。

（1）孕前：Arias等在1978年总结了23例妊娠并发主动脉狭窄，孕产妇死亡率为17.4%，胎儿死亡率为31.6%。1988年，Eascerling等总结5例妊娠并发主动脉狭窄，除1例在孕19周选择性终止妊娠外，未发生母儿死亡。故孕前应对主动脉狭窄患者进行评估其病情的严重度以决定能否妊娠。

轻、中度主动脉口狭窄患者常无症状。轻度患者无须手术治疗，可以妊娠。中、重度主动脉口狭窄患者常有充血性心力衰竭、昏厥和心绞痛，由于心律不齐或主动脉口狭窄使心排血量突然降低，而引起孕产妇死亡，故不宜妊娠。

（2）妊娠期：允许妊娠的患者，孕期应卧床休息，必要时可给洋地黄、利尿剂或预防性肝素治疗。分娩期可用肺动脉血管导管监护患者血流动力学的变化，目的在于维持心脏前负荷及预防心动过速。这类患者使用区域性麻醉时虽然有成功的报道，但应注意到由于因交感神经阻滞使血管阻力下降，导致前负荷降低，可引起心力衰竭使患者突然死亡。补液、体位改变以及加压素的使用可缓解心脏前负荷的降低。

（十一）法洛四联征

法洛四联征（tetralogy of Fallot）是指心室间隔缺损、肺动脉口狭窄、主动脉右位（骑跨）与右心室肥大4种情况并发存在的先天性心脏血管畸形，其中以心室间隔缺损与肺动脉口狭窄两者为主。法洛四联征的四种畸形，其各自病变与严重程度在各个患者可有不同。只有心室间隔缺损、肺动脉口狭窄与右心室肥大而无主动脉骑跨的患者，被称为非典型的法洛四联征。

1. 病理解剖　法洛四联征的心室间隔缺损位于心室间隔的膜部。肺动脉口狭窄以右心室漏斗部型居多。右心室显著肥厚，其壁大多厚于左心室壁。主动脉的右位程度变化很大，最多见的是主动脉向前向右方移位，骑跨在左、右两心室之上，升主动脉粗大，其血流约2/3来自左心室，1/3来自右心室；主动脉弓的位置则可在左侧，20%~30%则在右侧。法洛四联征如并发有未闭卵圆孔或心房间隔缺损即称为法洛五联征。本病还可并发右位心、双侧上腔静脉、动脉导管未闭、部分性肺静脉畸形引流等。

2. 病理生理　由于肺动脉口狭窄，右心室压力增高，右心室肥厚，右心室排出的血液大部分经由心室缺损进入骑跨的主动脉，这样可造成血氧饱和度降低，组织器官缺氧，发生酸中毒、红细胞增多以及发绀等。肺血流量减少，常有扩张的支气管动脉、食管动脉、纵隔动脉与肺动脉之间侧支循环的建立，这样可部分代偿肺部氧合血量的减少。肺动脉口狭窄程度轻的患者，在心室水平可有双向性分流。肺动脉口狭窄轻、心室间隔缺损小的患者，右心室压力不太高，可无右至左分流，因而无发绀，称为非发绀法洛四联征。

3. 临床表现　如下所述。

（1）症状：本病肺动脉口狭窄越重，发绀出现越早，病情越重。这类患者很少生存至生育年龄，故并发妊娠者极少。主要症状为发绀、呼吸困难、乏力，部分患者可有头晕、阵发性昏厥。严重者可致心力衰竭、脑血管意外、感染性心内膜炎和肺部感染。

（2）体征：患者多数发育较差、瘦小，有发绀与杵状指（趾）。心脏听诊胸骨左缘2、3肋间有收缩期吹风样喷射性杂音，可伴有震颤。心脏浊音区可扩大，心前区与中上腹可有抬举性搏动。并发妊娠时，孕妇腹部检查，宫底高度多较妊娠月份小，有FGR的倾向。

4. 辅助检查 如下所述。

(1) X线检查：典型患者心脏阴影呈靴状，心尖翘起。心脏可无明显增大或以右心室增大为主，少数患者右心房亦增大。肺野清晰，肺动脉总干段向内凹入。

(2) 心电图和心向量图检查：心电图示右心室肥大和劳损，右侧心前区各导联的R波明显增高，T波倒置。部分患者可见右心房肥大的征象，P波高尖。心向量图示水平面和右侧面QRS环主要在前，顺钟向运行，T环方向与QRS环相反，P环长，额面QRS环最大向量右偏。

(3) 超声心动图：M型超声心动图示主动脉根部扩大，其位置前移并骑跨在心室间隔上，主动脉前壁与室间隔的连续性中断，M型超声心动图对判断主动脉骑跨的程度很有价值。

5. 诊断与鉴别诊断 本病临床表现较具特征性，根据症状、体征和辅助检查，一般不难诊断。但需与其他有发绀的先天性心脏血管病（如法洛三联征、艾森门格综合征等）相鉴别。

6. 处理 如下所述。

(1) 孕前：法洛四联征未经手术矫治者，孕期易发生心力衰竭、宫内缺氧，易发生流产和早产及母婴死亡，故不宜妊娠。手术矫治后妊娠，仍有危险，宜严密观察，处理应个别化。

(2) 妊娠期：法洛四联征未做手术矫治者，不宜妊娠，故在早孕期应劝告人工流产中止妊娠，以免引起孕妇死亡。如在妊娠中、晚期则应根据孕妇年龄、心脏功能及有无其他并发症；如病情较重、心功能3级、发绀明显者，亦应积极处理后中止妊娠为宜。经手术矫治后心脏功能为1~2级，年龄在35岁以下，可在严密观察下继续妊娠，但该类患者虽经手术矫治，由于妊娠期心脏负荷加重，往往心功能较差，故孕期应注意休息，停止工作，避免上呼吸道感染及其他并发症，有条件者孕晚期即应入院待产，一般均可足月分娩；如在待产过程中，心功能较差，胎儿已成熟能活，为保障孕妇安全，应及时剖宫产分娩。术前后应使用抗生素预防感染性心内膜炎。分娩后不宜哺乳，以保证产妇休息和睡眠。

（十二）法洛三联征

1. 病理解剖 法洛三联征（triogy of Fallot）是指肺动脉口狭窄并发心房间隔缺损或卵圆孔开放伴有右至左分流。法洛三联征患者肺动脉口狭窄相当严重，因此常有右心室肥大，肺动脉口狭窄越严重，右心室肥厚将越显著，右心房亦增大。

2. 病理生理 在肺动脉口狭窄很显著、右心室高压明显的患者，右心房压力亦逐渐升高。当右心房压力超过左心房压力时，在心房水平即有右至左的分流，临床上出现发绀。

3. 临床表现 如下所述。

(1) 症状：有气急、乏力、胸痛、头晕、昏厥等症状，偶有下蹲习惯。病情严重时可出现右心衰竭。

(2) 体征：发育差，体格瘦小。心脏听诊在胸骨左缘第二肋间处有响亮的收缩期吹风样喷射型杂音，常伴有震颤、肺动脉瓣区第二音减轻和分裂。发绀出现较晚，有时在成年期才出现，有杵状指（趾）。

4. 辅助检查 如下所述。

(1) X线检查：心脏增大较显著，肺总动脉明显凸出，右心室和右心房增大。

(2) 心电图和心向量图检查：心电图示右心房肥大、右心室肥大和劳损。心向量图示前额面QRS环的最大向量向右上更为明显，常在180°~200°。

(3) 超声心动图检查：可见肺动脉瓣膜病变、肺动脉总干扩大，右心室流出道可有继发于瓣膜狭窄的心肌肥厚，心房间隔有回声缺失。

5. 诊断和鉴别诊断 根据患者临床表现、X线检查、心电图和心向量图以及超声心动图检查，可作诊断参考。孕前经心导管检查，可见心导管由右心房进入左心房，右心室收缩压可高于周围动脉收缩压；选择性右心室造影多显示肺动脉瓣膜型狭窄，有时也可见右心室漏斗部肥厚，右心房造影可见左心房同时显影。法洛三联征在未出现发绀之前，其临床表现、体征、心电图与右心导管检查的发现，与单纯肺动脉口狭窄相似；当出现发绀后则与法洛四联征有相似之处，常造成鉴别诊断上的困难。如孕前未经详细检查，未能明确诊断者，产后可经心导管及心血管造影进一步明确诊断。

6. 处理 如下所述。

（1）孕前：法洛三联征如未经手术矫治而妊娠者，孕产妇及围产儿危险性大，常导致孕产妇死亡、流产及早产，故应于孕前经手术矫治。

（2）妊娠期：未经手术矫治患者，早孕期应劝告孕妇行人工流产中止妊娠。如妊娠已达中、晚期，则应根据孕妇年龄、心功能状况等决定终止妊娠的时间，尤其有右至左分流、出现发绀者，宜积极处理后中止妊娠。孕前已经手术矫治者，妊娠对孕妇仍有一定危险性，处理应个别化。

（十三）妊娠并发艾森门格综合征

艾森门格综合征（Eisenmenger syndrome）有广义与狭义两个含义。狭义的是指一种复合的先天性心脏血管畸形，包括室间隔缺损、主动脉右位、右心室肥大与正常或扩大的肺动脉；患者有发绀，它与法洛四联征的不同仅在于并无肺动脉口狭窄。广义的是指凡有间隔缺损、伴有肺动脉高压、产生右至左分流而出现发绀的先天性心脏病。

1. 病理解剖 原有的心室间隔缺损，心房间隔缺损，主动脉、肺动脉间隔缺损或未闭的动脉导管均颇大，右心房和右心室增大，肺动脉总干和主要分支扩大，而肺小动脉有闭塞性病变。

2. 病理生理 由于大量左向右的分流，肺循环血流量增加，当增加到一定程度时，肺动脉压升高，当收缩压超过 12kPa（90mmHg）、平均压超过 8kPa（60mmHg）时，则可出现双相分流或右向左的分流，肺血管阻力增加，右心室压力上升。另一方面，大量的左向右的分流使肺循环血流量过多，如果持续肺动脉高压，使肺小动脉内膜增厚、纤维化，形成阻塞性肺动脉高压，当肺动脉压力增高以至等于或大于体循环压力时，则可发生双向分流或右至左的分流，而出现发绀。当肺动脉高压形成后，右心室负荷增重，形成右心室肥厚劳损。

3. 临床表现 如下所述。

（1）症状：轻至中度发绀，于劳累后加重，气急、乏力、头晕，严重者可发生右心衰竭。有些患者于劳累后突然死亡。

（2）体征：有发绀与杵状指（趾），具有心室间隔缺损伴肺动脉高压的体征。心脏听诊时，在肺动脉瓣区有收缩喷射音和收缩期吹风样喷射型杂音，第二心音亢进并可分裂，有时可听到由肺动脉瓣相对性关闭不全所产生的肺动脉瓣区吹风样舒张期杂音。

4. 辅助检查 如下所述。

（1）X线检查：左、右心室均增大，而以右心室为明显，肺总动脉凸出，肺门血管影粗大，周围肺野血管影细。

（2）心电图和心向量图检查：以右心室肥大与劳损的变化为主，可能同时有右心房肥大或左心室肥大的变化。

5. 诊断和鉴别诊断 根据症状、体征、X线及心电图检查可帮助本病的诊断，患者于孕前经过超声心动图声学造影可协助诊断右向左的分流水平，切面超声心动图和彩色多普勒的应用可进一步明确诊断。本病需与其他有发绀的先天性心脏血管病相鉴别。

6. 处理 由于艾森门格综合征手术疗效不佳，目前多采用保守治疗，故预后较差，患者常于30～40岁死亡。因此，本病如并发妊娠，其预后极差，常可发生严重心力衰竭、感染性心内膜炎及栓塞，由于长期缺氧，妊娠多终止于流产及早产。故确诊为本病的患者应采用避孕措施，如发生妊娠，应于早孕期人工流产中止妊娠。

（十四）妊娠并发埃布斯坦畸形

埃布斯坦畸形（Ebstein anomaly）是少见的先天性心血管畸形，其相对发病率为1%以下，男女发病一样。

1. 病理解剖 其特点为三尖瓣下移畸形，右心室房化和功能性右心室腔缩小。由于三尖瓣向右心室移位，三尖瓣的前侧瓣常正常地附着于纤维环上，而隔侧瓣和后侧瓣的附着点明显下移，位于右心室壁的心内膜上。因而右心室被分为2个腔，畸形瓣膜以上的心室腔壁薄，与右心房连成一大心腔，是为房化的右心室，其功能与右心房相同；畸形瓣膜以下的心腔，为功能性右心室，起平常右心室相同的作用，但心腔相对地较小。上述情况可引起三尖瓣关闭不全偶或三尖瓣狭窄。

本病常伴有心房间隔缺损、心室间隔缺损、动脉导管未闭、肺动脉口狭窄。

2. 病理生理　病理生理变化取决于肺动脉狭窄的有无、功能性右心室容量的大小和三尖瓣反流的程度。由于这种畸形常伴有房间交通存在。如果三尖瓣病变很轻，有心房间隔缺损存在，则在心房水平发生左至右分流；如果三尖瓣病变轻，卵圆孔已闭，则不发生分流；第三种情况是三尖瓣畸形严重，右心房压升高则出现心房水平的右至左分流。前2种情况，临床上无发绀，第3种情况则有发绀。

3. 临床表现　如下所述。

（1）症状：症状轻重不一，包括心悸、气喘、乏力、头昏和右心衰竭，约80%的患者有发绀。畸形较轻者，直至成年期也不一定出现明显症状，故并发妊娠者多见。严重畸形者出生后则有发绀和充血性心力衰竭，往往未达生育期已死亡。

（2）体征：心脏浊音界明显增大，心前区搏动微弱（所谓安静的心前区）。心脏听诊在心前区可听到3、4个心音，第一心音和第二心音明显分裂，可有增强的第三心音，还可以出现第四心音。三尖瓣区可出现柔和的收缩期杂音及短促的舒张中期杂音。患者可有发绀及杵状指（趾）。

4. 辅助检查　如下所述。

（1）X线检查：轻度畸形者心影扩大不明显，肺血管影正常。重度畸形者，示心影增大，常呈球形，搏动弱，右心房可甚大，肺血管减少。

（2）心电图和心向量图检查：示右心房肥大，完全性或不完全性右束支传导阻滞，P-R间期可延长，胸导联R波电压低，$V_1 \sim V_4$ 有ST-T波改变等。约25%患者有B型预激综合征。

（3）超声心动图：典型的表现呈三尖瓣前叶活动振幅增加，同时又有关闭延迟（至少要在二尖瓣关闭后0.04秒才关闭）。右心室增大（房化的右心室），心室间隔动作也异常。

5. 诊断和鉴别诊断　临床表现、X线检查、心电图和超声心动图检查可协助诊断。孕前若考虑心脏矫治术，可做右心导管检查以明确诊断，但此项检查危险性较大，易发生严重的心律失常，可导致患者死亡。

本病如有发绀者则需与三尖瓣闭锁和其他发绀型先天性心血管病相鉴别，无发绀者则需与心肌病和心包积液等相鉴别。

6. 处理　如下所述。

（1）孕前：病变严重者，心脏增大，有右至左分流发绀者，预后差，70%的患者于20岁前或未达生育期，由于右心衰竭和肺部感染而死亡。轻症者预后较好，这类患者无血液分流、无明显发绀，可允许妊娠。Neilson等报道3例埃布斯坦患者安全度过妊娠和分娩期。

（2）妊娠期：如病情严重，有发绀及血液分流者于早孕期应劝告患者中止妊娠。轻症者应在高危门诊严密监护下妊娠，孕34周后应入院待产，胎儿成熟能存活时应采取选择性剖宫产终止妊娠。术前后应使用抗生素预防感染。产妇产后不宜哺乳，以保证产妇休息和睡眠。

（邢爱霞）

第四节　围产期心肌病

围产期心肌病（peripaltum cardiomyopathy）指继往无心脏疾病史，妊娠最后3个月与产后6个月内发生的以累及心肌为主的一组临床综合征。围产期心肌病发生率不高，但容易发生心力衰竭，产妇及围产儿死亡率高达15%~60%。

（一）病因

围产期心肌病的病因尚未明了，可能与以下因素有关：

1. 妊娠期高血压疾病　妊娠期高血压疾病者外周血管阻力增大，左心室后负荷增加，心肌供血不足，间质水肿，导致心脏功能受损，引起心脏增大和心力衰竭。

2. 营养缺乏 食物中缺乏蛋白质引起低蛋白血症,加上贫血和水肿增加心脏负担,引起心肌病变和心力衰竭。

3. 病毒感染 病毒感染可引起心肌纤维破坏,发生心肌病。

4. 其他病因 可能是药物过敏、微量元素硒缺乏等。

(二) 临床表现

1. 症状 主要是充血性心力衰竭的症状,早期为劳累后气急、乏力,进而出现夜间阵发性呼吸困难、端坐呼吸。患者咳嗽、咳粉红色泡沫样痰。容易继发肺部感染。严重者继发右心衰竭,出现水肿、腹胀、食欲缺乏。

2. 体征 心浊音界向两侧扩大,心率增快,听到第3心音、奔马律,心尖听到因左心室扩大相对性二尖瓣关闭不全引起的收缩期杂音,双肺底细湿啰音。出现右心衰竭时,可见颈静脉怒张、肝大、肝颈反流征阳性、下肢凹陷性水肿。

(三) 实验室检查

1. 心电图 可见左心室肥大、左胸导联 ST 段压低、T 波倒置,心律失常最常见是室性期前收缩,其他有窦性心动过速、房室传导阻滞,但心房颤动少见。

2. X 线检查 心影普遍增大,以左心室为主,心脏搏动减弱,肺部淤血,肺间质水肿。

3. 超声心动图 各个心腔均可增大,左心室增大最明显,左心室壁收缩活动减弱,射血分数降低,局部心室壁可增厚,有时可见附壁血栓。

(四) 诊断和鉴别诊断

根据患者妊娠最后 3 个月或产后 6 个月内出现心脏症状和体征、继往无心血管疾病史,除外其他心血管疾病,结合实验室检查可做出诊断。需与其他引起充血性心力衰竭的心脏疾病作鉴别,如扩张型心肌病、高血压心脏病、妊娠期高血压疾病、病毒性心肌炎、风湿性心脏病等。

(五) 治疗

(1) 注意卧床休息,每天至少睡眠 10 小时,加强营养,饮食中富含维生素 C 和维生素 B_1,限制钠盐摄入。

(2) 控制心力衰竭,急性肺水肿可给予毛花苷 C 0.2~0.4mg 静脉推注,平时可给予地高辛 0.125~0.25mg/d 口服,围产期对洋地黄类药物敏感性增高,注意避免用药过量;利尿剂可选用氢氯噻嗪每次 25mg,每天 2~3 次,或呋塞米每次 20mg,每天 2~3 次,注意避免有效血容量不足及低钾血症;扩血管首选肼屈嗪,急性肺水肿还可给予硝酸甘油 0.5mg 舌下含化或小剂量硝酸甘油静脉滴注,但需观察血压,避免低血压减少胎盘血液灌注,产后不哺乳者给予血管紧张素转换酶抑制剂。

(3) 妊娠后处于高凝状态,心功能不全血液淤积,因此围产期心肌病容易并发血栓栓塞。孕妇卧床休息时也要活动肢体。抗凝可采用肝素,华法林对胎儿有不良反应,产后可使用。

(4) 分娩方式多采用剖宫产,麻醉时避免血压过低。病情较轻、心功能尚好者可考虑经阴道分娩,但要助产缩短第二产程。产后预防性应用抗生素。本病母儿预后差,再次妊娠容易复发,因此建议进行绝育术。

(邢爱霞)

第五节 心脏手术后妊娠

随着心脏外科手术和麻醉技术的进展,风湿性心瓣膜和先天性心脏病接受手术治疗者日益增多,有更多女性存活至育龄期并保持良好的心功能。心脏手术后的妊娠,孕产妇死亡率高于普通妊娠,要根据患者不同病情做相应处理。

(一) 心脏手术对妊娠的影响

妊娠前手术主要分两类:①先天性心脏病心房间隔缺损修补术、心室间隔缺损修补术、动脉导管未闭结扎术、法洛四联征纠正术等；②风湿性心瓣膜病二尖瓣分离术、二尖瓣修复术、二尖瓣人工瓣膜置换术、主动脉瓣分离术、主动脉瓣人工瓣膜置换术等。

（1）单纯心房间隔缺损修补术、心室间隔缺损修补术、动脉导管未闭结扎术的预后一般都很好，除非手术进行过晚，患者已有心脏的明显增大、已有肺动脉高压、已有心功能不全。孕妇通常能较好地耐受妊娠和分娩期的血流动力学变化。

（2）法洛四联征患者手术后可明显减少妊娠期间的心血管并发症。如是根治性手术，孕妇常能较好地耐受妊娠和分娩；如是姑息性手术，妊娠仍是相当危险，因为这部分患者存留功能障碍。

（3）二尖瓣、主动脉瓣分离术适合于病变程度轻、病程早期、瓣叶较柔软无钙化、关闭不全无或轻度等情况，该种手术创伤较小、近期效果好、能迅速解除梗阻、改善血流动力学障碍，特别是经皮穿刺球囊分离术对患者的影响更小，即使妊娠以后发现瓣膜狭窄也能操作并取得良好的疗效。经此手术后的妊娠，孕妇常能很好耐受妊娠。

（4）二尖瓣、主动脉瓣人工瓣膜置换术适合于病变严重、瓣叶钙化、并发明显关闭不全、心功能差的患者。有生物瓣和机械瓣两种。生物瓣置换者无须长期口服抗凝剂，可以避免妊娠期间抗凝剂对孕妇、胎儿的各种不良反应，近期疗效也很好，故有的临床医师认为准备生育的风湿性心瓣膜病患者应选择生物瓣。但生物瓣容易失功，特别是妊娠期血流动力学的改变加快了生物瓣的衰败，很大部分的患者产后需再次置换瓣膜，增加了再次手术的风险。机械瓣经久耐用、手术效果好、患者心功能得到很好的改善。但机械瓣容易引起血栓，需终身抗凝。许多抗凝剂对孕妇和胎儿都有明确的不良反应，如华法林可引起胎儿出血、畸形、发育障碍等，肝素相对来说较安全，无致畸作用，但也会引起胎儿、胎盘出血。国内有学者认为小剂量华法林引起的畸胎发生率低于5%，故仍可采用华法林抗凝。调整抗凝剂用量的指标是凝血因子时间，凝血因子时间应维持在正常值的1.5~2倍。

（二）可以妊娠的条件

心脏手术后能否妊娠，主要在于手术后心功能改善情况。先天性心脏病手术后无发绀、心功能良好者，可以妊娠，但容易继发感染性心内膜炎，产前、产后需预防性应用抗生素。瓣膜分离术后心功能在Ⅰ~Ⅱ级者可以妊娠，人工瓣膜置换术后心功能在Ⅰ~Ⅱ级者也可以妊娠，但要注意抗凝问题。心脏手术后心功能仍在Ⅲ~Ⅳ级者，孕产妇死亡率明显增高，因此不适宜妊娠。

（三）分娩方式的选择

心脏手术后心功能在Ⅰ~Ⅱ级、无产科问题（如胎位不正、头盆不称），可以经阴道分娩。但经阴道分娩产程长、产妇精神负担重、血流动力学变化大，仍增加风险，故有人认为进行剖宫产尽早结束分娩更加安全。对于心功能Ⅱ级以上或心功能在Ⅰ~Ⅱ级并发产科问题者，应选择剖宫产。

（四）产褥期处理

产后回心血量的增加容易引起心力衰竭，故产后要密切观察心脏症状和体征，原服用地高辛的要继续服用。产后机体抵抗力下降，要预防性应用抗生素，尤其要预防感染性心内膜炎。产后不宜哺乳。

（邢爱霞）

第六节　心律失常

（一）窦性心律失常

1. **窦性心动过速**（sinus tachycardia）　窦性心律的频率在成人超过100次/分，称为窦性心动过速。

（1）临床表现：通常无特别不适。许多生理和病理因素多会引起窦性心动过速，如情绪紧张、剧烈活动、发热、甲状腺功能亢进、心力衰竭、缺氧、贫血、药物等，临床意义取决于基础疾病。妊娠后经常出现窦性心动过速，心率一般较妊娠前增加10~20次/分。

（2）心电图：窦性型P波，即Ⅱ、Ⅲ、aVF导联P波直立，aVR导联P波倒置；P-R间期≥0.12

秒；PP间期<0.6秒。

(3) 治疗：一般不需特殊治疗，主要是基础疾病的治疗。必要时可给予β受体阻滞剂，如美托洛尔25mg口服，每天1~2次，要注意长期使用β受体阻滞剂，有引起胎儿生长迟缓的可能。

2. 窦性心动过缓（sinus bradycardia） 窦性心律的频率在成人低于60次/分，称为窦性心动过缓。

(1) 临床表现：严重窦性心动过缓、心室率过慢者可出现头晕、乏力等症状。许多生理或病理因素会引起窦性心动过缓，如运动员、迷走神经张力过高、甲状腺功能减退、颅内高压、窦房结功能低下、药物等，妊娠期窦性心动过缓少见。

(2) 心电图：窦性型P波；P-R间期≥0.12秒；PP间期>1.0秒。

(3) 治疗：一般不需特殊治疗，必要时可给予阿托品0.3~0.6mg口服，每天3次。

3. 窦性静止（sinus arrest） 窦房结冲动形成暂停或中断以及窦性活动及其所致心房和心室活动相应暂停，称为窦性静止。

(1) 临床表现：轻者可无症状，重者如同时下级起搏点功能低下导致长时间心脏停顿，可出现头晕、晕厥甚至阿-斯综合征发作。窦性静止可由迷走神经张力过高、冠心病、心肌炎、心肌病、药物等引起。妊娠并发窦性静止少见。

(2) 心电图：窦性型P波；一个或多个PP间期明显延长，长PP间期与基本PP间期之间无倍数关系。长PP间期后可出现结性或室性逸搏，形成结性心律或室性心律。

(3) 治疗：PP间期过长、心室率过慢或症状明显者可口服阿托品，必要时安置人工心脏起搏器。

4. 病态窦房结综合征（sick sinus syndrome） 简称病窦综合征，是由于窦房结或其周围组织器质性病变导致窦房结冲动形成障碍，或窦房结至心房冲动传导障碍所致的多种心律失常和多种症状的综合病征。

(1) 临床表现：起病隐袭，进展缓慢。主要是心率过慢引起心、脑、肾等脏器供血不足的症状，如乏力、胸痛、心悸、头晕、失眠、记忆力减退、易激动、反应迟钝、尿多等。可持久或间歇发作。严重者可出现短暂黑矇、晕厥或阿-斯综合征。偶可发生心绞痛、心力衰竭或休克等。妊娠期并发病窦综合征少见。

(2) 心电图：严重的窦性心动过缓，每分钟少于50次；窦性停搏和（或）窦房阻滞；心动过缓与心动过速交替出现，心动过缓为窦性心动过缓，心动过速为室上性心动过速，心房颤动或扑动；慢性心房颤动在电复律后不能转为窦性心律；持久的缓慢的房室交界区性逸搏节律，部分患者可并发房室传导阻滞和束支传导阻滞。

(3) 治疗：无症状者一般不作特殊治疗，主要是基础疾病的治疗。心率过慢或有症状者可口服阿托品，双结病变、快慢综合征、出现晕厥或阿-斯综合征者宜安置人工心脏起搏器。

(二) 期前收缩

期前收缩（premature beat）又称过早搏动，简称早搏，系窦房结以外的异位起搏点（心房、心室、房室结区）提前发出激动所致。可发生于正常人，如过度疲劳、吸烟、饮酒、喝浓茶、情绪激动。更常见于各种心脏病如冠心病、心肌炎、心肌病和甲状腺功能亢进性心脏病，洋地黄类药物、奎尼丁、氯仿等毒性作用，低血钾以及心脏手术或心导管检查等均可引起。

1. 临床表现 期前收缩可无症状，亦可有心悸或心跳暂停感。频发期前收缩使心排血量降低时引起乏力、头晕及胸闷，并可使原有的心绞痛或心力衰竭加重。体检可发现在基本心律间夹有提前搏动，其后有一较长的代偿间歇。房性期前收缩的心音和基本心律类似。房性期前收缩的第一心音多增强或减轻，第二心音可听不到，期前收缩引起的桡动脉搏动较弱或扪不到，形成漏脉，这是心室充盈和搏血量少的结果。期前收缩呈二联或三联律时，可听到每2或3次心搏后有一次间歇。期前收缩插入在两个基本心搏之间，称插入性期前收缩，听诊可为连接3次较基本心搏为快的心搏。

2. 心电图 如下所述。

(1) 房性期前收缩：提早出现的P波，形态与窦性心律的P波不同，P-R间期>0.12秒。QRS波群大多与窦性心律相同，有时稍增宽或呈畸形，伴ST段及T波相应改变，称为室内差异性传导。提早畸形 P'波之后无 QRS 波出现，称为房性期前收缩未下转。代偿间歇多不完全。

（2）房室交界处性期前收缩：提早出现的 QRS 波群，其形态与窦性的相同或兼有室内差异传导。QRS 波群前后有时可见逆行 P 波，P'-R 间期短于 0.12 秒，或没有 P'波。代偿间歇可不完全，也可能完全。

（3）室性期前收缩：QRS 波群提早出现，其形态异常，时间大多≥0.12 秒，T 波与 QRS 波群主波方向相反，S-T 段随 T 波方向移位，其前无相关的 P 波，代偿间歇完全。室性期前收缩可发生在两次窦性心搏之间，形成插入性室性期前收缩。

3. 治疗　如下所述。

（1）无基础心脏疾病的患者，室性期前收缩并不增加其死亡率。对无症状的孤立的室性期前收缩，无论其形态和频率如何，无须药物治疗，有症状出现时，首先应向患者解释，减轻其焦虑。无效时用抗心律失常药物减少室性期前收缩以减轻其症状。

（2）有基础心脏疾病的期前收缩，除寻找引起期前收缩的诱因并对原发病进行治疗外，可选用抗心律失常药物治疗。房性和房室交界处性期前收缩可给予维拉帕米（异搏定）80mg 口服，每天 3 次，维拉帕米可通过胎盘，但无致畸作用。室性期前收缩紧急时可给予利多卡因 50~100mg 静脉推注，有效后以 1~2mg/min 的速度静脉滴注维持，利多卡因可通过胎盘、引起胎盘子宫血流减少，但无致畸作用。胺碘酮可引起胎儿脑积水，普罗帕酮（心律平）可能存在不良反应，在妊娠期均避免使用。

（三）异位快速心律失常

1. 阵发性室上性心动过速（paroxysmal supraventricular tachycardia）　起源于希氏束分支以上部位的阵发性心动过速统称为阵发性室上性心动过速，其特征是突然发作和突然停止，包括房性和结性心动过速。阵发性室上性心动过速较多见于无器质性心脏病者，也见于冠心病、心肌病、心脏瓣膜病、甲状腺功能亢进等器质性疾病。

（1）临床表现：发作和终止常较突然，可能存在诱因如情绪激动、饱餐、过度疲劳、妊娠等，也可无明确诱因。发生在无器质性心脏病的青年患者、频率在 200 次/分以下、持续时间短，心悸可能是唯一的症状，但如有心脏病基础、频率超过每分钟 200 次/分、持续时间长，可能出现乏力、头晕、黑矇、晕厥、心绞痛，妊娠期间阵发性室上性心动过速可以诱发心力衰竭。体检可听到快而规则的心律，心率多在 160~200 次/分。

（2）心电图：持续 3 次以上房性或房室交界处性期前收缩，频率为 160~220 次/分，平均 200 次/分，节律规则，QRS 波群形态基本与窦性相同，常见 ST 段压低和 T 波倒置。可伴有Ⅰ度或Ⅱ度房室传导阻滞。

（3）治疗

1）兴奋迷走神经：深吸气后屏住气，再用力呼气；按摩颈动脉窦，注意不能双侧同时按摩；刺激咽喉引起恶心反射。

2）药物治疗：首选维拉帕米 5mg 稀释后缓慢静脉推注，注意观察心律、心率变化，转为窦性心律后立即停止推注。预防可给予维拉帕米 40~80mg 口服，每天 3 次。有器质性心脏疾病者，特别是心脏增大、有心力衰竭者，也可给予毛花苷 C 0.4mg 稀释后静脉推注，如无效 2 小时后再注射 0.2mg，24 小时总量不超过 1.2mg。普罗帕酮对孕妇的安全性不明确。

3）药物治疗无效者，如孕妇症状严重，伴有晕厥、心绞痛、心力衰竭，还可采用同步直流电复律。

2. 阵发性室性心动过速（paroxysmal ventricular tachycardia）　起源于希氏束分支以下部位的阵发性心动过速称为阵发性室性心动过速。室性阵发性心动过速常伴有各种器质性心脏病，最常见于冠心病、急性心肌梗死、二尖瓣脱垂、埃布斯坦畸形、心脏手术以及 Q-T 间期延长综合征。诱因包括运动、过度疲劳、情绪激动、妊娠、饮酒或吸烟过多等。

（1）临床表现：发作和终止常较突然，也可能存在与阵发性室上性心动过速相似的诱因。由于快速的心率及心房收缩与心室收缩不协调，引起心室充盈减少，心排血量降低，产生比室上性心动过速严重的血流动力学异常。患者可出现呼吸困难、心绞痛、低血压、少尿和晕厥。听诊时心律基本规则或略不规则，心尖区第一心音强度不一致，偶可见"大炮波"。

（2）心电图：连续3次以上快速的室性期前收缩，QRS波群增宽畸形，时间≥0.12秒，频率规则或略不规则。窦性P波与QRS无关，呈房室分离，P波频率较慢，埋于QRS波群内故不易发现。有时见心室夺获和心室融合波。

（3）治疗：药物治疗首选利多卡因50~100mg，稀释后缓慢静注，有效后以1~2mg/min速度静滴维持。病情危急时，利多卡因无效时进行同步直流电复律。

3. 心房扑动和心房颤动（atrial flutter and atrial fibrillation） 心房扑动与心房颤动是起搏点在心房内的、冲动频率较房性心动过速更快的心律失常。当心房异位起搏点的频率达250~350次/分，心房收缩快而协调为心房扑动。若频率>350次/分且不规则时，为心房颤动。两者均可有阵发性和慢性持续型两种类型。房颤是成人最常见的心律失常之一。两者的病因基本相同，常见于风心二尖瓣狭窄、冠心病、甲亢性心脏病、心肌病、心肌炎、高血压心脏病等。妊娠期两者均少见。

（1）临床表现：阵发型或持续型初发时心室率常较快，心悸、胸闷与恐慌等症状较显著。心室率较接近正常，对血流动力学影响较小，可无明显症状。发生在器质性心脏病患者，如心室率快、心功能差，可明显减少心排血量，引起心绞痛、晕厥、休克、急性肺水肿。心房颤动发生后还易引起心房内血栓形成，部分血栓脱落可引起体循环动脉栓塞。体检时，心房扑动时心律可规则或不规则，视心房与心室传导比例而定，若规则地按比例传导如3∶1或6∶1等，则心室律规则；心房颤动时心律绝对不规则，心音强弱不等，患者脉搏次数显著少于心搏数，称为脉搏短绌。

（2）心电图：心房扑动者P波消失，代以形态、间距及振幅绝对规则、呈锯齿样的心房扑动波（F波），250~350次/分，最常见的房室传导比例为2∶1，其次是4∶1的房室传导比例，有时传导比例不规则，QRS波群形态多与窦性心律相同，有时心室内差异性传导。心房颤动者P波消失，代以形态、间距及振幅均绝对不规则的心房颤动波（f波），350~600次/分，QRS波群间距绝对不规则，形态大多与窦性心律相同，伴频率依赖性心室内传导改变。

（3）治疗

1）控制心室率：首选毛花苷C 0.4mg稀释后缓慢静脉推注，如无效2小时后再静推0.2mg，24小时总量不超过1.2mg，心室率控制在100次/分后改地高辛每天0.125~0.25mg口服，使休息时心室率控制在70~80次/分。也可用维拉帕米控制心室率。

2）转复心律：用于药物复律的奎尼丁、胺碘酮均不适宜孕妇使用。同步电复律对急性房扑、房颤有效，孕妇及胎儿也较安全，但对已有心房结构改变的慢性型患者疗效不佳，即使复律成功也易复发。

3）预防血栓栓塞：持续房颤的孕妇，如伴有心功能不全或二尖瓣狭窄、继往有栓塞史，特别明确左心房有血栓，应给予抗凝治疗。可采用肝素或肠溶阿司匹林。

4. 心室颤动（ventricular fibrillation） 心室颤动时心室内各部分肌纤维发生快而不协调的乱颤，对血流动力学的影响等于心室停搏。常见病因有急性心肌梗死、严重低钾血症、药物（如洋地黄等）的毒性作用、心脏手术、低温麻醉以及电击伤等。心室颤动是导致心源性猝死的严重心律失常，也是临终前循环衰竭的表现。心电图表现为形态、频率及振幅均完全不规则的波动，150~500次/分。一旦出现，应立即进行心肺复苏、非同步电复律。

（四）心脏传导失常

1. 房室传导阻滞（atlioventricular block） 房室传导阻滞是指冲动在房室传导过程中受到阻滞，阻滞部位可在心房内、房室结、希氏束及双束支。各种原因的心肌炎症、迷走神经兴奋、药物（如洋地黄和其他抗心律失常药物）、各种器质性心脏病（如冠心病、风湿性心脏病及心肌病）、传导系统退行性变等多会引起房室传导阻滞，妊娠期发生的阻滞主要与先天性心脏病、风湿热有关。

（1）临床表现：一度房室传导阻滞常无症状，听诊时心尖部第一心音略减弱；二度房室传导阻滞可有心搏暂停感、心悸感、心室率明显缓慢出现疲乏、头昏、晕厥、抽搐和心功能不全，听诊时有心搏脱漏；三度房室传导阻滞者如自主节律点较高、心室率较快（达40~60次/分），患者可能无症状，自主节律点低、心室率慢（在40次/分以下）可出现心功能不全和阿-斯综合征或猝死，听诊时心率慢而规则，第一心音强弱不等，强的心音又称"大炮音"，还有收缩压升高和脉压增宽。

（2）心电图：一度房室传导阻滞：P-R间期>0.20秒，每个P波后，均有QRS波群。二度Ⅰ型传导阻滞（文氏现象）：P-R间期逐渐延长，直至P波受阻与心室脱漏，R-R间期逐渐缩短，直至P波受阻，包含受阻P波的R-R间期比两个P-P间期之和为短。二度Ⅱ型房室传导阻滞（莫氏Ⅱ型）：P-R间期固定，可正常或延长，QRS波群有间期性脱漏，阻滞程度可经常变化，可为1:1、2:1、3:1、3:2、4:3等，下传的QRS波群多呈束支传导阻滞图型，房室呈3:1或以上者称为高度房室传导阻滞。三度房室传导阻滞：P波与QRS波群无固定关系，心房率比心室率快，PP和RR间期基本规则，心房心律可能为窦性或起源于异位，心室心律由交界处或心室自主起搏点维持。

（3）治疗：首先进行病因治疗，一度、二度Ⅰ型房室传导阻滞心室率较快，对血流动力学无影响，不需特殊治疗。二度Ⅱ型、三度房室传导阻滞心室率过慢者可给予药物提高心室率，如阿托品0.3mg口服，每天4次，适用于房室束分支以上的阻滞；异丙肾上腺素5~10mg舌下含化，每天4次，紧急时可静脉滴注异丙肾上腺素（1~4μg/min）。药物无法长期应用，保持高度或Ⅲ度房室传导阻滞并且心、脑供血不足症状明显者，宜安置人工心脏起搏器。

2. 预激综合征（pre-excitation syndrome） 经附加通道，心房的冲动使整个心室或心室的某一部分提前激动，或心室的冲动使整个心房或心房的某一部分提前激动，称为预激综合征。

（1）临床表现：预激本身不引起症状，但常导致快速性室上性心律失常发作。发生的室上性阵发性心动过速与一般阵发性室上性心动过速相似。发生心房颤动或心房扑动时，心室率可快达每分钟220~360次，而导致休克、心力衰竭甚至猝死。

（2）心电图：PR间期缩短<0.12秒，QRS波群起始部粗钝即δ波，QRS波群增宽，继发性ST-T改变。又分为A、B两型，A型的预激波和QRS波群在V_1导联均向上，B型的预激波和QRS主波在V_1导联向下。

（3）治疗：预激本身不需特别治疗。并发室上性心动过速时，治疗与普通室上性心动过速相似。并发快房颤、快房扑明显影响血流动力学者，应尽快进行同步直流电复律。洋地黄可加速旁道传导，维拉帕米和普萘洛尔减慢房室结内传导，都不宜使用。利多卡因、胺碘酮可用于治疗。射频消融术能根治预激综合征。

（邢爱霞）

第十章

妊娠并发肝病

第一节 妊娠期和产后肝脏生理改变

(1) 孕期肝脏向上向后移位，常使妊娠妇女感觉右上腹隐隐不适，如果孕期肝脏可触及，常提示病理现象。

(2) 孕期肝脏绝对血流量没有改变，但由于孕期心排血量增加，肝脏相对血流量下降25%。由于孕期血容量增加，妊娠子宫压迫，门静脉压力上升，食管静脉压上升，正常妊娠中60%孕妇可有短暂性的食管静脉曲张。

(3) 肝脏有多种重要功能，如合成、代谢、分泌和灭活一些物质等。孕期这些功能可发生一些改变，可与病理状态有一定重叠。

(4) 蛋白合成增加致使多种凝血因子明显增加，如因子Ⅶ、Ⅷ、X和纤维蛋白原，孕晚期纤维蛋白原可增加1倍，因而凝血检查显示非孕期正常值内的纤维蛋白原浓度常提示病理情况如DIC。这种改变可能是红细胞沉降率明显增加的原因。由于凝血因子半衰期最短，急性肝衰竭时PT延长可能首先出现。白蛋白的合成在正常妊娠期改变不大，由于血液稀释，孕中后期血浆清蛋白浓度可有明显下降，甚至低至28g/L。许多激素结合蛋白增加，更多是由于代谢的减少而不是合成的增加，例如高浓度的雌激素刺激了更多的甲状腺激素结合蛋白糖类部分的唾液酸化作用，从而使其半衰期从15分钟延长至3天。

(5) 正常妊娠中胆固醇和三酰甘油分别增加50%和300%，产后数月才恢复正常。

(6) ALT、AST、谷氨酰转肽酶和总胆红素浓度孕期下降，其上限比正常人群低25%，其原因主要是血液稀释。碱性磷酸酶逐步上升，在孕末期达到高峰，可高至正常人群3倍，主要源于胎盘耐热性同工酶产生的增加，如需鉴别是否肝源性产生过多，可将标本加热至60℃，10分钟后重新检测，下降的部分即为肝源性，产后13天降至正常。产后转氨酶可明显上升，特别在产后5天，其原因在于它们不是肝脏特异性的，在乳腺、平滑肌、横纹肌和红细胞中也广泛存在，分娩时的损伤、产后的哺乳可能会促进这一过程。

(7) 并无证据表明肝功能受损时高胆红素血症、毒性代谢产物会影响胎儿发育。

(秦丽丽)

第二节 妊娠并发病毒性肝炎

病毒性肝炎是妊娠妇女肝病的最常见原因。常见的病原体有甲型(HAV)、乙型(HBV)、丙型(HCV)、丁型(HDV)、戊型(HEV)等型肝炎病毒。近年来，还提出己型(HFV)、庚型(HGV)肝炎病毒以及TTV感染等。这些病毒在一定条件下都可造成严重肝功能损害甚至肝衰竭。乙肝病毒是病毒性肝炎的最常见病原体，特别在我国，单独HBV感染或与其他肝炎病毒混合感染是病毒性肝炎的主要原因。2006年，全国乙型肝炎流行病学调查表明，我国1~59岁一般人群HBsAg携带率为7.18%，5岁以下儿童的HBsAg仅为0.96%。妊娠并发重型肝炎是目前我国孕产妇死亡的重要原因之一。

（一）病因学

1. HAV 感染　HAV 感染是一种世界性流行和分布的急性传染病，人群感染率达 90% 以上。HAV 于 1973 年被发现，属于微小 RNA 病毒科的肠道病毒 72 型，具有嗜肝性，其宿主范围小，只感染人和几种高等灵长类动物。HAV 是一种无囊膜正二十面体颗粒，直径 27nm，内含一条线状单正链 RNA 基因组，由衣壳包封而成核壳体。

该病毒对甲醛溶液、氯、紫外线敏感，加热到 98℃，1 分钟可以灭活。

甲肝主要经消化道传播，人类普遍易感，但感染后可获得持久免疫力。临床中常表现为自限性过程，不造成慢性携带状态。与其他肝炎相比，其临床表现一般较轻，肝衰竭发生率低，1% 以下。由于其病毒血症时间短暂，母婴传播罕见。

2. HBV 感染　HBV 又称为 Dane 颗粒，其完整病毒略呈球形，直径为 42nm，双层结构，由外壳和核心成分组成。外壳蛋白有表面抗原和前 S 基因的产物，前 S 基因包括前 S 基因 1 和前 S 基因 2。核心部分结构复杂，包括核心抗原、e 抗原、DNA 和 DNA 多聚酶。

（1）表面抗原（HBsAg）：为 HBV 外壳蛋白的主要组成部分，是一种复合抗原，存在于血清中。现已鉴定出许多不同的 HBsAg 亚型决定簇，共同抗原决定簇为 a 抗原，亚型决定簇 d、y、w 和 r 互为等位基因，故 HBV 有 4 个亚型：adw、adr、ayw 和 ayr。HBsAg 存在于胞质、包膜及血清中，并且具有免疫原性，可刺激机体产生相应抗体，乙肝患者血清中可检测到 HBsAg 和 HBsAb。

（2）核心抗原（HBcAg）：HBcAg 存在于肝细胞核中，通过核膜的孔隙进入胞质，在内质网与 HBsAg 的外壳蛋白装配成 Dane 颗粒进入血液。因此，血循环中的绝大多数 HBcAg 均以外壳蛋白包裹的形式出现，仅少数为裸露的 HBcAg。它可转化为 e 抗原或与抗体结合，很难用常规方法检测血清中的核心抗原，仅能检测到 HBcAb 和 e 抗原。

（3）e 抗原（HBeAg）：HBeAg 是一种可溶性非颗粒状的抗原，仅在 HBsAg 阳性的血清中才能发现此抗原。HBeAg 是核心抗原的亚成分，或是核心抗原破裂的产物。e 抗原阳性表示体内病毒在复制，有传染性；持续阳性易转为慢性肝炎。

（4）乙肝病毒 DNA（HBVDNA）：病毒核心部分的 DNA 主要为双链，部分为单链，有 3 200 个核苷酸，内部有 DNA 多聚酶，负责 DNA 的复制和修复工作。HBVDNA 可存在于血清中，其水平与 HbeAg 的水平成正比。血清中检测到 HBVDNA 表示 HBV 病毒复制，有传染性。

与其他传染性病毒相比，HBV 相对稳定，在生活用品（如牙刷、餐具等）上面仍可保持传染性，虽然 HBV 传播以体液为主，但日常生活的密切接触目前已确认为传播途径之一。HBV 感染人体后可造成急性、慢性肝炎或无症状携带者，少数可发展为重型肝炎。我国以无症状携带者多见。

3. HCV 感染　HCV 为有包膜的单链 RNA 病毒，属被盖病毒科，直径 36~60nm。基因长约 9.5kb，有一个大的开放的读码区，能编码 3 010~3 011 个氨基酸的多肽。HCVRNA 的核酸结构呈多态性，存在不同的亚型。HCV 在 10%~20% 氯仿中可丧失活性，经 1∶1 000 甲醛 37℃ 96 小时后或加热 60℃ 10 小时后其传染性可消失。

HCV 主要通过输血、血制品、母婴传播等途径传播。潜伏期为 2~26 周。临床表现类似于乙型肝炎，一般症状较轻，重型肝炎少见，易转为慢性肝炎。

4. HDV 感染　HDV 是一种缺陷的嗜肝 RNA 病毒，必须依赖 HBV 的存在。HDV 直径 38nm，有完整的病毒结构，包括核心部分和外壳部分。核心部分含 HDV 抗原和 HDVRNA，RNA 无复制外壳所需的基因编码，是一种缺陷病毒。在人类它只能存在于 HBV 感染的患者中，利用 HBV 复制的外壳装配 HDV 抗原和 HDVRNA，组成 HDV 颗粒。

HDV 的传播途径与 HBV 基本相同，经输血、体液等方式传播，与 HBV 相比，母婴传播相对少见，但性传播相对重要。

发病有赖于 HBV 的存在，有同时感染和重叠感染两种情况，易发生重型肝炎。

5. HEV 感染　HEV 为正链单股的 RNA 病毒，直径 27~38nm，HEV 不稳定，在 4℃ 下保存易裂解。主要传播途径为肠道传播。潜伏期为 2~8 周，以消化道症状为主，病程一般 4~8 周，极少发展为慢性肝炎，但易发生急性重型肝炎，病死率高。

（二）妊娠对病毒性肝炎的影响

妊娠本身不增加对肝炎病毒的易感性，但妊娠期的生理变化及代谢特点，使肝脏抗病能力降低及肝脏负担增加，可使病毒性肝炎病情加重，妊娠并发症引起的肝损害，易与病毒性肝炎混淆，增加诊断和治疗难度。孕期重型肝炎发生率较非孕时高37~65倍，与以下因素有关：①妊娠期新陈代谢明显增加，营养消耗增加，肝内糖原储备减少，不利于疾病恢复；②孕期大量雌激素需在肝内灭活并影响肝脏对脂肪的转运和对胆汁的排泄；③胎儿的代谢产物需在母体肝脏内解毒；④并发妊娠期高血压疾病等并发症常使肝脏受损，易发生急性肝坏死；⑤分娩时体力消耗、精神紧张、缺氧、酸性代谢物质产生增加，应用麻醉剂及产后出血等均可加重肝损害。

（三）病毒性肝炎对母儿的影响

1. 对孕产妇影响　如下所述。

（1）早孕反应加重：孕早期并发肝炎，易使恶心、呕吐等反应加重。

（2）妊娠期高血压疾病的发生率增加：可能与肝脏对醛固酮的灭活能力下降有关。

（3）产后出血发生率增加：产后出血发生率与肝炎的病情有关，由于肝功能损害使凝血因子产生减少所致。

（4）孕产妇死亡率升高：与非孕期相比，妊娠并发肝炎易发展为重型肝炎，病死率高达80%。妊娠并发重型肝炎是我国孕产妇死亡的重要原因之一。

2. 对胎儿、新生儿影响　如下所述。

（1）流产、早产、死胎：妊娠早期并发肝炎易发生流产，发生率5%~8%。妊娠晚期并发肝炎易出现早产、死胎。

（2）致畸作用：目前并无证据表明病毒性肝炎与胎儿畸形有关。

（3）母婴垂直传播：妊娠并发肝炎患者，可通过垂直传播感染新生儿，尤以乙型肝炎危害最大。垂直传播包括宫内传播、产时传播和产后传播。

1）甲型肝炎：一般认为HAV不会通过胎盘感染胎儿和新生儿。1988年，上海甲型肝炎流行中，无甲肝孕妇所生新生儿受染的报道说明母婴传播的可能性很小。近年，国外报道妊娠晚期甲肝患者可使新生儿感染，可能是分娩过程中新生儿接触母亲血液和粪便所致。

2）乙型肝炎：不同地区报道的母婴传播的比例不同。在东南亚地区，母婴传播较为普遍，有报道每年新发的肝炎病例中有35%~45%是由于围产期传播造成的；但在北美和欧洲围产期传播并不常见。

a. 宫内传播：HBV可通过胎盘感染胎儿。应用分子杂交法在引产胎儿肝、脾、肾、胎盘等组织中均可检出HBVDNA，证明宫内感染的存在。近年研究表明，HBV宫内感染率在9.1%~36.7%。宫内传播的机制尚不清楚，可能由于胎盘屏障受损或通透性增强引起母血渗漏造成。影响宫内传播的因素有：①妊娠晚期肝炎易传播，Tong等报道孕早期感染HBV患者其新生儿无一例感染，但孕晚期感染HBV患者其新生儿75%感染；②母亲e抗原阳性胎儿易感染；③羊水HBsAg阳性者易感染。

b. 产时感染：是母婴传播的主要途径，占40%~60%。表现为出生时脐血乙肝表面抗原阴性，而在3个月内转为阳性，与乙肝的潜伏期一致。分娩时，新生儿经过产道，吞咽含有肝炎病毒的母血、阴道分泌物、羊水等，或在分娩中宫缩使胎盘绒毛血管破裂，少量母血渗漏入胎儿循环，导致新生儿感染。分娩期影响母婴传播的因素尚有：①产程越长，感染率越高；②母亲HBsAg滴度越高，感染率越高；③e抗原阳性易感染。

c. 产后感染：产后感染可能与新生儿接触母亲的唾液和乳汁有关。关于母乳喂养问题，多年来一直争议较多。近年来，多认为乙肝抗原阳性母亲分娩的新生儿产后经主、被动免疫后，可以哺乳。ACOG指南认为母亲单纯表面抗原阳性可以哺乳，但e抗原阳性者证据尚不充分。

Wong等提出新生儿围产期感染的诊断依据：①脐血或新生儿股静脉血HBcAb-IgM阳性，因为IgM无法通过胎盘，如IgM阳性提示新生儿有HBV感染；②出生后3天新生儿血液HBsAg滴度高于母血,提示新生儿体内有病毒复制;③出生时注射乙肝免疫球蛋白,新生儿体内 HBsAg 被中和,如果产后 3 天新生儿体内 HBsAg 仍可检出,提示新生儿 HBV 感染。

3）丙型肝炎：已证实 HCV 存在母婴传播。既往报道晚期妊娠患丙型肝炎时约 2/3 发生母婴传播,受感染者约 1/3 发展为慢性肝炎。近年的外国文献报道 HCV 的母婴传播率为 4%~7%,当母亲血液 HCVRNA 浓度超过 10^6 拷贝/ml 时,才易发生母婴传播,且许多发生宫内感染的婴儿在生后一年可自然转阴。

4）丁型肝炎：传播途径与 HBV 相同,经体液、血液或注射途径传播,亦可发生母婴传播,但与 HBV 相比相对较少见。

5）戊型肝炎：目前已有 HEV 母婴传播的报道。母婴传播主要发生于产时和产后,传播途径为粪-口传播。

（四）临床表现与诊断

综合接触史、临床表现和实验室检查进行诊断。许多患者并无明显症状体征,仅在体检时发现实验室检查异常而得以诊断。

1. 病史　有与病毒性肝炎患者密切接触史,6 个月内曾接受输血、注射血制品史等。

2. 临床表现　①非特异性症状：不适、乏力、食欲下降等等；②流感样症状：头痛、全身酸痛、畏寒发热等；③消化道症状：恶心呕吐、腹部不适、右上腹疼痛、腹胀腹泻等；④其他：身目黄染、皮肤瘙痒,病情严重时可并发多器官功能衰竭,出现肝性脑病、凝血障碍、肾衰竭等；⑤体征：可有黄疸、肝区叩痛、肝脾大等,但孕期受增大的子宫影响,肝脾常难以被触及。

3. 实验室检查　如下所述。

（1）肝功能检查：目前,肝功能试验种类繁多,检查时注意以下指标：

1）转氨酶：血清转氨酶主要有丙氨酸转氨酶（ALT）和门冬氨酸转氨酶（AST）。肝脏富含这两种酶,只要有 1% 的肝细胞破坏,其所释放的转氨酶即足以使血清中转氨酶水平升 1 倍,目前血清转氨酶测定仍被认为是反映肝细胞损害的标准试验。转氨酶高低可在一定程度上反映肝脏受损程度。

2）胆红素：肝脏在胆红素代谢中具有摄取、结合和排泄功能,肝脏功能受损时,引起胆红素代谢异常,可致血清总胆红素上升。可反映肝细胞坏死程度,在预后评估上较转氨酶更有价值。

3）清蛋白、胆碱酯酶、血清胆固醇、凝血因子时间（PT）等均为反映肝脏合成功能指标,与患者预后相关。PT 在病情观察上尤其重要,PTA 是 PT 测定值的常用表示方法,对判断疾病进展及预后有较大价值,近期内 PTA 进行性降至 40% 以下为肝衰竭的重要诊断标准之一,<20% 者提示预后不良。

4）血糖：肝脏是维持血糖正常的主要器官,大量肝组织坏死时肝内糖源耗竭,无法补充血糖,肝衰竭时可出现明显的低血糖。

（2）血清病原学检测

1）甲型肝炎：临床常通过检测血清中 HAV 抗体及血清 HAVRNA,HAV-IgM 阳性代表近期感染,HAV-IgG 在急性期后期和恢复期出现,可持续终身,属保护性抗体。

2）乙型肝炎：临床常用检查为乙肝两对半和 HBVDNA。

3）丙型肝炎：目前尚无成熟检测 HCV 抗原方法。临床中通过检测抗 HCV 抗体和 RNA 来诊断丙肝,常用抗 HCV 抗体来作筛查,单纯抗体阳性者为既往感染,需同时 RNA 阳性才能诊断丙肝。

4）丁型肝炎：临床常通过检测血清中 HDV 抗体来测知 HDV 感染。

5）戊型肝炎：常用方法为检测 HEV 抗体。由于其抗原检测困难,而抗体出现较晚,在疾病急性期有时难以诊断,即使抗体阴性也不能排除诊断,有疑问时应反复检测。

4. 影像学检查　主要是超声检查,必要时 CT、MRI 检查,有助于鉴别诊断。

5. 病毒性肝炎的临床分型　如下所述。

（1）急性肝炎：病程在 24 周内,分为急性无黄疸型和急性黄疸型。

（2）慢性肝炎：病程在 24 周以上,分为轻度、中度和重度。

6. 重型肝炎的诊断标准　妊娠并发肝炎出现以下情况考虑重型肝炎：

（1）黄疸迅速加深，每天上升大于 85.5μmol/L，血清总胆红素大于 171μmol/L。

（2）肝脏进行性缩小，肝浊音界缩小甚至消失，出现肝臭气味，肝功能明显异常。

（3）消化道症状严重，表现为食欲极度减退，频繁呕吐，腹胀，出现腹腔积液。

（4）凝血功能障碍，全身出血倾向，凝血因子活动度小于 40%。

（5）出现肝性脑病。

（6）出现肝肾综合征。

在临床工作中，一般出现以下 3 点可基本确立重型肝炎：

（1）出现严重消化道症状。

（2）凝血因子活动度小于 40%。

（3）血清总胆红素大于 171μmol/L。

（五）鉴别诊断

1. 妊娠剧吐引起的肝损害　妊娠早期因反复呕吐和长期饥饿，导致水、电解质及酸碱平衡紊乱，肝肾功能受损，可出现黄疸，血清胆红素轻度升高，一般不超过 68.4μmol/L，转氨酶轻度升高，尿酮体阳性。给予营养支持，纠正水、电解质及酸碱平衡紊乱后，病情迅速好转，肝肾功能完全恢复。肝炎病毒血清标志物检查有助于鉴别。

2. 妊娠期高血压疾病引起的肝损害　在高血压、蛋白尿和肾功能受损的基础上并发肝损害。转氨酶和胆红素轻度或中度升高，但胃肠症状不明显，妊娠结束后迅速恢复。HELLP 综合征是妊娠期高血压疾病肝损害的一种严重并发症，往往是在妊娠期高血压疾病的基础上伴有溶血、肝酶升高和血小板减少三大特征，有血管内溶血表现，胆红素轻、中度升高，以非结合胆红素为主，一般凝血因子活动度变化不显著，妊娠终止后好转明显。

3. 妊娠期肝内胆汁淤积症　是发生在妊娠晚期、少数发生在妊娠 25 周以前、以瘙痒及黄疸为特点的疾病。患者一般情况良好，无明显消化道症状，转氨酶及胆红素轻、中度升高，以结合胆红素为主，胆酸显著升高，凝血功能一般正常，终止妊娠后迅速好转。肝炎病毒血清标志物检查有助于鉴别。

4. 妊娠期急性脂肪肝　多见于妊娠 30 周以上，尤其是妊娠 36～40 周，以初产妇居多。起病急，病情重，病死率高。起病时常有上腹部疼痛、恶心、呕吐等消化道症状，进一步发展为急性肝衰竭，临床表现与重型肝炎常难区分。妊娠期急性脂肪肝尿胆红素常为阴性，但阳性不能排除诊断。超声检查显示肝区弥漫性的密度增高区，呈雪花样强弱不均，与重型肝炎的坏死声像明显不同。肝脏穿刺行组织学检查显示肝细胞严重脂肪变性为确诊依据。

5. 药物性肝损害　孕妇因服药发生肝损害或黄疸较非孕期多见。可能与孕期肝脏负担较重有关。易引起肝损害的药物有氯丙嗪、苯巴比妥类镇静药、红霉素、利福平、异烟肼等。药物性肝损害有服药史，服药后迅速出现黄疸及转氨酶升高，可伴有皮疹、皮肤瘙痒、嗜酸性粒细胞增多。停药后逐渐好转。

（六）处理

1. 非重型肝炎　如下所述。

（1）抗病毒治疗：关于乙肝的抗病毒治疗近年来进展很快，孕期的抗病毒治疗也取得很多进展。我国《慢性乙肝指南》指出，在所有治疗中，抗病毒治疗是关键，只要有适应证，且条件允许，就应进行规范的抗病毒治疗。一般适应证包括：①HBeAg 阳性者，HBV DNA ≥ 10^5 拷贝/ml（相当于 2 000IU/ml）；HBeAg 阴性者，HBV DNA ≥ 10^4 拷贝/ml（相当于 2 000IU/ml）；②ALT ≥ 2×ULN；如用干扰素治疗，ALT 应 ≤ 10×ULN，血清总胆红素应 < 2×ULN；③ALT < 2×ULN，但肝组织学显示 Knodell HAI ≥ 4，或炎症坏死 ≥ G2，或纤维化 ≥ S2。

孕期抗病毒治疗的益处：①对因治疗，减少病毒对肝脏的损害，对孕期肝功能稳定、对长期的肝功能稳定都有重要意义，尤其有些患者单纯护肝治疗遇到治疗"瓶颈"更需抗病毒治疗；②降低母体病毒负荷，减少母婴传播。

孕期抗病毒治疗的风险：①药物对胎儿的可能风险。多年来拉米夫定治疗妊娠并发HIV的经验来看，对胎儿并无明显风险，其他核苷类抗病毒药物中替比夫定、替诺福韦列为妊娠期B类药；②用药时间长，常达2年以上，有时难以坚持；③病毒变异、耐药问题，随用药时间延长发生率增加，可能需换其他药物；④停药病情反跳，甚至诱发肝衰竭；⑤一些罕见的药物并发症如横纹肌溶解，严重时危及生命；⑥药品说明书目前不主张哺乳。

权衡利弊，孕期符合抗病毒适应证的患者知情同意下应考虑抗病毒治疗。对于单纯高病毒血症而肝功能正常的孕妇，对于孕妇本身来说并无抗病毒指征，但对于母婴传播来说，当血清HBV DNA超过10^6拷贝/ml时容易出现宫内感染，导致产后的免疫阻断失败。故有学者提出对此类孕妇孕晚期亦应考虑行抗病毒治疗，可减少乙肝母婴传播，但目前尚未达成共识。

关于HCV的抗病毒经验不多，利巴韦林和干扰素是抗HCV的主要用药，利巴韦林孕期禁用，干扰素孕期列为C类药，国外治疗妊娠期T细胞白血病的资料表明对胎儿安全，但目前资料不多，仍需进一步观察。

（2）护肝：常用药物有葡醛内酯、谷胱甘肽、复方甘草酸、必需磷脂（易善复）、腺苷蛋氨酸（思美泰）等，可予葡醛内酯0.4g加入5%葡萄糖500ml中静滴，每天一次；或谷胱甘肽1.2g，每天静滴一次；复方甘草酸30ml加入5%葡萄糖150ml中静滴，每天一次。西利宾胺片：每次50~100mg，每天3次口服。

（3）改善肝脏循环：常用丹参注射液250ml，每天静滴一次；门冬氨酸钾镁10~20ml加入5%葡萄糖250ml静滴，每天一次。

（4）降酶：常用健肝灵胶囊，每天3次，每次2~3粒；或齐墩果酸每天3次，每次2粒；或联苯双酯每天3次，每次10粒，控制后逐渐减量。

（5）注意补充各种维生素、微量元素，根据病情，必要时补充清蛋白、血浆、冷沉淀等血制品。

（6）病情较重者注意防治感染。

（7）营养支持改善宫内环境。可予维生素C 2g、ATP40mg、辅酶A100U加入10%葡萄糖500ml中静滴，每天1次，氨基酸250~500ml每天一次静滴，丹参注射液250ml每天一次静滴。

2. 重型肝炎　如下所述。

（1）保肝治疗：肝细胞再生因子40~120mg/d加在10%葡萄糖250ml里静滴。胰高血糖素加胰岛素疗法：胰高血糖素1mg，胰岛素8~10U，加入10%葡萄糖300ml静滴，每天1~2次，疗程10~14天；人白蛋白和新鲜血浆可促进肝细胞再生，亦可改善低蛋白血症和凝血功能；门冬氨酸钾镁10~20ml加入5%葡萄糖250ml静滴，每天一次；复方甘草酸30ml加入5%葡萄糖150ml中静滴，每天一次。

（2）防治肝性脑病：用庆大霉素、甲硝唑等抑制肠道菌群；乳果糖口服，可酸化肠道，减少氨吸收；使用降血氨药物如雅博斯、乙酰谷酰胺等；肝安注射液（富含支链氨基酸的注射液）250ml加谷胱甘肽1.2g，每天一次静滴。

（3）防治凝血功能障碍：补充凝血因子，可输新鲜血浆、冷沉淀、纤维蛋白原和凝血因子复合物等。出现DIC时，在凝血功能监测下，酌情应用低分子肝素治疗。产前4小时至产后12小时内不宜应用肝素。

（4）并发肾衰竭的处理

1）严格限制液体入量，避免使用对肾脏有损害的药物，纠正水电解质酸碱平衡紊乱。

2）利尿药物的使用：①在心功能好的情况下，渗透性利尿药物如20%甘露醇125~250ml，静滴，用后仍无尿则要停用；②呋塞米20~80mg，静注，需要时隔2~4小时可重复使用；③血管扩张剂：排除血容量不足后可用多巴胺20mg，立其丁20mg及呋塞米80~160mg加入葡萄糖注射液250ml稀释后静滴。

3）无效时可考虑行血液透析。

4）注意防治感染、水电解质酸碱平衡紊乱等并发症。

5）重型肝炎病情复杂，所用药物种类繁多，治疗应注意几点：①应抓住主要矛盾，调整用药方案；②不要太迷信"护肝药"，在重症肝病中，护肝作用有限，使用血制品和抗生素处理凝血问题和感染常是更重要的治疗；③应关注出入量平衡问题，过多的用药常使入量过多，而肾功能常受损而使出量不足，从而诱发心力衰竭、脑水肿、肺水肿等问题。

（七）产科处理

1. 非重型肝炎　如下所述。

（1）妊娠早期：由于妊娠剧吐等原因可诱发肝炎活动，妊娠并发肝炎应积极治疗，许多药物如谷胱甘肽、必需磷脂、思美泰、复方甘草酸、门冬氨酸钾镁、复方丹参液等对胎儿影响不大，多数患者经治疗后病情好转，可继续妊娠。少数患者经积极治疗病情仍持续恶化才需考虑终止妊娠。

（2）中晚期妊娠：妊娠中晚期由于肝脏负担加重，易加重肝功能损害。经积极治疗，即使为妊娠并发重度肝炎，病情亦常可逐渐好转。故中晚期妊娠并发肝炎亦应积极护肝治疗，视情况决定是否终止妊娠。如病情持续加重发展到重型肝炎，则按重型肝炎处理。

（3）分娩方式：妊娠并发肝炎不是剖宫产指征，但相对阴道分娩来说，剖宫产可减轻肝功能损害，因而对于一般情况较差、肝炎病情较重、特别是凝血功能欠佳的患者，可放宽剖宫产指征。另有报道剖宫产可减少肝炎病毒母婴传播，但也有相反意见。一般认为，产后新生儿尽快洗去身上的血污和母亲分泌物等，尽早注射乙肝免疫球蛋白中和进入体内的病毒，分娩方式对母婴传播影响不大。

（4）分娩期注意事项：①分娩前应加强护肝治疗，改善肝功能；②注意患者凝血功能，视情况适当给予新鲜冷冻血浆、冷沉淀等改善凝血功能，肌内注射维生素 K 也有一定帮助；③注意观察产程，防止产程过长加重肝功能损害；④做好防治产后出血的准备，产前备血，视情况必要时行中心静脉置管，胎儿娩出后及时加强宫缩。

2. 重型肝炎　妊娠并发重型肝炎的救治仍是产科一大难题。目前，国内外尚缺乏对妊娠并发重型肝炎有说服力的研究，特别在产科处理方面没有成熟经验，争议甚多。中山大学附属第三医院多年来致力于妊娠并发重型肝炎的基础和临床研究，初步取得了一些成功的经验，试分享如下：

（1）早期识别、及时转运：有重型肝炎倾向的孕妇在产前及时转运到有条件的医院诊治是现阶段妊娠并发重型肝炎救治的重要举措之一。

（2）适时终止妊娠：患者病情常进展迅速，绝大多数妊娠并发重型肝炎患者不能等到重型肝炎病情明显好转才终止妊娠，应积极治疗待病情有所稳定后选择时机终止妊娠。

（3）终止妊娠时机的选择：经治疗病情如可逆转，等病情恢复到安全水平再终止，为最理想情况，但临床中罕见。中山大学附属第三医院有 1 例患者 24 周肝衰竭入院治疗 1 个月余好转出院，最终足月分娩。治疗后病情有所稳定，主要是凝血功能、清蛋白、胆红素等稳定 24 小时；治疗后病情仍迅速进展，估计预后不良，终止妊娠抢救胎儿；出现严重产科并发症如胎儿窘迫、胎盘早剥等，或临产。

（4）分娩方式的选择及子宫切除问题：我们认为妊娠并发重型肝炎产妇采用剖宫产加子宫次全切除术其预后较好。可能原因如下：①减少出血：子宫切除直接去除了主要出血灶，有效减少了出血；②减少产褥感染：子宫切除直接去除了主要感染灶，有效地减少了产褥感染；③阴道分娩患者在产程中消耗了巨大的精力、体力，加之疼痛等方面影响，加重肝功能损害。剖宫产加子宫次全切除手术时间短，患者消耗少，疼痛轻，有利于病情的恢复。

行子宫全切除术时，需下推膀胱至较低部位，下推膀胱过程中易引起静脉丛的损伤和出血，不容易止血；另外，妊娠子宫主韧带和宫骶韧带较柔软，局部水肿，术中触摸不清，下推膀胱不够低则容易损伤输尿管。子宫次全切除手术既可减少损伤和出血，手术方法既简便又安全，手术时间短，同时又达到了子宫切除的治疗目的。因此，我们主张剖宫产同时行子宫次全切除术。

（八）预防

1. 甲型肝炎　对甲肝无免疫力的孕妇，如与甲型肝炎患者有密切接触史，接触 2 周内尽早肌内注射丙种球蛋白,同时行甲肝疫苗接种。孕晚期患甲型肝炎,新生儿出生后2周内应及早注射丙种球蛋白。《ACOC指南》认为给予适当的卫生防护措施,可以哺乳。

2. 乙型肝炎　目前公认产后新生儿联合使用乙肝疫苗和乙肝免疫球蛋白可以明显降低母婴传播。对HBsAg阳性母亲的新生儿,在出生后24小时内尽早(最好在出生后12小时)注射乙型肝炎免疫球蛋白(HBIG),剂量应≥100IU。同时在不同部位接种10μg重组酵母或20μg中国仓鼠卵母细胞(CHO)乙型肝炎疫苗,在1个月和6个月时分别接种第2和第3针乙型肝炎疫苗,可显著提高阻断母婴传播的效果。也可在出生后12小时内先注射1针HBIG,1个月后再注射第2针HBIG,并同时在不同部位接种一针10μg重组酵母或20μg CHO乙型肝炎疫苗,间隔1和6个月分别接种第2和第3针乙型肝炎疫苗。在孕期,对于病毒负荷高的患者,如有指征和条件应考虑行抗病毒治疗,可降低母婴传播。近年来,多认为乙肝抗原阳性母亲分娩的新生儿产后经主、被动免疫后,可以哺乳。ACOG指南认为母亲单纯表面抗原阳性可以哺乳,但同时e抗原阳性者证据尚不充分。

3. 丙型肝炎　丙型肝炎尚无特异的免疫方法。注意个人防护,减少医源性感染是预防丙肝的重要环节。分娩方式对母婴传播无明显影响,剖宫产应以产科指征为主。多数学者认为,如乳头无皲裂破损,母乳喂养不增加传播率。也有人认为如母乳检测HCVRNA滴度高应避免哺乳。

(秦丽丽)

第三节　妊娠并发肝硬化

肝硬化是一种由多种因素引起的弥漫性、进行性肝脏损害的疾病,肝细胞广泛变性、坏死,网状蛋白结构破坏,肝细胞结节再生,大量的结缔组织增生形成纤维分隔,形成假性肝小叶,肝脏萎缩变硬。临床上以肝功能损害和门脉高压为主要表现,早期症状不明显,晚期出现消化道出血、肝性脑病、继发感染等严重并发症,危及母儿生命。妊娠并发肝硬化较少见,约占分娩总数0.02%。以往报道妊娠并发肝硬化母儿病死率高,不主张肝硬化患者妊娠。近年来,随着医学水平的发展,妊娠并发肝硬化可以有较好的预后。

(一) 病因

引起肝硬化的病因很多,在国内以病毒性肝炎所致的肝硬化最为常见。在国外,特别是北美、西欧,则以酒精性肝硬化为最多。

1. 病毒性肝炎　急性或亚急性肝炎如有大量的肝细胞坏死和纤维化可以直接演变为肝硬化,但更重要的演变方式是经过慢性肝炎的阶段。

2. 慢性酒精中毒　在欧美国家,酒精性肝硬化约占全部肝硬化50%~90%,而在我国则少见。其发病机制主要是酒精中间代谢产物乙醛对肝脏的直接损害。

3. 遗传和代谢疾病　由遗传性和代谢性疾病的肝脏病逐渐发展而成的肝硬化称代谢性肝硬化。这些疾病主要包括:血色病、肝豆状核变性、半乳糖血症、糖原贮积病等。

4. 肝脏淤血　慢性充血性心力衰竭、慢性缩窄性心包炎和各种病因引起的肝静脉阻塞综合征,均可使肝内长期淤血、缺氧,从而导致肝脏的损害。

5. 化学毒物或药物　长期服用某些药物如双醋酚酊、甲基多巴、四环素等,或长期反复接触某些化学毒物如磷、砷、四氯化碳等,均可引起中毒性肝炎,最后演变为肝硬化。

6. 营养不良　营养失调与肝硬化的关系尚未明确。

(二) 肝硬化对妊娠的影响

1. 不孕　肝硬化时,肝脏对雌激素的灭活能力下降,雌激素水平升高。研究表明,肝损害的程度与血清雌二醇浓度成比例,升高的雌激素反馈抑制下丘脑和垂体,导致月经紊乱和无排卵,造成不孕。

2. 胎儿并发症　妊娠并发肝硬化时,由于肝硬化患者的肝脏代谢功能障碍,孕妇体内大量有害物质堆积,易导致流产、早产、胎儿生长受限,严重时出现死胎。文献报道:妊娠并发肝硬化围产儿死亡率为 13.8%～18%，流产率为 8%～18%，早产率为 15%～20%。

3. 孕妇并发症　孕妇并发症包括贫血、妊娠期高血压疾病、产后出血、感染等。文献报道妊娠并发肝硬化孕妇并发症发生率高达 40% 以上。由于肾素 - 血管紧张素 - 醛固酮系统均经过肝脏代谢，肝硬化时该系统的活性增加，加上贫血、低蛋白血症等影响，妊娠期高血压疾病发生率明显增加。由于肝硬化影响凝血因子生成，易出现产后出血。肝硬化患者免疫功能低下，易出现感染。

（三）妊娠对肝硬化的影响

肝硬化孕妇有正常妊娠、分娩而肝功能无明显恶化的报道。但多数学者认为妊娠对肝硬化不利，主要表现在以下几方面：

(1) 肝硬化患者肾素 - 血管紧张素 - 醛固酮系统活性增加，使肝内小血管收缩，肝脏缺血缺氧，加重肝脏损害。同时，醛固酮增加造成水钠潴留。

(2) 孕期雌激素水平升高，加重肝损害。

(3) 孕期血容量增加，使腹腔积液增加。

(4) 孕期血容量增加及分娩腹压增加等因素，易诱发食管下段曲张的静脉破裂，在中晚孕期发生率较高。Cheng 报道，妊娠并发肝硬化，食管下段曲张静脉破裂出血发生率为 19%，发生破裂时孕妇死亡率为 61.5%。

(5) 孕期肝功能负担加重，肝功能恶化，可出现肝衰竭。

（四）诊断

1. 病史　有肝炎史或血吸虫病史、慢性酒精中毒、营养不良等。多数人孕前已在内科诊断为肝硬化。

2. 临床表现　如下所述。

(1) 代偿期：症状较轻，缺乏特异性。以乏力、食欲减退出现较早，且较突出，可伴上腹不适、恶心、上腹隐痛、轻微腹泻等。肝轻度增大，质地结实或偏硬，无或有压痛，脾轻度或中度增大。肝功正常或轻度异常。

(2) 失代偿期：症状显著，主要为肝功能减退和门静脉高压两大类表现，同时可有全身多系统症状。

1) 肝功能减退的临床表现

a. 全身症状：一般情况、营养状况及精神状况差，可有不规则低热、夜盲及水肿等。

b. 消化道症状：食欲缺乏，甚至厌食，对脂肪和蛋白质耐受性差，易脂肪泻。患者因腹腔积液和腹胀难受。1/2 以上患者有轻度，少数有中重度黄疸。

c. 出血倾向和贫血：由于凝血因子不足，患者可有鼻出血、牙龈出血、皮肤紫癜和胃肠出血等倾向，常有不同程度的贫血。

2) 门静脉高压症：门静脉系统阻力增加和门静脉血流量增多，是形成门静脉高压的发生机制。脾大、侧支循环的建立和开放、腹腔积液是门静脉高压症的三大临床表现。尤其侧支循环的开放，对门静脉高压症的诊断有特征性的意义。

a. 脾大：多为轻、中度增大，部分可达脐下。上消化道大出血时，脾可暂时缩小，甚至不能触及。晚期脾大常伴红细胞、血小板、白细胞计数减少，称为脾功能亢进。

b. 侧支循环的建立和开放：临床上有三支重要的侧支开放：食管和胃底静脉曲张；腹壁静脉曲张；痔静脉扩张。

c. 腹腔积液：是肝硬化最突出的临床表现。腹腔积液出现前常有腹胀，大量腹腔积液使腹部膨隆，腹壁绷紧发亮，患者行走困难；有时横膈显著抬高，出现端坐呼吸和脐疝。部分患者伴有胸腔积液，多见于右侧，系腹腔积液通过膈淋巴管或经瓣性开口进入胸腔所致。

3. 肝脏触诊　质地坚硬，边缘较薄，早期表面尚平滑，晚期可触及结节或颗粒状，通常无压痛，但在肝细胞进行性坏死或炎症时可有轻压痛。

4. 辅助检查　如下所述。

（1）血常规检查：代偿期多在正常范围。失代偿期由于出血、营养不良、脾功能亢进可发生轻重不等的贫血。有感染时白细胞可升高，脾功能亢进者白细胞和血小板均减少。

（2）尿液检查：尿常规一般在正常范围，有黄疸时可出现尿胆红素阳性、尿胆原增加。

（3）粪常规：消化道出血时可出现肉眼可见的黑便和血便，粪隐血试验阳性。

（4）肝功能试验

1）血清胆红素：失代偿期可出现胆红素升高，胆红素的持续升高是预后不良的重要指标。

2）蛋白质代谢：肝脏是合成清蛋白的唯一场所，人血清蛋白水平常能反映肝脏储备功能。在肝功能明显减退时，清蛋白合成减少。肝硬化时常有球蛋白升高。

3）凝血因子时间：是反映肝脏储备功能的重要预后指标，晚期肝硬化及肝细胞损害时明显延长，如用维生素K后不能纠正，更说明有功能的肝细胞减少。

4）血清酶学检查：①谷丙转氨酶和谷草转氨酶：肝硬化患者这两种转氨酶不一定升高，肝硬化活动时可升高；②γ-谷氨酰转移酶：90%肝硬化患者可升高，并发肝癌时明显升高；③碱性磷酸酶：70%的肝硬化患者可升高，并发肝癌时常明显升高。

5）反映肝纤维化的血清学指标：①Ⅲ型前胶原氨基末端肽（PⅢP）：测定血清中PⅢP可以间接了解肝脏胶原的合成代谢。纤维化增加时，肝脏Ⅲ型前胶原合成增加，血清中PⅢP明显升高，故PⅢP主要反映活动性纤维化。②Ⅳ型胶原：Ⅳ型胶原的检测指标有血中Ⅳ型前胶原羧基端肽（NCl）和氨基端肽（7S片段）以及TH段。肝纤维化时可升高。③透明质酸：是细胞外间质的重要成分，肝硬化患者血清透明质酸升高。④层粘连蛋白：是基底膜重要成分，与肝纤维化有一定的相关性。⑤腺苷脱氨酶（ADA）：肝硬化患者ADA活力随肝纤维化程度而递增，ADA可作为肝硬化的参考指标。⑥N-乙酰β-葡萄糖醛酸苷酸（β-NAG）：肝硬化患者明显高于正常人群，可很好地反映肝纤维化程度。⑦单胺氧化酶（MAO）：MAO升高与肝纤维化程度平行，可在一定程度上作为肝硬化早期诊断的敏感性指标。⑧脯氨酰羟化酶（PH）：PH水平与肝纤维化程度呈正相关，目前认为可初步估计肝纤维化程度。

（5）超声显像：可显示肝脏大小、外形改变和脾大；门脉高压症时可见肝门静脉、脾静脉直径增宽，并能查见腹腔积液。

（6）影像学检查：食管吞钡X线检查可检出食管静脉曲张的虫蚀样或蚯蚓状充盈缺损及纵行黏膜皱襞增宽；胃底静脉曲张可见菊花样充盈缺损。此外，CT和MRI检查可显示早期肝大，晚期肝左、右叶比例失调，肝表面不规则及腹腔积液和脾大等。

（7）胃镜检查：了解食管和胃底有无静脉曲张及其程度。

（8）穿刺活组织检查：若见有假小叶形成，可确诊。

（五）处理

1. 孕前咨询　一般肝功能处于代偿期，病情较轻，可以妊娠；如处于失代偿期或有食管静脉曲张，不宜妊娠，如已妊娠应尽早终止妊娠。若肝功能及一般情况良好，仅有食管静脉曲张，患者迫切希望妊娠，应行手术治疗后妊娠。

2. 治疗　决定继续妊娠的患者，应由产科、内科和外科共同管理，严密监护。

（1）一般治疗

1）休息：孕期应多休息，注意保证睡眠时间，减轻对肝脏的负担。

2）饮食：以高热量、高蛋白和维生素丰富且容易消化的食物为适宜。肝功能损害或有肝性脑病先兆时，应限制或禁食蛋白质；有腹腔积液时饮食应少盐或无盐。禁酒及避免进食粗糙坚硬食物，禁用损害肝脏的药物。

3）支持治疗：失代偿期患者食欲缺乏，进食量少，且多有恶心呕吐，可静脉输入高渗葡萄糖液补充热量；应特别注意维持水电解质和酸碱平衡，病情较重者视情况给予复方氨基酸、白蛋白或新鲜冷冻血浆。

（2）药物治疗：有抗病毒指征者考虑抗病毒，适当使用维生素和消化酶。中医治疗一般常用活血化瘀药物为主辨证施治。

(3) 腹腔积液的治疗

1) 限制水、钠摄入：监测24小时出入量，保持出入平衡。

2) 利尿剂的使用：主要使用螺内酯和呋塞米，可考虑联合使用。

3) 提高血浆胶体渗透压：少量多次静脉输入鲜血或清蛋白。

4) 腹腔积液浓缩回输：治疗难治性腹腔积液。放腹腔积液5 000~10 000ml，通过浓缩处理为500ml，再回输。可清除部分潴留的水和钠外，还可提高血浆清蛋白的浓度和有效血容量，改善肾血压循环，从而消除或减轻腹腔积液。有感染的腹腔积液不可回输。

5) 腹腔-颈静脉引流（Le Veen引流法）。

(4) 并发症治疗

1) 上消化道出血防治：食管曲张静脉出血是妊娠合并肝硬化最重要、最致命的并发症之一。如孕前未行胃镜检查，孕期应行胃镜检查。对静脉曲张明显者请消化科共同处理。权衡利弊可选用普萘洛尔、奥曲肽等药物治疗，根据实际条件选用内镜下套扎、硬化剂治疗、三腔二囊管、经颈静脉肝内门分流术、各种分流手术等，文献均有成功报道。

2) 自发性腹膜炎：积极加强支持治疗和抗菌药物的使用。强调早期、足量和联合应用抗菌药物，一经诊断就立即进行。

3) 肝性脑病、肾衰竭等，参看妊娠并发病毒性肝炎。

3. 产科处理　肝功能处于代偿期、无并发症的肝硬化孕妇，无食管静脉曲张，估计产程顺利，可阴道试产，分娩前应加强护肝治疗，改善肝功能；注意患者凝血功能，视情况适当给予新鲜冷冻血浆、冷沉淀等改善凝血功能；注意观察产程，防止产程过长加重肝功能损害，第二产程避免过度屏气和腹部加压，适当助产；做好防治产后出血的准备，产前备血，视情况必要时行中心静脉置管，胎儿娩出后及时加强宫缩。

有食管静脉曲张、肝功能失代偿期的孕妇，或有产科指征应行剖宫产。术中避免用力按压腹部。

产褥期注意休息和营养，使用对肝脏无害的抗生素防治感染，随访肝功能。是否哺乳视肝功能而定。

（秦丽丽）

第四节　妊娠期急性脂肪肝

早在1934年，Sunder及Gadden首次报道。到1940年，Sheehan报道6例尸解病理，并明确了病理组织学特征，将本病命名为妊娠期急性黄色肝萎缩。直到1956年，Moore才将其命名为妊娠期急性脂肪肝（acute fatty liver of pregnancy，AFLP），目前国内外均采用Moore对本病的命名。1965年，Kunelis发现在妊娠期间使用大量四环素后也可出现同样肝脏病变，因而他又把不用四环素者命名为特发性妊娠急性脂肪肝，意在加以区别，现均称为妊娠期急性脂肪肝。妊娠期急性脂肪肝发病率约为1/16 000~1/7 000，多发于妊娠晚期，起病急骤，病势凶险，严重危及孕产妇及围产儿的生命安全，病死率较高。

（一）病因与发病机制

1. 胎儿脂肪酸代谢障碍　为目前研究热点。既往研究显示，胎儿线粒体脂肪酸氧化障碍（mitochondrial fauy acid oxidation disorders，MFAOD）胎儿的母亲易患AFLP。该异常主要由长链3-羟酰CoA脱氢酶（LCHAD）缺乏引起，该酶为线粒体三功能蛋白（mitohodialtrifunetional protein，MTP）之一。MTP包括LCHAD长链2,3-烯酰CoA脱氢酶和长链3-酮酰CoA脱氢酶。Jamal等研究24例LCHAD缺乏儿童，其中5例为MTP完全缺乏，另19例LCHAD缺乏儿童中，8例为LCHAD基因Clu474Gln纯合性突变，11例为一个等位基因Glu474Gln突变。24例患儿母亲中12例妊娠期出现AFLP。BroWning等研究50例MFAOD婴儿及1 250例正常婴儿，结果显示MFAOD婴儿母亲有16%患妊娠期肝脏疾病，包括AFLP及溶血、肝酶升高和血小板减少三联征（HELLP综合征），而对照组婴儿母亲仅0.88%患妊娠期肝脏疾病。这两项研究提示：存在 LCHAD 基因突变胎儿的母亲易患 AFLP。LCHAD 缺乏胎儿的母亲易患 AFLP 可能的原因为：胎儿或胎盘产生长链 3-羟酰代谢产物堆积在母体内，对肝脏产生高毒性，且由于妊娠期脂肪酸代谢利用降低而加重毒性。另有研究显示胎盘组织合体滋养细胞 β 氧化酶妊娠早期明显增高，近分娩期略低。胎盘能量很大部分通过脂肪氧化获得，为胎儿脂肪酸氧化障碍导致母体易患 AFLP 提供证据。妇女 LCHAD 基因异常也是 AFLP 发生的一个因素。Blish 等报道 1 例 27 岁黑人女性妊娠 36 周剖宫产后因肝损害死亡，通过单链核酸构相及核苷酸序列分析检测母体及男婴 MTPα 亚单位突变情况，母亲在编码 MTP 的 LCHAD 基因区域出现异常的杂合性突变，而男婴基因组完全正常，提示母体 LCHAD 基因突变可能导致 AFLP。LCHAD 突变母亲对脂肪酸代谢能力降低，当脂肪酸代谢超出母体代谢能力时，导致母体循环中脂肪酸堆积造成肝损害。但 Maitra 等对 10 例 AFLP 患者 DNA 行 PCR 检测均未见 LCHAD 突变，提示 AFLP 除 LCHAD 基因突变外另有其他致病因素。Irmes 等首次报道胎儿肝脏 CPT1 缺陷与母亲 AFLP 发病相关。由此推测，任何降低胎儿长链脂肪酸代谢的基因缺陷，造成脂肪酸代谢产物的蓄积，都有可能造成对母体的肝脏线粒体 β 氧化毒性，从而导致 AFLP。胎儿及胎盘组织不能有效氧化利用脂肪酸，胎儿胎盘单位氧化脂肪酸产生中间代谢产物长链酰基 CoA 酯堆积，以长链酰基肉毒碱的形式进入母体血循环，被肝脏摄取，但不能将其彻底清除。这些中间代谢产物在肝细胞堆积可能引起肝细胞损伤、肝脏脂肪变性、肝酶异常等。妊娠晚期能量需求增加和脂肪酸氧化酶活性降低加剧了这一作用。

2. 性激素　实验发现，通过降低妊娠晚期小鼠中链脂肪酸的氧化和三羧酸循环，发现线粒体的氧化能力降低。不仅给予母鼠雌激素和孕激素能使三羧酸循环过程中的棕榈酸的氧化作用和活性降低，雌孕激素还能使线粒体的超微结构发生变化。可见，性激素可能使肝细胞的线粒体的功能障碍，加上其他因素，使某些孕妇发生 AFLP。

3. 药物　药物（如四环素）、毒物和感染等因素可引起肝脏脂肪样变性。有报道一例妊娠期急性脂肪肝发生在接触甲酸后。

4. 免疫机制　近年来，还有研究认为 AFLP 可能与 Fas 系统的免疫调节密切相关。目前已知，在绝大多数情况下，细胞毒性 T 细胞特异性地识别并杀伤靶细胞是依靠同 Fas 抗原结合，启动 Fas 死亡信号进而引起靶细胞凋亡。AFLP 时肝细胞膜上 Fas 抗原强烈表达，使肝细胞大量凋亡，引起一系列组织学改变，包括肝内胆汁淤积、急性胆小管炎和肝细胞坏死，导致肝脏功能损害，严重者出现肝衰竭，发生相应的病生理变化。

5. 其他机制　有学者认为产前子痫、HELLP 综合征和 AFLP 可能为疾病从轻微到严重以致威胁生命的多系统功能障碍的谱系改变，似乎可以解释 AFLP 患者何以并发妊娠期高血压综合征较多，而且研究也显示 HELLP 综合征与 AFLP 在病因、临床表现和治疗等方面有很多共同之处。AFLP 患者中双胎、多胎更为常见，双胎、多胎母亲血小板计数下降及抗凝血酶活性增高明显，两者均有肝酶升高危险倾向，故更易于发生 HELLP 综合征、AFLP 等病症。

(二) 临床表现与诊断

1. 发病时间　AFLP 可在孕晚期任何时间发病，多发生于孕期 31~42 周，也有发病早在妊娠 23 周的报道。多见于初产妇、男胎及多胎妊娠。大约 50% 的患者有子痫前期，20% 的患者并发 HELLP 综合征。无肝病史及肝炎接触史，各种肝炎标志物常为阴性。

2. 症状　起病初期出现非特异性症状，包括不适、疲劳、头痛、厌食、恶心、呕吐。在大多数患者中，恶心、呕吐是最重要的症状。有些患者出现烦渴及右上腹部疼痛，有的在发病初期就出现较特异的症状，包括进行性加重的黄疸及出血。很多患者常在诊断后病情迅速恶化。

3. 多器官系统受累表现　参看病毒性肝炎中重型肝炎表现与诊断。

4. 辅助检查　如下所述。

(1) 血常规：血白细胞数升高可达 $(20~30) \times 10^9/L$，血小板计数可下降。

(2) 尿常规：尿蛋白常为阳性。尿胆红素常为阴性，由于肾基膜增厚胆红素不能滤过所致，当患者出现明显黄疸而尿胆红素阴性时为 AFLP 的重要诊断依据。但尿胆红素阳性不能排除诊断。

（3）肝功能检查：参看妊娠并发肝炎，但一般转氨酶升高不如病毒性肝炎显著，常在300U/L以下，胆红素上升一般也不如重型肝炎显著，常在200μmol/L以下。

（4）凝血功能检查：由于肝脏功能低下，合成凝血因子减少，纤维蛋白原降低，凝血因子时间延长。

（5）低血糖和高血氨。

（6）肾功能检查：尿酸、肌酐和尿素氮上升，尤其是尿酸上升与肾功能改变不成比例。

（7）影像学检查：B超显示肝区弥漫性的密度增高区，呈雪花样强弱不均。CT检查示肝实质为均匀一致的密度减低。部分患者影像学检查无明显改变。文献报道CT准确性高于B超。

（8）组织学检查：肝穿刺活检病理变化为肝细胞胞质中有脂肪小滴，表现为弥漫性微滴性脂肪变性，炎症、坏死不明显，肝小叶完整，肝脏活检为诊断金标准。正常肝脏脂肪含量约5%，AFLP患者肝脏脂肪含量为13%~19%。但由于患者常并发凝血功能异常，故肝脏穿刺活检在临床上受到一定限制。

综合以上表现，AFLP诊断应注意以下几点：①多见于初产妇、男胎及多胎妊娠。1/2并发妊娠高血压疾病。无肝病史及肝炎接触史，各种肝炎标志物阴性。②早期症状不明显，注意恶心、呕吐和（或）上腹痛。③肝衰竭以及多器官系统受累表现。④尿胆红素阴性支持诊断，尿酸升高，影像学在诊断上有较高价值，有条件可考虑肝穿刺行组织学检查。

（三）鉴别诊断

1. 妊娠并发重型肝炎　妊娠并发重型肝炎和AFLP均表现为急性肝衰竭，临床上较难区分，可试从以下几方面进行鉴别：①AFLP一般肝炎标志物阴性，但慢性肝炎病毒携带者发生AFLP会有肝炎标志物阳性；而重型肝炎虽可有肝炎标志物阳性，但急性感染时可能无法检出肝炎标志物。另外，有时大量肝细胞坏死造成大量病毒破坏以及强烈的免疫反应清除病毒，可能无法检出病毒抗原。②AFLP常见上腹痛，重型肝炎相对少见。③尿胆红素阴性支持AFLP诊断，重型肝炎尿胆红素阳性。尿酸水平在AFLP明显升高，重型肝炎相对少见。④肝脏B超和CT有助于鉴别。⑤如有条件行肝穿刺组织学检查可鉴别，但临床上可行性不高。⑥产后病情转归。产后AFLP经积极支持后常1周左右病情稳定并好转，重型肝炎视肝坏死程度而定，病程可达数月。此两病临床鉴别虽有一定困难，但临床处理大同小异，都主张积极治疗后终止妊娠，使鉴别困难不致对预后造成太大影响。

2. HELLP综合征　AFLP和HELLP综合征有许多相似表现：肝功能异常、出血倾向、肾衰竭等，HELLP综合征常在子痫前期基础上发生，而AFLP亦常伴子痫前期，许多学者认为AFLP与子痫前期有内在联系。鉴别要点在于是否有肝衰竭表现。HELLP综合征无肝衰竭表现，其凝血障碍是由于血小板减少，其黄疸是由于溶血，主要为非结合胆红素升高，无低血糖、肝性脑病等表现。肝脏影像学也有助于鉴别。

3. 妊娠期肝内胆汁淤积症　两者都可有黄疸、瘙痒、死胎等表现，但两者临床差别较大，易于鉴别。ICP虽有黄疸、死胎，但母亲一般情况良好，凝血功能一般正常，无肝衰竭表现，一般不累及其他器官系统。

（四）处理

积极、及时的处理是改善母儿预后的关键。确诊后或高度疑诊的患者应在积极术前治疗的情况下迅速终止妊娠以及给予最大限度的支持治疗。

1. 保肝治疗　具体方法参看妊娠并发肝炎。

2. 血制品输注　根据情况给予新鲜冷冻血浆、冷沉淀等改善凝血功能，输注白蛋白纠正低蛋白血症，输注红细胞纠正贫血。

3. 血浆置换　近年不断有报道使用血浆置换疗法抢救AFLP成功。血浆置换可清除血液内的激惹因子，增补体内缺乏的凝血因子，减少血小板聚集，促进血管内皮修复。此法国外多用，并取得较好疗效。

4. 防治并发症　重视多学科协作，防治肝性脑病、肾衰竭、感染等并发症。

5. 肝移植　肝移植目前已有AFLP行肝移植成功报道，但患者肝脏具有潜在逆转能力，因此，不应过早考虑肝移植，只有经各种方法治疗，病情仍进展恶化，造成不可逆性肝损害者才考虑肝移植。

6. 产科处理　尽快终止妊娠是改善母儿预后的重要保证。由于AFLP病情易迅速恶化，严重威胁母儿生命，AFLP易出现死胎，死胎可加速和加重DIC发生，而且AFLP多发生在孕晚期，胎儿一般已可存活。故一旦确诊，无论病情轻重、孕周大小，均应尽快终止妊娠，早期终止妊娠可使母婴存活率明显升高；终止妊娠，去除AFLP致病因素，在强有力的支持治疗下，患者病情常可迅速改善。

分娩方式一般首选剖宫产，因剖宫产时间短，可减少待产过程中的体力消耗，减轻肝肾负担，一般建议放宽切除子宫指征，特别是病情较重的患者，可以减少产后出血，减少产褥感染，消除子宫缩复对肝肾功能的负担，缩短肝功能恢复时间，提高母儿存活率，基于同样道理，一般子宫次全切除即可。

（五）AFLP母儿预后

AFLP患者由于病情进展迅速、异常凶险，且早期症状不特异，母儿死亡率均较高。20世纪80年代，AFLP母儿死亡率分别为75%和85%。目前，母亲死亡率约为10%，胎儿预后也有明显改善，死亡率为20%左右。

1. AFLP患者预后　AFLP患者经积极治疗后病情可迅速好转，如产后无少尿过程，肾功能恢复较快，肌酐等于产后3天开始下降，7天左右恢复正常，胆红素于产后7天也开始下降，反映凝血功能的各项指标多于产后4~12天逐渐恢复正常。但产后清蛋白可继续下降，于产后7天左右开始回升，约于产后18天左右恢复至正常值。患者肝脏为可逆性改变，一般于产后4周左右可恢复正常，肝脏无伤痕遗留。

2. AFLP胎儿预后　AFLP胎儿可能存在脂肪酸代谢障碍，该异常主要由LCHAD缺乏引起，产后有条件应对AFLP新生儿进行基因筛查。LCHAD缺陷患儿脂肪酸代谢异常所致症状在婴儿期不立即表现出来，摄入含长链脂肪酸食物才引发症状，故患儿婴儿期护理非常重要。LCHAD缺陷的儿童未经治疗死亡率为75%~90%。存活者均应接受饮食治疗，饮食治疗可降低患者的发病率及死亡率。

（六）AFLP的预测

目前，资料显示AFLP与胎儿LCHAD缺乏有关，而该异常为隐性遗传，父母双方携带致病基因时，其子女1/4发病。LCHAD缺乏胎儿母亲妊娠期AFLP发病率为15%~25%。目前，生物分子学研究证实AFLP患者可能有基因异常，且该病与子代脂肪酸代谢障碍有关。提示AFLP高危患者及子代进行基因检测及随访十分必要。故所有妊娠期曾患AFLP或亲代谱系中有患AFLP及LCHAD缺乏儿童的妇女均应行生物分子学诊断检测，包括绒毛标本DNA分子学诊断及羊水细胞酶系分析等，有助于对AFLP进行预测。

（秦丽丽）

第十一章

妊娠并发糖尿病

第一节 概述

糖尿病（diabetes mellitus，DM）是由遗传和环境等多种因素相互作用而引起的一组代谢综合征。其机制是胰岛素合成或分泌总量不足、分泌的活性不足、胰岛素受体数目或受体结构异常、胰岛素与胰岛素受体结合异常和（或）胰岛素受体后生化反应异常等因素引起的糖类、蛋白质、水和电解质的代谢紊乱，长期慢性高血糖为其主要临床特征。长期高血糖状态导致的全身微血管病变（眼底病变和肾病）、大血管病变（心脑血管和周围血管病变）和神经病变（周围神经病变）等慢性进行性病变，成为患者致残和病死的主要原因。

20世纪后，随着胰岛素的问世，糖尿病的研究和治疗进入了飞速发展阶段。随着社会经济的发展，糖尿病患病人数不断增加，其中，1型糖尿病（type1 diabetes，T1DM）占3%~5%，2型糖尿病（type2 diabetes，T2DM）约占95%。我国糖尿病发生率不断上升，成为影响成人健康的主要疾病之一。随着胰岛素的临床应用，妊娠并发糖尿病这一领域的研究也取得了较大进展，起初20年内胎儿宫内死亡率高达50%，死因不明，一般妊娠36周达高峰，为了避免胎死宫内，采取孕35~36周终止妊娠，导致新生儿并发症（如新生儿呼吸窘迫综合征）及新生儿死亡率极高，至1950年围产儿死亡率仍高达40%。随后，经过内科、产科及儿科医师协作，围产儿死亡率明显下降，在严格控制孕妇血糖的情况下，将妊娠终止时间推迟到37~38周，这样既避免了胎儿死亡，新生儿存活率也得以提高，围产儿死亡率下降至1%~9.8%，而且，孕期血糖水平与围产儿死亡密切相关。近年来，通过严格控制孕期血糖，加强孕晚期胎儿监测，妊娠并发糖尿病母儿预后有了明显改善，围产儿死亡率基本与正常孕妇相接近，围产儿病率也明显降低。目前，妊娠合并糖尿病对母儿的影响主要见于孕期漏诊或确诊晚的糖尿病者，由于孕期血糖得不到满意控制而导致围产儿死亡率及病率较高。鉴于糖尿病在妊娠期临床过程比较复杂，母儿并发症较多，如何正确处理糖尿病孕妇仍是产科医师和内科医师工作中的重要课题。

妊娠并发糖尿病是妊娠期最常见的内科并发症之一，包括两种不同类型的糖代谢异常，一种是糖尿病并发妊娠（pregestational diabetes mellitus，PGDM），指孕前已经被诊断的糖尿病患者妊娠或孕前未被诊断但孕早期经过检查血糖已经达到非孕期糖尿病诊断标准的妊娠妇女，约占妊娠合并糖尿病的10%；另一种是妊娠期糖尿病（gestational diabetes mellitus，GDM），它是由于妊娠中、后期妇女由于机体代谢发生一系列的变化而导致的糖代谢异常，占妊娠合并糖尿病的90%以上，由于近年来诊断标准的变化，其发生率明显增加。

（一）糖尿病

患者孕前有多饮、多食、多尿、消瘦等症状，且血糖明显升高，根据其特征分为1型糖尿病（type1 diabetes，T1DM）、2型糖尿病（type2 diabetes，T2DM）以及其他特殊类型糖尿病。

1. 1型糖尿病　胰岛β细胞破坏导致胰岛素绝对缺乏。起病较急，典型病例见于儿童及青少年，但任何年龄均可发病，血浆中胰岛素及C肽水平低，口服葡萄糖刺激后分泌呈低平曲线，必须依赖胰岛素治疗为主，一旦骤停即发生酮症酸中毒威胁生命。胰岛细胞抗体（insulin cell antibody，ICA）往往阳性，尤其是在发病初期。

2.2 型糖尿病　主要以胰岛素抵抗为主伴相对胰岛素不足。起病较慢，典型病例见于成人、中老年，偶见于幼儿，血浆胰岛素水平按体重计算仅相对性降低，且在葡萄糖刺激后呈延迟释放。有时肥胖患者空腹血浆胰岛素基值可偏高，葡萄糖刺激后胰岛素也高于正常人，但 ICA 不增高，胰岛素受体敏感性降低。

糖尿病患者血糖经过控制维持在接近正常水平可以妊娠，妊娠后仍应严密监测血糖及并发症，大多数母、儿结局可达到与正常孕妇相近。

（二）妊娠期糖尿病

1964 年，O'Sullivan 等首次提出了妊娠期糖尿病（GDM）这一概念，以往 GDM 是指妊娠期间首次发生或发现的不同程度的糖代谢异常，1997 年，世界卫生组织（WHO）将之列为一种特殊类型的糖尿病。随着健康与疾病的发育起源（developmental origin of health and disease，DOHaD）学说研究的不断深入，孕期高血糖对胎儿近远期的影响越来越受到关注。美国国立卫生院（National Institute of Health，NIH）支持进行了全球多中心前瞻性研究，即高血糖与妊娠结局的关系（hyperglycemia and adversepregnancy outcome，HAPO）的研究，该研究包括了亚洲在内的 9 个国家、15 个医学中心 25 505 例孕妇。所有孕妇均于妊娠 24～32 周进行 75g 口服葡萄糖耐量试验（oral glucose tolerance test，OGTT），该研究结果对全球 GDM 诊断标准的制定提供了科学依据。在 HAPO 研究的基础上，经过全球专家几次讨论，2010 年国际妊娠并发糖尿病研究组（International Association of Diabetes and Pregnancy Study Group，IADPSG）制定出了新的 GDM 诊断标准，即 75g OGTT 空腹、服糖后 1 小时和 2 小时血糖诊断界值分别为 5.1、10.0 和 8.5mmol/L，3 项中任何一项达到或超过上述标准即可诊断为 GDM。2011 年，美国糖尿病学会（American Diabetes Association，ADA）公布的"糖尿病诊疗指南"中采用了上述诊断标准。2010 年 11 月末，WHO 召开全球专家讨论会，大家一致认为"GDM 筛查和诊断的关键问题在于确定合理的血糖诊断界值，即可导致围产期母儿不良结局的风险阈值"，经过讨论，与会专家达成共识，孕期首次产检时应进行血糖检查，以便筛查出孕前未被诊断的糖尿病患者，GDM 诊断标准应采用 IADPSG 推荐的 OGTT 界值。2011 年 7 月，我国公布"中华人民共和国卫生部行业标准——GDM 诊断标准"。我国 GDM 诊断标准强调妊娠中、晚期 75g OGTT 采用 IADPSG 的推荐标准。GDM 新诊断标准的采用，对了解我国不同地区 GDM 的发病状况以及更好地和国际接轨，起到一定推动作用。

在 HAPO 研究结果发表之前，由于各国学者对 GDM 采用的诊断方法和标准尚未完全统一，以及由于 GDM 发生与种族差异和地区差异有关，所以各国报道的 GDM 发生率相差悬殊，为 1.5%～14%。新的诊断标准实施以后，GDM 发病率明显增高，在国际糖尿病基金（World Diabetes Foundation，WDF）项目研究中，中国妊娠并发糖尿病协作组 2012 年进行的多中心初步研究结果显示，GDM 的发病率高达 15% 以上，当然，此结果是基于参与调查医院的发病情况而非基于人群资料。

（秦丽丽）

第二节　妊娠期糖代谢的变化

（一）妊娠期糖代谢的特点

妊娠期糖代谢发生明显的变化，主要表现在以下几个方面：

1. 妊娠期血葡萄糖水平下降　妊娠导致血糖下降的原因包括：①孕妇除本身需要能量外，尚需供应胎儿生长所需要的全部能量，而且胎儿本身无法直接利用脂肪和蛋白质作为能源，孕妇血中葡萄糖是胎儿生长发育的主要能源，持续通过胎盘运送到胎儿体内。随着孕周增加，胎儿对葡萄糖的需求量增多，妊娠晚期达高峰，导致妊娠期血糖水平的下降。母体葡萄糖通过胎盘依靠绒毛细胞膜上载体，以易化扩散的方式进入胎儿。妊娠并发糖尿病孕妇血糖持续升高，转运到胎儿体内的葡萄糖将增加，导致胎儿高血糖状态。②妊娠期肾血流量及肾小球滤过率均增加，而肾小管对葡萄糖的再吸收率不能相应增加，孕妇尿中葡萄糖排出量增加，引起孕妇血糖下降。另外，空腹时孕妇胰岛素清除葡萄糖的能力较非妊娠期增加，所以，孕妇空腹血糖下降最为明显，妊娠期孕妇长时间空腹极易发生低血糖。

有学者曾经测定正常孕妇早、中、晚孕期空腹血糖水平，结果表明三个阶段空腹血糖均明显低于正常未孕妇女，孕期空腹血糖正常范围为 3.1~5.6mmol/L，且中、晚孕期空腹血糖明显低于早孕期血糖。研究也提示，自妊娠早期 4~6 周至妊娠 24 周，空腹血糖呈现持续下降。

2. 妊娠期糖负荷后反应　给予非孕妇女糖负荷后，大约 30 分钟后血糖达峰值，1~2 小时后恢复正常，而妊娠期妇女口服葡萄糖或进食糖类后，血糖峰值高于非孕期并延迟到达，恢复正常水平也缓慢，胰岛素分泌也呈类似变化。经测定，正常孕妇口服 75g 葡萄糖后，血胰岛素释放较非孕期同样负荷下胰岛素释放更为活跃，提示正常妊娠对胰岛素敏感性低于非孕期，这主要与妊娠期存在着许多特有的拮抗胰岛素因素有关，而且随妊娠周数增加，这些因素作用日益加强，为了维持正常糖代谢状态，胰岛素分泌量就需逐渐增加。对于胰岛素分泌受限的孕妇而言，妊娠晚期不能维持这一生理性代偿变化而导致糖代谢紊乱，引起血糖升高，呈现出 GDM。

（二）妊娠期胰岛素拮抗因素

妊娠期对抗胰岛素的主要因素为胎盘分泌的系列激素所致，主要为人类胎盘催乳素（human placental lactogen，HPL）、黄体酮、催乳素及雌激素等。随着孕期进展，这些激素产生量也逐渐增加，导致周围组织对胰岛素反应的敏感性下降而抗胰岛素作用逐渐增加，分娩后该对抗作用数小时至数天内即消除。

1. 人类胎盘催乳素（HPL）　随着孕周的增加，HPL 分泌量逐渐增加，足月达高峰。HPL 具有促进脂肪分解、导致游离脂肪酸增加、抑制周围组织摄取葡萄糖及糖异生作用，致使血糖升高，糖耐量下降。

2. 雌激素与孕激素　对糖代谢有直接作用，大量使用可使葡萄糖与胰岛素比值下降，提示有外周性对抗胰岛素的作用。雌激素具有糖原异生作用，其抗胰岛素作用较弱。

3. 胎盘胰岛素酶　胎盘本身分泌的一种胰岛素酶，该酶为一种溶蛋白酶，可使胰岛素降解为氨基酸及肽而失去活性。

最近一些研究提示：正常妊娠期孕妇体内 TNF-α 水平逐渐升高，TNF-α 也具有降低胰岛素敏感性的作用。另外，在妊娠期，肾上腺皮质激素明显增加，尤其是在妊娠后期，导致内源性葡萄糖产生、糖原储备增加及利用减少，因而明显降低胰岛素的效应。

（三）妊娠期脂肪代谢变化

正常妊娠时，尤其长时间饥饿后，脂肪分解代谢加速使血中游离脂肪酸升高并产生酮体，这一现象主要与 HPL 具有较强促进脂肪分解及酮体形成作用有关。自妊娠中期开始，脂肪贮量增加而利用减少，妊娠晚期脂肪量较非孕期增加。另外，正常妊娠期吸收胆固醇的有效度增加导致高脂血症。

（秦丽丽）

第三节　妊娠期糖尿病的病因及高危因素

（一）妊娠期糖尿病的发病病因

近年来，研究发现 GDM 常发生在 2 型糖尿病的高危人群，且其产后发展为 2 型 DM 的概率明显高于非 GDM 病史妇女，推测 GDM 与 2 型 DM 的发病机制相似，除 IR 存在外，还有胰岛素分泌异常、胰岛素敏感性下降等原因。

1. 妊娠期胰岛素抵抗（IR）　正常妊娠时，胰岛素敏感性较孕前下降 50%~60%，胰岛素糖处理能力下降约 50%，同时胰岛素分泌代偿性增加 2~2.5 倍，以维持正常血糖水平，故妊娠是一种生理性 IR 状态，可能与胎盘分泌的系列激素有关，主要为人胎盘生长因子（HPGH）、胎盘催乳素（HPL）、黄体酮、催乳素及雌激素等，这些激素除直接导致 IR 作用外，其促进脂肪分解作用使游离脂肪酸增加及妊娠期肥胖也可能促进了妊娠期 IR 的发生。

GDM 存在更严重的 IR。研究发现，GDM 患者在妊娠前期、早期、晚期的胰岛素敏感性都明显低于正常妊娠妇女，GDM 患者的 IR 在分娩后仍然存在；体外试验证明，GDM 胰岛素受体自身磷酸化和胰岛素受体底物 1（IRS-1）磷酸化水平明显下降。可见，GDM 与正常妊娠相比，胰岛素信号传递过程中多环节出现了问题，当机体不能分泌足够的胰岛素来代偿异常加重的 IR 时，即发生 GDM。在某种意义上，妊娠是检验女性将来是否会发生 2 型 DM 的一次应激试验。

2. 遗传及自身免疫　有 GDM 病史的妇女不但将来发生 2 型 DM 的危险性增加，而且发生 1 型 DM 的风险也增加。GDM 的遗传背景尚不清楚，推测 GDM 的病因可能是多基因遗传性或是环境因素起作用而非常染色体显性遗传。通常探讨 1 型 DM 与免疫方面有某些相关性时用胰岛素抗体（ICA）、胰岛素自身抗体（LAA）以预测 1 型 DM 的发生，多数研究表明 GDM 患者中 ICA 阳性发生率较低，这同样支持 GDM 患者多数将来发展形成 2 型 DM 而非 1 型 DM，但 ICA 阳性的 GDM 者，多数不久发展为 1 型 DM，并且发展过程较短。所以，从 GDM 患者产后转归方面推测其发病原因既存在遗传的因素，也可能存在免疫因素。

3. 胰岛素分泌异常　无论是正常妊娠还是 GDM，胰岛素的分泌量随着孕周增加而增加，但 GDM 的增加幅度明显低于正常妊娠者，并且静脉滴注葡萄糖负荷试验后发现 GDM 孕妇第一时相胰岛素反应明显低于正常孕妇，而第二时相胰岛素反应相似于正常孕妇，这反映出 GDM 者 OGTT 时胰岛素分泌峰有后移，可见孕期胰岛素分泌潜在的下降是 GDM 发病的原因之一。

4. 胰岛素敏感性下降　所有孕妇在妊娠期都处于胰岛素分泌增加、胰岛素抵抗状态，但研究发现 GDM 孕妇的胰岛素敏感性明显下降，而正常孕妇只是稍有下降，可以认为 GDM 的 OGTT 异常可能是因为胰岛素敏感性下降的同时存在胰岛素分泌增加能力的下降的双重因素。

5. 炎症与 GDM 的发生　很多研究提示孕早期或中期血中 TNF-α、C 反应蛋白（CRP）以及白细胞计数的升高可以预测孕中期是否发生 GDM，提示炎症在妊娠期糖代谢异常的发生中起一定的作用。因为 TNF-α 可以影响胰岛素受体信号的传导、降低胰岛素的敏感性，可以使血游离脂肪酸和瘦素升高，还可以升高循环中糖皮质激素及肾上腺皮质激素等应激激素的水平，所以 TNF-α 增加 IR，而 GDM 血清中 TNF-α 高于正常孕妇，GDM 时糖调节能力下降，血糖升高，组织产生 TNF-α 增多，加重 IR 和高脂血症，进一步使血糖升高，加重 GDM。妊娠组织来源的 TNF-α 可能在 GDM 的 IR 发生中起重要作用。CRP 与孕前 BMI 明显相关，CRP 有可能是通过肥胖间接导致 IR，所以不能确定 CRP 升高是 GDM 的一个独立致病因子。

6. 脂肪细胞因子与 GDM 的发生　现在有许多研究发现瘦素、脂联素等脂肪细胞因子在 GDM 发病中的作用，GDM 孕妇血中瘦素水平明显升高，脂联素水平显著下降，增加了 IR 状态，导致 GDM 的发生。

（二）妊娠期糖尿病的高危因素

国内外研究表明，具有糖尿病危险因素的人群 GDM 发生率明显增高，因此，将 GDM 发病的危险因素与种族和地域特征相结合，对设计更具地域和人群特异性的经济实用的筛查方案、提升诊断的准确性具有重要的临床价值。经典的 GDM 危险因素归纳起来有母亲因素、产科因素、家族因素及本次妊娠因素，除经典的危险因素外，目前的研究不断发现一些以前不被人们所知的 GDM 危险因素（表 11-1）。

表 11-1　GDM 的高危因素

母亲因素	家族史或既往孕产史	本次妊娠因素
年龄≥35 岁	糖尿病家族史	妊娠期高血压疾病
超重或肥胖（孕前 BMI≥24kg/m²）	糖尿病母系遗传（外祖母及母亲）	妊娠早期高血红蛋白
多产次	不良孕产史	铁储备增加
孕期体重增加过多	不明原因宫内死胎	反复尿糖阳性
身材矮小	先天畸形分娩史	羊水过多

续 表

母亲因素	家族史或既往孕产史	本次妊娠因素
孕妇本人为低出生体重儿	巨大儿分娩史	大于胎龄儿
多囊卵巢综合征（PCOS）	前次 GDM 史	多胎妊娠
饱和脂肪酸摄入过高		反复外阴阴道假丝酵母病
α-地中海贫血		
基因携带者		
乙肝病毒携带状态		

（秦丽丽）

第四节 妊娠对糖尿病的影响

由于糖尿病者孕期病情常加重，孕前无糖尿病者妊娠期可能发展为 GDM，产后糖代谢又恢复正常，所以，妊娠本身具有促进糖尿病形成的作用，而且，妊娠不同时期对糖尿病患者的影响也不同。

（一）妊娠对糖尿病治疗的影响

妊娠期不同阶段代谢变化将影响到糖尿病患者的治疗，主要表现如下：①妊娠早期：由于恶心、呕吐的存在，应用胰岛素治疗的糖尿病孕妇如果未及时调整胰岛素用量，部分患者可出现低血糖，严重者甚至导致饥饿性酮症、酸中毒、低血糖性昏迷。与非孕期相比，早孕期胰岛素用量减少及增加者各占 1/3，提示早孕期糖尿病孕妇的胰岛素需要量要根据个体血糖特点进行调整。②妊娠中期：随着妊娠进展，机体胰岛素抵抗作用增强，胰岛素用量不断地增加，否则孕妇血糖会不断地升高。另外，糖尿病孕妇血糖控制不满意或妊娠期并发感染，上述情况下均可能诱发酮症酸中毒的发生。③产程中：进入产程孕妇体力消耗较大，同时进食减少，如不减少胰岛素的用量容易发生低血糖；孕妇临产时情绪紧张及疼痛均可引起血糖的波动，因此，产程中胰岛素具体用量不易掌握，应严密监测血糖，及时调整胰岛素的用量。④产褥期：产后胎盘排出体外，胎盘所分泌的胰岛素抵抗激素迅速消失，胰岛素用量也应立即减少，否则产后易出现低血糖性昏迷。

（二）妊娠对糖尿病微血管病变的影响

糖尿病并发微血管病变者，糖尿病肾病、糖尿病视网膜病变等，妊娠是否促进其病情的恶化，争议较多。以往多数学者不主张妊娠，近年来许多研究资料表明：①糖尿病肾病：糖尿病肾病肾功能正常者，妊娠期经过严格的控制血糖，加强监护，母儿预后较好，认为不再是妊娠的禁忌证。Gorclon 曾对 46 例糖尿病并发肾脏微血管病变时妊娠结局及产后病情追踪表明，妊娠 20 周以前若肌酐清除率＞90ml/min，24 小时尿蛋白小于 1g，妊娠期和产后远期肾功能受影响较小，妊娠结局比较好。但是，随着妊娠的进展，尿蛋白排出量不断增加，产后追踪显示 24 小时尿蛋白定量平均比妊娠晚期减少 1.9g；另有资料表明产后 6 个月～5 年，尿蛋白定量及肌酐清除率均已恢复到怀孕前水平。故而认为妊娠对糖尿病肾病的预后无明显影响。至今未见妊娠加剧糖尿病肾病病情恶化的资料报道。如果糖尿病肾病患者怀孕前血肌酐≥176.8μmol/L（2mg），不经过透析及肾移植，糖尿病患者 5 年存活率极低，应尽量避免妊娠。②糖尿病合并视网膜病变：糖尿病并发非增殖期者妊娠期眼底变化小，大多数能顺利渡过妊娠期，仅少数病情发展视网膜增殖期病变而且产后常能恢复；增殖期视网膜病变者妊娠期病情变化主要与怀孕前是否接受治疗有关，文献报道：21 例在孕前接受激光治疗，仅 1 例孕期眼底病变加重，26 例未行治疗者，23 例病情加重。由此可见，增生期视网膜病变的糖尿病患者如接受激光治疗后仍可妊娠，在妊娠期加强血糖和眼底的监测，早、中、晚孕期分别进行眼底检查。总之，糖尿病眼底病变主要与糖尿病病程及血糖控制情况有关，持续高血糖以及快速血糖正常化均能加速病情发展。孕期血糖控制满意者眼底变化较小，妊娠期并发高血压时将加重眼底病变。

（秦丽丽）

第五节 妊娠并发糖尿病对母儿的影响

妊娠并发糖尿病对孕妇和胎儿造成的影响与糖尿病病情程度、孕妇血糖升高出现的时间以及孕期血糖控制水平密切相关。GDM 孕妇血糖升高主要发生在妊娠中、晚期，此时胎儿组织、器官已分化形成，所以，GDM 孕妇胎儿畸形及自然流产发生率并不增加。GDM 孕妇高血糖主要是导致胎儿高胰岛素血症、巨大胎儿发生以及新生儿低血糖和红细胞增多症等发生率增加。妊娠前患有糖尿病者，糖尿病病程较长，病情程度相对较重。孕前或妊娠早期血糖控制不满意的孕妇，其自然流产和胎儿畸形发生率明显增加，孕期未能进行严格血糖控制和孕期监测，母儿其他并发症也将明显增加。产后随诊提示，曾患妊娠期糖尿病女性将来罹患 2 型糖尿病风险增加。糖尿病孕妇后代远期患有肥胖、糖尿病等代谢综合征发生率增高。

（一）对孕妇的影响

妊娠并发糖尿病孕产妇死亡率已明显减少，但孕期血糖控制不满意者，孕产妇并发症较高，主要表现在以下几个方面：

1. 自然流产　发生率增加，多发生在早孕期，主要见于怀孕前患有糖尿病者，血糖未控制正常情况下妊娠，孕前及妊娠早期高血糖，将会影响胚胎的正常发育，导致胎儿畸形发生，严重者胎儿发育停止，最终发生流产。研究表明自然流产主要与受孕前后血糖水平相关而与流产时血糖水平关系不大，所以将糖尿病患者血糖控制正常后再怀孕，自然流产可明显减少。早孕期糖化血红蛋白（glycohemoglobin，HbA1）水平与自然流产发生密切相关。Rosenn 进一步研究指出早孕期 HbA_{1c} >8% 或者平均空腹血糖大于 6.7mmol/L，自然流产率明显增加。

2. 妊娠期高血压疾病　由于妊娠期高血压疾病与糖尿病有诸多相似的发病机制（如 IR 和高胰岛素血症）和相同的高危人群（如高龄、肥胖、体重增长过快等），所以，糖尿病孕妇易并发高血压、子痫前期等。尤其常见于糖尿病病程长伴微血管病变者，糖尿病并发肾病时，妊娠期高血压疾病发生率高达 50% 以上。北大医院 23 年的资料显示：1 202 例妊娠并发糖尿病孕妇子痫前期发生率为 12.6%，PGDM、GDM 子痫前期的发生率分别为 34.9%、11.8%，前两者比同期糖代谢正常孕妇子痫前期的发生率（8.09%）明显增高。糖尿病孕妇一旦并发高血压，治疗上非常棘手，所以，加强孕期保健，对糖尿病孕妇及早进行饮食指导、适当运动以及心理疏导，有利于降低和减少高血压的发生。

3. 早产　发生率为 9.5% ~ 25%，明显高于非糖尿病孕妇。羊水过多是引起早产原因之一，大部分早产为医源性所致，如并发妊娠期高血压疾病、胎儿窘迫以及其他严重并发症出现，常需要提前终止妊娠。糖尿病肾病孕妇，早产率高达 50% ~ 70%。Hedderson 等研究显示，即使孕期轻微的孕妇血糖升高，早产发生率也将增加。

4. 感染　糖尿病患者抵抗力下降易并发感染，妊娠引起的一系列生理变化，使孕妇易发生无症状菌尿，再加上糖尿病患者容易感染，所以，妊娠并发糖尿病孕妇泌尿系感染机会进一步增加，有文献报道发病率高达 7% ~ 18.2%，糖尿病孕妇肾盂肾炎发生率为非糖尿病者的 5 倍。血糖控制正常孕妇，感染发生无明显增加。肾盂肾炎得不到及时正确治疗将引起早产，严重者引起感染性休克，部分患者还会发展成慢性肾盂肾炎，糖尿病患者一旦并发感染将加重妊娠期胰岛素抵抗，严重者引起酮症酸中毒。糖尿病孕妇由于阴道糖原的升高，破坏了阴道内环境，有利于念珠菌的生长，研究表明妊娠期并发糖尿病孕妇会出现反复发作的外阴阴道念珠菌病。

5. 羊水过多　研究报道妊娠并发糖尿病羊水过多的发病率较正常孕妇增加 7 倍。Reece 等报道血糖控制不理想的孕妇羊水过多的发生率高达 17%。糖尿病孕妇羊水过多的发病机制尚不清楚，与下列因素相关：①胎儿畸形，常见的有神经管畸形、消化道畸形、腹壁缺陷等。②胎盘体积增加：糖尿病孕妇常伴有胎盘的增大和肿胀，绒毛水肿，影响羊水交换，出现羊水过多。③母亲高血糖，引起胎儿高血糖，导致胎儿渗透性利尿；母亲葡萄糖通过胎盘胎膜转运到羊膜腔，渗透性地产生过多的羊膜腔液。④糖尿病胎儿的过度发育和肾小球滤过率的增加，可导致胎儿尿量的增加。⑤妊娠晚期，羊水循环通过尿液的排出和羊水的吞噬及肺的吸收来平衡，糖尿病胎儿可能存在这三条途径的不平衡而出现羊水过多。

6. 酮症酸中毒　酮症酸中毒是糖尿病的一种严重急性并发症。糖尿病孕妇并发酮症的主要原因在于高血糖及胰岛素相对或绝对缺乏，导致体内血糖不能被利用，体内脂肪分解增加，酮体产生增多。少数因为早孕期恶心呕吐，进食量少，而胰岛素用量未减少，引起饥饿性酮症。由于孕期代谢变化特点使糖尿病孕妇更易并发酮症酸中毒，有时糖尿病孕妇血糖仅轻度升高[8.3~16.7mmol/L（150~300mg/dl）]就能出现酮症酸中毒。

糖尿病酮症酸中毒对母儿危害较大。孕妇因脱水导致低血容量及电解质紊乱，严重时诱导昏迷甚至死亡，是糖尿病孕妇死亡的主要原因之一。酮症酸中毒发生在早孕期具有致畸作用，中、晚孕期将加重胎儿慢性缺氧、酸中毒，并且还可导致胎儿水电解质紊乱，严重时引起胎死宫内。胎儿缺氧程度与代谢紊乱程度有关，随着酸中毒纠正，胎儿缺氧得以缓解。另外，可危害胎儿神经系统发育。酮症酸中毒孕妇早期临床表现主要为四肢无力、疲乏、极度口渴、多饮多尿，常伴有食欲缺乏、恶心、呕吐、腹痛、伴血压下降等。当pH<7.2时常有呼吸深大，中枢神经受抑制而出现倦怠、嗜睡、头痛、全身痛、意识模糊、昏迷，化验检查血尿酮体阳性伴血糖升高，严重者电解质紊乱。

7. 分娩期的并发症　①宫缩乏力、产程延长，剖宫产率的增加；②孕期应用胰岛素治疗的孕妇，由于临产后停用皮下注射胰岛素以及孕妇不能规律进食，再加上产程中能量的消耗，使血糖很难控制在理想范围，反而易出现酮症或低血糖；③由于巨大胎儿的增多以及糖尿病胎儿皮下脂肪增厚，使得肩难产及臂丛神经损伤的发生率明显增加；④由于产程的延长、胎儿的偏大以及产妇精神方面等原因容易导致产后出血。

（二）对胎婴儿的影响

近年来，由于妊娠并发糖尿病得到及时诊断和处理，加之孕期胎儿监测方法提高，围产儿死亡率已明显下降，妊娠晚期不明原因的胎死宫内极少发生。孕期漏诊以及未接受治疗的糖尿病孕妇，妊娠晚期仍易并发胎儿窘迫，严重者出现胎死宫内。妊娠并发糖尿病孕期血糖水平与围产儿死亡密切相关：孕妇高血糖本身可降低胎盘对胎儿血氧供给，并且胎儿高血糖及高胰岛素血症使机体耗氧量增多，导致胎儿宫内缺氧，严重时发生胎死宫内。糖尿病孕妇并发酮症时，孕妇血中酮体可通过胎盘达胎儿体内，减少血红蛋白与氧结合，进而加重胎儿宫内缺氧，同时可导致胎儿酸中毒加重。孕妇并发酮症酸中毒时，胎儿死亡率明显增加，达30%~90%。新生儿畸形仍是目前造成糖尿病并发妊娠者围产儿死亡的主要原因之一。

根据胎儿暴露于高糖环境的阶段不同，胎儿累积受损程度也是不同的（图11-1）。

1. 妊娠早期高血糖对胚胎的影响　主要见于糖尿病并发妊娠的妇女，由于早孕反应、胰岛素应用的不合理性，容易出现血糖水平较大波动以及并发酮症，影响胚胎的早期发育。

（1）胎停育：孕前或孕早期高血糖将会影响胚胎的正常发育，严重者引起胎停育，最终发生流产。

（2）胎儿畸形：糖尿病妇女妊娠后胎儿畸形率比正常高2~3倍，糖尿病的严重程度与胎儿畸形率成正比，胎儿常见的畸形有：神经管畸形、心脏畸形（室间隔缺损、大血管错位、主动脉缩窄）、肾脏畸形（肾积水、肾发育不全）、消化道畸形（十二指肠闭锁、肛门直肠闭锁）以及唇、腭裂等。

2. 妊娠中、晚期高血糖对胎儿的影响　GDM孕妇血糖升高主要发生在妊娠中、晚期，对胎儿发育的影响主要包括胎儿发育过度（巨大儿）和胎儿肺发育成熟受累。早在1960年，Perdesson提出糖尿病孕妇致新生儿一系列并发症（除畸形外）均因胎儿高胰岛素血症存在的缘故。妊娠合并糖尿病时，孕妇高血糖持续经胎盘达胎儿体内，相继刺激胎儿胰岛细胞增生、肥大，胰岛素分泌增多，继而发生高胰岛素血症。胎儿胰岛素升高可以促进胎儿细胞摄取氨基酸，加快组织蛋白质合成，降低脂肪分解，使脂肪及糖原在胎儿各组织中沉积增加，导致巨大胎儿形成。胰岛素在调节胎儿发育方面起着重要作用，尤其在妊娠最后10周。胎儿高胰岛素血症在促使代谢增加的同时，机体氧的消耗也增加，致胎儿宫内慢性缺氧、酸中毒。胎儿慢性缺氧诱导红细胞生成素产生增加，刺激胎儿骨髓外造血进而引起红细胞生成增多，导致新生儿红细胞增多症发生。高胰岛素血症具有拮抗糖皮质激素促进肺Ⅱ型细胞表面活性物质合成及诱导释放的作用,使胎儿肺表面活性物质产生分泌减少,导致胎儿肺成熟延迟,故新生儿呼吸窘迫综合征(RDS)发生增多。新生儿脱离母体高血糖环境,由于胎儿高胰岛素血症存在,易并发新生儿低血糖。所以,妊娠并发糖尿病时,大多数新生儿并发症与胎儿高胰岛素血症有关,所以,积极控制孕妇高血糖减少胎儿发生高胰岛素血症,对降低围产儿并发症有密切关系。孕期血糖控制正常可明显降低新生儿一系列并发症,防止巨大儿出现。羊水胰岛素及C肽测定表明羊水胰岛素及C肽水平与新生儿并发症密切相关。进一步证实了上述学说。

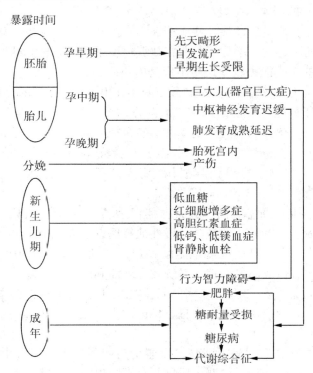

图11-1 母亲糖尿病对其胎儿、新生儿及成年期影响示意图

(1) 巨大胎儿:主要见于糖尿病未得到很好控制,孕妇提供给胎儿过多的葡萄糖,致使胎儿过度生长,胎儿呈现不成比例的异常发育,表现为胸围和腹围相对比头围大,被认为是病态性巨大胎儿,典型的外形特征如下:肥胖,脸色红润似满月脸,皮肤呈深红色,皮肤光泽弹性好,全身皮下脂肪丰富,尤以有明显的脂肪垫为特征,毛发重,耳郭边缘有不同程度的毳毛,两腿多呈屈曲和外展位,出生后通常是软绵状与缺乏生机的不易激惹状态。孕妇高血糖引发的巨大儿最大的危害在于:胎死宫内、难产及产伤发生率的增加。巨大胎儿发生率与妊娠中、晚期孕妇血糖水平呈正相关,Pettitt等报道OGTT 2小时血糖在8.9~11.0mmol/L(160~200mg/dl)及大于11.1mmol/L(200mg/dl)两组孕妇中,大于胎龄儿发生率分别为2小时血糖小于6.7mmol/L(120mg/dl)组的2倍及4倍,提示即使轻型糖代谢异常也可导致巨大胎儿发生率显著增多。尽早控制孕期血糖能将巨大胎儿发生降至正常妊娠水平,但也有极少数学者报道,即使将血糖控制至正常范围,糖尿病孕妇巨大胎儿发生率仍高于正常孕妇,并推测可能与以下三种因素有关:①除血糖外,其他物质(如氨基酸、脂肪)均可刺激胎儿胰岛细胞,引起胰岛素过度分泌,进而促进胎儿宫内增长发育,而发生巨大胎儿;②目前所制订的所谓正常血糖的界值偏高;③血糖监测次数少,未能及时发现孕妇高血糖。另外,近年研究提示:孕妇胰岛素样生长因子和瘦素水平与巨大胎儿发生相关。

(2) 新生儿呼吸窘迫综合征(neonatal respiratory distress syndrome, NRDS):孕妇高血糖通过胎盘到达胎儿体内,引起胎儿血糖升高并刺激胎儿胰岛β细胞,使之增生、肥大,胰岛素产生过多,发生高胰岛素血症,胎儿的高血糖和高胰岛素血症能降低可的松分泌并拮抗可的松在妊娠晚期促肺表面物质合成及诱导其分泌的作用,推迟胎儿肺成熟,出生后比正常同胎龄的新生儿易发生NRDS,但妊娠期血糖控制满意者胎儿肺成熟不受影响，所以 NRDS 最主要的影响因素是孕龄和血糖控制情况。20 世纪 80 年代后，国内外许多研究显示，孕妇血糖控制满意者，未见胎儿肺发育受累，而且足月分娩者，新生儿 NRDS 已极少发生。

（3）胎儿生长受限（FGR）：一般见于 PGDM 孕妇，由于血糖控制不理想，长期存在的高血糖影响胎盘功能，导致胎儿生长受限，尤其常见于糖尿病并发微血管病变者。其次，由于孕期不合理的饮食控制，使孕妇营养不良，也会导致 FGR 发生。

3. 分娩期高血糖对胎儿的影响　分娩期容易出现羊水粪染、胎儿宫内窘迫，有以下几方面的因素：①分娩期由于进食的随意性、能量的消耗，使血糖极不好控制，血糖水平或高或低，影响胎儿的能量摄取；②产程的延长或宫缩的不协调，增加了胎儿在缺氧环境中的时间；③糖尿病孕妇的巨大胎儿，或者 FGR 胎儿在产程中对宫缩的耐受能力较差，易出现宫内缺氧。

4. 对新生儿的影响　胎儿的高胰岛素血症诱发了新生儿出生后一系列的代谢异常及与之相关的疾病。

（1）新生儿窒息：由于妊娠并发糖尿病孕妇胎儿宫内慢性缺氧、产程中胎儿宫内窘迫以及产程延长、难产存在的可能性较正常孕妇的胎儿发生率高，使得糖尿病母儿出生后新生儿窒息率明显增加。

（2）新生儿低血糖：新生儿断脐后，来自母亲的葡萄糖供应中断，胎儿的高胰岛素血症并未完结，故极易发生新生儿低血糖，严重时可导致脑损伤。新生儿低血糖指新生儿在出生 24 小时内血糖 < 2.2mmol/L，24 小时后血糖在 2.2～2.8mmol/L。

（3）新生儿红细胞增多症：新生儿高胰岛素血症促进胎儿摄取氨基酸，加快组织蛋白质合成，机体耗氧量加大，致胎儿宫内慢性缺氧、酸中毒，慢性缺氧诱发红细胞生成素产生增多，刺激胎儿骨髓外造血而引起红细胞生成增多，导致新生儿红细胞增多症，其发生率高达 30%。本症伴发高血黏度，可降低胎儿大脑血容量，严重者造成新生儿神经系统发育阻滞和缺陷的危险。

（4）新生儿高胆红素血症：红细胞增多症的新生儿出生后大量红细胞被破坏，胆红素产生增多，造成新生儿高胆红素血症，如难产、新生儿窒息、早产发生率更高，如得不到及时治疗造成核黄疸，影响智力。

（5）新生儿肥厚性心脏病：病因尚不清楚，可能是高胰岛素血症引起胎儿心肌细胞核、细胞数及纤维增多。研究资料显示：10%～20% 的糖尿病母儿有不同程度的心脏扩大，主要见于血糖控制不理想孕妇分娩的巨大儿。超声心动检查显示心脏扩大患儿中 75% 室间隔肥厚、心肌肥厚。部分新生儿表现有呼吸困难，仅少数严重者将会发生心力衰竭。多数新生儿的心脏扩大产后 6 个月内能够恢复正常。

（6）新生儿低钙血症、低镁血症：其发生程度与母亲血糖有关，糖尿病孕妇常伴有低镁血症而至新生儿低镁血症，30%～50% 存在低血钙，主要发生在产后 24～72 小时。

（7）新生儿脑损伤及脑发育异常：由于母亲妊娠期糖代谢紊乱，有碍于脑的正常发育，新生儿脑成熟程度落后于同龄儿，由于早产儿发生率多，易发生颅内出血，糖尿病母儿如出现低血糖、核黄疸，进一步加重脑损伤。

（三）远期并发症

1. GDM 孕妇远期转归　曾患 GDM 病史的妇女是 2 型 DM 的高危人群，大量研究提示，产后 6 周～28 年，有 2.6%～70% 的 GDM 患者将发生糖尿病。患有 GDM 史的妇女再次妊娠 GDM 的再发率为 35.6%～69%，GDM 的再发率与下列因素有关：肥胖、多产、巨大儿分娩史、前次 GDM 诊断较早（孕 24 周前）或前次 GDM 需要用胰岛素诊疗者。

2. 对子代的远期影响　母亲妊娠并发糖尿病可导致胎儿及新生儿的异常，而且很多问题会延续至婴幼儿、青春期的发育，也可诱发一些成年疾病的发生。

（1）神经精神发育问题：大量研究表明，妊娠期糖尿病可以引起小儿在以后的神经发育过程中出现一系列的问题，学者认为这种后果归因于小儿在孕期暴露于糖代谢紊乱的环境而导致的脑发育异常及脑损伤，大多表现为：运动落后、肌张力异常、语言和动眼功能障碍、社会适应能力差、注意力不集中、记忆障碍等，但有待进一步研究证实。

（2）小儿肥胖及糖尿病问题：糖尿病母亲的后代在儿童期、青春期、成年期容易发生肥胖几乎成为公认的事实。如果胎儿暴露在高糖环境中,其成年后发生糖尿病的概率是1%~9%。发生肥胖和糖尿病的原因可能是:孕妇糖代谢紊乱,母胎间的物质交换发生变化,胎儿胰岛细胞的增生,胰岛素水平升高,C肽升高使胎儿脂肪细胞的大小和数量甚至于能量代谢有关的器官结构与功能发生了改变,在其成长过程中,发生肥胖、糖尿病的概率明显增高。

(秦丽丽)

第六节 妊娠并发糖尿病的诊断

(一)糖尿病并发妊娠(PGDM)的诊断

(1)孕前确诊的糖尿病患者。

(2)妊娠期确诊的糖尿病并发妊娠

1)妊娠早期,有糖尿病高危因素的孕妇,在首次产检时要进行血糖监测,筛选出孕前患有糖尿病但未被诊断的糖尿病患者。

2)孕早期未做过血糖检测,妊娠中、晚期行75g葡萄糖耐量试验(75g OGTT)时,筛选出被漏诊的孕前糖尿病患者。

符合下列条件者妊娠期可诊断为糖尿病并发妊娠:①空腹血糖(FPG)≥7.0mmol/L(126mg/dl);②糖化血红蛋白(HbA_{1c})≥6.5%(采用DCCT、UKPDS标化的方法);③OGTT 2小时血糖≥11.1mmol/L(200mg/dl);④随机血糖≥11.1mmol/L(200mg/dl)并且有糖尿病典型症状者,如多饮、多食、多尿、体重不增或消瘦者。妊娠期间满足以上①~③三个条件中任何一条,须次日重复后可以诊断为糖尿病并发妊娠。

(二)妊娠期糖尿病的筛查和诊断

半个世纪以来,国内外对GDM的定义、诊断方法、诊断标准存在争议。自HAPO研究结果出台以后,全球对GDM的诊断方法及诊断标准基本达成共识。我国的GDM诊治参见2011年7月公布的《中华人民共和国卫生行业标准—妊娠并发糖尿病》进行,具体方法如下(图11-2):

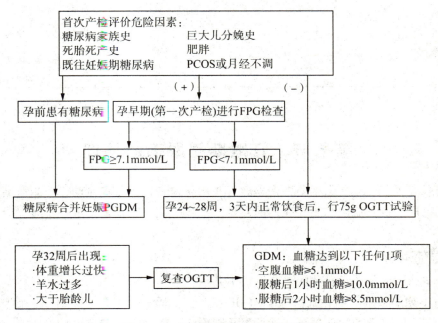

图11-2 妊娠并发糖尿病诊断流程图

(1)妊娠早期首次产前检查时,对具有糖尿病危险因素者进行空腹血糖检查,排除孕前患有的糖尿病。

(2) 有条件的医疗机构应对所有孕妇在妊娠 24～28 周直接行 75g OGTT 检查，并采用 IADPSG 推荐的 75g OGTT 标准。

(3) 在医疗资源缺乏地区，妊娠 24～28 周可以先进行空腹血糖检查：①FPC ≥ 5.1mmol/L 即可诊断为 GDM，不需要进一步行 75g OGTT 检查；②由于 HAPO 等研究结果提示妊娠中、晚期 FPG < 4.4mmol/L，对母儿结局影响小，患有 GDM 的概率小，可以暂不进行 OGTT 检查；③4.4mmol/L ≤ FPC < 5.1mmol/L 孕妇，行 75g OGTT 检查。

(4) GDM 诊断标准：FPG、服糖后 1 小时、2 小时的血糖界值分别为 5.1mmol/L、10.0mmol/L、8.5mmol/L，三项指标中只要有一项达到或超过上述标准时即可诊断。

(5) 葡萄糖耐量试验（75g OGTT）：进行 OGTT 前一天，晚餐后禁食 8～14 小时至次日晨（最迟不超过上午 9 时）；实验前连续 3 天正常体力活动、正常饮食，即每天进食碳水化合物不小于 150g，检查期间禁食、静坐、禁烟；检查方法：先测定 FPG，然后口服 75g 无水葡萄糖（将葡萄糖溶于 300～400mL 水中，5 分钟内喝完），自开始服糖水计时，1 小时、2 小时分别抽取静脉血；采用葡萄糖氧化酶法测血浆葡萄糖值；由于糖皮质激素、β 肾上腺受体兴奋剂对血糖有影响，所以在做 OGTT 前 3 天停药；孕妇发热以及体内存在感染可能者，待炎症消退后，再化验。

(三) 妊娠并发糖尿病分级

为反映糖尿病病情的严重程度，可将妊娠并发糖尿病进行分级，见表 11-2。

表 11-2　妊娠并发糖尿病的分级

分级	诊断标准
A 级	GDM
$GDMA_1$	只需单纯饮食治疗即可把血糖控制在正常范围
$CDMA_2$	需要用胰岛素治疗才能把血糖控制在正常范围
B 级	糖尿病发病年龄 ≥ 20 岁，病程 < 10 年
C 级	发病年龄在 10～19 岁，或病程达 10～19 年
D 级	发病年龄 < 10 岁，或者病程 ≥ 20 年，或眼底有背景性视网膜病变
F 级	糖尿病肾病
R 级	眼底有增殖性视网膜病变或玻璃体积血
H 级	冠状动脉粥样硬化性心脏病
T 级	肾移植史

（秦丽丽）

第七节　妊娠期糖尿病的处理

妊娠前患糖尿病者主要应加强孕前咨询、教育并指导患者自行监测血糖，控制血糖接近正常后再妊娠，以减少胎儿畸形、自然流产和胎儿死亡的发生。维持孕期血糖正常，进一步减少母儿严重并发症的发生。

(一) 妊娠前咨询

糖尿病患者孕前咨询是非常必要的，应做以下几点：

1. **首先进行下列的检查**　糖化血红蛋白（HbA_{1c}）、尿常规、24 小时尿蛋白、血脂、肌酐清除率、眼底检查、心电图，因 1 型糖尿病很可能并发甲状腺疾病，故通常要测定甲状腺功能。

2. **明确糖尿病妇女是否能够妊娠**　White B、C、D 可以妊娠；White F 的糖尿病肾病妇女，孕前尿蛋白 < 1g/24h，不伴有肾功能损害者，肌酐清除率 > 90mmol/min，在严密监测下可以妊娠；妊娠前经过控制血压 > 150/100mmHg 或肾功能异常者不宜妊娠；White R 者，孕前或孕早期接受过激光凝固治疗的增殖性视网膜病是可以妊娠的；未经治疗的 White R 患者不宜妊娠。

3. 妊娠的最佳时机　$HbA_{1c} \leq 6.5\%$，孕前3个月及早孕期3个月内口服小剂量叶酸 $400 \sim 800\mu g/d$ 或含叶酸的多种维生素，将口服降糖药改为皮下注射胰岛素控制血糖。

4. 糖尿病的教育　解除糖尿病患者及家属的思想顾虑，告知孕期严格控制血糖的重要性，学会低血糖的识别，使其配合治疗做好孕期保健。

（二）妊娠期治疗

由于妊娠期糖代谢发生一定变化，所以，妊娠期血糖控制方法及标准与非孕期糖尿病不完全相同，妊娠并发糖尿病患者的血糖应由糖尿病专家、产科医生、营养师和从事教育的糖尿病专科护士共同管理。基本治疗方案也应遵循"五驾马车"的原则，即糖尿病教育、医学营养治疗、运动治疗、药物治疗及糖尿病监测。目的是孕妇在妊娠期无明显饥饿感的情况下，血糖控制达到下述血糖目标（表11-3），同时，$HbA_{1c} < 6\%$，尿酮体（-）。

表 11-3　妊娠期血糖控制标准

时间	血糖（mmol/L）	时间	血糖（mmol/L）
空腹	3.3~5.3	餐后2小时	4.4~6.7
餐前30分钟	3.3~5.3	睡前	4.4~6.7
餐后1小时	5.6~7.8	凌晨2：00~4：00	4.4~5.6

1. 糖尿病教育　糖尿病孕妇的教育应贯穿于孕前、孕期及产后随诊的全过程。内容包括：①糖尿病患者妊娠前的基础教育、孕前评估及孕前准备；②妊娠期自我监测的重要性、监测的方法、监测的目标；③告知血糖增高对孕妇及胎婴儿的危害，做好孕期保健；④产后指导及产后随访教育。

2. 医学营养治疗（medical nutrition treatment，MNT）　MNT 是糖尿病的基础治疗措施，80%以上的 GDM 通过合理饮食指导及适量运动疗法，血糖可以达到理想状态。MNT 的目的：①维持孕妇体重合理增长；②保证母体的营养需要、胎儿的生长发育；③糖尿病孕妇的饮食控制不能过分严格，在血糖保持平稳的基础上，避免出现低血糖和反复尿酮体；④配合其他治疗，预防并发症的发生。MNT 是妊娠合并糖尿病治疗的重要手段之一，合理糖类的摄入在避免体重过度增长方面起重要作用，营养师应针对不同孕妇制订个体化的营养方案。本节将重点且详细讲解。

（1）妊娠期各种营养素的需要量

1）能量摄入：妊娠期能量摄入应基于妊娠妇女孕前体重和合适的体重增长率，以达到相对满意的孕妇体重增长。对于理想体重的妇女，孕期能量需求在前3个月为 $126 \sim 147 kj/(kg \cdot d)$；低于标准体重 80% 以下的孕妇适当增加热量摄入，每天需要 $126 \sim 167 kj/kg$；而达到标准体重 120% 以上的孕妇应控制热量摄入，每天需要 $100 kJ/kg$；所有孕妇妊娠 4~9 个月可逐渐增加能量到 $151 \sim 159 kJ/(k \cdot d)$，但仍需避免能量过度限制（$<5\,021 kJ/d$），尤其是糖类摄入不足可能导致酮症的发生。鼓励孕妇记录饮食摄入情况，监测体重增长。

2）糖类：糖类是能量代谢的主要来源，糖尿病患者每天 50%~60% 的能量来自糖类，并且每天糖类摄入不建议低于 150g，但是，孕前糖尿病孕妇糖类摄入应占总热量的 40%~50%，可能对维持孕期血糖更为合适。糖类是全天能量的主要来源，以五谷、根茎及豆类为主，要粗细搭配，除米、面外，宜多吃玉米面、荞麦面、燕麦片、小米等粗杂粮。

3）蛋白质：膳食中蛋白质的需要量是 80g/d 或大于 $1.0 \sim 1.2 g/(kg \cdot d)$ 或饮食中蛋白质占总热量的 15%~20%，可满足孕妇的生理需要和胎盘及胎儿生长发育的需要。

4）脂肪：膳食中脂肪总量占能量的 30%~35%，其中，摄入动物油脂、肉类、奶制品中的饱和脂肪酸供热应小于 1/3，而橄榄油或花生油中的不饱和脂肪酸供热占 1/3 以上，其余能量由部分坚果类和鱼中富含的多不饱和脂肪酸提供。

5）膳食纤维：一种不产生热量的多糖，它可缓解食物在胃肠道的消化吸收，建议 20~35g/d，膳食纤维的供给方式以天然食品为佳，并与含高糖类的食物同时食用，多选燕麦片、苦荞麦面等杂粮以及海带和新鲜蔬菜等。

6）维生素及矿物质：妊娠时对铁、叶酸、维生素 D 的需要量增加了 1 倍，钙、磷维生素的需要量增加了 33%~50%，蛋白质、锌、维生素 B_2 的需要量增加了 20%~25%，维生素 A、维生素 B_{12}、维生素 C、硒、钾、生物素、烟酸的需要量增加 18%。因此，建议在妊娠期有计划地增加富含维生素及矿物质的食品，如瘦肉、家禽、海鲜、奶制品、新鲜水果和蔬菜等。

（2）计划合理的餐次：一般来讲，PCDM 和 GDM 孕妇的营养需要是相似的，但在餐次方面的安排存在一定的差异，所以，膳食计划需要个体化。对于需要用胰岛素治疗的患者，碳水化合物的摄入量要与胰岛素剂量保持一致；对于肥胖的 GDM 孕妇，除三餐外可仅在晚上加餐 1 次或每餐少吃，但每餐之间都有加餐。对于孕前较瘦的 GDM 孕妇，要 3 次正餐、3 次小餐。应根据孕妇的生活方式、活动、社会习惯来调整个人的餐次安排。此外，每餐的能量构成对于保持糖尿病患者餐后血糖水平也是至关重要的，Jovanovic 等证明，对于维持血糖水平来说，早、中、晚三餐的碳水化合物的含量应控制在 33%、45%、40%。包括加餐，全天碳水化合物所提供能量可占总热量的 45%~60%。

3. 运动疗法　妊娠期的运动疗法是配合饮食疗法治疗妊娠并发糖尿病的另一种措施，运动改善胰岛素抵抗，运动可以利用碳水化合物和产生乳酸的能力，使血糖下降。20 世纪 90 年代以来，随着人们对运动疗法的不断研究，发现运动疗法对于大多数患者是一种安全、有效的方法，并在某种程度上可以取代部分胰岛素治疗。

（1）常见的运动治疗方法：运动一般分为耐力锻炼和阻力锻炼。耐力锻炼是指较长时间的保持中、低强度的运动方式，如慢跑、游泳、骑自行车等，属于有氧运动。而阻力锻炼是指短时间内的负重锻炼，如举重，多属无氧运动。研究发现，耐力锻炼可以提高胰岛素的作用，促进糖原的产生，降低空腹血糖浓度，但运动停止，这种作用消失，胰岛素的敏感性也明显降低，其中步行是目前推荐的并能够让孕妇接受的妊娠期最常用的、最安全的方法。美国运动医学会（ACSM）建议糖尿病患者要保持高质量和高效能的运动，要达到既安全又有效，推荐有氧运动为主，每周至少运动 3~5 天，达到 40%~85% 的最大耗氧量，或者 60%~90% 的最大心率，每天运动持续时间为 20~60 分钟。

（2）运动疗法的禁忌证：心脏病、视网膜病变、双胎妊娠、宫颈功能不全、先兆早产或流产、胎儿生长受限、前置胎盘、妊娠期高血压疾病、1 型糖尿病孕妇。

（3）运动的方法及注意事项：运动疗法在医生指导下进行，在整个妊娠期间都可进行，坚持每周 3~5 次。孕妇三餐应休息，同时监测胎儿健康状况，进餐 30 分钟后开始运动，运动时间控制在 30~45 分钟，运动后注意有无宫缩，并监测血糖。在运动治疗期间特别注意：若血糖＜3.3mmol/L、血糖＞13.9mmol/L 或常出现低血糖症状、宫缩、阴道出血、不正常的气促、头晕眼花、严重头痛、胸痛、肌无力等要停止治疗。

4. 药物治疗　如下所述。

（1）胰岛素治疗：胰岛素是大分子蛋白，不通过胎盘，不会对胎儿造成不良影响，而且妊娠期应用胰岛素对孕妇内源性胰岛素分泌无远期影响，所以经饮食控制和运动疗法，血糖仍达不到理想状态时，应及时加用胰岛素。

应用胰岛素治疗的指征：①糖尿病患者妊娠前将口服降糖药改为皮下注射胰岛素；②妊娠早期发现血糖明显增高者；③GDM 被确诊后经饮食及运动治疗 5~7 天，孕妇空腹血糖≥5.3mmol/L 或餐后 2 小时血糖≥6.7mmol/L，尤其是控制饮食后出现饥饿性酮症，增加热量摄入血糖又超标者；④GDM 治疗较晚（如孕 32 周），胎儿体重明显大于同龄胎儿者。

妊娠期胰岛素治疗的原则：①尽可能模拟生理状态：全天的基础胰岛素分泌及餐后胰岛素峰；②剂量必须个体化：孕期胰岛素治疗剂量的个体差异极大，每个人自身胰岛素抵抗不同，没有具体公式可供参考，即使同一患者在不同的妊娠期剂量也在变化，所以根据孕妇的状态调整剂量，以免发生低血糖；③必须在饮食治疗的基础上进行：在胰岛素治疗期间要有相对恒定进食热量、稳定运动量，同时保持情绪的相对稳定性，在此基础上了解全天血糖波动的规律性，调整胰岛素的剂量，孕妇无饥饿感也无尿酮体，而使血糖控制理想。

妊娠期胰岛素治疗方案及选择：在胰岛素替代治疗的过程中，除了注意三餐前胰岛素的补充，基础胰岛素的替代也是非常重要的。理想的"基础/餐前大剂量胰岛素替代治疗"的模式应该符合：基础胰岛素的替代作用能够达 24 小时；而餐前胰岛素的替代希望"快起快落"，即胰岛素注射后能快吸收、快达峰，当将餐后血糖控制满意后，则应很快回落到基础状态水平，这样一种替代模式是最符合生理要求的。下面有几种选择方式供参考，但应用胰岛素必须有内科医生的指导。

1）三次注射法：即 R-R-R，早、中、晚餐前皮下注射短效（餐前 30 分钟）或超短效胰岛素（餐前注射），适用于空腹血糖正常、餐后血糖增高者。

2）四次注射法：即 R-R-R-N，三餐前 30 分钟注射短效或超短效胰岛素，睡前注射中效胰岛素，该方案为目前胰岛素强化治疗最常用的一种方法。餐前注射短效或超短效胰岛素可提供随进餐所需的胰岛素高峰浓度，控制餐后血糖，睡前注射 NPH 旨在提供夜间及次日清晨基础状态下的胰岛素血浓度。其优点：①餐后及空腹血糖都得到控制，容易达到血糖的控制标准；②容易调整剂量，根据上次餐后血糖或进餐的量随时调整 R 的用量；③若使用得当，不易发生低血糖。缺点：需要进餐时间的相对固定，且注射次数多，依从性较差。

3）五次注射法：即 N+R-R-R+N，该种方案是目前强化治疗模拟生物性胰岛素分泌模式的最理想方案。两次 NPH 注射，分别在早晨 8 点及晚上 10 点左右，用以补充全天的基础胰岛素；三次注射 R 或超短效胰岛素，用来补充餐后胰岛素峰。优点是这种方法与生理性胰岛素分泌模式最接近；缺点是注射次数多，患者难以坚持。具体方法：一般两次 NPH 的量占全天胰岛素替代治疗用量的 30%~50%；其余 50%~70% 的胰岛素由三餐前 R 合理分配，具体根据三餐用餐及餐后血糖值适当调整。

4）持续皮下胰岛素输注法（CSII）：即胰岛素泵：采用可调程序的微型电子计算机控制胰岛素输注，模拟胰岛素的持续基础分泌和进餐时间的脉冲式释放。采用 CSII 治疗前一般必须通过多次皮下注射胰岛素法摸索出患者一天所需的适当剂量后，才能改用此法。胰岛素泵使用的是短效胰岛素或超短效胰岛素类似物，它在体内发挥作用快，更接近生理状态，必须经过内科医生的调整。

妊娠期胰岛素使用剂量及注意事项：血糖控制的成功与否与很多因素有关，其中主要是患者的进食量、活动量及胰岛素用量三者间的平衡。此外，与注射部位深度的不同、胰岛素剂型的差异等有关。

1）胰岛素初始剂量及调整：①胰岛素必须遵循个体化的原则，从小剂量开始。多数患者初始剂量在孕早、中期为 0.3~0.5U/（kg·d），孕晚期为 0.5~0.8U/（kg·d），先用总计算量的 1/3~1/2 作为试探量，一般情况下胰岛素用量按照：早餐前＞晚餐前＞午餐前，即早、晚、午餐前胰岛素分配为：2/5、＜2/5、＞1/5。②空腹血糖增高者，应用中效胰岛素补充基础胰岛素分泌，每晚以 6~8U 开始，逐渐加量，直至空腹血糖正常。如晚餐前血糖仍高者，可在早晨 8 点注射中效胰岛素 6~8U。③调整胰岛素用量不能太频繁，每次调整后应观察 2~3 天判断疗效，胰岛素剂量调整的依据是血糖的趋势，而不单独是某点血糖的数值。④胰岛素每次增减剂量为 2~4U，不宜过多，否则会导致低血糖或血糖波动范围过大而引起不良反应。

2）胰岛素治疗时清晨或空腹高血糖的处理：糖尿病患者在应用胰岛素强化治疗过程中，餐后血糖比较理想，但早晨常表现为高血糖，原因有三方面：①夜间胰岛素作用不足：睡前或夜间血糖控制不好，导致清晨高血糖，可以用增加夜间中性胰岛素的量来纠正。②"黎明现象"：夜间血糖控制良好，由于人体在清晨多种升糖激素（糖皮质激素、生长激素等胰岛素拮抗激素）分泌增加，肝糖产生增加，胰岛素敏感性下降，使胰岛素相对不足，而致黎明一段时间出现高血糖状态。发生机会少，常见于糖尿病患者。应将晚餐分餐后，适当增加胰岛素剂量。③Somogyi 现象：当外源性胰岛素过量导致低血糖后，胰高血糖素和肾上腺素立即释放，细胞内糖原分解成葡萄糖很快释放入血，血糖于几分钟内升高，并出现肾上腺素的其他作用，如饥饿感、心慌、出汗、颤抖，即胰岛素过量引起的低血糖后的高血糖反应——Somogyi 现象。应适当减少夜间中效胰岛素的用量，如果次晨空腹血糖下降了，证明是 Somogyi 现象；如果减少胰岛素用量后，空腹血糖仍高，考虑是夜间基础胰岛素剂量不足所致。

分娩期和剖宫产围术期胰岛素的应用原则：严格控制分娩期及剖宫产围术期孕妇血糖、尿糖和尿酮体，保持孕妇血糖正常，预防发生 DKA 和新生儿低血糖。ACOG 建议①产前需胰岛素控制血糖者计划分娩时，引产或手术前一天睡前的中效胰岛素正常使用；②引产当天停用三餐前胰岛素；③给予静脉内滴注生理盐水；④血糖水平降低至3.9mmol/L以下时，将滴注的生理盐水改为5%葡萄糖液100～150mL/h的速度给予，以维持血糖水平在5.6mmol/L左右；⑤若血糖>5.6mmol/L，采用每小时5%葡萄糖液250mL+RI1.25U，每小时监测一次血糖，根据血糖调整胰岛素或葡萄糖输注的速度。

产褥期胰岛素的应用：分娩后随着胎盘的娩出，体内拮抗胰岛素的激素急剧减少，胰岛素需要量明显减少，大部分GDM孕妇在分娩后血糖恢复正常，仅少数产妇仍需要胰岛素控制血糖，方法如下：①完全禁食期间需要补液，每天葡萄糖总需要量在150～200g，按照血糖水平决定液体中胰岛素的加入量，术后尽早进食；②当产妇进流食时，按照要求继续给予小剂量胰岛素输注，及时监测餐后血糖，决定餐前注射胰岛素的剂量（针对餐后血糖）；③孕妇正常饮食时，监测血糖大轮廓，若产后血糖仍然增高者，应皮下注射胰岛素，但剂量减到孕前的1/3～1/2，随着产后的康复和母乳喂养，大部分GDM无须继续胰岛素的治疗。

（2）口服降糖药在妊娠并发糖尿病中的应用：长期以来，人们反对口服降糖药在孕期应用，主要担心这些药物会通过胎盘，刺激胎儿胰岛而引起胎儿或新生儿低血糖。胰岛素不通过胎盘，对胎儿没有影响，所以胰岛素成为治疗妊娠并发糖尿病的一线药物，但价格较贵，使用不方便，长期忍受注射之苦，导致患者的依从性差；其次还有不便于注射胰岛素的妇女以及在无胰岛素供应和医疗紧缺地区的妇女是否考虑选择合适的口服药物来替代胰岛素治疗？近10年来研究提出少数口服降糖药，可以满意控制血糖而不增加母儿不良预后。

美国食品与药物管理局（FDA）妊娠期药物安全性分级系统中提出：在口服降糖药中，格列本脲、二甲双胍、阿卡波糖为B级药物，其余都为C级药物。

1）格列本脲：是目前研究最为成熟的治疗妊娠并发糖尿病的口服降糖药。格列本脲属于磺酰脲类的第二代降糖药，作用于胰岛β细胞刺激胰岛素分泌。研究发现它几乎不通过胎盘，与胰岛素治疗相比较，血糖控制效果一致，围产儿结局无明显差异。服用格列本脲后偶有恶心、轻微头痛、低血糖等不良反应，至于该药是否增加胎儿畸形的研究报道极少。使用格列本脲的主要优点是方便、经济、依从性好。加拿大和美国糖尿病协会认为在孕中、晚期格列本脲可协助治疗妊娠期糖尿病。

2）二甲双胍：是双胍类降糖药，作用靶器官为肝脏、肌肉和脂肪组织，其降糖作用机制可能是：增加周围组织对胰岛素的敏感性，促进组织细胞（肌肉等）对葡萄糖的利用；抑制肝糖原的异生作用，降低肝糖输出；抑制肠壁细胞摄取葡萄糖，与胰岛素作用不同，无促使脂肪合成的作用，对正常人无明显降糖作用。二甲双胍分子量低，可以通过胎盘，Elliot等证实二甲双胍并不增加胎盘葡萄糖转运速率、胎儿血糖水平和胎盘的葡萄糖吸收。FDA将它列为B类药，但临床研究较少，目前有关二甲双胍在妊娠期使用安全性资料大多来自治疗并发PCOS孕妇的研究。Glueck等在小样本非随机研究中，PCOS患者孕期持续服用二甲双胍，孕早期自然流产率下降。动物实验发现二甲双胍无致畸性，目前仍没有临床数据提示二甲双胍有致畸性。有人提出存在严重的胰岛素抵抗，需要大剂量胰岛素治疗的糖尿病孕妇，应用二甲双胍可能会增加这些孕妇的胰岛素敏感性，以减少胰岛素的用量，然而这种方法的安全性至今没有得到证实，有待进一步的研究。

3）阿卡波糖（拜糖平）：α-葡萄糖苷酶抑制剂，在小肠内竞争性抑制α-葡萄糖苷酶，使糖的吸收减慢或减少，降低餐后血糖，可引起胃肠道不适。有研究提出阿卡波糖可能是治疗GDM另一可供的口服降糖药。

随着口服降糖药在妊娠期的不断应用，在患者知情的情况下，孕期可适当选择口服降糖药。

（三）妊娠期监护

1. 孕妇监护　除一般的产前检查内容外，孕前糖尿病患者在妊娠早、中孕期应2～3周产检1次，妊娠28周后每1～2周进行一次产检。GDM孕妇根据病情程度，每1～2周产前检查一次，还需进行下列监测：

（1）孕妇一般情况的监测

1）肾功能检查：糖尿病患者妊娠后，每1～2个月复查一次，包括血尿素氮、肌酐、尿酸、肌酐清除率、24小时尿蛋白定量、尿培养，以及时了解肾功能的损害、泌尿系感染，每次检查时应行尿常规检查。GDM被诊断后，每1~2周进行一次尿常规检查，必要时检测血尿素氮、肌酐、尿酸等。

2）眼底检查：PGDM初诊日行眼底检查，若有增生新生血管或伴玻璃体积血应及早激光治疗，定期随访观察。GDM孕妇，高血糖时间短一般不会引起眼底的改变，可酌情进行眼底检查。

3）监测血压：首先了解基础血压，及早发现妊娠期高血压疾病。

4）严密观察宫底高度变化结合B超及时发现巨大胎儿或者羊水过多。

(2) 妊娠期血糖的监测：妊娠并发糖尿病确诊后，一定要进行血糖的检测，一方面了解孕妇血糖的情况，另一方面要根据血糖水平，进行合理的治疗，并能够评估治疗的满意程度。从下列几方进行监测：

1）血糖轮廓试验：为了监测孕妇血糖控制情况，可以应用24小时末梢微量血糖的测定法，方法简便可行，孕妇可以自己进行，在监测血糖初期或血糖不稳定的情况下采用血糖大轮廓试验（七点法）：包括0点、三餐前30分钟和三餐后2小时的血糖值；如果血糖控制稳定，可以减少监测次数将血糖大轮廓试验改为血糖小轮廓试验（四点法）：包括早餐前30分钟和三餐后2小时血糖。血糖轮廓试验的次数根据情况而定，在调整血糖初期，每天1次血糖大轮廓直到血糖水平维持并稳定在正常范围后可改为血糖小轮廓，每周1~2次直至分娩。血糖轮廓的正常值即妊娠并发糖尿病孕妇的理想血糖值为：0点血糖4.4~6.7mmol/L；三餐前（30分钟）血糖3.3~5.3mmol/L；三餐后（2小时）血糖4.4~6.7mmol/L。

2）动态血糖监测：主要适用于血糖波动比较大、血糖不易调控至正常的孕妇。

3）尿酮体的测定：自妊娠4个月后糖肾阈下降，另外非葡萄糖（如乳糖）排出不断增多，许多孕妇血糖正常时尿糖呈现阳性，所以妊娠期血糖与尿糖水平不一致，不能借助尿糖判断孕期血糖控制情况。由于糖尿病孕妇血糖控制不理想时易并发酮症，故在监测血糖时应同时测定尿酮体。

4）糖化血红蛋白测定：正常血红蛋白A经糖化后生成HbA1，其中HbA_{1c}是葡萄糖与血红蛋白发生反应形成的主要产物，它在体内缓慢连续生成而且不需要酶的作用，HbA_1水平反映近2~3个月内平均血糖水平，可作为糖尿病长期控制的良好指标。HbA_{1c}正常值为4%~6%，孕早期HbA_{1c}的升高标志着胚胎长期受高糖环境的影响，胎儿畸形和自然流产的可能性增大；如在孕中、晚期，HbA_{1c}的增高反映治疗效果不理想。需要胰岛素治疗的糖尿病患者应2个月左右检查一次，最好将HbA_{1c}控制在6%以下。

5）糖化蛋白测定（GA）：是测定糖化血清蛋白的一种方法，能反映近2~3周血糖控制情况。

(3) 产程中的监测：除一般产程监测外，妊娠并发糖尿病产程中还需要有血糖监测，每1~2小时监测末梢微量血糖1次，根据血糖值，小剂量胰岛素静脉点滴，及时调整血糖并适当补充能量，维持孕妇血糖在4.4~6.7mmol/L。

2. 胎儿的监测 如下所述。

(1) B超的监测：在怀孕6~8周及妊娠14~16周分别做B超一次，了解胚胎发育状况，核对孕周，提早发现严重的胎儿畸形；妊娠20~24周做彩色超声监测，对胎儿进行全面的评估，排除胎儿心脏畸形；孕30周后，每3~4周复查一次B超，及时发现羊水过多和胎儿的过度发育等。

(2) 胎儿超声心动图检查：孕前及孕早期血糖控制不理想的糖尿病孕妇其胎儿畸形发生率高且以先天性心脏病占首位，所以，建议对这部分孕妇进行胎儿超声心动图检查，及时发现胎儿的先天性心脏病。研究报道超声心动图检查对先天性心脏病的产前诊断率为80%。

(3) 胎儿宫内状态的监测

1）胎心监护：自妊娠32周开始每周一次无激惹试验（NST），孕36周后每周2次NST，若NST无反应型，应进一步做OCT/CST。如并发高血压疾病、肾脏疾病或可疑FGR时，开始监护的时间适当提前。

2）胎儿生物物理评分（BPP）：妊娠晚期BPP可作为胎儿监护的一线手段，也可作为CST的替代手段，至少30分钟完成，借助超声和胎心监护完成。BPP包括五项内容：NST、胎儿呼吸运动

(FBM)、胎儿张力（FT）、胎动（FM）、羊水量（AFV），每项2分，满分10分，8分以上提示胎儿宫内状况良好，低于6分则提示可能发生胎儿窘迫。因为BPP是综合因素的判断，优于单纯NST，可以避免不必要的干预。

3）多普勒血流测定：常用的方法是检测胎儿脐动脉S/D（收缩期波速的高峰值比舒张期血流速度）的比值：在有血管病变的孕妇中，胎盘阻力升高（脐动脉S/D比值升高）与胎儿生长受限有关，孕晚期利用多普勒测定胎儿脐动脉血流速度，可反映胎儿宫内安危状况，如S/D≥3时，提示胎盘血管阻力增大，胎儿宫内处于危险状态。

4）胎儿肺成熟度的评价：糖尿病孕妇易导致肺成熟延缓，新生儿可出现新生儿呼吸窘迫综合征（NRDS），是否进行肺成熟度的评价，可根据以下几点：血糖控制理想，孕周准确，孕38周后终止妊娠者，胎儿肺已经发育成熟，不必进行肺成熟度的评估和促肺成熟治疗；如血糖控制不满意或孕周<38周有终止妊娠指征者，必须进行胎肺成熟评估和促成熟治疗。具体方法和步骤如下：在计划终止妊娠前48小时行羊膜腔穿刺，测定胎儿肺成熟，抽取10mL羊水进行羊水泡沫试验，检测鞘磷脂合卵磷脂比值（L/S），如US≥2时，NRDS的发生率很低。但是，在通常情况下，不管检验结果如何，穿刺的同时在羊膜腔内注射地塞米松10mg，24~48小时后终止妊娠，可预防NRDS的发生。对于胎膜早破者或其他原因而不能进行羊膜腔穿刺的孕妇，在严密监测血糖的情况下，可以肌内注射倍他米松，每次10mg，24小时一次，共2次；或地塞米松，每次6mg，每天2次，共4次。

（四）分娩时机及方式

1. 分娩时机 原则上，严格控制孕期血糖的同时，加强胎心监护，尽量推迟终止妊娠的时机。血糖控制满意的孕前糖尿病或需要胰岛素治疗的GDM者，一般于妊娠38~39周后终止妊娠；不需要胰岛素治疗的GDM者，一般应等待近预产期终止妊娠。糖尿病病情严重尤其并发有微血管病变者，妊娠中、晚期母儿并发症较多，通常需要提早终止妊娠。若糖尿病孕妇血糖一直控制不满意，并且伴血管病变或并发妊娠期高血压疾病，及早行羊膜腔穿刺，了解胎肺成熟情况并注入地塞米松促进胎儿肺成熟，胎儿肺成熟后及早终止妊娠。一旦发现胎盘功能不良、胎儿窘迫应立即终止妊娠。

2. 分娩方式 妊娠并发糖尿病本身不是剖宫产手术指征，但是糖尿病孕期血糖控制不够满意时，胎儿常大于孕周，为避免产伤使剖宫产机会增多；糖尿病伴血管病变等因提前终止妊娠，常需剖宫产，使得糖尿病孕妇剖宫产率进一步增加。若胎儿发育正常且宫颈成熟较好时应尽量阴道分娩，但产程中加强胎儿监护，产程不宜太长。国外报道糖尿病孕妇剖宫产率高达50%~81%，北大医院近十几年资料表明：GDM组剖宫产达41%，而显性糖尿病组高达66.7%，糖尿病D、R级组达到85.7%。

（五）糖尿病并发酮症酸中毒的处理

一旦尿酮体阳性应急查血糖、电解质、血pH及二氧化碳结合力，以除外饥饿性酮症。糖尿病并发酮症酸中毒的治疗原则：①补液：常用生理盐水及5%葡萄糖纠正低血容量。②小剂量胰岛素持续静点：一般来讲，若血糖>13.9mmol/L，应将胰岛素加入生理盐水，每小时滴入4~6U胰岛素，严密监测血糖及酮体变化，每小时应测血糖，若血糖≤13.9mmol/L，开始用5%葡萄糖盐水加入胰岛素，酮体转阴后，可改为皮下注射胰岛素调整血糖。小剂量胰岛素静点的优点能防止灭酮时低血糖及低钾的发生，而且能有效抑制脂解，防止酮体继续产生。③积极纠正电解质紊乱。④持续胎儿监测：直至代谢紊乱纠正，通过吸氧、左侧卧位，纠正孕妇代谢紊乱，及时改善胎儿宫内缺氧的情况。由于酮症酸中毒所致胎儿窘迫随酸中毒纠正，胎儿窘迫可恢复，所以出现胎儿窘迫并非是立即终止妊娠的指征。当酸中毒不能及时纠正或灭酮纠酸后胎儿窘迫持续存在应尽早结束分娩，以防导致胎死宫内的发生。

（六）新生儿的监护和处理

在未开展GDM筛查的医院，产后可根据糖尿病新生儿的外貌特征，对这些孕妇进行产后24小时内血糖检查，以防糖尿病患者漏诊。

新生儿出生后处理如下：

（1）新生儿出生时应留脐血查血糖及脐血胰岛素或C肽，所有新生儿均按高危儿处理，仔细进行新生儿查体；及时发现新生儿畸形，如先天性心脏病、消化道畸形等。

（2）新生儿出生后30分钟复查血糖，12小时内每2~4小时查一次血糖，防止新生儿发生低血糖。足月新生儿血糖小于2.2mmol/L（40mg/dl），可诊断新生儿低血糖，糖尿病母亲的新生儿有低血糖的症状时，经常不是易激惹状态，而是呈现安静和昏睡状，其他症状有呼吸暂停、呼吸急促、呼吸窘迫、休克、发绀和抽搐。

（3）新生儿出生后1和24小时作血细胞比容、血红蛋白的测定。

（4）常规检查新生儿血钙及镁、胆红素。

（5）新生儿RDS的预防和治疗：目前，糖尿病母亲新生儿RDS，主要见于早产儿以及孕期血糖控制不理想者。所以，对于早产儿以及孕期血糖未控制者，终止妊娠前，应用糖皮质激素促胎儿肺成熟，新生儿出生后密切监护。对于胎肺不成熟而必须立即终止妊娠者，新生儿娩出后预防性给予肺表面活性物质，以防止新生儿RDS发生。新生儿发生RDS后，立即应用肺表面活性物质治疗。

（6）新生儿低血糖的预防和治疗：新生儿出生后30分钟，喂10%葡萄糖液5~10mL/（kg·h），同时早开奶。不能口饲者或口服葡萄糖后低血糖不能纠正者，新生儿缓慢静脉点滴10%葡萄糖液，3~5mL/（kg·h），为防止发生反应性低血糖，不可突然中断静脉点滴，停用前先逐渐减量，也不可间歇注射高渗葡萄糖液，以免再度发生高胰岛素血症。症状性低血糖者，应用25%葡萄糖液，3~4mL/kg静推（1mL/min），然后维持10%的葡萄糖静脉点滴，持续监测新生儿血糖的变化。

（杨　斌）

第八节　妊娠期糖尿病的产后随访

GDM患者将来发生肥胖和糖尿病的机会明显增加，再次妊娠时GDM复发机会多，GDM的诊断提供了一次检出2型糖尿病高危人群的机会。通过产后定期检查可以及时发现其糖尿病并进行治疗；同时，通过产后健康生活方式的干预可使GDM史妇女将来糖尿病发病减少或推迟发病。另外，可根据对GDM患者远期追访中糖尿病发生率来评价GDM诊断标准的可行性。

胎盘娩出后，胎盘所分泌的各种拮抗胰岛素很快自体内排出，因妊娠期生理变化而导致的GDM在产后6周应完全恢复正常。Greenberg报道产后2个月OGTT异常与下列因素密切相关：反复GDM、孕期血糖控制不理想、孕期50g糖筛查≥11.1mmol/L、需用胰岛素治疗者。并指出孕期胰岛素需要量大于100U/d，产后2个月复查OGTT均表现出异常；孕期仅需单纯饮食控制而血糖能保持正常者，产后2个月无OGTT异常。

许多追访资料表明，GDM将来是否发展成为显性糖尿病主要与种族有关，黑种人较白种人更易成为显性糖尿病；确诊GDM时的空腹血糖水平5.8~7.2mmol/L（105~130mg/dl），43%发展为显性糖尿病，而空腹血糖>7.2mmol/L，86%将成为糖尿病患者。年龄、肥胖和孕期是否需接受胰岛素治疗以及随访时间均与糖尿病发病密切相关。通过产后控制饮食、改变饮食结构、减少碳水化合物及脂肪摄入、保持体重在正常范围并增加锻炼，可减少或推迟糖尿病发病。据报道，通过上述干预，GDM患者10年后仅6.4%发展为糖尿病。有人进行实验发现，对有GDM史的非糖尿病患者输入葡萄糖后，胰岛素释放减少，可能与该组人群将来发生糖尿病机会增加有关。

根据上述研究，一般GDM产后1周内查空腹血糖以判定产后是否需要胰岛素治疗。产后6~12周复查OGTT，产后血糖正常者定期每3年至少检查一次血糖，若有症状提前检查。OGTT确诊糖尿病应转内科治疗，随访时发现糖耐量降低应每年随访。在每次随访时应对以往GDM妇女进行饮食、运动等方面教育，并告知其将来患糖尿病机会逐年增加以取得患者配合。

母亲妊娠并发糖尿病会影响子代的生长发育，所以对妊娠并发糖尿病孕妇所生的子代应该在医院建立档案，定期随访，以达到及早发现、及早干预疾病的目标，如神经系统异常、肥胖及糖尿病等的问题。

1. 早期发现并干预神经系统的异常　胎儿期暴露于母亲宫内的高糖环境，对婴幼儿期神经发育会有一定的影响；再者，糖尿病母亲的早产新生儿以及产程中胎儿的缺氧等因素均会影响到新生儿神经系统的正常发育。所以，早期随访，定期监测婴幼儿的神经系统发育状况，尽早功能锻炼，可以得到改善。

2. 肥胖、糖尿病的风险增加　糖尿病孕妇后代肥胖、糖尿病风险增加，为减少糖尿病后代的风险，除孕期积极控制血糖外，应鼓励母乳喂养，定期进行随访，指导其合理饮食、加强锻炼，维持理想体重，可延缓或减轻后代糖尿病等代谢性疾病的发生。

(杨　斌)

第十二章

分娩期并发症

第一节 脐带异常与脐带脱垂

脐带是连接胎儿与母亲之间的管状结构和纽带，也是胎儿生命的桥梁，一端连结于胎儿的脐轮，另一端附着于胎盘。是母亲和胎儿之间相互联系的唯一通道，母亲的营养胎儿能吸收多少，与脐带密切相关。脐带外面有华通胶样的结缔组织，本身没有血管，包裹着两条动脉和一条静脉组成。由羊膜包卷着卵黄囊和尿膜的柄状伸长部而形成的。脐带中通过尿膜的血管即脐动脉和脐静脉，卵黄囊的血管即脐肠系膜动脉和脐肠系膜静脉。当卵黄囊及其血管退化，脐动脉和脐静脉就发达起来，在这些间隙中可以看到疏松的胶状的间充质。正常脐带直径为 1~1.5cm，足月妊娠时长度为 50cm 左右，与胎儿足月身长相似。常呈螺旋状扭转。脐带的粗细很难在产前通过 B 超显示出来。子宫动脉通过胎盘母体部分的蜕膜血窦，与胎盘儿体部胎儿毛细血管，进行母体和胎儿的血液间的 CO_2 和 O_2，代谢产物（即代谢废物）和营养物质的交换。脐动脉将来自胎儿的代谢废物运送至胎盘，脐静脉将 O_2 和营养物质从胎盘运送给胎儿。最后由子宫静脉将来自胎儿的代谢废物运走。某些激素和抗体等也通过脐带从母体移交给胎儿。胎儿通过脐带，获得氧气和所需的各种营养物质，排出代谢废物。脐带的长短、粗细、动脉、静脉的改变等等，均可造成胎儿的畸形与死亡。脐动静脉一旦血流受阻，可致胎儿宫内窘迫，新生儿窒息、低 Apgar 评分，吸入性肺炎、围产儿颅内出血等，死亡率极高，慢性者可致慢性胎儿宫内缺氧及胎儿生长迟缓。

一、脐带先露与脐带脱垂

当胎膜未破时，脐带位于胎先露部的前方或一侧，称为脐带先露（presentation of umbilical cord）或隐性脐带脱垂。胎膜破裂后脐带脱于宫颈口外，降至阴道内或露于外阴部，称为脐带脱垂（prolapse of ulnbilical cord）。发生率为 0.4%~10%（图 12-1、图 12-2）。

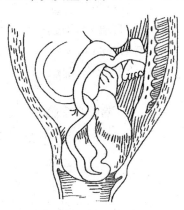

图 12-1 脐带先露

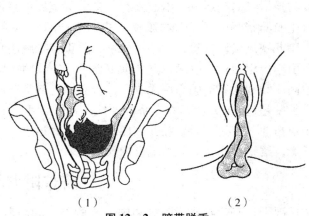

图 12-2 脐带脱垂

（一）病因

多发生在胎先露部未衔接时：①胎位异常，包括足先露、臀先露、肩先露、枕后位等；②骨盆和胎儿异常，骨盆狭窄、胎头入盆困难、胎头高浮、胎儿过小等；③羊水过多；④脐带过长；⑤脐带附着异常及低置胎盘等。

（二）对母胎的影响

①产妇影响：剖宫产率、软产道损伤的机会增加。②胎儿影响：当胎先露部尚未衔接、胎膜未破，宫缩时胎先露部下降，先露脐带一过性压迫脐带导致胎心率异常。胎先露部已衔接、胎膜已破者，脐带受压在胎先露部与骨盆之间时，胎儿宫内缺氧，胎心完全消失。若脐带血循环阻断超过 7～8 分钟，即可出现胎死宫内。以头先露最严重，足先露、肩先露较轻。

（三）诊断

有脐带脱垂高危因素存在时，应警惕脐带脱垂的发生。胎膜未破，于胎动或宫缩后胎心率突然变慢，改变体位、上推胎先露部及抬高臀部后迅速恢复者，胎膜已破出现胎心率异常，胎心监护时出现胎心基线减速、平直等，应考虑脐带先露的可能。可以立即行阴道检查，了解有无脐带脱垂和脐带血管有无搏动。在胎先露部旁或前方以及阴道内触及脐带者，或脐带脱出于外阴者，即可确诊。B 型超声及彩色多普勒超声等有助于明确诊断。

（四）治疗

1. 脐带先露　经产妇、胎膜未破、宫缩良好者，取头低臀高位，密切观察胎心率，期待胎头衔接，宫口逐渐扩张，可改变体位，胎心持续良好者，可经阴道分娩。初产妇或足先露或肩先露者，宜行剖宫产术。

2. 脐带脱垂　一旦发现脐带脱垂，胎心正常，胎儿存活者，应尽快娩出胎儿。宫口开全，胎先露在 +2 时，行产钳术；臀先露行臀牵引术。宫颈未开全，产妇立即取头低臀高位，上推胎先露部，应用抑制子宫收缩剂，缓解或减轻脐带受压；在严密监测胎心同时，尽快行剖宫产术。

（五）预防

妊娠晚期及临产后，超声检查应注意有无脐带先露。对羊水过多、临产后胎先露部迟迟不入盆者，尽量不作或少作肛查或阴道检查。需人工破膜应在有准备时，行高位破膜，避免脐带随羊水流出脱出。

二、脐带长度异常

脐带的长度，在足月妊娠时 50cm 左右，与胎儿足月身长相似。正常脐带长度为 30～70cm，平均为 55cm。脐带短于 30cm 者，称为脐带过短。若胎盘附着宫底部，正常分娩的脐带长度至少 32cm。妊娠期间脐带过短常无临床征象，个别情况可能会有胎动减少，因受牵拉引起脐带血管受压、痉挛、缺氧，胎儿营养与排泄可受到影响，引起发育不良，甚至发生脐带梗死、断裂，危及胎儿生命。孕妇多患有糖尿病或有生殖器官感染（子宫内膜炎）史。临产后，随胎先露部下降，脐带被牵拉过紧，使胎儿血循环受阻，胎儿缺氧出现窘迫，胎心率异常；严重者导致胎盘早剥、子宫内翻或胎儿脐疝等。胎先露部下降受阻，引起产程延长，以第二产程延长居多。产力强时可发生脐带血管断裂、出血，而引起胎儿死亡，经抬高床脚和吸氧，胎心率无改善，应立即行剖宫产术。

脐带长度超过 80cm 者，称为脐带过长，其长度可为正常的 2～4 倍。易造成脐带绕颈、缠绕肢体，脐带打结、扭曲、栓塞，导致胎儿宫内缺氧，发育迟缓；分娩时影响产程的进展，发生脐带脱垂，导致死胎、死产。这些孕妇多有不孕或宫内操作史。

三、脐带附着异常

正常情况下，脐带附着于胎盘的中央或侧方，如附着于胎盘之外的胎膜之上，脐血管裸露在胎膜上，为附着异常。脐带附着异常包括球拍状胎盘和脐带帆状附着。脐带附着于胎盘边缘者，称为球拍状胎盘，分娩过程中对母胎无大影响，多在产后检查胎盘时发现。

脐带附着于胎膜上，弯弯曲曲呈蜘蛛网状，脐带血管通过羊膜与绒毛膜间进入胎盘者，称为脐带帆状附着（cord velamentous insertion），若胎膜上的血管跨过宫颈内口位于胎先露部前方，称为前置血管。脐血管裸露于宫腔内，如受到压迫，极易发生血运阻断，胎儿窘迫或死亡。当胎膜破裂时，伴前置血管破裂出血达200～300mL时可导致胎儿死亡。

临床表现为胎膜破裂时发生无痛性阴道流血，伴胎心率异常或消失，胎儿死亡，对胎儿危害极大，并与前置胎盘不易鉴别。取流出血涂片检查，查到有核红细胞或幼红细胞并有胎儿血红蛋白，即可确诊。产前超声检查应注意脐带附着在胎盘的部位。

四、脐带缠绕

脐带围绕胎儿颈部、四肢或躯干者，称为脐带缠绕（cord entanglement），或称脐带环。通常以绕颈较为常见，也可围绕胎儿身体。90%为脐带绕颈，以绕颈一周者居多，占分娩总数20%左右。

（一）病因

多与脐带过长、胎儿小、羊水过多及胎动频繁等有关。脐带本身有补偿性伸展，不拉紧至一定程度，不发生临床症状。

（二）对母婴的影响

脐带绕颈对胎儿影响与脐带缠绕松紧、缠绕周数及脐带长短有关。脐带绕颈可致相对性脐带过短，而引起如脐带过短的征象，致胎儿或新生儿死亡。对产妇的影响为产程延长或停滞。

（三）临床特点及处理

①胎先露部下降受阻：脐带缠绕使脐带相对变短，影响胎先露部入盆，可使产程延长或停滞。②胎儿窘迫：当缠绕周数多、过紧使脐带受牵拉，或因宫缩使使脐带受压，导致胎儿血循环受阻，胎儿缺氧。③胎心监护：出现频繁的变异减速。④彩色多普勒超声检查：在胎儿颈部发现脐带血流信号。⑤B型超声检查见脐带缠绕处皮肤有明显压迹，脐带缠绕1周呈U形压迹，内含一小圆形衰减包块，并可见其中小短光条；脐带缠绕2周呈W形；脐带缠绕3周或3周以上呈锯齿形，呈一条衰减带状回声。出现上述情况应高度警惕脐带缠绕，特别是胎心监护出现频繁的变异减速，经吸氧、改变体位不能缓解时，应及时终止妊娠。产前超声诊断为脐带缠绕，在分娩过程中应加强监护，一旦出现胎儿窘迫，及时处理。

五、其他脐带异常

1. 脐带阙如　为少见的异常。据报道，曾见一例为死胎，另一例为活婴，其胎盘似乎直接附着于胎儿腹壁上，也有胎儿脐轮与胎盘紧紧相连。脐带缺如的胎儿常伴有多种畸形，如无脑畸胎、内脏脱出、脐疝等。

2. 脐带过细　指脐带细于正常直径的一半以上。使的营养和排泄运转受阻，导致胎儿低体重儿出生、宫内窒息甚至死亡。多发生于有宫内操作史的孕妇。

3. 脐带过粗　也称"脐带肿胀"。脐带大于正常直径的一半左右，多见于华通胶样的结缔组织肿胀，脐带过粗的孕妇，临床上常会出现胎盘早期剥离、胎膜早破、死胎、死产、胎儿畸形等意外情况。引起的原因多与孕妇患有糖尿病，或有生殖器官感染（子宫内膜炎）史。

4. 脐带狭窄（stricture of umbilical cord）　狭窄与扭曲有关，有脐带狭窄之大部分婴儿为死胎。

5. 脐带血肿（hematoma of umbilical cord）　血肿可压迫脐血管，轻者可致胎儿窒息，重者造成血运梗阻而致胎儿死亡。

6. 脐带扭转（torsion of umbilical cord）　由于胎儿活动的结果，导致正常的脐带变成螺旋状，即脐带顺其纵轴扭转，生理性可扭转6～7周，有人认为可转9～11周。如脐带过分扭转大于30周以上，加上脐带长度的影响或近胎儿脐轮部变细呈索状坏死，可致胎儿血管闭塞或伴血栓形成，血运中断而死亡。

7. 单脐动脉　正常脐带的解剖为两条脐动脉，一条脐静脉。如果胚胎发生异常，只有一条脐动脉，称为单脐动脉。其血流量较正常低近一倍，可导致胎儿生长迟缓，胎儿宫内缺氧。单脐动脉的胎儿有1/4者伴有心血管或其他部位畸形，流产、早产、死亡率明显升高。此类孕妇多数曾有过人工流产、不孕史，少数人有染色体异常的疾病。

8. 脐带打结　有假结（false hoot）和真结（true hoot）两种。脐血管较脐带长，为了调节脐带长度，血管会发生扭曲似结，称为假结，通常对胎儿无大危害。真结较为少见，发生率为1.1%，但围生期死亡率为6.1%，在单羊膜囊双胎中真结的发生率较高。真结多在妊娠3~4个月发生，先有脐带缠绕胎体，后胎儿又穿过脐带套环而形成真结。结未拉紧时尚无症状，如拉紧后胎儿血循环受阻而致胎儿发育不全或胎死宫内，多数仅在分娩后确诊。

9. 其他　较少见的还有脐带囊肿、肿瘤、脐膨出等，常常伴有其他类型的胎儿畸形。

（杨　斌）

第二节　子宫破裂

子宫破裂指子宫体部或子宫下段发生破裂，可发生于妊娠各期，但常见于分娩期或妊娠末期，为产科严重并发症，严重威胁母婴生命。患者主要死于出血、感染、休克。子宫破裂的发生率常作为判断一个地区产科质量标准之一。文献报道子宫破裂的发生率为1/16 000~1/1 000，发生率与经济状况有密切关系，不同地区可有很大差异。发达国家、经济条件好的地区子宫破裂发生率较发展中国家、经济水平低的地区低，发达国家的发生率，如美国为0.04%~0.1%；而在发展中国家，如我国的发生率为0.1%~0.55%；在不发达的国家和地区其发生率更高。在发展中国家孕产妇死亡率高达40%~60%，我国子宫破裂的孕产妇死亡率为5%~12%，围产儿死亡率为50%~90%。随着产科工作者的数量和质量的提高，城乡妇幼卫生三级保健网的建立和逐步健全，发生率已显著下降。但是，近年来由于剖宫产率上升，瘢痕子宫破裂的发生有所增加，应当引起产科医生的高度重视。

根据发生时间可分为妊娠期、分娩期子宫破裂。根据发生的部位可分为子宫体部破裂、子宫下段破裂。根据病因可分为子宫自然破裂、瘢痕破裂、损伤性破裂。根据发生的不同阶段可分为先兆子宫破裂、子宫破裂。按破裂程度可分为完全破裂，即子宫肌层及浆膜层全层裂开，子宫腔直接与腹腔相通；不完全破裂，即子宫肌层全部或部分裂开，但浆膜层和腹膜层尚保持完整，宫腔与腹腔未相通。

一、病因和发病机制

子宫破裂多发生于难产、高龄多产和子宫曾有过手术或有过损伤的产妇。根据破裂的原因，可分为无瘢痕子宫破裂和瘢痕子宫破裂。

（一）无瘢痕子宫破裂

可分为自然破裂和损伤性破裂。

1. 自然破裂　梗阻性难产为最常见和最主要的发病原因，尤其好发于子宫肌壁有病理改变者，如畸形子宫肌层发育不良，过去有过多次分娩或多次刮宫史、子宫穿孔史、人工剥离胎盘史等。骨盆狭窄、头盆不称、胎位异常如忽略性横位、胎儿畸形如脑积水等，均可使胎儿先露受阻，造成梗阻性难产，当胎儿先露下降受阻时，为克服阻力，子宫体部肌层强烈收缩、收复后变厚、缩短；子宫下段肌层则被过度牵拉、变薄，伸长，过度伸展后，受阻的胎儿先露将子宫下段薄弱处撑破，故裂口多发生在子宫下段，纵行或斜纵行。位于前壁右侧者多，亦可延伸至宫体部和宫颈、阴道甚至撕裂膀胱。

2. 损伤性子宫破裂　主要是由于分娩前子宫收缩剂使用不当和分娩时手术创伤引起。

（1）子宫收缩剂使用不当：使用缩宫素引产或催产，适应证为胎位异常，头盆相称。由于孕妇个体对缩宫素敏感程度不同，应采取稀释后静脉滴注，专人负责看守产程。调整滴速以接近生理性的有效宫缩。若使用缩宫素不当，如分娩前肌内注射缩宫素；无适应证、无监护条件下静脉滴注缩宫素；其他子宫收缩剂如前列腺素阴道栓剂，麦角制剂使用不当均可增加子宫肌张力引起强烈子宫收缩导致子宫破裂，特别是高龄、多产和子宫本身存在薄弱点者更容易发生子宫破裂。

（2）分娩时手术创伤：在临产时受到创伤的孕妇相对于那些没有受到创伤的孕妇会发生更为严重的并发症，包括子宫破裂的发生会明显增加。不适当和粗暴的实行各种阴道助产手术如：

1）臀牵引手术手法粗暴，不按分娩机转致使胎儿手臂上举，增加出头困难，后出头时强行牵拉。

2）宫口未开全时行产钳助产，或臀牵引术或困难产钳，以上两项均可造成宫颈裂伤，延伸至子宫下段造成子宫破裂。

3）忽略性横位行内倒转术、断头术、毁胎术等手术操作不慎，困难的人工剥离胎盘术均可引起子宫破裂。

4）暴力压腹助产即不妥当的人工加压子宫底，促使胎儿娩出，也可使子宫破裂。

此外，可见植入性胎盘穿透子宫浆膜层造成子宫破裂。近年来随着人流率及剖宫产率的提高，植入性胎盘的发生率也有上升趋势。植入性胎盘并子宫破裂多发生于妊娠中晚期，胎盘植入后由于子宫内膜以及肌层组织的改变，更易发生子宫破裂并且症状更不明显。

（二）瘢痕子宫破裂

发生于子宫有过切口，如以往剖宫产或子宫切开，妊娠子宫破裂或子宫穿孔后子宫修补术，肌瘤剔除术创面接近或达到内膜层。在妊娠晚期，子宫膨大，尤其是在分娩过程，原瘢痕愈合不良，承受不了子宫内压力增加，瘢痕裂开，自然破裂；古典式剖宫产术者由于切口的对合和愈合均不及下段，故子宫体部切口瘢痕比下段瘢痕容易发生破裂，其发生率为下段切口瘢痕破裂的数倍，且体部瘢痕破裂多为完全破裂而子宫下段瘢痕多为不完全破裂。

近年来剖宫产率上升，瘢痕子宫破裂的发生有所增加。剖宫产后的瘢痕子宫破裂存在一些特殊的危险因素，包括：

（1）与前次剖宫产的切口位置及切口愈合情况有关：目前广泛采用的子宫下段横切口剖宫产，如果切口位置选择不当，选择在子宫体部或与下段交界处，缝合时易出现上下切缘解剖对合不良而影响愈合，增加子宫破裂发生的风险。文献报道：不同类型剖宫产子宫切口发生子宫破裂概率为：古典切口4%~9%，T形切口4%~9%，低位纵切口1%~7%，低位横切口0.2%~1.5%。此外，术中切口延裂，易造成切口局部血肿和感染，愈合后瘢痕组织大，再次妊娠时瘢痕会限制子宫下段形成，更易发生破裂。

（2）与前次剖宫产采用的缝合方式有关：近年来，剖宫产时子宫的单层缝合因操作简便、时间较短而得到了广泛应用。但是，2002年美国一项纳入近3 000例患者的队列研究表明，与双层缝合相比较，采用单层缝合的孕妇再次妊娠时子宫破裂的发生率会增加4倍，达到3.1%；而采用双层缝合的孕妇子宫破裂的发生率仅为0.5%。

（3）与剖宫产的次数有关：一项超过1 000例孕妇的单中心研究提示，进行过2次及2次以上剖宫产的孕妇再次妊娠试产时子宫破裂的发生率为1.7%，仅行过一次剖宫产的孕妇子宫破裂的发生率为0.6%（OR3.06，95%CI1.95~4.79）；而进行过3次及3次以上剖宫产的孕妇与进行2次剖宫产的孕妇相比，危险度没有明显增加。另一项超过12年纳入134例孕妇的研究提示，进行过2次剖宫产的孕妇再次妊娠时子宫破裂的发生率为3.7%，仅行过一次剖宫产的孕妇子宫破裂的发生率为0.8%（OR4.5，95%CI1.18~11.5）。因此，2004年美国妇产科医师协会（ACOG）建议：有过2次剖宫产史的孕妇再次妊娠时，只有前次生产为阴道分娩或既往有过经阴道分娩史的患者才考虑进行试产。

（4）与2次妊娠间隔的时间长短有关：如果剖宫产后再次妊娠与前次妊娠时间间隔太短，子宫切口不完全愈合，便增加了子宫破裂的风险。Shipp and coworkers报道了在妊娠间隔短于18个月时，子宫破裂的发生率为2.3%（7/311），而妊娠间隔再长一些，发生率为1.1%（22/2 098）；而Huang的研究与此不相一致，认为妊娠间隔不足18个月与间隔时间更长者相比较，并没有增加子宫破裂的风险。Bujold研究显示妊娠间隔短于24个月，再次妊娠时子宫破裂的发生率为2.8%，延长妊娠间隔发生率仅为0.9%。尽管研究结果有一定的争议，大多数学者仍倾向于延长妊娠间隔有利于降低子宫破裂风险，目前普遍认为剖宫产过后2~3年再次妊娠是较为安全的。

子宫破裂以剖宫产瘢痕破裂最为常见，其次是滥用缩宫剂和梗阻性难产引起。

二、临床表现

绝大多数的子宫破裂发生在分娩的过程中，当胎头或异常的先露在骨盆入口上时，强有力的子宫收缩力不能使之入盆，子宫体部的肌层越来越厚，下段越来越薄，因此进入危险的阶段。从整个过程而言子宫破裂可分为先兆子宫破裂和子宫破裂两个阶段，但有时先兆阶段短暂或不明显，因此不易发现，而且由于引起子宫破裂的原因不同，破裂时间、部位、范围、出血量，胎儿和胎盘情况不同，临床表现不尽相同。

（一）无瘢痕子宫破裂

1. 子宫破裂先兆　常见于产程长、梗阻性难产病例。

（1）子宫收缩呈强直性或痉挛性，下段膨隆，压痛明显，子宫圆韧带极度紧张，可明显触及并有压痛。产妇自诉下腹十分疼痛难忍、烦躁不安、呼叫、脉搏呼吸加快。由于胎先露部位紧压膀胱使之充血，出现排尿困难，血尿形成和少量阴道流血。

（2）在临产过程中，当胎儿先露部下降受阻时，强有力的阵缩使子宫下段逐渐变薄而宫体更加增厚变短，两者间形成明显的环状凹陷，称为病理缩复环（pathologic retraction ring）。腹部检查上下段交界可见环状凹陷，此凹陷会逐渐上升达脐平或脐部以上；阴道检查可发现胎先露常较紧的固定于骨盆入口处，且有较大产瘤或明显颅骨重叠。

（3）由于宫缩强且频繁，胎儿供血受阻，表现为胎动频繁，胎心加快或减慢，胎心率图形提示重度或错乱的变异减速或晚期减速等程度不等的胎儿窘迫图形。

这种情况若不立即解除，子宫将很快在病理缩复环处及其下方发生破裂。

2. 子宫破裂阶段　根据破裂程度，可分为完全性子宫破裂与不完全性子宫破裂两种。

（1）完全性子宫破裂：指宫壁全层破裂，使宫腔与腹腔相通。子宫完全破裂一瞬间，产妇常感撕裂状剧烈腹痛，随之子宫阵缩消失，疼痛缓解，但随着血液、羊水及胎儿进入腹腔，很快又感到全腹疼痛，脉搏加快、微弱，呼吸急促，血压下降。检查时有全腹压痛及反跳痛，在腹壁下可清楚扪及胎体，子宫缩小位于胎儿侧方，胎心消失，阴道可能有鲜血流出，量可多可少。拨露或下降中的胎先露部消失（胎儿进入腹腔内），曾扩张的宫口可回缩。子宫前壁破裂时裂口可向前延伸致膀胱破裂。若已确诊为子宫破裂，则不必再经阴道检查子宫破裂口。若因催产素注射所致子宫破裂者，产妇在注药后感到子宫强烈收缩，突然剧痛，先露部随即上升、消失，腹部检查如上所见。

（2）不完全性子宫破裂：指子宫肌层全部或部分破裂，浆膜层尚未穿破，宫腔与腹腔未相通，胎儿及其附属物仍在宫腔内。腹部检查，在子宫不完全破裂处有压痛，若破裂发生在子宫侧壁阔韧带两叶之间，可形成阔韧带内血肿，此时在宫体一侧可触及逐渐增大且有压痛的包块。胎心音多不规则。

（二）瘢痕子宫破裂

1. 子宫体部瘢痕破裂　多为完全破裂，约1/3发生于妊娠晚期，甚至在足月前数周，子宫先兆破裂症状常不明显，可有瘢痕局部疼痛或压痛，以及子宫敏感性增高。有时可有少量阴道流血。随着裂口扩大，疼痛加重，出血增多，浆膜层裂开，胎儿部分或全部排入腹腔，此时症状，体征同无瘢痕子宫破裂。由于不一定出现破裂时突发性腹痛的典型症状，故有时在产妇出现休克时才发现，偶有在2次剖宫产术时才发现。

2. 子宫下部剖宫产切口瘢痕裂开　特别是横切口，瘢痕裂开多为不完全性，出血很少，且因有腹膜覆盖，因而缺乏明显的症状与体征，即所谓"安静状态"破裂。也有时出现局部压痛，敏感性增高等局部特征，常常在进行剖宫产术时才发现，亦可能经阴道自然分娩，在产后常规检查时发现。但如果瘢痕裂开累及子宫动脉及其分支，可引起急性腹腔大出血。瘢痕完全裂开时，胎儿亦可被排入腹腔，同无瘢痕子宫破例类似。瘢痕子宫破裂，即使是完全性，胎儿尚未完全排入腹腔前，行胎心监测时胎心率图形可表现为早期减速、变异减速,随后出现晚期减速,持续较长时间而不恢复,这是子宫破裂的最早征象。

三、诊断与鉴别诊断

(一)诊断

1. 有下列情况应考虑子宫破裂 如下所述。
(1) 具有子宫破裂的高危因素,如梗阻性难产、子宫收缩剂使用不当、多产、创伤等。
(2) 孕、产妇在晚期妊娠或临产后突感撕裂样腹部疼痛,伴恶心、呕吐,阴道流血,以及有休克前期和休克征象,腹部检查有明显腹腔刺激征,胎儿死亡,胎体触及在腹壁下。

2. 胎心监护 可疑病例应行连续胎心监护:如发现胎心率加快或减慢,各种减速的出现,特别是晚期减速持续较长时间而不恢复,应高度警惕子宫破裂。

3. 阴道检查 可发现曾扩张的子宫颈口往往回缩,已下降的胎儿先露上升,伸手入宫颈探查时可触及子宫破裂部位,裂口与腹腔相通,还可触及肠管。但阴道检查常可加剧损伤,故除产后疑有子宫破裂需探查宫腔外,一般不宜进行。

4. B型超声检查 可协助诊断子宫有无破裂及其部位,可疑病例可行此项检查。特别对于可疑病例、不完全的子宫破裂、子宫后下部破裂等有确诊价值。超声若发现子宫下段瘢痕出现缺陷或下段厚薄不均,下段局部失去肌纤维结构或羊膜囊自菲薄的子宫下段向母体腹部前壁膀胱方向膨出,应考虑先兆子宫破裂或者子宫不完全破裂。

5. 磁共振成像(MRI) 能较为清楚地显示胎儿、胎盘,以及子宫的关系,是子宫破裂超声确诊的重要补充手段。

6. 腹腔穿刺或后穹隆穿刺 可明确腹腔内有无出血。如果腹部叩诊移动性浊音阳性,结合病史、体征多可诊断,就不必进行此项检查。

总之,子宫破裂诊断与破裂的类型、程度、部位、性质、内出血量、胎心有无,胎盘完全或部分排出等情况密切相关,轻型或不典型者易被忽略,如子宫后壁破裂症状与体征常不典型且程度较轻;发生于子宫下段剖宫产的瘢痕子宫破裂如位于肌层薄,无血管区时,常无明显症状和体征,因出血少,临产宫缩又常掩盖了腹痛症状,仅于再次剖宫产时发现或在产后常规阴道探查宫腔时发现。

(二)鉴别诊断

1. 胎盘早期剥离 胎盘早剥常因发病急,腹部剧烈疼痛,内出血及休克等症状,可以与子宫破裂相混淆,但胎盘早剥常发生于妊娠高血压疾病或外伤患者,可有内出血和阴道出血,阴道流血量与失血量不成比例,B超检查胎盘后有血肿,分娩后检查胎盘有血块压迹,可以鉴别。两者鉴别诊断见表12-1。

表12-1 胎盘早剥与子宫破裂的鉴别诊断

	胎盘早剥	先兆子宫破裂
发病相关因素	常伴发于妊娠期高血压疾病,尤其是重度子痫前期者,或有外伤史	有头盆不称,分娩梗阻史或剖宫产史
腹痛	发病急,剧烈腹痛	强烈子宫收缩,烦躁不安
阴道出血	有内、外出血,以内出血为主,阴道出血量与全身失血症状不成正比	少量阴道出血可出现血尿
子宫	子宫板状硬,有压痛,胎位不清	可见病理性缩复环,下段有压痛,胎位尚清楚
B超检查	有时可见胎盘后血肿	常无特殊变化
胎盘检查	早剥部分有凝血块	无特殊变化

2. 难产并发感染 个别难产病例,经多次阴道检查后感染,发现腹痛症状和腹膜炎刺激体征,类似子宫破裂征象,阴道检查时由于产程长,子宫下段菲薄,双合诊检查手指相触,犹如只隔腹壁,易误

诊为子宫破裂,但此类病例宫颈口不会回缩,胎儿先露不会上升,更触不到胎体位于腹腔内侧,子宫亦不会缩小。

四、预防

孕产期子宫破裂的预后与是否能得到及时发现、正确处理有很大关系。近年来,随着产科质量的提高,城乡妇幼卫生保健网的建立健全,子宫破裂的孕产妇死亡率及围产儿死亡率均有明显下降。如能进一步做好孕期检查,正确处理产程,绝大多数子宫破裂可以避免。

预防工作包括:

(1) 健全妇幼保健制度,加强围生期保健检查,系列产前检查应从早期妊娠开始。凡以往有剖宫产史、子宫手术史、难产史和产前检查发现骨盆狭窄,胎位异常者强调住院分娩。于预产期前 1~2 周入院。做好分娩方式计划,必要时提前择期剖宫产。

(2) 密切观察产程,及时识别异常,出现病理性缩复环或其他先兆子宫破裂征象时应及时行剖宫产。

(3) 严格掌握缩宫素和其他宫缩剂的使用:应用缩宫素或其他宫缩剂要有严格适应证,胎位不正、头盆不称、骨盆狭窄等产道异常禁止使用缩宫素和前列腺素。剖宫产史、胎儿偏大、多胎经产应慎用或不用缩宫素引产。无禁忌证的产妇,应用缩宫素引产宜稀释后静脉滴注,专人负责看守产程,调整滴速,必要时胎心连续监测,禁止在胎儿娩出前肌内注射缩宫素。前列腺素制剂引产亦必须强调要有同缩宫素引产的监护条件。

(4) 严格各种阴道手术指征:任何阴道手术的方法操作必须严格掌握手术指征,遵守手术操作规程,困难阴道手术如困难产钳,内倒转术等术后常规探查宫颈和宫腔,以便及时发现宫颈及子宫下段有无破裂。有剖宫产史、子宫手术史者,阴道自然分娩后常规探查宫腔。

(5) 严格剖宫产指征:鉴于近年来种种因素,剖宫产率不断上升,瘢痕子宫破裂占子宫破裂的比例亦随之上升。因此,第一次剖宫产时,必须严格掌握适应证。术式尽可能采取子宫下段横切口式,有过剖宫产史的产妇试产时要密切观察,并加强产程中监护,发现先兆子宫破裂征象及时行剖宫产术。凡属下列情况应行选择性剖宫产:

1) 前次剖宫产适应证仍存在。

2) 前次剖宫产术式为子宫体部者,或虽在子宫下段,但有严重撕裂或术后有感染可疑切口愈合不良者。

3) 已有两次剖宫产史者。

五、治疗

(一) 治疗原则

1. 先兆子宫破裂　应用镇静剂抑制宫缩后尽快剖宫产。

2. 子宫破裂　在纠正休克、防治感染的同时行剖腹探查,手术原则为力求简单、迅速,能达到止血目的。根据子宫破裂的程度与部位,手术距离破裂的时间长短,以及有无严重感染而定不同的手术方式。

(二) 常规治疗

1. 一般治疗　密切观察孕妇的生命体征,积极抢救,给予输血、输液(至少建立 2 条静脉通道快速补充液体)、吸氧等,并予大量抗生素预防感染,这对提高该病的预后起着至关重要的作用。

2. 手术治疗　如下所述。

(1) 先兆子宫破裂:发现先兆子宫破裂时立即给以抑制子宫收缩的药物,如给吸入或静脉全身麻醉,肌内注射或静脉注射镇静剂,如哌替啶 100mg 等,并尽快行剖宫产术。如果处理及时,可保证母儿安全,并避免发展到子宫破裂,可望获得活婴。手术时采用的硬膜外麻醉,本身也是一种抑制宫缩的有效方法。

(2) 子宫破裂的手术治疗：在子宫破裂发生的 30 分钟内施行外科手术是降低围生期永久性损伤以及胎儿死亡的主要治疗手段。根据情况判断孕妇是否可以继续妊娠，进而选择合适的手术方式，最大限度地减少对母婴的损害。

1) 子宫破裂时间在 12 小时以内，裂口边缘整齐，子宫动脉未受损伤，无明显感染，需保留生育功能者，可考虑修补缝合破口。

2) 破裂口较大或撕裂不整齐且有明显感染者，考虑行子宫次全切术。

3) 子宫裂口不仅在下段，且自下段延及宫颈口考虑行子宫全切术。子宫横行破裂伴有膀胱损伤；子宫多处撕裂包括宫颈或阴道的断裂；古典式瘢痕子宫，整个瘢痕全层破裂延及宫颈或伴有子宫内翻；子宫破裂伴严重的宫腔、盆腔感染者考虑行子宫全切术。

4) 前次剖宫产瘢痕裂开，包括子宫体或子宫下段的，如产妇已有活婴，应行裂口缝合术，同时行双侧输卵管结扎术。

5) 在阔韧带内有巨大血肿存在时，为避免损伤周围脏器，必须打开阔韧带，游离子宫动脉的上行支及伴随静脉，将输尿管与膀胱从将要钳夹的组织推开，以避免损伤输尿管或膀胱。如术中仍有活跃出血，可先行同侧髂内动脉结扎术以控制出血。

6) 开腹探查时除注意子宫破裂的部位外，还应仔细检查膀胱、输尿管、宫颈和阴道，如发现有损伤，应同时行这些脏器的修补术。

7) 个别被忽略的、产程长、感染严重的病例，为抢救产妇生命，应尽量缩短手术时间，手术宜尽量简单、迅速，达到止血目的。能做作全子宫切除或次全子宫切除术或仅裂口缝合术加双侧输卵管结扎术需视具体情况而定。术前后应用大剂量有效抗生素防治感染。

8) 子宫破裂已发生休克者，尽可能就地抢救，应避免应搬运而加重休克与出血。但如限于当地条件必须转院时，也应在大量输液、输血抗休克条件下以及腹部包扎后再转运。

（王玉青）

第三节　产后出血

一、概述

产后出血（postpartum hemorrhage，PPH）是导致我国孕产妇死亡的首要原因。2000 年 9 月，联合国提出了改善孕产妇保健的千年发展目标，即从 1990 年到 2015 年，将全世界孕产妇死亡率降低四分之三。近年来，随着我国围生医学的发展和妇幼保健水平的提高，以及"降消"项目的开展，我国孕产妇死亡率逐年下降，已从 1990 年的 88.9/10 万降至 2009 年的 31.9/10 万，下降了 64.1%，平均每年下降 5.3%，非常接近实现千年目标所需的年均 5.4% 的降幅。产科出血长期以来占据我国孕产妇死因构成比的第一位，2000 年和 2008 年分别占孕产妇死亡总数的 40.5% 和 34.2%。而产科出血导致的孕产妇死亡中，死因为产后出血的超过半数。

产后出血的传统定义为胎儿娩出后 24 小时以内出血量 ≥500mL。《Williams Obstetrics》第 23 版指出了这种定义存在的问题，事实上有很大一部分经阴道分娩的孕妇实际产后出血量达到或超过 500mL，剖宫产的出血量更高，更为重要的是临床估计的出血量往往只有实际出血量的一半。另外，加拿大妇产科医师协会提出，任何可能导致孕产妇血流动力学变化的出血量均应考虑为产后出血。美国和加拿大常用的产后出血定义为阴道分娩胎儿娩出后 24 小时以内出血量 ≥500mL 或者剖宫产胎儿娩出后 24 小时以内出血量 ≥1 000mL，我国目前仍采用产后出血的传统定义。

二、流行病学特征

全国各地产后出血的发病率从百分之几到百分之十几均有报道，主要原因是对产后出血量的估计和测量方法存在较大差异，并且估计出血量往往远远低于实际出血量，所以实际的产后出血发生率应该要高于报告值。近年来，全国各地的剖宫产率居高不下，这也使得产后出血的发生率难以降低。

三、病因和危险因素

产后出血的四大原因分别是宫缩乏力（70%～90%）、产道损伤（20%）、胎盘因素（10%）和凝血功能障碍（1%）。值得注意的是，有些产妇因为血容量不足或其他原因，耐受出血的能力较低，虽然出血量未达到产后出血的诊断标准但仍可能导致严重的病理生理改变，如重度子痫前期/子痫、妊娠并发严重贫血、败血症、慢性肾功能不全、脱水或身材矮小等。虽然有危险因素的孕妇发生产后出血的危险性更高，但是没有相关危险因素的产妇也有可能在无任何征兆的情况下发生产后出血，这一点值得重视。

1. 子宫收缩乏力　是产后出血最常见的原因。胎儿娩出之后，子宫肌正常的收缩和缩复能有效地压迫肌束间的血管，这是防止出血过多的最有效的自我止血方式。足月孕妇心排血量的20%即1 000mL/nin的血液参与子宫胎盘的血液循环，任何影响子宫肌正常收缩和缩复功能的因素都有可能使得子宫肌肉不能正常挤压血管，从而引起子宫收缩乏力性产后出血，产妇在短时间内就可能发生严重失血。

（1）全身因素：产妇体质虚弱、并发慢性全身性疾病或精神紧张等。

（2）药物因素：过多使用麻醉剂、镇静剂或宫缩抑制剂等。

（3）产程因素：急产、产程延长或滞产、试产失败、引产或催产等。

（4）产科并发症：子痫前期等。

（5）羊膜腔感染：胎膜破裂时间长、发热等。

（6）子宫过度膨胀：羊水过多、多胎妊娠、巨大儿等。

（7）子宫肌壁损伤：剖宫产史、子宫肌瘤、子宫肌瘤剔除术后等。

（8）子宫发育异常：双子宫、双角子宫、残角子宫等。

2. 软产道损伤　任何能够导致会阴、阴道、宫颈或子宫损伤的医源性或非医源性因素都可能最终导致产后出血的发生，因损伤形成的血肿表现为隐性出血。

（1）会阴、阴道或宫颈损伤：会阴切开术、软产道组织弹性差、急产、手术产、软产道水肿或瘢痕等。

（2）子宫损伤、破裂：瘢痕子宫、难产、剖宫产、剖宫产子宫切口延伸或裂伤、子宫切除等。

（3）子宫内翻：宫底胎盘、第三产程处理不当等。

3. 胎盘因素　胎盘因素相关的产后出血主要是由于胎盘剥离异常所致，如胎盘残留在宫腔内影响宫缩、剥离面血管残端暴露等情况均可引起产后出血。

（1）胎盘早剥：妊娠期高血压疾病、腹部外伤、仰卧位低血压综合征等。

（2）前置胎盘：多次人工流产、多产、产褥感染、瘢痕子宫等。

（3）胎盘滞留：宫缩乏力、膀胱膨胀、胎盘剥离不全、胎盘嵌顿等。

（4）胎盘粘连、胎盘植入或胎盘穿透：多次人工流产、剖宫产史、子宫内膜炎、蜕膜发育不良等。

（5）胎盘胎膜残留：胎盘小叶、副胎盘等。

4. 凝血功能障碍　产妇凝血功能障碍主要分为两类：一是妊娠并发凝血功能障碍性疾病，二是产科相关并发症引起的弥散性血管内凝血（DIC）。

（1）产科因素：HELLP综合征血小板减少、产科DIC（重度子痫前期/子痫、胎盘早剥、死胎、羊水栓塞、败血症）等。

（2）并发血液系统疾病：遗传性凝血功能障碍性疾病、血小板减少症等。

（3）并发肝脏疾病：重症肝炎、妊娠急性脂肪肝等。

（4）抗凝治疗：心脏换瓣术后长期口服华法林等。

四、临床表现

产后出血的主要临床表现包括阴道流血和失血过多引起的休克。

1. 阴道流血　胎儿娩出后，在胎盘剥离前或剥离后都有可能发生阴道流血，常发生在产后 2 小时以内，多表现为持续、稳定的出血，不同原因导致产后出血的特点各异。宫缩乏力性产后出血的特点是常发生在胎盘娩出之后，间断性的中等量出血，血液颜色较暗红，触诊子宫常发现其质地较软。软产道损伤所致阴道流血的特点是常在胎儿娩出后立即出现鲜红色出血，伴有会阴部或盆腔疼痛，仔细检查生殖道可发现损伤部位及范围。胎盘因素导致的产后出血的特点是胎盘剥离障碍，胎盘滞留、胎盘胎膜残留、胎盘植入辅助牵拉脐带时仍无法剥离等，阴道流血常发生在胎儿娩出几分钟后，色较暗，但血液可凝。凝血功能障碍所致的产后出血常表现为持续的阴道流血、会阴切口持续渗血或穿刺点渗血等，血液不凝且止血困难，可伴有全身出血灶，血小板计数、凝血功能等检查常能发现异常。

虽然产后出血大多表现为阴道显性出血，但是隐性出血（宫腔内积血）、缓慢的持续性少量渗血或阴道血肿也时有发生，这些情况容易被忽视。如果产后阴道出血量虽不多，但产妇有严重失血的症状和体征时，需考虑到以上情况，应仔细检查子宫收缩情况、产道损伤情况以及有无血肿形成。

2. 休克　休克往往是由于失血过多所导致的病理生理改变，是产后出血严重的并发症，可发展为多器官功能障碍，威胁产妇生命。休克的临床表现包括脉搏细数、血压下降、尿量减少、面色苍白、呼吸增快、毛细血管充盈障碍、中枢神经系统症状等，这些症状的出现及其严重程度与失血量和产妇对失血的耐受性密切相关。

正常孕妇孕晚期的血容量较非孕期常能增加30%~50%，提高了对产后出血的耐受性，但这也使得正常孕妇发生产后失血性休克时的临床表现可能不明显，产妇从代偿到发生失代偿的时间较短，临床上常无法早期识别，导致诊断延误。

尤其值得重视的是重度子痫前期或子痫孕妇，她们孕期的血容量并不能像正常孕妇一样增加30%~50%，而通常仅增加10%左右甚至整个孕期几乎没有血容量的增加，因此对产后出血的耐受性大大降低，一般孕妇的正常出血量就可能导致其严重的病理生理改变而发生休克。在胎儿娩出之后，需要对这类产妇的产后出血量及时、准确的估计或测量，同时密切监测其生命体征的变化，必要时检查血常规、凝血功能等实验室指标以及评估血流动力学改变，判断其休克程度并及时给予合理的治疗。切忌将产妇血压的下降认为是重度子痫前期或子痫病情的改善，而应时刻警惕产妇是否有休克的症状和体征，做到早期诊断。

五、诊断

产后出血描述的是一个临床事件或一个临床过程，其诊断包括两个方面的重要内容：积极寻找病因和准确估计出血量。一旦怀疑产妇发生产后出血，需要快速监测产妇的生命体征、回顾产程有无异常、检查产道有无损伤、观察产妇有无焦躁不安、评估血流动力学是否稳定。产后出血的诊断一定要做到及时、准确，诊断延误可能给产妇带来严重后果，甚至危及生命。

1. 病因诊断　临床上，往往根据产后阴道流血的特点即可初步判断产后出血的原因。产后出血的四大原因可单独存在，也可合并存在，有时还互为因果，这就要求产科医生在诊断产后出血时要仔细观察并考虑周全。

（1）子宫收缩乏力：胎盘娩出之后，触诊子宫检查子宫张力和子宫大小，是发现子宫收缩乏力最简单也是最重要的检查措施。具体方法是单手或双手置于宫底处，触诊子宫前壁，注意不要把腹壁的脂肪组织误认为子宫肌肉。如果发现子宫体积较大、质地较软，结合阴道持续流血，那么产后出血很可能是宫缩乏力所致。及时进行子宫按摩或者使用宫缩剂之后，子宫变硬、体积缩小且阴道流血减少或者停止，是鉴别子宫收缩乏力与其他原因导致产后出血的重要方法。

（2）软产道损伤：如果持续的阴道流血发生在胎儿刚娩出后，血液颜色鲜红且子宫收缩良好，那么需要考虑软产道损伤导致的产后出血，尤其是那些使用阴道助产的产妇。此时，应仔细检查阴道、宫颈和子宫，以发现损伤的具体位置和损伤的程度。若出血较快或损伤位置较深、范围较广时，可能需要到手术室在麻醉下进行检查并及时缝合伤口。另外，若发现软产道血肿形成，应及时切开引流并及时止血。

1）会阴、阴道裂伤：按损伤程度，会阴、阴道裂伤可分为4度。Ⅰ度裂伤指仅有阴唇系带、会阴部皮肤及阴道入口黏膜撕裂，未伤及深部的筋膜及肌肉层，分娩后仔细检查较易发现，除尿道周围撕裂外，出血量通常不多；Ⅱ度裂伤指会阴体筋膜及肌层已受损，且累及阴道后壁黏膜，但未伤及肛门括约肌，出血较多；Ⅲ度裂伤指在阴道黏膜及会阴体组织的损伤的基础上，还并发有肛门括约肌部分或完全撕裂，但尚未累及直肠黏膜；Ⅳ度裂伤指在Ⅲ度裂伤的基础上，直肠黏膜已受损，肛门、直肠和阴道完全贯通，出血量可不多。阴道中、上1/3处损伤并累及深部组织时出血量可较大，且不易发现，若怀疑时需特别仔细地检查。

2）宫颈裂伤：2cm以下的宫颈裂伤应视为分娩时不可避免的损伤，这种程度较轻的损伤容易愈合且很少带来并发症。如果第三产程结束之后，阴道大量出血且子宫收缩良好，应该考虑到宫颈深度撕伤的可能。此时，由于宫颈质软，阴道指检往往不满意，需要在充分暴露宫颈的情况下进行彻底的检查，通常需要助手用力按压腹部使子宫下移，同时手术者用环钳向外牵拉宫颈以便检查，必要时还可借助阴道壁拉钩以更好地暴露深部组织。另外，对于所有经阴道分娩困难、借助器械娩出胎儿的情况，由于其发生宫颈裂伤的可能性大，不管在第三产程结束之后是否有阴道出血，建议常规检查宫颈损伤情况。

3）产后血肿：产后血肿可分为外阴血肿、外阴阴道血肿、阴道旁血肿和腹膜后血肿。外阴血肿的形成常常是因为阴部动脉分支受损，包括直肠后动脉、会阴横动脉和阴唇后动脉；阴道旁血肿的形成则可能是子宫动脉下行支损伤所致；腹膜后血肿的形成主要是由于盆腔深部的动脉损伤，并且往往是因为出血较多而向上延伸至腹膜后，有时可在腹股沟韧带上方触及血肿包块。外阴血肿最突出的临床表现是剧烈的疼痛和外阴肿胀，血肿包块形成迅速、张力高、触痛明显并常有波动感，根据这些表现常能迅速作出诊断。阴道旁血肿的诊断则常依赖指检发现一圆形或类圆形突向阴道腔内的波动性包块。如果阔韧带内形成血肿或血肿形成的范围更高，检查时不易触及，容易漏诊，若发生失血性休克将会危及产妇的生命，当怀疑存在深部血肿或血肿范围延伸较广时，借助超声、CT等辅助检查可帮助诊断并确定血肿的位置和范围。

4）子宫内翻：常与第三产程过度牵拉脐带相关。当阴道流血不多而休克的症状和体征明显且排除了其他导致产后出血的原因时，需考虑到子宫内翻的可能，产妇可伴有剧烈疼痛、下坠感和排尿困难，腹部触诊可能无法触及子宫或仅触及一凹陷（子宫底陷入宫腔内），经仔细检查不难诊断。

（3）胎盘因素：产后出血相关的胎盘因素主要可分为两种情况，即胎盘娩出困难和胎盘胎膜残留。前者包括胎盘部分剥离、胎盘植入、胎盘嵌顿等，后者可能的原因有副胎盘未娩出、胎盘小叶残留等。若胎儿娩出后10~15分钟胎盘仍未娩出，并出现阴道大量出血，颜色暗红，应考虑胎盘娩出困难，需要立即作阴道及宫腔检查，并试图人工剥离胎盘；若胎盘娩出后发现胎盘胎膜不完整或胎盘胎儿面有残留的血管断端，则应考虑胎盘组织残留或副胎盘的存在，需立即行宫腔检查。如果怀疑胎盘植入子宫肌层较深甚至可能为穿透性胎盘时，需借助超声以确定植入的范围及深度。

（4）凝血功能障碍：孕产妇凝血功能障碍可能是先天性的，也可能是后天获得的，前者如遗传性假血友病（von Willebrand's disease）、血友病等，后者可由某些妊娠并发症（如子痫前期、胎盘早剥、死胎等）或者妊娠并发症（重症肝炎、急性脂肪肝等）所致。如果产妇阴道持续流血，且血液不凝、止血困难，同时并发穿刺点渗血或全身其他部位出血，并排除了因宫缩乏力、胎盘因素及软产道损伤引起的产后出血，那么应及时检测患者的血小板计数、凝血时间、纤维蛋白原等指标。若发现血小板计数降低、凝血时间延长或低纤维蛋白原血症等情况，再结合患者的病史特点，不难做出凝血功能障碍或者DIC的诊断。

2. 出血量的估计　估计产后出血量的方法多种多样，包括目测法、称重法、容积法、面积法、测定血红蛋白及血细胞比容的变化、放射示踪法以及根据临床表现估计产后出血量（表12-2）等，临床上常用的估计产后出血量的方法是前四种。值得注意的是，由于孕期血容量的增加使得孕妇对出血的耐受性提高，从失血到发生失代偿休克常无明显征兆，并且失血性休克的临床表现往往滞后，容易导致诊断及处理不及时。因此，不能仅仅根据产妇的临床表现来估计产后失血量。

表12-2 Benedetti 出血程度分级

	Ⅰ级	Ⅱ级	Ⅲ级	Ⅳ级
出血量（%）	15	20~25	30~35	40
脉搏（次/分）	正常	100	120	140
收缩压（mmHg）	正常	正常	70~80	60
平均动脉压（mmHg）	80~90	80~90	50~70	50
组织灌注	体位性低血压	外周血管收缩	面色苍白、烦躁、少尿	虚脱、无尿、缺氧

（1）目测法：众所周知，目测法极易低估产后出血的总量，文献报道利用目测法估计产后出血量所得到的产后出血发生率比实际产后出血发生率要低30%~50%。国内有学者甚至建议若使用目测法估计出血量，则将估计出血量的两倍作为产后实际的出血量来指导临床处理。

（2）称重法：即称重分娩前后无菌巾、纱布的重量，重量的差值除以血液比重1.05即可换算成产后出血量。目前，临床上还可用一次性棉垫垫于会阴处，称重分娩前后棉垫的质量来估计产后出血量。

（3）容积法：断脐后迅速置一弯盘或便盆紧贴于产妇会阴部，用量杯测量收集到的包括第三产程的所有失血量。若有条件还可使用标有刻度的一次性产后血液收集带，可直接于收集带上读出产后出血的量。

（4）面积法：按事先测定了的血液浸湿纱布、无菌巾的面积来计算出血量，如10cm×10cm纱布浸湿后含血量为10mL、15cm×15cm纱布浸湿后含血量为15mL等。由于不同质地的纱布或无菌巾吸水能力的不同以及浸湿范围的不均匀等因素，此法测定的出血量只是一个大概的估计值。

目前，尚无标准化的测定产后出血量的方法，各种测量方法都有其局限性。如称重法和容积法都可能因羊水、尿液等因素而产生误差，且往往还忽略了胎盘中母体血液的量。产后出血量只是估计或测定所得的一个结果，不管用何种方法估计或测定产后出血量，都不应忽略产妇本身的临床表现（包括生命体征、神志状态、尿量等），而且要结合病因诊断进行相应的处理。

六、治疗

事实上，产后出血导致的孕产妇死亡大多是可以避免的，其高死亡率的原因主要在于诊断和治疗的不及时，如未能及时识别低血容量的发生、错误的低估失血量、没有快速有效的补充循环血容量等。因此，早期及时的诊断和出血量的准确估计是产后出血治疗的关键。

依靠个人力量难以完成产后出血的抢救，团队协作是抢救成功的关键。一旦产后2小时出血量超过400mL或产妇出现任何低血容量休克的表现，就应该即刻启动产后出血的抢救流程，而首要步骤就是立刻求助，组建抢救小组。抢救小组人员应包括经验丰富的产科医师、助产士、麻醉师、血液科医师、血库人员、检验科人员，甚至血液运输人员和专门的记录员，应尽早通知以上相关人员、随时保持联系并做好抢救准备。同时，还应做好抢救相关的物资准备，如某些医院配备的产科出血抢救箱。

产后出血治疗的总体目标有两个：保证足以维持正常组织灌注和氧气供应的循环血容量和防止进一步的出血。要达到以上两个治疗目标，针对产后出血的治疗总体上又包括以下两大措施：低血容量休克的复苏和针对病因的止血。需要强调的是，抢救低血容量休克和止血治疗应该同时进行，尽量减少产妇出血的时间以及休克的进展。

1. 复苏　低血容量休克抢救的关键在于尽早地快速补充循环血容量以维持组织灌注和氧供，从而避免进一步的重要脏器损伤。

（1）快速建立静脉通道：静脉充盈时，尽早静脉穿刺建立2条静脉通路，且最好选用相对较粗的导管（14号或16号）以保证能够快速地补充血容量。同时，还应留取交叉配血及其他实验室检查所需的血液标本。

(2) 严密监测生命体征：复苏过程中，尽量安排专人连续严密地监测产妇的脉搏、血压、体温、呼吸和尿量等指标，随时汇报结果并做好详细记录，以便判断病情及其变化情况。

(3) 动态监测实验室指标：全血细胞计数、凝血功能检查（包括凝血因子时间、活化部分凝血活酶时间和纤维蛋白原水平）和肝肾功检查是常规的实验室检查，它们可辅助判断病情。另外，血气分析可以更快捷地检测血电解质、酸碱平衡状态和血红蛋白水平，据此可对组织有无缺氧、是否发生酸中毒等情况作出快速的判断。在病情极其危重的情况下，还可建立有创监测（如穿刺监测中心静脉压、动脉置管直接监测动脉血压等），但不是紧急处理时优先考虑的处理措施。由于产后出血患者的病情常常变化迅速，所以应该根据临床实际情况动态监测以上指标。

(4) 呼吸管理：呼吸管理的目的主要是保持呼吸道的通畅和持续的氧供应。

(5) 合理补液：早期积极合理的补液不但可以纠正失血导致的低血容量状态，还可能进一步减少血液制品的输入。用于循环复苏的液体主要包括晶体液和胶体液两类，前者包括生理盐水、哈特曼溶液（Hartmann's solution）、5%右旋糖酐、高渗盐溶液等，后者包括明胶、羟乙基淀粉、4%人体清蛋白等。目前，对于选择晶体液还是胶体液没有统一的标准，没有明确的证据表明孰优孰劣，两者各有优缺点。但值得注意的是，输液量并非越多越好，尤其是在重度子痫前期或子痫的情况下，过多输液可能会恶化病情；相反，在输血前输液量应尽可能少，只要能够维持生命器官的正常功能即可，输血前可按照每丢失 1mL 血液补充 3mL 液体并将输液的总量控制在 3 500mL 以内（快速输入晶体液不超过 2 000mL，胶体液不超过 1 000mL）。急性失血时，建议于 10～20 分钟内快速输入 250～500mL 晶体液或胶体液，若出血已经造成危及生命的严重休克，则需快速给予 2 000～3 000mL 液体，尽量维持正常血压和尿量 >30mL/h 或 0.5mL/（kg·h）以保证循环灌注。输液过程中应给予产妇一定的保暖措施，有条件还应预热输入液体以减少发生 DIC 的机会。

(6) 及时输血：大量失血导致血红蛋白的丢失会造成血液携氧的能力大大降低，从而引起组织缺氧，发生器官损伤。输血（主要是输注红细胞悬液）是快速补充血红蛋白提高血液携氧能力的最佳方法，在产后出血的抢救中起着至关重要的作用。目前，没有针对急性出血统一的输血指征，产科输血的指征通常由经验丰富的产科医师掌握，但通常认为的指征包括输入 3 500mL 液体后产妇循环仍不稳定或尚存在活动性出血、失血量达到或超过全身血量的 40%、血红蛋白水平低于 7g/dl 等。如果出血超过 2 000mL，应预测到血小板可能低于 $50×10^9$/L，同时可能还存在凝血因子缺乏，应该及时行实验室检查以评估病情并考虑输入相应的血液制品。产科输血的目标主要包括以下几点：维持血红蛋白水平在 7g/dl 以上，若有活动性出血则尽量维持血红蛋白水平在 10g/dl 以上；维持血小板计数不低于 $50×10^9$/L、凝血因子时间和活化部分凝血活酶时间不超过正常参考值的 1.5 倍、纤维蛋白原不低于 1.0g/L。

(7) 心肺复苏：若产妇因产后大出血发生心搏骤停，应立即开始心肺复苏，按照成人基本生命支持（ABC 系统：气道开放、呼吸支持和循环支持）和高级生命支持的标准步骤进行，尽可能地挽救产妇生命。

2. 止血　产后迅速找到出血原因是产后出血止血治疗的前提，不同原因导致的产后出血其治疗方法可能不同，同样原因导致的产后出血也可采取不同的方法进行治疗，但治疗目的都殊途同归。

(1) 宫缩乏力：诊断宫缩乏力性产后出血之前，应排除因胎盘因素、产道裂伤或血肿、子宫内翻或子宫破裂导致的出血。宫缩乏力的治疗措施较多，应按照以下方法顺序进行，即遵循"先简单后复杂、先无创后有创"的治疗原则，直到出血得到控制。虽然以下治疗方法是放在宫缩乏力的治疗当中阐述，但这些方法的使用并不局限于宫缩乏力性产后出血，如 B-Lynch 缝合术、盆腔血管结扎、动脉栓塞术等。

1) 子宫按摩：宫缩乏力时，子宫按摩是机械性止血首选的方法，常采用双手经腹经阴道联合按压子宫，即患者取膀胱截石位，操作者一手握拳置于阴道前穹隆向后压迫宫颈，另一手于耻骨上方按压宫底和宫体。子宫按摩止血的原理是利用子宫肌纤维的网状排列，通过机械按压以压迫子宫血管而止血。单独采用子宫按摩通常不能有效、持续地止血，必须配合使用宫缩剂以促进子宫收缩，按摩时间以达到子宫正常收缩、阴道停止流血为宜。子宫按摩前应排空膀胱，可留置导尿管。

2）药物治疗：治疗宫缩乏力性产后出血的药物主要包括缩宫素及其类似物、麦角类、前列腺素类和止血剂四类。在我国，首选缩宫素治疗产后出血。

缩宫素：是预防和治疗产后出血的一线药物，常与子宫按摩联合使用。它可引起子宫自上而下节律性地收缩，有效压迫子宫血管以达到止血的目的。但由于缩宫素半衰期较短（1~6分钟），所以需要持续静滴以维持有效血药浓度从而维持有效的子宫收缩。缩宫素常用的治疗剂量是10U肌内注射或子宫肌层注射抑或宫颈注射，同时10~20U加入500mL晶体液中稀释后以250mL/h的速度持续滴注或泵入。缩宫素的使用相对安全，但快速静脉输入未稀释的缩宫素可引起全身血管平滑肌松弛而发生低血压；另外，如果大量给予非电解质液体亦可引起水中毒，表现为头痛、呕吐、嗜睡等。缩宫素另外一个特点是受体饱和现象，剂量达到上限后再加大剂量并不能增加子宫收缩的效果，相反，可能会带来不良反应。因此，常将24小时缩宫素的使用总剂量控制在60U以内。

长效缩宫素：卡贝缩宫素是缩宫素的类似物，但其作用持续时间较后者更长，证据表明其预防产后出血较缩宫素更有效，但价格稍高。

麦角新碱：同样是治疗宫缩乏力的一线药物，可与缩宫素联合使用发挥协同作用（如缩宫素和麦角新碱的复合制剂Syntometrine）。麦角新碱的作用机制是通过刺激子宫肌α肾上腺素受体从而引起子宫强有力的收缩，且持续时间较长（约3小时）。麦角新碱的常用剂量和用法是0.25mg肌内注射，2~5分钟即可起效，若5分钟后仍无效可重复给药。麦角新碱的不良反应有恶心、呕吐、头晕、高血压等，子痫前期、心脏病的孕妇禁用。遗憾的是，在我国，麦角新碱在产科领域的应用已几乎退出了历史舞台，取而代之的是缩宫素。

前列腺素制剂：包括米索前列醇、卡前列素氨丁三醇、卡前列甲酯等。此类宫缩剂是治疗宫缩乏力性产后出血的二线药物，在一线治疗药物使用无效时应用，尤其是卡前列素氨丁三醇近年在治疗严重产后出血的应用较为广泛，且效果和安全性均较好。卡前列素氨丁三醇的用法为250μg（1支）深部肌内注射或子宫肌层注射，3分钟起作用，30分钟达作用高峰，可维持2小时，必要时可重复使用，但总量不超过2 000μg（8支），哮喘、心脏病和青光眼患者禁用，高血压患者慎用，偶尔有暂时性的恶心、呕吐等轻微不良反应。米索前列醇的用法常为200~600μg顿服或舌下给药，不良反应有恶心、呕吐、腹泻、寒战和体温升高等，高血压、活动性心、肝、肾脏病及肾上腺皮质功能不全者慎用，青光眼、哮喘及过敏体质者禁用。卡前列甲酯为栓剂，用法为1枚（1mg）贴附于阴道前壁下1/3处或直肠内（4cm）约2分钟，必要时可酌情再次用药，直到宫缩好转、流血停止，不良反应主要有腹泻、恶心或呕吐、腹痛等。

止血剂：氨甲环酸和重组活性凝血因子Ⅶa（rFⅦa）。主要作用于机体凝血/抗凝过程以达到止血目的，前者的抗纤溶作用能阻止纤维蛋白酶原、纤溶酶与纤维蛋白的结合，后者则是加速凝血酶的生成以促进凝血。这些药物主要用于治疗顽固性宫缩乏力导致的产后出血，治疗目的在于稳定病情，常应用于盆腔血管结扎或子宫切除之前。重组活性凝血因子Ⅶa的止血效果较为肯定，但其高昂的费用使其应用受到很大的限制。

3）宫腔填塞：当子宫按摩和宫缩剂都无法停止或者减少出血时，应考虑进行宫腔填塞。主要有两种宫腔填塞方法：水囊压迫和纱条填塞，前者多用于经阴道分娩，后者则多用于剖宫产。宫腔填塞必须由经验丰富的产科医师或助产士在有麻醉师和充分备血的情况下进行，填塞前还必须排除产道损伤、胎盘残留并清除宫腔内容物，填塞时可同时使用宫缩剂和止血剂辅助治疗。填塞完成后应密切监测产妇阴道出血情况、生命体征、子宫高度并评估血红蛋白水平和凝血功能状况，避免发生宫腔内积血。水囊或纱条填塞的时间尽量不超过48小时，还应使用广谱抗生素以预防感染。

4）子宫加压缝合：应用最广泛的是B-Lynch缝合术，也称为子宫背带缝合法，效果肯定且并发症少，避免了大量的围生期子宫切除。此缝合法止血的原理是通过垂直压迫横行进入子宫的血管而达到机械性止血的目的。B-Lynch缝合术不仅可用于宫缩剂和子宫按摩等措施治疗无效的宫缩乏力性产后出血，还可应用于胎盘因素和凝血功能障碍导致的产后出血，此缝合术使用的指征应由经验丰富的产科医师掌握，缝合过程也应由熟练掌握此技术的高级别产科医师完成。

5）血管结扎：包括子宫动脉结扎和髂内动脉结扎（图12-3、图12-4）。子宫血管结扎适用于难治性产后出血，尤其是剖宫产术中宫缩乏力或胎盘因素的出血，经宫缩剂和按摩子宫无效，或子宫切口撕裂而局部止血困难。推荐五步血管结扎法：单侧子宫动脉上行支结扎；双侧子宫动脉上行支结扎；子宫动脉下行支结扎；单侧卵巢子宫血管吻合支结扎；双侧卵巢子宫血管吻合支结扎。髂内动脉结扎术手术操作困难，需要一位熟悉妇产科盆腔手术并对盆腔解剖非常熟悉的产科医生、一位产科麻醉师甚至有时还需要一位妇科肿瘤医生协助手术，患者术后应转入重症监护室。结扎髂内动脉的指征包括产后大出血切除子宫前后、阔韧带基底部持续性出血、盆腔侧壁大量出血、阴道穹隆部持续性出血、不明部位的持续性出血、保守方法治疗宫缩乏力失败、助产术造成宫颈严重裂伤、阔韧带下部大出血、骨盆骨折后腹腔内大出血等，这些情况下单侧或双侧结扎髂内动脉非常有必要，因为即使迅速切除子宫也可能无法有效地控制大出血。血管结扎时，应尽量避免损伤静脉和输尿管，减少副损伤的发生，在关腹前应彻底止血，术后严密监护患者的情况。

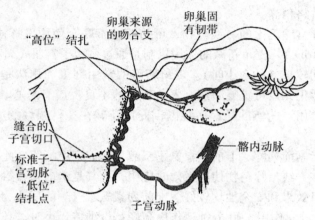

图12-3 子宫动脉结扎

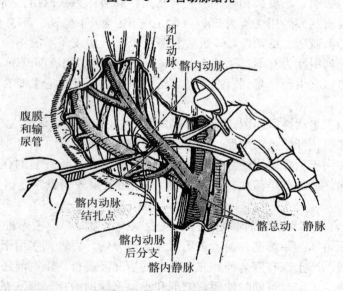

图12-4 髂内动脉结扎

6）栓塞：动脉栓塞治疗产后出血的指征包括经保守治疗无效的各种难治性产后出血（宫缩乏力、产道损伤和胎盘因素等）。栓塞成功率较高，可在行外科开腹手术之前考虑使用，若治疗成功可避免进一步的手术或输血，保留生育能力。栓塞的目的是找出出血的责任血管，使用栓塞剂机械性地堵塞该血管以控制出血和预防再出血。虽然栓塞也有发生并发症的风险，如由于技术原因导致穿刺部位血肿形成、栓塞后缺血、坐骨神经痛、感染、血栓形成等，但这些都不足以阻碍栓塞术广泛应用于产后出血的治疗。

7）子宫切除：围生期子宫切除的适应证主要包括胎盘异常（如前置胎盘、胎盘植入）、各种保守治疗无效的宫缩乏力性产后出血、子宫破裂、严重的宫颈损伤、严重子宫感染导致的败血症或子宫肌层脓肿形成等。除了前置胎盘或胎盘部分植入宫颈等特殊情况下需行子宫全切术之外，通常的围生期子宫切除采用的是子宫次全切术。手术应由对子宫切除术非常熟悉的产科医师或者妇科肿瘤医师主持，资深的产科麻醉师也必须在手术现场。由于子宫切除时仍有活动性出血，故需以最快的速度"钳夹、切断、下移"，直至钳夹至子宫动脉水平以下，然后再缝合打结，术中还需特别注意防止损伤输尿管和膀胱。围术期应常规使用抗生素预防感染。

（2）产道损伤：产道损伤的治疗原则是找出出血部位，缝合伤口止血，预防感染。

1）修补裂伤：准确找出损伤部位是修补的前提，常在局麻下行裂伤修补术，保证良好的照明条件，修补损伤部位时应彻底止血并尽量恢复其解剖结构。

会阴裂伤修补术：会阴裂伤修补的关键是第一针缝合应超过裂口或侧切的顶端，用可吸收缝线连续缝合以关闭无效腔，同时注意缝线不能太紧。

阴道裂伤修补术：阴道裂伤的缝合原则同会阴裂伤基本一致。对较深的阴道裂口，需结扎出血点，若结扎后尚残留明显的无效腔或阴道组织较脆而缝合难以完成时，需进行阴道纱条填塞。

宫颈裂伤修补术：小而浅的宫颈裂伤出血不多或不出血，通常不需要缝合；当宫颈裂伤超过2cm或出血较明显应及时缝合，如果缝合不成功或缝合后出血仍未得到控制，可行选择性动脉栓塞术止血。

2）处理血肿：大的血肿应切开并清除积血、缝扎止血或纱条填塞压迫止血，小的血肿若无进行性增大则可密切观察或采用冷敷、压迫等保守治疗。

3）子宫内翻：子宫内翻的患者常发生严重的疼痛和休克，处理的关键在于及时的抗休克治疗和子宫还纳。子宫还纳术可在麻醉下进行，还纳术后应用宫缩剂以帮助子宫收缩。

（3）胎盘因素

1）徒手剥离胎盘：若胎盘未能顺利娩出且有活动性出血时，可试图行胎盘人工剥离术，但切忌强行牵拉或撕扯，以免发生胎盘残留、子宫内翻甚至子宫穿孔等严重并发症。如果徒手剥离胎盘失败，应进一步采取以下措施进行处理。

2）保守治疗：胎盘植入的保守治疗包括保守手术治疗（如胎盘植入局部楔形切除或缝扎）、药物保守治疗（如使用甲氨蝶呤）、介入治疗（如子宫动脉栓塞术）等。甲氨蝶呤的治疗效果报道不一，治疗后胎盘排出的时间相差较大，从7天到6个月不等。如今，介入治疗植入于原位的胎盘的效果已较为肯定。在选择保守治疗之前，应充分考虑到医院的条件、患者对生育能力的要求以及对保留胎盘可能出现的一些风险（如大出血、宫腔感染、败血症等）的承受力。

3）子宫切除：前文已阐述。

（4）凝血障碍：治疗的原则和目标是补足相应的凝血因子，维持正常的凝血功能，防止DIC的发生。

产妇凝血功能障碍分为两类：先天性和获得性凝血功能障碍，前者是产妇孕前即存在的凝血功能障碍，而后者往往由于某些妊娠并发症所致，如子痫前期或子痫、HELLP综合征、妊娠急性脂肪肝等。产妇凝血功能障碍性疾病当中，以各种原因导致的血小板减少最为常见，另外尚有各种凝血因子的缺乏或纤维蛋白原的不足等。不管是血小板减少还是其他凝血因子的缺乏，一经诊断就应迅速评估并合理补充。一般认为，血小板低于 $(20\sim50)\times10^9/L$ 或血小板降低并出现不可控制的渗血时需输入血小板，维持血小板水平在 $(20\sim50)\times10^9/L$ 或达到控制出血的目的。新鲜冰冻血浆几乎包含血液中所有的凝血因子以及纤维蛋白原，能快速纠正凝血功能，常用剂量为10~15mL/kg。冷沉淀主要用于提高血纤维蛋白原浓度，血纤维蛋白原浓度高于150g/L时不必输注冷沉淀，冷沉淀的常用剂量为1~1.5U/10kg。输注纤维蛋白原可直接升高其血浓度，通常输入1g纤维蛋白原可将其血浓度提升25g/L，1次可输入纤维蛋白原4~6g。另外，rFⅦa的应用以及其他凝血因子的补充在产科虽然应用较少，但rFⅦa在产科大出血时的止血效果肯定且安全性好，其在HELLP综合征和（或）DIC伴大出血时的治疗效果和安全性均较好。

七、预防

产后出血的预防应从产前保健做起，分娩期的处理尤其是第三产程的积极干预是预防产后出血之关键，产后2小时是产后出血发生的高峰，因此，产后观察也同样重要。

1. **产前保健** 产前甚至孕前就应该认识到产后出血的危险因素，如多胎妊娠、巨大胎儿、子宫手术史、妊娠期高血压疾病、妊娠并发血液系统疾病及肝病等，有针对性地加强产前检查，必要时提前入院待产。孕前积极宣传计划生育知识，尽量减少人工流产次数。若孕前有凝血功能障碍性疾病，应积极治疗纠正凝血功能后再受孕，若早期发现妊娠并发凝血功能障碍，可选择性地于孕早期终止妊娠。

2. **分娩期处理** 分娩过程与产后出血的发生关系密切，高质量的产程处理是预防产后出血的关键，其中第三产程的积极处理更是预防产后出血的核心。

（1）第一产程：临产前应评估孕妇的骨盆条件及胎儿大小，确定能否经阴道分娩。除密切观察产程进展之外，还应监测生命体征、宫缩情况，同时鼓励产妇进食高热量食物并摄入足够的水分以保证充沛的体力，并鼓励孕妇及时排便以减少对宫缩的影响。此期还应注意合理的使用子宫收缩剂、镇静及镇痛剂，既要防止宫缩过强所致的急产、子宫破裂，又要防止子宫收缩乏力而影响产程进展。若第一产程的进展出现任何异常情况，要严格掌握好剖宫产的指征，因为剖宫产本身是产后出血的危险因素。

（2）第二产程：此期应指导产妇屏气，配合宫缩正确地运用腹压；胎头暴露后注意保护会阴，预防会阴撕裂；严格掌握会阴切开的指征并尽量避免会阴正中切开，缝合会阴切口时应彻底止血；进行阴道检查或者使用阴道助产（产钳、胎吸等）时，动作应轻柔、规范，尽量预防软产道损伤。

（3）第三产程：积极处理第三产程是预防产后出血的重中之重，现已成为产科临床实践常规，主要包括以下三项措施：①预防性使用子宫收缩剂；②及早钳夹、切断脐带；③适度牵拉脐带以协助胎盘娩出。世界卫生组织（WHO）予2006年针对第三产程的处理作了如下建议：①对所有产妇都应积极处理第三产程，并由经验丰富的产科医疗人员完成；②使用子宫收缩剂以预防产后出血，首选缩宫素；③早期钳夹脐带仅在新生儿需要复苏的情况下使用；④适度牵拉脐带协助胎盘娩出。另外，不少学者主张于胎盘娩出之后常规按摩子宫以刺激其收缩从而寄望于降低发生产后出血的风险，但目前的循证医学证据并不支持此观点，研究表明，缩宫素用于减少产后出血的效果要明显优于子宫按摩，而且在使用了缩宫素之后没有必要再按摩子宫。在胎盘娩出之后，还应当仔细检查胎盘胎膜是否完整、胎盘胎儿面边缘有无血管断端，及时发现有无胎盘胎膜残留、副胎盘的存在；产后检查软产道也同样重要，包括仔细检查会阴、阴道及宫颈有无撕裂伤或者血肿形成，一旦发现应及时处理。

1）使用宫缩剂：预防性使用宫缩剂是积极处理第三产程的精髓所在，常用的宫缩剂包括缩宫素及其类似物、麦角类制剂和前列腺素制剂。

缩宫素：是预防产后出血首选的宫缩剂，其预防产后出血的效果有大量的循证医学证据支持。然而目前，对于第三产程缩宫素的使用剂量、用药途径（肌内注射、静滴或静脉一次性给药）和用药时间（胎盘娩出之前或胎盘娩出之后）尚无统一标准。常见的缩宫素使用方法包括在胎儿前肩娩出后肌内注射10U，或者将20～40U缩宫素于1 000mL晶体液中稀释后以150mL/h静滴，可以重复使用但总剂量不应超过60U（受体饱和效应），又或者产后一次性静脉给予5～10U缩宫素（1～2分钟给完），此法仅用于经阴道分娩的产妇，选择性剖宫产则不建议使用。若一次性给予单剂缩宫素，要警惕低血压的发生；若长时间持续滴注缩宫素，还应注意防止水中毒。

缩宫素类似物：卡贝缩宫素是人工合成的长效缩宫素类似物，其作用与缩宫素相似，但其使子宫收缩持续的时间较缩宫素长，可以肌内注射或者静脉给药，常用剂量为100μg单次使用。建议选择性剖宫产或者存在产后出血高危因素的阴道分娩时，在胎儿娩出之后，可使用卡贝缩宫素预防产后出血、减少治疗性宫缩剂的使用。

麦角新碱：妊娠子宫对麦角新碱非常敏感，产后少量应用即可引起显著的子宫收缩，其通过钙离子代谢及肌动蛋白之间的相互作用引起子宫内层肌肉持续性的收缩，导致胎盘绒毛膜层的剥离。虽然口服或静脉给药都可行，但肌内注射是最常用的给药途径，常用剂量为0.2mg。在我国，缩宫素的广泛使用已取代了麦角新碱预防产后出血的使用,前者效果、安全性俱佳,而麦角新碱除了容易变性需要冷冻保存之外,最大的缺点在于不良反应突出,包括恶心、呕吐、出汗、血压升高等,使用麦角新碱还会导致手取胎盘的比例增加。患有高血压、偏头痛或雷诺综合征的孕妇禁用麦角新碱。

前列腺素制剂:米索前列醇是人工合成的天然前列腺素 E_1 的类似物,其价格便宜、易于保存且可口服、舌下给药、阴道内给药或直肠给药,口服吸收较快、生物利用度高,既可用于产后出血的预防,也可用于产后出血的治疗。预防产后出血常用的米索前列醇剂量为 200~600μg,并建议单次给药,当剂量超过 600μg 时,呕吐、发抖和发热等不良反应的发生明显增加且具有剂量相关性。2009 年,WHO 建议使用米索前列醇预防产后出血前应权衡其利弊,400μg 和 ≥600μg 的剂量宫缩效果相差不大,但后者发生发热不良反应的可能性却是前者的两倍以上。在缺乏缩宫素时,可使用米索前列醇预防阴道分娩产后出血的发生。

2)钳夹、切断脐带:钳夹和切断脐带的时机没有标准的规定,目前临床上的处理包括早期钳夹(常为胎儿娩出后 1~2 分钟之内)、延期钳夹(常为胎儿娩出后 1~2 分钟以上)和期待治疗(即脐带血管停止搏动后再钳夹),但这几种时机尚无明确的定义。各种钳夹、切断脐带的时机都有利弊:早期钳夹脐带可能降低足月新生儿呼吸窘迫、新生儿黄疸及红细胞增多症的发生,但同时有发生新生儿贫血的危险;延期钳夹期待可使胎儿血容量增加,提高胎儿血红蛋白水平,从而降低新生儿贫血以及产后3~6个月贫血的发生,但同时可能增加足月新生儿呼吸窘迫、新生儿黄疸及红细胞增多症的危险。对于早产(分娩孕周 <37 周),应尽可能地在胎儿娩出 60 秒后再钳夹脐带,能减少新生儿脑室内出血的发生和减少新生儿输液、输血等。

3)牵拉脐带:目前没有充分的证据表明在正常分娩时,胎儿娩出后 30~45 秒内牵拉脐带以加快胎盘娩出能够降低产后出血发生的危险,因此,暂不建议将牵拉脐带作为第三产程的常规手段。虽然如此,此方法还是可能缩短第三产程的时间、减少胎盘滞留的发生,从而可能降低产后出血的发生,但需要更多的临床证据。

4)脐静脉注射:在怀疑胎盘滞留时,可行脐静脉注射以辅助胎盘娩出,常用药物为缩宫素(10~20U),此法也可能使胎盘顺利娩出从而避免使用手取胎盘。

3. 产后观察 产后应常规观察产妇 2 小时,包括仔细监测产妇生命体征、神志状态、阴道流血情况、宫缩情况以及会阴切口有无血肿,发现异常应及时处理。另外,鼓励产妇排空膀胱或直接导尿以减少充盈的膀胱对子宫收缩的干扰,产妇早期接触新生儿、早吸吮能反射性地诱发子宫收缩,这些措施也能从某种程度上预防产后出血的发生。

(王玉青)

第四节 羊水栓塞

羊水栓塞系指在分娩过程中,羊水进入母体血循环后引起的急性肺栓塞、过敏性休克、弥散性血管内凝血、肾衰竭或骤然死亡等一系列严重症状的综合征。可发生于足月分娩,也可发生于中期妊娠流产引产。典型的表现以突然发作的低血压、低氧血症及凝血功能障碍为主。为极其严重的分娩并发症,亦为造成孕产妇死亡的重要原因之一。

一、概况

羊水栓塞的发生率报道差异较大,为 1:5 000~1:80 000,分娩过程中发生占 70%,产后发生的占 30%。其死亡率报道也不相同,发生在孕足月分娩者死亡率可高达 70%~80%。1995 年 Clark 等从美国国家羊水栓塞登记资料中分析这些患者的临床症状与过敏性疾病、感染性休克等表现极为相似,而与一般栓塞性疾病不同,故建议改为妊娠过敏样综合征(anaphylactoid syndrome of pregnancy)。

二、病因

羊水中的内容物有胎儿的角化上皮细胞、毳毛、胎脂、胎粪和黏液等有形颗粒物质,正常孕期及分娩过程几乎无羊水进入母体循环,这些有形物质进入母体循环后,能引起肺动脉栓塞。羊水中亦富含有促凝物质(具有凝血活酶的作用),进入母血后可引起DIC。此外羊水中的胎儿有形物质对母体可能是一种致敏原,可导致母亲过敏性休克。羊水进入母体血液循环的条件是胎膜已破、有较强的子宫收缩及血管开放。羊水进入母体循环的途径为:宫颈内膜静脉及子宫下段静脉、子宫胎盘异常血管、胎膜边缘处血管、病理性开放的血窦及羊膜渗透。羊水进入母体血循环的机制尚不十分清楚,临床上观察与下列因素有关:

(一)胎膜破裂或人工破膜后

羊水由羊膜腔内进入母体血循环,必然有胎膜破裂,临床所见羊水栓塞大多数发生在胎膜破裂之后,偶尔未见破膜者,有可能宫缩迫使胎儿娩出,未破的前羊水囊被向下挤压、牵拉胎膜,反而使高位胎膜破裂,或胎盘边缘胎膜撕裂,羊水进入子宫蜕膜或子宫颈破损的小血管而发病。另外困难的羊膜腔穿刺时,如形成胎膜后血肿,分娩时此处胎膜撕裂也增加发生羊水栓塞的机会。

(二)宫缩过强或强直性子宫收缩

包括缩宫素应用不当、羊膜腔内压力过高。当羊膜腔内压力超过静脉压时,羊水易被挤入已破损的小静脉血管内。此外,宫缩时,由于子宫韧带的牵引使子宫底部举起离开脊柱,减轻了子宫对下腔静脉的压迫,回心血量增加,有利于羊水进入母血循环,羊水进入母体循环的量与宫缩强度呈正相关。

(三)子宫体或子宫颈有病理性开放的血窦

多胎经产宫颈及宫体弹力纤维损伤及发育不良者,分娩时易引起裂伤。高龄初产妇宫颈坚硬不易扩张者,如宫缩过强,胎头压迫宫颈易引起宫颈裂伤,甚至子宫下段破裂。另外,胎盘早剥、胎盘边缘血窦破裂、前置胎盘、手术助产、羊膜腔穿刺等均有利于羊水通过损伤的血管或胎盘后血窦进入母体血循环,增加羊水栓塞的机会。剖宫产时,子宫切口静脉血窦大量开放,如羊水不及时吸净,娩出胎儿后子宫收缩,则羊水易挤进开放的血窦而发生羊水栓塞。孕中期钳刮术中,在羊水未流尽前即钳夹胎盘,可促使羊水由胎盘附着处血窦进入母体血循环而发生羊水栓塞,不过孕中期羊水内胎儿有形颗粒物质少,促凝物质水平较低,必须有大量羊水进入母体血循环后才会发病,而且临床表现比孕晚期发生的羊水栓塞症状要轻,及时有效的治疗往往能很快控制病情,很少引起孕产妇死亡。

(四)过期妊娠

巨大胎儿较易出现产程长、难产、滞产,胎儿易发生宫内窒息,羊水常浑浊、刺激性强,易发生羊水栓塞。

(五)死胎

死胎不下可使胎膜强度减弱而渗透性显著增加,与羊水栓塞发生亦有一定关系。

三、高危因素

通常认为发生羊水栓塞的高危因素主要有外伤、胎膜早破、羊膜腔穿刺、宫缩过强、急产、缩宫素引产、高龄初产、吸烟、过敏体质、肥胖、多胎经产、前置胎盘、死胎、巨大儿、子宫破裂、宫颈裂伤、羊水粪染等。存在1个以上的高危因素时,发生羊水栓塞的概率更大,但少数发生羊水栓塞的患者并无以上高危因素,所以对妊娠患者都应警惕羊水栓塞的发生。

四、病理生理机制

羊水进入母体血循环后,立即引起一系列复杂且严重的病例生理变化,概略为三个方面:

(一)肺动脉栓塞、肺高压形成致心力衰竭

(1)羊水中所含的角化上皮细胞、毳毛、胎脂、胎粪及黏液等有形颗粒物质可形成大块,堵塞下腔静脉或肺动脉主干,造成猝死。

(2)有形物质可直接形成栓子,使肺内小动脉栓塞,血管机械性阻塞、狭窄。

(3) 羊水中促凝物质促使母心血管系统内发生DIC，毛细血管内形成纤维蛋白及血小板微血栓，亦可使肺小血管堵塞、狭窄。

(4) 肺小动脉内的栓塞反射性迷走神经兴奋，引起肺血管痉挛和支气管痉挛，分泌亢进。

以上因素引起肺动脉栓塞、狭窄、血流淤滞甚至阻塞，肺血流减少，肺毛细血管通透性增高，肺间质及肺泡型肺水肿，肺动脉高压使右心前负荷加重，导致急性右心扩张，充血性右心衰竭；肺血循环受阻，肺静脉缺血，左心房回心血量减少，左心室搏出量明显减少，引起周围血循环衰竭，血压下降，休克或立即因脑、心重要脏器缺血而猝死。气管的痉挛与分泌物的加多，使肺通气量降低，产生低氧血症、呼吸困难、发绀，加之肺动脉高压使肺毛细血管血流障碍及肺泡水肿，造成换气障碍，进一步加重缺氧，最终导致急性呼吸衰竭、急性呼吸窘迫综合征等一系列肺部疾患。

（二）过敏性休克

羊水进入母亲血循环是胎盘生理屏障存在破口之故，在正常妊娠中胎儿血细胞、胎儿上皮细胞或滋养层细胞在母血中可以见到而不引起临床症状，故认为正常羊水进入母血循环可能无危害。这些结果直接证明羊水栓塞致肺循环病变的原因不完全是羊水中有形成分引起的机械栓塞，而羊水入血后引起一些血管活性物质的释放才是重要因素。

羊水栓塞的主要症状为呼吸困难、急性休克和出血倾向，这些临床症状在血流动力学上与过敏性休克和中毒性休克极为相似。1995年Steven L Clark等所分析的46例羊水栓塞患者，认为分娩途径、产程长短、宫缩剂应用导致宫缩过强并不能增加AFE发生的风险，还发现男性胎儿与羊水栓塞的发生有显著相关性，41%患者有药物过敏或先天性过敏体质的历史，故认为抗原暴露引起的一系列病理生理变化及个体反应在该病发生中起重要作用，提出"羊水栓塞"病名应用不当，建议把此急性发作的外周循环低缺氧、血流动力学的衰竭及凝血功能障碍综合征称为妊娠类过敏性综合征（anaphylactoid syndrome of pregnancy）。

（三）弥散性血管内凝血

妊娠时母血中多种凝血因子及纤维蛋白原明显增加，血液呈高凝状态，羊水中含有丰富的凝血物质（类似组织凝血活酶Ⅲ因子），其进入母血后易引起DIC，一旦发生DIC，血中大量凝血物质消耗，血管中纤维蛋白沉着，使血中纤维蛋白原下降，同时羊水中又含有纤溶激活酶，激活纤溶系统，使血液由高凝状态迅速转入纤溶状态，因此发生血液不凝。此时分娩，或刚刚产后发生的羊水栓塞很容易因血液凝固障碍产生严重产后大出血，患者亦可因失血性休克而死亡。

（四）严重缺血缺氧造成的多脏器功能障碍

如脑缺氧可致抽搐、晕厥或昏迷；心脏缺血缺氧可致心力衰竭；肾缺血缺氧、肾小球坏死可致血尿、少尿、无尿、急性肾衰竭；肺缺血缺氧致肺水肿、肺出血、急性呼吸窘迫综合征、呼吸衰竭等。

五、临床表现

羊水栓塞多发生在分娩过程中，尤其在胎儿即将娩出前，或产后短时间内，极少数病例发生在临产前、产后32小时以后或妊娠中期手术时，剖宫产术者多发生在手术过程中，Steven L Clark所分析的羊水栓塞患者，70%发生在产程中胎儿娩出前，11%发生在阴道分娩胎儿刚刚娩出后，19%发生在剖宫产术中。这些患者中出现低血压占100%、肺水肿/急性呼吸窘迫综合征93%、心搏骤停87%、发绀83%、凝血异常83%、呼吸困难49%、抽搐48%、胎儿宫内窘迫50.3%。

典型症状发病急剧而凶险，主要表现为突然发生的心肺功能衰竭、脑缺氧及凝血功能障碍。临床表现病程分为三个阶段，症状轻重与羊水进入母体循环的速度以及羊水中有形成分的多少有关。

第一阶段主要是在产程中，或分娩前后短时间内，尤其在刚刚破膜后不久，产妇突然发生寒战、呛咳、气急、烦躁不安、呕吐等前驱症状。根据病情分为暴发型和缓慢型两种，暴发型为前驱症状之后很快出现咳嗽、呼吸困难、发绀、抽搐、昏迷、心率快，脉速而弱，血压下降，迅速进入休克状态，如有肺水肿则咳粉红色泡沫样痰，少数病例甚至惊叫一声后血压消失，于数分钟内迅速死亡。此类患者约占

1/3，经过这一时期幸存者可出现凝血功能障碍。缓慢型者呼吸循环系统症状较轻，甚至无明显症状，待产后出现流血不止、血液不凝时才被发现。

第二阶段主要表现为凝血功能障碍，有出血倾向，可表现为产后大出血、血不凝、伤口及针眼出血，身体其他部位如皮肤、黏膜、胃肠或肾出血。尤其在胎儿娩出后发生的羊水栓塞，全身表现有宫腔积血、血不凝固、休克，出血量与休克深度不符，因此，如遇有产后出现原因不明的休克患者伴有出血，血不凝时，应多考虑羊水栓塞的可能性，在休克、出血的同时，常伴有少尿或无尿现象。

第三阶段多系统脏器损伤，主要表现为肾衰竭，由于羊水栓塞后所发生的急性心肺功能衰竭、DIC 患者休克、低血容量、肾脏微血管栓塞、肾缺血，时间较长而引起肾组织损害所致，出现尿少、无尿和尿毒症征象，因此有些患者当休克与出血控制后，亦可因肾衰竭而死亡。脑缺氧时患者可发生烦躁、抽搐、昏迷。

以上三阶段基本上按顺序出现，但有时不会全部出现，胎儿娩出前发病者以肺栓塞、肺高压、心肺功能衰竭和中枢神经系统严重缺氧为主要特征。胎儿娩出后发病者以出血及血液凝固障碍为主要特征，很少有心肺功能衰竭的表现。

羊水栓塞时对胎儿威胁很大，可出现胎儿宫内缺氧窒息，甚至胎死宫内。

六、诊断

羊水栓塞的早期诊断对临床早期治疗和降低孕产妇的死率至关重要。由于诊断主要依靠临床表现，诊断标准不一，故有不少羊水栓塞可能误诊为产后出血、产科休克或急性肺水肿，轻症患者以及一些不典型的羊水栓塞患者可能因短暂的一过性表现而漏诊。传统的诊断标准认为在母血和肺组织中找到来自胎儿的成分为鳞状上皮细胞、毳毛、黏液即可诊断为羊水栓塞，而近来观察一些临床病例发现，正常孕妇血中常有鳞状上皮细胞和其他羊水成分而不发生羊水栓塞，因此单纯发现肺循环中的鳞状上皮细胞不能诊断为 AFE。

（一）主要根据临床表现及发病诱因

羊水栓塞多发生于胎膜早破、宫缩强、产程短以及高龄初产、多胎经产等产妇，另外如有产前出血或手术产中等情况的孕产妇突然发生寒战、尖叫、咳呛、呼吸困难、胸痛、青紫及不明原因的休克、抽搐或昏迷、心搏骤停等，应立即考虑羊水栓塞。产后出现不易控制的出血，经按摩子宫，应用缩宫素无效，已排除其他原因或出血虽少，但不凝，血压迅速下降，另外出血量与休克不成正比时，亦应考虑到产后羊水栓塞的可能。

（二）辅助检查

1. 血液相关检查　凝血功能障碍及有关纤溶活性增高的检查。
2. 血涂片找羊水中有形物质　临床上抽取下腔静脉血液或右心房或肺动脉血标本，离心沉淀之后，沉淀物底层为血细胞，上层为羊水碎屑，取上层物质涂片，染色，显微镜下寻找羊水中的鳞状上皮细胞、黏液、毳毛、胎脂等，或做特殊脂肪染色找到胎脂类脂肪球，或进行肺动脉插管取血涂片，用魏氏-姬姆染色（Wright-Giemsa Stain），并用油红染色查找胎儿脂肪以及用 Ayoub-shklar 染色如发现有角蛋白和脂肪细胞，则可确诊为羊水栓塞。随着免疫技术的发展，有学者用抗人角蛋白血清，通过免疫过氧化物酶方法，检测母体肺组织中角蛋白的存在，用于羊水栓塞患者死后的确诊。
3. 影像学检查　如下所述。

（1）胸部 X 片检查：90% 以上患者可出现肺部 X 线异常改变，如正常也不能除外肺栓塞。肺内可见由于肺水肿造成的双肺圆形或密度高低不等的片状阴影，呈非节段性分布，多数分布于两肺下叶，以右侧多见，浸润阴影一般数天内可消失。可伴有肺部不长张、右侧心影扩大，伴上腔静脉及奇静脉增宽。

（2）CT 检查：当出现脑栓塞时，通过头颅 CT 可协助诊断。

4. 心功能检查　如下所述。
（1）心电图：可见右心房、右心室扩大，ST-T波变化。
（2）超声心动图：彩超见右心房、右心室扩大，心肌缺氧，心排出量减少，心肌劳损等。
5. 血气分析　可显示代谢性酸中毒或呼吸性酸中毒或混合性酸中毒。
6. 死亡后诊断　如下所述。
（1）抽取右心室血液：置试管内离心沉淀后，取出沉淀物上层做涂片检查，如找到羊水中有形成分，即可确诊。
（2）尸体解剖：肉眼可见肺水肿、充血或肺泡出血伴局限性肺不张，心内血液不凝固，其他脏器亦有水肿。特殊染色在肺小动脉或毛细血管内可见到羊水有形物质栓塞，甚至在肾、心、脑组织中亦可见到，另外约有50%病例在子宫或阔韧带血管内可见到羊水有形物质。
7. 肺动脉造影术　肺动脉造影是诊断肺动脉栓塞最正确、最可靠的方法，阳性率达85%~90%，可以确定栓塞的部位及范围。X线征象：肺动脉内有充盈缺损或血管中断，局限性肺叶、肺段血管纹理减少呈剪支征象。由于肺动脉造影行肺动脉导管插入还可以测量肺动脉楔状压以提示有无右心衰存在，正确得到肺动脉压及心排血量的检查结果，对辅助诊断有帮助。但羊水栓塞往往病情来得急骤，很快发生呼吸窘迫及循环衰竭，继之很易紧跟发生DIC，往往来不及亦不宜行肺动脉插管，除非心肺功能恢复，病情稳定，DIC纠正，为明确肺栓塞情况，同时对心肌收缩恢复进一步指导治疗时应用。因其有一定并发症如心脏穿孔、心律失常、支气管痉挛、血肿等，虽国外有报道，我国目前抢救羊水栓塞还鲜有应用者。
8. 羊水栓塞的早期诊断　并非所有的羊水栓塞患者都表现为突然的循环衰竭和死亡，它是从亚临床表现到快速死亡的一组疾病，由于对羊水栓塞发病机制的新认识及新的诊断技术的开展，如何应用这些诊断技术来早期诊治不典型的羊水栓塞患者，找到有效方法治疗并控制其发展，有待更深入的研究。
（1）检测母亲外周血浆STN抗原浓度以及肺组织中的STN抗原：STN抗原为神经氨酸-N-乙酰基半乳糖抗原，是胎粪中的特征性成分，有学者认为羊水栓塞的发生与进入母血循环的STN抗原量有关，含大量的STN抗原的羊水或者含相当分量的胎粪液体进入母体循环，或者含相当分量的STN抗原但量更大的清亮羊水进入母体循环才可导致羊水栓塞的发生。因此，用灵敏的放射免疫竞争法定量测定血清中STN抗原，是一种简单、敏感、非创伤性的诊断羊水栓塞的手段。
（2）检测锌-粪卟啉：Zncp-1是胎粪的成分之一，可通过荧光测定法在高压液相色谱仪上测定。有学者发现羊水栓塞患者血Zncp-1明显升高，因此认为测定Zncp-1是一种快速无损伤、敏感的早期诊断方法。
（3）检测母血中的组织因子辅助诊断羊水栓塞：随着近年来对羊水栓塞的研究，认为只有当含有异常成分的羊水进入母体循环或母体对羊水产生特殊反应时，方可引起羊水栓塞的症状，而这些所谓的异常羊水是指羊水中可能含有的生物活性物质，如一些体液因子如组织因子、其他凝血因子、白三烯等。羊水中组织因子的来源并不清楚，理论上可以通过检测母血中的组织因子来辅助诊断。

七、鉴别诊断

羊水栓塞的鉴别诊断主要包括：
1. 易导致发生呼吸窘迫综合征（ARDS）的疾病　肺栓塞（血栓、气体、脂肪栓塞）、肺水肿、麻醉并发症、误吸等。
2. 低血压及休克相关综合征　麻醉平面控制不良、感染性休克、出血性休克、过敏反应、心肌梗死、心律失常。
3. 出血及凝血功能障碍疾病　DIC、胎盘早剥、子宫破裂、宫缩乏力。
4. 神经系统或癫痫相关症状　子痫、癫痫、脑血管意外、低血糖等。

八、治疗

羊水栓塞的治疗要及时、迅速，因多数羊水栓塞患者主要死于急性肺动脉高压及右心衰竭后所致的呼吸循环衰竭和难于控制的凝血功能障碍，因此应按以上两个关键问题采取紧急措施，边救治边确诊，迅速高效组织抢救，注意多学科合作。羊水栓塞的急救原则包括：保持气道通畅、维持有效氧供、积极抢救循环衰竭、纠正凝血功能障碍，适宜的产科干预。

（一）纠正呼吸循环衰竭

1. 纠正缺氧　遇有呼吸困难与青紫，立即呼气末正压给氧，保持血氧饱和度在 90% 以上，以改善肺泡毛细血管缺氧，有利预防肺水肿的发生，以减轻心脏负担，改善脑、肾等重要脏器缺氧有利患者复苏。正压给氧效果不好或意识丧失者，可行气管插管或气管切开、必要时人工呼吸、保证氧气的有效供应。

2. 纠正肺动脉高压　为了减轻肺血管及支气管痉挛，以缓解肺高压及缺氧，应立即选用下列药物：

（1）盐酸罂粟碱：首次用量 30~90mg/d，加在 5%~10% 葡萄糖溶液 250~500mL 中静脉静滴，每日总量不超过 300mg。此药直接作用于平滑肌，解除肌张力，血管痉挛时作用更为明显。对冠状动脉、肺动脉、脑血管均有扩张作用。与阿托品同时应用，可阻断迷走神经反射、为解除肺高压的首选药物。因在低氧情况下血管平滑肌对解痉药物敏感性差，所以在迅速改善缺氧状况下用药效果会更好。

（2）阿托品：用 1~2mg 加在 5%~10% 葡萄糖溶液 10mL 中，每 15~30 分钟静脉注射 1 次，直至患者面部潮红或症状好转为止。这类药物可阻断迷走神经反射引起的肺血管痉挛及支气管痉挛，促进气体交换，解除迷走神经对心脏的抑制，使心率加快，改善微循环，增加回心血量、兴奋呼吸中枢，与肺动脉解痉药有协同作用。若心率在 120 次/分以上慎用。

（3）氨茶碱：250mg 加入 5%~10% 葡萄糖溶液 20mL 中静脉缓慢推注，可解除肺血管痉挛。松弛支气管平滑肌，减低静脉压与右心负担，兴奋心肌，增加心搏出量，多在肺高压、心力衰竭、心率较快和支气管痉挛时应用，必要时可重复使用。

（4）α肾上腺素能抑制剂的应用：可用酚妥拉明（酚胺唑啉），以 0.3mg/min 的速度静脉点滴注入，一般应用 5~10mg，观察症状有无改善，再根据病情决定用量，可达到解除肺血管痉挛，降低肺动脉阻力，以降低肺动脉高压。

3. 防止心力衰竭　如下所述。

（1）为了保护心肌及预防心力衰竭，当心率超过 120 次/分者，除用冠状动脉扩张剂外，应及早使用强心剂，常用毛花苷 C 0.2~0.4mg，加在 5% 葡萄糖溶液 20mL 中，静脉推注，或加入输液小壶内滴注，必要时 4~6 小时重复 1 次。每日总量小于 1.2mg。以利于加强心肌收缩，维持足够的心排血量及血压，保证重要脏器血供。

（2）营养心肌药物：羊水中的内皮素能直接抑制心肌，它还是一种内皮缩血管肽，不但能使冠脉、肺动脉收缩，也能使气管、支气管收缩，羊水栓塞时循环中内皮素过高，可引起急性心肌梗死、心源性休克、蛛网膜下腔出血等，因此，在抗心衰的同时，应进行心肌保护的治疗，可用辅酶 A、三磷腺苷（ATP）和细胞色素 C 等营养心肌药物，以减轻多种因素对心肌的损害。

（二）抗过敏

应及早使用大量抗过敏药物，肾皮质激素可解除痉挛，改进及稳定溶酶体，不但保护细胞并抗过敏反应。近年来研究认为多器官功能衰竭与核因子 - κB（NF - κB）的核异位并活化有关，地塞米松能抑制 NF - KB 活性，因此可在预防多器官功能衰竭中发挥重要作用。常用：地塞米松 20mg 静脉缓注后，再用 20mg 加在 5% 葡萄糖溶液中静脉滴注；亦可用氢化可的松 200~300mg 加在 5%~10% 葡萄糖溶液中静脉点滴，根据病情可重复使用。

（三）抗休克

发病早期休克因过敏反应、迷走反射、肺动脉高压、DIC 高凝所致，后期可因心力衰竭、呼吸衰竭、出血所致。休克时可出现相对性或绝对性血容量补足，因此补充血容量也很重要，早期以补充晶体、胶体液为主，晚期伴出血时，如果血红蛋白下降到 50~70g/L，血细胞比容下降到 24% 以下则需输血。如果血容量基本补足，血压仍不上升，可考虑应用升压药物，常用者有以下两种：

1. 多巴胺　10～20mg 加在葡萄糖溶液内静脉点滴，根据血压情况调整剂量，此药在体内为合成肾上腺素的前身，有 β 受体兴奋作用，低浓度时亦有 α 受体兴奋作用，可增强心肌收缩力，增加心搏出量，使血压上升，又有扩张血管功能，特别是肾血流量，故为治疗低血压休克特别伴有肾功能不全、心排量降低而血容量已补足患者的首选药物。

2. 间羟胺　β 受体兴奋剂，可增加心肌收缩，心率及心排血量而起升压作用，一般用 20～80mg，加入葡萄糖溶液中静脉点滴，与多巴胺合并使用效果较好。

3. 其他　在抗休克同时应注意以下两点：

（1）纠正酸中毒：缺氧情况下必然有酸中毒，常用 5% $NaHCO_3$ 200～300mL 静脉点滴，纠正酸中毒有利于纠正休克与电解质紊乱。

（2）抢救休克时，应尽快行中心静脉压测定，一方面可了解血容量的情况，以便于调整入量，另一方面可抽血检查羊水中有形成分及检测有无 DIC，一般以颈内静脉下段穿刺插管较好，操作方便，避免误差。

（四）防治 DIC、继发性纤溶

在发病早期尤其对诱因不能去除者应使用预防性肝素，防止新的微血栓形成，保护肾脏功能，首次 0.5～1mg/kg，加入 100mL 液体内静滴，1 小时内滴完，4～6 小时后酌情再次应用。在出血多消耗性低凝阶段和纤溶亢进阶段则应在小剂量肝素基础上同时补充凝血物质如凝血因子复合物、纤维蛋白原、新鲜冰冻血浆、血小板悬液及其他凝血物质。近年来，有人主张用冷沉淀物，特别是对缺乏纤维蛋白原或 AFE 继发呼吸窘迫综合征的产妇更有作用。

（五）防止肾衰竭

羊水栓塞的患者经过抢救度过肺高压及右心衰竭、凝血功能障碍等几个阶段后，常会因休克及 DIC 使肾脏受到损害，部分患者往往死于尿毒症，故在一开始抢救过程中则应随时注意尿量，使每小时尿量不少于 30mL 为宜。如休克期后血压已回升、循环血容量已补足时，仍出现少尿（<400mL/d），需尽早应用利尿剂。

1. 利尿剂　如下所述。

（1）呋塞米 20mg 静脉推注，短期内无效，可加倍再次应用。

（2）甘露醇 250mL 静脉点滴，半小时内滴完。

（3）依他尼酸钠 50～100mg 静脉滴注。

2. 血液透析　应用利尿剂后尿量仍不增加，表示肾功能不全或衰竭，按肾衰竭原则处理，及早给予血液透析治疗。

（六）防治多器官功能障碍综合征

羊水栓塞引起的休克比较复杂，与过敏性、肺源性、心源性及 DIC 等多种因素有关，故处理时必须综合考虑。包括重要脏器功能的检测和保护、预防感染等。

（七）产科处理

羊水栓塞发生后，原则上应先改善母体呼吸循环功能，纠正凝血功能障碍，待病情稳定后即应立即结束妊娠，如妊娠不予及时终止，病情仍有恶化之可能。

（1）如在第一产程发病则首先稳定生命体征，待产妇血压脉搏平稳后，迅速结束分娩，评估胎儿不能立即娩出，则应行剖宫产术结束分娩。

（2）如在第二产程中发病，即刻阴道助产娩出胎儿，无论何种分娩方式均应做好新生儿窒息复苏准备。

（3）如产后发病、大量子宫出血或病情重，短时间内出血反复加重不能控制时，应在输新鲜血与抗休克同时行子宫切除术。手术本身虽可加重休克，但切除子宫后，可减少胎盘剥离面大血窦的出血，且可阻断羊水及其有形物进入母血循环，对抢救与治疗患者来说均为有力措施。

（4）关于子宫收缩制剂的应用：产妇处于休克状态下肌肉松弛，子宫平滑肌对宫缩剂不敏感，无论缩宫素、前列腺素或麦角制剂的使用都会收效甚少，同时又可能将子宫血窦中的羊水及其有形物质再次挤入母体循环而加重病情，故应结合患者具体情况及用药反应，果断地决定宫缩制剂的取舍。

（八）预防感染

羊水栓塞者，由于休克、出血、组织缺氧等，其机体体质迅速下降，抗感染能力低下，同时这类患者往往有一定感染因素存在，常常需要手术操作（剖宫产、阴道助产术等），应积极预防肺部感染和宫腔感染，在应用抗生素时应注意选择对肾功能无损害的药物。

（九）治疗新进展

近年来，体外循环、血液透析、体外膜肺氧合、主动脉内球囊反搏、一氧化氮治疗、辅助人工心脏、重组活化因子Ⅶa 的应用成为抢救羊水栓塞开辟了新途径。有报道对严重心肺功能障碍患者应用体外循环，NO 吸入也可提高存活率。鉴于羊水栓塞时血管活性物质、组织因子等在病理变化中的作用，也有用血浆置换治疗成功的报道。

九、预防

（1）注意诱发因素：有前置胎盘、胎盘早剥、妊娠过期、胎儿窘迫、胎膜早破等并发症时，应提高警惕，争取尽早发现与诊断羊水栓塞。

（2）早期识别轻型一过性症状，如宫缩剂静滴后出现过敏反应，产程或手术中氧饱和度突然下降，无原因的产后出血、血液不凝，分娩过程中有胸闷、发绀、低血压等低氧血症的症状。

（3）重视迟发性羊水栓塞的临床表现。

（4）人工破膜时应避开宫缩最强时期，且人工破膜时不应兼行剥膜，以免剥膜损伤小血管，破膜后羊水易直接与受损的小静脉接触，宫缩增强时羊水被挤入母血循环。

（5）避免在娩出胎儿过程中强力按压腹部及子宫，以防羊水被压入母体血液循环。

（6）掌握剖宫产指征

（7）剖宫产手术中动作应准确轻柔，子宫切开后及时吸净羊水再娩出胎儿，以免羊水进入子宫创口开放的血窦内。

（8）正确使用缩宫素：严格掌握缩宫素应用指征。用缩宫素引产或加强宫缩时，必须有专人观察，随时调整缩宫素剂量与速度，避免宫缩过强，特别对胎膜早破或人工破膜后使用缩宫素者更应注意。对有产程加速指征者宜人工破膜 30 分钟后观察宫缩无好转再用宫缩剂。产程中高张力性宫缩或出现宫缩过强且羊膜囊明显者不宜滴注宫缩剂和灌肠。

（9）有宫缩过强时，可适当考虑应用镇静剂，如哌替啶 100mg 肌内注射或地西泮 10mg 静脉注射。

（10）做大孕周人工流产钳夹手术时，应先破膜，待羊水流净后再钳夹。

（王玉青）

第五节 弥散性血管内凝血

弥散性血管内凝血（disseminated intravascular coagulation，DIC）是由不同原因引起的、获得性的、无特殊定位的血管内广泛凝血系统激活，导致弥散性微血管内纤维蛋白沉积、微血栓形成，造成组织细胞供氧紊乱为特征的综合征。

对产科 DIC 的认识始于 1901 年，DeLee 首次报道了胎盘早剥和过期流产较久胎儿未排出的孕妇出现"一过性血友病"（temporary hemophilia）的症状。随后的研究发现，在妊娠期，尤其是妊娠晚期，孕妇的血液呈现明显的高凝状态，在胎盘早剥或有其他妊娠并发症时极易诱发产科 DIC，发病约占 DIC 总发病数的 4%～12%。其临床表现差异较大：轻者仅见实验室检查改变，重者发生难以控制的大量出血并出现纤维蛋白原和血小板极低水平等凝血功能紊乱。产科 DIC 有较高的死亡率，严重影响母婴的生存和健康。

一、凝血及纤溶机制简介

1. **血液凝固系统** 当血管内皮细胞损伤,其完整性受到破坏,组织损伤产生促凝血因子激酶激活外源性凝血途径,凝血因子和其他组织成分激活内源性凝血途径。共同释放组织因子及凝血因子Ⅶ复合物。依次激活因子Ⅸ和凝血酶原酶(因子Ⅹ)复合物,使凝血因子变成凝血酶参与凝血过程。内外源性凝血酶,作用于纤维蛋白原使之成为稳定的凝胶状的纤维蛋白完成凝血过程,达到止血目的(形成血栓)。

2. **纤溶蛋白溶解系统** 机体存在纤溶系统(纤维蛋白溶解酶原)与凝血系统相制约,使得机体血液循环流动不至于发生凝固。机体很多组织中含有纤维蛋白溶解酶原的激活物,使无活性的纤维蛋白溶酶原变为有活性的纤维蛋白溶酶(简称纤溶酶),在抗凝血中起着关键作用。

在正常情况下,机体对凝血与纤溶方面的变化力图通过复杂的正、负反馈作用不断维持着动态平衡(图12-5)。如果在一些内、外因素作用下这一平衡被破坏,就会产生血液凝固性增高(血栓形成状态)或纤维蛋白溶解亢进发生止血障碍(出血),甚至带来更严重的后果。

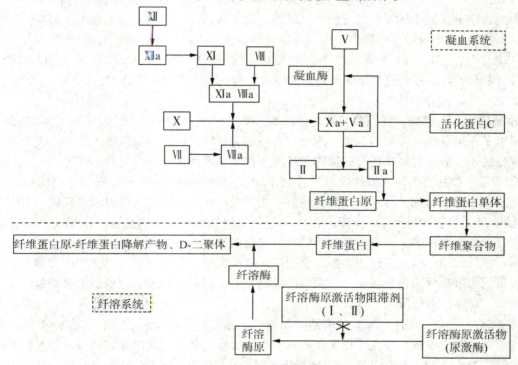

图 12-5 纤溶系统与凝血系统相制约

二、妊娠期凝血与纤溶平衡与 DIC 的关系

1. **妊娠期生理性高凝状态** 在妊娠期,孕妇肝脏凝血因子合成增多。特别是在妊娠晚期,孕妇体内凝血因子Ⅰ(纤维蛋白原)、Ⅶ、Ⅷ、Ⅸ、Ⅹ及血纤维蛋白溶酶原水平生理性增加,其他血浆因子和血小板计数虽无明显变化,但活性大大升高,尤其是血纤维蛋白肽A、β-凝血球蛋白、血小板因子4和纤维蛋白降解产物显著增加。抗凝功能减弱,血液呈现高凝状态,这一生理变化为产后快速有效止血提供了物质基础。

此外,胎盘、胎膜和羊水中还含大量的组织因子样促凝血活性物质(如凝血活酶),在正常分娩时常有少量进入血液促凝,正常分娩时有利于止血。此外,羊水中含有大量粘连蛋白及胎儿鳞屑物质,进入母体血液后活化凝血因子Ⅹ,快速提升纤维蛋白结合强度,促进凝血。2009年一项研究中报道了在加入组织因子后,羊膜细胞膜可高表达磷脂酰丝氨酸,激活母体凝血机制。

2. **纤溶系统功能相对减弱** 妊娠期孕妇体内抗凝血酶Ⅲ水平降低、组织纤溶酶原激活剂(t-PA)

减少，纤溶酶原激活物抑制物（PAI）增加，游离蛋白 S 水平下降，阻碍了凝血过程。纤维蛋白溶解功能的下降减弱了机体对胎盘产生的 t-PAI 的反应，净效应是纤溶活性降低。尽管如此，纤维蛋白降解产物（FDP）随着孕周逐渐增加，妊娠中晚期明显高于妊娠早期，且 D-二聚体含量增高，显示凝血酶、纤溶酶的激活和继发性纤溶的存在，提示妊娠妇女有可能发生轻微的血管内凝血。

妊娠期凝血与纤溶系统发生的这些变化在妊娠早、中期表现不明显，在妊娠晚期，妊娠期妇女的凝血因子增多，活性增强，纤溶系统活性减弱，使血液处于"高凝状态"，这是机体的一种保护性机制。可防止产时、产后大出血，利于分娩时胎盘剥离面的止血以及子宫内膜的再生和修复。所以妊娠期凝血和纤溶系统的变化，既是生理保护机制，又有诱发 DIC 的高危因素。

三、产科弥散性血管内凝血

（一）病因

1. 子痫前期　血液浓缩，血管内皮细胞功能紊乱，内皮素合成及释放增加导致血管痉挛性收缩，机体各脏器缺血、缺氧。内皮损伤导致前列环素合成酶减少，血栓素合成酶相对增加，两者比例下降，胶原增多，血管壁上皮细胞坏死暴露管壁胶原纤维，血小板活化，引发血小板黏附和聚集，释放的儿茶酚胺、5-羟色胺使血小板进一步聚集，血小板消耗性降低，内源性凝血系统激活。

2. HELLP 综合征　HELLP 综合征的孕妇出现 DIC 的发病率为 21%~55%。虽 HELLP 综合征发生 DIC 的机制尚未阐明，但已有研究发现此类孕妇体内作为血管内皮细胞损伤的标志物华通胶的含量较正常孕妇高。

3. 严重感染　产褥感染或妊娠并发内外科疾病（如：急性胰腺炎）产生内毒素，或损伤血管内皮细胞激活Ⅻ因子而启动内源性凝血系统。内毒素还可损害单核-巨噬细胞系统，使其丧失清除血液中各种活化的凝血因子、异常促凝物质、纤溶酶及纤维蛋白裂解产物的作用，导致 DIC。

4. 死胎滞留　胎死宫内过久未排出者易释放组织凝血活酶而引发 DIC，死胎宫内稽留过久也可使羊膜和绒毛膜的渗透性增加，羊水中的颗粒物质、胎儿组织物等得以进入母血液循环诱发 DIC。

5. 胎盘早剥　胎盘早剥者多继发于高血压，是危急母婴生命的产科急症。因螺旋小动脉痉挛，缺氧损伤坏死，释放凝血活酶，胎盘后血肿，消耗纤维蛋白原，当纤维蛋白原 <1~1.5g/L 时有出血倾向及脏器栓塞。此外，胎盘剥离时蜕膜出血，受损组织产生大量组织因子进入母血，或剥离的胎盘绒毛碎片中含有大量组织凝血活酶进入母血。或由于胎盘后突然蓄积血块使胎盘边缘的羊膜破裂，羊水中有形成分进入母血，激活外源性凝血系统，导致 DIC。

6. 羊水栓塞　羊水中含有大量上皮细胞、胎粪、胎脂、黏液等颗粒物质，这些物质进入母体血循环可激活内外源性凝血系统，使血小板聚集破坏，促进凝血，并可激活凝血因子Ⅷ，通过血管内皮表面接触形成内源性凝血活酶，具有强烈的促凝作用。羊水中的纤溶活酶可降解纤维蛋白，使血液从高凝状态急剧转变为低凝高溶解状态。羊水中的促凝物质进入母血还可引起肺动脉高压。

7. 休克　休克与 DIC 互为因果，但多数是由于休克状态的恶化而发生 DIC。在休克晚期，微循环瘀血，血流缓慢，严重缺血缺氧致使内皮细胞损伤，激活内源性凝血系统导致 DIC。

8. 医源性 DIC　输血、手术、介入术后，非法堕胎或妊娠期中期宫腔内注射等宫腔操作，引发绒毛膜炎、羊膜炎以至败血症。使血管内皮受损，组织坏死及内毒素等激活凝血因子，释放凝血活酶，粒细胞释放促凝物质，血小板聚集，引发 DIC。

（二）病理生理变化

DIC 病理生理改变是毛细血管内纤维蛋白沉积、微血栓形成、组织局灶性出血及梗死性坏死。DIC 的病理损害是全身性的。但由于病因或诱因迥异，既可表现为局限性组织器官损伤，也可表现为多组织多器官损伤。对肾脏的影响轻则出现血尿，重则可导致急性肾衰竭。肺部可发生肺水肿及肺不张而导致急性肺衰竭。肺部可由于广泛血栓形成而出现急性肺源性心脏病。肝脏可出现多发性局灶坏死，部分病例发生黄疸、转氨酶及乳酸脱氢酶升高。

正常妊娠时，孕妇机体对凝血与纤溶系统的变化力图通过复杂的正、负反馈作用不断维持着动态平衡，出现 DIC 的情况并不多见。一旦平衡被破坏，如妊娠高血压疾病、胎盘早剥、死胎滞留、产后出血、羊水栓塞、胎死宫内、败血症等，出现凝血功能障碍，就可能造成血栓或出血，甚至带来更严重的后果，导致急、慢性 DIC。

产科 DIC 的发生可能存在多种机制间的互相作用。一旦发生 DIC 便可能形成恶性循环，进一步小消耗凝血因子和血小板导致 DIC，直至原发病得到纠正（图 12 - 6）。

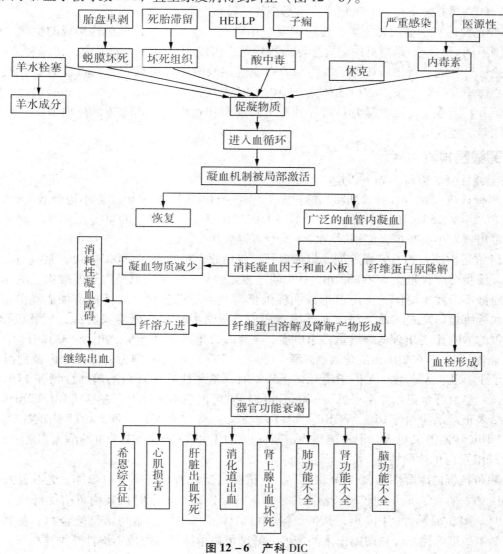

图 12 - 6　产科 DIC

（三）临床表现

产科 DIC，因进入母血循环的外源性促凝因子的量和凝血因子消耗性降低的速度不同、临床表现也不同。慢性 DIC 临床症状不明显，病程较长，可持续几周以上，凝血因子消耗较慢，临床症状较轻，病情发展较慢。临床以血栓栓塞表现多见，早期出血症状不严重，可见于稽留流产，死胎等。急性 DIC 多见于羊水栓塞、胎盘早剥和妊娠期特发性急性脂肪肝。临床表现起病急骤，数小时至 1~2 天内发病，症状凶险，多为阴道倾倒性大出血（其他部位出血相对少见）及休克，DIC 病程及分期不明显，临床发现时可能已经进入纤溶亢进期，故阴道流血多不凝固。产科 DIC 临床表现可分为三类：出血、休克及栓塞症状。

1. 出血倾向　产科 DIC 以子宫出血最常见，而且常误诊为子宫收缩不良的产后出血，延误抢救时间。子宫出血的特征是持续阴道不凝流血，量多少不一，无血凝块。严重时可伴有皮肤出血淤斑、牙龈出血、咯血、呕血、尿血，以及注射针眼和手术切口出血、渗血。

2. 休克 急性DIC能导致休克，休克的程度与出血量不成比例。由于微血栓阻塞微循环毛细血管网，组织灌流量停止，组织细胞坏死可导致休克。也可出现微循环和体循环分流现象，虽然微循环被血凝块所阻塞，血液可不经毛细血管经动静脉短路回静脉，临床表现可有正常的动脉压，实际已有组织细胞灌流量不足；所以休克的程度表现不同，如不及时抢救改善组织细胞的灌流量，疏通微循环，加至不同程度的继发纤溶出血，最终可导致严重的循环障碍、不可逆性休克。故DIC发生休克不一定与出血量呈正相关，休克具有发生迅速、出现早、不易恢复的特点。

3. 脏器栓塞及器官功能损害 微血栓可累及一个脏器或多个脏器，微血栓形成的症状，因阻塞器官的部位范围不同而有别。最常见的是肾小球血管栓塞，表现为急性肾功能不全，血尿和少尿或无尿，严重者乃至急性肾衰竭、肾皮质坏死。胃肠黏膜微血管累及时，可出现腹痛。心脏DIC表现为急性心功能不全、心律不齐，甚至发生心源性休克。肺内DIC表现为呼吸困难、肺水肿和肺出血。脑受累可导致谵妄、惊厥甚至昏迷。肾上腺DIC可导致肾上腺皮质坏死出血。脑垂体坏死出血可导致席汉综合征：脱发、闭经、性征减退。

（四）实验室检查

1. 有关消耗性凝血障碍 如下所述。

（1）血小板计数：对DIC的诊断特异性较差。50%~60% DIC患者出现血小板计数$<100×10^9/L$，10%~15% DIC患者$<50×10^9/L$。血小板计数$>150×10^9/L$，DIC发生的可能性不大。此外，子痫前期、子痫均可出现血小板减少，鉴别时应结合其他实验室检查指标。

（2）血纤维蛋白原：正常妊娠晚期，母体血纤维蛋白原含量约300~600mg/dl。血液明显高凝状态时，母体血纤维蛋白原含量多>300mg/dl。DIC的过程是血浆纤维蛋白原经内外促凝物质的作用转变为纤维蛋白，血液不断发生凝固，同时已形成的纤维蛋白因为纤维蛋白溶酶活性增加而被溶解，故DIC主要显示为血纤维蛋白原过少症。测定血纤维蛋白原含量对DIC的诊断意义有限，敏感度仅为28%，仅有少数严重的DIC患者出现低纤维蛋白原血症。血浆纤维蛋白原<150mg/dl，对DIC有诊断意义。

（3）凝血因子时间（PT）和活化凝血活酶时间（aPTT）：两者分别为外源性和内源性凝血系统初筛试验，由于Ⅰ、Ⅱ、Ⅴ、Ⅶ、Ⅹ因子消耗，$<50\%$时，从而使纤维蛋白溶酶活性增强FDP增多，故两者时间延长。当血纤维蛋白原水平低至100mg/dl时PT可出现明显延长。在早期DIC即出现延长，阳性率高，但结果正常不能除外DIC，若PT、APTT均延长（PT比对照长3秒，aPTT比正常对照长10秒为延长），对DIC诊断意义更大，但不能作为诊断标准。PT/aPTT比值>1.5可预测大出血。

2. 有关纤维蛋白单体的检查 如下所述。

（1）血浆鱼精蛋白副凝固试验（3P试验）：3P试验是反映血浆纤维蛋白单体，尤其是纤维蛋白碎片的存在。3P敏感性低，假阴性较高，易漏诊。但其特异性高。正常时血浆内可溶性纤维蛋白单体复合物含量极少，3P试验阴性。DIC时形成的纤维蛋白单体可与FDP形成可溶性复合物，鱼精蛋白具有使纤维蛋白单体从可溶性复合物游离出来的特性，纤维蛋白单体再聚合成不溶性纤维蛋白丝，呈胶冻状态，此过程称之为副凝固现象，3P试验为阳性。因此，该试验阳性反映纤溶亢进，纤维蛋白单体增多。但当纤溶亢进时，纤溶酶作用增强，纤维蛋白被降解为D、E碎片时，则3P试验为阴性。故3P试验可预测DIC不同阶段。

（2）D-二聚体检查：D-二聚体是铰链纤维蛋白降解产物，对诊断DIC更有特异性。有报道认为在DIC时有93.2%患者异常升高。目前已普遍应用单克隆抗体法检测D-二聚体及其抗原DD-3B6/22，可能成为确诊或排除DIC的关键试验。D-二聚体阴性或定量不超过400μg/L就不能诊断DIC，准确率达98.4%。①D-二聚体<500μg/L可不考虑DIC；②D-二聚体$≥500$μg/L可疑DIC；③D-二聚体$≥2000$μg/L可考虑DIC诊断；④D-二聚体$>$正常值8倍以上对DIC诊断的特异性可达95.5%。

3. 有关纤维蛋白降解产物的化验 纤维蛋白降解产物（FDP）：FDP是纤维蛋白-纤维蛋白原降解产物，原发性纤溶亢进及继发性纤溶亢进时其含量均可增高。D-D是交联纤维蛋白特征性的降解产物，血浆D-D的增高提示体内继发性纤溶活性增强。敏感性高，特异性有限，假阳性较多，术后、创伤、静脉血栓、炎症时均可出现FDP增多。由于FDP由肾脏分泌，经肝脏代谢，其含量受到肝功能及肾功能影响。在消耗性低凝期和继发纤溶期，因血小板、凝血因子消耗，纤维蛋白降解产物产生过多，正常 $40\sim80\mu g/mL$，DIC $>80\mu g/mL$。

4. 有关纤溶活性的检测　如下所述。

（1）优球蛋白溶解时间：血浆中的优球蛋白含纤溶成分，不含纤溶酶抑制物。此试验是去除血纤维蛋白系统的溶解物质，了解纤维蛋白溶解活性的。DIC纤溶期时，纤溶活性增强，优球蛋白溶解时间缩短。正常人血优球蛋白溶解时间 >120分钟，小于70分钟表示明显缩短。

（2）纤维蛋白溶解试验：将正常人已凝固的血2mL加患者2mL血中，30~40分钟。正常人血凝块破碎，表示患者纤溶活性亢进。

（3）纤维蛋白肽（FP）A/B：在凝血酶作用下最早从纤维蛋白原释放出来，可作为凝血亢进的早期指标。放免法测定，正常人FPA含量 <9g/L，DIC早期升高达十至百倍，FPB<2，DIC增高。FPB母15~42，41~42肽段是纤溶亢进灵敏指标。

5. 有关凝血抑制剂的检测　如下所述。

（1）抗凝血酶-Ⅲ（AT-Ⅲ）：是机体最重要的凝血酶抑制剂，水平不受孕龄影响。由于持续凝血和活化的中性粒细胞所释放弹性蛋白酶的降解，以及AT-Ⅲ生成的减少。AT-Ⅲ在子痫前期及急性脂肪肝为独立因素引起的DIC孕妇血浆中含量降低。故AT-Ⅲ减少可辅助诊断DIC，并可作为抗凝血疗效的指标。

（2）活化蛋白C（aPC）：活化蛋白C在败血症导致的DIC患者血浆中含量极低，且是出现皮肤紫癜的关键机制因子可作为预测因子。内皮细胞损伤后，凝血酶激活蛋白C，使之结合内皮壁细胞膜，参与DIC内皮细胞损伤的修复过程。

6. 其他　如下所述。

（1）血涂片：观察外周血破碎红细胞，DIC时因微血管病性溶血，血中可出现大量畸形或破碎红细胞及碎片。有报道在DIC患者的血片中该类红细胞超过10%。此法特异性与敏感度较差，需与血小板减少性紫癜和其他血栓形成性微血管病相鉴别。

（2）血凝块观察：是一个简便、迅速而较实用的血凝障碍的检查方法，在无条件做上述实验室检查时，可以采用。亦可利用抽血的血液在病房进行观察。抽血5mL，放入玻璃试管内，观察血块形成时间及稳定性。正常约6~10分钟血液凝固成块，血块占全血的30%~60%，抽血后30分钟摇动试管，凝块不受影响。如有血凝障碍，则大于10分钟血液不凝，或有凝血块但很脆弱，不稳定，或在30~60分钟内全部或部分溶化，表明纤维蛋白原含量低及（或）纤溶亢进，结合临床表现，有助于诊断。

（3）可溶性血栓调节蛋白（TM）：在孕12周之前处于正常范围内，约60ng/mL，若出现急性升高可提示胎盘血管血栓形成倾向。Magriples的研究显示在胎盘早剥孕妇，其产后可溶性TM水平急速上升。敏感度及特异度较高，分别为87.5%、76.5%。

（五）诊断标准

首先必须强调早诊断，只有早期明确诊断，及时正确治疗，才能提高DIC的治愈率。产科DIC的诊断主要依据临床表现并结合实验室检查。

（1）存在基础疾病和诱因。

（2）有广泛性出血和组织器官缺血性损伤，或（和）难以解释的休克。

（3）实验室指标

1）国内多依据中华医学会血液学会诊断DIC的实验室指标，有下列3项以上异常者可确诊：①血小板 $<100\times10^9/L$ 或进行性下降；②血浆纤维蛋白原含量 <1.5g/L 或进行性下降；③3P试验阳性或血浆FDP >20g/L 或 D_2 二聚体试验阳性；④凝血因子时间缩短或延长3秒以上或呈动态变化；⑤纤溶酶含量及活性降低；⑥AT含量及活性降低；⑦血浆因子Ⅷ：C活性 <50%。

2）国际上多采用ISTH评分标准：①血小板计数：$>100\times10^9/L=0$，$<100\times10^9/L=1$，$<50\times$

$10^9/L=2$；②纤维蛋白计数升高：（D-二聚体，纤维蛋白分解产物）无升高=0，轻度增加=2，明显增加=3；③PT时间延长：<3秒=0，>3且<6秒=1，>6秒=2；④纤维蛋白原水平：>1g/L=0，<1g/L=1。分数统计：≥5分者为DIC：每日重复检测评估；<5分者可疑DIC：1~2天后重新检测评估，若发生DIC，ISTH评分标准需结合临床及结局进行。

以上两种不同诊断标准对临床和实验室检查特征侧重点不同，而且同一凝血指标在不同标准中的诊断界值及赋予权重也略有不同。此外，正常妊娠期间随孕周增加孕妇的止血平衡逐渐向高凝状态转移，几乎所有凝血因子的活性都有明显增高。因此，对于产科DIC患者的诊断，直接引用现有的DIC诊断评分标准进行诊断可能并不完全合适；临床可能需要寻找适合于不同孕周及围生期的各项凝血指标DIC诊断界值，建立适合产科这一特殊人群的DIC诊断标准。DIC的诊断需结合临床表现及实验室检查结果（C-Ⅳ）；应行多次、动态监测实验室检查结果及临床表现（B-Ⅲ）。

（六）预防

（1）加强孕期宣教，使孕产妇都能认识到产前检查的重要性，自觉定期到医院产检，如有异常情况出现，随时就诊。

（2）杜绝非法接生，严格掌握催产素使用的指征和使用方法。

（3）对有诱发产科DIC高危因素的患者，如妊娠高血压疾病、死胎滞留、胎盘早剥、妊娠并发肝病、血液病者应注意监测。

（七）治疗措施

2009年英国血液标准化委员会发布了DIC诊治指南（表12-3）。由于产科DIC存在妊娠期这一特殊的生理因素，结合国内外DIC治疗指南及近年大型RCT，提出适用于产科DIC的治疗方法。

表12-3 英国血液标准化委员会（BCSH）DIC诊治指南

处理选择	证据质量	推荐强度
诊断方法		
DIC的诊断需结合临床表现及实验室检查结果	Ⅳ	C
ISTH评分与临床表现及实验室检查结果相关	Ⅳ	C
应行多次、动态监测实验室检查结果及临床表现	Ⅲ	B
治疗措施		
积极治疗原发病，去除病因	Ⅳ	C
无大出血的DIC病人推荐使用低分子肝素	Ⅰb	A
不推荐使用普通肝素纠正DIC（缺少普通肝素的RCT）	Ⅰb	A
肝功能受损、感染并发DIC患者可使用APC，用量14μg/kg/h，持续使用4天	Ⅰb	A
有潜在出血因素时不应使用APC，尤其是当血小板计数<$30×10^9/L$时	Ⅳ	C
当DIC出血不止，PT、aPTT延长，可补充纤维蛋白原，无须等待实验室结果	Ⅳ	C
当患者不适宜输注纤维蛋白原时可换成凝血因子Ⅺ制剂	Ⅳ	C
当患者发生DIC大出血或存在出血高危因素（术后、介入治疗后）且血小板降至$50×10^9/L$，应输注血小板	Ⅳ	C
严重的低纤维蛋白血症时（<1g/L）可输入冷沉淀	Ⅳ	C
凝血因子可普遍应用于大出血时而无须等待实验室结果	Ⅳ	C
伴有严重出血症状的DIC在纤溶期时，可考虑使用赖氨酸核苷类似物	Ⅳ	C

产科DIC多来势凶猛，病情迅速恶化，但如能及时处理多可获得较好疗效，治疗的早晚对抢救成功与否意义重大。病情危急又高度怀疑DIC时应行DIC实验室检查，结果出来前即可进行DIC的治疗，以临床表现为主，实验室检查尚未达标准者，可给予预防性治疗或试验性治疗。治疗原则应序贯性、及时性、个体性及动态性。

1. 去除病因　积极治疗原发病，阻断内、外源性促凝物质的来源，是预防和终止 DIC 的关键。例如积极有效控制感染，及时应用抗生素，感染产生的内毒素亦是诱发 DIC 的因素，及时控制感染，减少内毒素的产生直接有利于 DIC 的治疗，亦为去除诱因、为手术治疗创造条件。尽早娩出胎儿、胎盘和清除子宫内容物，抗休克，甚至切除子宫。产科胎盘早剥、胎死宫内、感染性流产、出血性休克等易诱发 DIC，在积极预防原发病的基础上，须加深对高危因素的认识。与此同时应注意防治酸中毒，改善缺氧，预防溶血。

2. 改善微循环，防治多器官衰竭　DIC 晚期患者必导致多脏器功能的损害，是目前产科危重患者死亡的重要原因之一。多器官功能衰竭病死率较高，若 4 个脏器衰竭病死率达 100%。病死率与原发病的程度及受累器官多少有关。由于多脏器功能衰竭病死率高，及时去除病因和诱因，是救治的前提；同时改善微循环的灌流量是防治 DIC 的先决条件。首先应补充血容量，保持微循环血流通畅。适当补充复方乳酸钠液、全血和右旋糖酐液，增加血容量可解除小动脉痉挛，降低血液黏稠度、高凝状态、促使凝聚的血小板、红细胞疏散，特别是右旋糖酐有修复血管内皮细胞的作用，但低分子右旋糖酐的分子量低，虽扩容流通微循环效果好，但有严重出血倾向时，以选用中分子右旋糖酐为宜。补充血容量的同时，需注意及时输氧、脱水、利尿、纠正酸中毒、强心稳压，必要时血液透析，阻断首发脏器衰竭引起的连锁反应，可以提高治愈率。

3. 及时成分输血、补充凝血因子　消耗性低凝血期是补充凝血因子的适当时机。DIC 时由于消耗了大量的凝血因子，故需要补充。

(1) 新鲜血和新鲜冰冻血浆：输新鲜血除补充血容量，还能补充 DIC 消耗的多种凝血因子，但在抗凝的基础上输血效果最好。新鲜冰冻血浆在扩容方面优于全血是因为无细胞成分又含多量抗凝血酶Ⅲ，可与肝素协同抗凝阻断凝血因子继续消耗，不加重凝血。PT 和 aPTT 延长，应使用新鲜冰冻血浆，最初剂量 15mL/kg。有证据证明输注新鲜冰冻血浆 30mL/kg，矫正凝血因子水平更完全。

(2) 纤维蛋白原：当 DIC 出血不止，PT、aPTT 延长，可补充纤维蛋白原，无须等待实验室结果。当患者不适宜输注纤维蛋白原时可换成凝血因子Ⅺ制剂。目前普遍认为，3g 纤维蛋白原可提升血浆水平 1g/L。

(3) 输血小板：当患者发生 DIC 大出血或存在出血高危因素（侵入性操作：如手术、介入治疗等）且血小板降至 $50 \times 10^9/L$，应输注血小板。当血小板 $< 30 \times 10^9/L$，无大出血时也应补充血小板。对未出血患者通过化学治疗（化疗）后血小板减少症的随机控制实验证实，血小板输注的标准为 $(10 \sim 20) \times 10^9/L$。当临床和实验室检查发现患者有高危出血倾向时，血小板减高于 $(10 \sim 20) \times 10^9/L$ 时也可考虑输注血小板。建议血小板输注的初始剂量为 1U，约含血小板 $(240 \times 10^9/L)$。

(4) 冷沉淀物：严重的低纤维蛋白血症时（<1g/L）或由于容量超负荷而不适宜使用血浆时，可输入冷沉淀（内含凝血因子Ⅰ、Ⅴ、Ⅷ、Ⅶ，每单位可增加纤维蛋白原 100mg/L，也可提高Ⅷ因子水平），用量 25~30U/kg，输液器应有滤网装置为宜。

凝血因子补充的标准：要求使血小板 $> 80 \times 10^9/L$，凝血酶原时间 <20 秒，纤维蛋白原含量 >1.5g/L。若未达到上述标准，应继续补充凝血因子和血小板。凝血因子可普遍应用于大出血时而无须等待实验室结果。

4. 抗凝药物　如下所述。

(1) 抗凝血酶Ⅲ（AT-Ⅲ）：AT-Ⅲ是一种由肝脏产生的糖蛋白，属于丝氨酸蛋白酶抑制剂。主要抑制凝血酶（Ⅶa、Ⅸa、Ⅹa、Ⅺa、Ⅻa 等）的活性，是机体内最重要的抗凝血物质，占血浆中全部抗凝活性的 70%~80%。在肝素的作用下抗凝活性增强 1 000~3 500 倍。由于 DIC 时 AT-Ⅲ大量消耗，AT-Ⅲ浓缩物可单独用于产科 DIC 及抗凝血酶含量或活性 <70% 时。在一项 RCT 中，选取使用依诺肝素治疗的子痫前期患者，分别给予抗凝血酶制剂及安慰剂对照，1 500U/天，持续 7 天，结果显示给予抗凝血酶抑制剂的实验组胎儿生物物理评分及凝血指标均优于对照组，并且没有不良事件出现。

(2) 活性蛋白 C（aPC）：aPC 是凝血因子Ⅴa 和Ⅷa 抑制剂，在肝功能受损、感染、败血症并发 DIC 患者可使用 aPC，用量 14μg/(kg·h)，持续使用 4 天。由于 aPC 可诱发大出血，患者有潜在出血因素时不应使用，尤其是当血小板计数 <30×10⁹/L 时。

（3）抗血小板凝聚药物：右旋糖酐可降低红细胞和血小板的黏附和凝聚，一般用量不要超过 1 000mL。双嘧达莫有对抗血小板凝聚的作用，抑制血小板二酯酶的活性，若与阿司匹林合用量应降低。阿司匹林主张用小剂量 60~80mg/d，主要阻断血栓素的产生。

5. **抗纤溶剂** 抗纤溶药物对充血患者有效，但 DIC 出血的患者，这类药物一般不推荐应用。纤维蛋白沉积是 DIC 的一个重要征象，抑制纤溶系统并不合适。除了罕见的以原发或继发高纤溶未主要临床特征的病例外。以原发性过度纤溶状态和严重出血为特征的 DIC 患者，或许可应用赖氨酸类药物治疗，如：氨甲环酸（1g/8h）。伴有严重出血症状的 DIC 在纤溶期时，可考虑使用赖氨酸核苷类似物——氨甲环酸，用量 1g/8h。氨甲环酸可与纤溶酶原形成一可逆性复合体，从而使纤溶酶原结构上发生变化，阻止纤溶酶的形成，大剂量时可直接对抗纤溶酶活性，抑制纤维蛋白和纤维蛋白溶解。对胰蛋白酶和纤溶酶有直接作用，所以其抗纤溶作用。

6. **皮质激素** 对皮质激素的应用意见不一。有学者称激素特别在羊水栓塞、HELLP 综合征的治疗中能起到抗过敏、增加血小板、改善肝功能等作用。持反对意见者认为肾上腺皮质激素为促血液凝固的药物，DIC 的治疗应避免应用此类药物，因大剂量肾上腺皮质激素有抑制单核-吞噬细胞系统的作用。

7. **肝素的应用** 国内外意见不一。理论上，DIC 是以广泛的凝血启动为特征，肝素抗凝治疗是合理的，但多项临床研究未显示对整个生存期的益处。肝素是常用而有效的抗凝剂，可抑制凝血过程，因而阻止凝血物质的大量消耗，从而改善微循环，使凝血机制恢复正常，但对已形成的微血栓无效。根据国内文献报道，结合产科并发症，如胎盘早剥、胎死宫内、感染性流产、休克、羊水栓塞等诱发 DIC 给予肝素治疗可获得较好疗效，但均属于个别病案报道，缺乏循证医学证据。应用时需动态监测凝血指标、AT-Ⅲ水平，若发现肝素过量，及时给予鱼精蛋白对抗，1mg 鱼精蛋白静脉注射可对抗 1mg 肝素。国外 DIC 诊治指南中明确提出：对于病变严重，无出血征象的 DIC 患者，推荐使用预防剂量的低分子肝素预防静脉血栓栓塞。由于尚缺乏普通肝素的 RCT 实验，临床使用存在风险，不推荐使用普通肝素纠正 DIC，以免加重出血。

8. **保护重要脏器，及时防治多器官衰竭** DIC 晚期患者必导致多脏器功能的损害，是目前产科危重患者死亡的重要原因之一。多器官功能衰竭病死率较高，若 4 个脏器衰竭病死率达 100%。病死率与原发病的程度及受累器官多少有关。由于多脏器功能衰竭病死率高，及时去除病因和诱因，是救治的前提；同时阻断首发脏器衰竭引起的连锁反应，及时输氧、输液、脱水、利尿、纠酸、强心稳压，必要时血液透析，可以提高治愈率。

9. **子宫切除** 一旦确诊 DIC，在去除病因，输新鲜血或血浆等积极抢救后，若出血仍不能控制，应果断行子宫切除。一般要行全子宫切除，以防宫颈继续出血。子宫切除输血待血压回升后，仔细探查阴道残端无渗血后再关腹。

10. **转诊** 原则：就地组织有效而积极的抢救，积极终止可逆性病因如尽快终止妊娠等，同时有效进行全身支持治疗（补充血容量、纠正休克、酸中毒、低氧血症、水电解质及酸碱失衡）。要掌握低分子肝素抗凝治疗利于阻断凝血瀑布，但也可诱发出血，应用时注意监测血液学指标。可请上级医院出诊协助处理，及时转院。

综上，对于产科 DIC 的诊断需要有极高度敏感和特异的实验指标。目前其诊断试验和标准尚在探索中。治疗上应以预防为主，提高对高危妊娠、分娩的管理，防止 DIC 的发生。一旦发生产科 DIC 应积极迅速终止妊娠，去除子宫内容物，阻断外源性凝血物质释放，病情可好转。

（王玉青）

第六节 产科休克

产科休克是一长期使用的名词,仅指发生于孕产妇特有的休克,系指与妊娠、分娩有直接关系发生的休克。根据产科领域各种疾病的研究,产科休克可以分低血容量性休克(hypovolemic shock)、感染性休克(septic shock)和其他特殊原因所致的休克。产科休克是产科临床中一项最突出的紧急情况,严重的产后出血是威胁孕产妇和围生儿生命的重要原因之一。

一、出血性休克

妊娠后循环血容量逐渐增多,妊娠32~34周时达高峰,平均增加50%,此后维持在循环血量高水平状态、高于正常人,产后2~6周恢复正常。孕妇为适应胎儿生长和足月分娩的需要,子宫、宫颈、阴道以及外阴都发生一系列的生理变化,产道软化、充血,有足够的血液供应。临产时有许多因素增加心脏及循环负荷。若此时或胎儿娩出后24小时内胎盘、子宫、产道等发生异常将导致出血量较正常明显增加。

(一)出血性休克的原因

1. 妊娠期 常见有流产、异位妊娠破裂、子宫破裂,前置胎盘,胎盘早剥,子宫颈妊娠,凝血机制障碍等出血,而少见于妊娠期子宫血管破裂。

2. 分娩期 会阴、阴道损伤静脉曲张破裂出血,子宫颈、子宫体损伤或破裂出血,宫旁静脉丛破裂,阔韧带血肿,帆状胎盘等出血。

3. 胎儿娩出后 子宫收缩乏力,胎盘滞留或残留、胎盘植入,软产道裂伤,凝血机制障碍。剖宫产术后子宫切口愈合不良等。

(二)出血性休克的病理生理变化

1. 血流动力学的变化 产科出血尤其产后出血发生率报道不一,主要影响因素与产科出血量统计有关,但低血容量性休克是产科休克最常见的类型,妊娠晚期特别是产后,出血常迅猛而量大,出现严重的低血容量性休克。当有效血容量降低时,颈动脉窦和主动脉弓压力感受器受到刺激,抑制迷走神经,使脑干心血管中枢(血管舒缩中枢)和交感神经兴奋,作用于心脏、小血管和肾上腺等,使心率加快,增加心排血量;肾上腺髓质和交感神经节后纤维释放大量儿茶酚胺。儿茶酚胺使皮肤、内脏血管的强烈收缩包括微血管和毛细血管前括约肌收缩阻力增加,使进入真毛细血管的血量减少,经微循环的直接通路,甚或动静脉短路开放,使静脉回心血量增加,仍能保持血压不下降,从而保证重要生命器官灌注,此期为血管收缩期,是微循环代偿的休克代偿期。当血压降至50~60mmHg时,压力感受器已基本丧失功能,代偿机制不足以维持心排出量和血压的稳定,临床情况进一步恶化,无氧代谢强而使乳酸蓄积发生代谢性酸中毒,造成器官缺血坏死,细胞代谢进一步恶化趋向死亡。

2. 体液改变 休克时血流灌注不足,儿茶酚胺分泌,抑制胰岛素的分泌,促进高血糖素(胰高血糖素)的分泌,加速肌、肝糖原的分解和糖异生的作用,使血糖升高。血容量减少,肾血流量的减少,释放一种多肽酶,称为肾素,肾素促进血管紧张素Ⅰ形成,随后形成血管紧张素Ⅱ,血管紧张素Ⅱ促进肾上腺皮质产释放醛固酮。醛固酮的作用是蓄钠排钾,增加细胞外液量和血浆量,使静脉回心量增加,心排出量增加。由于血压下降,左心房灌流压下降,增压感受器受到刺激,促使脑神经垂体分泌抗利尿激素,有利于血浆容量的恢复。细胞缺血缺氧,细胞内葡萄糖无氧代谢,只能产生少量的高能量三磷腺苷(ATP),而乳酸盐类产生增多,肝脏缺血,乳酸不能在肝内完成代谢分解,机体发生乳酸聚集酸中毒。

3. 继发多脏器损害 器官受损严重程度与出血量、出血速度和机体本身耐受的能力有关。当出血量超过全身的25%时,其代偿机制不足以维持心排出量和血压的稳定,此时如继续出血,临床情况进一步恶化,组织进一步缺氧,动静脉氧储备已下降,为保证对心、脑、肾上腺等重要器官的供血,通过中央媒介的选择性血管收缩,使肾脏、脾脏、皮肤的血供减少,组织灌注量进一步下降,供氧减少,无氧代谢强而使乳酸积累发生代谢性酸中毒,造成器官组织缺血,细胞内代谢进一步恶化而趋向死亡。低血容量休克还使细胞内多种离子分布异常,如钠离子和水进入骨骼肌而细胞内钾进入细胞外液,如果失血不能纠正,心脑受到损伤,发生心肌损害、昏迷、呼吸障碍,肾功能必然受损而少尿、无尿,以致死亡。

(三) 临床表现

1. 休克代偿期表现　面色苍白,精神紧张,烦躁和恶心,心率增快,脉压减小。休克抑制期表现为表情淡漠,反应迟钝,口唇肢端发绀,出冷汗,脉搏细速,血压低于 90mmHg,甚至测不出,脉压更低。中心静脉压低于 5cmH_2O,严重时神志不清或昏迷,全身皮肤黏膜明显缺氧发绀,肢端凉,脉搏细速甚至不能清楚触及,少尿甚至无尿。

2. 并发产科局部变化症状和体征　常与出血量有关。

(四) 治疗

产科出血性休克是由于产科出血处理不及时,措施不当所发生的严重并发症,是产妇死亡的主要原因。由于出血发病急,出血凶猛,病情进展迅速,往往造成不可逆后果,及时诊断后积极处理,非常重要。

1. 患者管理与建立快速静脉通路　目前,虽然产科性出血,尤其产后出血预测方法不多、特异性较差,但重视对前置胎盘、子宫内容积过大的患者管理,可以降低此类患者严重并发症的发生率,当发生产后出血,临床上采用产后出血 A (通道建立) /B (呼吸管理与维持) /C (循环管理与维持) /D (药物使用) /E (治疗效果的评价) 的流程已取得较好的疗效,建立通道可以 16 号以上的静脉穿刺针建立 2 条以上的静脉通路,有条件可以快速建立中心静脉通路,当不具备中心静脉通道建立条件时可作静脉切开,保证静脉通畅以备输血、输液。

2. 补充血容量　准确估计出血量是早期诊断、处理出血性休克的第一步,由于人体大量失血后,血容量骤减,使组织间液向血管内和细胞内转移,组织间液同时减少,所以在休克早期有效的补充血容量是治疗失血性休克的关键。根据出血量多少,患者血流动力学变化及血电解质结果,选择补充血容量的液体、多少、数量和速度。当正常产妇失血量 1 000mL 以内可快速输入晶体液,在补充一定量的晶体液后,随即输入胶体液,可提高胶体渗透压,有利于维持足够的有效循环血容量,减少补液量,防止脑水肿、肺水肿的发生。但需根据临床表现和血红蛋白下降水平决定是否输血。如大量失血超过血容量的 20% ~30%,血压下降,收缩压 80mmHg 左右,脉率加快,应迅速补全血以增加循环血容量。输血的目的是提高血液的携氧能力,补充凝血因子。如果失血量占体内总血容量 30%,收缩压降至 50mmHg,患者出现口渴,呼吸加深加快,脉搏快而弱,应输全血和晶体溶液,补充血容量同时纠正细胞外液浓缩。如果失血量达 2 000mL,临床上表现为血压测不到,脉快弱甚至不能触及,少尿甚至无尿,此时必须快速输入全血,在短时间内补足血容量。输血时以等量为原则,失多少补多少。输入晶体和胶体溶液,原则上补充量应超过丢失量,并尽快输注以增加有效循环血量。但在输入晶体液时,输液量几乎 3 倍于失血量方能纠正休克,其维持血容量作用时间仅为 4~6 小时,第 1~2 小时内应补液 1 000~2 000mL。对输入的液体类型虽没有统一明确的标准,但对于血细胞比容小于 0.25,血红蛋白小于 7g/L,以输入全血为佳,使血压维持在 90 ~ 100mmHg,中心静脉压 (central venous pressure, CVP) 维持在 6 ~ 12cmH_2O 为宜,在心功能受损时检测肺动脉楔嵌压 (pulmonary artery wedge pressure, PAWP),对指导输液防止肺水肿较 CVP 更为可靠,PAWP 维持在正常范围 8 ~12mmHg。

3. 输氧　一般面罩给氧可满足患者对氧的需求,如果休克严重,昏迷时间比较长,SpO_2 低于 90%,动脉血 PaO_2 低于 60mmHg,当发生产前出血时,为满足胎儿的氧气供给,动脉血 PaO_2 低于 70mmHg 行气管插管给氧或机械通气,必要时行气管切开。但应避免供过于求或者供不应求的情况发生,防止氧过量或者不足造成的一些不良反应发生。

4. 血管活性药物的应用 如下所述。

(1) 血管收缩药：主要兴奋α受体，对β受体作用较弱，使周围血管收缩，增加回心血量。增加心肌的收缩力，使动脉压上升。适用于失血性休克，活动性出血已控制，血容量已补足而血压过低，不能维持脑、心、肺、肾的供血，可用血管收缩药提升血压，缓解重要脏器低灌流状态。

1) 去甲肾上腺素（noradrenaline）：主要激动α_1受体，对心脏β_1受体也有兴奋作用，对β_2受体几乎无作用，增加心脏收缩力，心率轻度加快，回心血量增加。又因小动脉、小静脉高度收缩，外周阻力增加，使血压显著升高。也使冠状动脉灌注压升高，激动心脏还使其代谢产物腺苷增加，舒张冠状血管。同时还强烈的收缩外周血管，降低了组织灌注，包括收缩肾脏血管，显著降低肾血流。主要用于治疗低血压，特别是高排低阻患者，在充分扩容后使用能显著见效。特别是对于感染性休克高排低阻患者。高血压和动脉硬化及器质性心脏病禁用。

2) 间羟胺（metaraminol）：具有直接和间接作用于肾上腺素受体，不易被COMT和MAO降解的特性，作用类似去甲肾上腺素，效应稍弱，但作用时间稍长，主要激动α_1受体，对β受体作用弱，长时间滴注可耗尽体内储存的去甲肾上腺素而失效，应改为去甲肾上腺素。

3) 多巴胺（dopamine）：具有剂量依赖性激动α受体及β_1受体，对β_2受体作用稍弱。静脉输注$5\sim10\mu g$（kg·min）的多巴胺，心脏每搏量增加，心排出量增加，收缩压升高，心率增加或无明显变化。静脉输注$10\mu g$（kg·min）或更大剂量，α_1受体作用占优势，使去甲肾上腺素释放增加，心率加快，心排出量减低，甚至发生心律失常。临床多用于水钠潴留的充血性心力衰竭及低血压患者，多采用静脉滴注小于$10\mu g$（kg·min），如果升压效果不佳可辅以去甲肾上腺素和去氧肾上腺素，尽量保持多巴胺激动DA受体效应。右侧心力衰竭时慎用。

(2) 扩血管药：失血性休克使用扩血管药物较少，只有当出现心力衰竭或低心排量时才使用。主要有硝普钠（solium nitroprusside）和硝酸甘油（nitroglycerin）。应用从小剂量开始，逐渐增加剂量，直到获得满意效果。

(3) 肾上腺皮质激素：应用指征、治疗剂量以及疗程一直存在争议，多数认为肾上腺皮质激素可保护及改善循环灌注量，促进细胞摄取氧和营养物，稳定细胞的膜系统。临床使用较多的是地塞米松，$10\sim20mg$静脉推注，20mg在静脉中缓慢滴注。

5. 纠正酸中毒 休克时都有酸中毒，并发高热时更严重。纠正酸中毒可以增强心肌收缩力，改善微循环的淤滞（酸血症有促凝作用）。但在纠正酸中毒的同时必须改善微循环的灌注，否则代谢产物不能被运走，无法改善酸中毒。用做缓冲碱的药物有：

(1) 5%碳酸氢钠（首选）：轻症休克每日400mL，重症休克每日$600\sim800$mL。亦可参照CO_2CP测定结果计算：5%碳酸氢钠5mL/kg计算，可使CO_2CP提高$4\sim5$mmol/L。

(2) 乳酸钠（次选）：11.2%乳酸钠3mL/kg可提高CO_2CP $4\sim5$mmol/L，在高乳酸血症和肝功能损害者不宜采用。

6. 局部止血处理 止血是抢救出血性休克的关键。针对出血原因，可采取清除残留胎盘、修复损伤的软产道、加强子宫收缩、按压子宫、子宫动脉结扎或栓塞、宫腔纱条填塞、横向环形压缩缝合法等方法，以减少出血，防止休克继续加重。①如为异位妊娠、子宫破裂或阴道侧壁损伤等应立即手术切除患部或缝合患部以止血。②如为子宫收缩乏力性出血、胎盘滞留或部分残留，应该立即采取有效措施。如腹主动脉压迫或双手压迫法压迫子宫，以达到止血的目的。③如为难治性出血，行双侧子宫动脉结扎，同时结扎子宫动脉下行支及邻近静脉，尤为适合于子宫破裂或阔韧带血肿患者。如果止血效果不佳，还应行卵巢动脉结扎术。尽管同时结扎子宫卵巢动脉会使供应子宫的动脉压力下降80%。当子宫破裂或阔韧带血肿，单纯子宫动脉结扎无效时，可通过髂内动脉结扎控制出血。只有生育要求时方可采用。盆腔血管栓塞也是一种快速、安全有效处理产后出血性休克的方法。此方法不用全身麻醉，可保留生育功能，并发症少，且可保留导管多次栓塞。④介入治疗在产科用的应用。如子宫动脉栓塞术紧急处理和侵入性胎盘有关产后出血。选择性动脉栓塞是保守治疗无效的严重产后出血的治疗方法，栓塞需在血管塌陷复苏后严重弥散性血管内凝固产生之前立即进行。⑤经药物及上述保守外科手术治疗失败，急诊行子宫全切或次全切除是最为有效的方法。

二、感染性休克

感染性休克又称中毒性休克或败血症性休克,是由病原微生物（细菌、病毒、立克次体、原虫与真菌等）及其代谢产物（内毒素、外毒素、抗原抗体复合物）在机体内引起微循环障碍及细胞与器官代谢和功能损害的全身反应性综合征。病死率超过50%,是危重患者的首位死亡原因。在分娩中处理不当可导致感染性休克,非法进行人工流产或者流产时有感染时均有发生流产的感染性休克的可能,产科感染性休克的病原体分为两大类,即需氧菌和厌氧菌,在感染部位常可培养出多种细菌,为混合性感染。

（一）感染性休克的原因

(1) 流产或产褥期感染败血症：无菌操作不严格,过多的阴道检查,宫腔操作,子宫穿孔。

(2) 中晚期妊娠引产因宫颈管及阴道内的致病菌而发生的严重感染：阴道内的病原微生物上行引起羊膜腔的感染。

(3) 早产、胎膜早破、侵入性操作。

(4) 妊娠期并发其他感染性疾病：妊娠并发急性化脓性肾盂肾炎,妊娠并发化脓性阑尾炎。

（二）感染性休克的病理生理

内毒素是一种革兰阴性细菌壁上释放的脂多糖（lipopolysacchalide,LPS）,它由三部分物质组成,主要是脂质A（lipid A）,是构成内毒素活性的糖脂,以共价键联结到杂多糖链,有两部分,一是核心多糖,在有关的株内是恒定的;另一个是O特异性链（O specific chain）,是高度可变的。细菌性的外毒素一样能导致休克和死亡,例如绿脓杆菌的外毒素A。可引起广泛的组织坏死及坏疽,特别是产后的子宫,可令产妇死亡。内毒素激活补体系统,补体的溶菌作用又使更多的内毒素进入血液循环。血管活性物质的释放可选择性地扩张血管而使血流分布异常。白细胞及血小板聚集堵塞毛细血管。内毒素对血管内皮损伤可使血管有裂隙以及间质液体的潴留,组织水肿,循环血流量减少,结果发生休克样症状。同时,内毒素可促使组胺、激肽、前列腺素及溶酶体酶等炎症介质释放,引起全身性炎症反应。早期出现休克样变化,全身血管阻力下降,而心脏排出量虽然增加但仍不能代偿。低灌注导致乳酸中毒,组织缺氧,器官功能受损,肝肺均发生水肿,终于发生多器官功能障碍综合征。如近期一项前瞻性队列研究显示,感染性休克过程中确保肾功能正常的平均动脉血压至少不低于75mmHg。

感染性休克微循环障碍的发生与发展过程中,微血管容积的变化可经历痉挛、扩张和麻痹三个阶段,即微循环的变化包括缺血氧期、瘀血管氧期和弥散性血管内凝血（DIC）期三个阶段：

(1) 缺血缺氧期：此期微循环改变的特点为：除心、脑血管外,皮肤及内脏（尤其是腹腔内脏）微血管收缩,微循环灌注减少,毛细血管网缺血缺氧,其中流体静压降低,组织间液通过毛细血管进入微循环,使毛细血管网获部分充盈。参与此期微循环变化的机制主要有交感-肾上腺素髓质系统释放的儿茶酚胺,肾素-血管紧张素系统,血管活性脂（胞膜磷脂在磷脂酶A_2作用下生成的生物活性物质,如血小板活化因子、PAF；以及花生四烯酸代谢产物,如血栓素A_2、AxA_2和白三烯、Leucotreine,LT）等。

(2) 瘀血缺氧期：此期的特点是无氧代谢产物（乳酸）增多,肥大细胞释放组胺和缓激肽形成增多,微动脉与毛细血管前括约肌舒张,而微静脉持续收缩,白细胞附壁黏着、嵌塞,致微循环内血流淤滞,毛细血管内流体静压增高,毛细血管通透性增加,血浆外渗、血液浓缩。有效循环血量减少、回心血量进一步降低,血压明显下降。缺氧和酸中毒更明显。氧自由基生成增多,引起广泛的细胞损伤。

(3) 微循环衰竭期：血液不断浓缩、血细胞聚集、血液黏滞性增高,又因血管内皮损伤等原因致凝血系统激活而引起DIC、微血管床堵塞、灌流更形减少、并出血等,导致多器官功能衰竭,使休克难以逆转。

（三）临床表现

(1) 产科流产或分娩病史：产前出血、宫腔操作史、破膜时间延长、产程延长、多次阴道检查、妊娠期细菌性阴道病、妊娠期糖尿病、产后出血、剖宫产术、人工剥离胎盘、产道血肿、宫颈阴道裂伤、胎盘胎膜残留等病史。

（2）阴道分泌物增多，严重时呈脓性有；下腹坠痛、腹部压痛及反跳痛、肌紧张，子宫及双附件压痛，胎心过速、持续在160/分钟。

（3）意识和精神状态经初期的躁动后转为抑郁淡漠、甚至昏迷，寒战体温升高或者不升，苍白、四肢厥冷而面部四肢水肿。

（4）皮肤苍白、四肢厥冷、发绀伴斑状收缩，微循环灌注不足。如前胸或腹壁出现瘀点或瘀斑，提示有DIC可能。

（5）通常血压在10.6kPa（80mmHg）上下时，平均尿量为20～30mL/h，尿量>50mL/h，表示肾脏血液灌注已足。血压继续降低，表现为尿少或无尿。

（四）实验室诊断

（1）血象显示白细胞大多增加，在15×10^9～30×10^9/L，中性粒细胞增多、有中毒颗粒及核左移或者幼稚型细胞，血小板减少。

（2）C反应蛋白升高。

（3）尿量<0.5mL/（kg·h）至少1小时以上，尿比重由初期的偏高转为低而固定（1.010左右）；血尿素氮和肌酐值升高；尿/血肌酐之比<20；尿渗透压降低、尿/血渗之比<1.1；尿Na（mmol/L）排泄量>40；肾衰竭指数>1；Na排泄分数（%）>1。

（4）肌酐>176.8μmol/L、凝血指标异常、血总胆红素>34.2μmol/L、血乳酸>2mmol/L。

（5）收缩压<80mmHg、平均动脉压<70mmHg或原有血压降低超过20%、氧合指数PaO_2/FiO_2（动脉血氧分压/吸氧浓度）<40kPa（300mmHg）、血气分析异常如pH、动脉血pCO_2、标准HCO_3^-和实际HCO_3^-、缓冲碱与碱剩余。

（五）治疗

（1）血管活性药物的应用：参见失血性休克血管活性药物使用，有所不同的是感染性休克可能会使用到血管扩张性药物。补充血容量后血压仍未见好转，而且出现交感神经兴奋体征，如皮肤面色苍白，四肢厥冷，脉压低，无尿。重度休克，微循环瘀血期，导致心力衰竭，肺动脉高压低排高阻以及严重青紫的重症败血症休克时选用。

1）异丙基肾上腺素（isoprenaline）：是人工合成的儿茶酚胺类激动药物，是非选择性β受体激动药。可显著增加心率，加速房室传导及心肌收缩，降低血管阻力。因为该药无选择性地扩张皮肤及肌肉血管，使体内血流分布到非生命器官，降低了生命器官的灌注。可以导致心动过速，使平均动脉压和舒张压降低，心肌供血减少而需氧量增加，导致冠状动脉盗血现象，因而不宜常规使用抗休克和心力衰竭治疗。同时可以激动$β_2$受体缓解许多平滑肌痉挛，特别是对支气管和胃肠道平滑肌作用更明显。

2）酚妥拉明：酚妥拉明是咪唑啉的衍生物，α受体阻滞剂，对$α_1$、$α_2$受体阻滞作用选择性较低，对$α_1$受体作用较$α_2$受体作用强3～5倍。具有较强的舒张血管作用，对阻力血管的作用大于容量血管，引起外周血管阻力下降，血压降低。同时增强心肌收缩力，增加心率和心排出量。主要用于控制围术期高血压，将酚妥拉明10～20mg稀释到100mL持续静脉滴注，必要时静脉推注1～2mg，常与小剂量的β受体阻滞剂伍用，防止心率过快。

3）硝普钠（sodium nitroferricyanide）：可直接松弛小动脉和静脉平滑肌，属硝基扩血管药物，在血管平滑肌内代谢产生一氧化碳（NO），NO具有强大的舒张血管平滑肌的作用。NO与内皮源性松弛因子（EDRF）在许多性能上相似，是一种内源性血管舒张物质。NO可激活鸟苷酸环化酶，促进cGMP的形成，产生血管扩张作用。其属于非选择性血管扩张药物，很少影响局部血流分布。一般不降低冠状动脉血流，肾血流和肾小球滤过。主要用于控制性降压和高血压患者的降压、心力衰竭或低心排血量的治疗。可从0.5μg/（kg·min）开始，根据患者血压情况逐渐增加剂量，直到满意的效果。一般总量不宜超过1.5mg/kg，或者2.5小时内不宜超过1mg/kg，以防氰化物中毒。

4）多巴酚丁胺：与多巴胺结构相似，为一种人工合成的儿茶酚胺药，选择行激动 β_1 受体，对 β_2 和 α 受体作用较弱，对多巴胺受体无激动作用，可直接增强心肌收缩力，增加心排血量，不增快心率和血压；降低肺毛细血管压；降低周围血管阻力。充分液体复苏后仍然存在低心排血量，应使用多巴酚丁胺增加心排血量。主要用于急性心力衰竭的低心排血量患者，按 $2\mu g/(kg \cdot min)$ 给药，不超过 $10\mu g/(kg \cdot min)$，并以病情调整剂量，维持血流动力学稳定。

5）血管加压素：对于中毒性休克和脓毒血症等造成的血管扩张性休克，血管加压素可能对维持血流动力学有效，并应用大剂量常规升压药，血压仍不能纠正的难治性休克患者，可应用血管加压素，但不推荐将其代替去甲肾上腺素和多巴胺等一线药物。

6）胆碱能药物的应用：有良好的解除血管痉挛作用，并有兴奋呼吸中枢、解除支气管痉挛以及提高窦性心律等作用。在休克时654-2用量可以很大，患者耐受量也较大，不良反应小，比阿托品易于掌握。大剂量阿托可致烦躁不安，东莨菪碱可抑制大脑皮质而引起嗜睡。常用剂量阿托品 1~2mg，山莨菪碱 10~20mg，每隔 15~20 分钟静脉注射。东莨菪碱 0.01~0.03mg/kg，每 30 分钟静推一次。

（2）补充液体：感染性休克时由于缺氧及毒素的影响，致使患者血管床容量加大及毛细血管通透性增高，均有不同程度的血容量不足（据估计休克时毛细血管的总容积较正常大 2~4 倍）。补充血容量是治疗抢救休克最基本而重要的手段之一。

临床上使用较多的胶体液有低分子右旋糖酐、琥珀酰明胶、羟乙基淀粉、清蛋白等。主要作用是：①能防止红细胞、血小板的互聚作用、抑制血栓形成和改善血流；②提高血浆胶体渗透压，拮抗血浆外渗，从而达到扩充血容量的目的；③稀释血液，降低血液黏稠度，加快血液流速，防止 DIC 的发生；其分子量小，易从肾脏排泄，且肾小管不重吸收，具有一定的渗透性利尿作用。低分子右旋糖酐每日用量为 500~1 500mL，有出血倾向和心、肾功能不全者慎用。羟乙基淀粉每日用量一般为 500~1 000mL，如果血液或血浆丢失不严重，或术前或术中预防性治疗，一般 1~3 小时内输注琥珀酰明胶 500~1 000mL；低血容量休克，容量补充和维持时，可在 24 小时内输注 10~15L（但血细胞比容不应低于 25%，年龄大者不应低于 30% 同时避免血液稀释引起的凝血异常）；严重急性失血致生命垂危时，可在 5~10 分钟内加压输注 500mL，进一步输注量视缺乏程度而定。对琥珀酰明胶有过敏反应的患者禁用。有循环超负荷、水潴留、严重肾衰竭、出血素质、肺水肿的患者禁用。如果仍然控制不佳可适量使用血浆、白蛋白或全血（有 DIC 时输血应审慎）。

晶体液、平衡盐液、生理盐水的应用，可提高功能性细胞外液量，保证一定容量的循环量。扩容的原则是：先晶后胶、先快后慢、纠酸与心功能保护同时进行，已补足的依据为：①组织灌注良好，神志清楚，口唇红润，肢端温暖，发绀消失；②收缩压 <90mmHg，脉压 >30mmHg；③脉率 <100 次/分钟；④尿量 >30mL/h；⑤血红蛋白回降，血液浓缩现象消失。

（3）应用抗生素：留取血或分泌物送培养后致病菌未确定前必须立即应用广谱、高效、足量及静脉途径给药的抗生素，常选用能兼顾到需氧菌及厌氧菌绝大多数致病菌的碳青霉烯类抗生素，致病菌和药物敏感试验检测结果确定后，依照细菌培养结果，尽早选择针对性强的抗生素治疗，以减少耐药菌的发生及限制抗感染费用。尽量早期、静脉、大剂量给药，症状控制后适当减少剂量，可降低患者的病死率。尽量避免用有损肾功能的药物，同时也要注意抗生素的其他不良反应或过敏反应，以及发生二重感染的迹象。根据体温、血象、宫腔分泌物（若未切除子宫）等综合判断抗生素的疗效。用药 3~4 天，体征无好转改用其他用药。抗生素一般应用 7~10 天，对于多重耐药致病菌引起的严重感染，抗生素疗程应适当延长。在处理由羊膜腔感染和产褥感染引起的休克时应注意致病菌是阴道菌群的本土菌种。感染不是单一菌种引起，可以是有氧菌和厌氧菌的混合感染。对革兰阳性菌，常选择青霉素族及头孢菌素族药物。对革兰阴性菌，常选择氨基糖苷类药物及头孢菌素族药物，对厌氧菌，常选择甲硝唑、克林霉素。

（4）局部病灶的处理：在充分补液后尽快去除感染的组织，如：清除宫腔残留物，脓肿切开引流，必要时切除感染的子宫。

（5）肾上腺皮质激素的应用：肾上腺皮质激素的主要作用是：①结合内毒素，减轻毒素对机体的损害。②稳定溶酶体的作用。溶酶体正常时在细胞质内，休克时缺氧细胞内 pH 降低，溶酶体膜破裂，释放大量蛋白质溶解酶，引起细胞破坏。激素可以稳定溶酶体膜，防止酶的释出。③大剂量激素有解除血管痉挛，能改善微循环。④增加心搏出量。⑤恢复单核-吞噬细胞系统吞噬细胞的功能。⑥稳定补体系统，抑制中性粒细胞的活化。⑦保护肝脏线粒体的正常氧化磷酸化过程和肝脏酶系统的功能。关于激素的使用剂量及时间国内外有所差异。已经充分液体复苏治疗后仍需升压药来维持血流动力学稳定的感染性休克患者，可用中小剂量肾上腺皮质激素以减少血管活性药的使用，并可能降低病死率。对于肾上腺皮质激素应用后是否需要减量，目前尚缺乏比较性研究，但需要注意糖皮质激素停用后血流动力学和免疫系统功能的紊乱。一般 5~7 天，常用的药物有地塞米松 20mg 静脉推注，20mg 在静脉中缓慢滴注。氢化可的松 200~300m/d，分 3~4 次或持续给药，持续 7 天。Huh J W 等人最新研究报道，糖皮质激素使用时间还没有得到肯定，他们证实低剂量氢化可的松用药 3 天和 7 天对 28 天死亡率并没有明显的区别。

三、特殊原因所致的休克

特殊原因所致的休克的原因：

（1）麻醉反应：麻醉药过敏，麻醉药过量，腰麻或硬膜外麻醉误入脊髓腔发生全脊髓麻醉，循环受到抑制造成休克。

（2）手术操作：胎盘滞留反复挤压子宫致子宫内翻，手剥离胎盘，刮宫，中期引产宫腔内注药，创伤性休克。

（3）仰卧位低血压综合征：妊娠足月仰卧位分娩，子宫压迫主动脉使回心血量减少，心率加快，血压降低，可发生休克，剖宫产产床向左侧倾斜或右侧垫高 30°施行手术为宜。

（4）低钠综合征：长期食用低盐或无盐饮食，服利尿剂或中暑脱水，钠丢失，有效血容量减少造成休克。

（王玉青）

第十三章

妇科炎症

第一节 外阴炎症

一、外阴炎

外阴炎（vulvitis）是指外阴（阴阜、大阴唇、小阴唇、阴蒂和阴道前庭）的皮肤和黏膜发生的炎症。由于外阴是月经血的流向之处，阴道口又是性交、分娩及各种宫腔操作的必经通道，加之阴道分泌物、尿液、粪便的刺激，因此易发生炎症，其中小阴唇最易受罹。

（一）病因

非特异性外阴炎多为混合感染，常见的病原体为葡萄球菌、乙型溶血性链球菌、大肠埃希菌以及变形杆菌等。局部刺激是外阴炎的易患因素，如月经血或产后恶露的刺激，宫颈炎、阴道炎及宫颈癌时的分泌物、尿液、粪便，特别是尿瘘的尿液和粪瘘的粪便长期刺激，糖尿病含糖的尿液以及卫生巾或护垫引起的物理及化学性刺激，穿紧身化纤内裤造成的局部通透性差和经常湿润刺激等，易引起外阴部的炎症，尤以是外阴瘙痒时的搔抓伤，细菌很容易自伤口侵入引发炎症。

（二）临床表现

炎症多发生于小阴唇内、外侧或大阴唇，严重时可波及整个外阴部。急性期多主诉外阴部痒、痛、肿胀、灼热感，活动、性交及排尿排便时加重。由于病变累及范围及轻重程度不同，表现也有所不同。可有局部充血、红肿、糜烂，甚至有抓痕，毛囊感染形成的毛囊炎、疖肿，外阴皮肤脓疱病，汗腺炎等。病情严重时，可形成外阴部蜂窝织炎、外阴脓肿、腹股沟淋巴结肿大等，也可形成外阴溃疡而致行走不便。慢性外阴炎多主诉外阴部瘙痒，检查可见局部皮肤或黏膜增厚、粗糙、皲裂甚至苔藓样改变。

（三）诊断

根据病史及检查所见诊断并不困难，阴道分泌物检查有助于明确病因。可以了解是否有滴虫、假丝酵母菌、淋菌、衣原体、支原体、细菌等感染，还应查尿糖，除外糖尿病伴发的外阴炎，对年轻患者，特别是幼儿，应检查肛周有无蛲虫及虫卵，以排除蛲虫引起的炎症。

（四）治疗

1. 一般治疗　急性期尽量减少活动，避免性生活，保持外阴局部清洁、干燥，停用外阴局部的刺激性外用品。

2. 局部药物治疗　用 1 : 5 000 高锰酸钾液洗外阴部每日 2~3 次，擦干后用抗生素软膏涂抹，如用 1% 新霉素软膏或金霉素软膏，或敏感试验软膏及可的松软膏等。此外，还可选用局部中药治疗，如苦参、蛇床子、白鲜皮、土茯苓、黄柏各 15g，川椒 6g，水煎熏洗外阴部，每日 1~2 次。

3. 局部物理治疗　如下所述。

（1）急性期

1）紫外线疗法：用紫外线照射局部。第1次用超红斑量（10~20个生物剂量），如炎症控制不满意，每日再增加4~8个生物剂量。急性期控制后可隔日照射1次，直至痊愈。

2）超短波治疗：超短波可用单极法，距离4~6mn，无热量，每次5~6分钟，每日1次，炎症逐渐控制后可改用微热量，每日1次，每次5~8分钟。

3）微波治疗：用圆形电极，距离10cm，输出功率30~60W，每次5~10分钟，每日或隔日1次。

（2）慢性期

1）超短波治疗：用单极，微热量，每次10~15分钟，隔日1次，10~15次为一疗程。

2）微波治疗：圆形电极，距离10cm，输出功率90~100W，每次15分钟，隔日1次。

3）红外线疗法：距离40cm，每次20~30分钟，每日1次，8~12次为一疗程。

4）坐浴：用1:1 500高锰酸钾液，水温40℃左右，每次15~30分钟，5~10次为一疗程。

4. 病因治疗　积极寻找病因，并进行病因治疗，针对不同感染选用相应敏感药物。由糖尿病的尿液刺激引起的外阴炎，应治疗糖尿病；由尿瘘、粪瘘引起的外阴炎，应及时实施修补手术；由阴道炎或宫颈炎引起者，则应对其治疗。

（五）预防

保持外阴清洁、干燥；减少局部刺激，如紧身化纤内裤、分泌物、尿液、粪便等；积极治疗各种易导致外阴炎的疾病。

二、前庭大腺炎

前庭大腺炎（bartholinitis）是病原体侵入前庭大腺引起的炎症。

（一）病因

本病常为混合感染。常见的病原体为葡萄球菌、链球菌、大肠埃希菌，随着性传播疾病发病率的增加，淋病奈瑟菌及沙眼衣原体已成为常见的病原体。此外尚有厌氧菌，其中以类杆菌最多见。因类杆菌属是正常阴道内寄居者，感染机会较多。急性炎症发生时，细菌首先侵犯腺管，腺管开口因炎症肿胀阻塞，渗出物不能排出可形成脓肿。

（二）临床表现

本病多发生于单侧前庭大腺，急性炎症发作时，患侧外阴部肿胀，烧灼感，疼痛剧烈，甚至影响排尿、排便，以至于行走困难。检查可见患处红、肿、触痛，可触及肿块。如已形成脓肿，肿块有波动感，触痛更明显，如未及时处理，脓肿可继续增大，较薄的囊壁可自行破溃，脓液流出后，患者自觉症状减轻。当破口较小，引流不畅，脓液不能全部流出时，其症状可反复发作。常伴有腹股沟淋巴结肿大、体温及白细胞升高等感染征象。

（三）诊断

根据病史及临床所见诊断不难，典型的临床表现是外阴单侧肿大、疼痛、触痛、触及包块。如有破溃，可见脓液流出，或挤压局部见分泌物或脓液。可伴有发热、腹股沟淋巴结肿大和白细胞升高等全身症状。脓液或分泌物检查及培养有助于确定感染的病原体，选择敏感的抗生素。

（四）治疗

急性期应卧床休息，给予抗生素治疗。抗生素的选择应依据药敏试验。但因药敏试验需要一定时间，为避免治疗延误，在药敏试验结果尚未获得之前，应采用经验用药。由于前庭大腺炎的病原体多为需氧菌、厌氧菌及衣原体的混合感染，因此，应选择广谱抗生素或联合用药。可参照常用抗生素的抗菌谱：青霉素对革兰阳性球菌，如链球菌、肺炎球菌及敏感的葡萄球菌作用较强；第一代头孢菌素对革兰阳性球菌作用较强，第二代头孢菌素抗菌谱广，对革兰阴性菌的作用较强，第三代头孢菌素的抗菌谱及抗酶性能优于第二代头孢菌素，有些对厌氧菌有效。可以口服，当患者出现发热、白细胞升高等全身症状时，最好选用静脉给药。如尚未化脓，使用抗生素促使其逐渐好转、吸收，如已形成脓肿，则应切开引流。治疗期间，应保持外阴清洁，可同时进行局部坐浴、理疗等。

三、前庭大腺囊肿

前庭大腺囊肿是因前庭大腺管开口部阻塞，分泌物不能排出，积聚于腺腔所致。可发生在前庭大腺脓肿消退后，脓液逐渐吸收转为清液形成囊肿；也可发生在分娩时阴道及会阴部损伤后形成的瘢痕组织阻塞腺管口；或会阴侧切、缝合时，损伤前庭大腺管，使之阻塞。先天性腺管狭窄或腺腔内分泌物黏稠排出不畅也可导致囊肿形成。

（一）临床表现

如囊肿小且无感染，患者多无自觉症状。当囊肿增大时，外阴患侧肿大，有时可出现外阴坠胀感或性交不适。检查可见外阴患侧肿大，可触及界限清楚、质地较软的囊性肿物，大小不等，多为椭圆形，患侧小阴唇被展平，囊肿较大时，阴道口被挤向健侧。可继发感染形成脓肿反复发作。

（二）诊断

根据外阴患侧肿大，触及囊性包块等临床表现可以做出诊断。有继发感染时可有触痛。须注意应与大阴唇腹股沟疝鉴别，后者与腹股沟环相连，挤压后能复位。包块消失，向下屏气，肿物又出现。

（三）治疗

较小的囊肿可不做处理，定期随诊。如囊肿较大，且有明显症状，或反复发作疼痛，可行手术治疗。前庭大腺囊肿造口术方法简单，损伤小，不影响腺体功能，是常选择的手术方式。需注意的是，切口应足够大，并放置引流，以防术后切口粘连闭合，再次形成囊肿。近年来采用的 CO_2 激光造口治疗具有操作简单、治疗时间短、无须缝合、术中出血少、无须住院、治愈率高、复发率低、不良反应少、感染发生率低、能保持腺体功能、不影响性生活质量等优点。

四、外阴丹毒

（一）病因

外阴丹毒（erysipelas of vulva）是一种由乙型溶血性链球菌感染所致的炎性疾病，病变主要位于真皮及表皮。病原体通过外阴部轻微的创伤即可侵入皮肤，因其释放毒素，炎症迅速蔓延，引起局部红肿及全身中毒症状，如病者身体虚弱，免疫功能低，症状则严重。

（二）临床表现

外阴丹毒发病急剧，常有发热等前驱症状，继而出现皮疹。皮疹初起为一结节状红斑，迅速向周围蔓延形成一片红斑。局部红肿、发热、疼痛，严重者红斑表面可呈界限明显的发亮，偶有大水疱及坏疽发生，常有腹股沟淋巴结肿大。应与外阴毛囊炎和外阴疖肿鉴别。

（三）治疗

应卧床休息，给予抗生素治疗，常用青霉素或头孢菌素类，局部可用0.1%雷佛奴尔溶液冷敷。

五、外阴糜烂与湿疹

（一）病因

外阴糜烂和湿疹多发生于肥胖妇女，发生原因与外阴炎相同。阴道分泌物多、出汗、尿液及粪便的长期浸渍，特别是尿瘘和粪瘘患者，糖尿病患者含糖尿液的刺激以及穿不透气的化纤内裤，外阴部经常湿润和摩擦及卫生巾护垫等都可引起外阴糜烂或湿疹。可发生在大小阴唇处、会阴部、大腿内侧、肛门周围以及腹股沟等处。

(二) 临床表现

外阴瘙痒、灼热，急性期皮肤发红、肿胀，搔抓后可呈糜烂，或可有渗出液，严重时，可形成溃疡或成片湿疹，腹股沟淋巴结肿大。慢性期表现为外阴皮肤增厚、粗糙、呈苔藓样改变。

(三) 治疗

应针对病因治疗。如治疗阴道炎、宫颈炎、糖尿病，修补尿瘘或粪瘘等。保持外阴清洁、干燥，减少摩擦和刺激。可用1∶5 000高锰酸钾液坐浴，早晚各1次，每次15~20分钟，也可用理疗。如并发感染，可局部使用抗生素软膏涂末或全身用药。

六、外阴接触性皮炎

(一) 病因

外阴部皮肤接触某种刺激性物质或过敏物质而发生的炎症。如较强的酸碱类物质、消毒剂、清洗液、阴道内放置药物溶解后的液体流出、染色的衣物、卫生巾或护垫等。

(二) 临床表现

外阴部接触刺激性物质部位灼热感、疼痛、瘙痒，出现皮疹、水疱、水肿，甚至发生坏死及溃疡。

(三) 治疗

应尽快除去病因，避免用刺激性物质，避免搔抓。对过敏性皮炎症状严重者可应用肾上腺皮质激素类药物，局部用生理盐水洗涤或用3%硼酸溶液冷敷，之后擦炉甘石洗剂或氧化锌软膏。如有继发感染可给涂擦抗生素软膏。

(成　娟)

第二节　阴道炎症

一、细菌性阴道病

细菌性阴道病 (bacterial vaginosis, BV) 是最常见的阴道炎症，最初被称为"非特异性阴道炎"。Gardner和Duke首先描述了本病的临床特点和有特征性的线索细胞 (clue cell)。1984年，本病被命名为BV。BV与许多严重的妇产科并发症有直接关系，通过对BV的诊断和治疗，可以使许多妇产科并发症包括某些早产得到预防。

(一) 流行病学

BV发病率在不同的人群和地区变化较大。计划生育诊所就诊女性BV的发病率为14%~25%；在妇科门诊，无症状患者BV的发病率为23%，阴道排液患者BV的发病率为37%；STD诊所患者BV的发病率为24%~37%；妊娠女性BV发病率在6%~32%。

(二) 发病机制

1. 阴道微生态失衡　从健康女性阴道可培养分离出5~15种主要细菌，卷曲乳酸杆菌、詹氏乳酸杆菌、发酵乳酸杆菌、加塞乳酸杆菌和惰性乳酸杆菌是阴道主要菌群，产H_2O_2乳酸杆菌多种代谢产物有抑菌或杀菌功能，产H_2O_2乳酸杆菌减少与BV发病相关。阴道内其他细菌约占10%，包括表皮葡萄球菌、链球菌和阴道加德纳菌等。BV患者阴道内出现高浓度阴道加德纳菌、普雷沃菌属、消化链球菌、动弯杆菌或人型支原体等，这些BV相关微生物浓度比健康女性阴道中增高100~1 000倍，乳酸杆菌减少或消失。

BV患者阴道微生态失衡导致阴道分泌物pH升高，二胺、多胺、有机酸、黏多糖酶、唾液酶、IgA蛋白酶、胶原酶、非特异性蛋白酶、磷脂酶A_2和C、内毒素、白细胞介素1_α、前列腺素E_2和$F_{2\alpha}$浓度升高。这些酶和有机化合物破坏宿主的防御机制，促使宫颈、阴道微生物进入上生殖道。pH高达5.5

时，会严重地减弱中性粒细胞的吞噬作用和对趋化性刺激的反应。阴道内 pH 升高同时增加异性间 HIV 的传播和易感性，并与胎膜早破和早产有关。

2. 微生物感染　Gardner 和 Duke 在 1955 年提出 BV 由阴道加德纳菌感染引起，即单一微生物致病说。之后的研究发现，与 BV 相关的微生物还包括厌氧菌、动弯杆菌和支原体等，即多微生物致病说。Fenis 和 Verhelst 等分别发现阴道阿托波菌与 BV 发病相关。之后，Bradshaw 等发现甲硝唑治疗后复发的 BV 患者阴道阿托波菌检出率较高。Fems 等发现治疗失败的 BV 患者阴道阿托波菌检出率较高。Fredricks 等年应用聚合酶链反应（PCR）检测阴道内细菌，发现 BV 患者阴道细菌检出率与无 BV 者显著不同，在 BV 患者阴道内检出 BV 相关细菌 1（BABV1）、BV 相关细菌 2（BABV2）和 BV 相关细菌 3（BABV3）等二十余种细菌。Fredricks 等之后报道了根据 PCR 检出不同细菌诊断 BV 的敏感性和特异性，其中 BABV1、BABV1、BABV1 诊断 BV 的敏感性分别为 43.2%，86.4% 和 42.0%，特异性分别为 96.7%，92.9% 和 96.7%；阴道阿托波菌和阴道加德纳菌诊断 BV 的敏感性均为 96.3%，特异性分别为 77.1% 和 29.5%。

3. 细菌生物膜形成　细菌生物膜（biofilms）是细菌在特定条件下形成一种特殊细菌群体结构，细菌生物膜结构使细菌体被包裹在其自身分泌的多聚物中。Swidsinski 等报道，BV 患者和健康女性阴道内存在包括阴道加德纳菌的多种微生物，但只有 BV 患者阴道内的阴道加德纳菌存在于细菌生物膜中，阴道加德纳菌存在于细菌生物膜可能与 BV 发病相关。Patterson 等发现阴道加德纳菌生物膜形成使其对 H_2O_2 和乳酸耐受性增加 5 倍和 4.8 倍。Swidsinski 等发现经过甲硝唑治疗后，阴道加德纳菌仍大量存在与其形成的生物膜内。所以，阴道加德纳菌生物膜形成可能与 BV 发病和复发有关。

4. 免疫缺陷　Ciraldo 等报道甘露糖结合凝集素 2 外显子 54 密码子基因突变在复发性 BV 患者多见，而甘露糖结合凝集素 2 外显子 57 密码子基因多态性在甘露糖结合凝集素外显子 54 密码子患者不常见。但 De Seta 等和 Milanese 等的研究均未证实 BV 患者存在甘露糖结合凝集素 2 基因多态性。Fan 等发现 BV 患者阴道冲洗液白细胞介素 4 浓度低于健康对照者，提出阴道局部白细胞介素 4 浓度降低可能与 BV 发病相关。

5. 发病因素　Fethers 等综述了 BV 的发病因素，包括：新性伴、多性伴、口交、月经期性交、经常阴道冲洗、紧张、吸烟和应用宫内节育器（IUD）等。

（三）并发症

French 综合了 BV 的妇科和产科并发症，如下：

1. 盆腔炎　手术证实，患有盆腔炎女性的上生殖道分泌物中最常分离出的菌群与 BV 的菌群一致，包括普雷沃菌属、消化链球菌属、阴道加德纳菌和人型支原体。盆腔炎患者并发 BV 者占 61.8%。

2. 异常子宫出血和子宫内膜炎　异常子宫出血常由子宫内膜炎所致。子宫内膜炎引起异常子宫出血与受感染的子宫内膜对卵巢激素的异常反应或子宫内膜受到感染或炎症的直接破坏有关。对 BV 患者口服甲硝唑治疗，可以迅速地缓解子宫出血。

3. 妇科手术后感染　在手术终止妊娠的女性中，妊娠并发 BV 女性的盆腔炎发病率是未并发 BV 女性者的 3.7 倍。对手术流产女性口服甲硝唑治疗 BV 可减少 70% 的术后盆腔炎发生率。并发 BV 患者子宫全切术后阴道断蒂蜂窝织炎、盆腔脓肿或两者并存的危险性增加。

4. 宫颈癌　BV、宫颈上皮内瘤变以及生殖道人乳头瘤病毒感染有相同的流行病学特征，BV 的厌氧菌代谢可产生胺及有致癌作用的亚硝基胺。BV 患者阴道分泌物中存在高浓度磷脂酶 C 和 A2，后者可增加了人乳头瘤病毒感染的易感性，这些可能在宫颈上皮细胞转变方面起一定的作用。

5. HIV 感染　BV 可增加异性间 HIV 传播的危险性。当 pH 增加时，HIV 的生存能力和黏附能力增加，并且可能使传播更为容易。同时，BV 可改变阴道分泌物的其他理化性质，这些变化可改变宿主的防御机制，使 HIV 易感性增加。

6. 不育和流产　BV 患者输卵管因素不育症发生率增高。在助孕治疗中，BV 患者和非 BV 患者的胚胎种植率相似，但 BV 患者早孕期流产率高于非 BV 者。

7. 羊膜绒毛膜炎、胎膜早破、早产和低出生体重儿　BV 患者阴道内细菌可通过胎膜进入羊膜腔，导致羊膜炎及羊膜绒毛膜炎，并可进一步发展为胎膜早破、早产和分娩低出生体重儿。

8. 产后子宫内膜炎及剖宫产后伤口感染　剖宫产分娩的 BV 患者手术后腹部伤口感染和子宫内膜炎发生率较非 BV 患者高。从这些患者产后子宫内膜炎部位常可培养出与 BV 相关的阴道加德纳菌及厌氧菌如普雷沃菌属、消化链球菌等。

（四）临床表现和诊断

1. 临床诊断　患者出现下列 4 项临床特征中至少 3 项可诊断为 BV。

（1）线索细胞：与正常的边界清晰的阴道上皮细胞相比，线索细胞边界模糊。在有 BV 存在的情况下，除了线索细胞以外，显微镜检查还可以发现细菌的种类和数量发生明显改变。镜下的细菌在数量上明显增加，短杆状和球杆菌占优势。湿片检查线索细胞是 BV 唯一特异和敏感的诊断指标，根据线索细胞能准确地预测 85%~90% 的 BV 患者。

（2）氨试验（Whiff test）阳性：阴道分泌物加 10% 氢氧化钾释放出特殊难闻的"鱼腥味"或氨味为氨试验阳性。有氨味存在对诊断 BV 有很高价值。但此法敏感性低，缺乏氨味并不能排除 BV。

（3）阴道 pH 大于 4.5：正常阴道内的 pH 为 3.8~4.2，pH 大于 4.5 对诊断 BV 最敏感，但特异性低。阴道中的精液、宫颈黏液、经血及滴虫性阴道炎等可使阴道分泌物 pH 升高。

（4）阴道均质稀薄的分泌物：超过 27% 的 BV 患者有明显的"泡沫"样阴道分泌物。尽管患有 BV 的女性常常有分泌物增多的陈述，但分泌物的量经常不同，可以很少、中等或很多。

2. 阴道涂片诊断　BV 的涂片特征为阴道加德纳菌、普雷沃菌形态及革兰变异动弯杆菌形态的小细菌占优势，并且乳酸杆菌形态细菌缺乏。根据阴道涂片诊断 BV 的敏感性和特异性分别是 94.7% 和 98.0%。

Nugent 等根据阴道涂片革兰染色后镜下分为 3 类细菌，建立诊断 BV 的评分系统。在 1 000 倍显微镜下 3~5 个视野，计算每视野细菌平均数，将 3 类细菌数所代表的评分数相加，做出诊断（表 13-1）。

表 13-1　革兰染色涂片诊断 BV 的 Nugent 评分法

细菌形态	根据细菌形态记分*				
	无	1+**	2+**	3+**	4+**
大革兰阳性杆菌	4	3	2	1	0
小革兰阴性或革兰变异杆菌	0	1	2	3	4
弧形革兰阴性或革兰变异杆菌	0	1	1	2	2

注：*0~3 分为正常，4~6 分为中间型，7~10 分为 BV。

**每视野细菌数 <1 = 1$^+$，1~5 = 2$^+$，6~30 = 3$^+$，>30 = 4$^+$。

3. 微生物的培养　在健康女性中，阴道加德纳菌培养阳性率超过 60%，即使用半定量的方法对密集生长的菌落进行检测，在 BV 低患病率的人群中，根据高浓度阴道加德纳菌可预测 41%~49% 的症状性 BV。在没有其他相关信息的情况下，单纯阴道加德纳菌培养不可用于 BV 诊断。

4. 新的诊断技术　VPⅢ微生物确认试验与其他诊断方法比较，可提供较为客观的检测结果。对依据临床标准诊断为 BV 的患者进行检测，使用 VPⅢ诊断 BV 的敏感性和特异性分别为 95%~97% 和 71%~98%。

（五）治疗

美国 CDC 推荐了治疗的适应证和方案，如下：

非孕期治疗的意义：①减轻阴道感染症状和体征；②减少流产或子宫切除术感染并发症风险。其他潜在益处包括减少其他感染如 HIV 感染和其他 STD 风险。需要治疗有症状的全部 BV 患者。

1. 推荐方案　如下所述。

甲硝唑 500mg，口服，2 次/日，连用 7 日

或

0.75% 甲硝唑膏（5g），阴道涂药，1 次/日，连用 5 日

或

2%林可霉素膏（5g），阴道涂药，每晚1次，连用7日

2. 代方案　如下所述。

替硝唑2g，口服，1次/日，共2日

替硝唑1g，口服，1次/日，共5日

林可霉素300mg，口服，2次/日，共7日

或

林可霉素栓0.4g，阴道内放置，3~4次/日，共3日

治疗期间，建议患者避免性接触或正确使用避孕套。阴道冲洗可能会增加BV复发风险，尚无证据表明冲洗可治疗或缓解症状。

对无症状BV患者无须常规治疗，但应对拟进行子宫全切术、附件切除术、刮宫术及宫腔镜检查等手术的所有BV患者进行治疗，以避免术后感染。无须常规治疗患者的性伴，但对反复发作或难治性BV患者的性伴应予以治疗。

美国FDA已批准应用甲硝唑阴道缓释片（750mg，1次/日，阴道放置）治疗BV。

尽管BV与包括胎膜早破、早产、羊膜腔感染和产后子宫内膜炎等的不良妊娠结局有关，妊娠期治疗BV唯一确定的益处是缓解阴道感染症状和体征。潜在的益处包括降低妊娠期BV相关感染并发症和减少其他STD或HIV的风险。全身治疗对可能的亚临床上生殖器官感染有益。多项研究和荟萃分析没有发现妊娠期应用甲硝唑增加胎儿畸形或机体细胞突变风险。替硝唑为妊娠C类药物，不用于孕妇。评估对有早产高风险孕妇筛查BV是否可行仍无一致意见。

孕期治疗推荐方案：

甲硝唑500mg，口服，2次/日，共7日

或

甲硝唑250mg，口服，3次/日，共7日

或

林可霉素300mg，口服，2次/日，共7日。

妊娠期应用甲硝唑的安全性在近年来被更多证实。Burtin等总结了30年来符合要求的7篇文献，其中6篇为前瞻性研究共253例与1篇回顾性研究对1 083例早孕期应用甲硝唑的病例，未发现早孕期应用甲硝唑增加胎儿畸形危险。多数认为，妊娠早期禁用甲硝唑，妊娠中晚期可应用甲硝唑。

（六）复发性BV

复发性BV是指BV在一年内反复发作4次或以上。复发性BV系患者阴道内相关微生物再激活，而不是再感染。与BV复发有关的因素包括：①男性性交传染；②治疗不彻底，未根除病原体；③未能恢复以乳酸杆菌为主要菌群的阴道环境；④危险因素持续存在。

针对BV复发正尝试的治疗策略包括：强化治疗、巩固治疗、联合治疗和微生态治疗。Schwebke等发现口服甲硝唑14日疗法的近期（停药7~14日）治愈率优于口服甲硝唑7日疗法者，但两种疗法的远期（停药30日后）疗效相似。Sobel等报道每周2次应用0.75%甲硝唑膏巩固治疗，随访28周，治疗组患者复发率减少，但患者感染念珠菌率增高。联合治疗方案主要选择甲硝唑联合制霉菌素、甲硝唑联合醋酸膏、甲硝唑联合阿奇霉素、替硝唑联合克霉唑等，大多数联合治疗方案研究显示，联合治疗可改善BV治愈率。Falagas等综述了微生态制剂治疗BV的效果，尽管局部和全身应用乳酸杆菌制剂治疗BV均有一定作用，但现有资料尚不能最终肯定微生态制剂的治疗效果和作出治疗推荐。

二、外阴阴道假丝酵母菌病

（一）流行病学

70%~75%的妇女一生至少感染一次外阴阴道假丝酵母菌病（vulvovaginal candidiasis，VVC），

40%~45%的女性经历过外阴阴道假丝酵母菌病复发，不超过10%的成年女性感染复发性外阴阴道假丝酵母菌病（recurrent vulvovaginal candidiasis，RVVC）。外阴阴道假丝酵母菌病已成为仅次于细菌性阴道病的最常见的阴道感染。在美国，根据治疗外阴阴道假丝酵母菌病的处方统计，外阴阴道假丝酵母菌病的发病率上升1倍。无症状妇女下生殖道假丝酵母菌阳性率为20%，有症状妇女下生殖道假丝酵母菌阳性率为29.8%。在妇科门诊有症状妇女外阴阴道假丝酵母菌病的发病率为15%~30%。孕妇VVC检出率为9.4%~18.5%，其中有症状的VVC检出率为6.6%。

（二）微生物学

从阴道分离的假丝酵母菌中，85%~90%白假丝酵母菌。其他非白假丝酵母菌包括光滑假丝酵母菌、热带假丝酵母菌、近平滑假丝酵母菌等。从临床上不能区分白假丝酵母菌和非白假丝酵母菌，而非白假丝酵母菌对抗真菌药物的反应不同于白假丝酵母菌。近年来外阴阴道假丝酵母菌中非白假丝酵母菌比例有上升趋势。剂量不足、疗程不够的抗真菌治疗和非处方药的广泛应用可能与非白假丝酵母菌比例上升有关。

（三）假丝酵母菌的毒力因素

1. 黏附　假丝酵母菌在阴道内繁殖前，首先要黏附于阴道黏膜上皮细胞。白假丝酵母菌较非白假丝酵母菌更易黏附于阴道黏膜上皮细胞，但不同个体的阴道黏膜上皮细胞对假丝酵母菌的黏附性存在差异。假丝酵母菌细胞壁存在黏附上皮细胞、内皮细胞、血浆蛋白和细胞外基质的相关受体。

2. 出芽　假丝酵母菌出芽加速其繁殖和组织侵犯性。假丝酵母菌非出芽突变株不能引起外阴阴道假丝酵母菌病。增加出芽因素可引起症状性外阴阴道假丝酵母菌病，抑制出芽因素可阻止无症状外阴阴道假丝酵母菌病向有症状外阴阴道假丝酵母菌病发展。

3. 释放侵袭性酶　主要包括磷脂酶、蛋白水解酶和脂肪酶等，是假丝酵母菌的重要毒力因子。这些酶类不仅能发挥营养作用，还能造成组织损伤，利于致病菌在人体内的播散、逃逸宿主免疫系统的攻击，从而大大增强菌株的致病性。从有症状的外阴阴道假丝酵母菌病患者的分泌物中可检出致病性假丝酵母菌分泌的天冬氨酸蛋白酶，而无症状外阴阴道假丝酵母菌病者无此酶检出。这些蛋白溶解酶及其多种酶解产物破坏能够削弱假丝酵母菌繁殖和入侵的游离与结合蛋白。有症状外阴阴道假丝酵母菌病患者阴道内的白假丝酵母菌菌株分泌的蛋白水解酶水平高于无症状者。控制蛋白酶产生的基因已被确定。

4. 产生真菌毒素　真菌毒素（如支酶黏素）在抑制趋化和吞噬细胞活动或抑制局部免疫中起重要作用。在外阴阴道假丝酵母菌病者的阴道分泌物中可检出支酶黏素。

5. 假丝酵母菌的表型转化　一些外源性因素如温度和其他未知因子可促进假丝酵母菌的表型转化。表型转换是真菌入侵人体时适应环境变化的重要能力之一，具有可逆行和遗传性。某些白假丝酵母菌细胞可通过改变其形态，如细胞表面特性、菌落形态、生化特性和新陈代谢等，增强其毒力，从而更为有效的感染宿主。尽管假丝酵母菌在遗传上存在不稳定，应用具有高度敏感的DNA探针可证明同一菌株可长期存在于外阴阴道假丝酵母菌病者的阴道内，这种情况特别多的见于多疗程抗假丝酵母菌治疗的患者。

6. 结合铁离子　假丝酵母菌与铁离子结合可增加假丝酵母菌的毒力，阴道内的红细胞、血红蛋白为有红细胞结合表面受体的假丝酵母菌提供了理想的繁殖环境。

（四）发病因素

1. 年龄　在初潮前本病罕见。从10岁开始本病发病率开始升高，20~40岁发病率最高。接受激素补充治疗的妇女外阴阴道假丝酵母菌病发病率增高。

2. 妊娠　怀孕妇女对假丝酵母菌易感，导致假丝酵母菌携带率和外阴阴道假丝酵母菌病发病率增高。在晚孕期外阴阴道假丝酵母菌病发病率最高。孕期外阴阴道假丝酵母菌病复发率也高于非孕期。雌激素增高为阴道局部假丝酵母菌生长提供了高浓度糖原，雌激素还可增加假丝酵母菌黏附到阴道黏膜上皮细胞的能力。假丝酵母菌表面存在雌激素受体，假丝酵母菌与雌激素结合和雌激素增加假丝酵母菌丝形成，从而增加假丝酵母菌的毒力。因此，孕期外阴阴道假丝酵母菌病的治愈率降低。

3. 避孕方式　含高剂量雌激素口服避孕药增加外阴阴道假丝酵母菌病发病率。其发病机制与孕期外阴阴道假丝酵母菌病发病率增加相同。未发现口服低剂量雌激素避孕药增加外阴阴道假丝酵母菌病发病率。口服避孕药与复发性外阴阴道假丝酵母菌病发病率增加有关。应用 IUD 和应用阴道隔膜或避孕套者假丝酵母菌携带率增高。

4. 抗生素　有症状的外阴阴道假丝酵母菌病常见于全身或局部应用抗生素期间。应用抗生素后阴道假丝酵母菌携带率增加 10%～30%。应用抗生素后假丝酵母菌携带率和外阴阴道假丝酵母菌病发病率增加，与抗生素清除了具有保护作用的阴道菌群有关。阴道菌群有能够阻止假丝酵母菌出芽和侵入阴道黏膜上皮细胞的作用。乳酸杆菌是具有上述功能的最主要的阴道菌群。有症状的外阴阴道假丝酵母菌病患者阴道内乳酸杆菌含量降低。乳酸杆菌抑制假丝酵母菌生长和乳酸杆菌与假丝酵母菌竞争营养素及竞争阴道上皮细胞假丝酵母菌受体有关。乳酸杆菌产生的细菌毒素能抑制假丝酵母菌出芽和增殖。

5. 行为因素　外阴阴道假丝酵母菌病在性活跃年龄发病率最高，提示本病可能与性行为有关。理论上讲，性行为可将假丝酵母菌带入阴道，但流行病学研究至今未证实性行为在外阴阴道假丝酵母菌病发病中的作用。没有证据说明卫生习惯与外阴阴道假丝酵母菌病发病有关。

6. 糖尿病　糖尿病患者假丝酵母菌定植率增高。未控制的糖尿病患者有症状的外阴阴道假丝酵母菌病发病率增高。

7. 其他因素　穿紧身、不透气的内衣增加外阴阴道假丝酵母菌病的发病率。局部过敏可改变外阴阴道局部环境，使无症状假丝酵母菌携带发展为有症状的外阴阴道假丝酵母菌病。

（五）感染来源

1. 肠道来源　从几乎 100% 的复发性外阴阴道假丝酵母菌病患者的肠道内可分离到假丝酵母菌，这是外阴阴道假丝酵母菌病由肠道来源这一概念的基础。在局部应用抗假丝酵母菌药物清除阴道内假丝酵母菌后，持续存在于肠道内的假丝酵母菌可能是外阴阴道假丝酵母菌病复发的根源。但最近的几项研究结果对上述观点提出质疑。第一，妇女外阴阴道假丝酵母菌病复发时直肠内假丝酵母菌培养并非经常阳性；第二，直肠内假丝酵母菌培养阳性可能与阴道分泌物污染直肠和会阴有关；第三，口服制霉菌素消除肠道内假丝酵母菌并未减少复发性外阴阴道假丝酵母菌病发病率。相反，有的妇女肠道内一直存在假丝酵母菌，但阴道内却无假丝酵母菌存在。

2. 性接触传播　有限的研究支持性接触传播外阴阴道假丝酵母菌病。例如：外阴阴道假丝酵母菌病患者的配偶假丝酵母菌携带率为非外阴阴道假丝酵母菌病者的 4 倍；假丝酵母菌更多见于未做包皮环切的男性；在 20% 的复发性外阴阴道假丝酵母菌病患者配偶的阴茎部位可检出假丝酵母菌。

3. 阴道复发　对外阴阴道假丝酵母菌病患者常规抗假丝酵母菌治疗阴道内假丝酵母菌转阴后，在 30 天内又有 20%～25% 的患者阴道内假丝酵母菌培养阳性。这一发现支持复发性外阴阴道假丝酵母菌病由阴道复发及阴道内持续存在假丝酵母菌这一假设。局部治疗后阴道内假丝酵母菌浓度下降与症状消失相一致。当阴道内假丝酵母菌浓度极低时，常规培养并不能培养出假丝酵母菌。

（六）阴道防御机制

1. 体液免疫　免疫球蛋白缺乏的患者对假丝酵母菌的易感性增加。在急性外阴阴道假丝酵母菌病时，患者的全身（如 IgM 和 IgG）和局部（如 SIgA）免疫功能加强。患者的机体可产生抗假丝酵母菌抗体。未发现复发性外阴阴道假丝酵母菌病患者体内抗假丝酵母菌抗体缺乏。复发性外阴阴道假丝酵母菌病患者血清和阴道分泌物中抗假丝酵母菌抗体（如 IgE）浓度增高。

2. 细胞免疫　尽管多核白细胞和单核粒细胞在阻止全身和深部假丝酵母菌感染中起重要作用，在外阴阴道假丝酵母菌病时阴道内吞噬细胞增多并不明显。一般认为吞噬细胞在阻止假丝酵母菌繁殖和侵犯阴道黏膜上皮细胞中的作用不大。应用鼠类进行动物实验研究显示，在阴道假丝酵母菌感染时，未发现阴道液内粒细胞增多和鳞状上皮细胞内粒细胞浸润增加。

3. 细胞介导的免疫　鹅口疮常见于衰弱和免疫抑制患者，这些患者常存在细胞免疫抑制。在这种情况下，假丝酵母菌是典型的机会感染病原体。淋巴细胞在正常阴道黏膜防御和阻止病原体侵入阴道黏膜过程中起重要作用,细胞因子和干扰素可抑制假丝酵母菌出芽。通过测定细胞因子,发现复发性外阴阴道假丝酵母菌病患者细胞免疫功能正常。细胞免疫抑制与复发性外阴阴道假丝酵母菌病发病无关。应用假丝酵母菌致敏可使阴道产生保护性局部免疫和细胞免疫作用。

4. 阴道菌群 阴道菌群是防御阴道内假丝酵母菌繁殖和症状性外阴阴道假丝酵母菌病的最重要的因素。任何新感染的假丝酵母菌在阴道内必须首先黏附到阴道黏膜上皮细胞才能生存和进一步繁殖、出芽。假丝酵母菌与细菌是否在阴道竞争营养素尚无定论。

(七) 发病机制

外阴阴道假丝酵母菌病主要见于育龄期妇女,大多数病例从无症状向有症状转化的内在因素不清。假丝酵母菌可产生多种细胞外蛋白酶和磷脂酶。通过直接侵犯,芽孢和假菌丝可直接破坏表层细胞,在症状发作期间,可见到明显的出芽和菌丝形成。出芽不仅增加繁殖,而且代表感染性。尽管症状不完全与假丝酵母菌数量相关,假丝酵母菌数最多和出芽期假丝酵母菌数多者常常症状更明显。在有症状和无症状的部位可见到 $10^3 \sim 10^4/\text{mL}$ 假丝酵母菌存在于阴道分泌物内。有时假丝酵母菌很少但患者的症状严重。因此,外阴阴道假丝酵母菌病更像一种过敏反应。

(八) 临床表现

瘙痒和白带增多是外阴阴道假丝酵母菌病的常见症状,但两者均不是外阴阴道假丝酵母菌病的特异症状。其中外阴瘙痒最为常见,白带增多并未在所有的患者出现。常在月经前一周内发病。典型的白带为白色豆渣样,也可为水样稀薄白带。其他症状包括:灼痛、性交痛和尿痛等。少数患者出现白带异味。检查见外阴、阴唇局部水肿、充血,可出现皲裂。阴道局部也可出现充血和水肿,白带黏附于阴道壁。患者的宫颈常为正常。部分患者表现为外阴局部严重充血、水肿,可蔓延至腹股沟区和会阴区。这些患者也可无明显白带增多。在通常情况下,患者的症状、体征和局部假丝酵母菌数量相一致。一些患者的配偶在性交后出现一过性龟头炎症状和体征,包括局部瘙痒、充血、灼痛和红斑。这些症状和体征通常在性交后数分钟出现,可持续数小时,可在淋浴后自行消失。20%的复发性外阴阴道假丝酵母菌病患者的配偶有以上病史。Sobel 等提出将外阴阴道假丝酵母菌病分类为单纯型和复杂型(表 13-2),单纯型外阴阴道假丝酵母菌病为正常非孕宿主发生的散发和由白假丝酵母菌所致的轻、中度外阴阴道假丝酵母菌病。复杂型外阴阴道假丝酵母菌病包括:复发性外阴阴道假丝酵母菌病、重度外阴阴道假丝酵母菌病、妊娠期外阴阴道假丝酵母菌病、非白假丝酵母菌所致的外阴阴道假丝酵母菌病或异常宿主如未控制的糖尿病、免疫抑制和衰竭患者。

表 13-2 外阴阴道假丝酵母菌病的分类

单纯型	复杂型
散发	复发
轻、中程度	严重
可能为白假丝酵母菌	非白假丝酵母菌
正常非孕宿主	妊娠,异常宿主如未控制的糖尿病、免疫抑制或衰竭患者

(九) 诊断

较特异的症状是外阴瘙痒伴豆渣样阴道分泌物。根据症状仅能诊断 38% 的外阴阴道假丝酵母菌病。大多数外阴阴道假丝酵母菌病根据显微镜检查诊断。湿片检查不仅可见到假丝酵母菌菌丝,还可排除阴道滴虫和线索细胞。应用 10% 的氢氧化钾湿片镜检可检出 65% ~ 85% 的出芽菌丝。外阴阴道假丝酵母菌病患者的阴道 pH 常在正常范围(4.0 ~ 4.5),pH > 5 常提示为细菌性阴道病、滴虫感染或混合感染。约有 50% 的假丝酵母菌培养阳性患者显微镜检查假丝酵母菌阴性。所以,对症状和体征明显而显微镜检查阴性的患者有必要进行假丝酵母菌培养。巴氏涂片诊断外阴阴道假丝酵母菌病的敏感性较低,约为 25%。

假丝酵母菌培养阳性并不代表患者的症状与假丝酵母菌感染有关。定量假丝酵母菌培养显示假丝酵母菌镜检阳性者假丝酵母菌浓度较高,假丝酵母菌的浓度与患者症状的严重程度相关。假丝酵母菌携带者的阴道假丝酵母菌浓度常较低。也可用乳胶凝集法诊断外阴阴道假丝酵母菌病,其敏感性和特异性分别达到81%和98%。在鉴别诊断方面,首先要考虑细菌性阴道病和滴虫阴道炎。其他需要鉴别的疾病包括:过敏性外阴炎、外阴白色病变和外阴前庭炎综合征等。

(十)治疗

1. 外阴阴道假丝酵母菌病 目前有多种咪唑类抗假丝酵母菌制剂和剂型。尚无证据说明任何一种咪唑类制剂和剂型优于其他另一种咪唑类制剂和剂型。咪唑类抗假丝酵母菌制剂对急性外阴阴道假丝酵母菌病的治愈率为80%~90%,口服型咪唑类制剂因应用方便和局部副反应小而更受患者欢迎。另一方面,要关注口服剂型有潜在的不良反应以及并发用药问题。没有任何一种制剂或剂型适合所有的外阴阴道假丝酵母菌病患者,也没有任何一种剂型或制剂可在24小时内杀灭全部假丝酵母菌。非白假丝酵母菌可能对多种咪唑类抗假丝酵母菌制剂耐药。常用的两种口服咪唑类抗假丝酵母菌制剂中,氟康唑和伊曲康唑对外阴阴道假丝酵母菌病有较高的治愈率,但后者的治疗疗程应长。尚无口服氟康唑和伊曲康唑产生严重不良反应的报道。目前倾向应用短疗程口服或局部制剂治疗外阴阴道假丝酵母菌病。单剂量制剂对复发性外阴阴道假丝酵母菌病的效果较差。非复杂外阴阴道假丝酵母菌病对多数短疗程口服和局部制剂疗效较好。复杂型外阴阴道假丝酵母菌病对短疗程口服和局部制剂疗效较差,此类患者的抗假丝酵母菌治疗至少需要持续7天。

2. 复发性外阴阴道假丝酵母菌病 复发性外阴阴道假丝酵母菌病是复杂型外阴阴道假丝酵母菌病的一种形式,是指一年内有症状性VVC发作4次或4次以上。大多数复发性外阴阴道假丝酵母菌病患者为正常宿主,由对咪唑类敏感的白假丝酵母菌引起。大多数复发性外阴阴道假丝酵母菌病发病诱因,应注意在治疗的同时发现并积极去除诱因。目前认为,引起复发性外阴阴道假丝酵母菌病的主要原因不是新感染的假丝酵母菌或毒力较大或耐药的假丝酵母菌,宿主因素在复发性外阴阴道假丝酵母菌病发病中起重要作用。大多数研究未能证明对患者的配偶进行治疗可改善复发性外阴阴道假丝酵母菌病的治愈率。没有证据显示复发性外阴阴道假丝酵母菌病患者的阴道菌群异常或乳酸杆菌缺乏。在按复发性外阴阴道假丝酵母菌病治疗前必须通过培养明确诊断。

抗假丝酵母菌治疗方案包括初步治疗和巩固治疗。初步治疗可选择口服制剂或局部制剂,常需每日用药至患者症状消失和假丝酵母菌培养阴性。如果未经过巩固治疗,30%的复发性外阴阴道假丝酵母菌病患者在3个月复发。根据培养和药物敏感试验选择药物。在强化治疗达到真菌学治愈后,给予巩固治疗至半年。下述方案仅供参考:

强化治疗:治疗至真菌学转阴。具体方案如下:口服用药:氟康唑150mg,顿服,第1、4、7日应用。阴道用药:咪康唑栓/软胶囊400mg,每晚一次,共6日;咪康唑栓1 200mg,第1、4、7日应用;克霉唑栓/片500mg,第1、4、7日应用;克霉唑栓100mg,每晚一次,7~14日。

巩固治疗:目前国内、外没有较为成熟的方案,建议对每月规律性发作一次者,可在每次发作前预防用药一次,连续6个月。对无规律发作者,可采用每周用药一次,预防发作,连续6个月。对于长期应用抗真菌药物者,应检测肝肾功能。

3. 耐药性外阴阴道假丝酵母菌病 在多数情况下,由耐咪唑类白假丝酵母菌所致的外阴阴道假丝酵母菌病罕见。相反,复发性外阴阴道假丝酵母菌病常由非白假丝酵母菌所致,大多数非白假丝酵母菌对咪唑类的敏感性下降。约有半数的光滑假丝酵母菌对咪唑类敏感性下降。每日阴道内放置硼酸(boric acid)制剂,600mg,对耐药假丝酵母菌感染有效,治疗至培养阴性的时间通常为10~14日,每隔日或每周2次阴道内放置硼酸制剂也可用于复发性外阴阴道假丝酵母菌病的巩固治疗,还可选制霉菌素代替硼酸制剂用于对复发性外阴阴道假丝酵母菌病进行巩固治疗。氟胞嘧啶(flucytosine)治疗耐药假丝酵母菌感染有效。

4. HIV感染并发外阴阴道假丝酵母菌病 HIV感染并发外阴阴道假丝酵母菌病随HIV感染人数增多而增加。HIV感染并发外阴阴道假丝酵母菌病时,所有的患者存在口腔假丝酵母菌感染和细胞免疫缺陷,80%的患者发生其他严重机会感染。HIV感染并发外阴阴道假丝酵母菌病对抗假丝酵母菌制剂治疗有效，但容易复发。HIV 感染并发外阴阴道假丝酵母菌病的症状更严重和持续时间更长。超过半数的患者在诊断 HIV 感染前 6 个月至 3 年内即容易感染严重的外阴阴道假丝酵母菌病，外阴阴道假丝酵母菌病的病变范围和程度与患者的免疫缺陷程度相关。HIV 感染患者的黏膜假丝酵母菌感染次序依次为阴道、口腔和食管。绝大多数复发性外阴阴道假丝酵母菌病患者的 CD4 计数正常。由于绝大多数外阴阴道假丝酵母菌病包括复发性外阴阴道假丝酵母菌病患者的 HIV 检测阴性，故不主张对这些患者进行 HIV 筛查，但应对外阴阴道假丝酵母菌病伴 HIV 感染高危因素者进行 HIV 筛查。

5. 妊娠并发外阴阴道假丝酵母菌病　妊娠并发外阴阴道假丝酵母菌病对抗假丝酵母菌治疗起效较慢，而且容易复发。大多数局部用药方案对孕妇外阴阴道假丝酵母菌病有效，延长治疗时间（如 2 周）可提高疗效及根除外阴阴道假丝酵母菌病。克霉唑（500mg）单次阴道用药对妊娠合并外阴阴道假丝酵母菌病有较好的疗效。口服抗假丝酵母菌制剂不适合妊娠并发外阴阴道假丝酵母菌病的治疗。

（十一）预防

由于对外阴阴道假丝酵母菌病和复发性外阴阴道假丝酵母菌病的发病机制了解甚少，目前尚无有效预防外阴阴道假丝酵母菌病和复发性外阴阴道假丝酵母菌病的方法。一些预防措施仅限于某些外阴阴道假丝酵母菌病高危因素者。包括：对复发性外阴阴道假丝酵母菌病患者应用抗假丝酵母菌制剂进行巩固治疗；对糖尿病患者积极控制血糖；对应用抗生素后易发生外阴阴道假丝酵母菌病的患者尽量避免局部和全身应用广谱抗生素，对必须应用者可同时口服氟康唑 150mg；对复发性外阴阴道假丝酵母菌病患者避免口服避孕药和使用 IUD。

三、需氧菌性阴道炎

需氧菌性阴道炎（aerobic vaginitis，AV）是近年来认识到的一种阴道感染性疾病，主要由需氧菌感染引起。其病因及发病机制目前仍不清楚。正常阴道内以产过氧化氢的乳酸杆菌占优势。AV 时，阴道内能产过氧化氢的乳酸杆菌减少或缺失，其他细菌，诸如 B 族链球菌、葡萄球菌、大肠埃希菌及肠球菌等需氧菌增多，并产生阴道黏膜炎性改变。

（一）病因及发病机制

需氧菌性阴道炎的病因及发病机制仍不清楚。正常阴道分泌物是以产过氧化氢乳酸杆菌占优势菌。而 AV 时，阴道内能产过氧化氢的乳酸杆菌减少或缺失，需氧菌增加，主要为 B 族链球菌、葡萄球菌、大肠埃希菌及肠球菌等。有关发生机制不清，可能与以下因素有关。

1. 阴道中存在的大量肠道来源的细菌可能提示肠道细菌的阴道定植　在 Sobel 对 DIV 的研究中，革兰染色发现乳酸杆菌相对或完全缺乏，被革兰阳性球菌（92%）、革兰阳性杆菌（22%）或阴性杆菌（12%）代替，细菌培养证实这些细菌主要是 B 族链球菌及肠杆菌科类细菌，基本都为肠道起源的需氧菌。这一研究提示虽然特异性病原体未确定，但肠道起源的需氧菌可能参与 DIV 的发病，具体机制有待于进一步研究。Donders 等对 AV 的研究显示，与 AV 有关的阴道微生物主要是 B 族链球菌、金黄色葡萄球菌及大肠埃希菌，与正常人阴道菌群相比，这些细菌增多 3 至 5 倍。Tempera 等对 AV 的研究同样显示，患者阴道分泌物中主要为 B 族链球菌、金黄色葡萄球菌及大肠埃希菌。国内研究显示，AV 主要是以大肠埃希菌感染为主的阴道炎症。研究显示，细菌培养的结果主要为粪肠球菌、链球菌、葡萄球菌等，进一步提示肠道细菌的阴道定植。

2. 局部免疫调节机制也可能参与 AV 的发病　细菌性阴道病缺乏白细胞反应，而需氧菌性阴道炎炎症反应明显，阴道分泌物中促炎细胞因子升高。Donders 等的研究显示，细胞因子 IL-6，IL-1-β 及白血病抑制因子（leukaemic inhibitory factor，LIF）显著升高，这提示 AV 是一种明显不同于 BV 的阴道炎症，免疫调节机制可能参与其发病。

3. 雌激素缺乏　阴道分泌物中含有许多基底旁细胞，类似萎缩性阴道炎，提示阴道可能缺乏雌激素作用。DIV 似乎与继发细菌感染的严重萎缩性阴道炎很难区分，但 Gardner 强调不管以任何途径应用雌激素治疗 DIV，只能暂时缓解症状，长期治疗效果不佳，此病可发生于卵巢功能正常的绝经前妇女，因此雌激素缺乏的机制似乎不成立。在 Sobel 研究的 51 例 DIV 患者中，其中 19 例为绝经患者，予以克林霉素治疗后，依据临床和细胞学标准，有 6 例被认为同时伴有雌激素缺乏，补充雌激素后，症状体征消失，获得治愈。放 Sobel 认为雌激素缺乏可能在 DIV 的感染过程中起一定的作用，但其所研究的一部分绝经患者可能为萎缩性阴道炎，并非 DIV，所以仅纠正雌激素缺乏并不一定能逆转病程。

4. 扁平苔藓　Pellise，HeWitt，Edwards 与 Freidreich 及 Ridley 等的临床观察发现，一些 DIV 似乎与扁平苔藓（lichen planus，LP）有一定的关系。一些作者认为 DIV 是 LP 在生殖器的一种表现，所有这些 DIV 病例都是未诊断的糜烂性 LP。与 LP 有关的 DIV 患者大多主诉外阴痛，性交痛，而那些与 LP 无关的 DIV 患者多主诉性交痛，脓性分泌物增多。外阴阴道检查时发现，在 LP 患者中前庭损害与阴道粘连较常见，而在 Gardner，Murphy 等报告的病例中，外阴的损害较轻，而损害大多发生于阴道上 1/3 部分或整个阴道壁。阴道 pH 大于 4.5，通常波动于 5.0~7.0。经观察发现，一部分患者 LP 出现于生殖器损害与 DIV 症状之前，另一部分患者生殖器损害与 DIV 症状出现于 LP 之前，因此目前我们不能确定 LP 在 DIV 中起什么作用，有待进一步深入研究。

5. 维生素 D 缺乏　对于阴道上皮结构蛋白的合成，诸如细胞角蛋白，维生素 D 是一种必不可少的转录活化子。维生素 D 的缺乏导致这些蛋白合成下降，破坏了阴道上皮结构完整性而脱落。阴道上皮的脱落导致阴道 pH 改变，黏膜脆性增加，继发炎细胞浸润及感染。Peacocke 等对 1 例 DIV 患者的临床观察治疗发现，维生素 D 的补充可导致阴道上皮再生及停止脱屑，由此提示维生素 D 的缺乏可能参与 DIV 的发病机制，DIV 可能是维生素 D 缺乏的一种黏膜表现，但需进一步确定维生素 D 调节阴道上皮何种结构蛋白。

（二）临床特征

由于 AV 同细菌性阴道病（bacterial vaginosis，BV）一样，也存在乳酸杆菌减少，所以与 BV 有相似的特征，如阴道 pH 升高。但 BV 主要由厌氧菌引起，没有明显的阴道黏膜炎症性改变，而 AV 主要由需氧菌增加引起，常常导致明显的阴道黏膜炎症性改变，从而表现为外阴阴道的刺激症状。AV 的主要症状是阴道分泌物增多，性交痛，间或有外阴阴道瘙痒、灼热感等。分泌物典型特点为稀薄脓性，黄色或黄绿色，有时有泡沫，有异味但非鱼腥臭味，氢氧化钾试验阴性。因分泌物中含有大量白细胞，分泌物呈脓性。检查见阴道黏膜充血，严重者有散在出血点或溃疡；宫颈充血，表面有散在出血点，严重时也可有溃疡。

阴道分泌物检查特点：①阴道 pH > 4.5，通常 > 6.0。②0.9% 氯化钠溶液湿片检查：乳酸杆菌减少或缺乏；中性粒细胞增多，甚至是含有中毒性颗粒的白细胞；基底层和基底旁上皮细胞增加，缺乏成熟鳞状上皮细胞。③革兰染色：乳酸杆菌减少或缺失，革兰阳性球菌及肠杆菌科的革兰阴性小杆菌增多。④细菌培养：多为 B 族链球菌、大肠埃希菌、金黄色葡萄球菌及肠球菌等。

（三）诊断及鉴别诊断

目前的诊断有 Donders 提出的阴道分泌物显微镜湿片诊断标准以及 Tempera 提出的结合临床特征以及湿片镜检特点的诊断标准。目前尚没有规范化、被公认的诊断标准。

1. 阴道分泌物显微镜湿片诊断标准　Donders 等提出了 AV 的诊断标准，认为 DIV 是 AV 最严重的类型，见表 13-3。

表 13-3　需氧菌性阴道炎显微镜湿片诊断标准

AV 评分	LBG	白细胞数	含中毒性颗粒白细胞所占比例	背景菌落	PBC 所占比例
0	Ⅰ和Ⅱa	≤10/hpf	无或散在	不明显或溶胞性	无或 <1%
1	Ⅱb	>10/hpf 和 ≤10/上皮细胞	≤50% 的白细胞	大肠埃希菌类的小杆菌	≤10%
2	Ⅲ	>10/上皮细胞	>50% 的白细胞	球菌样或呈链状	>10%

2. 结合临床特征以及湿片镜检特点的诊断标准　Tempera 等从临床和微生物学两方面诊断 AV。诊断标准如下：①异常阴道黄色分泌物；②阴道 pH 升高，多数 pH > 5.0；③分泌物有异味（但 KOH 试

验阴性）；④阴道分泌物高倍镜检大量白细胞（×400）；⑤使用 Donders 分类确定乳酸杆菌分级，Ⅱa、Ⅱb和Ⅲ级。

AV 需要与 BV 进行鉴别诊断（表 13-4），并应排除滴虫性阴道炎、黏液脓性宫颈炎及子宫内膜炎。此外注意是否有 AV 与 BV 的混合感染。

表 13-4　需氧菌性阴道炎与细菌性阴道病的鉴别诊断

	细菌性阴道病	需氧菌性阴道炎
症状	分泌物增多，无或轻度瘙痒	分泌物增多，黄色或黄绿色，部分有性交痛
分泌物特点	白色、匀质、鱼腥臭味	黄色或黄绿色，有异味，但非鱼腥臭味
阴道黏膜	正常	充血，严重者有散在出血点或溃疡
阴道 pH	>4.5	>4.5，但通常 >6.0
氨试验	阳性	阴性
湿片镜检	乳酸杆菌减少或缺乏，线索细胞，极少白细胞	乳酸杆菌减少或缺乏，球菌，部分呈链状排列，多量白细胞，或部分含有中毒性颗粒，基底旁细胞
革兰染色	乳酸杆菌减少或缺乏，加德纳菌、普雷沃菌、类杆菌、动弯杆菌等增加	乳酸杆菌减少或缺乏，革兰阳性球菌及肠杆菌科的革兰阴性小杆菌增多
细菌培养	主要为厌氧菌，诸如加德纳菌、普雷沃菌、类杆菌及动弯杆菌等	主要为需氧菌，诸如 B 族链球菌、大肠埃希菌、金黄色葡萄球菌及肠球菌等
阴道琥珀酸	升高	无变化
阴道细胞因子	IL-1-β 轻度升高，LIF 降低，IL-6 无变化	IL-6、IL-I-β 及 LIF 显著升高

（四）治疗

目前尚无有效标准的治疗方案。卡那霉素及克林霉素治疗有一定疗效，有文献报道喹诺酮类药物也可能有一定疗效。

由于 AV 是近年来认识到的一种阴道感染性疾病，所以目前对 AV 的病因学研究相对较少，可能为多种机制参与 AV 的致病过程，其发病机制的深入研究对于 AV 的治疗和预防具有重要意义。目前，AV 尚没有规范化、被大家公认的诊断标准，诊断标准尚需要统一。临床上对以下生殖道感染症状就诊的患者，除考虑到常见的阴道炎如细菌性阴道病、外阴阴道假丝酵母菌病、滴虫性阴道炎外，还应考虑到有无须氧菌感染或并发需氧菌感染的可能。虽然卡那霉素以及克林霉素治疗 AV 有一定疗效，但目前尚无有效标准治疗方案，治疗上需寻找更有效的方法，需要广大医师在临床工作中探索。

四、老年性阴道炎

老年性阴道炎（senile vaginitis）常见于自然绝经及卵巢去势后的妇女，主要症状为阴道分泌物增多、外阴瘙痒及灼热感。老年性阴道炎是临床常见且复发率较高的老年妇科疾病，其发病率国内报道为 30%~58.6%，国外报道高达 80%。治疗不及时或用药不合理，会使阴道炎迁延不愈，严重影响患者的生活质量，应及时采取有效的治疗措施。

（一）病因

老年性阴道炎患者发病的主要原因是由于卵巢功能减退，雌激素水平降低，从而使得阴道黏膜萎缩变薄，阴道上皮内糖原含量减少，阴道 pH 上升，抵抗力薄弱，杀灭病原体的能力降低，致病菌容易侵入，从而导致了老年性阴道炎症的发生。而不注意外阴清洁卫生、性生活频繁、营养不良（尤其是维生素 B 缺乏）等则常为本病发病的诱因。有研究对 180 例老年性阴道炎患者进行阴道细菌培养，分离出 126 株致病菌，阳性率为 70.0%，其中革兰阳性菌 78 株（占 61.9%），主要以表皮葡萄球菌为主（占 36.5%）；革兰阴性杆菌 48 株（占 38.1%），主要以大肠埃希菌为主（占 24.6%）。未进行厌氧菌的培养。

（二）临床表现和诊断

绝经后妇女阴道分泌物增多为本病的主要特征，常伴有外阴瘙痒、灼热感等症状。分泌物较稀薄，呈淡黄色，严重者呈脓血性白带。由于感染的病原体不同，分泌物的形状不同，可呈泡沫状，或呈脓状，或带有血性；由于分泌物的刺激，患者常表现外阴瘙痒、灼；由于阴道黏膜的萎缩，可伴有性交痛；若感染侵犯尿道则出现尿频及尿痛等泌尿系统症状。妇科检查可见阴道黏膜萎缩，皱襞消失，有充血、红肿，也可见黏膜有出血点或出血斑。严重者阴道黏膜面可形成溃疡，分泌物可以呈水样，或呈脓性，有臭味。如不及早治疗，溃疡部可发生粘连，甚至瘢痕挛缩导致阴道狭窄或阴道闭锁使得阴道分泌物引流不畅，形成阴道积脓。

临床上根据患者的年龄及症状和体征明确诊断不困难，但应排除其他疾病。应常规进行阴道分泌物光学显微镜检，大部分患者涂片中可见大量基底层上皮细胞和白细胞及大量球菌。部分为混合性感染，如在涂片中见到滴虫、念珠菌等均可作为进一步明确诊断的依据。对于部分有少量阴道血性分泌物的患者，应与绝经后阴道出血的相关疾病如宫颈癌、子宫内膜癌等进行鉴别诊断，需常规做宫颈细胞学检查，必要时行分段诊断刮宫术。如妇科检查时发现阴道壁有溃疡及肉芽组织者，应与阴道癌进行鉴别诊断，需做局部刮片或局部活检进行病理组织学检查。

（三）治疗

治疗原则为抑制细菌生长和提高机体及阴道抵抗力。

1. 抑制细菌生长　老年性阴道炎的主要致病菌多为厌氧菌，故首选抗厌氧菌药物，常用药物有甲硝唑、克林霉素等。甲硝唑抑制厌氧菌生长，而对乳酸杆菌生长影响较小，是理想的治疗药物，具体使用治疗方法如下：

（1）冲洗阴道：1%乳酸或0.5%醋酸冲洗阴道，1次/日。增加阴道酸度，抑制细菌生长繁殖。

（2）局部用药：甲硝唑（0.2g）栓剂或诺氟沙星（0.1g）栓剂，1次/日，阴道上药，疗程7～10日。

（3）全身用药：对于并发有子宫内膜炎、宫体炎及附件炎者应选用口服抗生素，如甲硝唑0.2g，3次/日，口服，共5～7天，或克林霉素，300mg，3次/日，口服，共5～7日。由于老年性阴道炎其阴道内的益生菌-乳酸杆菌已经因上皮代谢改变而受到干扰，因此抗生素的应用可能会进一步使其受到损害，从而进一步破坏阴道内的生态平衡。临床上常见到因抗生素的长期应用而导致二重感染的发生，往往在致病菌得到抑制之后又并发了阴道念珠菌病。因此，抑菌治疗后及时加用阴道局部的益生菌，如定君生等，有利于阴道微生态恢复平衡。

2. 增强阴道黏膜抵抗力　老年性阴道炎的发病主要是妇女体内雌激素水平下降，针对病因给予补充适量雌激素，既可以增强阴道黏膜抵抗力，又可改善因雌激素降低导致的围绝经期的其他相关症状。可局部给药，也可全身给药。但长期较大剂量无对抗的应用雌激素，可刺激乳腺和子宫内膜的异常增生，增加患乳腺癌和子宫内膜癌的风险。因此，单纯治疗老年性阴道炎最好首选局部用药，当并发有围绝经期综合征的全身症状有补充雌激素的需求时，应选用最低有效剂量的雌激素，并辅以适量孕激素和弱雄激素，以保证其安全性。用药期间，应禁食辛辣食物和腥膻食物，避免搔抓皮肤或热水洗烫，并暂时停用肥皂。常用治疗方法如下：

（1）局部用药：雌三醇乳膏，商品名欧维婷软膏，每晚一次，阴道涂药，10日为一个疗程；结合雌激素，商品名倍美力阴道软膏，每晚一次，阴道涂药，7～10日为一个疗程；普罗雌烯软膏，商品名更宝芬软膏，每晚一次，阴道涂药，10日为一个疗程。由于更宝芬仅作用于阴道黏膜局部，而不易被阴道黏膜吸收入血，因此对子宫内膜无明显影响，对于反复发作的患者可以先给予连续应用10日后，再给予以后每周2次的后续治疗。

（2）全身用药：对于并发有雌激素缺乏的围绝经期综合征全身症状的患者可给予全身治疗，常用药有：己烯雌酚0.125～0.25mg，每晚一次，口服，10日为一个疗程；或倍美力0.3mg，1次/日，口服，10日为一个疗程；或尼尔雌醇，首次口服4mg，以后每1～2周口服一次，每次2mg，维持1～2个月。尼尔雌醇为雌素三醇的衍生物，剂量小，作用时间短，对于子宫内膜的影响小。对于应用此类药物的患者在用药前应检查乳腺及子宫内膜，患有子宫内膜增生、内膜癌、乳腺癌患者禁用。长时间应用者应周期性加用孕激素以对抗子宫内膜增生。

3. 全身营养　高蛋白食物，补充维生素 B 及维生素 A 有助于阴道炎的消退。

五、婴幼儿外阴阴道炎

婴幼儿阴道炎（infantile vaginitis）常见于 5 岁以下儿童，多并发外阴炎，主要是与婴幼儿局部解剖特点有关，其外阴发育差，不能遮盖尿道口及阴道前庭，细菌容易侵入，易发生阴道炎；婴幼儿阴道环境与成人不同，雌激素水平低，阴道上皮薄，糖原少，乳酸菌为非优势菌，局部抵抗力低下，易受细菌感染；另外，婴幼儿外阴不清洁，大小便易污染。因此婴幼儿容易患阴道炎、外阴炎。临床表现主要为阴道分泌物增多伴外阴瘙痒，局部红肿等。近年来，随着性病传播的增多，婴幼儿阴道炎不断增多，已成为临床医师不可忽视的问题。

（一）幼女外阴阴道特点

1. 外阴特点　婴幼儿大阴唇尚未发育完全，皮下脂肪薄，不能完全覆盖阴道、尿道，因此容易受外来细菌的侵犯。

2. 阴道特点　女婴的子宫腺体和阴道上皮在出生后 2 周内由于胎儿时期受母体胎盘所分泌的大量雌激素的影响，体内仍然存在雌激素的影响，出生后随着雌激素水平的不断下降会有少量的白色黏稠的分泌物自阴道流出，有时可见到少量的血性分泌物流出，这些均为正常现象，此时阴道分泌物呈酸性（pH 约为 5.5），阴道尚有自净作用。随着体内雌激素逐渐被代谢，阴道上皮失去了雌激素的影响，阴道黏膜变薄，上皮内糖原减少，阴道的 pH 上升为 6～8，分泌物逐渐减少，自净作用明显减弱。此时阴道内的益生菌 - 乳酸杆菌极少，而其他致病菌较多，致病菌作用于抵抗力较弱或受损的外阴、阴道时，极易产生婴幼儿阴道炎及外阴炎。

（二）病因

（1）婴幼儿卫生习惯不良：外阴部不清洁、穿开裆裤随地乱坐、大便擦拭方向不对等都可能引起病原微生物侵入抵抗力低的外阴及阴道，导致外阴或阴道炎。

（2）婴儿的尿布更换不及时，大小便刺激外阴，容易引起外阴感染。

（3）婴幼儿肛门处有蛲虫感染时，患儿因瘙痒而手挠将蛲虫污染外阴、阴道引起感染。

（4）婴幼儿出于好奇，可将花生米、扣子、糖块、橡皮等异物置入阴道内，引起继发感染。

（5）患有足癣或念珠菌性阴道炎的家长将自己的衣物与婴幼儿的衣裤一起清洗，而引起因污染而传播导致感染。也可能在公共场所，因为浴池、浴具、游泳池等间接传播引起感染，但发生率相对较低。

（三）病原体

对 75 例有临床症状（尿频、尿急、分泌物多）的婴幼儿的外阴分泌物进行涂片革兰染色镜检结果显示：革兰阴性双球菌 6 例，念珠菌 7 例，5 例未检出细菌，14 例检出革兰阳性球菌，43 例检出了革兰阳性球菌、革兰阴性球菌、革兰阳性杆菌和革兰阴性杆菌混合感染。此临床研究证实婴幼儿阴道炎多由多种细菌感染引起。非特异性感染则绝大多数为大肠埃希菌属感染。此外，葡萄球菌、链球菌、变形杆菌等也都为较常见的病原体，而假丝酵母菌、淋病奈瑟菌、滴虫引起的婴幼儿阴道炎虽有上升趋势，但仅占一小部分。

婴幼儿卵巢尚未分泌雌激素，也未接受过雌激素治疗，所以阴道 pH 较高，不适合假丝酵母菌生长繁殖。婴幼儿念珠菌性阴道炎的发生率较低。滴虫主要是通过浴池、浴具、游泳池等间接传播。虽然滴虫在体外环境中的生活能力很强，既耐寒又耐热，在洗衣服的肥皂水中也能生存，传染力很强，但由于女童的阴道呈碱性，所以不容易感染。

随着性病发病率的升高，婴幼儿淋球菌性阴道炎的发病率有所增加，婴幼儿没有性接触史，因此其发病多与父母患病有关。

(四) 临床表现

婴幼儿外阴、阴道炎的主要症状是外阴阴道瘙痒、阴道分泌物增多，外阴阴道口黏膜充血、水肿并伴有脓性分泌物流出。婴幼儿往往不能明确诉说症状，常表现为哭闹、烦躁不安、用手指搔抓外阴，通过手指抓伤可使感染进一步扩散。当伴有泌尿道感染时，会出现尿急、尿频、尿痛等症状。婴幼儿的外阴、阴道炎在急性期若被父母疏忽或因症状轻微未予治疗，病变加重则外阴表面可出现由感染所致的溃疡，可造成小阴唇相互粘连。粘连处往往留有小孔，排尿时尿液经小孔流出，会出现尿流变细、分道或尿不成线等。如果阴道炎长期存在，患儿阴道粘连、严重者甚至造成阴道闭锁影响日后的经血流出。给女童健康造成严重危害。

若为阴道异物引起的阴道炎，可引起阴道分泌物持续增多，且为脓血性、有臭味；若为蛲虫所致的阴道炎，婴幼儿会感到外阴及肛门处奇痒，阴道流出多量稀薄的、黄色脓性分泌物。

(五) 诊断

由于婴幼儿的语言表达能力差，不能主动配合医生，因此在诊断上有一定的困难。因此采集病史时需细心询问患儿母亲及保育人员，检查时手法要轻柔，设法分散患儿的注意力，以获得满意的检查结果。个别情况下需要在全身麻醉下对患儿进行检查。

1. 外阴检查　用示指、中指轻轻分开大阴唇，仔细观察外阴、阴道及前庭处。用棉拭子或吸管取阴道分泌物查找阴道毛滴虫、假丝酵母菌或涂片染色做病原学检查，以明确病原体，必要时作细菌培养。

2. 必要时行阴道窥镜检查　可用宫腔镜、支气管镜或鼻镜作为阴道窥器，清楚地了解阴道及宫颈的情况，检查阴道黏膜上皮及分泌物的性状。应同时用棉棒取阴道分泌物做涂片染色进行病原学检查及药物敏感试验。如果阴道内有异物，可在直视下取出异物。

3. 直肠腹部双合诊　用右手示指或小指伸入患儿的肛门，与腹部双手配合触摸阴道内有无异物、子宫大小及了解盆腔情况。另外进行肛诊时可协助取阴道分泌物，将伸入直肠的手指向前外方挤压阴道后壁，使阴道分泌物流出，涂片送检。

(六) 治疗

患儿就诊时多以外阴炎并发阴道炎居多，应同时治疗。

1. 局部处理　如下所述。

(1) 发病初期一般仅为外阴炎，外涂抗生素软膏即可。如不及时治疗，则易上行感染至阴道，此时只单纯外阴治疗效果较差，必要时加用口服抗生素。反复感染治疗效果不佳者应排除阴道异物。有报道应用橡皮导尿管插入阴道注入敏感抗生素做阴道冲洗，一方面可探知阴道内有无异物；另一方面如果阴道内有细小异物可将其冲出。

(2) 小阴唇粘连可发生在上、中、下各段或呈不规则，粘连中间有一透明线，如果粘连面积小则多无症状。粘连严重则可导致尿液和分泌物积聚，常伴尿线方向改变、排尿疼痛和反复发作的外阴阴道炎。轻度粘连者可应用雌激素软膏外用，每日一次，2～4周后粘连可自然分离。中、重度粘连应进行小阴唇分离术，消毒外阴后轻轻分开，暴露粘连的小阴唇，以棉签向两侧分离，由浅入深，逐渐暴露阴道口及尿道口（可能会有少量出血），然后以碘伏棉球消毒分离后的创面，并涂以红霉素软膏及雌激素软膏，每日一次。术后尽量保持患儿外阴清洁，每日坐浴1～2次，连续1～2周，多可治愈。

(3) 如有异物应尽早取出，可用肛门推移法或鼻内镜取出，若治疗效果不满意，可行宫腔镜下异物取出术，宫腔镜下取出异物较其他方法更加诊断明确、操作准确、成功率高。儿童期处女膜孔直径4～7mm，而宫腔检查镜直径3.5～5mm，加以麻醉的应用，可使宫腔镜进出不损伤处女膜，但家属的知情同意是必不可少的。

(4) 外阴炎及小阴唇粘连的复发率高，应指导婴幼儿母亲正确清洗外阴方法，清洗方向应由前向后，不可用力擦洗，以免损伤皮肤及黏膜。清洗外阴时尚应观察有无外阴充血、水肿等炎症表现，并及时给予治疗,以免延误治疗导致阴道炎和小阴唇再次粘连。

2. **药物治疗** 根据检查及化验结果针对病原体选择相应的抗生素口服及外用。

(1)细菌性阴道炎:在儿童的阴道炎中最常见的是细菌性阴道炎,正常儿童阴道内的菌群有葡萄球菌、草绿色链球菌、肠球菌、大肠埃希菌、不动杆菌等,当抵抗力下降或外来致病菌入侵而感染时,致正常菌群失调,致病菌、条件致病菌繁殖,阴道炎症发生。治疗原则以抗厌氧菌药物为主,可给予甲硝唑15mg/kg,2~3次/日,口服,共7日,或克林霉素5~10mg/kg,2次/日,口服,连用7日。局部可涂抹克林霉素软膏或甲硝唑凝胶,每晚1次,连用7日。治愈率可达95%左右。

(2)滴虫性阴道炎:主要表现外阴奇痒,阴道分泌物灰黄、稀薄、有泡沫、有臭味。阴道及外阴充血、水肿。以甲硝唑治疗为首选,可口服甲硝唑或替硝唑片剂,连服5~7日,每天清洗外阴,局部可涂抹甲硝唑凝胶。

(3)支原体、衣原体感染:支原体感染往往为幼托或家长间接传播,表现为慢性迁延不愈的浆液性黄白色阴道分泌物增多和不同程度的自觉症状。可给予口服红霉素,每日50mg/kg,3~4次/日,或阿奇霉素5~10mg/kg,2次/日,连用10~14日,严重者可于服药同时给予药液冲洗外阴及阴道。

(4)念珠菌性阴道炎:主要表现为外阴奇痒,阴道分泌物增多和烧灼感,阴道黏膜充血、糜烂。白带呈豆渣样浑浊,外阴皮肤有抓痕及损伤。诊断明确后即刻停止应用任何抗生素,并给予口服维生素B,制霉菌素片剂或两性霉素B,5~7日,或氟康唑3~6mg/kg,1次/日,连用3天。每日以清水洗外阴,可将达克宁霜、制霉菌素悬浮液或0.1%两性霉素B水溶液抹涂在阴道外口及阴唇内侧,2~3次/日,连用7~10天,每月巩固治疗7日,共2~3个月。

(七)预防

对于婴幼儿外阴阴道炎,预防是非常重要的。

(1)注意保持婴儿外阴清洁和干燥。小婴儿使用尿布,最好选择柔软、透气好的纯棉制品,少用或不用"尿不湿";大小便后要及时更换尿布,每天坚持清洗外阴,擦洗时要注意自上而下拭净尿道口、阴道口及肛门周围,并轻轻拭干阴唇及皮肤皱褶处;皮肤如有皲裂,应涂擦无刺激性的油膏,最后在外阴及腹股沟处搽少量爽身粉,以保持局部干燥。应避免过多粉剂进入阴道引起对阴道黏膜的刺激。

(2)尽早穿封裆裤,尽量不让孩子在地板上坐卧;衣服要柔软、宽松、舒适,少穿或不穿紧身裤、高筒袜等。

(3)要重视大小便后的清洁,特别是小便后,应用质量有保证的柔软的卫生纸拭擦尿道口及周围。注意小便的姿势,避免由前向后流入阴道。大便后应用清洁的卫生纸,由前方向后方擦拭,以免将粪渣拭进阴道内。

(4)婴幼儿的浴盆、毛巾等生活物品要固定,专人专用,避免与其他人或成人交叉感染。

六、寄生虫性阴道炎

寄生虫是引起妇产科疾病的众多原因之一。能引起妇产科疾病的寄生虫虫种众多,而侵入阴道引起阴道炎的寄生虫主要有以下几种,分别为阴道毛滴虫,阿米巴原虫、蛲虫、血吸虫、短膜壳绦虫病、颚口线虫、水蛭以及蝇蛆等。现分别予以叙述。

(一)滴虫阴道炎(trichomonal vaginitis)

滴虫阴道炎由阴道毛滴虫引起,以性接触传播为主。

1. **病因** 滴虫阴道炎是由阴道毛滴虫感染而引起的阴道炎症性疾病。寄生于人体的毛滴虫共有3种:阴道毛滴虫;人毛滴虫,即人大肠内可有人类五鞭毛毛滴虫;口腔毛滴虫,即寄生于口腔,是一种与人共生的毛滴虫;后二者一般不致病。阴道毛滴虫呈梨形或球形,长8~30mm,体部有波动膜,后端有轴突,顶端有4根鞭毛,鞭毛随波动膜的波动而摆动,无色透明,酷似水滴。阴道毛滴虫生活最适宜的pH为5.5~6.6,pH在5以下或7.5以上时则不能生长。滴虫的生活史简单,只有滋养体而无包囊期,对环境适应性强,故滴虫离开人体后也容易通过其污染物传播。滋养体能在室温下在湿毛巾上能存活 23 小时，3～5℃生存 21 日，在 46℃生存 20～60 分钟，在半干燥环境中生存约 10 小时；在普通肥皂水中也能生存 45～120 分钟，黏附在厕所坐便器上能生存 30 分钟，因而接触性传染很常见。

2. 传播途径　主要有两种：①经性交直接传播：据报道，与女性患者一次非保护性性交后，约有 13%～86% 的男子发生感染，与受感染的男性一次非保护性性交后，有 80%～100% 的女性发生感染；②间接传播：经公共浴池、浴盆、浴巾、游泳池、坐式便器、衣物、污染的器械及敷料等传播。

3. 发病机制　因阴道毛滴虫具有嗜血及嗜碱性，故当月经前后阴道 pH 发生变化时，隐藏在腺体及阴道皱襞中的滴虫常得以繁殖，引起炎症发作。阴道毛滴虫附着在泌尿生殖道上皮表面，能够穿透表层上皮细胞，受侵的组织细胞表现为受侵组织的非特异性炎症，毛细血管增多、充血，白细胞红细胞外溢，上皮下白细胞浸润，但无特殊性，阴道分泌物涂片可见滴虫。

4. 临床表现　潜伏期一般为 4～28 日，由于局部免疫因素、滴虫数量多少及毒力强弱的不同，受感染的表现不同，大致可分为 3 种：

（1）无症状型：约有 50% 的滴虫阴道炎患者感染初期无症状，称为带虫者，而其中 1/3 将在 6 个月内出现症状；无症状的带虫者可以传染给他人，因此应重视这类患者的治疗。

（2）急性型：主要表现为阴道分泌物增多及外阴瘙痒，分泌物特点为稀薄脓性、黄绿色、泡沫状、有臭味，此为滴虫阴道炎的典型症状，通常只有 10% 的患者出现这种典型症状。分泌物呈脓性是因分泌物中含有白细胞；呈泡沫状、有臭味是因滴虫无氧酵解糖类，产生腐臭气体。瘙痒部位主要为阴道口及外阴，间或有灼热、疼痛、性交痛等。

妇科检查可见阴道黏膜充血，严重者有散在出血斑点，甚至宫颈有出血点，形成"草莓样"宫颈，见于不到 2% 的患者；后穹隆有多量白带，呈黄绿色、灰黄色或黄白色稀薄脓性分泌物，常呈泡沫状。

（3）慢性型：临床较多见，多由急性期治疗不彻底所致。临床症状一般较轻，白带多为少量或中等，稀薄、稍有臭味，无明显瘙痒或偶伴瘙痒。有时伴有性交痛。

妇科检查：阴道黏膜可无改变或轻度充血。慢性滴虫阴道炎常并发泌尿道的滴虫感染，出现尿频、尿急、尿痛及血尿，故反复发生的泌尿道感染久治不愈应做滴虫培养排除滴虫感染的可能。

5. 并发症　如下所述。

（1）并发其他炎症：滴虫阴道炎往往与其他阴道炎并存，Richard 等人报道约 60% 同时并发细菌性阴道病。据 Steven 等人报道，41% 的滴虫阴道炎患者伴发其他性传播疾病，并发膀胱炎、尿道旁腺或前庭大腺感染、盆腔炎性疾病及盆腔疼痛等不适。

（2）不孕：阴道毛滴虫能吞噬精子，并能阻碍乳酸生成，影响精子在阴道内存活，因此可并发不孕症。

（3）妊娠期滴虫阴道炎：可造成不良的妊娠结局，如胎膜早破、早产、新生儿低出生体重。

6. 实验室检查　如下所述。

（1）生理盐水悬滴法：悬滴法直接镜检较快，操作简便。因滴虫阴道炎常伴大量多核白细胞浸润，因此镜检时应在白细胞数量较少的部位寻找。该方法的敏感度为 42%～92%，与检验者经验有关。

悬滴法必须在生理盐水冷却之前进行检查，因滴虫离体时间越久，动力越差，有时呆滞不动，或仅有鞭毛摆动，这时只能依靠邻近白细胞的扇动状态而推测其存在，有的严重患者在悬滴片整个镜下视野布满白细胞，看不到滴虫，即使看到也不活跃。如遇此情况，可用 0.1% 沙黄溶液代替生理盐水，因为沙黄能使白细胞染成淡红色，而滴虫不染色，其运动也不受影响，故滴虫在淡红色的背景中显得特别清楚。

（2）培养法：培养法是诊断滴虫阴道炎的金标准，但是由于阴道毛滴虫培养需要特殊培养基，如 Diamond 或者 Kupferberg 培养基，且需要 5～7 日时间才能得到检查结果，因此其应用受到限制。主要适用于多次生理盐水悬滴法检查阴性，临床又怀疑患有滴虫者，其准确度可高达 98%。

（3）巴氏涂片法：涂片法是将标本涂在玻片上，用巴氏染色镜检，该方法敏感性不高，即使用吖啶黄染色，其特异性也较低。

（4）OSOM 滴虫快速试验（OSOM trichomonas rapidest）：是一种免疫层析毛细试纸条法，该检测约需10分钟，于培养法相比，敏感性为88.3%，特异性为98.8%，目前国内尚未开展。

（5）抗体检查：单克隆抗体，酶联免疫吸附试验及乳胶凝集实验等用于检查特异性抗体，虽然最初的试验结果不错，但目前尚缺乏临床试验证实其临床应用价值。

（6）多聚酶链反应（PCR）检测：PCR检测与上述检查相比，具有较高的敏感性（95%）及特异性（98%）；阴道毛滴虫与其他种类的滴虫间无相互作用，与其他的人类寄生虫、沙眼衣原体及淋菌等STD间也无交叉反应。PCR可用于有或无症状的妇女，而且很容易的可从阴道口收集到满意的标本，省去阴道窥器检查。PCR检测有较高的敏感性和特异性，能够提高滴虫的检出率，应推荐为检测滴虫的常规方法。

7. 诊断与鉴别诊断　因滴虫阴道炎临床症状多变，因此不能依据单项症状或体征诊断。悬滴法找到滴虫或滴虫培养阳性即可确诊。

鉴别诊断见表13-5。

表13-5　滴虫阴道炎的鉴别诊断

	细菌性阴道病	滴虫阴道炎	外阴阴道假丝酵母菌病
症状	分泌物增多，无或轻度瘙痒	分泌物增多，轻度瘙痒	重度瘙痒，烧灼感
阴道黏膜	正常	散在出血点	水肿、红斑
阴道pH	>4.5	>5	<4.5
氨试验	阳性	阴性	阴性
显微镜检查	线索细胞，极少白细胞	阴道毛滴虫，多量白细胞	芽孢及假菌丝，少量白细胞

8. 治疗　如下所述。

（1）CDC推荐治疗方案：CDC推荐的治疗方案如下，该方案的治愈率为85%~95%。

推荐疗法：

甲硝唑2g单次口服

或

替硝唑2g单次口服

替代疗法

甲硝唑400mg，日服，一日2次，连服7日。

甲硝唑的不良反应包括：服药后偶见胃肠道反应，如口中金属味或口苦、恶心、呕吐。此外，偶见头痛、皮疹、白细胞减少等，一旦发现应停药。治疗期间及停药24小时内禁饮酒，因其与乙醇结合可出现皮肤潮红、呕吐、腹痛腹泻等反应。甲硝唑能通过乳汁排泄，若在哺乳期用药，用药期间及用药后24小时内不宜哺乳。

甲硝唑治疗失败原因可能有以下几方面：

1）感染部位的吸收和分布的药代动力学问题。

2）阴道细菌对药物的灭活作用。

3）其他药物作用的干扰作用。

4）对药物（甲硝唑或替硝唑）的耐药性。

5）患者依从性不佳或胃肠道不耐受或者再次感染。

（2）局部用药：先用1%乳酸或0.5%醋酸冲洗阴道，清除阴道内分泌物，改善阴道内环境，然后阴道内放置甲硝唑凝胶或泡腾片200mg，每晚1次，连用7日。因其在尿道及阴道周围的腺体中不能达到有效的治疗浓度，其治愈率大约为50%，因此不推荐单独局部用药治疗。与口服药物联合使用，可以提高滴虫阴道炎的治愈率。

（3）复发性或顽固性滴虫阴道炎：对于复发性滴虫阴道炎，可口服甲硝唑400mg，一日2次，连服7日或2g顿服重复治疗。若上述疗法仍失败，应考虑替硝唑或甲硝唑一次口服2g，连服3~5日。

如果上述治疗仍无效，应由更专业的专家进行会诊后再行进一步治疗，会诊内容应包括阴道毛滴虫对甲硝唑和替硝唑的敏感度的测定。会诊及阴道毛滴虫敏感度的测定方法可从 CDC 获得。

(4) 妊娠并发滴虫阴道炎

1) 有症状者：CDC 推荐单次口服 2g 甲硝唑治疗，甲硝唑属于孕期 B 类用药，经过 20 多年的临床应用，证实甲硝唑是安全的。替硝唑为孕期 C 类药物（动物实验已明确发现不良事件，但仍未有充分的孕妇对照试验），其孕期使用安全性还没有得到完全的评估。

哺乳期妇女服用甲硝唑期间及用甲硝唑后 12~24 小时内应停止哺乳，因为服药后 12~24 小时后通过乳汁排泄的甲硝唑浓度会减少。服用替硝唑期间及停药 3 日内应停止哺乳。

2) 无症状者：Carey 等报道对无症状的滴虫性阴道炎患者给予甲硝唑或克林霉素治疗后，早产率增加。因此建议对无症状的带虫者不必筛查及治疗，因为治疗不仅不能降低妊娠不良结局，而且增加了早产的危险。

(5) 并发 HIV 感染者：同时感染 HIV 的毛滴虫患者应当接受与 HIV 阴性的毛滴虫患者相同的治疗。HIV 感染的女性毛滴虫病的发病率、存活率、复发率与患者的免疫状态没有明确的相互关系。

(6) 性伴侣的治疗：性伴侣应同时接受治疗，并且避免性生活至治愈为止。研究表明性伴侣同时接受治疗可以提高治愈率，减少传播。

(7) 特殊情况：过敏者：甲硝唑和替硝唑同属硝基咪唑类药物，对硝基眯唑有速发型过敏反应的患者可在专家指导下接受甲硝唑脱敏治疗。曾有两例报道，采用静脉内逐渐增加甲硝唑用药的方法脱敏，开始给药 5mg，每隔 15~20 分钟增量一次，逐渐增至 125mg，随后给予口服甲硝唑 2g。注意：这种脱敏方法必须在获得了有过敏史记载或做了阴道内使用甲硝唑凝胶可产生阳性风团后才能实施。脱敏实验应在格外小心的情况下在监护室内进行，实验前应建立两条大的静脉通路和配有心肺复苏人员。两例患者均未发生并发症而痊愈。

局部可以尝试应用除硝基咪唑类以外的药物，但治愈率很低（<50%）。

9. 随访与预防　对治疗后无症状者或一开始无症状者不需要随访。预防措施包括以下几个方面：①固定性伴侣，性交中使用避孕套；②加强对公共设施的管理及监护，禁止患者进入游泳池；提倡淋浴，公厕改为蹲式；医疗器械及物品要严格消毒，防止交叉感染；③患者内裤及洗涤用的毛巾，应煮沸 5~10 分钟以消灭病原体。

(二) 阿米巴性阴道炎 (ameba vaginitis)

1. 病因　阿米巴原虫常常使人类肠道发生感染，引起阿米巴痢疾。感染了阿米巴的患者在大便时，阿米巴滋养体可随粪便排出，如不注意卫生，可污染外阴，并上行侵入阴道内。当患者阴道黏膜有破损或机体抵抗力下降时，滋养体就会侵入阴道壁组织内，繁殖生长，从而发生阿米巴阴道炎，严重者还可引起宫颈以及子宫内膜的炎症。

2. 病理改变　溃疡的形成是阿米巴性阴道炎的基本改变。当阿米巴原虫侵入阴道黏膜后，以其伪足的活动及其分泌的溶组织酶，使黏膜细胞发生坏死，形成溃疡，边缘隆起，病灶周围由淋巴细胞及少数浆细胞浸润，溃疡表面被覆黄棕色坏死物质，内含溶解的细胞碎片、黏液和阿米巴滋养体。

3. 临床表现　如下所述。

(1) 患者可有腹泻或痢疾病史。

(2) 阴道有多量分泌物是本病的特点。分泌物常呈血性、浆液性或黄色黏液脓性，具有腥味，从中可以找到大量滋养体；当阴道黏膜形成溃疡出血时，则分泌物为脓性或血性，溃疡可散在或融合成片，并伴有瘙痒疼痛。病变如波及宫颈或子宫，尚可有下腹痛和月经不调，个别病例由于结缔组织反应严重，可呈现不规则肿瘤样增生，质硬，溃疡表面覆有血性黏液分泌物，容易误诊为恶性肿瘤。在孕期感染可直接或间接感染胎儿，以致引起胎儿死亡。另外在妊娠期由于此时母体细胞免疫反应比非妊娠者低，免疫球蛋白的浓度在不同的妊娠阶段含量也各异，妊娠期阿米巴病往往较严重，甚至致命。

4. 诊断与鉴别诊断　由于本病较为罕见，有时会被临床医生忽略，但根据患者腹泻或痢疾病史以及相关检查，可以做出诊断。最可靠的就是在阴道分泌物（同时检查患者的粪便）涂片找到阿米巴滋养体、分泌物培养找到溶组织阿米巴原虫，以及病灶处的病理学检查找到阿米巴原虫。而对于分泌物检查阴性的慢性溃疡病例，更应做活组织检查。

当阿米巴性阴道炎呈肿瘤样增生时，往往肉眼不易与恶性肿瘤区别，因此需要通过组织活检明确诊断，恶性肿瘤患者无阿米巴原虫及滋养体。阿米巴性阴道炎出现溃疡时需要与结核性溃疡相鉴别，结核性溃疡的特点为溃疡边缘不齐，呈鼠咬状，溃疡底部有颗粒状突起的结核结节；病理切片无阿米巴滋养体而为干酪样坏死及类上皮细胞和朗格汉斯细胞形成的肉芽肿。其他需要与急性单纯性溃疡相鉴别，阴道黏膜病理检查可见鳞状上皮增生，底部为肉芽组织，无阿米巴滋养体，而阿米巴性阴道炎分泌物涂片及组织病理检查可找到阿米巴滋养体。

5. 治疗　治疗原则：以全身治疗为主，结合局部处理。

（1）甲硝唑：对阿米巴原虫有杀灭作用，毒性小，疗效高，口服后血药浓度可持续12小时；用法：400mg口服，每日3次，10~14日为一个疗程；也可以配合使用甲硝唑栓剂。

（2）替硝唑：该药为抗阿米巴药，但服药后部分患者会出现一过性的白细胞减少。用法：500mg口服，每日4次，3日为一个疗程。

（3）依米丁（盐酸吐根碱）：该药对阿米巴滋养体的杀灭作用最强，但对包囊的作用不肯定，本药毒性大，排泄缓慢，容易蓄积中度，因此对心肾功能不全、年老体弱患者以及孕妇禁用。用法：60mg（1mg/kg·d），分两次深部肌内注射，连续6~9日为1个疗程。

局部用药：用1%乳酸或1∶5 000高锰酸钾溶液冲洗阴道，每日2次，冲洗后擦干，阴道放置甲硝唑栓剂，7~10日为1个疗程。

（三）蛲虫性外阴阴道炎

蛲虫病亦称肠线虫病，蛲虫本身极少引起外阴炎，但蛲虫病常有外阴症状，因此外阴蛲虫病较常见。

1. 病因　蛲虫是蠕形住肠线虫的简称。蛲虫长5~15mm，白色、线状，寄生在人的肠道，人是唯一的传染源。人因摄入虫卵而感染，虫卵在肠内（通常为盲肠部位）发育成成虫，大约1个月雌虫成熟并开始产卵，雌虫受精后，雄虫通常死亡，并随粪便排出体外。妊娠的雌虫，身体几乎充满虫卵，雌虫移行到结肠并排至肛门处，在肛周及会阴皮肤处产卵，偶尔雌虫移行到阴道。雌虫通常在睡眠时自宿主（儿童多见）肛门爬出，在肛门口产卵，引起肛门瘙痒、外阴瘙痒。

2. 临床表现与诊断　蛲虫的感染多见于儿童，其中女童较男童常见，年轻人较老年人常见。

肛周及会阴部瘙痒，患儿因痒而搔抓可引起肛周及会阴皮肤剥脱、血痂，有时潮红，渗出糜烂或继发感染，长期反复发作可致皮肤肥厚，色素沉着形成湿疹样变。患儿可伴有失眠、烦躁不安、易激动、夜惊或遗尿，夜间磨牙等睡眠障碍症状。

根据临床表现，夜间奇痒时检查可在肛门周围发现乳白色小虫，一般较容易诊断。大便或肛门周围及外阴分泌物中查到蛲虫卵可确诊。

3. 治疗　如下所述。

（1）口服驱虫剂

1）恩波吡维铵（扑蛲灵）：5~7.5mg/kg，睡前1次顿服，间隔2~3周后再治疗2~3次，以防复发。

2）哌嗪：每日50~60mg/kg，分两次口服，成人1~1.2g/次，每天2次，7~10天为一个疗程。

（2）局部用药

1）睡前用蛲虫膏（含30%百部浸膏及0.2%甲紫）挤入肛门内，连用4~5次，可阻止肛门瘙痒。也可用2%~5%氧化氨基汞软膏、10%鹤虱膏或雄黄百部膏。

2）有继发病变者对症处理。

另有短膜壳绦虫病、棘颚口线虫、血吸虫、水蛭以及蝇蛆引起阴道炎的个案报道，极为罕见。

综上所述，引起阴道炎的寄生虫共有8种，其中除阴道毛滴虫外，其他种类的寄生虫均为异位寄生，造成严重后果。在今后妇科阴道炎性疾病诊治中，应注意寄生虫病的诊断。

七、混合性阴道炎

（一）概念及流行病学

混合性阴道炎（mixed vaginitis）是由两种或两种以上的致病微生物导致的阴道炎症，在临床中较为常见。

女性生殖道中可存在多种微生物，有细菌（需氧、厌氧等）、真菌（假丝酵母菌）、支原体、滴虫、衣原体、病毒、螺旋体等。健康女性下生殖道中常驻微生物有：细菌，以乳酸杆菌为主；真菌孢子；支原体等。

最常见的阴道炎为细菌性阴道病（bactenal vaginosis，BV）、外阴阴道假丝酵母菌病（vulvovaginal candidiasis，VVC）和滴虫性阴道炎（trichomonal vaginitis，TV），占90%以上。北美和欧洲的调查显示，大多数阴道炎为BV（30%~35%），VVC（20%~25%），TV（10%），或2~3个以上病原的混合感染（15%~20%）。

混合性阴道感染在阴道感染性疾病中占较大比重，并且近年来有上升的趋势。由于研究方法不同，观察的病原体不同，得到的混合感染率差异较大。临床上50%以上的阴道炎为混合感染。混合性阴道炎可以为BV，VVC，TV等不同阴道感染混合而成，也可以由性传播性病原体与需氧菌等混合感染引起。但较为常见的是BV + VVC，BV + TV，BV + TV + VVC。

中华医学会妇产科感染学组提供的资料显示，BV与其他病原体一同造成阴道感染发生率为53.12%；VVC并发其他病原体的阴道感染发生率为53.85%；TV的混合感染发生率为33.33%。另外，天津医科大学总医院对516例阴道炎患者进行调查，资料同样显示，不同生殖道感染的混合感染情况不同。在BV混合感染患者中，BV + VVC所占比例最大（78.57%），VVC混合感染中，VVC + BV所占比例最大（58.51%）。TV混合感染中，TV + BV所占比例最大（19.15%）。

（二）病因

混合性阴道炎的病因，少部分系同时感染，大部分是一种病原体感染后引起阴道内环境改变，正常乳酸杆菌减少。阴道pH改变，使多种病原体大量繁殖造成局部防御功能下降，从而导致其他病原体的继发感染，形成多种病原体同时感染。

（三）临床表现和诊断

混合性阴道炎的临床特征为症状不典型。阴道混合感染的患者，临床主要表现为白带异常和（或）外阴瘙痒。根据病原体的不同，白带的颜色、性状、气味也不同。患者的症状不典型（如白带腥臭味较重、量多、较为黏稠，或稀薄的白带中有白色膜状物）。

实验室检查：阴道分泌物镜检或病原体培养，同时发现两种或两种以上的致病微生物。

诊断要点：①同时存在至少2种病原体；②两种都可造成异常的局部环境，而引起相应的症状和体征。在临床中，主要根据患者的症状、体征，依靠阴道pH、湿片及胺试验等实验室检测方法，进行诊断，传统上倾向于检测BV、VVC、TV这三个最常见阴道炎的病原体。

调查资料显示，阴道炎患者中，单一感染与混合感染，两者在瘙痒、白带增多、黏膜充血、分泌物异常方面比较，差异无统计学意义，而混合感染患者比单一感染患者更多地表现出阴道灼痛症状者增加、清洁度更差、pH偏高、乳酸杆菌减少。

（四）治疗

由于病原体的复杂性，混合感染在治疗上存在难点。①比单纯感染的治疗时间长。首都医科大学附属北京妇产医院研究报道：单纯感染1个月的转阴率76%（108/142）远大于混合感染的10%（10/98）。混合感染的转阴时间主要集中在2个月48%（48/98）和3个月26%（26/98）。②治疗的个体化。经验用药，病原体覆盖不足，导致症状缓解后又反复发作。③尚未制定统一的规范。

目前，治疗目标为：采用综合性手段，杀灭致病菌，维护、促进生理性菌群，增强其功能，实现对人体内有害细菌的控制。在治疗方面，应针对混合感染的病原体，选择合适的抗生素，联合应用，尽可能覆盖抗菌谱以增强疗效、减少复发。常用的抗菌药包括：硝基咪唑类（甲硝唑、替硝唑、奥硝唑）；消毒类（氯喹那多、聚维酮碘等）；抗真菌类（咪康唑、制霉菌素等）；其他（克林霉素等）。

混合性阴道炎治疗思路（BV + VVC 或 TV + VVC）：

口服硝基咪唑类 + 局部抗真菌药物

局部联合给药（硝基咪唑类 + 抗真菌药）

口服联合用药（硝基咪唑类 + 抗真菌类）。

BV + TV：可选择硝基咪唑类口服，疗程1周，或者单次口服 + 阴道给药。

国外局部联合治疗方案如下：

BV：甲硝唑（250～750mg）、替硝唑、克林霉素

TV：甲硝唑（500～750mg）、替硝唑

VVC：咪康唑（100～200mg）、克霉唑、制霉菌素或氟康唑

近年来，需氧菌及其与其他病原体混合感染受到关注。需氧菌阴道炎（aerobic vaginitis, AV）为一种弥漫渗出性的阴道炎症，是以阴道上皮细胞脱落及大量的脓性阴道分泌物为特征的临床综合征。AV 与 BV 的区别是阴道分泌物呈黄绿色稀薄脓性，非鱼腥臭味，氢氧化钾试验阴性。细菌培养：多为 B 族链球菌、大肠埃希菌、金黄色葡萄球菌及肠球菌等。

AV 混合感染诊疗思路：

AV + BV 或 AV + TV：口服甲硝唑 + 局部杀菌剂

AV + VVC：局部杀菌剂 + 口服抗真菌药

另外，由于解脲脲原体、沙眼衣原体的感染率较高，而且多为混合感染，故选用抗生素时要兼顾解脲脲原体、沙眼衣原体。抗生素包括：阿奇霉素、多西环素等，建议根据药敏试验进行选择。

对混合性阴道炎采用抗生素治疗，易引起耐药菌株产生，同时二重感染机会增加，加大治疗难度。

疗效不理想、易复发的另一原因是治疗中忽视了阴道微生态的平衡。近年来，有专家建议，杀灭致病微生物 + 重建阴道微生态的治疗方案。应用乳酸杆菌等微生态制剂，与抗生素联合应用，及时补充阴道中乳酸杆菌。其原则是保护和扶植正常菌群，消除和减少病原体，使阴道微生态失衡转向平衡，将被抗生素扰乱的菌群予以调整，即"先抗后调"原则。即从根本上逆转菌群失调，恢复阴道微生态平衡。这种联合治疗对巩固疗效及预防复发有着重要作用。

既往治愈的评判：症状，阳性体征和病原体均消失，这一标准尚不全面，还需阴道清洁度和阴道 pH 达到正常。因此，疗效的评价，除了有效治疗临床症状之外，阴道微生态的评估也是关键指标。

混合感染是阴道感染中常见的现象，由于病原体的感染常常具有隐匿性，在诊疗中，有许多混合感染的情况被忽视。根据报道，无症状的阴道炎患者中，混合感染占36%。因此，无症状时就不予检查，或是仅满足于检查出一种阴道感染并治疗，都有失偏颇。诊断中要尤其重视微生态的检查，通过对女性阴道菌群的描述、微生态参数（pH 等）和乳酸杆菌功能等的检测，不仅可以准确诊断临床常见的阴道炎症，而且，对非特异性感染，如 AV 等，也能很好地进行识别。

总之，在临床工作中，应重视发现阴道混合感染状态，只有充分地诊断，才能确保更迅速，更全面，更妥善的治疗。

（成 娟）

第三节 宫颈炎症

宫颈炎症为妇科常见的妇科疾病，多发生于生育年龄的妇女。老年人也有随阴道炎而发病的。

（一）病原体

宫颈炎（cervicitis）的病原体在国内外最常见者为淋菌及沙眼衣原体，其次为一般细菌，如葡萄状球菌、链球菌、大肠埃希菌以及滴虫、真菌等。沙眼衣原体感染在某一个调查中对妇科门诊16～60岁患者阳性率占26.3%，在269例孕妇中64例发现沙眼衣原体，占23.74%；另据报道沙眼衣原体的感

染在女性生殖道中宫颈内膜的阳性率占9.2%（11/120例），仅次于输卵管的阳性率12%。石一复报道在1 000例非选择性妇女中沙眼衣原体的阳性率占1.0%。丁瑛报道孕妇及新生儿1 389例中检出率达12.7%。淋球菌及沙眼衣原体可累及子宫颈黏膜的腺体，沿黏膜表面扩散的浅层感染。其他病原体与淋菌不同，侵入宫颈较深，可通过淋巴管引起急性盆腔结缔组织炎，致病情严重。

（二）病理

宫颈炎的病理变化可见宫颈红肿，颈管黏膜水肿，组织学的表现可见血管充血，子宫颈黏膜及黏膜下组织、腺体周围可见大量中性粒细胞浸润，腺腔内见脓性分泌物，这种分泌物可由子宫口流出。根据病原体不同颜色和稀稠亦不同。

（三）临床表现

主要为白带增多，呈脓性，或有异常出血如经间期出血、性交后出血等。常伴有腰酸及下腹部不适。妇科检查见宫颈红肿，宫颈黏膜外翻，宫颈有触痛，如感染沿宫颈淋巴管向周围扩散，则可引起宫颈上皮脱落，甚至形成溃疡。

（四）诊断

出现两个具有诊断性体征，显微镜检查阴道分泌物白细胞增多，可做出宫颈炎症的初步诊断。宫颈炎症诊断后，需进一步做衣原体及淋病奈瑟菌的检测。

1. 两个特征性体征　具备一个或两个同时具备。
（1）子宫颈管或宫颈管棉拭子标本上，肉眼见到脓性或黏液脓性分泌物。
（2）用棉拭子擦拭宫颈管时，容易诱发宫颈管内出血。
2. 白细胞检测　可检测宫颈管分泌物或阴道分泌物中的白细胞，后者需排除引起白细胞增高的阴道炎症。
（1）宫颈管脓性分泌物涂片作革兰染色，中性粒细胞＞30/高倍视野。
（2）阴道分泌物湿片检查白细胞＞10/高倍视野。
3. 病原体检测　应作衣原体及淋病奈瑟菌的检测，以及有无细菌性阴道病及滴虫阴道炎。

（五）治疗

1. 治疗策略　主要为抗生素药物治疗。对于获得病原体者，针对病原体选择敏感抗生素。经验性治疗应包括针对各种可能的病原微生物的治疗，需包括需氧菌、厌氧菌、衣原体（或淋菌）、支原体等。

有性传播疾病高危因素的患者，尤其是年龄＜25岁、有新性伴侣或多性伴侣、未使用保险套的妇女，应使用针对沙眼衣原体的抗生素。对低龄和易患淋病者，要使用针对淋菌的抗生素。

2. 用药方案　在我国2009年一项多中心宫颈炎的研究中，总结了莫西沙星治疗宫颈炎（莫西沙星400mg，每日1次，连服7日）的总有效率达96.6%。另一种治疗方案：头孢菌素+阿奇霉素（二代以上头孢抗生素用7日，加阿奇霉素1.0g，顿服）的总有效率达到98.5%，有望成为治疗宫颈炎的推荐治疗方案。

妊娠期用药建议使用头孢菌素及阿奇霉素治疗。

非孕期主张以下治疗：

1. 单纯淋病奈瑟菌性宫颈炎　主张大剂量、单次给药，常用药物有第三代头孢菌素，如头孢曲松钠250mg，单次肌注，或头孢克肟400mg，单次口服；或大观霉素4g，单次肌内注射。
2. 沙眼衣原体性宫颈炎　治疗药物主要有四环素类，如多西环素100mg，每日2次，连服7日；红霉素类，主要有阿奇霉素1g单次顿服，或红霉素500mg，每日4次，连服7日；喹诺酮类，主要有氧氟沙星300mg，每日2次，连服7日；左氧氟沙星500mg，每日1次，连服7日；莫西沙星400mg，每日1次，连服7日。由于淋病奈瑟菌感染常伴有衣原体感染，因此，若为淋菌性宫颈炎，治疗时除选用抗淋病奈瑟菌药物外，同时应用抗衣原体感染药物。
3. 对于并发细菌性阴道病者　同时治疗细菌性阴道病，否则将导致宫颈炎持续存在。

(六) 随访

治疗后症状持续存在者,应告知患者随诊。对持续性宫颈炎症,需了解有无再次感染性传播疾病,性伴侣是否已进行治疗,阴道菌群失调是否持续存在。

(成 娟)

第四节 盆腔炎症性疾病

盆腔炎症性疾病(pelvic inflammatory disease,PID)是由女性内生殖道炎症引起的一组疾病,包括子宫内膜炎、输卵管炎和输卵管卵巢脓肿,以及扩散后产生的盆腔腹膜炎和肝周围炎,以急性输卵管炎最常见。PID 的远期后遗症主要包括盆腔炎再次急性发作、输卵管性不孕、异位妊娠和慢性盆腔疼痛。既往 PID 多因产后、剖宫产后、流产后以及妇科手术后细菌进入创面感染而得病,近年来则多由下生殖道的性传播疾病(sexually transmitted diseases,STD)上行感染至上生殖道而造成。PID 多数是以疼痛为主要表现,由于盆腔器官多由内脏神经支配,疼痛感觉常定位不准确。严重的 PID 可因败血症、脓毒血症和感染性休克而危及生命,其后遗症可导致不育,增加异位妊娠的危险,影响患者的身心健康及工作。

盆腔结缔组织炎是指盆腔结缔组织初发的炎症,不是继发于卵管、卵巢的炎症,是初发于子宫旁的结缔组织,然后再扩展至其他部位。本病多由于分娩或刮宫产时宫颈或阴道上端的撕裂,困难的宫颈扩张术时宫颈撕伤,经阴道的子宫全切除术时阴道断端周围的血肿以及人工流产术中误伤子宫及宫颈侧壁等情况时细菌进入发生感染,也属于 PID 的范畴。

(一) 发病率

PID 在年轻性活跃人群中发病率高。国外有资料显示:15~19 岁妇女的 PID 发病率是 25~29 岁妇女的 3 倍;20~24 岁妇女的 PID 发病率是 25~29 岁妇女的 2 倍。我国则以 30 岁左右为发病高峰。年轻者发病率高,不仅由于这是性活动旺盛的时期,还因性伴侣不稳定。

(二) 病原体的种类及其对抗生素的敏感性

PID 的发生为多重微生物感染所致,包括厌氧菌、需氧菌、衣原体以及支原体等,其中许多细菌为存在于下生殖道的正常菌群。淋病奈瑟菌、沙眼衣原体、支原体等是导致 PID 的主要病原体,约占 60%~70%。我国一项全国多中心调研显示 PID 患者中沙眼衣原体阳性率 19.9%;宫颈支原体阳性率 32.4%;淋病奈瑟菌阳性率 11.2%;厌氧菌阳性率 25%;细菌培养结果显示大肠埃希菌为 6.7%,其次为金黄色葡萄球菌 4.8%,链球菌 2.1%,表皮葡萄球菌 1.6% 等。

常见的致病菌有以下几种:

1. 需氧菌 主要有淋病奈瑟菌、葡萄球菌、链球菌及大肠埃希菌等。

(1) 淋病奈瑟菌:革兰染色阴性菌,呈卵圆或豆状,常成双排列,邻近面扁平或稍凹,像两瓣黄豆对在一起,急性炎症期细菌多在患者分泌物的少部分中性粒细胞的细胞质中,慢性期则多在细胞外,且有些可呈单个球形或四联状。普通培养基不易成功。喜侵袭人体的柱状上皮和移行上皮,故在女性多为泌尿系统、宫颈、子宫和输卵管黏膜的感染,基本上不侵犯鳞状上皮。随着抗生素的广泛应用,尤其是不合理用药,逐渐产生耐药菌株。

(2) 大肠埃希菌:为肠道的寄生菌,一般不发病,但在机体抵抗力下降,或因外伤等侵入肠道外组织或器官时可引起严重的感染,甚至产生内毒素休克,常与其他致病菌发生混合感染。本菌对卡那霉素、庆大霉素、先锋 V 号、羧苄西林敏感,但易产生耐药菌株,可在药敏试验引导下用药。

(3) 葡萄球菌:属革兰阳性球菌,其中以金黄色葡萄球菌致病力最强,多于产后、剖宫产后、流产后或妇科手术后细菌通过宫颈上行感染至宫颈、子宫、输卵管黏膜。本菌对一般常用的抗生素可产生耐药,根据药物敏感试验用药较为理想,耐青霉素的金黄色葡萄球菌对先锋 V、万古霉素、克林霉素及第三代头孢菌素敏感。

（4）B族链球菌：革兰阳性球菌，是人类体内正常的寄生菌之一，可以引起产前、产后的生殖道感染。感染后症状出现早，一开始就出现高热、心动过速等，是急性绒毛膜羊膜炎最常见的致病原，对产妇和新生儿均有很大的威胁。本菌对青霉素敏感，患病后只要及时、积极治疗基本无死亡。

此外，在需氧性致病菌中尚有肠球菌、克雷白杆菌属、阴道嗜血杆菌等。

2. 厌氧菌　盆腔感染的主要菌种，主要来源于结肠、直肠、阴道及口腔黏膜。由于盆腔组织邻近直肠、肛门，容易感染到厌氧菌；且盆腔解剖位置比较深，环境相对封闭、无氧，厌氧菌容易繁殖，最近的研究表明盆腔感染中2/3来自厌氧菌。其感染的特点是易形成盆腔脓肿、感染性血栓静脉炎，脓液有粪臭并有气泡。可以单独感染，但多数与需氧菌混合感染。条件好的医院已将厌氧菌的检测列为细菌学的常规工作。女性生殖道内常见的厌氧菌有以下几种：

（1）消化链球菌：属革兰阳性菌，易滋生于产后子宫内坏死的蜕膜碎片或残留的胎盘中，其内毒素毒力低于大肠埃希菌，但能破坏青霉素的β-内酰胺酶，对青霉素有抗药性，还可产生肝素酶，溶解肝素，促进凝血，导致血栓性静脉炎。

（2）脆弱类杆菌：系革兰阴性菌，为严重盆腔感染中的主要厌氧菌，这种感染易造成盆腔脓肿，恢复期长，伴有恶臭。本菌对甲硝唑、克林霉素、头孢菌素、多西环素敏感，对青霉素易产生耐药。

（3）产气荚膜梭状芽孢杆菌：系革兰阴性菌，多见于创伤组织感染及非法堕胎等的感染，分泌物恶臭，组织内有气体，易产生中毒性休克、弥散性血管内凝血及肾功能衰竭。对克林霉素、甲硝唑及三代头孢菌素敏感。

除上述三种常见的厌氧菌外，最近的研究表明二路拟杆菌和二向拟杆菌两种厌氧杆菌也是常见的致病菌，对青霉素耐药，对抗厌氧菌抗生素敏感。

3. 其他病原体　如下所述。

（1）沙眼衣原体：一种专有的人类致病原，现已被认为是性传播疾病和围生期感染的一个主要原因。成年人中性传播的沙眼衣原体感染的临床范围与淋病奈瑟菌感染相似，优先感染眼、呼吸道和生殖道的柱状上皮。沙眼衣原体的无症状感染人群要比淋病奈瑟菌高，而有症状的沙眼衣原体感染在临床上要比淋病奈瑟菌感染症状轻一些。感染造成免疫反应，在没有抗生素治疗时常常存在数月或数年。反复的或持续的感染常常造成严重的后果，在输卵管炎中占一很重要的角色。沙眼衣原体被证明存在于50%以上的盆腔炎症性疾病妇女的输卵管或子宫内膜上。

（2）支原体：1937年Dienes首次报道，从外阴前庭大腺脓肿分离到支原体。20世纪60年代末，发现支原体为人类泌尿生殖系统常见的微生物，尤其在孕妇生殖道中定植率很高。支原体可正常寄居于人体腔道的黏膜上，在机体免疫力低下或黏膜受损的情况下，寄居的支原体可发展成致病原。目前认为，支原体是女性生殖道的正常菌群的组成部分之一，具有条件致病菌的特性。其中解脲支原体，人型支原体，生殖支原体与上生殖道感染关系密切，但很少单独致病，多协同其他微生物共感染。

（三）感染途径

PID主要由病原体经阴道、宫颈的上行感染引起。其他途径尚有下列几种：

1. 经淋巴系统蔓延　细菌经外阴、阴道、宫颈裂伤、宫体创伤处的淋巴管侵入内生殖器及盆腔腹膜、盆腔结缔组织等部分，可形成产后感染，流产后感染或手术后的感染。

2. 直接蔓延　盆腔中其他脏器感染后，直接蔓延至内生殖器。如阑尾炎可直接蔓延达右侧输卵管，发生右侧输卵管炎。

3. 经血液循环传播　病原体先侵入人体的其他系统，再经过血液循环达内生殖器，如结核菌的感染，由肺或其他器官的结核灶可经血液循环而传至内生殖器，全身性的菌血症也可导致发生PID。

（四）发病诱因

PID常为多种微生物混合感染所致，其中部分正常寄居于女性生殖道，多于机体疾病、免疫力降低等情况下致病。常见发病诱因有以下几种：

1. 阴道分娩、剖宫产、流产　病原体可上行通过剥离面或残留的胎盘、胎膜、子宫切口等，致子宫、输卵管、卵巢及盆腔腹膜发生炎症，也可经破损的黏膜、胎盘剥离而通过淋巴、血行播散到盆腔。因此须做好宣传教育，注意孕期的体质，分娩时减少局部的损伤，对损伤部位的操作要轻，注意局部的消毒。

2. 月经期性交　月经期宫颈口开放，子宫内膜剥脱面有扩张的血窦及凝血块，均为细菌的上行及滋生提供了良好环境。如在月经期性交或使用不洁的月经垫，可使细菌侵入发生炎症。应加强宣教，更正不良性交行为。

3. 妇科手术操作　各类需伸入器械进入宫腔的操作，如人工流产，放、取环术，子宫输卵管造影术等，导致盆腔感染，称医源性PID。美国每年行早孕人工流产术100万例，发生上生殖道感染的比例接近1∶200，故最近提出应对高危病例流产术前给予预防性应用抗生素，以减少医源性PID的发生。我国在涉及宫腔的计划生育手术前，需常规检查阴道清洁度、滴虫、真菌等，发现有阴道炎症者先给予治疗，可能有助于预防术后PID的发生。其他妇科手术如腹腔镜绝育术、经腹或经阴道子宫切除术、人工流产穿通子宫壁，盆腔手术误伤肠管等均可导致急性炎症，波及输卵管、卵巢及盆腔腹膜。操作时必须注意手术者的手、所用器械以及患者的严密消毒，严格掌握手术的适应证，术前给予预防性抗生素。妇科围术期的抗生素应选用广谱类，常用的有氨苄西林、头孢氨苄、头孢唑林、头孢西丁、头孢噻肟、头孢替坦、头孢曲松等。多数学者主张抗生素应在麻醉诱导期，即术前30分钟一次足量静脉输注，20分钟后组织内抗生素浓度可达高峰。必要时加用抗厌氧菌类抗生素如甲硝唑、替硝唑、克林霉素等。如手术操作超过60~90分钟，在4小时内给第2次药。剖宫产术可在钳夹脐带后给药，可选用抗厌氧菌类药物，如甲硝唑、替硝唑、克林霉素等。给药剂量及次数还须根据病变种类、手术操作的复杂性及患者年龄等情况而定。

4. 性乱史　性活动，尤其是不良的性行为，与PID关系密切。该人群STD发病率较高，导致PID。多性伴妇女PID的患病率是单一性伴者的5倍。应加强对年轻妇女及其性伴侣对STD的认识和教育工作，包括延迟初次性交的时间，限制性伴侣的数目，避免与STD患者进行性接触，坚持使用屏障式的避孕工具，积极诊治无并发症的下生殖道感染等。

5. 邻近器官炎症的蔓延　最常见者为急性阑尾炎、憩室炎、腹膜炎等，应针对其他脏器的感染灶及时应予以治疗。

6. PID后遗症　PID所造成的盆腔内粘连、输卵管积水、扭曲等后遗症，易造成PID的再次急性发作，尤其是在患者免疫力低下、有不洁性交史等情况下。

7. IUD　IUD放置后头三周内可发生PID，但多数症状轻微，目前无证据表明取环后可缓解急性PID的发作，上环后发生PID的治愈效果及复发率尚无准确数据。在临床中，应注意对上环者的随访。

8. 全身性疾病　如败血症、菌血症等，细菌也可达输卵管及卵巢发生急性PID。

（五）病理

1. 输卵管炎　病变可通过子宫颈的淋巴播散至子宫颈旁的结缔组织，首先侵及输卵管浆膜层再达肌层，输卵管内膜受侵较轻，或可不受累。病变是以输卵管间质炎为主，由于输卵管管壁增粗，可压迫管腔变窄，轻者管壁充血、肿胀，重者卵管肿胀明显，且有弯曲，并有含纤维素性渗出物，引起周围的组织粘连。炎症如经子宫内膜向上蔓延时，首先为输卵管内膜炎，输卵管内膜肿胀、间质充血、水肿及大量中性多核白细胞浸润，重者输卵管内膜上皮可有退行性变或成片脱落，引起输卵管管腔粘连闭塞或伞端闭锁，如有渗出物或脓液积聚，可形成输卵管积脓，与卵巢粘连形成炎性包块。

2. 子宫内膜炎　子宫内膜充血、水肿，有炎性渗出物，可混有血，也可为脓性渗出物（多见于淋菌感染）；重症子宫内膜炎内膜呈灰绿色，坏死，见于放射治疗如宫腔内放置铯-137等。镜下见子宫内膜有大量多核白细胞浸润，细胞间隙内充满液体，毛细血管扩张，严重者细胞间隙内可见大量细菌。内膜坏死脱落，可形成溃疡。分泌物可有恶臭，如果宫颈开放，引流通畅，宫腔分泌物清除而治愈，但也有炎症向深部侵入形成子宫肌炎及输卵管炎或因宫颈口肿胀，引流不畅形成子宫腔积脓者。

3. 卵巢周围炎　卵巢表面有一层白膜包被，很少单独发炎，卵巢多与卵管伞端粘连，发生卵巢周围炎，进一步形成卵巢脓肿，如脓肿壁与卵管粘连穿通则形成卵管卵巢脓肿。脓肿可发生于初次感染之后，但往往是在反复发作之后形成。脓肿多位于子宫后方，及阔韧带后叶及肠管间，可向阴道、直肠间穿通，也可破入腹腔，发生急性弥漫性腹膜炎。

4. 盆腔腹膜炎 急性期，腹膜充血、水肿，伴有含纤维素的渗出液，可形成盆腔脏器的粘连，渗出物聚集在粘连的间隙内，可形成多数的小脓肿，或聚集在直肠子宫陷凹内形成盆腔脓肿，脓肿可破入直肠，则症状可减轻，如破入至腹腔则可引起弥漫性腹膜炎，使病情加重。

5. 盆腔结缔组织炎 急性期，局部组织出现水肿、充血，并有多量白细胞及浆细胞浸润。炎症初起时多发生于生殖器官受到损伤的部位，逐渐可蔓延至周围的结缔组织，也可通过淋巴系统向输卵管、卵巢或髂窝处扩散。由于盆腔结缔组织与盆腔内血管接近，可引起盆腔血栓性静脉炎。发炎的部分易化脓，形成大小不等的脓肿，未及时切开排脓引流，脓肿可向阴道、膀胱、直肠自行破溃，高位脓肿也可向腹腔破溃引起弥漫性腹膜炎，发生脓毒症使病情急剧恶化，但引流通畅后，炎症可逐渐消失。如排脓不畅，也可引起发生长期不愈的窦道。急性盆腔结缔组织炎治疗不彻底，或患者体质较差，炎症迁延而成慢性，盆腔结缔组织由充血、水肿，转为纤维组织，增厚、变硬的瘢痕组织，与盆壁相连，子宫被固定不能活动，或活动度受限制，子宫常偏于患侧的盆腔结缔组织。

6. 肝周围炎 PID 中有 10%~20% 伴有肝周围炎或局部腹膜炎，又称菲科综合征（Fitz-HughCurtis syndrome，FHCS），多在腹腔镜检查时发现，镜下见肝周充血，炎性渗出以及肝膈面与上腹、横膈形成束状、膜状及弦丝状粘连带。肝周围炎被认为是感染性腹腔液体直接或经淋巴引流到膈下区域造成，以沙眼衣原体引起者最多见，偶见有淋菌及厌氧菌引起者。此种肝周围炎很少侵犯肝实质，肝功能多正常。患者可有右上腹不同程度的疼痛及轻压痛，通常发生在急性 PID 发作之前，其严重性与 PID 相关。

（六）临床表现

因病情及病变范围大小，而表现的症状不同。轻者可以症状轻微或无症状。重症者可有发热及下腹痛，发热前可先有寒战、头痛，体温可高达 39~40℃，下腹痛可与发热同时发生，为双侧下腹部剧痛，或病变部剧痛。如疼痛发生在月经期则可有月经的变化，如月经量增多，月经期延长；在非月经期疼痛发作则可有不规则阴道出血，白带增多，性交痛等现象。由于炎症的刺激，少数患者也可有膀胱及直肠刺激症状如尿频、尿急、腹胀、腹泻等。发生腹膜炎时，可出现恶心、呕吐、腹胀等消化系统症状；如有脓肿形成，可有下腹肿物及局部压迫刺激症状。

检查患者呈急性病容，脉速，唇干。下腹部剧痛常拒按，或一侧压痛，动宫颈时更明显，炎症波及腹膜时呈现腹膜刺激症状。如已发展为盆腔腹膜炎，则整个下腹部有压痛及反跳痛致使患者拒按。妇科检查见阴道充血，宫颈充血有分泌物，呈黄白色或黏液脓性，有时带恶臭，宫颈有举痛，阴道后穹窿有明显触痛，触及饱满、有波动感，则提示可能有盆腔脓肿存在。子宫增大，压痛，活动性受限，附件区可触及输卵管增粗，有明显压痛，若触及压痛明显的肿物，有波动感，可考虑输卵管卵巢脓肿；宫旁结缔组织炎时，可触及宫旁一侧或两侧有片状增厚，或两侧宫骶韧带高度水肿、增厚，压痛明显。

（七）诊断

PID 的临床表现各异，重症及典型的 PID 病例根据病史、临床及实验室检查所见，诊断不难（表 13-6），但可能此部分患者仅占 PID 的 4% 左右。临床上绝大多数 PID 为轻到中度及亚临床感染者。这部分患者可无明确病史，临床症状轻微，或仅表现有下腹部轻微疼痛，白带稍多，给临床诊断带来困难。有鉴于此，2010 年美国疾病控制与预防中心（CDC）在既往的基础上，提出了最新的 PID 诊断标准，旨在提高对 PID 的认识，对可疑患者做进一步评价，及时治疗，减少后遗症的发生。

表 13-6 PID 的诊断标准

最低标准：

宫颈举痛或子宫压痛或附件区压痛

附加标准：

体温超过 38.3℃（口表）

异常的宫颈或阴道分泌物

续 表

阴道分泌物0.9%氯化钠溶液涂片镜下见到大量白细胞

沙眼衣原体或淋病双球菌的实验室证据

红细胞沉降率升高

血C-反应蛋白升高

实验室证实宫颈淋病奈瑟菌或衣原体阳性

特异标准：

子宫内膜活检证实子宫内膜炎

阴道超声或磁共振检查显示输卵管增粗　输卵管积液，伴或不伴有盆腔积液、输卵管卵巢肿块，或多普勒检查发现盆腔感染（如输卵管充血）或腹腔镜下有与PID相符的异常表现

最低标准提示性活跃的年轻女性或者具有STD的高危人群若出现下腹痛，并可排除其他引起下腹痛的原因，妇科检查符合最低诊断标准，即可给予经验性抗生素治疗。附加标准可增加诊断的特异性。特异标准基本可诊断PID，但由于除B型超声外，均为有创检查或费用较高，特异标准仅适用于一些有选择的病例。

近年来报道较多，较有辅助诊断价值的方法有下列几种：

1. 阴道分泌物的湿片检查　此方法简便、经济、实用。患PID时多有白带增多的症状，阴道分泌物湿片检查中每个阴道上皮细胞中多于1个以上的多形核白细胞，每高倍视野会有3个以上白细胞诊断PID的敏感性达87%，其敏感性高于血沉、C反应蛋白以及经过内膜检查或腹腔镜证实的有症状的PID所呈现出来的外周血的白细胞计数值。若湿片中如无炎症细胞则诊断PID应慎重。

2. 子宫内膜活检　可得到子宫内膜炎的组织病理学诊断，被认为是一种比腹腔镜创伤小而又能证实PID的方法，因子宫内膜炎常并发有急性输卵管炎。有研究证实子宫内膜活检与腹腔镜两者在诊断PID上有90%的相关性。子宫内膜活检的诊断敏感性达92%，特异性为87%，并可同时取材做细菌培养，但有被阴道细菌污染的机会。此方法多需2~3天获得结果，故在一定程度上限制了其在临床上的广泛应用。

3. 超声等影像学检查　在各类影像学检查方法中，B超是最简便、实用和经济的方法，且与腹腔镜检查有很好的相关性。在急性、严重的PID时，经阴道超声可见输卵管增粗、管腔积液或盆腔有游离液体。B超还可用于监测临床病情的发展，出现盆腔脓肿时，B超可显示附件区肿块，伴不均匀回声。CT、MRI有时也可显示出较清晰的盆腔器官影像，但由于其价值昂贵而不能普遍用于临床。对于早期、轻度的PID，B超敏感性差。采用能量多普勒超声技术，通过测定血流来反映输卵管的充血程度，从而提高对早期PID诊断的敏感性，其阳性预测值可达91%，阴性预测值达100%。

4. 腹腔镜检查　目前被认为是诊断PID的金标准，因可在直视下观察盆腔器官的病变情况，并可同时取材进行细菌鉴定及培养而无阴道污染之虑。腹腔镜诊断PID标准：①输卵管表面明显充血；②输卵管壁水肿；③输卵管伞端或浆膜面有脓性渗出物。Soper认为行腹腔镜检查时应同时对病变的程度予以分级，他提出的分级标准为：轻度：输卵管有充血、水肿，能自由活动，伞端是开放的；中度：输卵管有明显炎症，活动受限，周围有疏松及渗出性的粘连及嵌顿，伞端可能有粘连；重度：盆腔器官之间互相粘连，输卵管积脓或输卵管卵巢粘连成块，大网膜粘连。腹腔镜下见肝周充血，炎性渗出以及肝膈面与上腹、横膈形成束状、膜状及弦丝状粘连带，可考虑肝周围炎。

尽管腹腔镜在诊断PID上有上述优越性，但考虑到腹腔镜检查是一个有创并相对昂贵的手术，需要手术室和麻醉，故多数学者主张PID的诊断首先应基于临床诊断，除非诊断有疑问，尤其是不能除外异位妊娠时，才有指征行腹腔镜检查术，而且腹腔镜所见与病变的严重程度并不一定相关，因其只能看到器官的表面，有高达20%的病例腹腔镜不能作出明确诊断。

5. 其他实验室检查　包括白细胞增多（>10 000），血沉增快（>20mm/h），C-反应蛋白升高（2mg/dl），血清CA_{125}升高（>43.7U/mL），腹腔积液与血清同种淀粉酶值（商<1.5）等，上述检查

虽对临床诊断有所帮助，但均缺乏敏感性与特异性。淋病奈瑟菌、沙眼衣原体的检查详见有关章节。

（八）鉴别诊断

需注意与自然流产、感染性流产、急性阑尾炎、异位妊娠、卵巢囊肿扭转或破裂、盆腔子宫内膜异位症、胆囊炎、胃肠炎、憩室炎、肾盂肾炎或肾绞痛等鉴别。下面列出几种主要需要鉴别的疾病。

1. 急性阑尾炎　右侧急性输卵管炎卵巢炎易与急性阑尾炎混淆。急性阑尾炎起病前常有胃肠道症状，如恶心、呕吐、腹泻等，腹痛多发生于脐周围，然后逐渐向右侧下腹部固定。检查时仅麦氏点有压痛，体温及白细胞增高的程度不如急性输卵管卵巢炎。急性输卵管卵巢炎右侧者，常在麦氏点以下压痛明显。妇科检查子宫颈常有触痛，双侧附件均有触痛。但临床上二者同时发生者也常遇到。仅为急性阑尾炎时，妇科检查不易触知阑尾。

2. 异位妊娠或卵巢黄体囊肿破裂　异位妊娠及卵巢黄体囊肿破裂均可因卵管妊娠流产或破裂发生急性下腹痛，但异位妊娠常有闭经史，有腹腔内出血。患者面色苍白，急性病容，甚至呈现休克，尿 hCG 常呈阳性，而急性输卵管卵巢炎多无这些症状，做阴道后穹隆穿刺，如抽出为陈旧性血液则诊断明确。

3. 卵巢肿瘤蒂扭转　多出现在活动性包块之后，在体位突然变动或排大便等情况时发生剧烈下腹痛，卵巢肿物扭转后囊腔内常有出血，肿物增大，伴有发热，需与急性输卵管卵巢炎性包块鉴别，询问病史、B 超诊断可有帮助。

4. 盆腔子宫内膜异位症　本病具有痛经、月经量增多，多并有不孕历史，需与输卵管卵巢炎鉴别，盆腔子宫内膜异位症时，子宫可增大，盆腔有结节状包块，常无发热，如有怀疑可通过 B 超及腹腔镜检查作出诊断（表 13 - 7）。

表 13 - 7　盆腔痛的鉴别

		急性盆腔痛	慢性盆腔痛
妇科疾病		妊娠相关	经期痛
		正常妊娠	痛经
		异位妊娠	子宫内膜异位症
		流产	子宫肌瘤
		流产后子宫内膜炎	米勒管异常
		非妊娠相关	性交痛、性交困难
		PID	
		附件脓肿	
		卵巢扭转	
		卵巢囊肿破裂	
		黄体囊肿破裂出血	
胃肠道疾病		胃肠炎	功能性疾病
		阑尾炎	便秘
		穿孔	肠易激综合征
		肠梗阻	炎性肠病
		肠扭转	乳糖不耐受
		疝	
		憩室炎	
		直肠周围、腰大肌脓肿	
		直肠脱垂、膀胱癌	
		缺血性肠病	
泌尿系统疾病		肾盂肾炎	慢性膀胱炎
		膀胱炎	间质性膀胱炎

续表

	急性盆腔痛	慢性盆腔痛
	泌尿系结石、肾绞痛	膀胱结石
	肾脓肿	
	尿道炎	
肌肉骨骼病变	筋膜炎	腹盆腔疼痛综合征
其他	关节炎（髋关节）	肛提肌、梨状肌痉挛
		盆腔瘀血综合征
		心身疾病
		腹型偏头痛
		抑郁症
		卟啉病

（九）治疗

PID 的治疗目的是缓解症状、消除当前感染及降低远期后遗症的危险。

1. 全身治疗　重症者应卧床休息，给予高蛋白流食或半流食，体位以头高脚低位为宜，以利于宫腔内及宫颈分泌物排出于体外，盆腔内的渗出物聚集在直肠子宫陷凹内而使炎症局限。补充液体，纠正电解质紊乱及酸碱平衡，高热时给以物理降温，并应适当给予止痛药，避免无保护的性交。

2. 抗生素治疗　对细菌培养的技术的提高以及药物敏感试验的配合，临床上得以合理的使用药物，对急性炎症可达到微生物学的治愈（治愈率84%~98%）。一般在药物敏感试验做出以前，先使用需氧菌、厌氧菌以及淋菌、沙眼衣原体兼顾的广谱抗生素以及联合用药，待药敏试验做出后再改换，一般是根据病因以及发病后已用过何种抗生素作为参考来选择用药。在 PID 诊断48小时内及时用药将明显降低后遗症的发生。抗生素的治疗原则：经验性、广谱、及时和个体化。

（1）门诊治疗：若患者一般状况好、症状轻，能耐受口服抗生素，并有随访条件，可在门诊给予口服或肌内注射抗生素治疗。口服治疗后72小时内无效，应重新评估诊断，并改为肠道外头孢菌素治疗。

由于耐喹诺酮的淋病奈瑟菌的出现，含有喹诺酮的治疗方案已不再作为 PID 推荐治疗方案。仅在使用肠道外头孢菌素治疗困难，且该区域淋病奈瑟菌传染及发病风险较低时，可考虑使用含有喹诺酮的治疗方案。具体方案为：氧氟沙星400mg，口服，每日2次，或左氟沙星500mg，口服，每日1次，共14日，加用或不加用甲硝唑500mg，口服，每日2次，共14日。治疗前需检测淋病奈瑟菌，若检测阳性且淋病奈瑟菌培养结果阳性，需根据抗菌敏感性选择抗生素；若检测出耐喹诺酮的淋病奈瑟菌，或无法行淋病奈瑟菌培养，尽量应用肠道外头孢菌素治疗，使用肠道外头孢菌素治疗困难时，需在含有喹诺酮的治疗方案中加用阿奇霉素2g顿服。

（2）住院治疗：若患者一般情况差，病情严重等，均应住院给予抗生素为主的综合治疗，抗生素治疗给药途径以静脉滴注收效快。

3. 手术治疗　主要用于治疗抗生素控制不满意的输卵管卵巢脓肿或盆腔脓肿。

（1）手术指征

1）药物治疗无效：药物治疗48~72小时，体温持续不降，患者中毒症状加重或包块增大者，应及时手术。

2）脓肿持续存在：经药物治疗病情有好转，继续控制炎症数日（2~3周），包块仍未消失但已局限化，应手术切除，以免日后再次急性发作。

3）脓肿破裂：突然腹痛加剧、寒战、高热、恶心、呕吐、腹胀，检查腹部拒按或有中毒性休克表现，应怀疑脓肿破裂。若脓肿破裂未及时诊治，死亡率高。因此，一旦怀疑脓肿破裂，需立即在抗生素治疗的同时行剖腹探查。

(2) 手术方式：包括脓肿切开引流，途径有经腹、经阴道、腹腔镜下等几种。原则以切除病灶为主。为了保存生育能力及卵巢功能，现多主张对年轻患者的单侧输卵管卵巢脓肿仅行单侧附件切除术。Lander 报道的病例中，71% 为单侧输卵管卵巢脓肿。此数字说明一半以上的患者有行单侧附件切除术的机会。随着抗生素及试管婴儿技术的发展，各类保存生育功能的手术越来越为人们关注。但在处理具体患者时，应在保存生育功能及冒再次手术危险之间进行权衡。有报道单侧附件切除术后，17% 的患者需再次手术，14% 的患者可能获得宫内妊娠。

1) 经阴道后穹隆切开引流：常用于脓肿聚集在直肠子宫陷凹或阴道直肠陷凹，可先自阴道后穹隆穿刺证实有脓液，或在 B 超、CT 引导下选择部位。一般在宫颈与后穹隆交界处做一横切口，可用手指及血管钳伸入脓腔分离脓肿中的房隔及粘连，以利于脓液的引流，排脓后插入负压吸引管，放置 48 ~ 72 小时，脓液明显减少后取出。此方法可应用于对抗生素耐药又希望保留生育者。选用此方法时，应严格挑选适应证，脓肿为单房，位于中线部位，且由于脓液的积聚使直肠阴道隔上 1/3 部分分开者，效果好，并发症少，成功率可达 80% ~ 90%。但对于多房的复杂脓肿效果差，成功率只有 43%，而并发症是单房脓肿的 4 倍，约 50% 的患者仍需开腹手术清除感染。在单侧脓肿发生率上升的情况下，对于保留生育能力及卵巢功能而言，单侧附件切除术的效果要好于经阴道脓肿切开引流术。最近报道在 B 超引导下切开引流术，使成功率得以上升。

2) 经皮穿刺切开引流：近来多有报道，穿刺的部位根据脓肿的部位而定。单房脓肿者成功率高，也有人报道对多房脓肿，采取放置多根引流管的方法获得成功。Abolulghar 报道在阴道超声引导下穿刺引流成功率达 85%。Nelson 报道经直肠超声引导下穿刺引流成功率达 93%。一般引流后 48 小时应再次行影像学检查。放置脓腔的引流管可用来进行脓腔的灌洗或灌注显影剂以利于下次影像学的检查。

3) 腹腔镜下引流：可同时取得诊断与治疗的效果，尤其适用于诊断仍有疑问者，可在直视下打开脓腔进行引流及灌洗，并可根据情况在腹腔镜下行单侧附件切除术。由于炎症时组织的充血、粘连，手术时需十分小心，避免副损伤。Raiga 等曾报道 39 例腹腔镜下附件脓肿的处理，均得到治愈，3 ~ 6 个月后再次行腹腔镜检查时，35 例需行粘连松解术，17 例需行输卵管成形术，19 例希望妊娠者中，12 例宫内妊娠。

4) 单侧附件切除：适用于单侧输卵管、卵巢脓肿，全身一般情况尚好，并有生育要求的年轻妇女。

5) 全子宫加双侧附件切除术：是治疗输卵管、卵巢及盆腔脓肿较为彻底的方法，适用于病情重，年龄大已无生育要求者。手术困难时，需细心分离，避免副损伤，术后应放置引流。

4. 性伴侣治疗　对 PID 患者出现症状前 60 天内接触过的性伴侣进行检查和治疗（若最后一次性行为在 PID 出现症状 60 天前，则选择患者最新性伴）。此治疗期间，患者需避免性生活。若不进行治疗，患者存在再次感染的危险，而且其性伴侣很可能发生尿道淋病奈瑟菌或沙眼衣原体感染，其常无症状而被忽视。无论 PID 患者分离的病原体如何，均建议患者的性伴侣应针对上述病原体进行检测和治疗。

5. 随访　在 PID 患者治疗头 3 天内，应明确有无临床情况的改善，如退热、腹部压痛或反跳痛减轻、子宫及附件压痛减轻、宫颈举痛减轻。在此期间病情无好转的患者需住院，行进一步检查，必要时行手术治疗。对有沙眼衣原体或淋病奈瑟菌感染史的 PID 患者，在治疗后半年内仍有较高的复发风险，因此无论其性伴侣是否接受治疗，建议患者在治疗结束后 4 ~ 6 周重新检测上述病原体。

（十）PID 的后遗症

PID 可引起一些严重的临床后遗症，一般可分为近期与远期后遗症两种。近期后遗症包括肝周围炎，即 Fitz - Hugh - Curtis 综合征、输卵管卵巢脓肿等。后者一旦破裂可造成弥漫性腹膜炎及败血症，甚至危及患者生命。据报道住院的 PID 妇女中高达 1/3 发生输卵管卵巢脓肿，由于广谱抗生素的使用，因脓肿破裂造成的死亡率已大为减少，但如治疗处理不及时，仍有造成死亡者。远期后遗症的发生率在 25% 左右，主要包括不育、异位妊娠、慢性盆腔疼痛及 PID 的反复发作。这里就 PID 的远期后遗症分别叙述之。

1. 分类 如下所述。

(1) 不育：PID 后的不育发生率在 10% 左右，多为输卵管性不育（tubal factor infertility，TFI），由于感染和炎症导致的输卵管积水、瘢痕、粘连和伞端闭锁引起；少部分病例因卵巢周围炎症、排卵障碍引起。不育与 PID 的发作的次数及发作的严重性直接相关。据统计 PID 发作 1 次后的不育率为 19.5%，2 次后不育率增加 2 倍，达 40%；轻度的 PID 导致的不育率为 0.6%，中度为 6.2%，重度则明显升高到 21.4%。既往诊断 PID 患者，TFI 的发生率增加 12%~50%。PID 治疗后用腹腔镜检查，35%~48% 有输卵管周围的粘连及管腔闭塞。

(2) 异位妊娠：近 20 年来异位妊娠的发病率增加了 3~5 倍，其增加的数目直接与性传播疾病及 PID 发生率的上升相关并成正比。组织学的研究证实近 50% 的异位妊娠发生在既往因输卵管炎而损害的输卵管。英、美等国的研究表明，曾患 PID 者，其异位妊娠发生的危险性将增加 8~10 倍，发生率可达 12%~50%。PID 造成的输卵管显微镜下的损害可延迟或阻挡受精卵的正常运行，使其不能正常到达宫腔着床，而着床于输卵管发生异位妊娠。

(3) 慢性盆腔痛：慢性盆腔疼痛与 PID 发作的次数及严重性显著相关，1 次发作后 12% 发生慢性盆腔痛，发作超过 3 次者慢性盆腔疼痛发生率可达 67%。在慢性盆腔痛的患者中，2/3 伴不育及性交痛。慢性盆腔痛常发生于 PID 急性发作后的 4~8 周，虽然盆腔检查可以无异常发现。PID 后造成的输卵管积水或输卵管卵巢周围的粘连常被认为是造成慢性盆腔痛的原因。有一种假设认为疼痛可能来自与月经周期相关的卵巢体积的变化。当卵巢在排卵期增大时造成了周围粘连带的伸展、牵拉从而导致盆腔痛。PID 后造成慢性盆腔痛的机制还有待进一步深入研究。

(4) 盆腔炎性疾病的反复发作：有 PID 史者，约 25% 将再次急性发作。年轻妇女再次发作的机会是年纪稍大妇女的 2 倍。采用屏障式的避孕工具及积极治疗下生殖道感染将有助于减少复发。由于 PID 的后遗症与 PID 发作的次数明显相关，故减少复发对降低 PID 的后遗症至关重要。也有学者认为 PID 发作后造成的输卵管组织结构的破坏，输卵管的扭曲、积水，以及患者免疫力降低等使患者易再次发作。有作者提出 PID 后的慢性盆腔痛均应行腹腔镜检查以确定诊断及排除其他疾病。

2. 治疗 对于 PID 造成的后遗症，目前尚无特殊有效的治疗方法，重点在予预防。对无明显盆腔炎病史而有不育、慢性盆腔痛者，可先在腹腔镜下明确诊断。曾患过 PID 者，35%~48% 的患者遗留有输卵管周围的粘连及输卵管堵塞，可在腹腔镜下行粘连分离术、输卵管积水切开术及输卵管伞端成形术等，但上述手术的确切效果有待进一步的深入研究。对于缓解慢性盆腔痛的症状及增加受孕率，尚有一些保守的药物、物理疗法及根治性的手术疗法可以应用。

(1) 药物治疗

1) 透明质酸酶：给 1 500U，或糜蛋白酶 5mg 肌内注射，隔日 1 次，5~10 次为 1 疗程，以利炎症及粘连的吸收。个别患者如出现全身或局部过敏反应，应停用药。

2) 封闭疗法：能阻断恶性刺激，改善组织营养，如骶前封闭，每次用 0.25% 普鲁卡因 40mL，每周 1~2 次，每疗程 4~5 次；或用阴道侧穹隆封闭，即在距子宫颈 1cm 处刺入侧穹隆 2~3cm 深，每侧缓慢注射 0.25% 普鲁卡因 10mL，每日 1 次，每疗程 5~7 次。

(2) 物理疗法：通过温热的刺激，进入盆腔组织可促进局部血液循环，改善局部组织的新陈代谢，以利炎症的吸收和消退。

1) 激光治疗：利用激光治疗的特点消炎、止痛，以及促进组织的修复作用。黄宝英用 25mW 氦氖激光局部照射 127 例盆腔炎性包块。氦氖激光治疗机，激光管长 100cm，输出功率 25mW，光斑可通过透镜调节成聚焦或散焦，照射前使患者排空尿液，暴露下腹部，激光束垂直照射患部，距离 60cm 左右，光斑直径 5mm，光斑中心对准病灶区于月经第 6 天开始照射，每日 1 次，每次 20 分钟，每疗程 15 次，根据病情需要，于下次月经后再作第二个疗程，可连续照射 3~6 个疗程。结果显示痊愈、显效率达 74%，有效率达 93.7%，病程长于 5 年者，痊愈显效率明显降低。

2) 超短波疗法：用下腹腰骶对置法，或将阴道电极置于阴道内，微热量或温热量，每次 15~20 分钟，每日 1 次，或隔日 1 次，12~15 次为一疗程。

3）微波治疗：微波是一种高频率电磁波，因机体组织对微波吸收率高，其穿透力较弱产热均匀，可准确限定治疗部位，操作方便，对慢性炎症用圆形或矩形电极横置于下腹部，距离10cm，功率80～100W，每次15～20分钟，每日1次，10～20次为一疗程。

4）中波直流电离子透入法：用骶－阴道法或腹骶－阴道法，中波电流用0.6～1A，直流电用10～15mA，每次20～30分钟，每日或隔日1次，15～20次为一疗程，用于盆腔粘连，效果较好。

5）紫外线疗法：用短裤照射法，红斑量为2～4个生物剂量，以后每次增加1/2～1个生物剂量，隔日1次，每疗程5～6次。

6）石蜡疗法：用腰－腹法，使用蜡饼或蜡袋置于下腹部及腰骶部，每次30分钟或用蜡栓放置阴道内，隔日1次，10～15次为一疗程。

7）热水坐浴：一般用1∶5 000高锰酸钾溶液或中药洁尔阴坐浴，水温约为40℃，每日1次，5～10次为一疗程，每次10～20分钟。

应用理疗治疗慢性盆腔炎性疾病时应注意其禁忌证。①月经期及孕期；②生殖器官有恶性肿瘤；③伴有出血；④内科并发症如心、肝、肾功能不全；⑤活动性结核；⑥高热；⑦过敏性体质等情况时均不给做理疗。

（3）手术治疗：患者患病后，治疗长时间不愈，经常下腹坠痛，腰酸，精神忧郁，影响身体健康及工作，尤以盆腔已形成包块，年龄在40岁以上，不考虑生育者，也可手术治疗。

1）全子宫切除：对输卵管卵巢囊肿，输卵管积水，如已有子女，年龄超过40岁者，可行全子宫切除及病灶切除术，如有可能可保留一侧卵巢或部分卵巢。

2）年轻患者迫切希望生育，如单侧或双侧输卵管均不通，根据情况可做卵管复通术。

（十一）中药治疗

中医认为盆腔炎病因以热毒为主，兼有湿、瘀，临证以清热解毒为主，祛湿化瘀为辅。针对热毒炽盛型以清热解毒、利湿排脓；湿热瘀结型以清热利湿，化瘀止痛。并且在急性期清热解毒后，加以行气活血、软坚散结、破瘀之品。

中医治疗上采用独特的中药保留灌肠、外敷等方法可以提高局部药物浓度，使药液直接渗透于炎性包块，有利于局部药物的吸收，同时促进局部组织血液循环，另外穴位注射等治疗方法也使中医中药在盆腔炎的治疗中能发挥重要的作用，各种方法及中药还可以使患者脏腑气血疏通，大大提高了患者的免疫力，使其整体症状得以改善，降低了病程迁延的概率。

中西医联合治疗PID：PID单用抗生素治疗用药时间长，日后易迁延，配合清热解毒、理气活血的中药日服治疗后，可提高PID的治愈率。

对盆腔炎症性疾病后遗症有组织破坏、粘连、增生及瘢痕。采用中医活血化瘀的方法治疗。有助于恢复破坏组织、松解粘连、减缓增生及瘢痕形成。

（成 娟）

第五节 盆腔结核

由人型结核分枝杆菌侵入机体后在女性生殖器引起的炎症性疾病称为盆腔结核（pelvic tuberculosis），又称结核性盆腔炎（tuberculosis pelvic inflammation）或女性生殖器结核（female genital tuberculosis）。常继发于肺、肠、肠系膜淋巴结、腹膜等器官的结核，也有少数患者继发于骨、关节结核，多数患者在发现盆腔结核时原发病灶已愈。结核分枝杆菌首先侵犯输卵管，然后向下行传播至子宫内膜和卵巢，很少发生于子宫颈，而阴道及外阴结核更属罕见。由于本病病程缓慢，表现症状不典型，易被忽视。近年来，由于诊断技术不断提高，结核病的发病率逐年增多。结核分枝杆菌可随月经血排出，对周围环境来说是一传染源。

（一）发病情况

1. 发病率　结核病（tuberculosis，TB）呈世界性流行。据世界卫生组织（WHO）报道，目前全球有近1/3的人感染了结核菌。TB流行最严重的地区是非洲北部的撒哈拉、东南亚和西太平洋地区。近年来，由于移民增多，欧美发达国家的TB发生率亦呈上升趋势。TB发病增加的另一原因与人免疫缺陷病毒感染和获得性免疫缺陷综合征有关。我国在全球属TB高发病地区之一，疫情呈三高一低，即患病率高、死亡率高、耐药率高和年递减率低。

由于盆腔结核在临床上常无自觉症状而不易被发现，因而难以获得确切的发病率数值。Hassoun等研究报道，约1.8%的结核患者可能并发生殖泌尿道结核。以下情况有助于估测盆腔结核的发生率。

（1）不孕症妇女虽无自觉症状，但通过子宫内膜活检发现5%患有子宫内膜结核。

（2）慢性输卵管炎患者中5%~10%为结核性输卵管炎（tuberculous salpingitis）。

（3）肺结核的女性患者中2%~8%同时有盆腔结核。

（4）死于肺结核的女性患者尸检证明有10%患有盆腔结核。盆腔结核患者同时有肺结核者占1/3。

2. 发病人群　多发生于20~30岁生育年龄的妇女，占80%~90%，也可见于青春期前少女或绝经后的老年妇女。据国外文献报道，后者的发病近年有增长趋势。

（二）发病机制

抗酸性结核分枝杆菌为病原体。根据其代谢和生长特性，将结核病灶中的结核菌群分为四类：①A群：早期活跃的结核菌，在早期活跃病灶中大量存在于细胞外；②B群：随病情进展生长于酸性环境中的巨噬细胞内，量较少；③C群：在中性干酪病灶中缓慢繁殖或间歇繁殖；④D群：完全不繁殖，呈休眠状。以上4群结核分枝杆菌对抗结核药物呈现不同的反应，任何药物对D群结核分枝杆菌都不起作用，只能靠机体自身的免疫功能加以清除或细菌自身消亡。

（三）传播途径

盆腔结核是全身结核的一种表现，一般认为是继发性感染，主要来源于肺或腹膜结核。不少患者可能同时发生不同器官的结核。Abkari等报道的123例腹腔结核患者中，11.4%有与结核患者接触史，3.3%有结核病史。盆腔结核传播途径可有：

1. 血行传播　最为多见。结核分枝杆菌一般首先感染肺部，短时间内即进入血液循环，传播至体内其他器官，包括生殖器官。有人发现，肺部原发感染发生在月经初潮时结核菌通过血行播散可被单核-巨噬细胞系统清除，但在输卵管内可形成隐性传播灶，处于静止状态可达1~10年，直至机体免疫功能低下时细菌重新激活发生感染。青春期时正值生殖器官发育，其血供较为丰富，结核菌易借血行传播。

2. 淋巴传播　较少见。多为逆行传播，如肠结核通过淋巴管逆行传播至生殖器官。

3. 直接蔓延　结核性腹膜炎和肠系膜淋巴结结核可直接蔓延到输卵管。腹膜结核与输卵管结核常并存，两处结核病灶可通过直接接触而相互传染。

4. 原发性感染　极为少见。一般多为男性附睾结核的结核菌通过性交传染至女性。

（四）病理

女性盆腔结核绝大多数首先感染输卵管，可伴有子宫内膜、卵巢、宫颈、阴道及外阴结核。

1. 输卵管结核　占90%~100%。多为双侧性。典型病变输卵管黏膜皱襞可有广泛的肉芽肿反应及干酪样坏死，镜下可见结核结节。

由于感染途径不同，结核性输卵管炎初期大致有三种类型：

（1）结核性输卵管周围炎：输卵管浆膜面充血、肿胀，见散在黄白色粟米状小结节，可与周围器官广泛粘连，常为盆腔腹膜炎或弥漫性腹膜炎的一部分。可能出现少量腹腔积液。

（2）结核性输卵管间质炎：由血行播散而来。输卵管黏膜下层或肌层最先出现散在的小结节，以后波及黏膜和浆膜。

（3）结核性输卵管内膜炎：多由血行播散所致，继发于结核性腹膜炎者较少见，结核分枝杆菌可由输卵管伞端侵入。输卵管黏膜首先受累，发生溃疡和干酪样坏死。病变以输卵管远端为主，伞端黏膜肿胀，黏膜皱襞相互粘连，伞端可外翻呈烟斗状但并不一定闭锁。结核性腹膜炎中有生殖器结核者占

13.5%，而生殖器结核并发腹膜结核者占32.8%，由此推测，输卵管伞端在开放的情况下，结核分枝杆菌可由输卵管扩散至腹膜。

输卵管结核随病情发展可有两种类型：

1）增生粘连型：较多见。此型病程进展缓慢，临床表现多不明显。输卵管增粗僵直，伞端肿大开放呈烟斗状，但管腔可发生狭窄或阻塞。切面可在黏膜及肌壁找到干酪样结节，慢性病例也可见钙化灶。当病变扩展到浆膜层或整个输卵管被破坏后，可有干酪样物质渗出，随后肉芽组织侵入，使输卵管与邻近器官如卵巢、肠管、肠系膜、膀胱和直肠等广泛紧密粘连，形成难以分离的炎性肿块，如有积液则形成包裹性积液。

2）渗出型：此型病程急性或亚急性。渗出液呈草黄色，澄清，为浆液性液体，偶可见血性液体，量多少不等。输卵管管壁有干酪样坏死，黏膜有粘连，管腔内有干酪样物质潴留而形成输卵管积脓。与周围可无粘连而活动，易误诊为卵巢囊肿。较大的输卵管积脓可波及卵巢而形成结核型输卵管卵巢脓肿。

2. 子宫内膜结核　为50%~60%。多由输卵管结核扩散而来。由于子宫内膜有周期性脱落而使内膜结核病灶随之排出，病变多局限于子宫内膜，早期呈散在粟粒样结节，极少数严重者病变侵入肌层。宫体大小正常或略小，外观无异常。

刮取的子宫内膜镜下可见结核结节，严重者出现干酪样坏死。典型的结核结节中央为1~2个巨细胞，细胞呈马蹄状排列，周围有类上皮细胞环绕，外侧则有大量淋巴细胞和浆细胞浸润。子宫内膜结核结节的特点是结核结节周围的腺体对卵巢激素反应不敏感，表现为持续性增生或分泌不足。严重的内膜结核可出现干酪样坏死而呈表浅的溃疡，致使内膜大部分或全部被破坏，以后还可形成瘢痕，内膜的功能全部丧失而发生闭经。子宫内膜为干酪样组织或形成溃疡时可形成宫腔积脓；全部为干酪样肉芽肿样组织时可出现恶臭的浆液性白带，需排除子宫内膜癌。

3. 卵巢结核　为20%~30%。病变多由输卵管结核蔓延而来，多为双侧性，卵巢表面可见结核结节或干酪样坏死或肉芽肿。卵巢虽与输卵管相邻较近，但因白膜包裹而较少受累，常仅有卵巢周围炎。若由血行传播引起的感染可在卵巢深层间质中形成结节，或发生干酪样坏死性脓肿。

4. 子宫颈结核　为5%~15%。常由子宫内膜结核下行蔓延形成，或经血行淋巴播散而来。肉眼观病变呈乳头状增生或溃疡型而不易与宫颈癌鉴别，确诊需经病理组织学检查：宫颈结核一般有四种类型，即溃疡型、乳头型、间质型和子宫颈黏膜型。

5. 外阴阴道结核　为1%。多自子宫和子宫颈向下蔓延而来或血行传播。病灶表现为外阴和阴道局部单个或数个浅表溃疡，久治不愈可形成窦道。

（五）临床表现

病史：对本病的诊断极为重要。需详细询问家族结核史、本人结核接触史及本人生殖器以外脏器结核史，盆腔结核患者中约有1/5的患者有结核家族史。

症状：患者的临床症状多为非特异性的。不少患者无不适主诉，而有的则症状严重。

1. 月经失调　为女性盆腔结核较常见的症状，与病情有关。早期患者因子宫内膜充血或形成溃疡而表现为月经量过多、经期延长或不规则阴道流血，易被误诊为功能失调性子宫出血。多数患者就诊时发病已久，此时子宫内膜已遭受不同程度的破坏，表现为月经量过少，甚至闭经。

2. 下腹坠痛　由于盆腔内炎症和粘连，或结核性输卵管卵巢脓肿的形成等均可引起不同程度的下腹坠痛，经期尤甚。

3. 不孕　输卵管结核患者输卵管管腔可狭窄或阻塞，黏膜纤毛丧失或粘连，输卵管间质发生炎症者输卵管蠕动异常，输卵管失去正常功能而导致不孕。子宫内膜结核是引起不孕的另一主要原因。在原发性不孕患者中，盆腔结核常为主要原因之一。

4. 白带增多　多见于并发子宫颈结核者，尤其当并发子宫颈炎时，分泌物可呈脓性或脓血性，组织脆，有接触性出血，易误诊为癌性溃疡。

5. 全身症状　可有疲劳、消瘦、低热、盗汗、食欲缺乏或体重减轻等结核的一般症状。无自觉症状的患者临床亦不少见。有的患者可仅有低热，尤其在月经期表现得比较明显，每次经期低热是盆腔结核的典型临床表现之一。盆腔结核常继发于肺、胸膜、肠和泌尿系统等脏器的结核，因而可有原发脏器结核的症状，如咯血、胸痛、血尿等。

体征：因病变部位、程度和范围不同而有较大的差异：部分病例妇科检查子宫因粘连而活动受限，双侧输卵管增粗，变硬，如索条状。严重病例妇科检查可扪及盆腔痞块，质硬，不规则，与周围组织广泛粘连而活动度较差，无明显触痛。包裹性积液患者可扪及囊性肿物，颇似卵巢囊肿。盆腔结核与腹膜结核并存患者腹部可有压痛，腹部触诊腹壁揉面感，腹腔积液征阳性。个别患者于子宫旁或直肠子宫陷凹处扪及小结节时易误诊为盆腔子宫内膜异位症或卵巢恶性肿瘤。盆腔结核患者常有子宫发育不良，临床上需与子宫发育不良鉴别。子宫颈结核患者扩阴器检查时可见宫颈局部乳头状增生或小溃疡形成。

（六）诊断

症状体征典型的患者诊断多无困难，多数因无明显症状和体征极易造成漏诊或误诊。有些患者仅因不孕行诊断性刮宫经病理组织学检查才证实为子宫内膜结核。如有以下情况应首先考虑盆腔结核可能：①有家族性结核史，既往有结核接触史，或本人曾患肺结核、胸膜炎和肠结核者；②不孕伴月经过少或闭经，有下腹痛等症状，或盆腔有痞块者；③未婚妇女，无性接触史，诉有低热、盗汗、下腹痛和月经失调，肛查盆腔附件区增厚有痞块者也应想到本病；④慢性盆腔炎久治不愈。

由于本病患者常无典型临床表现，需依靠辅助诊断方法确诊。常用的辅助诊断方法有：

1. 病理组织学检查　盆腔内见粟粒样结节或干酪样物质者一般必须做诊断性刮宫。对不孕及可疑患者也应取子宫内膜作病理组织学检查。诊刮应在月经来潮后12小时之内进行，因此时病变表现较为明显。刮宫时应注意刮取两侧子宫角内膜，因子宫内膜结核多来自输卵管，使病灶多首先出现在宫腔两侧角。刮出的组织应全部送病理检查，最好将标本做系统连续切片，以免漏诊。如在切片中找到典型的结核结节即可确诊。子宫内膜有炎性肉芽肿者应高度怀疑内膜结核。无结核性病变但有巨细胞体系（巨噬细胞对结核分枝杆菌有较强的吞噬、杀伤作用）存在也不能否认结核的存在。可疑患者需每隔2~3个月复查，如3次内膜检查均阴性者可认为无子宫内膜结核存在。因诊刮术有引起结核扩散的危险性，术前、术后应使用抗结核药物预防性治疗。其他如宫颈、阴道、外阴等病灶也须经病理组织学检查才能明确诊断。

2. 结核分枝杆菌培养和动物接种　取经血、刮取的子宫内膜、宫颈分泌物、宫腔分泌物、盆腔包块穿刺液或盆腔包裹性积液等作培养，到达2个月时检查有无阳性结果。或将这些物质接种于豚鼠腹壁皮下，6~8周后解剖检查，如在接种部位周围的淋巴结中找到结核菌即可确诊。如果结果为阳性，可进一步做药敏试验以指导临床治疗。

经血培养（取月经第1天的经血6~8mL）可避免刮宫术引起的结核扩散，但阳性率较子宫内膜细菌学检查为低。一般主张同时进行组织学检查、细菌培养和动物接种，可提高阳性确诊率。本法有一定技术条件要求，而且需时较长，尚难推广使用。

3. X线检查　如下所述。

（1）胸部X线摄片：必要时还可做胃肠系统和泌尿系统X线检查，以便发现其原发病灶。但许多患者在发现盆腔结核时其原发病灶往往已经愈合，而且不留痕迹，故X线片阴性并不能排除盆腔结核。

（2）腹部X线摄片：如显示孤立的钙化灶，提示曾有盆腔淋巴结结核。

（3）子宫输卵管碘油造影：子宫输卵管碘油造影对生殖器结核的诊断有一定的价值。其显影特征为：①子宫腔形态各不相同，可有不同程度的狭窄或变形，无刮宫或流产病史者边缘亦可呈锯齿状；②输卵管管腔有多发性狭窄，呈典型的串珠状或细小僵直状；③造影剂进入子宫壁间质、宫旁淋巴管或血管时应考虑有子宫内膜结核；④输卵管壶腹部与峡部间有梗阻，并伴有碘油进入输卵管间质中的灌注缺损；⑤相当于输卵管、卵巢和盆腔淋巴结部位有多数散在粟粒状透亮斑点阴影，似钙化灶。

子宫输卵管碘油造影有可能将结核菌或干酪样物质带入盆腹腔，甚至造成疾病扩散而危及生命，因此应严格掌握适应证。输卵管有积脓或其他疾患时不宜行造影术。造影前后应给予抗结核药物，以防病情加重。造影适宜时间在经净后2~3天内。

4. 腹腔镜检查　腹腔镜检查在诊断妇女早期盆腔结核上较其他方法更有价值。对子宫内膜组织病理学和细菌学检查阴性的患者可行腹腔镜检查。镜下观察子宫和输卵管的浆膜面有无粟粒状结节，输卵管周围有无膜状粘连，以及输卵管卵巢有无肿块等，同时可取可疑病变组织做活检，并取后穹隆液体做结核菌培养等。由于输卵管外观欠清，且如有肠粘连时易发生肠穿孔，操作应由有经验的医生进行。腹腔内有广泛粘连者禁忌。

5. 聚合酶链反应检测　经血或组织中结核分枝杆菌特异的荧光聚合酶链反应（polymerase chain reaction，PCR）定量测定可对疾病作出迅速诊断。Thangappah等研究发现PCR技术能有效应用于在早期生殖器结核及临床疑似病例诊断。然而，由于PCR检测假阴性率高，使其应用受限。

6. 血清CA_{125}值测定　晚期盆腔结核患者血清CA_{125}水平明显升高。张欣等报道的27例盆腔结核患者中，血清CA_{125}数值均高于正常值，中位数值为465.0kU/L。伴或不伴腹腔积液的腹部肿块患者血清CA_{125}值异常升高也应考虑结核可能，腹腔镜检查结合组织活检可明确诊断，以避免不必要的剖腹手术，且血清CA_{125}值检测还可用于监测抗结核治疗疗效。

7. 宫腔镜检查　宫腔镜检查可直接发现子宫内膜结核病灶，并可在直视下取活组织作病理检查。但有可能使结核扩散，且因结核破坏所致的宫腔严重粘连变形可妨碍观察效果，难以与外伤性宫腔粘连鉴别，故不宜作为首选。如必须借助宫腔镜诊断，镜检前应排除有无活动性结核，并应进行抗结核治疗。宫腔镜下可见子宫内膜因炎症反应而充血发红，病灶呈黄白色或灰黄色。轻度病变子宫内膜高低不平，表面可附着粟粒样白色小结节；重度病变则内膜为结核破坏，致宫腔粘连，形态不规则，腔内可充满杂乱、质脆的息肉状突起，瘢痕组织质硬，甚至形成石样钙化灶，难以扩张和分离。

8. 其他检查　如结核菌素试验、血常规、血沉和血中结核抗体检测等，但这些检查对病变部位无特异性，仅可作为诊断的参考。

（七）鉴别诊断

（1）非特异性慢性盆腔炎：多有分娩史、流产史、放置宫内避孕器史和淋病、衣原体等急性盆腔炎史。临床表现以经量过多较常见，而闭经者少见。盆腔结核患者多有不孕，盆腔检查有时可扪及结节。

（2）盆腔子宫内膜异位症：临床表现与盆腔结核有许多相似之处，如不孕、低热、盆腔增厚粘连和结节等。但子宫内膜异位症患者痛经症状较明显，月经量一般较多。诊断性刮宫、子宫输卵管碘油造影、超声检查和腹腔镜检查等有助于鉴别诊断。

（3）卵巢肿瘤：结核性腹膜炎有包裹性积液时易误诊为卵巢囊肿，常在开腹手术或腹腔镜检查时才证实。卵巢囊肿表面光滑，边界清，活动度好，而盆腔结核性肿块表面不规则，界限不清，质地软硬不等，结合年龄、有无结核接触史或其他部位结核史、不孕及月经异常等可做出初步诊断。盆腔结核性痞块较大，且质硬不规则伴腹腔积液时易与卵巢恶性肿瘤混淆，后者发现时常已呈恶病质，可行腹腔液穿刺检查鉴别。

（4）宫颈癌：宫颈结核与早期宫颈癌不易区别。宫颈刮片细胞学检查和宫颈活检有助于诊断。

（5）功能失调性子宫出血：子宫内膜结核多有月经改变。

（6）子宫内膜癌。

（7）子宫发育不全。

（八）治疗

1. 一般治疗　增强机体抵抗力及免疫力对治疗有一定的帮助。活动性结核患者应卧床休息，至少休息3个月。当病变得到控制后，可从事部分较轻工作，但需注意劳逸结合，加强营养，适当参加体育活动，增强体质。

2. 药物治疗　（抗结核化学药物治疗，简称化疗）抗结核药物应用是治疗结核的重要措施。

（1）常用的抗结核药物：理想的抗结核药物具有杀菌、灭菌或较强的抑菌作用，毒性低，不良反应小，不易产生耐药菌株，价格低廉，使用方便，药源充足；经口服或注射后药物能在血液中达到有效浓度，并能渗入吞噬细胞、腹膜腔或脑脊液内，疗效迅速而持久。

目前常用的抗结核药物分为4类：①对细胞内外菌体效力相仿者，如利福平、异烟肼、乙硫异烟胺和环丝氨酸等；②细胞外作用占优势者，如链霉素、卡那霉素、卷曲霉素和紫霉素等；③细胞内作用占优势者，如吡嗪酰胺；④抑菌药物，如对氨基水杨酸钠、乙胺丁醇和氨硫脲等。

链霉素、异烟肼和对氨基水杨酸钠称为第一线药物；其他各药称为第二线药物。临床上一般首先选用第一线药物，在第一线药物产生耐药菌株或因毒性反应患者不能耐受时则可换用1~2种第二线药物。

常用的抗结核药物如下：

1）异烟肼（isoniazid，INH，H）：又名雷米封（rimifon）。具有杀菌力强、可以口服、副反应小、价格低廉等优点。结核分枝杆菌对本药的敏感性很易消失，故多与其他抗结核药物联合使用。其作用机制主要是抑制结核菌脱氧核糖核酸（DNA）的合成，并阻碍细菌细胞壁的合成。口服后吸收快。渗入组织杀灭细胞内外的代谢活跃或静止的结核菌。局部病灶中药物浓度亦相当高。剂量：成人口服一次：0.1~0.3g，1日0.2~0.6g；静脉用药一次0.3~0.6g，加5%葡萄糖注射液或等渗氯化钠注射液20~40mL缓慢静注，或加入200~500m液体中静滴；局部（子宫腔内、直肠子宫陷凹或炎性包块内）用药一次50~200mg；也可一日一次0.3g顿服或1周2次，1次0.6~0.8g服用，以提高疗效并减少副反应。本药常规剂量很少发生不良反应，大剂量或长期使用时可见周围神经炎、中枢神经系统中毒（兴奋或抑制）、肝脏损害（血清丙氨酸氨基转移酶升高）等。异烟肼急性中毒时可用大剂量维生素B_6对抗。用药期间注意定期检查肝功能。肝功能不良、有精神病和癫痫史者慎用。本品可加强香豆素类抗血凝药、某些抗癫痫药、降压药、抗胆碱药、三环抗抑郁药等的作用，合用时需注意。抗酸药尤其是氢氧化铝可抑制本品的吸收，不宜同时服用。

2）利福平（rifampin，RFP，R）：为利福霉素的半合成衍生物，是广谱抗生素。其杀灭结核菌的机制在于抑制菌体的RNA聚合酶，阻碍mRNA合成。对细胞内、外代谢旺盛及偶尔繁殖的结核菌均有作用，常与异烟肼联合应用。剂量：成人每日一次，空腹口服0.45~0.6g。本药不良反应轻微，除消化道不适、流感综合征外，偶有短暂性肝功能损害。与INH、PAS联合使用可加强肝毒性。用药期间检查肝功能。肝功能不良者慎用。长期服用本品可降低口服避孕药的作用而导致避孕失败。服药后尿、唾液、汗液等排泄物可呈橘红色。

3）链霉素（streptomycin，SM，S）：为广谱氨基糖苷类抗生素，对结核菌有杀菌作用。其作用机制在于干扰结核菌的酶活性，阻碍蛋白合成。对细胞内的结核菌作用较小。剂量：成人每日0.75~1.0g，1次或分2次肌内注射，50岁以上或肾功能减退者用0.5~0.75g。间歇疗法每周2次，每次肌内注射1g。本药不良反应较大，主要为第八对脑神经损害，表现为眩晕、耳鸣、耳聋等，严重者应及时停药；对肾脏有轻度损害，可引起蛋白尿和管型尿，一般停药后可恢复，肾功能严重减损者不宜使用；其他过敏反应有皮疹、剥脱性皮炎和药物热等，过敏性休克较少见。单独用药易产生耐药性。

4）吡嗪酰胺（pyrazinamide，PZA，Z）：能杀灭吞噬细胞内酸性环境中的结核菌。剂量：35mg/(k·d)，分3~4次口服。不良反应偶见高尿酸血症、关节痛、胃肠不适和肝损害等。

5）乙胺丁醇（ethambutol，EMB，E）：对结核菌有抑菌作用，与其他抗结核药物联用时可延缓细菌对其他药物产生耐药性。剂量：0.25g/次，1日0.5~0.75g；也可开始25mg/(kg·d)，分2~3次口服，8周后减量为15mg/(kg·d)，分2次给予；长期联合用药方案中，可1周2次，每次50mg/kg。不良反应甚少为其优点，偶有胃肠不适。剂量过大或长期服用时可引起球后神经炎、视力减退、视野缩小和中心盲点等，一旦停药多能缓慢恢复。与RFP合用有加强视力损害可能。糖尿病患者须在血糖控制基础上方可使用，已发生糖尿病性眼底病变者慎用本品。

6）对氨基水杨酸钠（sodium para-aminosalicylate，PAS，P）：为抑菌药物。其作用机制可能在结核菌叶酸的合成过程中与对氨苯甲酸（PABA）竞争，影响结核菌的代谢。与链霉素、异烟肼或其他抗结核药联用可延缓对其他药物发生的耐药性。剂量：成人每日8~12g，每次2~3g口服；静脉用药每日4~12g（从小剂量开始），以等渗氯化钠或5%葡萄糖液溶解后避光静滴，5小时内滴完，1个月后仍改为口服。不良反应有食欲减退、恶心、呕吐和腹泻等，饭后服用或与碳酸氢钠同服可减轻症状。忌与水杨酸类同服,以免胃肠道反应加重和导致胃溃疡。肝肾功能减退者慎用。能干扰 RFP 的吸收,两者同用时给药时间最好间隔 6~8 小时。

(2) 化疗方案：了解抗结核药物的作用机制并结合药物的不良反应是选择联合化疗方案的重要依据。

1) 长程标准化疗：采用 SM、INH 和 PAS 三联治疗,疗程 1.5~2 年。治愈标准为病变吸收,处于稳定而不再复发。但因疗程长,部分患者由于症状消失而不再坚持正规用药导致治疗不彻底,常是诱发耐药变异菌株的原因。

治疗方案为开始 2 个月每日用 SM、INH 和 PAS,以后 10 个月用 INH 和 PAS（2SHP/10HP）,或 2 个月 SM、INH 和 PAS,3 个月每周用 SM 2 次,每日用 INH 和 PAS,7 个月用 INH 和 PAS（2SHP/$3S_2$HP/7HP）。

2) 短程方案：20 世纪 70 年代以来,国内外学者研究了抗结核药物短程方案,与长程标准方案对照,证明减少用药时间和药量同样可达到治愈效果。近年来倾向于短程化疗方案,以达到疗效高、毒性低和价格低廉的目的。

短程治疗要求：①必须含两种或两种以上杀菌剂；②INH 和 RFP 为基础,并贯穿疗程始末；③不加抑菌剂,但 EMB 例外,含有 EMB 时疗程应 9 个月。

治疗方案有：①前 2 个月每日口服 SM、INH、RFP 和 PZA,然后每日用 INH、RFP 和 EMB 4 个月（2SHRZ/4HRE）；②每日用 SM、INH、RFP 和 PZA 2 个月,然后 6 个月每周 3 次口服 INH、RFP 和 EMB（2SHRZ/$6H_3R_3E_3$）；③每日给予 SM、INH 和 RFP 2 个月,然后每周 2 次给予 SM、INH 和 RFP 2 个月,再每周 2 次给予 SM、INH 5 个月（2SHR/2 $S_2H_2R_2$/5S_2H_2）；④每日给予 SM、INH、RF、P 和 PZA 治疗 2 个月,以后 4~6 个月用氨硫脲（T）和 INH（2SHR_2/4~6TH）。

(3) 抗结核药物的作用机制

1) 抑制蛋白质合成：此类药物有 SM、卡那霉素和紫霉素等。SM 的作用贯穿于蛋白质合成的整个过程,破坏蛋白质合成启动阶段的循环,使结核菌细胞不能生长。

2) 阻碍细胞壁合成：如 INH、SM、环丝氨酸和 EMB。

3) 阻碍核糖核酸合成：RFP 作用最强。INH 也有此作用。

4) 干扰细菌的代谢：如 INH 和 EMB 干扰脂类代谢；对氨柳酸抑制叶酸合成；PZA 和 SM 干扰细菌摄氧过程。

(4) 抗结核药物用药原则

1) 早期用药：早期结核病灶中结核分枝杆菌代谢旺盛,局部血供丰富,药物易杀灭细菌。

2) 联合用药：除预防性用药外,最好联合用药,其目的是取得各种药物的协同作用,并降低耐药性。

3) 不宜同时给予作用机制相同的药物,如 SM 和卡那霉素。

4) 选择对细胞内和细胞外均起作用的药物,如 INH、RFP、EMB。

5) 使用不受结核菌所处环境影响的药物。如 SM 在碱性环境中起作用,在酸性环境中不起作用；PZA 则在酸性环境中起作用。

6) 须考虑抗结核药物对同一脏器的不良影响。如 RFP、INH、乙硫异烟胺等对肝功能均有影响,联合使用时应注意检测血清丙氨酸氨基转移酶。

7) 规则用药：中断用药是治疗失败的主要原因,可使细菌不能被彻底消灭乃至反复发作和出现耐药。

8) 适量用药：剂量过大会增加不良反应；剂量过小则达不到治疗效果。

9) 全程用药：疗程的长短与复发率密切相关,坚持合理全程用药,可降低复发率。

10) 宜选用杀菌力强而安全性高的药物：如 INH、RFP 的杀菌作用不受各种条件影响,疗效高；SM、PZA 的杀菌作用受结核菌所在环境影响,疗效较差。

(5) 免疫治疗：结核病病程中可引起 T 细胞介导的免疫应答,也有 I 型超敏反应。结核患者处于免疫紊乱状态，细胞免疫功能低下，而体液免疫功能增强，出现免疫功能严重失调，对抗结核药物的治疗反应迟钝，往往单纯抗结核药物治疗疗效不佳，因此，辅助免疫调节剂可以及时调整机体的细胞免疫功能，提高治愈率，减少复发率。常用的结核免疫调节剂有：

1）卡提素（PNS）：PNS是卡介苗的菌体热酚乙醇提取物，含BOG多糖核酸等10种免疫活性成分，具有提高细胞免疫功能及巨噬核酸功能，使T细胞功能恢复，提高H_2O_2的释放及自杀伤细胞的杀菌功能。常用PNS 1mg 肌内注射，每周2次。与INH、SM、RFP并用作为短程化疗治疗初活动性肺结核。

2）母牛分枝杆菌菌苗（M. vaccae）：M. vaccae 的作用机制一是提高巨噬细胞产生NO和H_2O_2的水平杀灭结核菌，二是抑制变态反应。用M. vaccae 每3～4周深部肌内注射1次，0.1～0.5mg，共用6次，并联合抗结核药物治疗初始和难治性肺结核，可缩短初治肺结核化疗疗程，提高难治性结核病的治疗效果。

3）左旋咪唑（LMS）：LMS主要通过激活免疫活性细胞，促进淋巴细胞转化产生更多的活性物质，增强单核－巨噬细胞系统的吞噬能力，故对结核患者治疗有利，但对正常机体影响并不显著。LMS作为免疫调节剂治疗某些难治性疾病已被临床日益重视。LMS一般联合化疗药物辅助治疗初始肺结核。用法150mg/d，每周连服3天，同时每日用化疗，疗程3个月。

4）γ-干扰素（γ-IFN）：可使巨噬细胞活化产生NO，从而抑制或杀灭分枝杆菌。常规抗结核药物化疗无效的结核患者在加用γ-IFN后可以缓解临床症状。$25\sim50\mu g/m^2$皮下注射，每周2次或3次。作为辅助药物治疗难治性播散性分枝杆菌感染的用量为$50\sim100\mu g/m^2$，每周至少3次。不良反应有发热、寒战、疲劳、头痛，但反应温和而少见。

（6）耐药性结核病的治疗：耐药发生的结果必然是近期治疗失败或远期复发。一般结核分枝杆菌对SM、卡那霉素、紫霉素有单相交叉耐药性，即对SM耐药的结核分枝杆菌对卡那霉素和紫霉素敏感，对卡那霉素耐药者对SM也耐药，但对紫霉素敏感，对紫霉素耐药者则对SM、卡那霉素均耐药。临床上应按SM、卡那霉素、紫霉素的顺序给药。

初治患者原始耐药不常见，一般低于2%，主要是对INH和（或）SM耐药，而对RFP、PZA或EMB耐药者很少见。用药前最好做培养和药敏，以便根据结果调整治疗方案，要保证至少2～3种药敏感。如果患者为原发耐药，必须延长治疗时间，才能达到治疗目的。怀疑对INH和（或）SM有原发耐药时，强化阶段应选择INH、RFP、PZA和EMB，巩固阶段则用RFP和EMB治疗。

一种特别危险的耐药形式是耐多药结核（multiple-drugresistant tuberculosis，MDR-TB），是指至少对异烟肼和利福平这两种最有效的抗结核药具有耐药性的结核分枝杆菌引起的疾病。对于耐多药结核的治疗十分困难，需要使用二线抗结核药物长期进行化疗，疗程应达到18～24个月，其费用比一线药物更加昂贵，而且患者易发生更加严重的药物不良反应。Shin等报道的244例耐多药结核患者的治疗结果显示，其中76.0%治愈，6.6%治疗失败，4.9%死亡，11.5%退出治疗。耐多药结核是人为问题，可以通过正确诊断和有效治疗所有结核患者来预防。为了适当控制耐多药结核，应首选直接督导下的短程化疗（directly observed treatment short-course，DOTs）防止耐多药菌株的出现，并仔细选择二线药物治疗耐多药结核的患者。

3. 手术治疗　如下所述。

（1）手术适应证

1）输卵管卵巢脓肿经药物治疗后症状减退，但肿块未消失，患者自觉症状反复发作。

2）药物治疗无效，形成结核性脓肿者。

3）已形成较大的包裹性积液。

4）子宫内膜广泛破坏，抗结核药物治疗无效。

5）结核性腹膜炎并发腹腔积液者，手术治疗联合药物治疗有利于腹膜结核的痊愈。

（2）手术方法和手术范围：手术范围应根据年龄和病灶范围决定。由于患者多系生育年龄妇女，必须手术治疗时也应考虑保留患者的卵巢功能。如患者要求保留月经时可根据子宫内膜结核病灶已愈的情况予以保留子宫。对于输卵管和卵巢已形成较大的包块并无法分离者可行子宫附件切除术。盆腔结核导致的粘连多，极为广泛和致密，以致手术分离困难，若勉强进行可造成不必要的损伤，手术者遇上述情况应及时停止手术，术后结核3~6个月，必要时进行二次手术。

（3）手术前后和手术时用药：一般患者在术前已用过一个疗程的化疗；手术如行子宫双侧附件切除者，除有其他脏器结核尚需继续正规药物治疗外，一般术后只需再予以药物治疗一个月左右即可。如果术前诊断不明，术中发现结核病变，清除病灶引流通畅，术中可予以4~5g SM 腹腔灌注，术后正规抗结核治疗。

（九）预防

盆腔结核多为继发感染，原发病灶以肺最常见。预防措施与肺结核相同。加强防痨的宣传教育，增加营养，增强体质。加强儿童保健，防痨组织规定：体重在2 200g以上的新生儿出生24小时后即可接种卡介苗；体重不足2 200g或生后未接种卡介苗者，3个月内可补种，出生3个月后的婴儿需先做结核菌素试验，阴性者可给予接种。青春期少女结核菌素试验阴性者应行结核菌苗接种。

盆腔结核患者的阴道分泌物和月经血内可有结核菌存在，应加强隔离，避免传染给接触者。

（十）结核与获得性免疫缺陷综合征

2007年，世界卫生组织（WHO）发表的关于结核病的报告中指出，HIV和结核并存是致命的，分别会加速对方的发展。HIV会削弱免疫系统。结核是HIV阳性者死亡的一个首要原因。在抗结核治疗期间，感染HIV的结核病患者可能比未感染HIV者的死亡率高5倍。HIV感染是使结核病从休眠状态进展为活动期的最重要的危险因素。美国疾病控制中心（CDC）建议对所有结核患者进行HIV检测。但在我国，全面推行尚有困难，对HIV高危的结核病患者应进行相应检查。

（十一）盆腔结核与妊娠

盆腔结核是导致不孕的主要原因之一。由于结核菌对输卵管的破坏较严重，应用足够的抗结核药物后获得正常妊娠的机会也甚微。盆腔结核患者人工助孕成功率低。研究表明，女性生殖器结核患者体外受精－胚胎移植的种植率、妊娠率和分娩率较非结核患者明显降低，流产率显著增高。结核的活动期应避免妊娠，病情稳定后5年或5年以上才可妊娠。

（成 娟）

第十四章

女性生殖内分泌疾病

第一节 女性性分化和性发育异常

一、女性生殖系统的分化

生殖系统的分化是一个复杂的过程，它包括三个方面：即性腺、生殖道和外生殖器的分化。下面介绍女性生殖系统的分化。

（一）卵巢的发生

女性的性腺是卵巢，它和睾丸一样均起源于原始性腺。在胚胎的第4周，卵黄囊后壁近尿囊处出现原始生殖细胞（primordial germ cell），原始生殖细胞体积较大。起源于内胚层。在胚胎的第5周，中肾内侧的体腔上皮及其下面的间充质细胞增生，形成一对纵形的生殖腺嵴（gonadal ridge）。生殖腺嵴表面上皮向其下方的间充质内增生，形成许多不规则的细胞索，我们称为初级性腺索（primitive gonadal cord）。在胚胎的第6周原始生殖细胞经背侧肠系膜移行至初级性腺索内，这样就形成了原始性腺。原始性腺无性别差异，将来既可以分化成卵巢，也可以分化成睾丸，因此我们又称之为未分化性腺。

目前认为决定原始性腺分化方向的因子是位于Yp11.3的Y染色体性别决定区（sex – determining region of the Y，SRY）。在SRY不存在时，原始性腺自然向卵巢方向分化。DAX – 1（DSS – AHC critical region on the X gene 1）是卵巢发生的关键基因，DAX – 1编码的蛋白是核受体大家族中的一员，当该基因发生突变时，患者会发生性反转（与剂量有关，故称为剂量敏感性反转 dosage – sensitive reversal，DSS）和先天性肾上腺发育不良（adrenal hypoplasia congenita，AHC）。

在胚胎的第10周，初级性索向原始性腺的深部生长，形成不完善的卵巢网，以后初级性索与卵巢网均退化，被血管和间质所替代，形成卵巢的髓质。此后，原始性腺表面上皮再次增生形成新的细胞索，称为次级性索（secondary sex cord）。次级性索较短，分布于皮质内，故又被称为皮质索（cortical cord）。在胚胎的第16周，皮质索断裂成许多孤立的细胞团，这些细胞团就是原始卵泡（primordial follicle）。原始卵泡中央是一个由原始生殖细胞分化来的卵原细胞，周围是一层由皮质索细胞分化来的卵泡细胞（follicular cell）。胚胎期的卵原细胞可以分裂增生，它们最终分化成初级卵母细胞，初级卵母细胞不具备增生能力。卵泡之间的间充质形成卵巢的间质。在妊娠17~20周，卵巢分化结束。

（二）女性内生殖器的发生

女性内生殖器起源于副中肾管，副中肾管又称米勒管（müllerian duct）。男性内生殖器起源于中肾管，中肾管又称沃夫管（wolffian duct）。在胚胎期，胎儿体内同时存在中肾管和副中肾管。决定内生殖器分化的因子是睾丸支持细胞分泌的抗米勒管激素（anti – müllerian hormone，AMH）和睾丸间质细胞分泌的雄激素，AMH抑制米勒管的分化，中肾管的分化依赖雄激素。

卵巢分泌的雄激素量不能满足中肾管发育的需要，因此中肾管逐渐退化。另外卵巢不分泌AMH，米勒管便得以发育。米勒管的上段分化成输卵管，中段发育成子宫，下段发育成阴道的上1/3。阴道的下 2/3 起源于尿生殖窦。

（三）外生殖器的发生

外生殖器起源于尿生殖窦。在胚胎的第 8 周，尿生殖窦的颅侧中央出现一个突起，称为生殖结节；尾侧有一对伸向原肛的皱褶，称为生殖皱褶，生殖皱褶的两侧还有一对隆起，称为生殖隆起。生殖结节、生殖皱褶和生殖隆起是男女两性外生殖器的始基，它们具有双相分化潜能。决定胎儿外阴分化方向的决定因子是雄激素。胎儿睾丸分泌的睾酮在 5α-还原酶作用下转化成二氢睾酮，二氢睾酮使尿生殖窦向男性外生殖器方向分化。如果尿生殖窦未受雄激素的影响，则向女性外生殖器方向分化。

对女性胎儿来说，由于体内的雄激素水平较低，尿生殖窦将发育成女性外阴。生殖结节发育成阴蒂，生殖皱褶发育成小阴唇，生殖隆起发育成大阴唇。另外，阴道的下 2/3 也起源于尿生殖窦。

二、性发育异常

性发育异常（disorders of sex development，DSD）包括一大组疾病，这些疾病的患者在性染色体、性腺、外生殖器或性征方面存在一种或多种先天性异常或不一致，临床上最常见的表现是外生殖器模糊和青春期后性征发育异常。在诊断性发育异常时，既往使用的一些术语，如两性畸形、真两性畸形、假两性畸形、睾丸女性化综合征等，由于具有某种歧视性意味，现已废弃不用。

（一）分类

DSD 的分类较为复杂，目前倾向于首先根据染色体核型分成三大类，即染色体异常型 DSD、46，XX 型 DSD 和 46，XY 型 DSD，然后再根据性腺情况和激素作用情况进行具体诊断。

（二）诊断

性发育异常的诊断较为复杂，临床上根据体格检查、内分泌测定、影像学检查、染色体核型分析进行诊断，必要时可能需要腹腔镜检查或剖腹探查。

1. 体格检查　体格检查重点关注性征的发育和外阴情况。

（1）无性征发育：幼女型外阴、乳房无发育，说明体内雌激素水平低下，卵巢无分泌功能。这有两种可能：卵巢发育不全或者下丘脑或垂体病变导致卵巢无功能。

多数先天性性腺发育不全是由 Turner 综合征和单纯性性腺发育不全引起的。Turner 综合征除了有性幼稚外，往往还有体格异常，如身材矮小、蹼颈、后发际低、皮肤多黑痣、内眦赘皮、眼距宽、盾形胸、肘外翻、第四和第五掌（跖）骨短等表现。单纯性性腺发育不全患者没有体格异常。

先天性低促性腺激素性性腺功能低下也没有体格发育异常。极个别可伴有嗅觉的丧失，我们称之为 Kallmann 综合征。

（2）有性征发育，无月经来潮：提示有生殖道发育异常可能。青春期有第二性征的发育，说明卵巢正常，下丘脑-垂体-卵巢轴已启动。如生殖道发育正常，应该有月经的来潮；如无月经的来潮则提示有生殖道发育异常可能。当检查发现子宫大小正常，且第二性征发育后出现周期性腹痛，应考虑为处女膜或阴道发育异常如处女膜闭锁、先天性无阴道或阴道闭锁。子宫未发育或子宫发育不全时，往往无周期性腹痛，如先天性无子宫、始基子宫和实质性子宫等米勒管发育异常等。

（3）外生殖器异常：又称外阴模糊，提示可能有性腺发育异常、雄激素分泌或作用异常等。如果患者性腺为卵巢，有子宫和阴道，外阴有男性化表现，则可能为 46，XX 型 DSD 中的雄激素过多性性发育异常，如 21-羟化酶缺陷等。如果患者性腺为睾丸，没有子宫和阴道，外阴有女性化表现，则很可能是 46，XY 型 DSD，如雄激素不敏感综合征等。

临床上一般采用 Prader 方法对异常的外生殖器进行分型：Ⅰ型，阴蒂稍大，阴道与尿道口正常；Ⅱ型，阴蒂增大，阴道口变小，但阴道与尿道口仍分开；Ⅲ型，阴蒂显著增大，阴道与尿道开口于一个共同的尿生殖窦；Ⅳ型表现为尿道下裂；Ⅴ型，阴蒂似正常男性。

2. 影像学检查　包括超声、CT 和 MRI 等，通过影像学检查可了解性腺和生殖道的情况。

3. 内分泌测定　测定的激素包括 FSH、LH、PRL、雌二醇、孕烯醇酮、黄体酮、17α-羟黄体酮、睾酮、雄烯二酮、二氢睾酮、硫酸脱氢表雄酮和去氧皮质酮（DOC）等。

性腺发育不全时，FSH 和 LH 水平升高，先天性低促性腺激素性性腺功能低下者的促性腺激素水平较低，米勒管发育异常和尿生殖窦发育异常者的促性腺激素水平处于正常范围。

雄激素水平较高时应考虑 46，XX 型 DSD 中的 21-羟化酶缺陷和 11β-羟化酶缺陷、46，XY 型 DSD 和染色体异常型 DSD。黄体酮、17-羟黄体酮和 DOC 对诊断先天性肾上腺皮质增生症引起的 DSD 很有帮助。睾酮/二氢睾酮比值是诊断 5α-还原酶缺陷的重要依据，雄烯二酮/睾酮比值升高是诊断 17β-脱氢酶的依据之一。

4. 染色体检查　对所有怀疑 DSD 的患者均应做染色体检查。典型的 Turner 综合征的染色体为 45，X，其他核型有 45，X/46，XX、46，XXp⁻、46，XXq⁻、46，XXp⁻/46，XX、46，XXq⁻/46，XX 等。单纯性性腺发育不全的核型为 46，XX 或 46，XY。女性先天性肾上腺皮质增生症的染色体为 46，XX，雄激素不敏感综合征的染色体为 46，XY。卵睾型 DSD 的染色体核型有三种：46，XX、46，XX/46，XY 和 46，XY；其中最常见的是 46，XX。

5. 性腺探查　卵睾型 DSD 的诊断依赖性腺探查，只有组织学证实体内同时有卵巢组织和睾丸组织才能诊断。卵睾型 DSD 的性腺有三种：一侧为卵巢或睾丸，另一侧为卵睾；一侧为卵巢，另一侧为睾丸；两侧均为卵睾。其中最常见的为第一种。对含有 Y 染色体的 DSD 者来说，性腺探查往往是诊断或治疗中的一个必不可少的步骤。

（三）治疗

性发育异常处理的关键是性别决定。婴儿对性别角色还没有认识，因此在婴儿期改变性别产生的心理不良影响很小，甚至没有。较大的孩子在选择性别时应慎重，应根据外生殖器和性腺发育情况、患者的社会性别及患者及其家属的意愿选择性别。

1. 外阴整形　外阴模糊者选择做女性时往往需要做外阴整形。

手术的目的是使阴蒂缩小、阴道口扩大、通畅。阴蒂头有丰富的神经末梢，对保持性愉悦感非常重要，因此现在都做阴蒂体切除术，以保留阴蒂头及其血管和神经。

2. 性腺切除　体内存在睾丸组织或 Y 染色体的患者在选择做女性后，首要的治疗是切除双侧睾丸组织或性腺组织，因为性腺组织可能发生癌变。

3. 性激素治疗　包括雌激素治疗和孕激素治疗。原则是有子宫者需要雌孕激素治疗，无子宫者单用雌激素治疗。

性激素治疗的目的是促进并维持第二性征的发育、建立规律月经、防止骨质疏松的发生。常用的雌激素有戊酸雌二醇和妊马雌酮，孕激素有醋酸甲羟黄体酮等。

4. 皮质激素治疗　先天性肾上腺皮质增生症者需要皮质激素治疗。

三、Turner 综合征

Turner 综合征（Turner syndrome）是最常见的先天性性腺发育不全，大约每 2 000 个女性活婴中有 1 例。1938 年 Turner 对 7 例具有女性表型，但有身材矮小、性幼稚、肘外翻和蹼颈的患者做了详细的描述，这是历史上第一次对该疾病的临床表现做详尽的描述，故该疾病后来被命名为 Turner 综合征。

（一）临床表现

Turner 综合征最典型的临床表现是身材矮小和性幼稚。另外部分患儿还可能有一些特殊的体征，如皮肤较多的黑痣、蹼颈、后发际低、盾状胸、肘外翻和第 4、5 掌（跖）骨短等。

1. 身材矮小　许多 Turner 综合征患儿出生身高就偏矮，儿童期身高增长较慢，比正常同龄人的平均身高低 2 个标准差以上。到青春期年龄后，无生长加速。典型的 Turner 综合征者的身高一般不超过 147cm。

以前认为 Turner 综合征者的身材矮小与生长激素缺乏有关，目前多数认为患儿体内不缺少生长激素。研究已证实 Turner 综合征者的身材矮小是由 X 染色体短臂上的身材矮小同源盒基因（short-stature homeobox – containing gene，SHOX）缺失所致。如果 SHOX 基因不受影响，患儿就不会出现身材矮小。

2. 骨骼发育异常　许多 Turner 综合征者存在骨骼发育异常，临床上表现为肘外翻、不成比例的腿短、盾状胸、颈椎发育不良导致的颈部较短、脊柱侧凸和第 4、5 掌（跖）骨短等。

Turner 综合征者异常的面部特征也是由骨骼发育异常造成的，这些异常特征包括：下颌过小、上腭弓高、内眦赘皮等。

Turner 综合征的骨骼发育异常是骨发育不全的结果，目前尚不清楚 Turner 综合征者骨发育不全的具体机制，推测可能与 X 染色体缺陷导致的结缔组织异常有关。

3. 淋巴水肿　Turner 综合征者存在淋巴管先天发育异常，从而发生淋巴水肿。有的患儿出生时就有手、足部的淋巴水肿，往往经过数日方可消退。颈部淋巴水肿消退后就表现为蹼颈，眼睑下垂和后发际低也是由淋巴水肿引起的。

4. 内脏器官畸形　20%～40% 的 Turner 综合征患者有心脏畸形，其中最常见的是二叶式主动脉瓣、主动脉缩窄和室间隔缺损等。约 1/4 的患者有肾脏畸形，如马蹄肾以及肾脏结构异常等。许多研究提示 Turner 综合征者的心脏畸形和肾脏畸形可能与这些部位的淋巴管发育异常有关。

5. 生殖系统　患儿为女性外阴，有阴道、子宫。性腺位于正常卵巢所在的部位，呈条索状。典型的 Turner 综合征患者到青春期年龄后，没有乳房发育，外阴呈幼女型，但患者可以有阴毛。有些 Turner 综合征患者（染色体核型为嵌合型者）可以有第二性征的发育，但往往来过几次月经后就发生闭经。

条索状性腺由结缔组织组成，不含卵泡。在胚胎期，Turner 综合征患者的原始性腺分化为卵巢。但是由于没有两条完整的 X 染色体，结果在胎儿阶段卵巢内的卵泡就被耗竭，到出生时，两侧卵巢已被结缔组织所替代。

6. 其他内分泌系统异常　Turner 综合征患者甲状腺功能低下的发生率比正常人群高，一项对平均年龄为 15.5 岁的 Turner 综合征者的调查发现，约 22% 的患者体内有甲状腺自身抗体，其中约 27% 的患者有甲状腺功能减退。另外，胰岛素拮抗在 Turner 综合征患者中也常见，随着患者的年龄增加，她们发生糖尿病的风险也增加，肥胖和生长激素治疗会使糖尿病发病风险进一步增加。

7. 其他临床表现　许多患者的皮肤上有较多的黑痣，这些黑痣主要分布在面、颈胸和背部。大部分患儿智力发育正常，但也有部分患者有不同程度的智力低下。

肝功能异常较常见，有研究发现 44% 的患者有肝酶升高。儿童期患者常有中耳炎反复发作，这与有关骨骼发育异常有关，许多患者因此出现听力障碍。

（二）内分泌检查

常规测定血 FSH、LH、PRL、睾酮和雌二醇水平。

Turner 综合征患者的激素测定结果如下：

FSH：↑达到绝经后妇女水平

LH：↑达到绝经后妇女水平

PRL：正常范围

睾酮：比正常女性正常平均水平低

雌二醇：↓比正常青春期女孩的卵泡早期水平低

（三）染色体核型分析

对疑似 Turner 综合征者，常规做染色体核型分析，目的有两个：①明确诊断；②了解有无 Y 染色体以指导治疗。

（四）治疗

Turner 综合征治疗的目的是治疗先天性畸形、改善最终身高、促进第二性征的发育、建立规律月经、减少各种并发症的发生。

1. 先天性畸形的治疗　有些先天性畸形，如心血管系统。患者如有心血管方面的畸形，需要外科医生进行评价和治疗。在外科医生认为不需要特殊治疗后，再给予相应的内分泌治疗。

2. 性激素治疗　目的是促进并维持第二性征的发育,维护正常的生理状况,避免骨质丢失。为最大限度改善患者的身高,一般在开始的 2~3 年采用小剂量的雌激素,这样可以避免骨骺过早愈合。以后再逐步加大雌激素剂量,一般要维持治疗二三十年。单用雌激素会导致子宫内膜增生症,增加子宫内膜癌的发病风险,加用孕激素可消除该风险。第一次加用孕激素往往在使用雌激素 6~12 个月以后或第一次有阴道出血（未使用孕激素）后。以后定期加用孕激素,每周期孕激素使用的天数为 7~14 天。

3. 生长激素治疗　虽然 Turner 综合征患者的身材矮小不是由生长激素缺乏引起,但是在骨骺愈合前及时给予生长激素治疗对改善身高还是有益的。一般说来,生长激素治疗可以使患者的最终身高增加 5~10cm。

4. 其他治疗　含 Y 染色体的 Turner 综合征患者的性腺容易恶变为性腺母细胞瘤和无性细胞瘤,恶变率为 20%~25%,恶变通常发生在儿童期和青春期。因此建议这些患者及时手术切除两侧的性腺组织。

四、45,X/46,XY 综合征

染色体核型为 45,X/46,XY 的性腺发育不全者最初被称为混合性性腺发育不全,因为这些患者体内的性腺一侧为条索状性腺,另一侧为发育不全的睾丸。后来发现染色体核型为 45,X/46,XY 患者的临床表现差别很大,从类似典型的 Turner 综合征到类似正常男性、从混合性性腺发育不全到真两性畸形都有可能出现,这些表现千差万别的疾病唯一的共同点是染色体核型,故它们被统称为 45,X/46,XY 综合征（一般不包括真两性畸形）。

(一) 临床表现

染色体核型异常导致性腺发育异常。根据性腺发育情况,内生殖器可有不同表现。如果两侧均为条索状性腺,那么患者就表现为 Turner 综合征；如果只有发育不全的睾丸,就表现为两性畸形；如果有发育较好的睾丸,患者多数按男孩抚养,此类患者往往因男性不育而在男性科就诊。

(二) 诊断和鉴别诊断

根据体格检查、影像学检查、内分泌测定和核型分析不难诊断。

(三) 治疗

来妇产科就诊的患者往往从小按女性抚养,性腺为条索状性腺或发育不良的睾丸,因此治疗的目的是切除性腺,使患者按女性正常生活。

1. 切除性腺　无论是条索状性腺还是发育不全的睾丸均容易发生恶变,因此不管性腺发育程度,均予以切除。

2. 外阴矫形术　对外阴模糊者,予以整形,使之成为女性外阴。

3. 激素替代治疗　激素替代治疗的方案与 Turner 综合征类似。要强调的是如果患者体内没有子宫,就不需要补充孕激素。

五、卵睾型性腺发育异常

当体内同时有卵巢组织和睾丸组织时,称为卵睾型 DSD。

(一) 发病机制

患者的染色体核型有 46,XX、46,XY 和 46,XX/46,XY,其中最常见的核型是 46,XX,其次是 46,XY 和 46,XX/46,XY。在睾丸分化过程中起重要作用的基因是 SRY,如果 X 染色体上携带 SRY 基因,就很容易解释发病机制。但是大多数核型为 46,XX 的卵睾型 DSD 患者体内并未找到 SRY 基因,目前认为可能的机制有:

(1) 常染色体或 X 染色体上与性别决定有关的其他基因发生了突变。

(2) 性腺局部存在染色体嵌合。

(3) SRY 基因调控的下游基因发生了突变。

46，XX/46，XY嵌合型可能是双受精或两个受精卵融合的结果，46，XX核型使部分原始性腺组织向卵巢组织方向分化，46，XY核型使部分性腺组织向睾丸组织方向分化，因此患者表现为卵睾型DSD。核型为46，XY的卵睾型DSD的卵巢发生机制还没有很满意的解释，有作者认为原始性腺组织的SRY突变是主要原因。SRY突变导致了原始性腺组织上既有SRY正常的细胞，又有SRY突变的细胞，前者使部分原始性腺组织分化成睾丸组织，后者使部分原始性腺组织分化成卵巢组织。

（二）诊断和鉴别诊断

诊断卵睾型DSD需要有组织学证据，因此性腺探查是必需的手段。另外，一些辅助检查对诊断也有帮助。如超声发现卵泡样回声时，可以提示卵巢组织的存在。注射HMG后，如果雌激素水平升高，提示存在卵巢组织。注射HCG后，如果睾酮水平升高，提示存在睾丸组织。

染色体为46，XX的卵睾型DSD主要与先天性肾上腺皮质增生症相鉴别。由于95%的先天性肾上腺皮质增生症为21-羟化酶缺陷，因此测定17-羟黄体酮可以鉴别。染色体为46，XY的卵睾型DSD主要与雄激素不敏感综合征和5α-还原酶缺陷等46，XY型DSD相鉴别。

（三）治疗

卵睾型DSD处理的关键是性别决定。从纯粹的生理学角度上来讲，染色体为46，XX者，多建议选择做女性。对选择做女性的卵睾型DSD者，需要手术切除体内所有的睾丸组织。如果性腺为睾丸，则行睾丸切除术。如果性腺为卵睾，则切除卵睾的睾丸部分，保留卵巢部分。在有的卵睾中，睾丸组织与卵巢组织混在一起，没有界限，此时需要行卵睾切除术。术后需要做HCG试验，以了解是否彻底切除睾丸组织。

按女性抚养的患者，还要做外阴整形术，使外生殖器接近正常女性的外生殖器。选择做男性的患者，应切除卵巢组织、子宫和阴道，使睾丸位于阴囊内。如果睾丸发育不全，可能需要切除所有的性腺，以后补充雄激素。

六、21-羟化酶缺陷

21-羟化酶缺陷（21-hydroxylase deficiency）是最常见的先天性肾上腺皮质增生症，占CAH总数的90%~95%。21-羟化酶缺陷既影响皮质醇的合成，也影响醛固酮的合成。由于21-羟化酶缺陷者的肾上腺皮质会分泌大量的雄激素，因此女性患者可出现性分化或性发育异常。根据临床表现21-羟化酶缺陷可分为3种：失盐型肾上腺皮质增生症、单纯男性化型和非典型肾上腺皮质增生症，后者又被称为迟发性肾上腺皮质增生症。

（一）临床表现

21-羟化酶缺陷的临床表现差别很大，一般说来21-羟化酶缺陷的表现与其基因异常有关，基因突变越严重，酶活性受损越大，临床表现也越重。

1. 失盐型　失盐型患者的酶缺陷非常严重，体内严重缺少糖皮质激素和盐皮质激素。出生时已有外阴男性化，可表现为尿道下裂。患儿在出生后不久就会出现脱水、体重下降、血钠降低和血钾升高，需要抢救。目前能在患儿出生后1~2天内明确诊断，进一步的治疗在儿科和内分泌科进行。

2. 单纯男性化型　21-羟化酶缺陷较轻的女性患者，如果在胎儿期发病，就表现为性发育异常，临床上称为单纯男性化型。另外，儿童期过高的雄激素水平可以促进骨骼迅速生长，骨骺提前闭合，因此患者的最终身高往往较矮。许多患者往往是因为原发闭经来妇产科就诊，此时她们的骨骺已经闭合，因此任何治疗对改善身高都没有意义。

3. 迟发型　迟发型21-羟化酶缺陷在青春期启动后发病，临床表现不典型。患者在青春期启动前无异常表现。青春期启动后患者出现多毛、痤疮、肥胖、月经稀发、继发闭经和多囊卵巢等表现，易与多囊卵巢综合征相混淆。

（二）内分泌测定

患者典型的内分泌变化是血雄激素和17-羟黄体酮水平升高。

1. 单纯男性化型　患者的促性腺激素在正常卵泡早期范围。黄体酮、睾酮、硫酸脱氢表雄酮（DHEAS）和 17 - 羟黄体酮均升高。其中最有意义的是 17 - 羟黄体酮的升高。正常女性血 17 - 羟黄体酮水平不超过 2ng/mL，单纯男性化型 21 - 羟化酶缺陷者体内的血 17 - 羟黄体酮水平往往升高数百倍，甚至数千倍。

2. 迟发型　FSH 水平正常、LH 水平升高、睾酮水平轻度升高、DHEAS 水平升高。部分患者的 17 - 羟黄体酮水平明显升高，这对诊断有帮助。但是也有一些患者的 17 - 羟黄体酮水平升高不明显（＜10ng/mL），这就需要做 ACTH 试验。静脉注射 ACTH 60 分钟后，迟发型 21 - OHD 患者体内的血 17 - 羟黄体酮水平将超过 10ng/mL。

（三）单纯男性化型 21 - 羟化酶缺陷的治疗

应尽可能早地治疗单纯男性化型 21 - 羟化酶缺陷。肾上腺皮质分泌的过多的雄激素可加速骨骺愈合，因此治疗越晚，患者的最终身高越矮。另外，早治疗还可避免男性化体征加重。

1. 糖皮质激素　糖皮质激素是治疗 21 - 羟化酶缺陷的特效药。补充糖皮质激素可以负反馈地抑制 ACTH 的分泌，从而降低血 17 - 羟黄体酮、DHEAS 和睾酮水平。

常用的糖皮质激素有氢化可的松、泼尼松和地塞米松。儿童一般使用氢化可的松，剂量为每天 10～20mg/m²，分 2～3 次服用，最大剂量一般不超过 25mg/（m²·d）。由于强的松和地塞米松抑制生长作用较强，因此一般不建议儿童使用。成人每天使用氢化可的松 37.5mg，分 2～3 次服用；强的松 7.5mg/d，分 2 次服用；或者地塞米松 0.40～0.75mg，每天睡觉前服用 1 次。

在应激情况下，需要把皮质醇的剂量增加 1～2 倍。在手术或外伤时，如果患者不能口服，就改为肌内注射或静脉给药。

患者怀孕后应继续使用糖皮质激素，此时一般建议患者使用氢化可的松或强的松，根据患者的血雄激素水平进行剂量调整，一般把雄激素水平控制在正常范围的上限水平。如患者曾行外阴整形术，分娩时应选择剖宫产，这样可以避免外阴损伤。分娩前后应该按应激状态补充糖皮质激素。

需要终身服用糖皮质激素。开始治疗时可采用大剂量的药物，在 17 - 羟黄体酮水平下降后逐步减量到最小维持量。不同的患者，最小维持量不同。

2. 手术治疗　外生殖器异常者可通过手术纠正。

3. 生育问题　绝大多数患者经糖皮质激素治疗后，可恢复正常排卵，因此可以正常受孕。对女性患者来说，需终身服药，怀孕期间也不可停药。因为如果孕期不治疗的话，即使怀孕的女性胎儿没有 21 - 羟化酶缺陷，依然会发生女性外阴男性化。

经糖皮质激素治疗后，如果患者没有恢复排卵，可以使用氯米芬、HMG 和 HCG 诱发排卵。

七、11β - 羟化酶缺陷

11β - 羟化酶（cytochrome P450 11β - hydroxylase，CYP11B1）缺陷也会引起先天性肾上腺皮质增生症，但是其发病率很低，约为 21OHD 发病率的 5%。

CYP11B1 基因位于 8 号染色体的长臂上，与编码醛固酮合成酶的基因（CYP11B2）相邻。CYP11B1 的生理作用是把 11 - 脱氧皮质醇转化成皮质醇，把 11 - 去氧皮质酮转化成皮质酮。当 CYP11B1 存在缺陷时，皮质醇合成受阻，ACTH 分泌增加，结果肾上腺皮质增生，雄激素分泌增加。另外，醛固酮合成也受影响，但由于 11 - 去氧皮质酮在体内积聚，11 - 去氧皮质酮有盐皮质激素活性，因此患者不仅没有脱水症状，反而会出现高血压。

11β - 羟化酶缺陷的临床表现有雄激素水平升高、男性化和高血压等。11β - 羟化酶缺陷最容易与 21 - 羟化酶缺陷相混淆，两者的血 17 - 羟黄体酮水平均升高。11β - 羟化酶缺陷患者体内的 11 - 脱氧皮质醇和去氧皮质酮水平升高，有高血压；而 21 - 羟化酶缺陷患者没有这些表现。

11β - 羟化酶缺陷的治疗与单纯男性化型 21 - 羟化酶缺陷的治疗相似，以糖皮质激素治疗为主。如果使用糖皮质激素后，血压还不正常，就需要加用抗高血压药。

八、雄激素不敏感综合征

雄激素不敏感综合征（androgen insensitivity syndrome，AIS）又被称为雄激素抵抗综合征（androgen resistance syndrome），其发生的根本原因是雄激素受体（androger receptor，AR）基因发生了突变。由于雄激素受体位于 X 染色体上，因此 AIS 为 X-连锁隐性遗传病。

（一）临床表现

完全性雄激素不敏感综合征的临床表现较单一，不同患者间的差别不大。部分性雄激素不敏感综合征的临床表现与雄激素受体缺陷程度有关，个体间的差异很大。

1. 完全性雄激素不敏感综合征　由于 AR 基因异常，导致胚胎组织对雄激素不敏感。中肾管分化受阻，最后退化。缺少雄激素的影响，尿生殖窦发育成女性外阴，有大阴唇、小阴唇和阴道，外观与正常女性没有差别。许多患者伴有单侧或双侧腹股沟疝，仔细检查疝囊时可发现睾丸。完全性雄激素不敏感综合征者的睾丸可位于腹腔、腹股沟管或阴唇内，病理学检查常可见大量无生精功能的曲细精管。无附睾和输精管，无子宫和输卵管，阴道为盲端。极少数患者有发育不良的输卵管和子宫，可能是睾丸功能不足造成的。

由于完全性雄激素不敏感综合征者为女性外阴，因此出生后按女孩抚养。进入青春期后，患者与正常女性的差异开始显现出来。完全性雄激素不敏感综合征者有正常发育的乳房，但没有阴毛、腋毛和月经。另外，患者的身高可能较一般女性高。

内分泌测定发现患者的血 FSH 水平正常，LH 水平升高，睾酮水平达到正常男性水平，雌激素水平可达到卵泡早、中期水平。雄激素不敏感综合征者体内的雌激素是由睾酮在周围组织转化而来的。雄激素不敏感综合征患者的睾丸分泌的大量睾酮虽然不能通过 AR 发挥生物学效应，但是它却可通过周围组织的芳香化酶转化为雌激素，在雌激素的作用下，患者表型为女性。

2. 部分性雄激素不敏感症　部分性雄激素不敏感综合征的临床表现差异非常大。外阴可以从类似于正常女性的外生殖器到类似于正常男性的外生殖器，跨度很大。与完全性雄激素不敏感综合征相比，部分性雄激素不敏感综合征最大的特点是有不同程度的男性化。男性化程度差的患者可表现为尿道下裂、阴蒂增大，甚至可有带盲端的阴道。男性化程度好的患者可仅表现为男性不育或男性乳房发育。

男性化程度差的 PAIS 患者出生后一般按女孩抚养，而男性化程度好的部分性雄激素不敏感症患者出生后一般按男孩抚养。因此前者一般来妇产科就诊，而后者则去泌尿外科就诊。按女孩抚养的部分性雄激素不敏感综合征患者进入到青春期以后，可有乳房发育，但没有月经来潮。此时患者男性化体征往往更明显，如声音较粗、可有喉结、皮肤较粗、体毛呈男性分布和阴蒂肥大等。

部分性雄激素不敏感综合征患者的激素水平与完全性雄激素不敏感综合征患者相似。

（二）治疗

雄激素不敏感综合征的治疗关键是性别选择。完全性雄激素不敏感综合征和男性化程度差的部分性雄激素不敏感综合征患者，从小按女孩抚养，社会和患者都认为她们是女孩（即社会性别和心理性别均为女性），因此她们中的绝大多数都选择将来做女性。完全性雄激素不敏感综合征患者在选择性别时一般不会遇到的心理障碍，而部分性雄激素不敏感症患者在选择性别时应注意其心理变化，尽量避免不良心理影响。

1. 手术治疗　在部分性雄激素不敏感症患者选择做女性后，首要的治疗是切除双侧睾丸，因为异位的睾丸尤其是位于腹腔内的睾丸由于长期受到体内相对较高的体温的作用可能发生癌变。

对完全性雄激素不敏感综合征患者来说，由于睾丸分泌的激素对青春期体格发育和女性第二性征发育均有重要意义，因此建议在青春期第二性征发育后再行睾丸切除术。

完全性雄激素不敏感综合征患者不存在外阴畸形，不需要做外阴整形术。部分性雄激素不敏感综合征患者往往有明显的外阴畸形，因此在切除性腺的同时还需要做外阴整形术。

2. 雌激素治疗　性腺切除后应给予雌激素替代治疗以维持女性第二性征。由于患者没有子宫，因此只需要补充雌激素，不需要补充孕激素。如戊酸雌二醇 1~2mg，每天 1 次，连续服用；或者结合雌激素 0.625mg，每天 1 次，连续服用。在使用雌激素期间，应注意定期检查乳房和骨密度。

九、5α-还原酶缺陷

5α-还原酶位于细胞的内质网膜上，其生理作用是催化类固醇激素 $\triangle^{4,5}$-双键的加氢还原反应。睾酮（testosterone，T）在 5α-还原酶的作用下转化成二氢睾酮（dihydrotestosterone，DHT），二氢睾酮是人体内活性最强的雄激素。在胚胎期，尿生殖窦在二氢睾酮的作用下发育成男性外生殖器。对男性胎儿来说，如果 5α-还原酶有缺陷，二氢睾酮生成不足，那么就会出现两性畸形，临床上表现为外阴模糊，该疾病称为 5α-还原酶缺陷（5α-reductase deficiency）。

（一）临床表现

患者染色体均为 46，XY，有正常或基本正常的睾丸。患者没有子宫和卵巢。由于缺乏二氢睾酮，外阴发育异常。出生时阴茎很小，类似增大的阴蒂。阴囊呈分叉状，尿道开口于会阴，阴道呈一浅凹。睾丸位于腹股沟或分叉的阴囊内。

出生前绝大多数患者按男孩抚养，这些患者将来会去泌尿科就医，因此本文对这些患者将不多赘述。少数按女孩抚养的患者在青春期由于睾酮分泌增加，将出现男性的第二性征，如男性体毛生长、男性体态、阴蒂增大呈正常阴茎及无乳房发育等。

内分泌测定会发现患者的血促性腺激素水平和睾酮水平与正常男性相似。但是双氢睾酮水平明显下降，因此 T/DHT 比值升高。在青春期后，正常男性的 T/DHT 比值约为 10，而 5α-还原酶缺陷者可高达 30 以上。hCG 刺激后，T 明显升高，但 DHT 无改变，因此 T/DHT 比值将进一步升高，该试验对诊断有帮助。

（二）诊断与鉴别诊断

男性化程度差的、按女孩抚养的 5α-还原酶缺陷患者主要与部分性雄激素不敏感综合征患者相鉴别。测定 DHT 和 HCG 试验可以鉴别。

（三）处理

早期诊断最为重要。早期诊断可以避免按女孩抚养，因为患者在青春期后可发育为基本正常的男性。有许多按女孩抚养的患者在青春期后被迫改变社会性别为男性。

对选择社会性别为女性的患者，最好在青春期前切除睾丸，以免将来出现男性第二性征。青春期给予雌激素替代治疗。成年后如性生活有困难，可以做阴道成形术。

（胡 争）

第二节 经前期综合征

经前期综合征（premenstrual syndromes，PMS）又称经前紧张症（premenstrual tension，PMS）或经前紧张综合征（premenstrual tension syndrome，PMTS），是育龄妇女常见的问题。PMS 是指月经来潮前 7~14 天（即在月经周期的黄体期），周期性出现的躯体症状（如乳房胀痛、头痛、小腹胀痛、水肿等）和心理症状（如烦躁、紧张、焦虑、嗜睡、失眠等）的总称。PMS 症状多样，除上述典型症状外，自杀倾向、行为退化、嗜酒、工作状态差甚至无法工作等也常出现于 PMS。由于 PMS 临床表现复杂且个体差异巨大，因此诊断的关键是症状出现的时间及严重程度。PMS 发生于黄体期，随月经的结束而完全消失，具有明显的周期性，这是区分 PMS 和心理性疾病的重要依据；上述心理及躯体症状只有达到影响女性正常的工作、生活、人际交往的程度才称为 PMS。

一、病因与发病机制

近年研究表明，PMS 病因涉及诸多因素的联合，如社会心理因素、内分泌因素及神经递质的调节等。但 PMS 的准确机制仍不明，一些研究结果尚有矛盾之处，进一步的深入研究是必要的。

（一）社会心理因素

情绪不稳定及神经质、特质焦虑者容易体验到严重的 PMS 症状。应激或负性生活事件可加重经前症状，而休息或放松可减轻之，均说明社会心理因素在 PMS 的发生或延续上发挥作用。

（二）内分泌因素

1. 孕激素　英国妇产科学家 Dalton 推断 PMS 是由于经前黄体酮不足或缺陷，而且应用黄体酮治疗可以获得明显效果。然而相反的报道则发现 PMS 妇女黄体酮水平升高。Hammarback 等对 18 例 PMS 妇女连续二月逐日测定血清雌二醇和黄体酮，发现严重 PMS 症状与黄体期血清这两种激素水平高相关。黄体酮常见的副反应如心境恶劣和焦虑等。

这一疾病仅出现于育龄女性，青春期前、妊娠期、绝经后期均不会出现，且仅发生于排卵周期的黄体期。给予外源性孕激素可诱发此病，在激素替代治疗（hormone replace therapy，HRT）中使用孕激素建立周期引发的抑郁情绪和生理症状同 PMS 相似；曾患有严重 PMS 的女性，行子宫加双附件切除术后给予 HRT，单独使用雌激素不会诱发 PMS，而在联合使用雌孕激素时 PMS 复发。相反，卵巢内分泌激素周期消失，如双卵巢切除或给予促性腺激素释放激素激动剂（GnRHa）均可抑制原有的 PMS 症状。因此，卵巢激素尤其是孕激素可能与 PMS 的病理机制有关，孕激素可增加女性对甾体类激素的敏感性，使中枢神经系统受激素波动的影响增加。

2. 雌激素　如下所述。

（1）雌激素降低学说：正常情况下雌激素有抗抑郁效果，经前雌激素水平下降可能与 PMS，特别是经前心境恶劣的发生有关。Janowsky 强调雌激素波动（中期雌激素明显上升，继之降低）的作用。

（2）雌激素过多学说：持此说者认为雌激素水平绝对或相对高，或者对雌激素的特异敏感性可招致 PMS。Morton 报告给妇女注入雌激素可产生 PMS 样症状。Backstrom 和 cartenson 指出，具有经前焦虑的妇女，雌激素/黄体酮比值较高。雌孕激素比例异常可能与 PMS 发生有关。

3. 雄激素　Lahmeyer 指出，妇女雄激素来自卵巢和肾上腺。在排卵前后，血中睾酮水平随雌激素水平的增高而上升，且由于大部分来自肾上腺，故于围月经期并不下降，其时睾酮/雌激素及睾酮/孕激素之比处于高值。睾酮作用于脑可增强两性的性驱力和攻击行为，而雌激素和黄体酮可对抗之。经前期雌激素和黄体酮水平下降，脑中睾酮失去对抗物，这至少与一些人 PMS 的发生有关，特别是心境改变和其他精神病理表现。

（三）神经递质

研究表明在 PMS 女性中血清性激素的浓度表现为正常，这表明除性激素外还可能有其他因素作用。PMS 患者常伴有中枢神经系统某些神经递质及其受体活性的改变，这种改变可能与中枢对激素的敏感性有关。一些神经递质可受卵巢甾体激素调节，如 5-羟色胺（5-HT）、乙酰胆碱、去甲肾上腺素、多巴胺等。

1. 乙酰胆碱（Ach）　Janowsky 推测 Ach 单独作用或与其他机制联合作用与 PMS 的发生有关。在人类 Ach 是抑郁和应激的主要调节物，引起脉搏加快和血压上升，负性情绪，肾上腺交感胺释放和止痛效应。Rausch 发现经前胆碱能占优势。

2. 5-HT 与 γ-氨基丁酸　经前 5-HT 缺乏或胆碱能占优势可能在 PMS 的形成上发挥作用。选择性 5-HT 再摄取阻断剂（SSRLS）如氟西汀、舍曲林问世后证明它对 PMS 有效，而那些主要作用于去甲肾上腺素能的三环抗抑郁剂的效果较差，进一步支持 5-HT 在 PMS 病理生物学中的重要作用。PMDD 患者与患 PMS 但无情绪障碍者及正常对照组相比，5-HT 在卵泡期增高，黄体期下降，波动明显增大，因此 Inoue 等认为，5-HT 与 PMS、PMDD 出现的心理症状密切相关。5-羟色胺能系统对情绪、睡眠、性欲、食欲和认知具有调节功能，在抑郁的发生发展中起到重要作用。雌激素可增加 5-HT 受体的数量及突触后膜对 5-HT 的敏感性，并增加 5-HT 的合成及其代谢产物 5-羟吲哚乙酸的水平。有临床研究显示选择性 5-HT 再摄取抑制剂（SSRIs）可增加血液中 5-HT 的浓度，对治疗 PMS/PM-

DD 有较好的疗效。

另外，有研究认为在抑郁、PMS、PMDD 的患者中 γ-氨基丁酸（GABA）活性下降，Epperson 等用磁共振质谱分析法测定 PMDD 及正常女性枕叶皮质部的 GABA、雌激素、孕激素等水平发现，PMDD 者卵泡期 GABA 水平明显低于对照组；同时 Epperson 等认为 PMDD 患者可能存在 GABA 受体功能的异常。PMS 女性黄体期异孕烷醇酮水平较低，而异孕烷醇酮有 GABA 激活作用，因此低水平的异孕烷醇酮使 PMS 女性 GABA 活性降低，产生抑郁。此外，雌激素兼具增加 GABA 的功能及 GABA 受体拮抗剂的双重功能。

3. 类鸦片物质与单胺氧化酶　Halbreich 和 Endicott 认为内啡肽水平变化与 PMS 的发生有关。他们推测 PMS 的许多症状类似类鸦片物质撤出。目前认为在性腺类固醇激素影响下，过多暴露于内源性鸦片肽并继之脱离接触可能参与 PMS 的发生。持单胺氧化酶（MAO）说则认为 PMS 的发生与血小板 MAO 活性改变有关，而这一改变是受黄体酮影响的。正常情况下，雌激素对 MAO 活性有抑制效应，而黄体酮对组织中 MAO 活性有促进作用。MAO 活性增强被认为是经前抑郁和雌激素/孕激素不平衡发生的中介。MAO 活性增加可以减少有效的去甲肾上腺素，导致中枢神经元活动降低和减慢。MAO 学说可解释经前抑郁和嗜睡，但无法说明其他众多的症状。

4. 其他　前列腺素可影响钠潴留，以及精神、行为、体温调节及许多 PMS 症状，前列腺素合成抑制剂能改善 PMS 躯体症状。一般认为此类非甾体抗炎药物可降低引起 PMS 症状的中介物质的组织浓度起到治疗作用。维生素 B_6 是合成多巴胺与五羟色胺的辅酶，维生素 B_6 缺乏与 PMS 可能有关，一些研究发现维生素 B_6 治疗似乎比安慰剂效果好，但结果并非一致。

二、临床表现

历来提出的症状甚为分散，可达 200 项之多，近年研究提出大约 20 类症状是常见的，包括躯体、心理和行为三个方面。其中恒定出现的是头痛、疼痛、肿胀、嗜睡、易激惹和抑郁，行为笨拙，渴望食物。但表现有较大的个体差异，取决于躯体健康状态，人格特征和环境影响。

（一）躯体症状

1. 水潴留　经前水潴留一般多见于踝、小腿、手指、腹部和乳房，可导致乳房胀痛、体重增加、面部虚肿和水肿，腹部不适或胀满或疼痛，排尿量减少。这些症状往往在清晨起床时明显。
2. 疼痛　头痛较为常见，背痛、关节痛、肌肉痛、乳房痛发生率亦较高。
3. 自主神经功能障碍　常见恶心、呕吐、头晕、潮热、出汗等。可出现低血糖，许多妇女渴望摄入甜食。

（二）心理症状

主要为负性情绪或心境恶劣：
1. 抑郁　心境低落、郁郁不乐、消极悲观、空虚孤独，甚至有自杀意念。
2. 焦虑、激动　烦躁不安，似感到处于应激之下。
3. 运动共济和认知功能改变　可出现行动笨拙、运动共济不良、记忆力差、自感思路混乱。

（三）行为改变

可表现为社会退缩，回避社交活动；社会功能减低，判断力下降，工作时失误；性功能减退或亢进等改变。

三、诊断与鉴别诊断

（一）诊断标准

PMS 具有三项属性（经前期出现；在此以前无同类表现；经至消失），诊断一般不难。
美国国立精神卫生研究院的工作定义如下：一种周期性的障碍，其严重程度是以影响一个妇女生活的一些方面（如为负性心境，经前一周心境障碍的平均严重程度较之经后一周加重 30%），而症状的出现与月经有一致的和可以预期的关系。这一定义规定了PMS的症状出现与月经有关，对症状的严重程度做出定量化标准。

（二）诊断方法

前瞻性每日评定计分法目前获得广泛应用，它在确定PMS症状的周期性方面是最为可信的，评定周期需患者每天记录症状，至少记录2至3个周期。

（三）鉴别诊断

1. 月经周期性精神病 PMS可能是在内分泌改变和心理社会因素作用下起病的，而月经周期性精神病则有着更为深刻的原因和发病机理。PMS的临床表现是以心境不良和众多躯体不适组成，不致发展为重性精神病形式，可与月经周期性精神病区别。

2. 抑郁症 PMS妇女有较高的抑郁症发生风险以及抑郁症患者较之非情感性障碍患者有较高的PMS发生率已如上述。根据PMS和抑郁症的诊断标准，可做出鉴别。

3. 其他精神疾病经前恶化 根据PMS的诊断标准与其他精神疾病经前恶化进行区别。

须注意疑难病例诊断过程中妇科、心理、精神病专家协作的重要性。

四、治疗

PMS的治疗应针对躯体、心理症状、内在病理机制和改变正常排卵性月经周期等方面。此外，心理治疗和家庭治疗亦受到较多的重视。轻症PMS病例采取环境调整、适当膳食、身体锻炼、改善生活方式、应激处理和社会支持等措施即可，重症患者则需实施以下治疗。

（一）调整生活方式

包括合理的饮食与营养、适当的身体锻炼、戒烟、限制盐和咖啡的摄入。可改变饮食习惯，增加钙、镁、维生素B_6、维生素E的摄入等，但尚没有确切，一致的研究表明以上维生素和微量元素治疗的有效性。体育锻炼可改善血液循环，但其对PMS的预防作用尚不明确，多数临床专家认为每日锻炼20~30分钟有助于加强药物治疗和心理治疗。

（二）心理治疗

心理因素在PMS发生中所起的作用是不容忽视的。精神刺激可诱发和加重PMS。要求患者日常保持乐观情绪，生活有规律，参加运动锻炼，增强体质，行为疗法曾用以治疗PMS，放松技术有助于改善疼痛症状。生活在经前综合征妇女身边的人，如父母、丈夫、子女等，要多关心患者，对她们在经前出现的心境烦躁，易激惹等给以容忍和同情。工作周围的人也应体谅她们经前发生的情绪症状，在各方面予以照顾，避免在此期间从事驾驶或其他具有危险性的作业。

（三）药物治疗

1. 精神药物 如下所述。

（1）抗抑郁药：5-羟色胺再摄取抑制剂（selective serotonergic reuptake inhibitors，SSRIs）对PMS有明显疗效，达60%~70%且耐受性较好，目前认为是一线药物。如氟西汀（百忧解）20mg每日一次，经前口服至月经第3天。减轻情感症状优于躯体症状。

舍曲林（sertraline）剂量为每日50~150mg。三环类抗抑郁药氯丙咪嗪（clomipramine）是一种三环类抑制5-羟色胺和去甲肾上腺素再摄取的药物，每天25~75mg对控制PMS有效，黄体期服药即可。SSRIs与三环类抗抑郁药物相比，无抗胆碱能、低血压及镇静等不良反应，并具有无依赖性和无特殊的心血管及其他严重毒性作用的优点。SSRIs除抗抑郁外也有改善焦虑的效应，目前应用明显多于三环类。

（2）抗焦虑药：苯二氮䓬类用于治疗PMS已有很长时间，如阿普唑仑为抗焦虑药，也有抗抑郁性质，用于PMS获得成功，起始剂量为0.25mg，1天2~3次，逐渐递增，每日剂量可达2.4mg或4mg，在黄体期用药，经至即停药，停药后一般不出现戒断症状。

2. 抑制排卵周期 如下所述。

(1) 口服避孕药:作用于 H-P-O 轴可导致不排卵,常用以治疗周期性精神病和各种躯体症状。口服避孕药对 PMS 的效果不是绝对的,因为一些亚型用本剂后症状不仅未见好转反而恶化。就一般病例而论复方短效单相口服避孕药均有效。国内多选用复方炔诺酮或复方甲地黄体酮。

(2) 达那唑:一种人工合 17α-乙炔睾酮的衍生物,对下丘脑-垂体促性腺激素有抑制作用。$100\sim400mg/d$ 对消极情绪、疼痛及行为改变有效,$200mg/d$ 能有效减轻乳房疼痛。但其雄激素活性及致肝功能损害作用,限制了其在 PMS 治疗中的临床应用。

(3) 促性腺激素释放激素激动剂(GnRHa):GnRHa 在垂体水平通过降调节抑制垂体促性腺激素分泌,造成低促性腺激素水平及低雌激素水平,达到药物切除卵巢的疗效。有随机双育安慰剂对照研究证明 GnRHa 治疗 PMS 有效。单独应用 GnRHa 应注意低雌激素血症及骨量丢失,故治疗第 3 个月应采用反加疗法(add-back therapy)克服其不良反应。

(4) 手术切除卵巢或放射破坏卵巢功能:虽然此方法对重症 PMS 治疗有效,但卵巢功能破坏导致绝经综合征及骨质疏松性骨折、心血管疾病等风险增加,应在其他治疗均无效时酌情考虑。对中、青年女性患者不宜采用。

3. 其他 如下所述。

(1) 利尿剂:PMS 的主要症状与组织和器官水肿有关。醛固酮受体拮抗剂螺内酯不仅有利尿作用,对血管紧张素功能亦有抑制作用。剂量为 $25mg$ 每天 $2\sim3$ 次,可减轻水潴留,并对精神症状亦有效。

(2) 抗前列腺素制剂:经前子宫内膜释放前列腺素,改变平滑肌张力,免疫功能及神经递质代谢。抗前列腺素如甲芬那酸 $250mg$ 每天 3 次,于经前 12 天起服用。餐中服可减少胃刺激。如果疼痛是 PMS 的标志,抗前列腺素有效。除对痛经、乳胀、头痛、痉挛痛、腰骶痛有效,对紧张易怒症状也有报告有效。

(3) 多巴胺拮抗剂:高催乳素血症与 PMS 关系已有研究报道。溴隐亭为多巴胺拮抗剂,可降低 PRL 水平并改善经前乳房胀痛。剂量为 $2.5mg$,每日 2 次,餐中服药可减轻副反应。

(胡 争)

第三节 功能失调性子宫出血

调节女性生殖的神经内分泌功能紊乱引起的异常子宫出血称为功能失调性子宫出血(dysfunctional uterine bleeding,DUB),简称功血。根据有无排卵功血可分为两类:有排卵的称为排卵型功血,无排卵的称为无排卵型功血。临床上以无排卵型功血为主,约占总数的 85%,而排卵型功血只占 15%。排卵型功血包括黄体功能不足、子宫内膜不规则脱落和排卵期出血等。本节主要介绍无排卵型功血和黄体功能不足。

一、无排卵型功能失调性子宫出血

(一)病理生理机制

无排卵功血多发生在青春期和围绝经期,前者称为青春期功血,后者称为围绝经期功血。虽然青春期功血与围绝经期功血均为无排卵型功血,但它们的发病机制不同。青春期功血不排卵的原因在于患者体内的下丘脑-垂体-卵巢轴尚未成熟;围绝经期功血不排卵的原因是衰老的卵巢对促性腺激素不敏感,卵泡发育不良,卵泡分泌的雌激素达不到诱发雌激素正反馈的阈值水平。

由于不排卵,卵巢只分泌雌激素,不分泌孕激素。在无孕激素对抗的雌激素长期作用下,子宫内膜增生变厚。当雌激素水平急遽下降时,大量子宫内膜脱落,子宫出血很多,这种情况称为雌激素撤退性出血。在雌激素水平下降幅度小时,脱落的子宫内膜量少,子宫出血也少,这种出血称为雌激素突破性出血。另外,当增生的内膜需要更多的雌激素而卵巢分泌的雌激素却未增加时也会出现子宫出血,这种出血也属于雌激素突破性出血。

由于没有孕激素的作用，子宫螺旋动脉比较直，当子宫内膜脱落时螺旋动脉也不发生节律性收缩，血窦不容易关闭，因此无排卵型功血不容易止住。雌激素水平升高时，子宫内膜增生覆盖创面，出血才会停止。孕激素可以使增生的内膜发生分泌反应，子宫内膜间质呈蜕膜样改变，这是孕激素止血的机制。

（二）临床表现

临床上主要表现为月经失调，即月经周期、经期和月经量的异常变化。

1. 症状 无排卵型功血多见于青春期及围绝经期妇女，临床上表现为月经周期紊乱，经期长短不一，出血量时多时少。出血少时患者可以没有任何自觉症状，出血多时会出现头晕、乏力、心悸等贫血症状。

2. 体征 体征与出血量多少有关，大量出血导致继发贫血时，患者皮肤、黏膜苍白，心率加快；少量出血时无上述体征。妇科检查无异常发现。

（三）诊断

无排卵型功血为功能性疾病，因此只有在排除了器质性疾病时才能诊断。超声检查在功血的诊断中具有重要意义，如果超声发现有引起异常出血的器质性病变，则可排除功血。另外，超声检查对治疗也有指导意义。如果超声提示子宫内膜厚，那么孕激素止血的效果可能较好；如果内膜薄，雌激素治疗的效果可能较好。

（四）处理

1. 一般治疗 功血患者往往体质较差，因此应补充营养，改善全身情况。严重贫血者（Hb < 6g/dl）往往需要输血治疗。

2. 药物止血 药物治疗以激素治疗为主，青春期功血的治疗原则是止血、调整周期和促进排卵。更年期功血的治疗原则是止血、调整周期和减少出血。

激素止血治疗的方案有多种，应根据具体情况如患者年龄、出血时间、出血量和子宫内膜厚度等来选择激素的种类和剂量。在开始激素治疗前必须明确诊断，排除器质性疾病，尤其是绝经前妇女更是如此。诊刮术和分段诊刮术既可以迅速止血，又可进行病理检查以了解有无内膜病变。对年龄较大的女性来说，建议选择诊刮术和分段诊刮术进行治疗。

（1）雌激素止血：机制是使子宫内膜继续增生，覆盖子宫内膜脱落后的创面，起到修复作用。另外雌激素还可以升高纤维蛋白原水平，增加凝血因子，促进血小板凝集，使毛细血管通透性降低，从而起到止血作用。雌激素止血适用于内膜较薄的大出血患者。

1）己烯雌酚（diethylstibestrol, DES）：开始用量为 1~2mg/次，每 8 小时一次，血止 3 天后开始减量，每 3 天减一次，每次减量不超过原剂量的 1/3。维持量为 0.5~1mg/d。止血后维持治疗 20 天左右，在停药前 5~10 天加用孕激素，如醋酸甲羟黄体酮 10mg/d。停用己烯雌酚和醋酸甲羟黄体酮 3~7 天后会出现撤药性出血。由于己烯雌酚胃肠道反应大，许多患者无法耐受，因此现在多改用戊酸雌二醇或结合雌激素。

2）戊酸雌二醇（estradiol valerate）：出血多时口服 2~6mg/次，每 6~8 小时一次。血止 3 天后开始减量，维持量为 2mg/d。具体用法同己烯雌酚。

3）苯甲酸雌二醇（estradiol benzoate）：为针剂，2mg/支。出血多时每次注射 1 支，每 6~8 小时肌内注射一次。血止 3 天后开始减量，具体用法同己烯雌酚，减至 2mg/d 时，可改口服戊酸雌二醇。由于肌内注射不方便，因此目前较少使用苯甲酸雌二醇止血。

4）结合雌激素片剂：出血多时采用 1.25~2.5mg/次，每 6~8 小时一次。血止后减量，维持量为 0.625~1.25mg/d。具体用法同己烯雌酚。

在使用雌激素止血时，停用雌激素前一定要加孕激素。如果不加孕激素，停用雌激素就相当于人为地造成了雌激素撤退性出血。围绝经期妇女是子宫内膜病变的高危人群，因此在排除子宫内膜病变之前应慎用雌激素止血。子宫内膜比较厚时，需要的雌激素量较大，使用孕激素或复方口服避孕药治疗可能更好。

(2) 孕激素止血：孕激素的作用机制主要是转化内膜，其次是抗雌激素。临床上根据病情，采用不同方法进行止血。孕激素止血既可以用于青春期功血的治疗，也可以用于围绝经期功血的治疗。少量出血和中量出血时多选用孕激素；大量出血时既可以选择雌激素，也可以选择孕激素，它们的疗效相当。一般来讲内膜较厚时，多选用孕激素，内膜较薄时多选雌激素。

临床上常用的孕激素有醋酸炔诺酮、醋酸甲羟黄体酮、醋酸甲地黄体酮和黄体酮，止血效果最好的是醋酸炔诺酮，其次是醋酸甲羟黄体酮和醋酸甲地黄体酮，最差的是黄体酮，因此大出血时不选用黄体酮。

1) 少量子宫出血时的止血：孕激素使增殖期子宫内膜发生分泌反应后，子宫内膜可以完全脱落。通常用药后阴道流血减少或停止，停药后产生撤药性阴道流血，7~10天后出血自行停止。该法称为"药物性刮宫"，适用于少量长期子宫出血者。方法：黄体酮10mg/d，连用5天；或用甲羟黄体酮（甲羟黄体酮）10~12mg/d，连用7~10天；或甲地黄体酮（妇宁片）5mg/d，连用7~10天。

2) 中多量子宫出血时的止血：炔诺酮（norethindrone, norethisteron, noilutin）属19-去甲基睾酮类衍生物，止血效果较好，临床上常用。每片剂量为0.625mg，每次服5mg，每6~12小时一次（大出血每6~8小时1次，中量出血每12小时1次）。阴道流血多在半天内减少，3天内血止。血止3天后开始减量，每3天减一次，每次减量不超过原剂量的1/3，维持量为5mg/d，血止20天左右停药。如果出血很多，开始可用5~10mg/次，每3小时一次，用药2~3次后改8小时一次。治疗时应叮嘱患者按时、按量用药，并告知停药后会有撤药性出血，不是症状复发，用药期间注意肝功能。

甲地黄体酮（megestrol acetate）：属黄体酮类衍生物，1mg/片，中多量出血时每次口服10mg，每6~12小时一次，血止后逐步减量，减量原则同上。与炔诺酮相比，甲地黄体酮的止血效果差，对肝功能的影响小。

醋酸甲羟黄体酮（medroxyprogesterone acetate）：属黄体酮衍生物，对子宫内膜的止血作用逊于炔诺酮，但对肝功能影响小。中多量出血时每次口服10~12mg，每6~12小时一次，血止后逐渐减量，递减原则同上，维持量为10~12mg/d。

(3) 复方口服避孕药：是以孕激素为主的雌孕激素联合方案。大出血时每次口服复方口服避孕药1~2片，每8小时一次。血止2~3天后开始减量，每2~3天减一次，每次减量不超过原剂量的1/3，维持量为1~2片/天。

大出血时国外最常用的是复方口服避孕药，24小时内多数出血会停止。

(4) 激素止血时停药时机的选择：一般在出血停止20天左右停药，主要根据患者的一般情况决定停药时机。如果患者一般情况好、恢复快，就可以提前停药，停药后2~5天，会出现撤药性出血。如果出血停止20天后，贫血还没有得到很好的纠正，可以适当延长使用激素时间，以便患者得到更好的恢复。

(5) 雄激素：既不能使子宫内膜增殖，也不能使增生的内膜发生分泌反应，因此它不能止血。虽然如此，可是雄激素可以减少出血量。雄激素不可单独用于无排卵型功血的治疗，它需要与雌激素或（和）孕激素联合使用。临床上常用丙酸睾酮（testosterone propionate），25mg/支，在出血量多时每天25~50mg肌内注射，连用2~3天，出血明显减少时停止使用。注意为防止发生男性化和肝功能损害，每月总量不宜超过300mg。

(6) 其他止血剂：如巴曲酶、6-氨基己酸、氨甲苯酸、氨甲环酸（止血环酸）和非甾体类抗炎药等。由于这些药不能改变子宫内膜的结构，因此他们只能减少出血量，不能从根本上止血。

大出血时静脉注射巴曲酶1kU后的30分钟内，阴道出血会显著减少，因此巴曲酶适于激素止血的辅助治疗。6-氨基己酸、氨甲苯酸和氨甲环酸属于抗纤维蛋白溶解药，它们也可减少出血。

3. 手术治疗　围绝经期妇女首选诊刮术，一方面可以止血，另一方面可用于明确有无子宫内膜病变。怀疑有子宫内膜病变的妇女也应做诊断性刮宫。

少数青春期功血患者药物止血效果不佳时，也需要刮宫。止血时要求刮净，刮不干净就起不到止血的作用。刮宫后7天左右，一些患者会有阴道流血，出血不多时可使用抗纤维蛋白溶解药，出血多时使用雌激素治疗。

由于刮宫不彻底造成的出血则建议使用复方口服避孕药治疗，或者选择再次刮宫。

4. 调整周期　对无排卵型功血来说，止血只是治疗的第一步，几乎所有的患者都还需要调整周期。青春期功血发生的根本原因是下丘脑-垂体-卵巢轴功能紊乱，正常的下丘脑-垂体-卵巢轴调节机制的建立可能需要很长的时间。在正常调节机制未建立之前，如果不予随访、调整周期，患者还会发生大出血。

围绝经期功血发生的原因是卵巢功能衰退，随着年龄的增加，卵巢功能只能越来越差。因此，理论上讲围绝经期功血不可能恢复正常，这些患者需要长期随访、调整周期，直到绝经。

二、黄体期缺陷

排卵后，在黄体分泌的孕激素的作用下子宫内膜发生分泌反应。在整个黄体期，子宫内膜的组织学形态（子宫内膜分泌反应）是持续变化的；分泌期时相不同，子宫内膜组织学形态也不同。若排卵后子宫内膜组织学变化比黄体发育晚2天以上，则称为黄体期缺陷（luteal phase deficiency or luteal phase defect，LPD）。目前，国内常把黄体期缺陷称为黄体功能不足或黄体功能不全。导致黄体期缺陷的原因有两个：黄体内分泌功能不足和子宫内膜对孕激素的反应性下降。前者是名副其实的黄体功能不足，后者又被称为孕激素抵抗。

（一）发病机制

目前认为黄体期缺陷的发病机制如下：

1. 卵泡发育不良　黄体是由卵泡排卵后演化而来的，卵泡的颗粒细胞演变成黄体颗粒细胞，卵泡膜细胞演变成黄体卵泡膜细胞。当促性腺激素分泌失调或卵泡对促性腺激素的敏感性下降时，卵泡发育不良，颗粒细胞的数量和质量下降。由发育不良的卵泡生成的黄体质量也差，其分泌孕激素的能力下降。

2. 黄体功能不良　黄体的形成和维持与LH有关。当LH峰和黄体期LH分泌减少时，会发生黄体功能不足。另外，如前所述即使LH峰和LH分泌正常，如果卵泡发育不良也会出现黄体功能不足。黄体功能不足体现在两个方面：

(1) 黄体内分泌功能低下，分泌的黄体酮减少。

(2) 黄体生存时间缩短，正常的黄体生存时间为12~16天，黄体功能不足时≤11天。

3. 子宫内膜分泌反应不良　黄体功能不足时孕激素分泌减少，子宫内膜分泌反应不良，子宫内膜形态学变化比应有的组织学变化落后2天以上。子宫内膜存在孕激素抵抗时，虽然孕激素水平正常，但由于子宫内膜对孕激素的反应性下降，因此也将出现子宫内膜分泌反应不良。

（二）临床表现

黄体期缺陷属于亚临床疾病，其对患者的健康危害不大。患者往往因为不孕不育来就诊。

1. 月经紊乱　由于黄体生存期缩短，黄体期缩短，所以表现为月经周期缩短、月经频发。如果卵泡期延长，月经周期也可在正常范围。

2. 不孕或流产　由于黄体功能不足，患者不容易受孕。即使怀孕，也容易发生早期流产。据报道3%~20%的不育症与黄体期缺陷有关，另外诱发排卵时常出现黄体功能不足。

（三）辅助检查

临床表现只能为黄体期缺陷的诊断提供线索，明确诊断需要一些辅助检查。

1. 子宫内膜活检　是诊断黄体期缺陷的金标准。Noyes和Shangold对排卵后每日的子宫内膜特征进行了描述，如果活检的内膜比其应有的组织学变化落后2天以上，即可诊断。活检的关键是确定排卵日，有条件者可通过B超监测和LH峰测定确定排卵日。临床上多选择月经来潮前1~3天活检，但该方法的误差较大。

2. 基础体温（BBT）测定　孕激素可以上调体温调定点，使基础体温升高。一般认为基础体温升高天数≤11天、上升幅度≤3℃或上升速度缓慢时，应考虑黄体功能不足。需要注意的是，单单测定基础体温对诊断黄体功能不足是不够的。

3. 黄体酮测定　黄体酮是黄体分泌的主要因素，因此黄体酮水平可反映黄体功能。黄体中期血黄体酮水平＜10ng/mL时，可以诊断黄体功能不足。由于黄体酮分泌变化很大，因此单靠一次黄体酮测定进行诊断很不可靠。

4. B超检查　可以从形态学上了解卵泡的发育、排卵情况和子宫内膜的情况，对判断黄体功能有一定的帮助。

（四）诊断和鉴别诊断

明确诊断需要子宫内膜活检。另外，根据常规检查很难明确诊断子宫内膜对孕激素的反应性下降。

（五）处理

目前的处理仅仅针对黄体功能不足。如果子宫内膜对孕激素的反应性下降，则没有有效的治疗方法。

1. 黄体支持　因为人绒毛膜促性腺激素（HCG）和LH的生物学作用相似，因此可用于黄体支持治疗。用法：黄体早期开始肌内注射HCG，1 000IU/次，每天1次，连用5~7天；或HCG 2 000IU/次，每2天1次，连用3~4次。

在诱发排卵时，如果有发生卵巢过度刺激综合征（OHSS）的风险，则应禁用HCG，因为HCG可以引起OHSS或使OHSS病情加重。

2. 补充黄体酮　治疗不孕症时选用黄体酮制剂，因为天然孕激素对胎儿最安全。如果不考虑生育，而是因为月经紊乱来治疗，可以选择人工合成的口服孕激素，如醋酸甲羟黄体酮和醋酸甲地黄体酮等。

（1）黄体酮针剂：在自然周期或诱发排卵时，每日肌内注射黄体酮10~20mg；在使用GnRH激动剂和拮抗剂的周期中，需要加大黄体酮剂量至40~80mg/d。

（2）微粒化黄体酮：口服利用度低，因此所需剂量大，根据情况每天口服200~600mg。

（3）醋酸甲羟黄体酮：下次月经来潮前7~10天开始用药，每天8~10mg，连用7~10天。

（4）醋酸甲地黄体酮：下次月经来潮前7~10天开始用药，每天6~8mg，连用7~10天。

3. 促进卵泡发育　首选氯米芬，从月经的第3~5天开始，每天口服25~100mg，连用5天，停药后监测卵泡发育情况。氯米芬疗效不佳者，可联合使用HMG和HCG治疗。

（王晓雯）

第四节　痛经

痛经（dysmenorrhea）是指伴随着月经的疼痛，疼痛可以出现在行经前后或经期，主要集中在下腹部，常呈痉挛性，通常还伴有其他症状，包括腰腿疼、头痛、头晕、乏力、恶心、呕吐、腹泻、腹胀等。痛经是育龄期妇女常见的疾病，发生率很高，文献报道为30%~80%不等，每个人的疼痛阈值差异及临床上缺乏客观的评价指标使得人们对确切的发病率难以评估。我国1980年全国抽样调查结果表明：痛经发生率为33.19%，其中原发性痛经占36.06%，其余为继发性痛经。不同年龄段痛经发生率不同，初潮时发生率较低，随后逐渐升高，16~18岁达顶峰，30~35岁时下降，生育期稳定在40%左右，以后更低，50岁时约为20%。

痛经分为原发性和继发性两种。原发性痛经（primary dysmenorrhea）是指不伴有其他明显盆腔疾病的单纯性功能性痛经；继发性痛经（secondary dysmenorrhea）是指因盆腔器质性疾病导致的痛经。

一、原发性痛经

青春期和年轻的成年女性的痛经大多数是原发性痛经，是功能性的，与正常排卵有关，没有盆腔疾患；但有大约10%的严重痛经患者可能会查出有盆腔疾患，如子宫内膜异位症或先天性生殖道发育异常。原发性痛经的发病原因和机制尚不完全清楚，研究发现原发性痛经发作时有子宫收缩的异常，而造成收缩异常的原因有局部前列腺素、白三烯类物质、血管加压素、催产素的增高等。

（一）病因和病理生理

1. 子宫收缩异常　正常月经期子宫的基础张力＜1.33kPa，宫缩时可达16kPa，收缩频率为3~4次/分钟。痛经时宫腔的基础压力提高，收缩频率增高且不协调。因此原发性痛经可能是子宫肌肉活动增强、过渡收缩所致。

2. 前列腺素（PG）的合成和释放过多　子宫内膜是合成前列腺素的主要场所，子宫合成和释放前列腺素过多可能是导致痛经的主要原因。PG的增多不仅可以刺激子宫肌肉过度收缩，导致子宫缺血，并且使神经末梢对痛觉刺激敏感化，使痛觉阈值降低。

3. 血管紧张素和催产素过高　原发性痛经患者体内的血管紧张素增高，血管紧张素可以引起子宫肌层和血管的平滑肌收缩加强，因此，被认为是引起痛经的另一重要因素。催产素是引起痛经的另一原因，临床上应用催产素拮抗剂可以缓解痛经。

4. 其他因素　主要是精神因素，紧张、压抑、焦虑、抑郁等都会影响对疼痛的反应和主观感受。

（二）临床表现

原发性痛经主要发生在年轻女性身上，初潮或初潮后数月开始，疼痛发生在月经来潮前或来潮后，在月经期的48~72小时持续存在，疼痛呈痉挛性，集中在下腹部，有时伴有腰痛，严重时伴有恶心、呕吐、面色苍白、出冷汗等，影响日常生活和工作。

（三）诊断与鉴别诊断

诊断原发性痛经，首先要排除器质性盆腔疾病的存在。全面采集病史，进行全面的体格检查，必要时结合辅助检查，如B超、腹腔镜、宫腔镜、子宫输卵管碘油造影等，排除子宫器质性疾病。鉴别诊断主要排除子宫内膜异位症、子宫腺肌症、盆腔炎等疾病，并区别于继发性痛经，还要与慢性盆腔痛相区别。

（四）治疗

1. 一般治疗　对痛经患者，尤其是青春期少女，必须进行有关月经的生理知识教育，消除其对月经的心理恐惧。痛经时可卧床休息，热敷下腹部，还可服用非特异性的止痛药。研究表明，对痛经患者施行精神心理干预可以有效减轻症状。

2. 药物治疗　如下所述。

（1）前列腺素合成酶抑制剂：非甾体类抗炎药是前列腺素合成酶抑制剂，通过阻断环氧化酶通路，抑制前列腺素合成，使子宫张力和收缩力下降，达到止痛的效果。有效率60%~90%，服用简单，不良反应小，还可以缓解其他相关症状，如恶心、呕吐、头痛、腹泻等。用法：一般于月经来潮、痛经出现前开始服用，连续服用2~3天，因为前列腺素在月经来潮的最初48小时释放最多，连续服药的目的是减少前列腺素的合成和释放。因此疼痛时临时间断给药效果不佳，难以控制疼痛。

（2）避孕药具：短效口服避孕药和含左炔诺黄体酮的宫内节育器（曼月乐）适用于需要采用避孕措施的痛经患者，可以有效地治疗原发性痛经。口服避孕药可以使50%的患者疼痛完全缓解，40%明显减轻。曼月乐对痛经的缓解的有效率也高达90%左右。避孕药的主要作用是抑制子宫内膜生长、抑制排卵、降低前列腺素和血管加压素的水平。各类雌、孕激素的复合避孕药均可以减少痛经的发生，它们减轻痛经的程度无显著差异。

（3）中药治疗：中医认为痛经是由于气血运行不畅引起，因此一般以通调气血为主，治疗原发性痛经一般用当归、川芎、茯苓、白术、泽泻等组成的当归芍药散，效果明显。

3. 手术治疗　以往对原发性痛经药物治疗无效者的顽固性病例，可以采用骶前神经节切除术，效果良好，但有一定的并发症。近年来主要用子宫神经部分切除术。无生育要求者，可进行子宫切除术。

二、继发性痛经

继发性痛经是指与盆腔器官的器质性病变有关的周期性疼痛。常在初潮后数年发生。

(一) 病因

有许多妇科疾病可能引起继发性痛经，它们包括：

1. 典型周期性痛经的原因　处女膜闭锁、阴道横膈、宫颈狭窄、子宫异常（先天畸形、双角子宫）、子宫腔粘连（Asherman 综合征）、子宫内膜息肉、子宫平滑肌瘤、子宫腺肌病、盆腔瘀血综合征、子宫内膜异位症、IUD 等。

2. 不典型的周期性痛经的原因　子宫内膜异位症、子宫腺肌病、残留卵巢综合征、慢性功能性囊肿形成、慢性盆腔炎等。

(二) 病理生理

研究表明，子宫内膜异位症和子宫腺肌症患者体内产生过多的前列腺素，可能是痛经的主要原因之一。前列腺素合成抑制制剂可以缓解该类疾病的痛经症状。环氧化酶（COX）是前列腺素合成的限速酶，在子宫内膜异位症和子宫腺肌症患者体内表达量过度增高。这些均说明前列腺素合成代谢异常与继发性痛经的疼痛有关。

宫内节育器（IUD）的不良反应主要是月经过多和继发痛经，其痛经的主要原因可能是子宫的局部损伤和 IUD 局部的白细胞浸润导致的前列腺素合成增加。

(三) 临床表现

痛经一般发生在初潮后数年，生育年龄妇女较多见。疼痛多发生在月经来潮之前，月经前半期达到高峰，此后逐渐减轻，直到结束。继发性痛经症状常有不同，伴有腹胀、下腹坠痛、肛门坠痛等。但子宫内膜异位症的痛经也有可能发生在初潮后不久。

(四) 诊断和鉴别诊断

诊断继发性痛经，除了详细询问病史外，主要通过盆腔检查，相关的辅助检查，如 B 超、腹腔镜、宫腔镜及生化指标的化验等，找出相应的病因。

（王晓雯）

第五节　闭经

闭经（amenorrhea）为月经从未来潮或异常停止。闭经可分为生理性闭经和病理性闭经。本节仅介绍病理性闭经。

一、概述

闭经分为原发性和继发性闭经两种。

1. 原发性闭经（primary amenorrhea）　是指女性年满 16 岁尚无月经来潮，或 14 岁尚无第二性征发育，或第二性征发育已过两年而月经仍未来潮者为原发性闭经。此定义以正常青春期应出现第二性征发育和月经初潮的年龄退后两个标准差年龄为依据。

2. 继发性闭经（secondary amenorrhea）　是指月经建立后月经停止，停经持续时间相当于既往 3 个月经周期以上的总时间或月经停止六个月者。

二、诊断

闭经的原因很多，是许多疾病的一种表现，其诊断要根据病史、体格检查和相关的辅助检查找出导致闭经的原发病因，才能最终诊断其类型、发生部位。因此，详细了解闭经患者的发病史、月经史、生育史、个人史十分重要。

1. 病史　如下所述。

(1) 现病史：了解末次月经时间，并区分是自然月经或激素治疗后的撤退性出血。了解发病前有无诱因，如环境改变、精神刺激、过度劳累、寒冷刺激等，精神心理因素、节制饮食或厌食所致的明显体重下降，消耗性疾病引起的严重营养不良等。

(2) 月经史：原发性闭经患者应询问有无自然的乳房发育、性毛生长、身高增长；继发性闭经者应询问初潮年龄、周期、经期、经量等。闭经以来有无伴发症状，如早孕样反应、腹痛、溢乳、视力改变、体重增加、围绝经症状等。曾做过什么检查，用过哪些药物等。最近的两次月经日期要问清楚。

(3) 婚育史：包括婚姻状况、结婚年龄、避孕方法、使用时间等。妊娠生育史包括妊娠次数、分娩次数，有无难产、大出血和手术产情况、有无产后并发症；流产次数、方法、有无并发症等；有无人流、取环等可能造成子宫内膜损伤的病史。

(4) 既往史：幼年有无腮腺炎、结核、脑炎、脑部创伤史、生殖器官感染史。有无垂体肿瘤、垂体手术、垂体外伤等病史。有无其他内分泌疾病史，如甲状腺、肾上腺和胰腺等异常病史。

(5) 个人史：个人生活习惯、学习工作压力、环境改变、运动强度、家庭关系等。

(6) 家族史：母亲、姐妹有无早绝经的病史，父母是否近亲结婚等。

2. 临床表现和体格检查　如下所述。

(1) 临床表现：16岁月经从未来潮，为原发闭经；原来月经正常，排除妊娠和哺乳，月经停止6个月以上，为继发闭经。

(2) 体格检查

1) 全身检查：包括全身发育状况、有无畸形；测量身高、体重、四肢与躯干的比例，五官特征，观察精神状态、智力发育、营养状等，对毛发分布和浓密程度进行评分，评估乳房发育情况并检查是否溢乳，腹股沟和小腹部有无肿块等。

2) 妇科检查：观察外生殖器发育情况，有无先天性畸形；检查子宫和卵巢的大小，有无肿块和结节，输卵管有无增粗和肿块等。

3. 辅助检查　如下所述。

(1) 激素试验

1) 孕激素试验：根据孕激素试验将闭经分为Ⅰ度闭经和Ⅱ度闭经，反映闭经的严重程度：卵巢具有分泌雌激素功能，有一定雌激素水平，用孕激素有撤退出血称Ⅰ度闭经；卵巢分泌雌激素功能缺陷或停止，雌激素水平低落，用孕激素无撤退出血，称Ⅱ度闭经。方法为黄体酮20mg，肌内注射，共3～5天；或甲羟黄体酮8～10mg，每日一次，共5～7天；或达芙通10mg，每日两次，5～7天。停药后2～7日内有撤退性出血为阳性，即Ⅰ度闭经，表示生殖道完整，体内有一定水平的内源性雌激素，但有排卵障碍；如本试验为阴性，则为Ⅱ度闭经。

2) 雌激素试验：孕激素试验阴性者行雌激素试验以排除子宫性闭经。口服雌激素（己烯雌酚1mg，或炔雌醇0.05mg，或倍美力0.625mg，或补佳乐1mg）每日一次，共20天，于用药第16天开始用孕激素制剂（黄体酮20mg，肌内注射，每日一次；或甲羟黄体酮8～10mg，每日一次；或达芙通10mg，每日两次）共5天。停药后2～7天内有撤退性出血者为阳性，表示子宫内膜正常，下生殖道无梗阻，病变系内源性雌激素缺乏引起；试验阴性表示病变在子宫，重复两个周期仍无出血，子宫或下生殖道梗阻可诊断。

3) 垂体兴奋试验：对于FSH低于正常者，需用此试验确定病变在垂体还是下丘脑。方法是静脉注射GnRH 50μg，于注射前及注射后15、30、60、120分钟分别采血测定LH，峰值为注射前2倍以上为阳性，说明病变可能在下丘脑。阴性者人工周期治疗1～3个月后重复试验仍无反应者表示病变在垂体。若FSH升高不明显，LH较基础值明显升高，伴有LH/FSH>3，提示可能是PCOS。

(2) 靶器官功能检查

1) 子宫功能检查：诊断性刮宫或内膜活检适用于已婚妇女，用以了解宫腔深度、颈管和宫腔有无粘连。刮取内膜活检可以了解子宫内膜对卵巢激素的反应，诊断内膜结核、内膜息肉等疾病。

2）卵巢功能检查：包括基础体温测定、宫颈评分、宫颈脱落细胞检查等。

　　a. 基础体温测定：黄体酮通过体温调节中枢使体温升高，正常有排卵的月经周期后半周期体温较前半周期升高 0.3～0.5℃，因此体温呈双相型提示卵巢有排卵和黄体形成。

　　b. 宫颈黏液检查：宫颈受雌、孕激素的影响会发生形态、宫颈黏液物理性状的改变。分为宫颈黏液评分和宫颈黏液结晶检查两种，前者是根据宫颈黏液的量、拉丝度、宫颈口张合的程度进行评分；后者根据黏液的结晶判断受雌激素影响的程度及是否受孕激素的影响。

　　c. 阴道脱落细胞检查：通过观察阴道脱落中表、中、底层细胞的比例，判断雌激素水平，一般表层细胞的比例越高反映雌激素水平越高。卵巢早衰患者出现不同程度的雌激素低落状态。

（3）内分泌测定

1）生殖激素测定：促性腺激素 FSH、LH 测定适用于雌激素试验阳性者，以区别雌激素缺乏是卵巢性或中枢性。高促性腺激素性腺功能低落（hypergoadotropic hypogonadism）：FSH≥30IU/L，病变在卵巢；低促性腺激素性腺功能低落（hypogoadotropic hypogonadism）：FSH 或 LH＜5IU/L，病变在中枢（下丘脑或垂体）。LH/FSH 比值增大可能患有 PCOS。E_2 测定可反映卵巢激素的水平，E≤50pg 卵巢功能低下，P≥15.9mmol 说明有排卵，T 高提示有 PCOS、卵巢男性化肿瘤、睾丸女性化疾病、肾上腺皮质疾病等可能。PRL 测定要在上午 9～11 时，空腹、安静状态下，避免应激因素影响。PRL＞25～30ng/mL 为高泌乳素血症，要根据病史寻找相应的病因。

2）其他激素：甲状腺激素、肾上腺激素、胰岛素等的测定可以确定闭经的原发病因。

（4）其他辅助检查

1）B 超：可了解盆腔有无肿块，了解子宫大小、内膜情况、宫腔内有无占位病变，卵巢的大小形态、卵泡大小数目、有无肿块，有无腹腔积液等。

2）子宫输卵管造影（HSG）：对于怀疑子宫疾病、结核、粘连者应行 HSG 检查，了解子宫是否有粘连、输卵管是否通畅等。

3）宫腔镜检查：有助于明确子宫性闭经的病变性质，了解宫腔粘连的部位、程度、范围等，估计月经恢复的可能性；腹腔镜检查可以在直视下观察卵巢的外观、大小、形状等，明确闭经的病因，腔镜下可以行活检，卵巢活检有利于明确两性畸形的病因。

4）电子计算机断层扫描（CT）或磁共振成像（MRI）：可用于头部蝶鞍区的检查，有利于分析肿瘤的大小和性质，诊断空蝶鞍、垂体瘤等疾病。

5）染色体检查：对于原发性闭经应常规进行外周血染色体检查，对鉴别先天性性腺发育不全的病因、两性畸形的病因有重要意义。

6）自身免疫性抗体检测：与闭经有关的自身免疫性抗体包括抗肾上腺抗体、抗甲状腺微粒体抗体、抗卵巢抗体、抗胰岛细胞抗体等。

7）其他：疑为结核者测定血沉、结核菌素试验、胸片；怀疑妊娠或相关疾病者应查 HCG。

三、治疗

引起闭经的原因复杂多样，有先天和后天因素，更有功能失调和器质性因素之分，因此治疗上要按照患病病因制订出不同的治疗方案，全身治疗和病因治疗相结合。

1. 一般治疗　月经正常来潮受神经内分泌调节，精神心理、社会环境、饮食营养对其有重大影响。另外闭经本身也会影响患者的身心健康。因此，全身治疗和心理调节对闭经患者十分必要。对于因精神创伤、学习和工作压力导致的精神应激性闭经要进行耐心的心理疏导；对于盲目节食减肥或服药减肥导致的闭经要指导其正确认识和利用适当途径进行体重控制，并告知过度节食减肥的弊端；对于偏食引起的营养不良要纠正饮食习惯；慢性疾病导致的营养不良要针对病因进行治疗，并适当增加营养。若闭经患者伴有自卑、消极的心理问题，要鼓励其树立信心，配合治疗，有助于月经早日恢复。

2. 激素治疗　对于原发性闭经患者，激素应用的目的是促进生长和第二性征发育，诱导人工月经来潮；对于继发性闭经患者，激素应用的目的是补充性激素，诱导正常月经，防止激素水平低下造成的生殖器官萎缩、骨质疏松等影响。

（1）单纯雌激素应用

1）促进身高生长：Turner综合征患者及性腺发育不良患者缺乏青春期雌激素刺激产生的身高突增阶段，因此，这类患者在骨龄达到13岁以后，可以开始小剂量应用雌激素，如孕马雌酮（倍美力）0.300~0.625mg/d，戊酸雌二醇1mg/d，可增快生长速度。也可使用生长激素，剂量为每周0.5~1.0IU/kg，应用时间可早至5~6岁，但价格昂贵。

2）促进第二性征和生殖器官发育：原发性闭经患者为低雌激素水平者，第二性征往往发育不良或完全不发育，应用小剂量雌激素模拟正常青春期水平，刺激女性第二性征和生殖器官发育，如孕马雌酮（倍美力）0.300~625mg/d，戊酸雌二醇1mg/d，使用过程中定期检测子宫内膜厚度，当子宫内膜厚度超过6mm时，开始定期加用孕激素，造成撤退性出血——人工月经。

3）激素替代：当患者雌激素水平低下，而缺乏子宫或子宫因手术切除时，可单纯应用雌激素进行激素替代治疗，如孕马雌酮（倍美力）0.625mg/d、戊酸雌二醇1~2mg/d、炔雌醇0.0125mg/d等。

（2）雌、孕激素联合：雌、孕激素序贯治疗：孕马雌酮（倍美力）0.625mg/d，或戊酸雌二醇1~2mg/d，从出血第5天开始应用，连续21~28天，最后10~14天加用孕激素，如甲羟黄体酮8~10mg/d，或地屈黄体酮10~20mg/d。

（3）单纯应用孕激素：对于有一定雌激素水平的Ⅰ度闭经，可以应用孕激素后半周期治疗，避免长期雌激素刺激缺乏孕激素抵抗造成子宫内膜过度增生。用药方法为，甲羟黄体酮8~10mg/d，或地屈黄体酮10~20mg/d，从出血第16天开始，连续应用10~14天。

3. 促孕治疗　对于有生育要求的妇女，有些闭经患者在进行数个周期的激素治疗后，排卵恢复，可自然孕育；但有些患者无法恢复自发排卵，要在周期治疗诱导生殖器官发育正常后，进行促排卵治疗。

（1）小剂量雌激素：对于卵巢早衰患者，卵巢内尚有少量残余卵泡，这类患者不论对氯米芬或尿促性素都不敏感，可以用小剂量雌激素期待治疗，孕马雌酮（倍美力）0.625mg/d，或戊酸雌二醇1mg/d，定期监测卵泡生长情况，当卵泡成熟时可用hCG 5 000~10 000IU促排卵。

（2）氯米芬（CC）：适应于有一定雌激素水平的闭经妇女。从撤退性出血第3~5天开始，50~200mg/d，连续5天，从最低剂量开始试用，若无效，下一周期可逐步增加剂量。使用促排卵药物过程中要严密监测卵巢大小和卵泡生长情况。

（3）尿促性素（HMG）：适应于中枢性闭经。自撤退出血3~5天开始，每天75IU，连续7天，若无反应可逐渐增加剂量，每次增加37.5~75IU，用药期间必须利用B超、宫颈评分、雌激素水平监测卵泡发育情况，随时调整剂量。当宫颈评分>8，优势卵泡>18mm时，可以注射hCG促排卵，hCG的注射剂量要根据卵泡的数量和卵巢的大小决定，以防引起卵巢过激反应。

（4）纯促卵泡激素（FSH）：每支含纯化的FSH75IU，该制剂主要适应于LH不低的患者，如PCOS患者，使用方法同HMG，在撤退性出血3~5天开始使用，每天75IU，连续7天，之后通过定期监测卵泡发育情况调整用药量，直至卵泡成熟，停止应用FSH。

（5）hCG：促卵泡治疗过程中观察到卵泡直径>18mm，或宫颈评分连续2天大于8分时，可以注射hCG 2 000~10 000IU/d，诱使卵泡排出。hCG的使用量要根据成熟卵泡的数量、卵巢的大小慎重选用，避免剂量使用不当造成卵巢过度刺激。

4. 对因治疗　引起闭经的原因很多，因此治疗闭经要结合其病因诊断，针对发病原因进行治疗。

（1）子宫及下生殖道因素闭经

1）下生殖道因素闭经：无孔处女膜可手术切开处女膜，有经血者进行引流，并用抗生素预防感染；小阴唇粘连者一经确诊应立即行钝性分离术，术后抗感染、局部应用雌激素预防术后再次粘连；阴道闭锁和阴道完全横膈需手术打通阴道，术后适当应用阴道模具避免粘连；阴道不全横膈可在孕育成功，分娩时予以切开；先天性无阴道无子宫者，可在婚前3个月进行阴道成形术，术后放置模具。

2）宫腔粘连：宫腔粘连的处理要根据粘连的部位、面积、程度、有无生育要求决定是否处理。宫腔完全粘连或虽部分粘连但不影响经血外流者，若患者无生育要求者，无须处理；如有生育要求，宫腔部分粘连，或宫颈粘连影响经血流出有周期性腹痛，应分解粘连。方法有：用宫腔探针或宫颈扩张器分离粘连，或在宫腔镜直视下分离粘连。粘连分离后放置IUD3~6个月，同时应用雌孕激素序贯治疗支持内膜的修复和生长，预防再粘连。

（2）卵巢性闭经：不论是先天性卵巢发育不良，或是后天因素导致卵巢功能衰退、卵泡耗竭，均表现为促性腺激素增高，雌、孕激素水平低下。

1）原发性卵巢性闭经：这类患者第二性征发育不良或不发育，因此，在骨龄达到13岁时应用小剂量雌激素促进生长和第二性征发育，当子宫内膜发育到一定程度开始使用雌、孕激素联合治疗诱发月经。该类患者由于卵巢内缺乏生殖细胞和卵泡，因此，不能孕育自己的孩子，如子宫发育正常，婚后可以借助他人供卵生育。

2）继发性卵巢性闭经：这类闭经引起的原因不详，治疗上亦无法针对病因。对于无生育要求的，应进行雌孕激素联合替代治疗，维持月经、避免生殖器官萎缩、预防骨质疏松等疾病。对于有生育要求，而卵巢内又有残存卵泡者，雌孕激素序贯治疗数周期后，有部分患者可恢复排卵而受孕；若不能自发恢复可试用促排卵治疗，但这类患者的卵巢对促排卵药物的敏感性差，生育希望较小。继发性卵巢性闭经患者，闭经时间越短，治疗后排卵恢复率越高，反之，排卵恢复率极低。

（3）垂体性闭经：多为器质性原因引起的闭经，如垂体瘤、空蝶鞍综合征、席汉综合征，要针对病因治疗。

1）垂体瘤：如前文所述，垂体瘤种类很多，各具不同的分泌功能，因此除了瘤体增大时的神经压迫症状外，对健康产生的影响依据其分泌的激素而不同。一般而言，垂体肿瘤通过手术切除可以根治，但近年来的研究和医学发展使垂体肿瘤的药物治疗成为可能。垂体催乳素瘤是引起闭经的主要原因之一，该病可以手术治疗，如开颅术、经蝶鞍术等，但垂体催乳素瘤手术常常造成肿瘤切除不全或正常垂体组织损伤，近年来药物治疗获得了巨大的进展，逐渐替代手术成为首选治疗方法。目前垂体催乳素瘤的首选治疗药物是溴隐亭，为多巴胺受体激动剂，每片2.5mg，可从1.25mg开始给药，2次/d，餐时或餐后给药，3天无不适可逐渐加量，最大剂量10mg/d。该药的主要副反应是胃肠道刺激症状，如不能适应，也可改用阴道给药，资料报道与口服生物利用度相似。另外，还有长效溴隐亭，每28天注射一次，一次50~100mg，最大剂量200mg，不良反应小，疗效好，可用于对口服溴隐亭不能耐受的患者。还有一种是诺果宁，是非麦角碱类多巴胺受体D_2激动剂，为新一代高效抗PRL药，治疗初始剂量为25μg/d，第二、第三天为50μg/d，维持量为75~150μg/d，该药副反应小、使用安全，但目前国内市场尚无销售。由于PRL降为正常后可以立即恢复自发排卵，因此对于已婚妇女，如不避孕可能很快怀孕，但建议如果是垂体瘤患者，最好是PRL控制正常一年后怀孕。尽管目前尚无任何资料证明溴隐亭对胚胎有害，但慎重起见，推荐妊娠期，特别是三个月以内停用溴隐亭。妊娠过程中定期观察PRL变化，有无头痛、视力下降等症状，如有催乳素瘤复发或加重，可立即使用溴隐亭，能迅速控制症状，控制不住可以立即手术。

2）希汉综合征：由于希汉综合征通常造成垂体分泌促性腺激素、促甲状腺素、促肾上腺素功能的损伤，因此根据患者的具体情况，需进行雌、孕激素、甲状腺素和肾上腺皮质激素三方面的补充替代治疗。雌、孕激素采用序贯治疗；肾上腺皮质激素采用泼尼松5~10mg/d或醋酸可的松25mg/d，晨服2/3，下午服1/3；甲状腺素片30~60mg/d。该病如果没有子宫和输卵管的损伤，如有生育要求，轻型者可用CC促排卵，重者可以用HMG/hCG促排卵治疗，排卵后建议使用黄体酮维持黄体功能。

（4）中枢性闭经：中枢性闭经的病因多为精神心理、应激相关因素，因此针对诱因进行治疗十分重要；部分为先天性下丘脑神经元发育异常导致，主要是进行激素替代，有生育要求者进行促排卵助孕。

1）Kallmann综合征：由于这种先天性的中枢异常无法纠正，因此，需用激素替代方法补充治疗及诱导月经来潮。而卵巢本身并无异常，只是缺乏促性腺激素的刺激使其功能处于静止状态，给予外源性促性腺激素可以诱导卵巢内卵泡的发育和成熟。因此，该病的治疗分两个阶段，首先是激素替代治疗，用小剂量雌激素治疗促进第二性征的发育和生殖器官的发育，到生殖器官发育到一定阶段时，单纯雌激素治疗改为雌、孕激素联合治疗诱导月经来潮；当患者结婚有生育要求时，可用 HMG 和 hCG 诱导排卵，或用 GnRH 脉冲法诱导排卵，后者由于操作困难使用较少。

2）特发性低促性腺素性腺功能低下（IHH）：治疗同 Kallmann 综合征，用激素替代方法补充治疗及诱导月经来潮，有生育要求时，给予外源性促性腺激素诱导卵巢内卵泡的发育成熟和排卵。

3）继发性低促性腺素性腺功能低下：用周期性治疗诱导月经来潮，连续 3~6 个月。

（王晓雯）

第六节　多囊卵巢综合征

多囊卵巢综合征（polycystic ovary syndrome，PCOS）是常见的妇科内分泌疾病，以长期无排卵和高雄激素血症为基本特征，普遍存在胰岛素抵抗，临床表现异质性，越 50% 的 PCOS 患者超重或肥胖。育龄妇女中 PCOS 的患病率是 5%~10%，而在无排卵性不育症患者中的发病率高达 30%~60%。近年来的研究发现该疾病的功能紊乱远超出生殖轴，由于存在胰岛素抵抗，常发展为 2 型糖尿病、脂代谢紊乱及心血管疾病等；且 PCOS 患者的代谢综合征的患病率为正常人群的 4~11 倍。

一、病因

PCOS 的确切病因至今尚不是很清楚，现有的研究表明，PCOS 发病与遗传因素，如肥胖、2 型糖尿病、脂溢性脱发、高血压等家族史，以及宫内环境、出生后的饮食结构、生活方式等密切相关，提示 PCOS 可能是遗传与环境因素共同作用的结果。

1. 遗传学因素　研究发现 PCOS 患者有明显的家族聚集性，如具有肥胖、2 型糖尿病、脂溢性脱发、高血压等家族史者，其 PCOS 的发生率较高。

目前发现可能与 PCOS 发生有关的基因主要有以下几类：①与甾体激素合成和作用相关的基因，如胆固醇侧链裂解酶 CYP11A、CYP17、CYP21 等；②与促性腺激素作用和调节相关的基因，如 LH 受体基因、卵泡抑素基因、β-FSH 基因等；③与糖代谢和能量平衡相关的基因，如胰岛素基因、胰岛素受体基因、IRS 基因、钙激活酶基因等；④主要组织相容性位点。

这些基因可出现表达水平或单核苷酸多态性变化。另外，研究还发现 PCOS 也存在某些基因 DNA 甲基化的异常，2002 年 Hickey 等首次对雄激素受体（AR）的 CAG 重复序列多态性、甲基化和 X 染色体失活进行了研究，认为 AR（CAG）n 位点甲基化类型可能影响 PCOS 的发生、发展。

2. PCOS 的环境因素　近年来发现 PCOS 患者的高胰岛素或高血糖血症可能通过影响胎儿宫内环境导致子代出生后生长发育及代谢异常；并且出生后饮食结构、生活方式也可以影响 PCOS 的发生、发展。

二、临床表现

1. 月经失调　见于 75%~85% 的 PCOS 患者。可表现为：月经稀发（每年月经次数≤6 次）、闭经或不规则子宫出血。

2. 不育症　一对夫妇结婚后同居、有正常性生活（未避孕）1 年尚未怀孕者称为不育。须检查排除男方和输卵管异常，并确认无排卵或稀发排卵。

3. 雄激素过多症　如下所述。

（1）痤疮：PCOS 患者中 15%~25% 有痤疮，病变多见于面部，前额、双颊等，胸背、肩部也可出现。痤疮的分级为：轻-中度者以粉刺、红斑丘疹、丘脓疱疹为主；重度者以脓疱结节、囊肿、结疤炎症状态为主。

（2）多毛症（hirsutism）：性毛过多指雄激素依赖性体毛过度生长，PCOS 患者中患多毛症者 65%~75%。

4. 肥胖（obesity）　以腹型肥胖为主，临床上以腰围（WR）或腰臀比（腰围 cm/臀围 cm，WHR）表示肥胖的类型。若女性 WHRI>0.8，或腰围≥85cm 可诊断为腹型肥胖。

5. 黑棘皮症（acanthosis nigricans）　是严重胰岛素抵抗的一种皮肤表现，常在外阴、腹股沟、腋下、颈后等皮肤皱折处呈灰棕色、天鹅绒样片状角化过度，有时呈疣状。分为轻、中、重度：0. 无黑棘皮症；1+. 颈部 & 腋窝有细小的疣状斑块，伴/不伴有受累皮肤色素沉着；2+. 颈部 & 腋窝有粗糙的疣状斑块，伴/不伴有受累皮肤色素沉着；3+. 颈部 & 腋窝及躯干有粗糙的疣状斑块，伴/不伴有受累皮肤色素沉着。

三、诊断

1. PCOS 临床表现异质性　如下所述。

（1）不论症状还是生化异常都呈现种族和个体差异：多年来对 PCOS 的诊断一直存在争议，近二十年国际上陆续推出 3 个标准，1990 年美国国立卫生研究院（National institute health，MH）对 PCOS 诊断标准包括以下两项（按重要性排序）：①雄激素过多症及（或）高雄激素血症；②稀发排卵。但需排除以下高雄激素疾病，如先天性 21 羟化酶缺乏、库欣综合征、高泌乳素及分泌雄激素的肿瘤等；使标准化诊断迈出了重要的一步。该标准包括了三种基本表现型：①多毛、高雄血症及稀发排卵；②多毛及稀发排卵；③高雄血症及稀发排卵。

（2）随着诊断技术的进展、阴道超声的广泛应用，许多学者报道超过 50%，的 PCOS 患者具有卵巢多囊改变特征，2003 年由美国生殖医学会（American Society for Reproductive Medicine，ASRM）及欧洲人类生殖与胚胎协会（European society of human reproduction and embryology，ESHRE）在鹿特丹举办专家会对 PCOS 诊断达成新的共识，加入了关于卵巢多囊改变的标准，并提出 PCOS 需具备以下三项中两项：①稀发排卵及（或）无排卵；②雄激素过多的临床体征及（或）生化指标；③卵巢多囊改变。同样需排除其他雄激素过多的疾病或相关疾病；此标准较 NIH 标准增加了两个新的表型：①多囊卵巢、多毛和（或）高雄血症，但排卵功能正常；②多囊卵巢、排卵不规则，但没有雄激素增多症。此标准的提出引起医学界广泛争论，支持该标准的一方认为该标准提出新表型，对病因和异质性的认识有帮助；反对的一方则认为，该标准提出的新表型尚缺乏资料，且两种新表型的临床重要性不确定。

（3）2006 年美国雄激素过多协会（Androgen Excess Society，AES）对 PCOS 又提出如下标准，必须具备以下两项：①多毛及（或）高雄激素血症；②稀发排卵及（或）多囊卵巢。此标准同样需排除其他雄激素过多或相关疾病，与鹿特丹标准不同的是此标准强调必须具备第一条。中华医学会妇产科分会内分泌学组通过多次专家扩大会议确定推荐我国采纳鹿特丹诊断标准，一方面是可与国际接轨，另一方面采用此标准可在我们自己的多中心调研中筛查和确定 PCOS 在我国人群的表型分布。另外，鹿特丹标准未包含青春期及 IR 的诊断内容，因此在中国范围内通过在正常人群按年龄分层对 PCOS 诊断的相关指标的生理值的流行病学调查，并建立相应的评估体系，对 PCOS 及其代谢并发症的早期诊断具有重要意义。

2. 实验室测定　如下所述。

（1）雄激素的测定：正常妇女循环中雄激素有睾酮、雄烯二酮、去氢表雄酮及其硫酸盐 4 种。临床上常规检查项目为血清总睾酮及硫酸脱氢表雄酮。目前尚缺乏我国女性高雄激素的实验室诊断标准。

（2）促性腺激素的测定（LH、FSH）：研究显示 PCOS 患者 LH，FSH 比值>2~3，但这一特点仅见于无肥胖的 PCOS 患者。由于肥胖可抑制 GnRH/LH 脉冲分泌振幅，使肥胖 PCOS 患者 LH 水平及 LH/FSH 比值不升高，故此比值不作为 PCOS 的诊断依据。

3. 盆腔超声检查　多囊卵巢（PCO）是超声检查对卵巢形态的一种描述。根据鹿特丹专家共识 PCO 超声相的定义为：一个或多个切面可见一侧或双侧卵巢内直径 2~9mm 的卵泡≥12 个，和（或）卵巢体积≥10mL（卵巢体积按 0.5×长径×横径×前后径计算）。

注意：超声检查前应停用口服避孕药至少 1 个月，在规则月经患者中应选择在周期第 3~5 天检查。稀发排卵患者若有卵泡直径>10mm 或有黄体出现，应在下个周期进行复查。除未婚患者外，应选择经阴道超声检查；青春期女孩应采用经直肠超声检查。

4. 基础体温（BBT）测定　PCOS患者应于每天早晨醒后立即测试舌下体温（舌下放置5分钟），至少一个月经周期，并记录在坐标纸上。测试前禁止起床、说话、大小便、进食、吸烟等活动。根据体温曲线的形状可以了解有无排卵，并估计排卵日期，早期诊断妊娠。

四、鉴别诊断

1. 迟发型肾上腺皮质增生（21-羟化酶缺陷）　测定17α-羟黄体酮水平以排除肾上腺皮质增生（CAH）。

2. 分泌雄激素的肾上腺、卵巢肿瘤　肾上腺素瘤和癌可引起男性化、高雄激素血症和不排卵。分泌雄激素的卵巢肿瘤也引起相似的临床表现，B超可鉴别。

3. Cushing综合征　可继发于垂体肿瘤、异位肾上腺皮质激素分泌肿瘤、肾上腺肿瘤或癌，Cushing综合征患者中近半数有低促性腺激素（Gn）血症，可表现出高雄激素血症临床症状和体征，但雄激素水平可在正常范围，而皮质醇异常升高。

五、治疗

按有无生育要求及有无并发症分为基础治疗、并发症治疗及促孕治疗三方面。基础治疗是指针对PCOS患者月经失调、雄激素过多症、胰岛素抵抗及肥胖的治疗，包括控制月经周期治疗、降雄激素治疗、降胰岛素治疗及控制体重治疗四方面。治疗目的：促进排卵功能恢复，改善雄激素过多体征，阻止子宫内膜增生病变和癌变，以及阻止代谢综合征的发生。以上治疗可根据患者的情况，采用单一或两种及以上治疗方法联合应用。并发症的治疗指对已发生子宫内膜增生病变或代谢综合征，包括糖耐量受损、2型糖尿病、高血压等的治疗。促孕治疗包括药物促排卵、卵巢手术促排卵及生殖辅助技术，一般用于基础治疗后仍未受孕者；但任何促孕治疗应在纠正孕前健康问题后进行，以降低孕时并发症。

1. 基础治疗　如下所述。

（1）降体重疗法：肥胖型PCOS患者调整生活方式（饮食控制和适当运动量）是一线治疗。早在1935年，Stein和leventhal就发现肥胖是该综合征的常见症状，但长期以来未将降体重作为该综合征肥胖患者的常规治疗方法。近年很多观察性研究资料发现减重能促进PCOS患者恢复自发排卵。一项为期15年的对照前瞻性的研究发现，减重能降低10年内糖尿病及8年内高血压的发病率；并有研究表明限制能量摄入是减重和改善生殖功能最有效的方法，甚至有时在体重仍未见明显下降时，生殖功能已得到了明显的改善，这可能与能量摄入减少有关。最早的一项关于低卡路里饮食摄入的观察性研究发现，20例肥胖的患者（14例PCOS，6个为高雄激素血症-胰岛素抵抗-黑棘皮综合征患者）予低卡路里饮食8个月，明显降低了胰岛素及雄激素水平，随后的多项研究也进一步证实此结果。有证据指出，肥胖患者予低糖饮食有益于改善其高胰岛素血症。2008年的欧洲生殖与胚胎学会/美国生殖医学会（ESHRM/ASRM）共识建议肥胖型PCOS患者首选低糖饮食。2009年国外学者对14项随机对照研究的荟萃分析的资料显示（其中仅2项研究为PCOS患者），对于肥胖者，不论是否为PCOS患者，生活方式的改变（生活习惯及饮食控制）是其一线治疗的方法。但是对不同食物结构组成对减重疗效的评估目前尚缺乏大样本研究，故不同的食物结构对控制体重的效果仍不明确。

运动也是控制体重的方法之一，它可提高骨骼肌对胰岛素的敏感性，但关于单纯运动对PCOS生殖功能恢复的作用的研究很少。在一项临床小样本研究中未证实单独运动对减重有效。另外，也有采用药物减重的报道，如采用胰岛素增敏剂——二甲双胍抑制食欲的作用；研究证实二甲双胍治疗肥胖型PCOS时，能使体重有一定程度的下降，并能改善生殖功能。一项应用大剂量的二甲双胍（大于1 500mg/d）或服用时间大于8周治疗肥胖患者的临床研究表明，二甲双胍组比安慰剂组能明显减轻体重。但是改善生活方式联合大剂量的二甲双胍能否达到更好的协同作用尚缺乏大样本的研究。此外，对饮食运动控制饮食效果并不明显者，美国国家心肺循环研究中心及Cochrane系统综述建议如下：对于BMI大于$30kg/m^2$且无并发症的肥胖患者或BMI大于$27kg/m^2$并伴并发症的患者可给予西布他明食欲抑制剂治疗；而对于 BMI 大于 40kg/m² 的患者可采用手术抽脂减重。但上述方式对生殖功能的影响未见报道。

（2）控制月经周期疗法：由于 PCOS 患者长期无排卵，子宫内膜长期受雌激素的持续作用，而缺乏孕激素拮抗作用，其发生子宫内膜增生性病变，甚至子宫内膜癌的概率明显增高。定期应用孕激素或给予含低剂量雌激素的雌孕激素联合的口服避孕药（oral contraceptive pills, OCPs）能很好地控制月经周期，起到保护子宫内膜，阻止子宫内膜增生性病变的作用。并且定期应用孕激素及周期性应用 COC 能抑制中枢性 LH 的分泌，故停用口服避孕药后，对恢复自发排卵可能有益。因此对于无排卵 PCOS 患者应定期采用孕激素或口服避孕药疗法以保护子宫内膜及控制月经周期，阻止功能失调性子宫出血及子宫内膜增生性病变，并对自发排卵功能的恢复起到促进作用。

1）单孕激素用药方法：适合于月经频发、月经稀发或闭经的患者，可采用孕激素后半周期疗法控制月经周期。

用药方法：醋酸甲羟黄体酮 10mg/d，每次服药 8～10 天，总量 80～100mg/周期；地屈黄体酮 10～20mg/d，每次服药 8～10 天，总量 100～200mg/周期；微粒黄体酮 200m/d，每次服药 8～10 天，总量 1 600～2 000mg/周期。

用药时间和剂量的选择根据患者失调的月经情况而定，月经频发的患者一般在下次月经前 3～5 天用药；月经稀发、闭经的患者应至少 60 天用药一次。

2）口服避孕药疗法：雌孕激素联合的口服避孕药（OCPs），如妈富隆（炔雌醇 30μg + 去氧孕烯 150μg）、达英-35（炔雌醇 35μg + 环丙黄体酮 2mg）、优思明（炔雌醇 30μg + 屈螺酮 3mg）等。适用于单孕激素控制周期撤药出血较多者，或月经不规则者及功能失调性子宫出血（功血）患者需先用 OCPs 止血者。

用药方法：调整周期用药方法：在采用孕激素撤药月经第 5 天起服用，每天 1 片，共服 21 天；撤药月经的第 5 天重复使用，共 3～6 个周期为 1 疗程。

注意事项：OCPs 不会增加 PCOS 患代谢性疾病的风险，但可能加重伴糖耐量受损的 PCOS 患者糖耐量损害程度。因此对有严重胰岛素抵抗或已存在糖代谢异常的 PCOS 患者应慎用 OCPs；必须要用时应与胰岛素增敏剂联合使用。有口服避孕药禁忌证者禁用。

（3）降雄激素疗法：适用于有中重度痤疮、多毛及油脂皮肤等严重高雄激素体征需治疗的患者及循环中雄激素水平过高者。目前 PCOS 患者常用的降雄药物主要为 OCPs、胰岛素增敏剂、螺内酯及氟他胺。

1）OCPs：除用于 PCOS 患者调整月经周期，保护子宫内膜，还能通过抑制垂体 LH 的合成和分泌，从而有效降低卵巢雄激素的产生，所含的雌激素成分（炔雌醇）可有效地促进肝脏合成 SHBG，进而降低循环中雄激素的活性。某些 OCPs 所含的孕激素成分，如含环丙黄体酮的达英-35 及含屈螺酮的优思明，由于这些孕激素还能抑制卵巢和肾上腺雄激素合成酶的活性及在外周与雄激素竞争受体，因此不仅能有效降低卵巢雄激素的生成，而且也能抑制肾上腺雄激素的产生，并可阻止雄激素的外周作用，从而有效改善高雄激素体征。另外，OCPs 还通过抑制 LH 和雄激素水平缩小卵巢体积。

用药方法：撤药月经的第 5 天起服用，每天 1 片，共服 21 天。用药 3～6 个月，50%～90% 的患者痤疮可减少 30%～60%，对部位深的痤疮尤为有效，服药 6～9 个月后能改善多毛。

2）胰岛素增敏剂——二甲双胍：胰岛素增敏剂能降低循环中的胰岛素水平，进而降低 LH 水平，减少卵巢及肾上腺来源的雄激素的合成，并能解除高胰岛素对肝脏合成 SHBG 的抑制作用，故能有效地降低循环中雄激素水平及其活性，但其降低雄激素的作用治疗效果不如 OCPs 迅速。

用药方法：见下述降胰岛素疗法。

3）螺内酯及氟他胺：螺内酯通过抑制 17-羟化酶和 17,20 裂解酶（雄激素合成所需的酶），以减少雄激素的合成和分泌；在外周与雄激素竞争受体，并能抑制 5α-还原酶而阻断雄激素作用。单独使用螺内酯可使 50% 的 PCOS 患者多毛症状减少 40%，亦可增加胰岛素敏感性。氟他胺则由于其抑制外周 5α-还原酶而具抗雄激素作用。

用药方法：螺内酯：100mg/d，应用6个月可抑制毛发生长。氟他胺：250mg，每日2次，连续使用6~12个月。

不良反应及用药监测：螺内酯是排钠保钾利尿药，易造成高血钾，使用时应定期监测电解质。螺内酯和氟他胺这两种药物均有致畸作用，因此应用时一般与OCPs联合应用，或用药期间避孕。另外，由于氟他胺有肝脏毒性已较少使用。

关于以上药物的降雄作用及安全性的研究有3项大的荟萃分析。2008年的一项荟萃分析发现，胰岛素增敏剂与OCPs在改善多毛方面的效力相当，但效果不如螺内酯及氟他胺。与此同时，另一项对12个RCT研究所做的荟萃分析发现，螺内酯联合OCPs的作用明显优于单独应用OCPs，而氟他胺联合二甲双胍的作用明显优于单独应用二甲双胍。另外，2009年的一项荟萃分析表明，在调节月经周期和降低雄激素水平上，OCPs优于二甲双胍，但二甲双胍能明显降低胰岛素和三酰甘油水平；两者对PCOS患者空腹血糖及胆固醇的影响无统计学差异。

（4）胰岛素抵抗的治疗：有胰岛素抵抗的患者采用胰岛素增敏剂治疗。可降低胰岛素，从而降低循环中的雄激素水平，从而有利于排卵功能的建立及恢复，并可阻止2型糖尿病等代谢综合征的发生。在PCOS患者中常选用二甲双胍，对二甲双胍治疗不满意或已发生糖耐量损害、糖尿病者可加用噻唑烷二酮类药物（TZDs）。

1）二甲双胍：能明显改善有胰岛素拮抗的PCOS患者的排卵功能，使月经周期恢复运转和具有规律性。一项随机对照双盲临床试验证实IR是二甲双胍治疗后排卵功能恢复的预测指标。另外，二甲双胍可明显增加非肥胖型PCOS和青春期PCOS患者排卵率（A级证据）及妊娠率（B级证据），早孕期应用二甲双胍对胎儿无致畸作用（A级证据）。

用法：850~1 500mg/d，胰岛素抵抗改善后逐步减至维持量850mg/d。

不良反应及用药监测：胃肠道反应最常见，餐中服用可减轻症状。乳酸性酸中毒为罕见的严重不良反应；用药期间每3个月监测肝肾功能。

2）噻唑烷二酮类药物（TZDs）：TZDs为PPARγ受体激动剂，能增强外周靶细胞（肝细胞、骨骼肌细胞、脂肪细胞）对胰岛素的敏感性，改善高胰岛素血症。罗格列酮是常用的TZDs，但罗格列酮改善月经状况的作用较二甲双胍弱，而增加胰岛素敏感性的作用与二甲双胍相同。对于不能耐受二甲双胍的患者，可考虑罗格列酮。但由于其肝脏毒性及胚胎毒性，在服用期间应监测肝功能并注意避孕。

2. 并发症治疗　如下所述。

（1）子宫内膜增生病变的治疗：子宫内膜增生病变的PCOS患者应选用孕激素转化子宫内膜。对于已发生子宫内膜癌的患者应考虑手术治疗。

（2）代谢综合征的治疗：对于已出现高血压、高脂血症、糖尿病的患者，建议同时内科就诊。

3. 促孕治疗　由于PCOS患者存在胰岛素抵抗，故在妊娠期发生妊娠糖尿病或妊娠期并发糖尿病、妊娠高血压、先兆子痫、妊娠糖尿病、早产及围产期胎儿死亡率的风险明显增高，故也应引起重视。2008年，ESHRM/ASRM关于PCOS不孕的治疗已达成共识，认为对PCOS患者采用助孕干预开始之前应该首先改善孕前状况，包括通过改善生活方式、控制饮食及适当运动降体重，以及降雄激素、降胰岛素和控制月经周期等医疗干预。部分患者可能在上述措施及医疗干预过程中恢复排卵。多数患者在纠正高雄激素血症及胰岛素抵抗后仍未恢复排卵，此时应该药物诱发排卵。

（1）一线促排卵药物——氯米芬：氯米芬为PCOS的一线促排卵治疗药物，价格低廉，口服途径给药，不良反应相对小，用药监测要求不高。其机制是与雌激素竞争受体，阻断雌激素的负反馈作用，从而促进垂体FSH的释放。该药排卵率为75%~80%，周期妊娠率约22%，6个周期累积活产率达50%~60%。肥胖、高雄激素血症、胰岛素抵抗是发生氯米芬抵抗的高危因素。

用药方法及剂量：自然月经或药物撤退出血的第5天开始，初始口服剂量为50mg/d，共5天；若此剂量无效则于下一周期加量，每次增加50mg/d；最高剂量可用至150mg/d共5天，仍无排卵者为氯米芬抵抗。氯米芬抵抗的PCOS患者，可采用二甲双胍联合氯米芬治疗；7个关于二甲双胍联合氯米芬的观察性研究的荟萃分析表明，二甲双胍联合氯米芬的排卵率较单用氯米芬增加4.41倍（B级证据）。

如果氯米芬在子宫和宫颈管部位有明显的抗雌激素样作用，则可采用芳香化酶抑制剂——来曲唑来进行促排卵治疗。来曲唑治疗的排卵率可达60%~70%，妊娠率达20%~27%；目前的观察性研究未见来曲唑对胚胎有不良作用，但仍需大样本研究来进一步证实来曲唑对胚胎的安全性。

治疗期限：采用氯米芬治疗一般不超过6个周期。氯米芬治疗无效时，可考虑二线促排卵治疗，包括促性腺激素治疗或腹腔镜下卵巢打孔术。

（2）促性腺激素：促性腺激素促排卵治疗适用于氯米芬抵抗者，列为PCOS促排卵的二线治疗。促性腺激素促排卵分为低剂量递增方案及高剂量递减方案。较早的研究报道，上述两种方案获得单卵泡发育的成功率均较高，但是目前一项大样本的研究资料显示低剂量递增方案更为安全。低剂量递增方案促单卵泡发育排卵率可达到70%，妊娠率为20%，活产率为5.7%，而多胎妊娠率小于6%，OHSS发生率低于1%。

（3）卵巢手术：早在1935年，Stein和Leventhal首先报道了在无排卵PCOS女性采用卵巢楔形切除，术后患者的排卵率、妊娠率分别为80%和50%，但之后不少报道术后可引起盆腔粘连及卵巢功能减退，使开腹卵巢手术用于PCOS促排卵一度被废弃。随着腹腔镜微创手术的出现，腹腔镜下卵巢打孔手术（LOD）开始应用于促排卵；多项文献的研究结果认为，每侧卵巢以30~40W功率打孔，持续5秒，共4~5个孔，可获得满意排卵率及妊娠率。5项RCT的研究资料显示，对于氯米芬抵抗的PCOS患者LOD与促性腺激素两项方案对妊娠率及活产率的影响差异无统计学意义，且LOD组OHSS及多胎妊娠的发生率小于促性腺激素组。之前的研究认为，对于CC抵抗或高LH的PCOS患者可应用LOD；但是，近期的研究发现，并不是所有的CC抵抗或高LH的患者均适用于该手术。日本学者对40例：PCOS不孕患者进行回顾性队列研究发现，睾酮水平高于4.5nmol/L或雄激素活性指数（free androgen index，FAI）高于15、LH低于8IU/L或BMI大于35kg/m^{2}的PCOS患者因其可能有其他致无排卵因素，故不宜采用卵巢手术诱发排卵。另外，较多的文献研究发现，LOD对胰岛素水平及胰岛素敏感性的改善无效，故卵巢手术并不适用于显著胰岛素抵抗的PCOS患者。

（4）体外受精-胚胎移植（IVF-ET）：IVF-ET适用于以上方法促排卵失败或有排卵但仍未成功妊娠，或并发有盆腔因素不育的患者，为PCOS三线促孕治疗。近期的一项荟萃分析发现，在PCOS患者中采用促性腺激素超促排卵取消周期的发生率较非PCOS患者明显增高，且用药持续时间也明显增加，临床妊娠率可达35%。有一项对8个RCT的荟萃分析发现，联合应用二甲双胍能明显增加IVF的妊娠率，并减少OHSS的发生率。

（王晓雯）

第七节　卵巢功能不全

卵巢功能不全：是指女性在40岁以前出现卵巢功能减退的现象。POI的发病率占成年女性的1%~3%，原发性闭经患者中发病率为10%~28%。

一、病因

（1）染色体异常Turner's综合征。

（2）先天发育缺陷：卵巢不发育或先天缺陷。

（3）自身免疫性疾病：卵巢产生自身免疫性抗体，常常与另一种自身免疫病同时存在，如风湿性关节炎、甲状腺炎、重症肌无力等。有人用ΣUS法测定，发现POI者均可测到卵巢与卵子的特殊抗体，其中抗卵巢抗体占47%，抗卵子抗体占47%，抗二者的抗体有69%。经免疫治疗后，二例妊娠，其卵巢抗体也下降。

（4）基因突变：动物实验表明，LHβ单位基因突变也是导致POI的可能因素，现已发现的可能与POI有关的基因还有，FSNR、LH、LHR、GHF-QB、DiADHZ等。

（5）卵巢物理性损害：如感染（幼儿患腮腺炎）；抗癌治疗中的放疗，化疗。

(6) 卵巢切除：由于癌或其他孕因行手术切除。

(7) 其他：已明原因的卵巢供血障碍导致POI。也有人将POI误为无反应性卵巢，自身免疫病和原因不明的无卵泡三类。

多囊卵巢综合征：临床上有月经异常、不孕、多毛、肥胖等症状，诊断要结合临床的综合表现，如长期不排卵、男性激素过高等，诊断要做激素水平（卵泡刺激素、黄体生成素）检查和超声波检查，并排除其他疾病。

子宫内膜异位症：妇科专家指出，患者通常有痛经、性交痛、慢性下腹部疼痛等，易导致长期不排卵黄体功能不全，从而出现不孕或早期流产。

盆腔炎：会有阴道不正常分泌物与下腹部疼痛，严重的还会有卵巢输卵管脓肿及盆腔粘连。此外，某些肿瘤也会分泌雄性激素，破坏女性体内的内分泌平衡。

高龄：女性的年龄超过35岁。卵巢功能不全，排卵遭到障碍，引女性不孕。

二、临床表现

1. **月经的改变** 闭经是POI的主要临床表现。POI发生在青春期前表现为原发闭经，且没有第二性征发育；发生在青春期后则表现为继发闭经，40岁以前月经终止，往往有第二性征发育。POI前月经改变的形式很不一致，约有50%患者会有月经稀发或不规则子宫出血；25%患者突然出现闭经。

有染色体缺陷的POI患者多有先天性卵巢发育不全，卵巢储备极差，POI发生更早，甚至未能达到青春发育期，因而表现为原发闭经。多数POI患者卵巢功能衰退发生的过程是突然的且不可逆的，少数患者这一过程会持续一段时间，相当于自然绝经的过渡期。临床上偶有已诊断为POI后又出现所谓一过性的卵巢功能恢复，表现为恢复正常月经，甚至有POI患者妊娠的报道，但随着POI确诊后时间的延长，卵巢功能恢复的机会也就越小。

2. **雌激素缺乏表现** 由于卵巢功能衰退，POI患者除不育外，也会像绝经妇女那样出现一组雌激素低下综合征，如潮热、出汗等血管舒缩症状，抑郁、焦虑、失眠、记忆力减退等神经精神症状，以及外阴瘙痒、阴道烧灼感、阴道干涩、性交痛和尿痛、尿急、尿频、排尿困难等泌尿生殖道症状。这些症状在原发闭经的POI患者中相对少见。

三、实验室检查

1. **性激素水平测定** 血清激素水平测定显示FSH水平升高，雌激素水平下降是POI患者的最主要特征和诊断依据，一般FSH>40U/L，雌二醇<73.2pmol/L（20pg/l）。其中最敏感的是血清FSH水平升高，FSH升高是POI的早期指标。偶尔POI患者会有暂时的卵巢功能恢复，经连续测定血清性激素发现，几乎半数POI妇女表现有间断性卵巢功能恢复，即血清雌二醇水平在183pmol/L以上，甚至有近20%妇女可出现间断排卵，即血清黄体酮水平超过9.5nmol/L。

这种现象的病理生理特点与绝经过渡期相似，此期间卵巢内残存的卵泡仍有间断活动，导致性激素水平的波动性和不稳定性。因此，仅一次测定显示FSH水平升高不能断定卵巢功能一定完全衰竭，有时需重复测定，FSH持续升高提示POI可能。应该注意的是，血清FSH水平并不能够一定反应卵巢中原始卵泡的数目，FSH升高只是窦状卵泡在发育过程中缺乏雌激素和抑制素的负反馈时的表现。

2. **超声检查** 多数POI患者盆腔超声显示卵巢和子宫缩小，卵巢中无卵泡。但染色体核型正常的POI患者有1/3以上盆腔超声检查可有卵泡存在，有报道在确诊卵巢早衰6年以后，超声仍可发现卵巢中有卵泡存在，但多数妇女这些卵泡不具有正常功能，卵泡直径与血清雌二醇水平之间也无相关性。对这种现象有两种解释，一种可能是卵巢中确有残存的卵泡，另一种可能是所谓"卵巢不敏感综合征"，即卵巢中有卵泡，但对FSH反应不敏感，因而卵泡不能发育。可能与卵巢中FSH受体缺陷有关，确切病因尚不清楚。临床上很难与POI鉴别，卵巢活检发现较多的原始卵泡方能诊断。超声检查还可发现有无生殖道解剖学结构的异常，如生殖道畸形、阙如等。

3. **骨密度测定** POI患者可有低骨量和骨质疏松症表现，其原因是低峰值骨量和骨丢失率增加。

年轻妇女如果在骨峰值形成以前出现 POI，其雌激素缺乏状态要比正常绝经妇女长得多，且雌激素过早缺乏引起骨吸收速度加快，骨丢失增加，因此更容易引起骨质疏松症。文献报道，染色体正常的自发性 POI 妇女中有 2/3 骨密度低于同龄正常妇女均值 1SD，骨密度的改变会使髋部骨折危险性增加 216 倍。

4. **身免疫指标和内分泌指标测定** 自身免疫性疾病的检测包括血钙、磷、空腹血糖、清晨皮质醇、游离 T_4、TSH、甲状腺抗体、全血计数、血沉、总蛋白、清蛋白/球蛋白比例、风湿因子、抗核抗体等。

检测抗卵巢抗体的临床意义目前尚不肯定。抗卵巢抗体与卵巢炎的严重程度并无相关性，而且并不能预示是否会发生以及何时会发生卵巢功能衰退。

用市售试剂盒检测可有 1/3 正常妇女会有抗核抗体阳性。有研究显示肾上腺功能衰竭妇女类固醇细胞抗体阳性者可能会发生 POI。对可疑自身免疫性疾病患者应检查自身抗体、血沉、免疫球蛋白、类风湿因子等。有临床指征时，可进行甲状腺功能（血甲状腺激素、促甲状腺素）、肾上腺功能（血及尿皮质醇、血电解质）、甲状旁腺功能（甲状旁腺素）及血糖指标的测定。

5. **其他检查** 目前还没有非侵入性的检查来确定卵泡数目及功能，通过卵巢活检诊断卵巢炎或判断是否有卵泡存在对 POI 诊断的意义目前尚未肯定，因为卵巢活检对确认 POI 的分型没有帮助，而且有报道卵巢活检发现卵巢中缺乏卵泡者也有妊娠可能，故建议不常规进行。

目前可通过 GnRH 类似物进行刺激试验和用氯米芬促排卵试验来判断卵巢功能。孕激素撤退试验意义并不大，因为有些 POI 前驱患者有时可以产生足够的雌激素而使孕激素撤退试验阳性。对一些继发闭经未生育者及所有原发闭经患者应进行染色体核型检查，对有 Y 染色体的患者应尽早行双侧性腺切除以预防性腺肿瘤的发生。

四、诊断

公认的卵巢早衰的诊断标准是 40 岁以前出现至少 4 个月以上闭经，并有 2 次或以上血清 FSH > 40U/L（两次检查间隔 1 个月以上），雌二醇水平 <73.2mol/L。病史、体格检查及其他辅助实验室检查可有助于相关病因疾病的诊断。

1. **病史** 对患者进行详细的病史采集，包括初潮年龄、闭经前月经情况、闭经期限，有无闭经的诱因（精神刺激、环境毒物等因素），有无使用药物史，有无癌症化疗史、放疗史，卵巢手术史，盆腔感染史、结核病史以及妊娠和生育史。自觉症状，如潮热、多汗、失眠、易怒、急躁、阴道干燥、尿痛等。既往和目前有无流行性腮腺炎和艾滋病（AIDS）病毒感染，因为有罕见的继发于感染的卵巢功能衰退。了解患者及其家人中既往和目前是否患有自身免疫性疾病，如 Addison 病、甲状腺疾病、糖尿病、SLE、类风湿性关节炎、白斑、克罗恩病和干燥综合征等。少数流行病学研究显示卵巢早衰有家族倾向，也有研究显示促性腺激素受体遗传性突变可导致卵巢早衰，故应仔细询问其家族史，包括母亲、姊妹及女性二级亲属的月经、生育情况和男性亲属的生育情况。

2. **体格检查** 进行全身检查时，注意全身发育、智力及营养状况，对乳腺和阴毛发育情况进行检查，并根据 Tanner 分级标准分级。

盆腔检查注意有无雌激素缺乏引起的萎缩性阴道炎。自身免疫性 POI 患者（淋巴细胞性卵巢炎）有时可通过盆腔检查发现增大的卵巢。应重点检查有无上述自身免疫性疾病的有关体征。

3. **实验室检查** 除血清性激素水平测定外，当有临床指征时，还应注意酌情进行相关疾病的检查，如血、尿常规分析，血沉、抗核抗体、免疫球蛋白和类风湿因子检测。可通过磁共振检查和通过甲状腺释放激素刺激产生完整 FSH、α 和 β 亚单位的情况来鉴别有无垂体肿瘤。

怀疑有低骨量和骨质疏松症者应进行骨密度测定。

进行盆腔超声检查了解有无解剖结构异常以及有无卵泡存在。但对染色体核型正常的自发 POI 患者，盆腔超声检查并不能改变临床诊断，因为即使发现有卵泡存在，目前尚未证实经过治疗能够使卵巢功能恢复。

五、并发症

1. **慢性不排卵** 患有卵巢性不孕的患者会有月经失调，月经次数少、月经量少、甚至闭经的现象，有少数的患者会有月经量多，经期长等症状。

2. 肥胖症　患有卵巢性不孕的患者中，30%的患者会出现肥胖的现象。

3. 多毛症　卵巢性不孕的患者，由于体内含有过多的雄激素，所以女性会有毛发的分步，有男性化的倾向，会出现胡须、胸毛、肛门、四肢的毛发增多，阴毛粗，浓和黑。

4. 不孕　激素紊乱或卵巢功能不全引起的无排卵都有可能引起女性卵巢性不孕，另外卵子质量差或孕激素缺乏会使得女性子宫内膜生长不良，影响到受精卵的着床，引起不孕。

六、治疗

1. MHT　患POI者除闭经外，只有少数人出现类似更年期症状，故常不被重视，也不接受治疗，但长期处于低雌激素状态下，年轻妇女会发生子宫萎缩，阴道分泌物减少，性交痛，甚至长期缺钙以致骨质疏松。所以应及时补充雌激素。对于有可能恢复卵巢功能且期望生育者也可加用促排卵药物。

2. 免疫治疗　查获明有抗体因素存在者可行免疫治疗。注射免疫疫苗已经成为一种较可靠的治疗手段。

3. 手术治疗　如下所述。

1）对于因卵巢血管因素导致卵巢营养缺失而发生的POI者应早诊断，早治疗，在卵巢功能丧失殆尽前尽早行血管搭桥手术，如将卵巢动脉与肠系膜下动脉或肾动脉等吻合，恢复卵巢血管供应，使卵巢再现生机。

2）对于已处于POI晚期或由于各种原因导致卵巢阙如者，卵巢移植已成为很成功的一种治疗手段，借助她人的一小部分卵巢即可来完成女性生理功能。

4. 促卵疗法　针对因内分泌失调导致排卵障碍、月经不调而引起的女性不孕，专家运用传统医学之精华使之与高科技的现代西医技术融会贯通，经过潜心研究与临床实践，采用中药三期促卵疗法效果显著，该疗法是根据女性"月经"这一特殊的生理现象，将治疗周期分为月经前期、月经中期、月经后期，针对月经周期各个不同阶段的生理变化而制订相应的治疗方案达到促卵、排卵、受孕的目的。在具体实践中，根据月经周期、子宫内膜、卵巢的不同变化又分为卵泡期、排卵期、黄体期、月经期，根据各期的生理变化分阶段用药，将中医的辨证和西医的辨病相结合，以中药治疗为主进行个性化治疗。

5. 食疗法　如下所述。

（1）首乌山楂汤：首乌10克、山楂10克、玉竹10克、粳米20克。月经后血海空虚，此方可以滋补肾阴、补血调经，经期后食用比较合适。

（2）荷叶薏米粥：荷叶10克、薏米15克、陈皮10克、粳米15克。先煮薏米、陈皮、粳米，煮熟后再放荷叶，煮出荷叶的清香味时即可食用，不宜煮太长时间。此方可以清热利湿。

（3）十全大补汤：猪骨500克，党参、茯苓、白芍、黄芪、白术各10克，肉桂3克，熟地、当归15克，炙甘草、川芎各6克，姜30克，葱、花椒、料酒各适量。以上材料煮汤食用，此方可益气补血，适用于经常感到疲劳乏力的朋友。

（4）灵芝猪蹄汤：灵芝15克，猪蹄1只，料酒、精盐、味精、葱段、姜片适量。此汤有利于抗衰老、抗肿瘤，增加免疫力、养颜美容。

（5）鲜奶粳米粥：粳米100克、鲜奶250mL煮粥食用。牛奶含优质蛋白；粳米性平，不温不寒，生津益胃，有利于保护胃黏膜，适于喝牛奶后有腹痛、腹泻等不适症状的女性。

七、影响

1. 促使皮肤衰老　肌肤干燥、暗淡无光，皱纹滋生，各类斑点生成；皮脂腺分泌旺盛，毛孔粗大。

2. 致使女性体形改变　诸多部位脂肪堆积，形成局部肥胖。胸部脂肪流向背部、手臂、两肋，导致乳房变形、下垂外扩、松弛萎缩。

3. 对于女性健康埋下隐患　降低女性生理代谢、内分泌紊乱、更年期提前；形成痛经、月经不规则、骨质疏松等疾病。

（王晓雯）

第八节　绝经期激素治疗

随着社会的老龄化，进入绝经期的人群越来越庞大。1 项来自联合国的调研数据显示，至 2011 年，已有 1.57 亿妇女处于 45~64 岁，预计到 2020 年，这部分人群将达到 1.97 亿。随着人们对自身生活品质的日益重视，绝经过渡期和绝经后人群因月经不规律或绝经相关症状而就医的比例逐渐增加，而就目前的治疗方法来说，绝经激素治疗（MHT）是缓解绝经相关症状最有效的方案。根据这一需求，中华医学会妇产科学分会绝经学组制定了"绝经过渡期和绝经后期 MHT 临床应用指南"，并进行了更新改版。但在实际推行指南的过程中发现，中国的现状是临床医生对于 MHT 的合理应用尚缺乏经验，并且现有可参考的文献多基于相关研究，缺乏对临床实践的指导意义，不能全面地覆盖临床上多样化的患者诉求。所以对临床操作具有指导性，并且能系统全面地介绍 MHT 的规范诊疗流程的需求日益强烈。经中华医学会妇产科学分会绝经学组全体成员共同讨论，现拟定了绝经相关 MHT 的诊疗规范流程，旨在为临床医生提供符合中国临床实践的、可操作性强的 MHT 规范诊疗流程。

一、围绝经期的判断

MHT 的安全性很大程度上取决于 MHT 的启用时机，围绝经期和绝经早期是 MHT 应用的重要"窗口期"。如何识别绝经过渡期，在掌握适应证、排除禁忌证的前提下，尽早启用 MHT，显得尤为重要。参考"绝经过渡期生育年龄工作组计划"的分期系统，国内绝经学组专家经讨论达成共识，绝经过渡期的起始标志为：40 岁以上的女性，10 个月内≥2 次邻近月经周期与原有周期比较时间相差 7d 以上，即为绝经过渡期的开始，也就是围绝经期的起点。这一学术上的标志点在临床工作中可灵活掌握，因为不同的患者起始症状有所不同，大多数是以月经紊乱为起点，但也有部分人群以潮热、出汗等症状为首发临床表现。

二、绝经相关 MHT 规范诊疗流程概况

首诊时应采集病史，评价其绝经状态，进行基本的临床检查，并据此判断是否有 MHT 的适应证、禁忌证或慎用情况。根据判断结果，建议给予该患者健康指导、MHT 或其他治疗。接受 MHT 治疗的患者，建议在用药后 1、3、6、12 个月分别进行随诊，在用药 1 年后，建议每年至少随诊 1 次。

三、接诊流程

1. 病史采集　包括一般个人史：年龄、月经情况、孕产史、既往疾病史、过敏史、家族史等；以全面了解患者的绝经相关症状，尤其注意收集乳腺癌、子宫内膜癌、动静脉血栓、糖尿病、高血压、骨折及骨质疏松等病史或家族史。

2. 绝经状态的判断　年龄<40 岁的患者因停经或相关症状就诊，按照闭经的诊断程序进行。年龄≥40 岁的闭经患者，根据接诊医生判断，必要时进行孕激素撤退试验，以判断为绝经过渡期或绝经后期。

3. 处理前的基本检查项目　常规健康体检的女性检查项目已包含本流程中处理前基本检查项目。

四、处理流程

1. 启动 MHT 的时机　"窗口期"是启动 MHT 的最佳时期，这已为业内公认，"窗口期"指绝经 10 年以内，一般为 60 岁以下女性，在此阶段开始 MHT，效益最高，各种雌孕激素治疗相关风险极低。"窗口期"的概念起源是因 MHT 对心血管的作用而提出的。同样从骨健康角度考虑，结果依然如此，

越早开始治疗，获益越多，骨丢失程度越低。从预防老年性痴呆的角度观察，目前有限的证据表明，从绝经过渡期开始并长期应用 MHT 达 10 年以上，可有效降低老年性痴呆的发生率。总之，对于有适应证、无禁忌证的女性，如果从围绝经期就开始 MHT，潜在益处很多，而风险相对很低。年龄 < 60 岁的患者，有适应证、无禁忌证，按照症状侧重、基本检查结果和患者意愿选择不同的 MHT 方案；年龄 ≥ 60 岁者，原则上不推荐 MHT。

2. 慎用情况　MHT 的慎用情况是指绝经期女性有 MHT 的适应证，同时又并发某些性激素影响性疾病，是否可以启用 MHT，应当根据其具体病情来判定。慎用情况并不是禁忌证，目前尚无充足的循证医学证据证实可用或禁用，在进一步观察和研究后或可获得充足证据，可能转化为 MHT 的非禁忌证或禁忌证。慎用情况包括以下几种：

（1）子宫肌瘤：围绝经期女性子宫肌瘤发病率高于女性平均发病率，符合手术指征者应进行手术治疗。鉴于肌瘤体积越小，其增长的风险越小，肌瘤直径 < 3cm 者，MHT 可以常规使用，肌瘤直径在 3~5cm 者应加强随访。

（2）内异症：MHT 原则上尽量采用雌孕激素连续联合方案。对于因内异症切除子宫的患者，建议在 MHT 用药早期（2 年左右）仍采用添加孕激素的连续联合方案。

（3）子宫内膜增生：未治疗的子宫内膜增生应先治疗至内膜完全逆转；对于保留子宫的患者，选择雌孕激素联合方案安全性更好；建议子宫内膜不典型增生者先行子宫全切除术；术后患者的 MHT 是否需联合孕激素无明确证据。以上情况均需谨慎评价使用 MHT 的指征，应用 MHT 应密切随访，必要时行诊刮并行内膜病理检查。

（4）糖尿病：MHT 有助于血糖控制，但仍应与内分泌科密切合作积极治疗糖尿病。在药物方面宜选用对代谢影响小的孕激素制剂。

（5）高血压：长期、严重高血压患者应排查既有的心血管病变。MHT 宜选用无水钠潴留不良反应或此不良反应较小的孕激素，如具抗盐皮质激素活性的屈螺酮。中度以上高血压患者需与内科医生密切合作，进行正规降压治疗。

（6）胆囊疾病：服用雌激素可增加胆囊疾病发病率和手术风险，须向患者充分解释，经皮雌激素应用对胆囊疾病女性可能更安全。

（7）系统性红斑狼疮：出现卵巢早衰、血管舒缩症状和骨质疏松的情况比健康女性严重，在启用 MRT 前需评价既有心血管病变，密切监测高危因素，充分知情同意。MHT 不宜用于狼疮疾病活动期或有血栓栓塞病史的系统性红斑狼疮患者。

（8）血栓形成倾向：使用经皮雌激素 MHT 与口服途径相比血栓栓塞性疾病风险较低。

（9）癫痫：绝经本身或使用 MHT 可能影响癫痫的发作，需密切观察，必要时调整抗癫痫药的用量；启用 MHT 前需充分知情同意，选择最低有效剂量的 MHT。

（10）哮喘：围绝经期可能是哮喘发作的相对危险期，使用连续联合方案或经皮激素补充等安全性更高，并且密切随访用药期间哮喘发作情况，必要时与专科配合共同处理。

五、治疗方案的选择

根据 MHT 适应证、禁忌证及慎用情况的判断，对于围绝经期女性的具体处理主要包括了健康指导，以及 MHT 治疗。

围绝经期女性的 MHT 相对绝经 1 年以上女性更加复杂。应仔细询问其伴随症状，并根据其月经改变情况及绝经相关症状是否影响生命质量，给予相应的单纯孕激素或是雌孕激素周期序贯治疗的 MRT 方案。

月经紊乱女性伴随的绝经相关症状尚未影响生命质量时，可用单纯孕激素周期治疗，以恢复规律月经。建议每月服用孕激素 10~14d，推荐应用天然孕激素如微粒化黄体酮 200~300mg/d 或接近天然的孕激素——地屈黄体酮 10~20mg/d，也可短期应用安宫黄体酮 4~6mg/d。

当患者月经紊乱的同时伴随绝经相关症状并影响生命质量时（客观上可根据 Kupperman 评分，其中任何 1 项症状超过 2 分，即可定义为绝经期症状影响生命质量；临床实践中，可根据患者主诉和意愿酌情分析)，推荐使用雌孕激素序贯治疗，既能恢复规律月经，又能有效缓解绝经相关症状。可选择雌孕激素序贯治疗复方制剂：戊酸雌二醇/环丙黄体酮片复合包装（其他名称：克龄蒙），11 片 2mg 戊酸雌二醇，10 片 2mg 戊酸雌二醇及 1mg 醋酸环丙黄体酮；雌二醇片/地屈黄体酮片复合包装（其他名称：芬吗通），14 片 1mg 雌二醇，14 片 1mg 雌二醇及 10mg 地屈黄体酮。也可选择雌孕激素单药配伍周期应用：戊酸雌二醇片 1~2mg/d 或经皮吸收雌激素，每月应用 21~28d；在月经后半期加用孕激素 10~14d，剂量同单纯孕激素治疗方案。当患者在雌孕激素序贯治疗应用一段时间后无周期出血时，应建议患者改服雌孕激素连续联合或替勃龙治疗，并告知患者已进入绝经后期。

绝经 1 年以上的女性，当绝经相关症状影响生命质量时，子宫完整不希望月经来潮者，给予雌孕激素连续联合或替勃龙治疗。雌孕激素的选择应以天然制剂为主。可给予雌激素如戊酸雌二醇片 1mg/d，同时口服孕激素，如地屈黄体酮 5mg/d 或安宫黄体酮 2mg/d。也可以参考患者意愿，并且具体分析个体的疾病风险，选择服用方便的雌孕激素复方制剂，如雌二醇屈螺酮片（其他名称：安今益）：每片含 1mg 雌二醇 + 2mg 屈螺酮。替勃龙是组织选择性雌激素活性调节剂，口服后能够在体内转化为三种活性代谢产物，对不同的组织有特异性作用，也可用于绝经后不希望有月经样出血者。对于子宫已切除的患者，若有适应证，排除禁忌证后给予单纯雌激素的 MHT。若女性仅为改善泌尿生殖道萎缩症状就诊时，推荐阴道局部用药。

六、随诊流程

对于初始 MHT 患者，第 1 年的绝经门诊（或妇科内分泌门诊）定期随诊非常重要。在初始 MHT 的 1、3 个月两次随诊时，主要观察 MHT 的疗效，用药后出现的不良反应，并根据患者具体情况调整用药及剂量。MHT 相关不良反应主要出现在开始 MHT 的 3 个月内。

规范化 MHT 并不增加子宫内膜病变的发生率，但 MHT 启用后有时会出现非预期的阴道出血。有些老年妇女因子宫萎缩、宫腔分泌物排出困难，造成出血淋漓不净。出现阴道出血应当先进行子宫内膜监测，推荐先进行阴道 B 超检查。内膜厚度以 5mm 为警戒值，子宫内膜厚度 >5mm 时，可观察 1~3 个月后复查，如仍 >5mm，建议进行子宫内膜活检，必要时采取宫腔镜检查。非预期阴道出血处理时，如点滴出血可继续在用药中观察；出血如接近月经量，可先停用药物，待出血结束后行 B 超检查子宫内膜，如检查结果正常，内膜厚度 <5mm，可继续使用 MHT；少量频发出血持续 4~6 个月以上时，换用其他治疗方案。

初始 MHT3 个月内出现乳腺胀痛相对常见，患者可感觉乳房轻中度胀痛，应向患者解释，症状在继续 MHT 后可逐渐减弱。年度乳腺检查结果若有乳腺增生，向患者解释属非病理性改变；若为乳腺结节，建议到乳腺外科就诊，进行专科处理。同时有必要联络乳腺专科医师，向其介绍 MHT 对腺影响的正确知识。乳腺结节的患者排除恶性疾病后，需定期随诊，加强监测，乳腺超声检查可缩短至 4~6 个 1 次；如乳腺情况有手术治疗指征，建议暂停 MHT 治疗，术后参考病理诊断结果确定下一步治疗方案。

有少部分患者在 MHT 后出现较轻微的消化道症状，向患者解释症状可能会在短期内缓解，如消化道症状存在时间较长，可更换 MHT 方案。

MHT 启用 6 个月时，是否来医院随诊，可根据患者具体。状态，如没有不适主诉，依从性好可坚持 MHT，不必随访。如症状缓解后对坚持 MHT 有疑虑，或有不适症状可嘱其来院，随诊内容同第 1、3 个月，同时充分沟通，鼓励患者坚持 MHT。用药 1 年及之后的每年至少随诊 1 次，均需进行启动 MHT 治疗前所有的检查。若启用 MHT 前骨密度为正常，则可每 2~3 年复检 1 次。复查后根据所有检查结果，重新评估该患者 MHT 的禁忌证和慎用情况，评估其个人在 MHT 中的风险与获益。而后根据患者的具体情况，酌情调整用药，确定次年的 MHT 用药方案，同时鼓励患者长期坚持 MHT，获得长远生命获益。

总之，MHT 是缓解绝经相关症状最有效的治疗方法。中国的绝经女性数量庞大，更加需要广大医生甚至是基层临床医生对 MHT 有一个正确的认识，以及对有需求人群给予正确的临床应用及指导。采用规范化的接诊、处理、随诊步骤，认真判断禁忌证、慎用情况等，对不同主诉的患者进行个体化 MHT 选择，当可在安全前提下，发挥 MHT 的效果，为广大中国女性提供良好的健康服务和保障。

（王晓雯）

第九节　女性青春期发育延迟

女性青春期发育延迟（delayed puberty）是指女孩到 13 岁仍无第二性征发育，至 16 岁仍无月经来潮，或者是青春期启动时间正常，但进展缓慢，青春期开始后 5 年仍无月经。

一、病因及发病机制

青春期延迟根据病因分为 5 大类：①体质性（特发性）青春期延迟；②GnRH 依赖性（下丘脑低促性腺激素性性腺功能不足）；③垂体依赖性（垂体低促性腺激素性性腺功能不足）；④下丘脑和垂体依赖性低促性腺激素性性腺功能不足；⑤性腺依赖性（高促性腺激素性性腺功能不足）。

二、临床表现

1. **体质性（特发性）青春期延迟**　患儿出生时身长和体重正常，出生后生长速度缓慢，身材矮小，青春发育延迟，但到 17~18 岁时有正常青春期身高突增变化，成年身高可正常。常有家族青春期延迟病史，无外生殖器畸形。

2. **下丘脑依赖性**　如下所述。

（1）嗅觉生殖系统发育不全综合征（Kallmann 综合征）：患者下丘脑分泌的 GnRH 缺乏，伴有嗅觉功能异常。儿童期身体发育不受影响。青春期年龄时，无第二性征出现，性器官发育不全，原发性闭经。少数不完全型者虽青春期发动但性征不全，患者四肢长，上部身高/下部身高<0.9，自幼可有嗅觉完全丧失或明显减弱或仅选择性对某些挥发性油质分辨失灵，部分患者可见大脑嗅叶缺损或发育不全。本症可伴其他神经和身体部分发育缺陷，如小脑功能不全、色盲、唇裂、腭裂、神经性耳聋、肾畸形、鱼鳞癣等。实验室检查：性激素、促性腺激素低下，垂体兴奋试验呈有反应型。

（2）特发性低促性腺激素性性腺功能不足（IHH）：临床症状与 Kallmann 综合征相同，但没有嗅觉功能异常。发病的原因为下丘脑分泌的 GnRH 缺乏。

（3）获得性低促性腺激素性性腺功能不足：颅内肿瘤、炎症、手术、放射治疗等均可影响下丘脑的功能，使 GnRH 分泌不足，导致后天获得性的低促性腺激素性性腺功能不足。如果颅内疾病发生在青春期前，将出现青春期延迟。

（4）其他：神经性厌食、营养不良、慢性疾病（结核、甲状腺功能减退、未控制的 1 型糖尿病等）、过度体育锻炼等都可能使下丘脑 GnRH 分泌不足而使青春期延迟或中断。

3. **垂体依赖性**　如下所述。

（1）特发性垂体功能减退：不明原因的垂体功能减退，根据垂体前叶功能减退的程度不同，可以表现为一种或几种垂体激素低下甚至垂体激素全部缺乏。可以出现青春期延迟和肾上腺皮质功能、甲状腺功能减退的表现。实验室检查：性激素、促性腺激素低下，可能伴有 ACTH、TSH 的降低，垂体兴奋试验呈无反应型。

（2）单一促性腺激素缺乏症：仅表现为垂体分泌的促性腺激素不足，患者出现青春期发育延迟，不伴有肾上腺功能和甲状腺功能的异常。实验室检查：性激素、促性腺激素低下，ACTH、TSH 正常，垂体兴奋试验呈无反应型。

（3）GnRH 受体缺乏：临床表现同单一促性腺激素缺乏症。

（4）获得性促性腺激素缺乏：垂体肿瘤、炎症、损伤等可以直接或间接影响垂体的功能使促性腺激素的分泌不足，导致青春期发育延迟。颅咽管瘤最常见，表现为头痛、视觉障碍、肾上腺功能失调、甲状腺功能低下、身材矮小、骨龄推迟、性激素缺乏。垂体嫌色细胞瘤和泌乳素瘤常导致青春期延迟和原发性闭经。

4. 下丘脑和垂体依赖性 如下所述。

（1）先天性肾上腺发育不良：患者以原发性肾上腺功能不足和低促性腺激素性性腺功能不足为特征。本病是一种 X 连锁隐性遗传性疾病，女性杂合子可有青春期延迟的表现，但生育功能正常。

（2）高泌乳素血症：高泌乳素血症可因泌乳素直接抑制 GnRH 脉冲分泌的作用引起低促性腺激素症。如在青春期前出现高泌乳素血症，将会导致性腺功能出现延迟或中断并伴有泌乳。

5. 性腺依赖性 如下所述。

（1）先天性卵巢功能不全（Turner）综合征：患儿主要表现为矮小，生长迟缓，无自发青春发育，常因乳房不发育或发育不良，无月经初潮或继发闭经，腋毛和阴毛稀少或缺如而就诊。子宫幼稚型或发育不良，大小阴唇不发育成熟。患者偶然可见正常的卵巢功能并维持进入青春期，一般不能妊娠。常见的染色体核型为 45，XO 或 45，XO/46，XX 或 45，XO/47，XXX。实验室检查：血中雌激素水平低下，FSH、LH 升高。

（2）单纯性腺发育不全：性染色体 46，XX，卵巢内无卵子，体格发育无异常，第二性征发育不良，原发性闭经。实验室检查：FSH、LH 升高，雌激素水平低。

（3）卵巢抵抗综合征：卵巢发育正常，但是对 FSH、LH 不反应，临床上表现为原发性闭经，第二性征发育差。实验室检查：雌激素水平低，促性腺激素水平升高。

（4）获得性性腺功能不良：青春期前因卵巢炎症、机械损伤、放射治疗、药物性损伤或者手术切除等可以导致获得性性腺功能不良，出现青春期不发育。实验室检查：雌激素水平低，促性腺激素水平升高。

三、实验室及其他检查

1. 一般检查 检测血常规、尿常规、血沉、肝肾功能等，以了解全身情况。
2. 内分泌激素测定 测定血性激素（E_2、T）和促性腺激素（FSH、LH），了解卵巢和垂体的功能状况。$E_2 > 33.03 pmol/L$（9pg/mL）时，一般认为已有青春期功能活动，但非诊断依据。夜间 LH 分泌增加有诊断价值。GnRH 兴奋试验对鉴别体质性和病理性青春期延迟，鉴别垂体抑或下丘脑病变均有重要价值。
3. B 超检查 了解子宫、卵巢大小，及形态、发育情况。
4. X 线检查 拍手腕平片测定骨龄，其与青春期起始密切相关，体质性青春期延迟者均可见骨龄低于生理年龄，但骨龄比生理年龄的延迟一般小 4 年。骨龄达 13 岁时，一般都会自然进入青春期发育。头颅 X 线检查，可发现某些肿瘤、损伤等颅内病变。
5. CT 和 MRI 检查 对于中枢神经的肿瘤具有重要的诊断价值。
6. 染色体检查 对于性腺发育不全或某些特殊面容体征者常提示需染色体核型分析。
7. 腹腔镜检查 及性腺活检 疑有卵巢病变的患者，可进行性腺的活检和腹腔镜检查。

四、诊断与鉴别诊断

根据病史、临床表现，上述相关检查一般可诊断青春期延迟及其病因。病史、体格检查、影像学检查及骨年龄的估价在青春延迟与性幼稚的诊断中同样很重要。除此以外，垂体促性腺激素的测定和染色体检查对这类疾病的诊断亦是不可少的。测定血 FSH 和 LH 的浓度以诊断性征不发育的原因，鉴别是在卵巢还是在垂体及下丘脑，以便选择适当的治疗原则和正确地估计预后。

五、治疗

（1）体质性青春期延迟：原则上不需特殊处理，因其只是发动延迟，经一段时间后，特别是当骨龄达到相应的年龄后，自然会开始正常的青春发育过程。但应提供必要的咨询，解除患儿和家长的担心。如果患儿出现心理行为的异常 可在 13 岁后行 3 个周期的人工周期治疗，使乳房开始发育。此疗法不会明显增加骨龄或降低最终身高。

(2) 病理性青春期延迟

1) 原发病因的去除和纠正：若存在中枢神经系统肿瘤或疾患可根据情况决定是手术还是非手术治疗。许多功能性的促性腺激素低下是可以纠正和调整的，如改善营养状态，对神经性厌食者应鼓励其进食，增加体重；对甲状腺功能减退者应纠正甲状腺功能减退；治疗库欣综合征及高泌乳素血症等内分泌异常；严禁青少年吸毒等。

2) 性腺功能减退的治疗：对于低促性腺激素性的性腺功能减退的治疗有以下两种。LHRH，适用于垂体对下丘脑激素 LHRH 反应良好的患者；静脉小剂量脉冲式注射 LHRH，能刺激垂体分泌 LH 和 FSH，进而刺激卵巢分泌性激素，促使性征发育并诱导排卵；因价格昂贵，一般只用于已婚想生育者。HMG，为绝经后促性腺激素，从绝经后女性尿中提取；每支 HMG 含 FSH 和 LH 各 75U，用于垂体本身有功能障碍的低促性腺激素性的性腺功能减退又想生育者。

3) 溴隐亭：高泌乳素血症所致的青春延迟可用溴隐亭治疗。这是一种多巴胺的促效剂，可有效地抑制泌乳素水平，改善性腺功能。

4) 雌激素：对无条件得到或无条件应用上述药物的患者可采用雌激素替代治疗。应用雌激素可促使第二性征发育，与孕激素配合应用能有类似月经的周期性子宫出血。一般雌激素每月 22~28d，自服药的第 13~15d 加服孕激素，连服 12~14d。然后，停服雌孕激素后等待月经来潮，经后再按上法开始下一个周期。

高促性腺激素性的性腺功能低下因为是卵巢本身的功能障碍，故只能用雌激素替代治疗，方法如前述。有 Y 染色体存在的性腺发育不全，因这种性腺发生肿瘤的概率很高，而且相当高的机会是恶性，故应尽早行性腺切除，术后用雌激素替代治疗。

六、预后

发于下丘脑、垂体的低促性腺激素性性腺功能不足和卵巢性性腺功能不足的患者及时给予女性激素替代治疗可以促使第二性征的发育，但需要长期替代治疗。继发于各种疾病而导致的青春期发育延迟，在去除原发病后可以有正常的体格发育和性征的发育。

（王晓雯）

第十节 女性性早熟

女性性早熟是指性成熟开始的年龄显著提前，其确切定义为女性任何一个性征出现的年龄较正常人群相应性征初现的平均年龄提前 2 个标准差。提前出现的性征与性别一致的称为同性性早熟，与性别不一致的称为异性性早熟（女性男性化）。临床上将女孩在 8 岁前出现第二性征（乳房发育）或 10 岁前月经来潮诊断为性早熟。由于性早熟的患儿体内雌激素的水平升高，加快了骨骺的愈合，将影响最终的成年身高。患儿的智力和心理发育并不提前，对过早出现的性成熟现象没有心理和能力上的适应，因而会困惑、害羞或自卑，有的甚至发展为心理障碍。临床上应重视性早熟的诊断和治疗。

一、病因病机

无论何种病因，只要体内甾体激素升高达到青春期水平，作用于甾体激素敏感的靶器官将出现第二性征的发育，引起乳房发育、乳晕色素加深、阴道黏膜和小阴唇增厚、色素加深，甚至出现阴道分泌物或雌激素撤退性出血；雄激素增高出现阴毛生长、体毛增多、阴蒂肥大、嗓音低沉、男性体态。按病理和控制机制不同，性早熟可分为促性腺激素释放激素（GnRH）依赖性性早熟和非 GnRH 依赖性性早熟两大类。GnRH 依赖性性早熟又称为真性性早熟、中枢性性早熟（centralprecocious puberty，CPP）、完全性性早熟；非 GnRH 依赖性性早熟又称为假性性早熟、外周性性早熟、不完全性性早熟。非 GnRH 依赖性性早熟又分为同性性早熟和异性性早熟。

二、临床表现

1. 促GnRH依赖性性早熟（真性性早熟、CPP、完全性性早熟） 下丘脑GnRH提前释放，使下丘脑-垂体-卵巢轴整体激活。第二性征进行性发育成熟，其发育程序与正常青春期相似，依次出现乳房发育、生长迅速、阴毛出现、阴道分泌物、腋毛出现和月经初潮。血中雌二醇水平和垂体促性腺激素浓度达到青春期或成人水平。中枢性特发性性早熟的另一种类型为提前激活的GnRH脉冲发生器呈间断性或暂时性，患儿表现为一种非进行性的性腺功能初现早熟或者缓慢进展。

中枢性性早熟可由中枢器质性病变引起，器质性中枢性病变以下丘脑错构瘤、胶质瘤、炎症、手术或放射治疗、脑积水等病变多见。患儿除有性早熟的表现外，常常伴有相应的神经系统原发病症状和影像学改变。青春期生长与成年身高密切相关，性早熟患儿初潮后生长速度明显减弱，初潮后身高平均增加4~6cm。

2. 非GnRH依赖性性早熟（假性性早熟、外周性性早熟、不完全性性早熟） 临床多见的是McCune-Albright综合征和外源性雌激素摄入引起的性早熟，分泌雌激素的肿瘤相对少见。原发性甲状腺功能减退的女孩可以出现乳房提前发育或有阴道流血的症状。肾上腺功能早熟的女孩月经初潮提前。

（1）McCune-Albright综合征：是一种先天性全身性多发性骨纤维发育不良疾病。病变在骨皮质，患儿有全身多处骨发育不良或囊性变，可累及长骨或颅骨，容易发生骨折，有时面部不对称。患儿可有自发性的卵巢囊肿，属于非促性腺激素依赖性囊肿。其临床表现如下：性早熟：同性性早熟临床表现同CPP，异性性早熟则出现不同程度男性化表现，如痤疮多毛、颞部脱发、阴蒂肥大、嗓音低沉、肌肉壮实、出现青春期男性体态；骨囊性纤维变：可出现在任何骨，颅骨发生率高，尤其是气窦；皮肤咖啡斑：身体任何部位出现大小不等的棕褐色色素增深区，不高出皮面；其他内分泌改变：33%的患者伴有甲状腺功能亢进，25%的患者出现高生长激素；B超检查可以发现卵巢肿块，实验室检查示雌激素升高，促性腺激素正常。

（2）外源性雌激素摄入引起的性早熟：最常见的是患儿误服了避孕药，或者是服用含雌激素的保健品，或产后哺乳期的母亲月经来潮，母亲体内有高雌激素，经母乳喂养患儿摄入外源性雌激素。实验室检查促性腺激素（FSH、LH）均正常，B超检查无异常发现。

（3）分泌雌激素的肿瘤：女性性早熟很少由分泌雌激素的肿瘤引起。肿瘤的类型主要包括：卵巢颗粒细胞瘤、卵巢膜细胞瘤、性腺间质细胞瘤，另有性腺母细胞瘤、脂肪瘤、囊腺瘤等。血中雌激素的水平升高，FSH、LH正常，B超检查发现卵巢包块。

（4）肾上腺皮质增生症：是女孩异性性早熟常见原因，以21-羟化酶缺乏和11β-羟化酶缺乏多见。患儿在青春期前有男性化的体征，至正常青春期年龄以后其女性性征的发育程度取决于体内雌激素的水平。羟化酶缺陷完全，体内雄激素水平高，ACTH患儿女性性征发育延迟甚至无女性性征发育。实验室检查：皮质醇可以在正常范围，但血ACTH升高，血睾酮、17-羟黄体酮、黄体酮升高。地塞米松抑制试验：ACTH下降，血睾酮、17-羟黄体酮和黄体酮降至正常。

（5）单纯乳房过早发育和单纯阴毛过早发育：可以归类于青春发育变异，多发生于6个月到2岁之间，表现为乳房发育，多为双侧同时发育，体积小，乳头乳晕不发育，数月至2~3年自行回缩。原发性甲状腺功能减退的女孩、肾上腺功能初现早熟的女孩可以有类似的表现。

三、实验室及其他检查

1. 常规检查 如下所述。

（1）血中雌二醇（E_2）、黄体酮（P）、睾酮（T）的测定：在真性性早熟、分泌雌激素的肿瘤及外源性假性性早熟患儿，雌激素水平均明显升高，而单纯乳房过早发育者，雌激素水平不高。

（2）血FSH、LH测定：鉴别真性或假性性早熟。基础FSH、LH值升高对真性性早熟诊断有辅助意义，但是青春早期时基础FSH、LH值可以在青春前期值范围内，故须进一步做GnRH激发试验。

（3）GnRH刺激试验：对区别真性同性性早熟或假性同性性早熟至关重要，即给GnRH之后30~60min内测定某一时间点单一血样的LH水平，以多克隆抗体的放免法测定时LH激发峰值>12~15IU/L，或以免疫放射法LH>15IU/L时，或以免疫放射发光法LH>6IU/L时提示真性性早熟。FSH激发峰值无意义。

(4) PRL 测定：溢乳者应测定血泌乳素。

(5) TSH、FT_4 或 FT_4 指数诊断与原发性甲状腺功能减退有关的性早熟。

(6) T、DHEA-S、17-羟黄体酮和 11-脱氧皮质醇诊断肾上腺功能早现或分泌雄激素的卵巢肿瘤和肾上腺肿瘤。

2. 其他检查　如下所述。

(1) 手腕骨 X 线片检查了解骨龄（BA）。

(2) MRI 或 CT 检查颅脑，排除下丘脑和蝶鞍区肿瘤。

(3) B 超、MRI 或 CT 检查腹部、盆腔或肾上腺，排除肿瘤或其他病变。

(4) 性染色体检查，确定其染色体性别。

四、诊断与鉴别诊断

性早熟的诊断应分三步：首先明确是否为性早熟，其次判断是属于哪种性早熟，最后是寻找病因。性早熟的诊断主要依靠病史、体格检查、内分泌检查、影像学检查综合判断。

五、治疗

女性性早熟的治疗目的在于：查出并治疗器质性病因；控制和减缓性成熟的程度和速度；使已发育的第二性征消退；抑制骨骺过早闭合，改善最终成年身高（FAH）；预防与性发育有关的精神社会问题；减少与初潮有关的乳腺癌发病危险。

(1) 去除病因：首先应排除对生命有威胁或致残危险的疾病，如卵巢、肾上腺和中枢神经系统的恶性肿瘤。由中枢性器质性病变所致的 CPP，颅内占位病变，应行肿瘤手术摘除或化疗；对脑积水进行引流减压；补充甲状腺素治疗原发性甲状腺功能减退；肾上腺皮质增生的患者需要补充肾上腺皮质激素；停止接触含性激素的药品和食物。

(2) 药物治疗

1) GnRH 激动剂（GnRH-A，LHRH-A）：是目前治疗特发性真性性早熟的首选药物，其缓释型制剂主要有达必佳（decapeptyl，又称 triptorelin，曲普瑞林）、达菲林（dipherelin）和亮丙瑞林（抑那通，enantone）等。用法为每次 50~60p/kg 皮下或深部肌内注射，每 4 周 1 次，连用 2~12 个月。首次剂量可以适当增加，以形成足够抑制，2 周后强化 1 次再进入 4 周一次的维持剂量。用药后监测 E_2 水平，要求 $E_2 < 36.7 pmol/L$。国外近来采用 GnRHaHD 用生长激素（GH）以改善最终身高，GH 剂量一般为每天 $0.1\mu l/kg$。

2) 孕激素：醋酸甲地黄体酮是治疗性早熟最普遍的药物。5~10mg，每天 2 次，或 100~200mg/m² 每周 1 或 2 次。甲羟黄体酮 10~30mg/d，分 3 次口服。醋酸环丙氯地黄体酮 70~100mg/m² 分 2 次口服。孕激素对停止月经及第二性征有较好疗效，但对延缓生长速度、骨骺闭合的效果不肯定，目前基本不单独应用治疗性早熟。

(3) 心理治疗：性早熟患儿的智力和心理发育不提前，对过早出现的性成熟现象没有心理和能力上的适应，因而会困惑、害羞或自卑，有的还会发展为心理障碍。因此对性早熟患儿进行诊断治疗的同时，不可忽视对患儿和家长的心理疏导和医学知识教育，解除其思想顾虑。仅有乳房早发育的女孩可以不治疗，但需要密切观察随访，注意是否发展为真性性早熟或是否按月经初潮正常发展。

六、预后

性早熟的治疗效果取决于诊断正确与否。真性性早熟的治疗需要抑制下丘脑-垂体-卵巢轴的功能直到 10 岁以上正常月经来潮的年龄。假性性早熟去除引起性早熟的病因即可。性早熟的患儿身体早熟，智力和性心理尚不成熟，容易发生社会问题，对此家长需要有足够的认识，需要进行适当的心理治疗。

（王晓雯）

参考文献

[1] 薛敏. 实用妇科内分泌诊疗手册[M]. 北京：人民卫生出版社，2015.
[2] 何怡华，姜玉新. 胎儿心脏病产前超声诊断咨询及围产期管理指南[M]. 北京：人民卫生出版社，2015.
[3] 刘琦. 妇科肿瘤诊疗新进展[M]. 北京：人民军医出版社，2015.
[4] 孔玲芳，张素莉，刘军敏，李季滨. 妇产科疾病诊疗程序[M]. 北京：科学出版社，2015.
[5] 彭燕，王君洁. 实用助产技术[M]. 上海：上海第二军医大学出版社，2015.
[6] 徐丛剑，郭孙伟. 子宫内膜异位症[M]. 北京：人民卫生出版社，2015.
[7] 李光仪. 实用妇科腹腔镜手术学[M]. 北京：人民卫生出版社，2015.
[8] 闫金凤，韦秀宜. 助产技术[M]. 北京：人民卫生出版社，2015.
[9] 黎梅，周惠珍. 妇产科疾病防治[M]. 北京：人民卫生出版社，2015.
[10] 冯力民，廖秦平. 妇产科疾病学[M]. 北京：高等教育出版社，2014.
[11] 张艳玲. 现代妇产科疾病治疗学[M]. 西安：西安交通大学出版社，2014.
[12] 李颖川，黄亚绢. 产科危重症监护及处理[M]. 北京：科学出版社，2014.
[13] 朱晶萍. 实用妇产科疾病诊疗常规[M]. 西安：西安交通大学出版社，2014.
[14] 常才. 经阴道超声诊断学[M]. 北京：科学出版社，2016.
[15] 俞钢. 临床胎儿学[M]. 北京：人民卫生出版社，2016.
[16] 张玉泉，王华. 妇产科学[M]. 北京：科学出版社，2016.
[17] 司徒仪. 中西医结合妇产科学妇产科疾病诊疗程序[M]. 北京：科学出版社，2016.
[18] 陈倩，时春艳，赵扬玉. 妇产科疾病超声诊断路径[M]. 北京：北京大学医学出版社，2016.
[19] 杨慧霞，狄文. 妇产科学[M]. 北京：人民卫生出版社，2016.
[20] 杨菁，徐望明，孙莹璞. 宫腔镜诊断与手术图谱[M]. 北京：人民卫生出版社，2015.
[21] 孙大为. 妇科单孔腹腔镜手术学[M]. 北京：北京大学医学出版社，2016.
[22] 刘兴会，漆洪波. 难产[M]. 北京：人民卫生出版社，2015.
[23] 林其德. 自然流产[M]. 北京：人民卫生出版社，2015.